Handbuch der experimentellen Pharmakologie

Handbook of Experimental Pharmacology

Heffter-Heubner New Series

Herausgegeben von / Edited by

O. Eichler, Heidelberg
A. Farah, Syracuse, N. Y.
H. Herken, Berlin
A. D. Welch, New Haven, Conn

Vol. XVI/12

Springer-Verlag Berlin Heidelberg GmbH 1966

Erzeugung von Krankheitszuständen durch das Experiment

Teil 12

Tumoren I

Bearbeitet von

H. Bielka · D. Bierwolf · A. Graffi · T. Schramm

Redaktion

Oskar Eichler

Mit 184 Abbildungen

Springer-Verlag Berlin Heidelberg GmbH 1966

ISBN 978-3-662-22567-7 ISBN 978-3-662-22566-0 (eBook)
DOI 10.1007/978-3-662-22566-0

Ursprünglich erschienen bei Springer-Verlag 1966
Softcover reprint of the hardcover 1st edition 1966
Library of Congress Catalog Card Number Agr 25-699

Titel-Nr. 5725

Inhaltsverzeichnis

Geschwulsterzeugung durch chemische Substanzen

Von T. Schramm, H. Bielka und A. Graffi, Berlin

Geschwulsterzeugung durch Viren

Von D. BIERWOLF, H. BIELKA und A. GRAFFI, Berlin

II. Leukosen

VII. Lymphatische Leukämie von Moloney

IX. Myeloische Leukämie

X. Friend-Leukämie

XI. Weitere Leukämien mit Virusätiologie

XII. Polyomaviren

Die Verfasser möchten an dieser Stelle denjenigen Wissenschaftlern des In- und Auslandes herzlich danken, die uns bereitwilligst Bildmaterial — in vielen Fällen bisher unveröffentlichte Originale — zur Verfügung gestellt und so den vorliegenden Beitrag sehr bereichert haben. Unser Dank gilt aber auch denjenigen Fachkollegen, die durch spezielle Auskünfte und Hinweise an dessen Gelingen mitgewirkt haben.

Bei allen Abbildungen ohne Autoren- und Quellenangaben handelt es sich um Originale aus dem Institut für experimentelle Krebsforschung.

GESCHWULSTERZEUGUNG DURCH CHEMISCHE SUBSTANZEN

Von

Dr. T. Schramm, Dr. habil. H. Bielka und Prof. Dr. A. Graffi

Mit 55 Abbildungen

Einleitung

Zweck der experimentellen Krebserzeugung beim Tier ist es, Modelle für menschliche Krebserkrankungen zu schaffen, um mit ihrer Hilfe Fragen der Ätiologie, Entstehungsweise, biologischen und biochemischen Verhaltungsweise sowie vor allem Fragen der Diagnostik und der chemischen, physikalischen und immunologischen Therapie untersuchen zu können. Eine Übertragung der im Tierversuch erzielten Ergebnisse auf den Menschen wird um so eher möglich sein, je mehr das beim Tier erzeugte Krankheitsbild dem des Menschen entspricht. Dies gilt speziell auch im Hinblick auf die Ätiologie, da gleiche oder ähnliche Ätiologie und Ursache einer Erkrankung meist eine gute Gewähr für die Übertragung der im Tierversuch gewonnenen Erfahrungen auf den Menschen bieten. In bezug auf die meisten menschlichen Tumoren besteht in ätiologischer Hinsicht noch große Unklarheit. Wir wissen aber, vor allem auf Grund der verschiedenen gewerblichen Geschwülste, daß auch beim Menschen eine Vielzahl verschiedener chemischer Noxen echte Krebsgeschwülste auszulösen vermag. Es sind z. T. die gleichen oder ähnliche Substanzen, für die auch im Tierversuch cancerogene Eigenschaften nachgewiesen werden konnten. Dazu gehören polycyclische Kohlenwasserstoffe, vor allem das im Teer, Asphalt und in bestimmten Mineralölen enthaltene Benzpyren, das auch für die Entstehung des menschlichen Lungenkrebses, sei es durch das Zigarettenrauchen oder die Verunreinigung der Luft durch Verbrennungsprodukte der Kohle und Treibstoffe in erster Linie verantwortlich sein dürfte. Durch aromatische Amine wurden früher in Anilin- und Farbstoff-Fabriken bei den dort Beschäftigten häufig Blasenkrebse hervorgerufen. Chromate verursachen bei Arbeitern der entsprechenden Industrie Carcinome der Nasenschleimhaut und der Nebenhöhlen, während arsenhaltige Insektizide bei Winzern für das Auftreten von Haut- und Lungentumoren verantwortlich gemacht werden konnten. Derartige Beispiele ließen sich noch in größerer Zahl anführen. Auch bei anderen, nicht gewerblich bedingten Carcinomen des Menschen — der Raucherkrebs wurde bereits erwähnt — dürften spezielle noch nicht näher bekannte chemische Noxen verschiedenster Art an Geschwulstbildungsvorgängen in verschiedenen Organen ätiologisch mitverantwortlich sein, etwa beim Magenkrebs, Darm- und Blasenkrebs usw. Es ist vorstellbar, daß diese Substanzen in langen Zeiträumen in kleinsten, sich summierenden Partialdosen laufend mit der Nahrung, mit Getränken oder vielleicht auch durch Resorption über die Haut oder die oberen Luftwege aufgenommen werden oder möglicherweise z. T. auch endogen im Zuge eines gestörten Stoffwechsels aus physiologischen Substanzen entstehen. Zur letzteren Kategorie gehören sehr wahrscheinlich bestimmte Abbauprodukte des Tryptophans, wie 3-Hydroxyanthranylsäure sowie Kynurenin, die für die Entstehung von Blasenkrebs beim Menschen verantwortlich gemacht werden (Boyland [*1*]). Nach Untersuchungen von Butenandt und Dannenberg ist damit zu rechnen, daß aus bestimmten Steroidhormonen, die das Phenanthrengrundskelett enthalten, cancerogene Stoffe mit beträchtlicher Wirkung endogen im Stoffwechsel entstehen und damit Substanzen, die den polycyclischen Kohlenwasserstoffen mit ihrer sehr intensiven cancerogenen Wirksamkeit chemisch sehr nahe stehen. Auch aus Cholesterin sollen sich durch Oxydationsvorgänge, die vor allem unter UV-Einwirkung in der Haut auf dem Wege einer Photoreaktion ablaufen, Stoffe mit cancerogener Wirkung bilden können. In afrikanischen und asiatischen Ländern sind sicherlich bestimmte Bestandteile der Nahrung, vielleicht im Zusammenwirken mit einer in bezug auf Vitamine und Eiweißstoffe mangelhaften Ernährung, wesentliche Ursachen des dort so weit verbreiteten Leberkrebses. Für Südafrika konnte diese Noxe auch identifiziert werden. Dabei zeigte sich, daß der bei Bantunegern häufige Leberkrebs vor allem durch die Droge Senecio jacobea bedingt wird, deren unmittelbar carcinogene Substanz ein Isathinderivat ist [*5* u. *6*]. Auch der besonders in Indien häufige Mundhöhlenkrebs, dessen Ursache das Kauen von Betelnüssen ist, kann außer auf die rein mechanische Wirkung der Betelnuß vor allem auf bestimmte chemische Stoffe dieser Droge zurückgeführt werden. Es müssen aber auch die auf der Grundlage eines starken Alkoholgenusses entstehenden Krebserkrankungen im Rachen, in der Speiseröhre und evtl. auch im Magen zur Kategorie der chemisch induzierten oder zumindest realisierten Krebse gerechnet werden, selbst wenn der Alkohol nur auf dem Wege einer chronisch atrophischen Entzündung wirkt, also mehr als indirekte Ursache anzusehen ist. Auch bei den durch verschiedene wurmartige Parasiten (Filarien in Ägypten, Leberegel und Nematoden in Ostasien) beim Menschen verursachten Geschwulstbildungen sind neben mechanischen Reizen sicherlich auch vom Parasiten gebildete chemische Noxen verantwortlich zu machen. Es handelt sich bei diesen Tumoren fast ausschließlich um Leberkrebs. Einen ähnlichen Mechanismus konnten Dunning und Curtis [*7* u. *8*] auch für abdominale Tumoren feststellen, die bei Ratten durch Finnen des Katzenbandwurms hervorgerufen werden. Bei diesen Geschwülsten handelt es sich vorwiegend um Sarkome. Die angeführten Beispiele und Erwägungen machen es sehr wahrscheinlich, daß eine beträchtliche Anzahl menschlicher Krebsgeschwülste durch chemische Noxen wesentlich mitverursacht werden, wobei es sich um sehr differente chemische Substanzen handeln dürfte. Diese Tatsache begründet in ausreichendem Maße die Ansicht, als Modell für pharmakologisch-therapeutische, diagnostische, biochemische und immunologische Untersuchungen auf dem Krebsgebiet vor allem auch durch verschiedene Noxen chemisch induzierte Primärtumoren verschiedener Tierarten zu benutzen. Solche chemisch induzierten Tumoren sind, speziell für therapeutische Untersuchungen, Geschwülsten des Menschen sicher sehr viel adäquater als die häufig benutzten Impftumoren, besonders wenn diese auf nicht ingezüchteten Versuchstieren weiter transplantiert werden. Laufen doch bei diesen sog. „homologen Tumoren" stets noch unkontrollierbare immunologische Nebenreaktionen ab, die beispielsweise auch den Effekt des zu untersuchenden Therapeutikums stark verschleiern können. Bei der Verwendung von Impftumoren sollte man daher möglichst isologe Tumoren reiner Inzuchtstämme verwenden, bei denen diese störenden immunologischen Begleitreaktionen weitgehend wegfallen. Solche isologen, dem ingezüchteten Tiermaterial entsprechenden Transplantationsgeschwülste lassen sich ebenfalls durch chemische Cancerogene, z. B. Kohlenwasserstoffe, Azofarbstoffe, Stilbene, Nitrosamine usw., in der gewünschten histologischen Form am leichtesten erzeugen.

In den nachfolgenden Abschnitten sollen mit dieser rein praktischen Zielsetzung, nämlich der Schaffung von guten adäquaten Modellen für den menschlichen Krebs für die verschiedensten experimentellen Arbeitsrichtungen, insonderheit die Chemotherapie, mannigfaltige Verfahren der chemischen Krebsinduktion bei verschiedenen Tierarten und in differenten Organen und Gewebsarten beschrieben werden. Bekanntlich ist die Zahl der im Tierversuch wirksamen cancerogenen Noxen sehr hoch (mehr als 500 verschiedene Substanzen) und weiterhin in Zunahme begriffen. Es erschien uns nicht sehr zweckmäßig und im Sinne des genannten Zieles auch nicht erforderlich, alle verschiedenen chemischen Carcinogene einzeln anzuführen. Es wird statt dessen auf die wichtigsten Gruppen und innerhalb dieser auf deren wichtigste und wirksamste Vertreter näher eingegangen. Die Einteilung in die verschiedenen Kapitel erfolgte dabei nach chemischen Gesichtspunkten, beginnend mit den verschiedenen Gruppen organischer Noxen unterschiedlicher chemischer Struktur und Molekülgröße, wie alkylierende Stoffe (Senfgase usw.), Urethane, Nitrosamine, polycyclische Kohlenwasserstoffe, Fluorene, Azofarbstoffe usw. Anschließend werden noch einige anorganische Carcinogene abgehandelt, die jedoch für die experimentelle Krebsforschung keine so große Rolle spielen wie die organischen. Das Schwergewicht wurde auf eine möglichst ausführliche Darstellung der Anwendungsweise dieser Substanzen zum Zwecke der Krebserzeugung bei verschiedenen Tierarten und in verschiedenen Organen gelegt. Dabei ergab sich aus den Untersuchungen verschiedener Autoren in bezug auf die Methodik oft eine große Mannigfaltigkeit, ohne daß sich immer eine ganz bestimmte Applikationsweise als besonders günstig und allen übrigen überlegen abzeichnete. Um dem Benutzer die Orientierung zu erleichtern, wurden Anwendungsweisen (Applikationsart, Dosis, Tierart und -stamm, Diät usw.) der verschiedenen Untersucher und die von ihnen erzielten Ergebnisse (Tumorquote, Latenzzeit, Tumorart) vorwiegend in Tabellenform wiedergegeben. Ebenfalls relativ ausführlich wurden auch das pathologisch-anatomische und histologische Bild der entstandenen Tumoren sowie in vielen Fällen auch der präcancerösen Veränderungen dargestellt. Zahlreiche Abbildungen dienen der Veranschaulichung des Textes. Schließlich wurde in einzelnen Fällen bei besonders wichtigen cancerogenen Substanzen noch etwas zum Wirkungsmechanismus, speziell zur Frage der Dosis-Wirkung-Beziehung, hinzugefügt.

Grundsätzlich wurden theoretische Fragen, wie z. B. biochemischer Wirkungsmechanismus in der Zelle, Abbau des Carcinogens usw., bestenfalls gestreift oder überhaupt vernachlässigt. Anschließend an die Kapitel über die chemischen Vollcancerogene, d. h. Substanzen, die allein ohne zusätzliche Einwirkung zur Geschwulstbildung führen, wurde noch ein Abschnitt über Substanzen mit cocancerogener Wirksamkeit angefügt. Es handelt sich bei diesen um Stoffe, die für sich allein zur Geschwulstbildung nicht oder nur ausnahmsweise befähigt sind, wie z. B. Crotonöl, Tween, Ölsäure usw., die jedoch die Wirksamkeit cancerogener Substanzen, auch in stark unterschwelligen Dosen, erheblich zu fördern vermögen, so daß sie als geschwulstrealisierende Noxen bezeichnet werden können. Es ist sehr wahrscheinlich, daß derartige Kombinationswirkungen von cancerogenen und cocancerogenen Faktoren auch bei vielen menschlichen Geschwulstbildungen im Spiele sind. Vor allem dürften hormonale Wirkungen mit proliferationsauslösendem Effekt auf bestimmte Organe, wie

Brustdrüse, Schilddrüse und Geschlechtsorgane, in diesem Sinne auch beim Menschen wirksam werden.

Den meisten Kapiteln ist weiterhin eine kurze historische Übersicht über das betreffende Cancerogen oder die Cancerogengruppe vorangestellt. Einige, meist dem Beilstein entnommene Daten über Eigenschaften der betreffenden Substanzen, wie Aussehen, Schmelzpunkt, Siedepunkt und Löslichkeit, sollen dazu dienen, den Umgang mit den beschriebenen Substanzen, speziell bei der Herstellung der zur Applikation im Tierversuch zu verwendenden Lösungen und Proben, zu erleichtern.

Am Schluß dieses einleitenden Kapitels sei noch eindringlich darauf hingewiesen, daß es sich bei vielen der hier behandelten Verbindungen um Noxen handelt, die auch für den Menschen sehr gefährlich sind, weil sie schon in kleinsten Dosen wirken, wie das beispielsweise für polycyclische Kohlenwasserstoffe, Nitrosamine, Acetylaminofluorene, alkylierende Substanzen usw. zutrifft. Das Gefährliche an den cancerogenen Noxen ist die Summationsfähigkeit selbst kleinster Einzelwirkungen und Partialdosen, bis jene Gesamtdosis erreicht ist, die zum Krebs führt. Diese Gesetzmäßigkeit dürfte auch für den Menschen Gültigkeit haben. Es ist daher eine prinzipielle Forderung an den Experimentator und alle seine Mitarbeiter, mit diesen Stoffen äußerst vorsichtig umzugehen und jede unkontrollierte Verbreitung tunlichst zu unterbinden. Gerade bei Tierversuchen ist im Interesse und zum Schutze der Tierpfleger, speziell bei Arbeiten mit cancerogenen Kohlenwasserstoffen, darauf zu achten, daß das die Tiere versorgende Personal bei der Wartung Tiere und Spreu nicht mit bloßen Händen berührt, sondern diese Arbeit mit Gummihandschuhen und Schutzkleidung versieht. Außerdem muß verhindert werden, daß beim Umsetzen der Tiere und beim Reinigen der Käfige die Spreu, in der sich stets von der betropften Haut abgeblättertes oder mit den Exkrementen ausgeschiedenes Cancerogen befindet, verstäubt und von den Tierpflegern eingeatmet wird (Atemschutz)! Die Spreu muß beim Wechsel möglichst sofort vernichtet (verbrannt oder tief vergraben) werden. Speziell bei Kohlenwasserstoffen läßt sich die Anwesenheit des Cancerogens leicht mit Hilfe einer UV-Lampe an Hand der starken Fluoreszenz nachweisen.

Schließlich sei noch darauf hingewiesen, daß viele Cancerogene schlecht haltbar sind und je nach ihren besonderen Eigenschaften in der Kälte, unter Ausschluß von Luftsauerstoff und unter Lichtausschluß, also in dunklen Flaschen, aufgehoben werden müssen. Speziell Lösungen besitzen oft nur geringe Haltbarkeit, weswegen stets frische Lösungen aus geprüften Substanzen (Schmelzpunktkontrolle) verwendet werden sollten. Es gibt nämlich bei diesen so langwierigen Versuchen, die oft länger als ein Jahr dauern, für den Experimentator kaum ein größeres Ärgernis als negative Resultate infolge unwirksamer, chemisch nicht mehr einwandfreier Substanzen. Über Erfolg bzw. Mißerfolg von Versuchen mit chemischen Carcinogenen entscheiden oft die richtige Auswahl und die optimale, den Zielen des Experimentes angepaßte Wartung der Versuchstiere. Einige Bemerkungen zu dieser wichtigen Frage erscheinen deshalb an dieser Stelle angebracht:

Im Unterschied z. B. von Tierversuchen zur Testung pharmakologisch oder toxikologisch wirksamer Substanzen erstrecken sich Tierversuche mit chemischen Carcinogenen in den meisten Fällen über sehr lange Zeitperioden, weil derartige Substanzen vielfach erst bei lang dauernder, chronischer Anwendung den Prozeß der Cancerisierung auslösen.

Es ist deshalb besonders wichtig, daß die Haltung der Versuchstiere unter optimalen Bedingungen erfolgt, um die Auswertbarkeit der Versuche nicht dadurch zu beeinträchtigen, daß infolge mangelhafter Umweltbedingungen zu viele Tiere vorzeitig verenden.

Da es besonders in der Krebsforschung häufig erforderlich ist, eigene Befunde mit denjenigen anderer Autoren zu vergleichen, oder aber zu eigenen, früher erzielten in Beziehung zu setzen, ist die Verwendung von Inzuchtstämmen dringend zu empfehlen. Es gilt jedoch stets zu beachten, daß die verschiedenen Stämme oftmals sehr verschieden auf Behandlung mit ein und demselben Carcinogen ansprechen und daß ihre Spontantumorquoten häufig beträchtlich voneinander abweichen.

Besonders die stammesspezifischen Spontantumorquoten sind in Versuchen mit chemischen Carcinogenen stets zu berücksichtigen. Es sei ferner daran erinnert, daß Geschlecht und Alter der Tiere ebenfalls die Resultate in Cancerisierungsversuchen in unterschiedlicher Weise und Stärke beeinflussen können, eine Tatsache, die es stets bei derartigen Untersuchungen zu berücksichtigen gilt.

Besonders bei solchen Carcinogenen, die oral verabreicht werden, z. B. Azofarbstoffen, verschieben Einflüsse seitens der Diät das Versuchsergebnis oft so stark, daß bestimmte Diäten bzw. Diätzusätze die cancerisierende Wirkung mancher Carcinogene beträchtlich mindern bzw. völlig auszulöschen vermögen. Daß bereits aus diesem Grunde bei Arbeiten mit chemischen Carcinogenen niemals auf Kontrollserien verzichtet werden kann, sei nachdrücklich betont. Soweit das möglich ist, sollten alle Tiere mit einer Standarddiät gefüttert werden, deren Zusammensetzung bekannt und kontrollierbar ist.

Verstorbene Tiere sind möglichst kurze Zeit nach ihrem Tode zu sezieren, weil besonders bei kleinen Versuchstieren infolge rasch fortschreitender postmortaler Veränderungen makroskopische und mikroskopische Beurteilungen von Organen und Geweben längere Zeit post mortem sehr erschwert, wenn nicht sogar unmöglich werden. Am günstigsten ist es, sicher positive oder evtl. auch hochgradig verdächtige Versuchstiere kurze Zeit *vor* ihrem natürlichen Tode abzutöten. Führt man Probeexzisionen fraglicher Geschwülste durch, so muß dabei beachtet werden, daß derartige chirurgische Eingriffe zu Totalregressionen der Tumoren führen können. Falls es nicht möglich ist, die Tiere kurze Zeit vor bzw. nach ihrem Tode zu sezieren, so empfiehlt es sich, diese bei Temperaturen wenige Grade über dem Gefrierpunkt aufzubewahren. Sehr wichtig ist es ferner, auch solche Tiere gründlich zu untersuchen, die zu einem Zeitpunkt verenden, zu welchem mit dem Entstehen von Tumoren im allgemeinen noch nicht gerechnet wird. Frühschäden und präncoplastische Veränderungen verdienen jedoch größte Aufmerksamkeit und werden erfahrungsgemäß leicht übersehen. Bei der Sektion von mit carcinogenen Noxen behandelten Tieren ist es erforderlich, bei makroskopischem Verdacht alle Organe genau zu betrachten und möglichst auch histologische Untersuchungen durchzuführen, da bezüglich der Lokalisation der Tumoren oft mit Überraschungen zu rechnen ist.

Literatur

[*1*] Boyland, E., and G. Watson: Nature **177**, 837 (1956).
[*2*] Butenandt, A.: Arch. Exper. Path. Pharmakol. **190**, 47 (1938).
[*3*] Butenandt, A.: Verh. dtsch. Ges. inn. Med. **55**, 342 (1949).
[*4*] Dannenberg, H.: Fol. Clin. Internat. **6**, 32 (1956).
[*5*] Cook, J., E. Duffy u. R. Schoental: Brit. J. Cancer **4**, 405 (1950).
[*6*] Schoental, R., M. Head u. P. Peacock: Brit. J. Cancer **8**, 458 (1954).
[*7*] Dunning, W. F., u. M. R. Curtis: Proc. Amer. Assoc. Cancer Res. **1**, 13 (1935).
[*8*] Dunning, W. F., u. M. R. Curtis: Cancer Res. **13**, 838 (1953).

I. Tetrachlorkohlenstoff

CCl_4

Eigenschaften

Aussehen: farblose Flüssigkeit.
Festpunkt: −22,8 °C.
Siedepunkt: 76,8 °C.
Dichte: 1,595.
Löslichkeit: W. nl.; A., Ae., Bzl. ll.
BEILSTEIN-Zitat: 1, 64; I, 12; II, 22.

Verschiedene Autoren konnten toxische Wirkungen nach Applikation von Tetrachlorkohlenstoff im Tierexperiment beobachten, wobei die Schäden vor allem das Lebergewebe betrafen. Erste Versuche dieser Art wurden im Jahre 1931 von BOLLMAN und MANN [*1*] durchgeführt. Nach täglicher Verfütterung von Tetrachlorkohlenstoff an Hunde entstanden bei den Tieren Lebercirrhosen. Bei der Ratte gelang es erstmals FORBES [*2*], Lebercirrhosen durch Inhalation von Tetrachlorkohlenstoff zu erzeugen.

Die durch Behandlung mit Tetrachlorkohlenstoff bei verschiedenen Tierarten erzielten Befunde zeigen sehr deutlich, in welch starkem Ausmaß das Erkennen carcinogener Eigenschaften einer zu prüfenden Substanz von der Wahl der geeigneten Tierart abhängt. Bei Mäusen entstehen nämlich nach Behandlung der Tiere mit Tetrachlorkohlenstoff zu hohen Prozentsätzen Lebertumoren (s. Tab. 1); andere Species dagegen — wie z. B. Ratte, Kaninchen, Meerschweinchen, Hund, Schwein und Rhesusaffe — reagieren auf Tetrachlorkohlenstoff zwar gleichfalls mit der Ausbildung von Leberschäden, wobei Cirrhosen vorherrschen, doch sind echte Geschwülste bei diesen Arten bisher in solchen Versuchen, außer beim Goldhamster, nicht beschrieben worden (Tab. 2).

Aus den in Tab. 1 dargestellten Befunden läßt sich folgende optimale Versuchsanordnung zur Geschwulstauslösung ableiten:

a) Applikationsweise und Dosierung

Fast alle Autoren wandten in Versuchen mit Tetrachlorkohlenstoff die perorale Applikationsweise an, wobei sie das Carcinogen meist in Olivenöl lösten und mittels Schlundsonde applizierten. Konzentrationen des Carcinogens in Öl zwischen 5 und 40% stellen die übliche Form dar. Pro Behandlung empfiehlt es sich, davon etwa 0,1 ml pro Maus zu dosieren. Ähnliches gilt auch für Versuche am Goldhamster. Manche Autoren verabreichten diese Mengen täglich, andere nur 1- bis 3mal pro Woche. Vor allem auf Grund der von EDWARDS [*3a* u. *3b*] erzielten Befunde kann eine Dauer von 8 bis 16 Wochen als Mindestversuchszeit angesehen werden. Im allgemeinen entstehen Hepatome bei Mäusen nach oraler Verabreichung von Tetrachlorkohlenstoff nach etwa 25 Wochen.

Um kein einseitiges Bild der carcinogenen Wirkung von Tetrachlorkohlenstoff zu vermitteln, seien Befunde von BERGOLTZ [*4*] erwähnt, die besagen, daß als Folge wöchentlich zweimal durchgeführter s.c. Injektionen von Tetrachlorkohlenstoff Mäuse des Stammes C57 bis zu 100% Hepatome entwickelten. In ihren Versuchen zur Erzeugung von Lebertumoren am Goldhamster verabreichten DELLA PORTA et al. [*28*] anfangs wöchentlich 0,25 ml, später 0,125 ml 5%iger Lösung des Carcinogens in Maisöl. Die Behandlung erstreckte sich über einen Zeitraum von 30 Wochen.

Tabelle 1. Erzeugung von Tumoren durch Tetrachlorkohlenstoff bei der Maus

Mäusestamm	Geschlecht	Dosis und Applikationsweise des Carcinogens	Versuchsdauer bzw. Latenzzeit	Tumorhäufigkeit und Tumortyp	Autor
C3H	♂	per os mit Schlundsonde 2 bis 3 mal wöchentlich 0,1 ml 40% ige Lösung in Olivenöl	8 bis 16 Wochen	von 207 behandelten Tieren 126 mit Hepatomen	EDWARDS [3a u. b]
A	♂ + ♀		8 bis 16 Wochen	von 133 behandelten Tieren 54 mit Hepatomen	EDWARDS [3a u. b]
A, C3H, Y, A	♂ + ♀	per os mit Schlundsonde 23 bis 58 mal 0,005 ml bis 0,04 ml in Olivenöl gelöst	bis 7 Monate	von 321 behandelten Tieren 274 mit Hepatomen	EDWARDS u. DALTON [7]
L	♂ + ♀	per os mit Schlundsonde, 3 mal wöchenlich 4 Monate lang je 0,04 ml in Olivenöl	6,5 Monate	von 73 behandelten Tieren 34 mit Hepatomen	EDWARDS et al. [8]
A	♂ + ♀	per os mit Schlundsonde 30 mal $1 \cdot 10^{-4}$ bis $16 \cdot 10^{-4}$ ml/g Körpergew. in Olivenöl	150 Tage	von 300 behandelten Mäusen 163 Tiere mit Hepatomen	ESCHENBRENNER [5a u. 5b]
C3H	♂	per os täglich 0,1 ml 40% ige Lösung in Olivenöl, 200 Tage lang	200 Tage	Hepatome bei zahlreichen Tieren	KRETCHMER u. BARNUM [9]
XVII Ivry	—	per os 2 bis 3 mal wöchentlich 0,1 ml 40% iger Lösung in Öl (48 Behandlungen innerhalb 118 Tagen)	310 Tage	5 Leberadenome und 5 maligne Lebertumoren bei 30 behandelten Tieren	RUDALI u. MARIANI [10]
C3H	—	per os zweimal wöchentlich 0,5% ige Lösung in Olivenöl	143 bis 185 Tage	45 Überlebende von 50 Behandelten nach 185 Tagen, davon 12 mit Hepatomen	HIGHMAN u. ESCHENBRENNER [11]
A	♂	per os zweimal wöchentlich 0,1 ml 40% iger Lösung in Olivenöl während verschieden langer Zeitspannen	—	von 68 Behandelten 27 Tiere mit Hepatomen	STOWELL et al. [12]
C57	—	s.c. Injektion(!) von je 0,04 ml; 2 Injektionen pro Woche	—	Tiere, die 100 bis 150 Tage lebten: 78,9% Hepatome; Tiere die 150 Tage oder länger lebten: 100% Hepatome; alle Tiere mit Cirrhosen	BERGOLTZ [4]

Tabelle 2. Behandlung verschiedener Tierarten mit Tetrachlorkohlenstoff zwecks Tumorerzeugung

Tierart	Applikationsweise	Beobachtete Läsionen	Autor
Hund	per os	—	Bollman u. Mann [*1*]
Hund	per os	—	Winter [*13*]
Hund	per os	Lebercirrhosen	Tsubouti u. Furukawa [*14*]
Hund	per os	Lebercirrhosen	Drill u. Loomis [*15*]
Hund	per os	Lebercirrhosen	Bardawill u. Gornall [*16*]
Ratte	per os	—	Sellers et al. [*17a* u. *17b*]
Ratte	Inhalation	Lebercirrhosen	Forbes [*2* u. *18*]
Ratte	s.c.	—	Miller et al. [*19*]
Ratte	s.c.	Lebercirrhosen	Post et al. [*20*]
Kaninchen	per os	Lebercirrhosen	Tsubouti u. Furukawa [*14*]
Kaninchen	Hauttropfung bzw. Inhalation	Degenerationen in Leber und Niere	Dapra u. Silvani [*21*]
Kaninchen	s.c.	—	Pierce u. Gofman [*22*]
Kaninchen	Inhalation	Cirrhosen und Fettdegeneration der Leber	Adams et al. [*23*]
Schwein	s.c.	Lebercirrhosen	White [*24*]
Meerschweinchen	per os	—	Furlong et al. [*25*]
Meerschweinchen	s.c.	—	Ennor [*26*]
Meerschweinchen	Inhalation	—	de Dominicus [*27*]
Meerschweinchen	Inhalation	Lebercirrhosen und Fettdegeneration	Adams et al. [*23*]
Rhesusaffe	Inhalation	Lebercirrhosen und Fettdegeneration der Leber	Adams et al. [*23*]
Goldhamster	per os (Schlundsonde) wöchentlich 0,25 bzw. 0,125 ml 5%ige Lösung in Maisöl	10 überlebende Tiere nach 30 Wochen; sämtlich mit Lebercarcinomen; als Frühschäden Cirrhosen und Hyperplasien	Della Porta et al. [*28*]

b) Tumortypen

Daß Tetrachlorkohlenstoff und Chloroform auf Lebergewebe toxisch wirken, ist bereits seit längerer Zeit bekannt. Die Entstehungsweise der durch Tetrachlorkohlenstoff bei Mäusen induzierten Hepatome untersuchte als erster Eschenbrenner [*5a* u. *5b*], der berichtete, daß als Frühveränderungen in den Zentren der Leberläppchen ausgedehnte Nekrosen entstehen und daß einzelne Zellen oder Zellgruppen in diese nekrotischen Prozesse nicht einbezogen werden. Diese Zellen teilen sich im Anschluß an jene die Umgebung erfassende Nekrosen in rascher Folge und leiten auf diese Weise den eigentlichen Prozeß der Tumorentstehung ein. Über die Hepatome schreibt Eschenbrenner, daß sie gegenüber der nekrotisierenden Wirkung von Tetrachlorkohlenstoff resistent sind. Bei den durch CCl_4 beim Goldhamster induzierten Lebertumoren handelt es sich ausschließlich um Leberzellcarcinome im Unterschied zur Reaktionsweise derselben Species auf Behandlung mit Acetylaminofluoren, wonach fast ausschließlich Lebertumoren vom Cholangiomtyp beobachtet wurden [28].

c) Wirkungsweise

Bei der Klärung des Mechanismus der carcinogenen Wirkung sowohl von Tetrachlorkohlenstoff als auch von Chloroform geht DRUCKREY [6] davon aus, daß beide Substanzen unter der Einwirkung von Licht oder Hitze zu Phosgen oxydiert werden. Da eine solche Reaktion auch in parenchymatischen Zellen, vor allem der Leber, stattfindet, nimmt DRUCKREY an, daß die carcinogene Wirkung nicht den halogenierten Methanverbindungen selbst zuzuschreiben ist, sondern durch die sehr reaktionsfähigen Oxydationsstufen mit Radikalcharakter, die erst in den Zellen etwa nach folgendem Schema entstehen, verursacht wird.

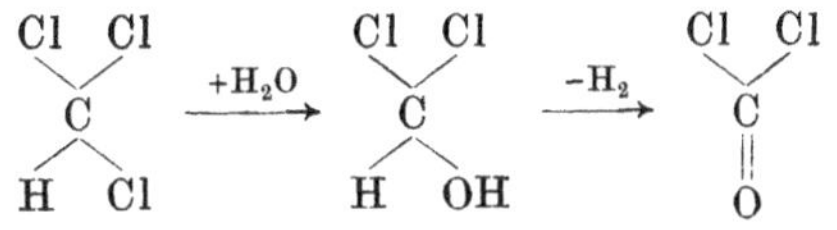

Literatur

[1] BOLLMAN, J. L., u. F. C. MANN: Ann. intern. Med. **5**, 699 (1931).
[2] FORBES, J. C.: J. Pharmacol. exp. Therapeut. **65**, 287 (1939).
[3a] EDWARDS, J. E. and J. WHITE: Cancer Res. **1**, 746 (1941).
[3b] EDWARDS, J. E. and J. WHITE: J. nat. Cancer Inst. **2**, 157 (1941).
[4] BERGOLTZ, V. M.: Uspekhi. Sov. Biol. **36**, 278 (1953).
[5a] ESCHENBRENNER, A. B.: J. nat. Cancer Inst. **4**, 385 (1944).
[5b] ESCHENBRENNER, A. B.: J. nat. Cancer Inst. **5**, 251 (1945).
[6] DRUCKREY, H.: Physiologische Chemie II/2, Sonderdruck. Berlin/Göttingen/Heidelberg: Springer 1959.
[7] EDWARDS, J. E., and A. J. DALTON: J. nat. Cancer Inst. **3**, 19 (1942).
[8] EDWARDS, J. E., W. E. HESTON and A. J. DALTON: J. nat. Cancer Inst. **3**, 297 (1942).
[9] KRETCHMER, N., and C. P. BARNUM: Cancer Res. **9**, 564 (1949).
[10] RUDALI, G., et P. L. MARIANI: C. R. Séances Soc. Biol. **144**, 1626 (1950).
[11] HIGHMAN, B., and A. B. ESCHENBRENNER: Cancer Res. **11**, 256 (1951).
[12] STOWELL, R. E., C. S. LEE, K. K. TSUBOI and A. VILLASANA: Cancer Res. **11**, 345 (1951).
[13] WINTER, I. C.: J. biol. Chemistry. **24**, 339 (1938).
[14] TSUBOUTI, G., u. R. FURUKAWA: Acta med. Nagasak. **1**, 50 (1939).
[15] DRILL, V. A., and T. A. LOOMIS: J. Pharmacol. exp. Therapeut. **90**, 138 (1947).
[16] BARDAWILL, C. J., and A. G. GORNALL: Canad. J. med. Sci. **30**, 272 (1952).
[17a] SELLERS, E. A., C. C. LUCAS and C. H. BEST: Brit. med. J. **1**, 1061 (1948).
[17b] SELLERS, E. A., R. W. YOU and C. C. LUCAS: Proc. Soc. exp. Biol. Med. **75**, 118 (1950).
[18] FORBES, J. C,, B. E. LEACH and G. Z. WILLIAMS: Proc. Soc. exp. Biol. Med. **52**, 48 (1942).
[19] MILLER, J. A., D. L. MINER, H. P. RUSCH and C. A. BAUMANN: Cancer Res. **1**, 699 (1941).
[20] POST, J., D. P. EARLE, A. J. PATEK and J. VICTOR: Amer. J. Pathol. **18**, 661 (1942).
[21] DAPRA, L., u. A. G. SILVANI: Med. Contemp. [Torino] **6**, 256 (1940).
[22] PIERCE, F. T., and J. W. GOFMAN: Circulation. **4**, 29 (1951).
[23] ADAMS, E. M., H. C. SPENCER, V. K. ROWE, D. D. MCCOLLISTER and D. D. IRISH: A. M. A. Arch. ind. Hyg. **6**, 50 (1952).
[24] WHITE, E. G.: J. Pathol. Bacteriol. **49**, 95 (1939).
[25] FURLONG, E., B. KRICHESKY and S. J. GLASS: Endocrinology. **45**, 1 (1949).
[26] ENNOR, A. H.: Austral. J. exp. Biol. med. **20**, 73 (1942).
[27] DE DOMINICUS, G.: Rass. Clin. Terap. Sci. affini. **48**, 189 (1940).
[28] DELLA PORTA, G., B. TERRACINI u. P. SHUBIK: J. Nat. Cancer Inst. **26**, 855 (1961).

II. Chloroform

$CHCl_3$

Physikalische und chemische Eigenschaften

Aussehen: farblose Flüssigkeit.
Festpunkt: −63,5 C°.
Siedepunkt: +61,3 C°.
Dichte: 1,489.
Löslichkeit: W. l., A. und Ae. ∞.
BEILSTEIN-Zitat: 1, 61; I 9; II 14.

Tierversuche mit Chloroform haben gezeigt, daß die Wirkung dieser Substanz mit derjenigen von Tetrachlorkohlenstoff vergleichbar ist. In Fütterungsversuchen verursacht Chloroform in erster Linie Leberschäden, wobei Cirrhosen und Hepatome beschrieben worden sind.

ESCHENBRENNER beobachtete in den von ihm [*1*] bzw. in Zusammenarbeit mit MILLER [*2*] durchgeführten Versuchen, daß nach oraler Gabe der in Olivenöl gelösten Substanz Hepatome entstanden. Nach 30wöchiger Behandlung — in Abständen von jeweils 4 Tagen — konnten die Autoren unter 20 behandelten Mäusen 7 Fälle von Hepatomen nachweisen.

Versuche, die IWATA und INUI [*3*] mit Chloroform an Kaninchen durchführten, wobei sie allerdings die s.c. Applikationsweise wählten und zwischen 0,02 bis 0,08 ml/kg Körpergewicht dosierten, führten zwar zum gehäuften Auftreten von Lebercirrhosen, doch beobachteten die Autoren keine Geschwülste.

Da Chloroform und Tetrachlorkohlenstoff in ihren im Tierversuch erzielten Wirkungen einander sehr ähneln, sei im übrigen auf die im Kapitel 1 enthaltenen Daten besonders verwiesen.

Literatur

[*1*] ESCHENBRENNER, A. B.: J. nat. Cancer Inst. **5**, 251 (1945).
[*2*] ESCHENBRENNER, A. B., and E. MILLER: J. nat. Cancer Inst. **4**, 385 (1943/44); **5**, 251 (1945).
[*3*] IWATA, S., and S. INUI: Trans. Soc. Pathol. Jap. **30**, 202 (1940).

III. Jodacetat (Monojodessigsäure)

CH_2JCOOH

Eigenschaften

Aussehen: Tafeln.
Festpunkt: 83 C°.
Kochpunkt: Zersetzung.
Löslichkeit: W., A. und Ae. ll.
BEILSTEIN-Zitat: 2, 222; I 98; II 206.

Die ersten Versuche zur Prüfung von Jodacetat auf carcinogene Eigenschaften wurden von BERENBLUM [1] und ORR und POLSON [2] unternommen. Beide Autoren behandelten die Rückenhaut von Mäusen mit der in Aceton bzw. Benzol gelösten Substanz. In beiden Fällen verliefen diese Untersuchungen jedoch ergebnislos. Über erfolgreich verlaufene Cancerisierungsversuche mit Jodacetat berichtete lediglich TAKASHIRA [3], der bei Ratten nach s.c. Injektion Sarkome erzeugen konnte. Die Ratten erhielten in Abständen von 2 Tagen je 0,5 ml wäßrige Lösung mit 20 mg Jodacetat. In 2 Versuchen erstreckten sich die Behandlungen über Zeiträume von 3 Monaten bis zu einem Jahr. Infolge der starken toxischen Wirkungen von Jodessigsäure lebten nur wenige Tiere länger als 1 Jahr. Es wurden bei 3 Tieren Tumoren an der Injektionsstelle gefunden, die histologisch als Fibrosarkom (549 Tage Latenzzeit), Plasmazellsarkom (564 Tage Latenzzeit) und Fibrom (573 Tage Latenzzeit) diagnostiziert werden konnten.

Trotz der wenigen positiven Befunde sprechen die Befunde dafür, daß Jodacetat, allerdings erst nach langen Latenzzeiten, lokale cancerisierende Wirkungen ausübt.

Literatur

[1] BERENBLUM, I.: J. Path. Bact. **40**, 549 (1935).
[2] ORR, J. W., and C. J. POLSON: Amer. J. Cancer. **32**, 114 (1938).
[3] TAKASHIRA, Y: Gann, Tokyo. **45**, 601 (1954).

IV. Thio-Verbindungen

A. Thioharnstoff

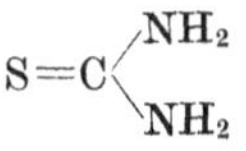

Eigenschaften

Aussehen: dicke, rhombische Prismen.
Festpunkt: 180 C°.
Kochpunkt: Zersetzung.
Löslichkeit: k. W. und Ae. l.; A. ll.
BEILSTEIN-Zitat: 3, 180; I, 73; II, 128.

In den Jahren zwischen 1940 und 1946 wurden von einer ganzen Reihe Autoren an verschiedenen Tierarten Fütterungsversuche mit Thioharnstoff durchgeführt, die allesamt ergebnislos verliefen. Als Versuchstiere dienten Hunde (FLINN und GEARY [1], HARTZELL [2]), Kaninchen (FLINN und GEARY [1]), Meerschweinchen (HARTZELL [2]), Ratten (FLINN und GEARY [1], KESTON et al. [3], HARTZELL [2], MAY et al. [4]) und Mäuse (DALTON et al. [5], MORRIS et al. [6]). Über erste erfolgreiche Versuche konnten PURVES und GRIESBACH [7] berichten. Sie hatten Wistarratten chronisch Trinkwasser angeboten, das 0,25% Thioharnstoff enthielt. Gegen Ende des Versuchs — nach insgesamt 22 Monaten — hatte die Mehrzahl von ihnen Schilddrüsentumoren entwickelt, von denen mehrere als Adenome und Carcinome diagnostiziert werden konnten. Eine

Wiederholung des Versuches durch PURVES [8] bei gleicher Methodik mit Ratten der Stämme Norway und Wistar an insgesamt 30 Tieren ergab nach Versuchszeiten zwischen 5 und 23 Monaten 21 benigne Schilddrüsenadenome und 7 Carcinome.

Im gleichen Jahre erzielte GORBMAN [9] auch bei Mäusen, die eine Diät mit 2% Thioharnstoff erhielten, Schilddrüsentumoren. Die Versuchszeiten erstreckten sich über Zeiträume bis zu 566 Tagen.

Interessante Zusammenhänge zwischen applizierter Thioharnstoffdosis und dem Typ der entstehenden Tumoren beobachteten FITZHUGH et al. [10] und FITZHUGH und NELSON [11], als sie Ratten mit Diäten fütterten, die zwischen 0,001% und 1% Thioharnstoff enthielten. Dabei fanden sie, daß bei Konzentrationen unter 0,25% Hepatome entstanden, und zwar entwickelten sich bei 14 von 29 Ratten, die die 2jährige Fütterungsperiode überlebten, Lebertumoren, deren Größe zwischen 2 und 4 cm betrug. Chronische Verfütterung höherer Dosen verursachte dagegen Hypertrophien und Tumoren der Schilddrüse. Besondere Aufmerksamkeit verdienen auch Befunde, die von ROSIN und RACHMILEWITZ [12] nach intraperitonealen Injektionen 10%iger wäßriger Thioharnstofflösung und anschließender chronischer Verabreichung der Substanz im Trinkwasser mit 0,2% Carcinogengehalt an Ratten erzielt wurden. Von 12 auf diese Weise behandelten Tieren lebten 6 noch nach einem Jahr. Unter diesen fanden sich bei fünf Ratten Tumoren, die von den Autoren als ,,tumors of the face" bezeichnet wurden (Abb. 1). Bei den Tumoren handelte es sich, entsprechend der makroskopischen und histologischen Beschreibung, jedoch um Gehörgangstumoren, die denen entsprechen, wie sie nach Verfütterung von Stilbenen oder Acetylaminofluoren häufig vorkommen. Diese Tumoren wurden als Plattenepithelcarcinome und Carcinosarkome beschrieben. Zwei tumortragende Ratten fielen außerdem durch hyperplastisch veränderte Schilddrüsen auf.

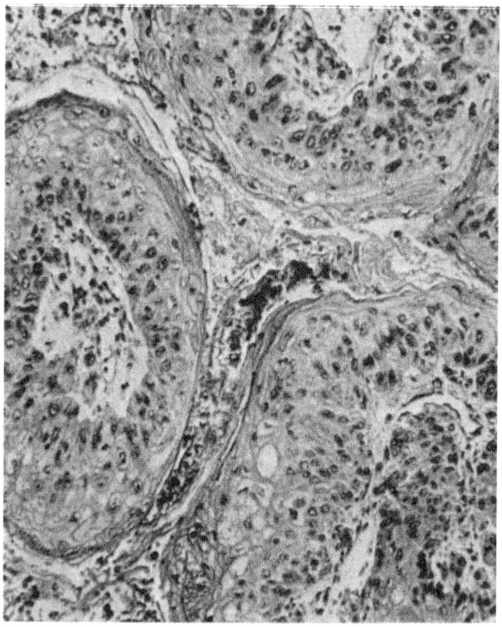

Abb. 1. Plattenepithelcarcinom der Gesichtshaut einer Ratte nach chronischer oraler Applikation von Thioharnstoff (nach ROSIN u. RACHMILEWITZ [12])

Im Gegensatz zur Wirkung des Thiouracils, durch das ausschließlich Schilddrüsentumoren hervorgerufen werden können, so daß eine indirekte Wirkung angenommen werden muß, ist für Thioharnstoff eine doppelte Wirkung wahrscheinlich. Die echte carcinogene Wirkung ist für das Entstehen echter Lebergeschwülste und Gehörgangstumoren verantwortlich, die zweite Wirkungsweise, die der des Thiouracils entsprechen dürfte, läuft wahrscheinlich über eine hormonale Inbalance mit primärer Wirkung auf die Schilddrüse, gefolgt von verringerter Thyroxinbildung mit Rückwirkung auf die Hypophyse und nachfolgender erhöhter Ausschüttung von thyreotropem Hormon. In diesem

Zusammenhang verdienen Arbeiten verschiedener Autoren, unter ihnen MORRIS et al. [*6*], Erwähnung, die nach Behandlung von Mäusen mit Thioharnstoff Mammatumoren induzieren konnten. Bei derartigen Tumoren kann eine Entscheidung darüber, ob die eine oder die andere Wirkungsweise vorliegt, nicht getroffen werden.

Literatur

[*1*] FLINN, F. B., and J. M. GEARY: Contr., Boyce Thompson Inst. **11**, 241 (1940).
[*2*] HARTZELL, A.: Contr., Boyce Thompson Inst. **11**, 249 (1940); **13**, 501 (1945).
[*3*] KESTON, A. S., E. D. GOLDSMITH, A. S. GORDON and H. A. CHARIPPER: J. biol. Chemistry **152**, 241 (1944).
[*4*] MAY, L. G., R. W. MOSELEY and J. G. FORBES: Endocrinology. **38**, 147 (1946).
[*5*] DALTON, A. J., H. P. MORRIS and C. S. DUBNIK: J. nat. Cancer Inst. **5**, 451 (1945).
[*6*] MORRIS, H. P., C. S. DUBNIK and A. J. DALTON: J. nat. Cancer Inst. **7**, 159 (1946).
[*7*] PURVES, H. D., and W. F. GRIESBACH: Brit. J. exp. Pathol. **27**, 294 (1946).
[*8*] PURVES, H. D.: Brit. J. exp. Pathol. **28**, 46 (1947).
[*9*] GORBMAN, A.: Cancer Res. **7**, 746 (1947).
[*10*] FITZHUGH, O. G., A. A. NELSON and O. L. HOLLAND: Fed. Proc. **7**, 218 (1948).
[*11*] FITZHUGH, O. G., and A. A. NELSON: Science. **108**, 626 (1948).
[*12*] ROSIN, A., and M. RACHMILEWITZ: Cancer Res. **14**, 494 (1954).

B. Thioacetamid

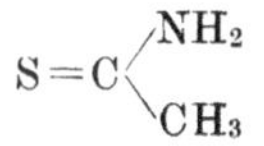

Eigenschaften

Aussehen: Kristalle.
Festpunkt: 116 C°.
Löslichkeit: W. und A. sll.; Ae. und Bzl. l.
BEILSTEIN-Zitat: 2, II; 210.

Über erfolgreiche Versuche, mit Thioacetamid Tumoren experimentell zu erzeugen, liegen nur sehr wenige Angaben vor. So berichteten FITZHUGH und NELSON [*1*] darüber, daß sich bei Ratten durch chronische Zusätze von 0,005 bis 0,1% Thioacetamid in der Diät während eines Zeitraums bis zu 2 Jahren bei 2 von 50 Ratten Lebertumoren entwickelten. Bei Anwendung der höchsten Konzentration von 0,1% verstarben zahlreiche Tiere infolge toxischer Wirkung der Substanz. Besonders auffällig war die große Anzahl derjenigen Tiere, die z. T. schwerste cirrhotische Leberschäden aufwiesen. AMBROSE et al. [*2*] fütterten Ratten mit einer Diät, die zwischen 0,001 und 0,128% der Substanz enthielt. Sie sahen in keinem Falle echte Geschwülste, jedoch traten Lebercirrhosen, Gallengangshyperplasien und adenomartige Knötchen, diese vorwiegend nach Applikation höherer Dosierungen, auf. In einer weiteren Arbeit berichteten dieselben Autoren (AMBROSE et al. [*3*]) darüber, daß nach Verfüttern von Thioacetamid an Ratten Atrophien der Schilddrüse beobachtet werden konnten. Schließlich konnte GUPTA [*4*] die von FITZHUGH et al. bereits 1948 gemachte Beobachtung bestätigen, daß bei Ratten nach chronischer Verfütterung von Thioacetamid Lebertumoren entstehen.

Im ganzen gesehen ist die carcinogene Wirkung des Thioacetamids auf die Leber geringer als die des Thioharnstoffs, doch führt Thioacetamid in starkem Maße zu Lebercirrhosen.

Tabelle 3. Carcinogene Wirkung von Thiouracil bei Ratte und Maus

Tierart	Stamm	Geschlecht	Dosis und Applikationsweise	Versuchsdauer bzw. Latenzzeit	Tumorhäufigkeit und Tumortyp	Autor
Maus	A, C57, J	—	per os 0,1% in der Diät	566 Tage	mehrere Fälle von Schilddrüsenadenomen	GORBMAN [11]
Ratte	Sherman u. Wistar	—	per os 0,05 bzw. 0,1% im Trinkwasser	884 Tage	von 20 in Versuch genommenen Ratten 11 Schilddrüsenadenome und 1 Schilddrüsencarcinom	PASCHKIS et al. [12]
Ratte	Sprague-Dawley	♂	per os 0,1% im Trinkwasser	767 Tage	verschiedene Typen von Schilddrüsentumoren	MONEY u. RAWSON [13]
Ratte	Sprague-Dawley	♂	per os 0,1% im Trinkwasser	700 Tage	von 81 in Versuch genommenen Tieren 100% Schilddrüsentumoren	MONEY et al. [14]
Maus	A	♂	per os 0,8% Propylthiouracil in der Diät	18 Monate	100% Schilddrüsentumoren und 2 von 4 Tieren mit Tumoren der Hypophyse, Schilddrüsentumoren mit Metastasen in der Lunge	MOORE et al. [15]

Literatur

[1a] FITZHUGH, O. G., and A. A. NELSON: Science **108**, 626 (1948).

[1b] FITZHUGH, O. G., A. A. NELSON and Ø. L. HOLLAND: Fed. Proc. **7**, 218 (1948).

[2] AMBROSE, A. M., F. DE EDDS. and L. J. RATHER: J. ind. Hyg. Toxicol. **31**, 158 (1949).

[3] AMBROSE, A. M., F. DE EDDS and L. J. RATHER: Proc. Soc. exp. Biol. Mech. Med. **74**, 132 (1950).

[4] GUPTA, D. N.: Nature **175**, 257 (1955).

C. Thiouracil

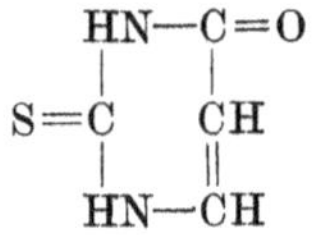

Eigenschaften

Aussehen: farblose Prismen.
Festpunkt: 340 C°.
Löslichkeit: W. l.; A. l.; Alkalien sll.
BEILSTEIN-Zitat: 24, 323.

Thiouracil kann auf Grund seiner Eigenschaften nur bedingt zu den carcinogenen Substanzen gezählt werden. Pharmakologisch findet es Verwendung als Thyreostaticum. Thiouracil löst die Bildung bestimmter Tumoren aus, doch wird allgemein angenommen, daß es sich bei dieser Wirkung weniger um eine direkte als vielmehr um eine indirekte auf dem Umwege über Faktoren, die die hormonale Funktion der Schilddrüse beeinflussen, handelt.

Auffällig an Cancerisierungsversuchen mit Thiouracil ist die Tatsache, daß, angefangen bei den ersten Versuchen von CHAPMAN im Jahre 1944 [1] mit Ratten, sämtliche frühen Versuche ergebnislos verlaufen sind. Das trifft für verschiedene Tierarten zu, denen die Substanz in den meisten Fällen per os, entweder mit der Diät oder im Trinkwasser, oder aber in wenigen Fällen auch subcutan verabreicht wurde. Negative Ergebnisse mit Ratten erzielten außer

CHAPMAN [1] auch HUGHES [2], WILLIAMS [3], BAUMANN und MARINE [4] und MARINE und BAUMANN [5]. Über erfolglos verlaufene Versuche an Rhesusaffen berichteten ARANOW et al. [6] und ENGLE und ARANOW [7], über erfolglose Versuche an Kaninchen und Katzen HÜTER [8]. Versuche an Hunden, die STEINER et al. [9 u. 10] durchführten, verliefen gleichfalls ergebnislos. Erste positive Resultate nach Verfütterung von Thiouracil an Mäusen und Ratten erzielten GORBMAN [11] und PASCHKIS et al. [12] in den Jahren 1947 und 1948 (s. Tab. 3).

a) Tierarten und Applikationsweise

Wie aus den in Tab. 3 enthaltenen methodischen Angaben hervorgeht, eignen sich für die Erzeugung von Schilddrüsentumoren durch Thiouracil Ratten und Mäuse verschiedener Stämme. Die wirksamste Applikationsweise ist die perorale in Form von Zusätzen zur Diät oder als Zusatz zum Trinkwasser. Dabei werden sowohl in der Diät als auch im Trinkwasser 0,1%ige Zusätze angewendet.

Wie bereits oben erwähnt, sind die nach Verfütterung von Thiouracil entstehenden Schilddrüsentumoren nicht auf eine direkte Wirkung dieser Substanz im Sinne eines chemischen Carcinogens auf das Schilddrüsengewebe zurückzuführen. Die Geschwulstbildung in der Schilddrüse basiert vielmehr darauf, daß Thiouracil als Thyreostaticum wirkt, wodurch die Thyroxinproduktion und somit der Thyroxinspiegel im Blut stark reduziert werden. Dadurch kommt es zu einer vermehrten funktionellen Stimulierung des Schilddrüsengewebes infolge des Wegfalles der Hemmwirkung von Thyroxin auf die Bildung von thyreotropem Hormon. Die Geschwulstbildung in der Schilddrüse ist also auf die hormonell bedingte, gesteigerte Stimulierung ihrer Funktion und des Wachstums zurückführbar.

Versuche mit jodfreier Ernährung (BIELSCHOWSKY [16]), Bestrahlungen der Schilddrüse mit radioaktivem Jod (GORBMANN [18]) sowie partielle Thyreotectomie (FURTH [17]) führten ebenfalls zu Geschwulstbildungen.

b) Pathologie der Tumoren

MOORE et al. beschrieben [15] die Schilddrüsentumoren folgendermaßen: Makroskopisch zeichnen sich derartige Schilddrüsen durch außergewöhnliche Vergrößerungen aus, die etwa das Zehnfache vom Normalen ausmachen. Histologisch besaßen einzelne Bezirke noch alveoläre Strukturen, in anderen Abschnitten herrschten dagegen Zellstränge und flächenhaft angeordnete Zellen vor. Bei mehreren Tieren konnten Metastasen in den Lungen makroskopisch und histologisch nachgewiesen werden. Die Geschwülste selbst charakterisierten MOORE et al. als Schilddrüsencarcinome.

Bei den von MOORE et al. [15] ebenfalls nach Behandlung mit Thiouracil erhaltenen Tumoren der Hypophyse waren die Drüsen 2- bis 3fach gegenüber Normalwerten vergrößert. Histologisch handelte es sich um multiple Adenome, zusammengesetzt aus großen chromophoben Zellen, die sich durch sehr große Kerne auszeichneten.

Literatur

[1] CHAPMAN, C. J.: Quart. J. Pharm. Pharmacol. **17**, 314 (1944).
[2] HUGHES, A. M.: Endocrinology. **34**, 69 (1944).
[3] WILLIAMS, W. L., and L. C. STRONG: Cancer Res. **4**, 11 (1944).
[4] BAUMANN, E. J., and D. MARINE: Endocrinology. **36**, 400 (1945).
[5] MARINE, D., and E. J. BAUMANN: Arch. Path. **39**, 325 (1945).
[6] ARANOW, H., E. T. ENGLE and A. W. M. SPERRY: Endocrinology. **38**, 331 (1946).

[7] ENGLE, E. T., and H. ARANOW: Endocrinology. **38**, 325 (1946).
[8] HÜTER, F.: Z. Naturforsch. **26**, 19 (1947).
[9] STEINER, A., J. D. DAVIDSON and F. E. DENDALL: Amer. Heart J. **36**, 477 (1948).
[10] STEINER, A., F. E. KENDALL and M. BEVANS: Amer. Heart J. **38**, 34 (1949).
[11] GORBMAN, A.: Cancer Res. **7**, 746 (1947).
[12] PASCHKIS, K. E., A. CANTAROW and J. STASNEY: Cancer Res. **8**, 257 (1948).
[13] MONEY, W. L., and R. W. RAWSON: Cancer. **3**, 321 (1950).
[14] MONEY, W. L., P. J. FITZGERALD, J. T. GODWIN and R. W. RAWSON: Cancer. **6**, 111 (1953).
[15] MOORE, G. E., E. L. BRACKNEY and F. G. BOCK: Proc. Soc. exp. Biol. Med. **82**, 643 (1953).
[16] BIELSCHOWSKY, F.: Acta physiol. Latinoam. **3**, 57 (1953).
[17] FURTH, J., J. N. DENT, W. T. BURNET and E. L. GADSDEN: J. clin. Endocr. **15**, 81 (1955).
[18] GORBMAN, A.: Proc. Soc. exp. Biol. Med. **71**, 237 (1949).

V. Epoxyde

Eigenschaften

Erythrendiepoxyd (1,2; 3,4-Dioxidobutan).
Aussehen: 2 Diasterioisomere Formen.
Festpunkt: a) −16°; b) 4°.
Kochpunkt: a) 138°; b) 60° (30 mm Hg).
Dichte: a) 1,1323; b) 1,113 (16 mm Hg).
Löslichkeit: a) W. mischbar; b) W. und A. ll.
BEILSTEIN-Zitat: 19, 4; II, 14.

Im Rahmen von Versuchen, verschiedene Epoxyde auf ihre evtl. wachstumshemmenden Eigenschaften zu testen, fanden HENDRY, HOMER, ROSE und WALPOLE [*1* u. *2*], daß die Derivate 1,3-Butadiendiepoxyd und Vinylcyclohexendiepoxyd das Wachstum des WALKER-Carcinoms besonders stark hemmten. Da es seit langem bekannt ist, daß eine Anzahl Substanzen sowohl zytostatische als auch carcinogene Eigenschaften besitzen, prüften jene Autoren die obengenannten 2 Epoxyde auf carcinogene Eigenschaften bei Maus und Ratte.

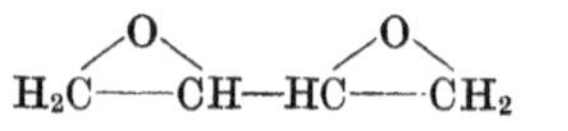

1,3-Butadiendiepoxyd (= 1,2; 3,4-Dioxidobutan)

HENDRY et al. injizierten 1,3-Butadiendiepoxid als 0,4%ige Lösung Ratten i.p. und dosierten jeweils 2 mg pro 100 g Körpergewicht. Die Tiere erhielten insgesamt 13 Injektionen in halbwöchigen Abständen.

Im Ergebnis dieser Behandlung entstanden nach etwa einjähriger Latenzzeit Mischzellsarkome in der Leibeshöhle. Außerdem wurde ein Chondrosarkom der Costalregion beschrieben. Im Gegensatz zur Reaktionsweise der Ratten konnten bei Mäusen durch Tropfung der Rückenhaut weder bei Anwendung öliger Lösungen noch nach Verabreichung der in Aceton gelösten Substanz Tumoren beobachtet werden.

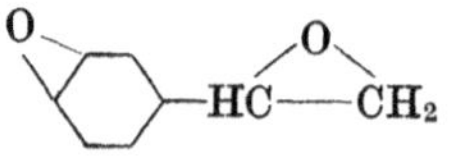

Vinyl-Cyclohexandiepoxyd

Im Rahmen derselben Arbeit, in der HENDRY et al. die carcinogene Wirkung des 1,3-Butadiendiepoxydes entdeckten, testeten sie auch das Epoxyd „Vinyl-

Cyclohexandiepoxyd“ auf evtl. carcinogene Eigenschaften bei Maus und Ratte. Sie konnten nach 10 Applikationen zu je 25 mg pro 100 g Körpergewicht als 5%ige Lösung in Arachisöl nach 7 Monaten bei einer von 10 behandelten Ratten 1 Sarkom in der Leibeshöhle mit Metastasen in der Lunge diagnostizieren. Eine viel stärkere carcinogene Wirkung entfaltete die Substanz jedoch dann, wenn sie, gelöst in Aceton, 12 Monate lang wöchentlich 5mal auf die Rückenhaut von Mäusen getropft wurde. Von 20 in Versuch genommenen Mäusen entwickelte die Mehrzahl der Tiere multiple Hautpapillome bereits nach wenigen Monaten. 4 Tiere wiesen Plattenepithelcarcinome, 3 Tiere Mischzellsarkome auf. Zwei weitere Tiere waren sowohl von Sarkomen als auch von Carcinomen befallen.

Es sei abschließend erwähnt, daß Vinyl-Cyclohexandiepoxyd auch deutliche mutagene Eigenschaften besitzt, was HENDRY et al. [1] in Versuchen am Pilz Penicillium chrysogenum nachgewiesen haben.

Literatur

[1] HENDRY, J. A., R. F. HOMER, F. L. ROSE and A. L. WALPOLE: Brit. J. Pharmacol. **6**, 201 (1951); **6**, 235 (1951); **6**, 357 (1951).

[2] HENDRY, J. A., R. F. HOMER, F. L. ROSE u. A. L. WALPOLE: Acta Unio. int. Cancrum **7**, 477 (1951).

VI. Lost-Verbindungen

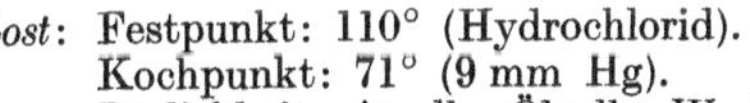

Bis-(2-chloräthyl)-sulfid
S = Lost (mustard gas)

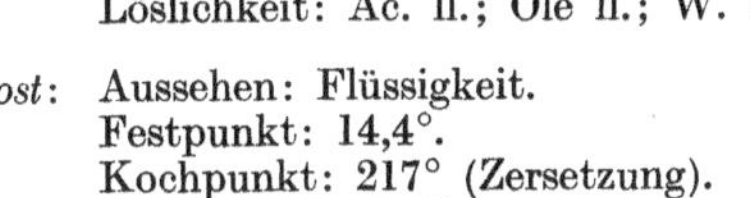

Bis-(2-chloräthyl)-methyl-amin
N = Lost (mustard oel)

Chemische und physikalische Eigenschaften

N-Lost: Festpunkt: 110° (Hydrochlorid).
Kochpunkt: 71° (9 mm Hg).
Löslichkeit: Ac. ll.; Öle ll.; W. ll.

S-Lost: Aussehen: Flüssigkeit.
Festpunkt: 14,4°.
Kochpunkt: 217° (Zersetzung).
Dichte: 1,27 (15°).
Löslichkeit: W. h. sll.; A. sll.; Ae. sll.
BEILSTEIN-Zitat: 1, I, 175; 2, I, 348.

S-Lost oder „mustard gas“ besitzt sowohl cytotoxische als auch mutagene und carcinogene Eigenschaften. Auf Grund seiner cytotoxischen Eigenschaften wurde die Substanz in der Medizin auch zur Chemotherapie maligner Geschwülste verwendet. Gleiche Eigenschaften besitzt auch N-Lost, eine Verbindung gleichen Typs, in der das Schwefelatom durch Stickstoff ersetzt ist. Nach BOYLAND und HORNING [1] beruht die cytotoxische Wirkung der Lostverbindungen auf der Bildung hochreaktiver Radikalformen im Organismus, die alkylierend wirken.

Im Tierversuch zeigen die Lostverbindungen nach s.c. Injektion sowohl lokale Wirkung, indem sie Sarkome hervorrufen, als auch beträchtliche Fernwirkung. Die Fernwirkung äußert sich in der Weise, daß nach lokaler Applikation außer Sarkomen am Injektionsort (Abb. 2) auch Leukämien, Lymphosarkome und Lungentumoren (Abb. 3 und 4) entstehen (Boyland und Horning [1]).

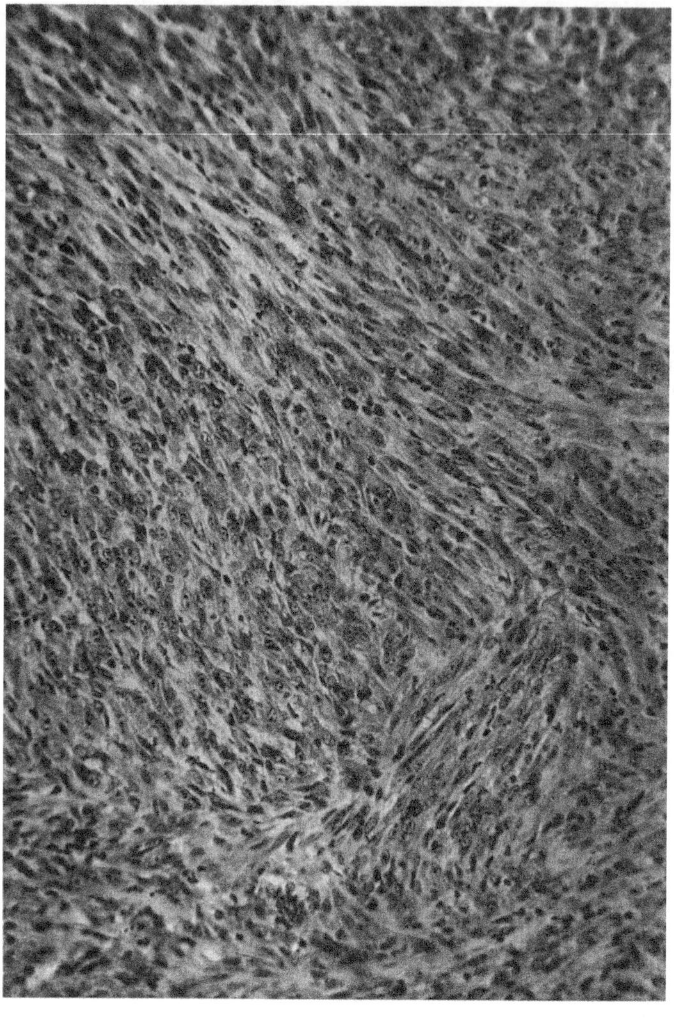

Abb. 2. Subcutanes Spindelzellsarkom einer Maus nach Injektion von Stickstofflost; wöchentlich 1 mg/kg Körpergewicht; 50 Behandlungen in wöchentlichen Abständen (nach Boyland u. Horning [1])

Erste Versuche, mit Lostverbindungen im Tropfungsversuch Tumoren zu erzeugen, wurden 1935 von Berenblum [2] an Mäusen durchgeführt. Sie verliefen jedoch erfolglos. Gleichfalls negativ endeten spätere Versuche, in deren Rahmen Orr und Polson [3] und Berenblum und Shubik [4] die Rückenhaut von Mäusen mit der in Öl bzw. Aceton gelösten Substanz behandelten.

Erstmalig positive Ergebnisse erzielte Heston [5], nachdem er Mäusen je Tier 0,025 ml 0,06 bis 0,07%ige wäßrige Lösung 4mal nacheinander i.v. injiziert hatte. Im Ergebnis dieser Versuche fand der Autor viel häufiger Lungentumoren als bei den Kontrollmäusen desselben Stammes, etwa gleichermaßen häufig wie nach Behandlung der Tiere mit Urethan. Nach s.c. Injektion von insgesamt 6 Einzeldosen zu je 0,05 ml 0,05%iger Lösung in Olivenöl beobachtete HESTON [*6*] bei Mäusen des Stammes C3HF neben lokalen Sarkomen, Lungentumoren und Mammatumoren bei etwa $^2/_3$ aller behandelten Männchen Hepatome.

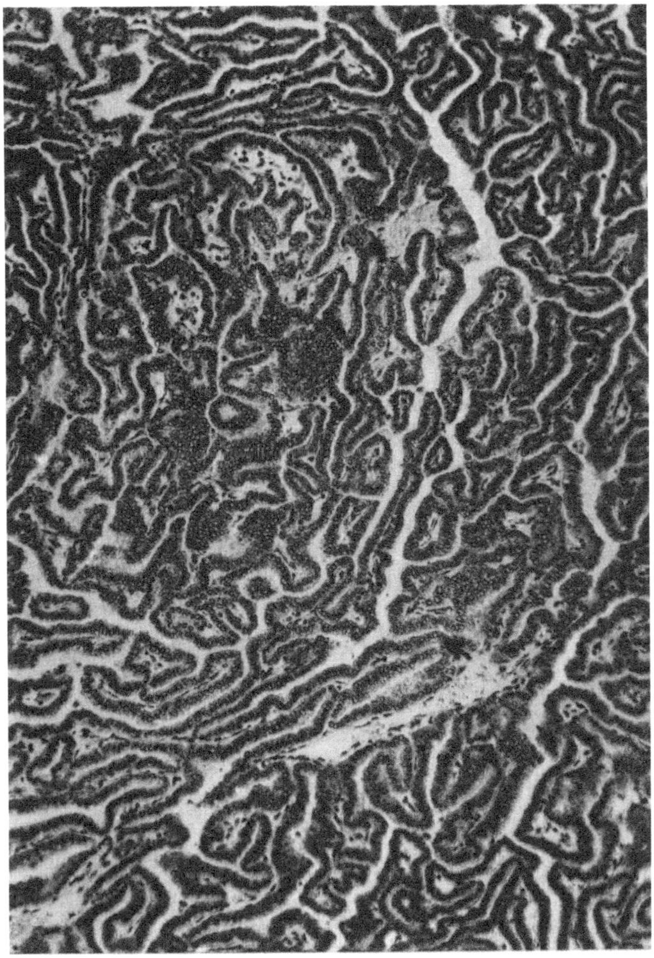

Abb. 3. Lungencarcinom einer Maus nach Behandlung mit Stickstofflost (nach BOYLAND u. HORNING [*1*])

Nach i.v., i.p. und s.c. Injektion von N-Lost an Mäuse und Ratten berichteten GRIFFIN et al. [*7*] darüber, daß 15 bis 20% der behandelten Versuchstiere Fibrosarkome, Lymphosarkome und Adenocarcinome entwickelten. HESTON [*6*], der 21 Mäusen des C3H-Stammes 6mal nacheinander je 0,025 mg N-Lost in 0,25 ml Wasser gelöst applizierte, fand 5 Sarkome, 1 Hämangioendotheliom, 8 Lungenadenome, 2 Hämangioendotheliome der Leber und 9 Hepatome. Schließlich gelang es SALAMAN und ROE [*8*], im Unterschied zu den oben erwähnten Ergebnissen früherer Autoren, bei Mäusen des Stammes „S" nach 2maliger Hauttropfung mit 0,06 bis 1,2 mg in Aceton gelösten N-Lost und 20 Nachbehandlungen mit 0,5% igem Crotonöl in Aceton bei 6 von 16 Mäusen Papillome

Tabelle 4. Erzeugung von Tumoren

Tierart	Stamm	Geschlecht	Dosis und Applikationsweise
Maus	A	♂ + ♀	i.v. Injektion 0,06 bis 0,07% iger Lösung in Aqua dest., 0,025 ml, 4 Injektionen
Maus	C3HF	♂	s.c. Injektionen zu je 0,05 ml 0,05% iger Lösung in Olivenöl
Maus	C3HF	♀	
Maus	A	♂ + ♀	Inhalation von 0,1 ml auf Filterpapier suspendierter Substanz während 15 Minuten

Tabelle 5. Erzeugung von Tumoren

Tierart	Stamm	Geschlecht	Dosis und Applikationsweise
Maus	A	♂ + ♀	i.v. Injektionen in 2tägigem Abstand von je 0,001 mg in 0,01 ml Aqua dest. pro g Körpergewicht
Maus	A	♂ + ♀	i. v. Injektion von 0,004 mg in 0,2 ml Aqua dest. pro g Körpergewicht. Gesamtdosis pro Maus 0,1 mg
Maus	Swiss	—	i.v., s.c. und i.p. Injektionen (einmalig oder in wöchentlichen Abständen)

Tabelle 6. Erzeugung von Tumoren

Tierart	Stamm	Geschlecht	Dosis und Applikationsweise
Maus	A	♂ + ♀	i.v. 2 bis 4 Injektionen von 0,001 mg in 0,01 ml Aqua dest. pro g Körpergewicht
Maus Ratte	Swiss Albino	— —	i.v., i.p. und s.c. Injektionen von 0,5 mg pro kg Körpergewicht in Salzlösung in wöchentlichen Abständen, 5 bis 9 Monate lang
Maus	C3H	♂	s.c. Injektionen (6mal) zu je 0,025 mg in 0,25 ml Aqua dest.
Maus	Albino „S“	♀	Hauttropfung (zweimal) zu je 0,06 bis 1,2 mg in Aceton; Nachbehandlung 20 Wochen lang mit 0,5% igem Crotonöl in Aceton

der Rückenhaut zu induzieren. An Hand der oben erwähnten und einer Reihe weiterer Versuchsergebnisse mit Lostderivaten sind besonders von HADDOW und BOYLAND, aber auch von anderen Autoren, theoretische Vorstellungen über den möglichen Wirkungsmechanismus carcinogener Substanzen angestellt worden. Dabei betonten die Autoren, daß diese Substanzen sowohl mutagene als auch

durch Schwefellost (mustard gas) bei Mäusen

Latenzzeit	Tumorhäufigkeit und Tumortyp	Autor
16 Wochen	93% der Überlebenden mit Lungenadenomen (2,6 pro Tier), Kontrollen nur zu 60% befallen	HESTON [5]
16 Wochen	68,1% der Überlebenden mit Lungenadenomen (1,09 pro Tier), Kontrollen nur zu 13% befallen	HESTON [5]
16,8 Monate	von 38 behandelten Tieren 2 lokale Sarkome, 5 Lungenadenome, 22 Hepatome	HESTON [6]
15,4 Monate	von 9 behandelten Tieren 2 lokale Sarkome, 1 Mammatumor, 1 Lungenadenom	HESTON [6]
11 Monate	von 80 behandelten Tieren 44% mit Lungenadenomen (Kontrollen nur 27%), außerdem 3 lymphatische Leukämien und 1 Hämangioendotheliom	HESTON u. LEVILLAIN [9]

durch Stickstofflost (mustard oil) bei Mäusen

Versuchsdauer bzw. Latenzzeit	Tumorhäufigkeit und Tumortyp	Autor
10 Monate	Versuchstiere mit 100% Lungentumoren (9,6 pro Maus im Durchschnitt); Kontrollen nur zu 62% befallen mit 0,8 pro Tier	HESTON [5]
10 Monate	9 Überlebende von 35 Behandelten mit 100% Lungentumoren (7,5 pro Tier im Durchschnitt); Kontrollen zu 58% mit Lungentumoren und nur 0,9 Adenome pro Maus	HESTON [5]
1 Jahr	Adenocarcinome der Lunge, Leukämien, Angiome, Angiosarkome, osteogene Sarkome	GRIFFIN et al. [10]

durch Stickstofflost-Hydrochlorid

Versuchsdauer bzw. Latenzzeit	Tumorhäufigkeit und Tumortyp	Autor
16 Wochen	100% Lungentumoren	HESTON [12]
9 Monate	15 bis 20% der Tiere mit Fibrosarkomen, Lymphosarkomen und Adenocarcinomen	GRIFFIN et al. [7]
18,5 Monate	von 21 behandelten Tieren 5 Sarkome, 1 Hämangioendotheliom, 8 Lungenadenome, 9 Hepatome, 2 Hämangioendotheliome der Leber	HESTON [6]
33 Wochen	von 16 behandelten Mäusen 6 Tiere mit Papillomen	SALAMAN u. ROE [8]

radiomimetische und carcinogene Eigenschaften besitzen. Chromosomale Änderungen im Sinne von Mutationen, letale Zellschädigungen und Cancerisierung von Zellen sind Ausdruck der Wirkungen dieser Verbindungen.

Besondere Beachtung im Hinblick auf carcinogene Eigenschaften verdienen die nach Behandlung mit Schwefellost entstandenen lokalen Sarkome. Die in verschiedenen Versuchen beobachteten Hepatome, Leukämien und der z. T. stark erhöhte Befall mit Lungentumoren sprechen mehr für eine allgemeine Wirkung des Lost im Sinne z. T. beträchtlich erhöhter spontaner Tumorquoten; denn auch bei Kontrollen wurden derartige Tumoren beobachtet.

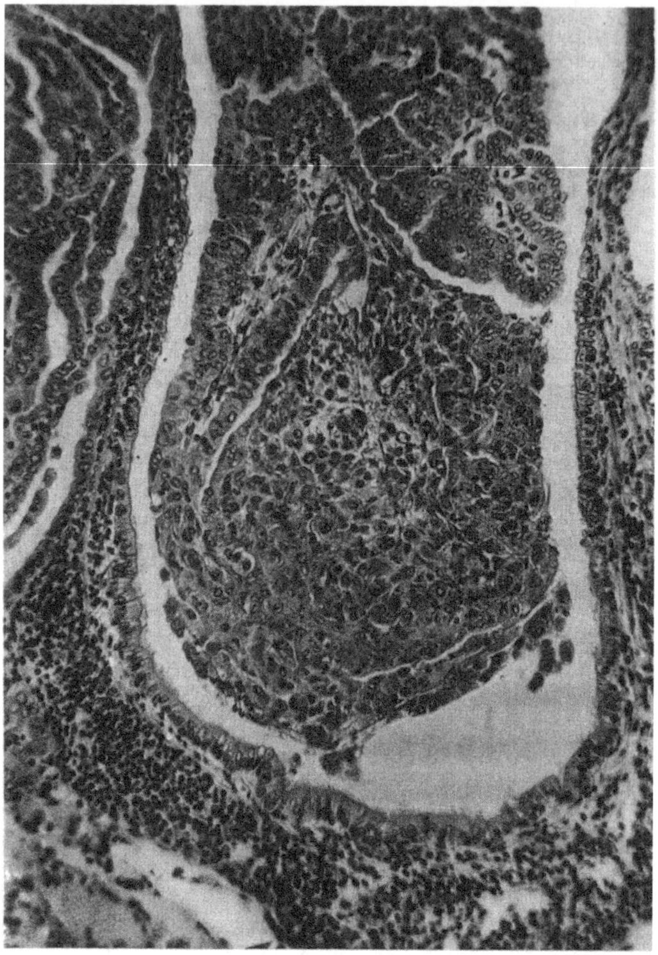

Abb. 4. Lungencarcinom einer Maus nach Behandlung mit Stickstofflost; Tumorzellen im Lumen einer Bronchiole (nach BOYLAND u. HORNING [1])

Ganz besonders trifft dies für den mit Lungentumoren spontan belasteten Mäusestamm „A" zu.

Umfangreiche Versuche, die BOYLAND und SARGENT [11] an Mäusen verschiedener Stämme (ABC_1, CBA und B) mit Stickstofflost unternahmen, wobei sie den Tieren das Carcinogen in wäßriger Lösung intradermal applizierten, verliefen sämtlich erfolglos. Gleichermaßen ohne positives Ergebnis blieben Versuche von GRIFFIN et al. [10], in denen sie Ratten i.v., s.c. und i.p. mit Stickstofflost behandelten.

Die in den Tab. 4 bis 6 dargestellten Ergebnisse zeigen, daß es bei Mäusen und gelegentlich auch bei Ratten gelang, nach s.c., i.v. und i.p. Injektionen von N-Lost in signifikantem Ausmaße neben Lungentumoren vor allem Leukämien, Angiosarkome und Knochensarkome zu erzeugen. Im Gegensatz dazu blieben entsprechende Versuche anderer Autoren mit Ratten und Kaninchen ohne positive Resultate; es seien nur SPURR [*13*], JACOBSON [*14*], GOLDECK und HAGENAH [*15*], GRIFFIN et al. [*10*] und SUGAR und KELLNER [*16*] genannt.

a) Applikationsweise und Dosierung

Unter den bei Lostverbindungen anzuwendenden Applikationsweisen ist in erster Linie die i.v. Injektion zu nennen, doch zeigen die in den Tab. 4 bis 6 dargestellten Befunde, daß auch s.c. Applikation der Carcinogene, ebenso wie Verabreichung in Form von Hauttropfungen oder Inhalation in Gasform, cancerisierend wirken. Zur Induzierung canceröser Veränderungen sind auf Grund der in der Literatur enthaltenen Angaben bei i.v. Injektion Mengen von einem μg ausreichend. Bei s.c. Verabreichung bzw. bei Hauttropfung sind dagegen höhere Konzentrationen zu verabfolgen, wie das aus Tab. 3 ersichtlich ist.

b) Latenzzeiten

Sieht man von den an Mäusen des Stammes A erzielten Befunden ab, bei denen HESTON infolge ihrer spontanen Belastung mit Lungentumoren bereits nach etwa 4 Monaten eine beträchtliche Erhöhung der Spontantumorquote beobachten konnte, so muß man in Versuchen mit Lostverbindungen an Mäusen mit Versuchszeiten von etwa einem Jahr rechnen.

c) Tumortypen

Unter den Tumoren, die durch Lostverbindungen erzielt worden sind, stehen Geschwülste der Lunge an erster Stelle. Vorwiegend handelt es sich dabei um Adenome, aber auch Adenocarcinome sind beschrieben worden. Von einigen Autoren wurde ferner über gehäuftes Auftreten von Hepatomen berichtet. Nach s.c. Injektion des Carcinogens wurden häufig lokale Sarkome erhalten; es traten aber auch Lymphosarkome, Leukämien, osteogene Sarkome, Angiome und Angiosarkome sowie Hämangioendotheliome auf. Zur Bildung von Hautpapillomen scheint es dagegen nur nach Tropfung der Rückenhaut mit dem Carcinogen zu kommen.

d) Radiomimetische Eigenschaften

Mutagene Effekte, die durch Behandlung mit Lost erzielt wurden, entsprechen denen durch Röntgenstrahlen induzierten so weitgehend, daß man die Wirkung der Lostverbindungen als radiomimetisch bezeichnet. Nach Untersuchungen von BOYLAND [*17*] entsprechen 0,2 mg N-Lost pro kg Körpergewicht der Wirkung einer Röntgendosis von 100 r. Strahlen und Lostverbindungen wirken in gleicher Weise auf hochpolymere DNS und führen zu einer Abnahme der Viskosität durch Vernetzung und Spaltung der Wasserstoffbrücken. Dabei muß berücksichtigt werden, daß Viskositätsabnahme auch durch Verknäuelung auftreten kann. Besonders hervorzuheben sind die Parallelen zwischen mutagener, carcinogener und radiomimetischer Wirkung. Auf Grund der Versuchsergebnisse wird angenommen, daß das Imoniumion die eigentlich aktive Form ist. Es zeigte sich ferner, daß sich Loste gut für solche Versuche eignen, in denen Mitosen und Wachstum gehemmt werden sollen. Bei Anwendung hoher Konzentrationen entstehen verschiedenste Chromosomenveränderungen, wie Verklebungen, Brüche und Defekte verschiedener Art (GOLDACKRE [*18*], AUERBACH [*19*], ALEXANDER et al. [*20*]).

Bei therapeutischer Anwendung in der Humanmedizin konnten durch Lostverbindungen Depressionen der Anzahl weißer Blutzellen und günstige Beeinflussung bei Hodgkinscher Krankheit beobachtet werden, doch kommt es ebenfalls zu Zerstörungen normaler blutbildender Gewebe.

Literatur

[1] Boyland, E., and E. S. Horning: Brit. J. Cancer. **3**, 118 (1949).
[2] Berenblum, I.: J. Path. Bact. **40**, 549 (1935).
[3] Orr, J. W., and C. J. Polson: Amer. J. Cancer. **32**, 114 (1938).
[4] Berenblum, I., and P. Shubik: Brit. J. Cancer. **3**, 109 (1949).
[5] Heston, W. E.: J. nat. Cancer Inst. **11**, 415 (1950).
[6] Heston, W. E.: J. nat. Cancer Inst. **14**, 131 (1953).
[7] Griffin, A. C., E. L. Brandt and E. L. Tatum: J. amer. Med. Assoc. **144**, 571 (1950).
[8] Salaman, M. H., and F. J. C. Roe: Brit. J. Cancer. **7**, 472 (1953).
[9] Heston, W. E., and W. D. Levillain: Proc. Soc. exp. Biol. Med. **82**, 457 (1953).
[10] Griffin, A. C., E. L. Brandt and E. L. Tatum: Cancer Res. **11**, 253 (1951).
[11] Boyland, E., and S. Sargent: Brit. J. Cancer. **5**, 433 (1951).
[12] Heston, W. E.: J. nat. Cancer Inst. **10**, 125 (1949).
[13] Spurr, C. L.: Proc. Soc. exp. Biol. Med. **64**, 259 (1947).
[14] Jacobson, L. O., E. K. Marks and M. H. Block: J. Lab. clin. Med. **34**, 902 (1949).
[15] Goldeck, H., u. M. H. Hagenah: Z. ges. exp. Med. **117**, 467 (1951).
[16] Sugar, K., u. B. Kellner: Acta morph. Hung. **3**, 233 (1953).
[17] Boyland, E.: Endeavour. **11**, 87 (1952).
[18] Goldackre: Nature. **163**, 667 (1949).
[19] Auerbach: Science. **105**, 243 (1947).
[20] Alexander, P., M. Fox, K. A. Stacey and L. F. Smith: Biochem. J. **52**, 177 (1952).

VII. Urethan

$$O{=}C\begin{matrix} \diagup NH_2 \\ \diagdown OC_2H_5 \end{matrix}$$

Physikalische und chemische Eigenschaften

Aussehen: Nadeln.
Festpunkt: 49 °C.
Kochpunkt: 180 bis 184 °C.
Dichte: 1,048.
Löslichkeit: W., A., Ae. und Bzl. sll., Chlf. und Glyc. l.
Beilstein-Zitat: 3, 22; I, 9; II, 19.

Nettleship, Henshaw und Meyer [48] berichteten im Jahre 1943 als erste darüber, daß Urethan die Lungentumorrate bei C3H-Mäusen sehr stark erhöht. Beim Sezieren von Mäusen, die mit Röntgenstrahlen bestrahlt und vor dem Bestrahlen mittels i.p. Injektion von Urethanlösung narkotisiert worden waren, sahen die Autoren häufig Lungentumoren (Abb. 5). Die von Nettleship et al. [48] im Anschluß an diese Befunde durchgeführten Versuche ergaben, daß allein die Urethanbehandlung das Entstehen dieser Geschwülste verursacht hatte.

Damit war zugleich erwiesen, daß Urethan, trotz seiner sehr einfachen chemischen Konstitution, neben narkotisierender Wirkung auch carcinogene Eigenschaften besitzt.

Später konnten SELBIE und THACKREY [*58*] nachweisen, daß Urethan nicht nur nach i.p., sondern auch nach oraler Verabreichung bei Mäusen multiple Lungenadenome verursacht. Andere Tumoren wurden zunächst nicht beobachtet.

JAFFÉ [*31* u. *32*] untersuchte als erster die Wirkung von Urethan auf die Ratte. Zu diesem Zwecke mischte er das Carcinogen unter die Diät und erzielte im chronischen Fütterungsversuch bei mehr als der Hälfte der Versuchstiere Lungenadenome. Daß Ratten auch nach i.p. Applikation von Urethan Lungentumoren entwickeln, konnte im gleichen Jahre von GUYER und CLAUS [*24*] nachgewiesen werden.

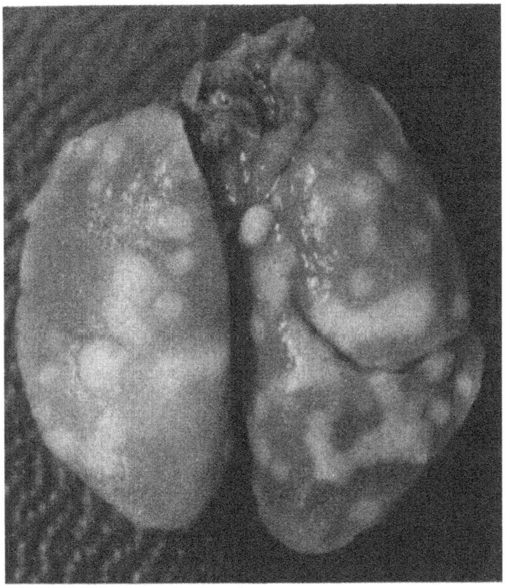

Abb. 5. Multiple Lungentumoren einer Maus nach 5 i.p. Injektionen 10% iger, wäßriger Urethanlösung; Dosierung: 1 mg Urethan/g Körpergewicht; Latenzzeit: 7 Monate

Bei Anwendung genügend hoher Dosierung verursacht Urethan aber auch das Entstehen multipler Papillome im Vormagen der Mäuse (Abb. 7), ohne daß zusätzliche Behandlungen erfolgen müssen. Befunde dieser Art beschrieben BERENBLUM und HARAN-GHERA [*8*], nachdem sie Mäusen mittels Schlundsonde wäßrige Urethanlösungen appliziert hatten. Die Drüsenmukosa des Magens war im Gegensatz zum Vormagen nicht pathologisch verändert. Hauttropfung als Applikationsweise in Versuchen mit Urethan wurde erstmalig von COWEN [*16*] angewandt. Im Ergebnis wöchentlicher Tropfungen entstanden auch bei den so behandelten Tieren Lungenadenome, die morphologisch völlig mit jenen übereinstimmten, wie sie durch Injektion oder Verfütterung des Carcinogens erzielt worden waren. Im Jahre 1961 berichtete PICKRODT [*69*] darüber, daß es ihm gelungen sei, durch Verabreichung von Urethan in Form von Ultraschallaerosol in kurzer Zeit bei Mäusen hohe Quoten an Lungentumoren zu induzieren.

Im Jahre 1951 konnten GRAFFI et al. [*20*] nachweisen, daß Urethan bei Tropfung der Haut in dieser Tumorkeimanlagen erzeugt, die durch gleichzeitige Behandlung mit cocarcinogenen Substanzen (Crotonöl) zur Entwicklung von Hauttumoren (Papillomen und Carcinomen) angeregt werden können. Wie bedeutsam die Latenzzeit in Versuchen mit Urethan ist, wurde durch eine Arbeit von TANNENBAUM und SILVERSTONE [*66*] unterstrichen. Nach $1^1/_2$jähriger Tropfung von Mäusen mit in Aceton gelöstem Urethan beobachteten sie außer Lungentumoren auch Mammacarcinome, maligne mesenchymale Tumoren im interscapularen Fettgewebe (Abb. 8), Cystadenome der Milchdrüsen und blutig infiltrierte Lebercysten.

Neben seiner carcinogenen Wirkung ist vor allem die narkotisierende Wirkung des Urethans seit langem bekannt, weshalb es vor allem bei Tierversuchen

Tabelle 7. Erzeugung von Lungentumoren durch Urethan bei Mäusen

Stamm	Geschlecht	Applikationsweise und Dosis	Latenzzeit bzw. Versuchszeit	Tumorhäufigkeit: Anzahl der befallenen Tiere	Tumorhäufigkeit: Tumoren pro Tier	Autor
C_3H	♀	i.p. 14 Injektionen zu je 25 mg in wäßriger Lösung pro Tier in wöchentlichen Abständen		38/50 = 76%		NETTLESHIP et al. [48]
		i.p. 1 Injektion zu 25 mg in wäßrigen Lösungen pro Tier	5 Monate	1/9		
		i.p. 4 Injektionen	5 Monate	3/10		
		i.p. 16 Injektionen zu je 25 mg in wäßriger Lösung pro Tier	5 Monate	7/9		
A		i.p. 14 Injektionen zu je 25 mg in wäßriger Lösung pro Tier	4,5 Monate	8/10		HENSHAW u. MEYER [26]
A		i.p. 10% ige wäßrige Lösung, 1 ml Urethan pro g Körpergewicht				
		0 Injektionen			0,5	
		1 Injektion			9,5	
		2 Injektionen			16,8	
		3 Injektionen			25,6	
		4 Injektionen			36,1	
		5 Injektionen			32,0	
Swiss	♂	i.p. 2 Injektionen zu je 0,5 mg/g Körpergewicht als 5% ige wäßrige Lösung im Abstand von 5 Stunden	8 Wochen	100%		ROGERS [53]
FA		i.p. 6 Injektionen zu je 1 mg/g Körpergewicht als 10% ige Lösung in wöchentlichen Abständen	9 Monate		0	SCHAPIRO u. KIRSCHBAUM [56]
CBA		wie bei Stamm FA	9 Monate		4	
Strong A			9 Monate		15	
Agnes Bluhm	♂	i.p. 5 Injektionen zu je 1 mg/g Körpergewicht als 10% ige wäßrige Lösung in wöchentlichen Abständen	77 bis 335 Tage	36/38[1]	19,4[2]	SCHRAMM [57]
A	♀ (trächtig)	i.p. 1 Injektion zu 0,25 ml 10% iger wäßriger Lösung 1 bis 5 Stunden vor dem Werfen	180 Tage	100 bis 97% Tumorträger (Jungtiere)	16	KLEIN [38]
A	♀ (trächtig)	i.p. 1 Injektion zu 0,25 ml 10% iger wäßriger Lösung				
		a) Muttertiere		100%	9,2	
		b) Nachkommen		95,5%	9,4	
		c) Kontrollen		7,9%		

C	♀ (trächtig)	s.c. 4 bis 6 Injektionen zu je 0,3 ml 10%iger wäßriger Lösung	17 bis 20 Tage	21/80 (Jungtiere)		SMITH u. ROUS [63]
A	♀	i.v. 1 Injektion von 25 mg pro Maus	6 Monate	100%		MOSTOFI u. LARSEN [47]
Albino[3]		per os ständig 0,075 bzw. 0,75% in der Diät	4 Monate	100% und 98%		JAFFÉ [31, 32, 33]
CBA		per os 2mal wöchentlich 0,4 ml 5%ige wäßrige Lösung	7 Monate	100%		SELBY u. THACKREY [58]
A × C_{57}	♂	per os 0,1% im Trinkwasser	3 Monate		46	COWEN [15]
A × C_{57}	♂	per os 0,1% im Trinkwasser	8 Wochen		26	COWEN [15]
C_{57}Bl	♂ + ♀	per os 0,1% im Trinkwasser	3 Monate		1	COWEN [16]
A	♂ + ♀	per os 0,1% im Trinkwasser	3 Monate		79	COWEN [16]
A × (A × C_{57})	♂ + ♀	per os 0,1% im Trinkwasser	3 Monate		56	COWEN [16]
C_{57}Bl × C_3H	♂ ♀	Tropfung, 20%ige Lösung in Aceton	26 Wochen	28/50		TANNENBAUM u. SILVERSTONE [66]

[1] Bei 3 Tieren traten nach etwa 8 Monaten Hautpapillome auf.
[2] Größte, bei einem Tier ermittelte Adenomzahl betrug 70 Knötchen.
[3] Stamm belastet mit 5% Spontantumoren.

als Anästhetikum benutzt wird. Urethan stellt aber auch ein Mitosegift dar, das z. B. die Teilung von Seeigeleiern hemmt, was WARBURG [*67*] schon 1921 nachgewiesen hat. Ferner besitzt es mutagene Eigenschaften, wie Versuche von OEHLKERS an pflanzlichen Zellen [*70a*] und mit Drosophila [*70b*] ergaben.

In der Pharmakologie werden Urethan und verschiedene seiner Derivate vor allem bei Kindern als Beruhigungs- und Schlafmittel verwendet. Im Tierversuch konnte BALO [*71*] zeigen, daß derartige urethanhaltige Präparate auch carcinogene Eigenschaften besitzen.

Urethan wird infolge seiner cytostatischen Wirkung auch als Chemotherapeutikum gegen Leukämie verwendet. Es löst einen Leukocytensturz aus und bewirkt bei chronischer myeloischer Leukämie Remissionen, die in ihrem Ausmaße den mittels Strahlentherapie erzielten Effekten vergleichbar sind. (MOELLER [*45*]).

a) Für Versuche mit Urethan geeignete Tierarten und Stämme

Als besonders geeignetes Objekt hat sich für Versuche mit Urethan — unabhängig von der jeweils angewandten Applikationsweise — die Maus erwiesen. Es ist jedoch stets zu berücksichtigen, daß die verschiedenen Stämme erstens unterschiedlich auf Urethanbehandlung ansprechen und zweitens teilweise beträchtliche Spontantumorquoten aufweisen. Besonders hohe Spontanraten an Lungentumoren sind bei Mäusen des A-Stammes mehrfach beschrieben worden (STRONG [*65*], BITTNER [*11*],

Shimkin [*59*], Heston [*27*]). Auch Swiss-Mäuse besitzen nach Angaben von Feldmann [*18*] und Green [*23*] im Alter sehr häufig Lungentumoren. Durch geringen Befall zeichnen sich dagegen die Stämme Bagg albino C.I.Y. und C3H aus (Andervont [*1, 2, 3*]). Völlig oder fast frei von spontanen Lungentumoren sind Tiere der Stämme C57black und C57 leaden, bei denen Little et al. [*41*] selbst bei 2 Jahre alten Tieren keine Lungentumoren beobachten konnten.

Bei Ratten sind spontane Lungentumoren äußerst selten, trotzdem spricht diese Species gut auf Behandlung mit Urethan an, im Gegensatz zu anderen für Versuchszwecke häufig benutzten Tierarten, wie Meerschweinchen, Kaninchen und Hühnern. Deshalb sind auch Ratten für die Induktion von Lungentumoren durch Urethan besonders zu empfehlen. Bei den anderen oben erwähnten Tierarten zählen spontane Lungentumoren ebenfalls zu den großen Seltenheiten (Goldberg [*19*], Norris [*49*], Heston u. Deringer [*28*], Polson [*51*], Sjolte [*62*], Apperly [*4*]), und es gelang bei ihnen bisher nicht, im Unterschied zur Ratte, nennenswerte Tumorquoten zu erzielen. Durch Arbeiten von Pietra und Shubik [*72*] sowie Toth et al. [*73*] ist bekannt geworden, daß auch beim Goldhamster in hohen Prozentsätzen Geschwülste durch Urethan erzeugt werden können, wenn das Carcinogen im Trinkwasser verabreicht wird.

b) Erzeugung von Lungentumoren

Bei Mäusen. Die in Tab. 7 enthaltenen Daten lassen erkennen, welche verschiedenen Behandlungsweisen zur Erzeugung von Lungentumoren bei Mäusen angewandt worden sind. Sie sollen, wie auch alle folgenden Tabellen dieser Art, zugleich als Anleitung für eigene Versuche dienen.

Bei Ratten. Im Gegensatz zu den Beobachtungen an Mäusen kommen spontane Lungentumoren bei Ratten nur sehr selten vor. Dies wird besonders unterstrichen durch die Untersuchungen von McCoy [*43*] an 100000 wilden Ratten, bei denen er nicht einen einzigen spontanen Lungentumor diagnostizieren konnte. Saxton et al. [*55*] berichteten von einer Spontanquote an Lungentumoren bei Ratten des Stammes Osborn-Mendel von nur 0,4%. Auch Horn

Tabelle 8. Erzeugung von Lungentumoren durch Urethan bei Ratten

Stamm	Geschlecht	Applikationsweise und Dosis	Latenzzeit bzw. Versuchsdauer	Tumorhäufigkeit: Lungentumoren	Tumorhäufigkeit: Tumoren anderer Art	Autor
—	♂ + ♀	i.p. 1 bis 5 Injektionen 10 %iger wäßriger Lösung, 1 ml/100 g Körpergewicht	10 Monate	66%		Guyer u. Claus [*24*]
Wistar	♂ + ♀	i.p. 13 Injektionen 10%iger wäßriger Lösung, 0,01 ml/g Körpergewicht in wöchentlichen Abständen	15 Monate	33%		Mostofi u. Larsen [*47*]
Albino		per os 0,15% in der Diät bei chronischer Fütterung	9 bis 15 Monate	59%	Hepatom (1) Sarkom (1) Endotheliom (1)	Jaffé [*31*]
Albino		i.p. 30 Injektionen 10%iger wäßriger Lösung, 1 ml/pro Tier und Injektion (100 mg in 3tägigen Abständen)	9 bis 15 Monate	7%	25% Hepatome	Jaffé [*31*]

und STUART [*30*] betonen in ihrer Arbeit das extrem seltene Auftreten spontaner Lungentumoren bei dieser Species. JAFFÉ [*31* u. *32*] berichtete als erster über die tumorinduzierende Wirkung des Urethans bei Ratten. Er mischte 0,15% des Carcinogens unter die Diät und erzielte im chronischen Fütterungsversuch bei Tieren, die mindestens 9 Monate alt wurden, in 59% der Fälle Lungenadenome. Im gleichen Jahre berichteten GUYER und CLAUS [*24*] über erfolgreiche Versuche, durch i.p. Injektionen ebenfalls Lungentumoren zu induzieren. Nähere Angaben hierzu sind in Tab. 8 zu finden. Diese Tabelle informiert auch über andere Möglichkeiten, durch Urethanapplikation bei Ratten Lungentumoren zu erzeugen.

Bei anderen Tierarten. Wie bereits oben erwähnt wurde, treten spontane Lungentumoren bei anderen Versuchstierarten sehr selten auf und konnten bisher auch durch Urethanapplikation nicht in nennenswertem Maße induziert werden, wenngleich die positiven Befunde an Goldhamstern, über die TOTH, TOMATIS und SHUBIK [*73b*] berichteten, beweisen, daß die Wirkung des Urethans keinesfalls so eng begrenzt ist.

c) Morphologie und Histologie der Lungentumoren

Bei Mäusen. NETTLESHIP et al. [*48*] charakterisieren die bei Mäusen durch Urethanapplikation erzeugten Lungentumoren als weißliche, oft halb-

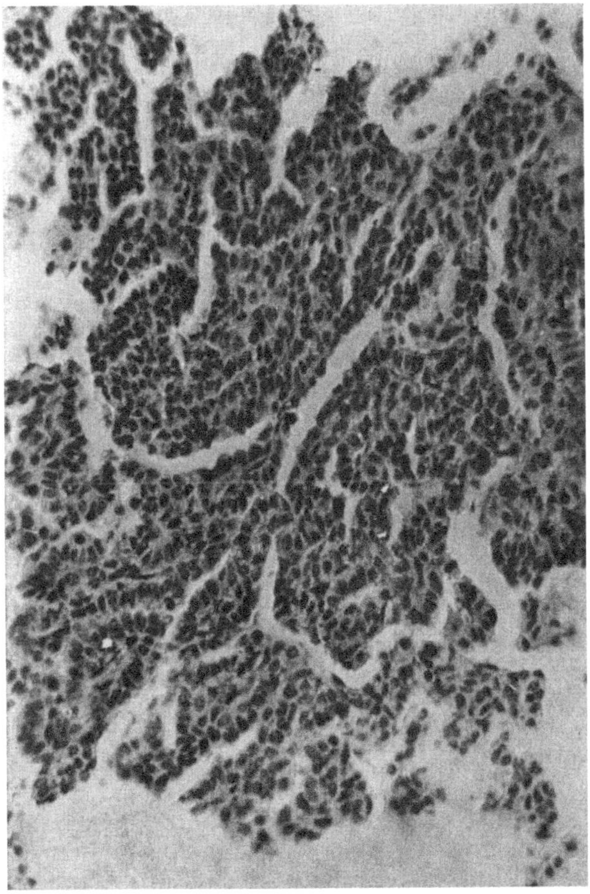

Abb. 6. Lungenadenom einer Maus nach i.p. Applikationen 10%iger wäßriger Urethanlösung; 5 Behandlungen in wöchentlichen Abständen

durchsichtige Knötchen von meist 2 bis 3 mm Durchmesser. In seiner Übersichtsarbeit unterstreicht auch SHIMKIN [*61*] das extrem einheitliche Aussehen von Lungenadenomen bei Mäusen und betont, daß zwischen spontanen und induzierten Tumoren keine Unterschiede sowohl in der durchschnittlichen Größe als auch im Aussehen existieren. Die Anzahl der Spontantumoren pro Tier ist dagegen meist viel geringer als die der durch Carcinogene induzierten. Häufig wurde nur je 1 Spontantumor pro Lunge beobachtet, während sich induzierte Tumoren gerade durch ihr multiples Auftreten auszeichnen. Nach SHIMKIN sind die in der Literatur für diese Tumoren angewandten Bezeichnungen „Adenome, Adenocarcinome und papilläre Cystadenome" lediglich als Synonyme aufzufassen. Genaue Angaben über die Anzahl von Adenomen pro Tier sind in der Literatur im allgemeinen spärlich (vgl. hierzu Tab. 7 u. 8), doch lassen sie die sehr großen Schwankungsbreiten erkennen. Nach i.p. Injektionen von Urethan beobachtete SCHRAMM [*57*] bei Mäusen des Stammes Agnes Bluhm im Durchschnitt 19,4 Adenome pro Tier, wobei die Werte zwischen einem und 70 Adenomknötchen schwankten. Verfasser bestätigten auch die in der Literatur vorhandenen morphologischen Beschreibungen der Tumoren als weiße bis braunweiße, teils glasige, teils speckigglänzende oder milchigweiße, häufig leicht vorgewölbte Knötchen, die sich scharf gegen das sie umgebende normale Lungengewebe abgrenzen. Die Tumoren besitzen meist runde Querschnitte von 2 bis 3 mm Größe und erreichen bei Mäusen nur in seltenen Fällen Durchmesser von 5 mm oder darüber. Da die Mehrzahl dieser Geschwülste meist unterhalb der Visceropleura liegt, kann man ihre Anzahl mit bloßem Auge bzw. mit Hilfe einer Lupe ziemlich genau ermitteln.

Entsprechend den in der Literatur vorhandenen Beschreibungen der Morphologie stimmen auch die Angaben zur Histologie der vollentwickelten Tumoren weitgehend überein. SHIMKIN [*61*] betont vor allem deren einheitlich adenomatösen Aufbau und schließt sich im wesentlichen an die von MOSTOFI und LARSEN [*46*] verfaßte Beschreibung an, denen auch SCHRAMM [*57*] keine neuen Daten hinzufügen konnte. Papilläre und acinöse Strukturen bestimmen den Charakter des Gewebes. Die Zellen selbst zeichnen sich durch auffallend einheitliche Größe und kubische bis polygonale Form aus. Sie besitzen große runde, oft bläschenförmige Kerne und homogenes acidophiles Cytoplasma. Mitosen und Riesenzellen sind ebenso selten wie Nekrosen und Cysten, die am ehesten noch bei besonders großen Tumoren vorkommen. An den Grenzen der Tumoren zum Normalgewebe treten entzündliche Reaktionen und Lymphocyteninfiltrate nur selten auf. Vermehrungen fibrillärer Gewebselemente wurden von manchen Autoren beschrieben, z. B. MOSTOFI und LARSEN [*46*], von anderen dagegen bestritten (SHIMKIN [*60* u. *61*]). In ihrer Beschreibung der Histogenese urethaninduzierter Lungentumoren nennen MOSTOFI und LARSEN [*46*] als erste sichtbare Veränderungen 3 Wochen nach Behandlung gehäuftes Auftreten von Mitosen in Alveolarzellen mit daran anschließenden Proliferationen der Alveolarzellen und weiterer Zunahme der Mitoserate. Etwa 6 Wochen nach der Behandlung der Tiere erscheinen bereits vereinzelt bis 1 mm große, makroskopisch sichtbare Knötchen. Früh- und Spättumoren gleichen einander im histologischen Bild, doch muß betont werden, daß Mitosen in vollentwickelten Tumoren viel seltener auftreten als in Frühstadien der Tumorgenese.

Metastasen von Lungentumoren: Metastasen von Lungentumoren sind bei Mäusen nur sehr selten beschrieben worden. SHIMKIN [*60*] nennt als bevorzugte Bildungsstätten die mediastinalen Lymphknoten, die Nieren und das Herz. WELLS et al. [*68*] fanden bei 2 bis 3% der von spontanen und induzierten Lungentumoren befallenen Tiere Metastasen dieser Geschwülste. CAMPELL [*14*] und

MAGNUS [*42*] berichteten darüber, daß metastasierende Lungentumoren bei Mäusen zu den großen Seltenheiten zählen. Sie fanden die Metastasen in Lymphknoten, im Herzen, in der Leber sowie in Niere und Nebenniere.

Bei Ratten. JAFFEÉ [32] beschrieb die durch Urethan bei Ratten induzierten Lungentumoren als Geschwülste gleicher Art, wie sie auch bei Mäusen nach Behandlung mit Urethan oder carcinogenen Kohlenwasserstoffen entstehen oder spontan vorkommen. Auch bei Ratten sind die Tumoren der Lunge deutlich von dem sie umgebenden normalen Gewebe abgegrenzt, und sie bestehen aus hohen Epithelzellen, die drüsenartig angeordnet sind. Im übrigen treffen die oben gemachten Angaben über die Morphologie von Lungentumoren bei der Maus auch für die entsprechenden Geschwülste der Ratte zu.

Die von JAFFÉ [*31* u. *32*] beobachteten Hepatome bei Ratten als Folge von Urethanapplikation zeigten gleiche histologische Strukturen, wie sie von OPIE [*50*] im Ergebnis von Fütterungsversuchen mit dem Azofarbstoff Buttergelb beschrieben worden sind. Es handelte sich durchweg um hepatozelluläre Tumoren. Geschwülste der Gallengangsepithelien konnten von JAFFÉ nach Urethanbehandlung — im Gegensatz zu Beobachtungen in Versuchen mit Azofarbstoffen — nicht festgestellt werden.

d) Andersartige durch Urethan induzierte Tumoren

Nach der Entdeckung der tumorinduzierenden Wirkung des Urethans auf Lungengewebe war die Substanz mehrere Jahre lang als Beispiel eines streng

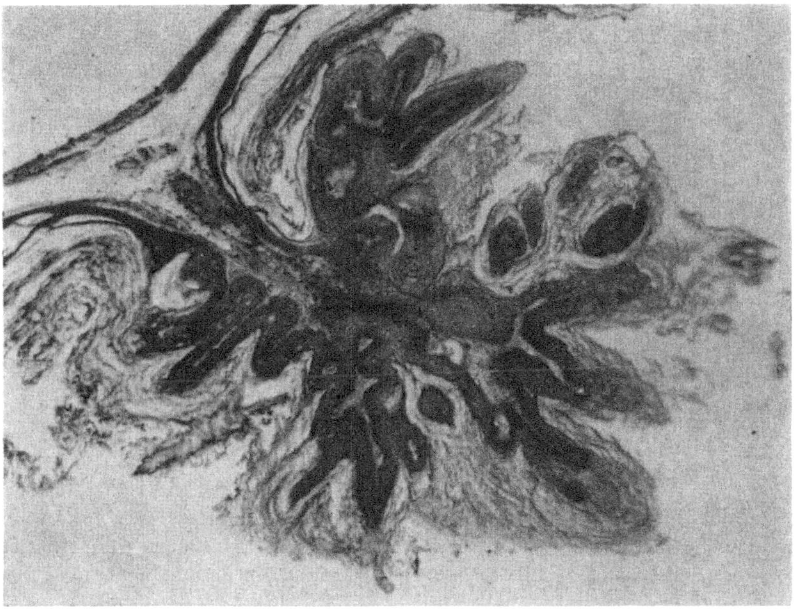

Abb. 7. Papillom im Vormagen einer Maus nach oraler Applikation 10%iger wäßriger Urethanlösung; 27 Gaben in wöchentlichen Abständen; Einzeldosis: 0,2 ml (Original nach BERENBLUM)

gewebsspezifischen Carcinogens genannt worden. Bei lang dauernder oraler Applikation großer Dosen Urethan können aber neben den oben beschriebenen Lungenadenomen auch andersartige Tumoren induziert werden. So wurden von BERENBLUM und HARAN-GHERA [*8*] multiple Papillome im Vormagen männlicher Mäuse beobachtet, denen wöchentlich einmal 0,4 bis 0,2 ml 5 bzw. 10% ige, wäßrige Urethanlösung mittels Schlundsonde verabreicht worden war (Abb. 7). Die pro Tier applizierte Gesamtdosis schwankte zwischen 500 und 1000 mg und war entscheidend für die Anzahl der von Tumoren befallenen Mäuse. In der Drüsenmukosa entstanden keine derartigen Tumoren, im Vormagen besaßen einzelne Papillome Größen bis zu 5 mm.

Auf eine weitere Eigenschaft des Urethans machten erstmalig KIRSCHBAUM [*37*] und KAWOMOTO et. al. [*34*] aufmerksam, als sie feststellten, daß Urethan die leuk-

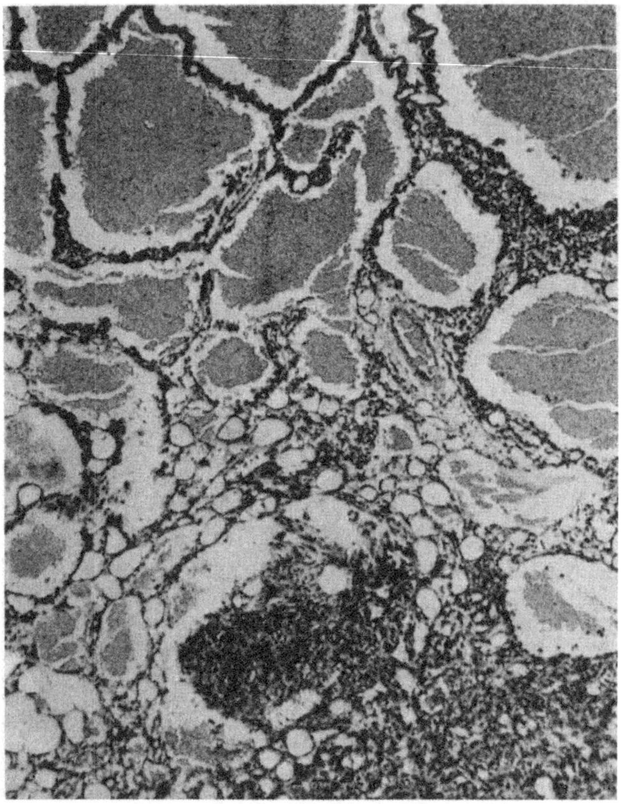

Abb. 8. Mesenchymaler Tumor (Hämangioendotheliom) im interscapulären Fettgewebe einer Maus; oben: angiomatöse Bezirke; unten: Proliferationen endothelialer Zellen. Behandlung: 2mal wöchentlich je 3 Tropfen 20% ige Urethanlösung in Aceton, 18 Monate lang; applizierte Gesamtdosis: 1800 mg (Original nach TANNENBAUM)

ämogene Wirkung, z. B. von Röntgenstrahlen, östrogenen Hormonen oder Methylcholanthren bei Mäusen stark erhöht. Entsprechend der von BERENBLUM und SHUBIK [*10*] verfaßten Definition eines Cocarcinogens beschrieben jene Autoren die Wirkung des Urethans in ihren Versuchen als „co-leukämogen".

In jüngster Zeit konnten TANNENBAUM und SILVERSTONE [*66*] nachweisen, daß Urethan keinesfalls gewebsspezifisch wirkt. Im Gegenteil, diese Autoren bezeichnen die Substanz sogar als „multipotentielles Carcinogen". Mäuse verschiedener Inzuchtstämme wurden 2mal wöchentlich mit je 3 Tropfen einer 20%igen Lösung von Urethan in reinstem Aceton behandelt und dabei pro Applikation etwa 12 mg Carcinogen verabreicht. Die Gesamtdosis pro Tier betrug in den einzelnen Versuchsreihen zwischen 500 und 1800 mg reines

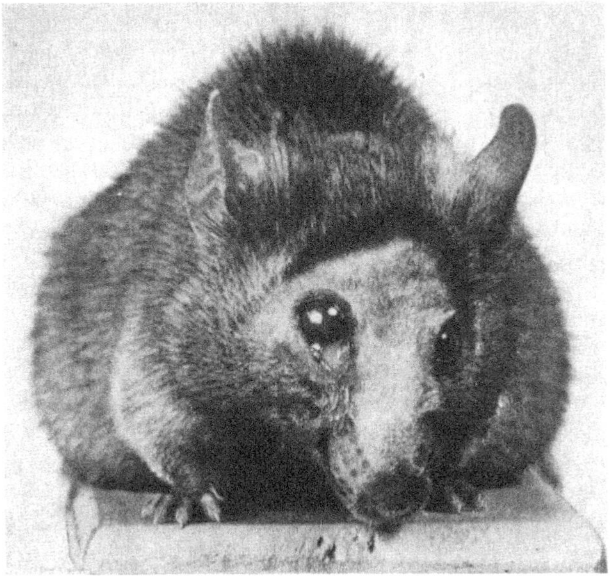

Abb. 9. Cystadenom der HARDERschen Drüse mit Protrusion des rechten Auges bei einer wöchentlich 2mal mit 20%iger Urethanlösung (in Aceton) getropften Maus; Gesamtdosis: 1800 mg. Vgl. Abb. 10 (Original nach TANNENBAUM)

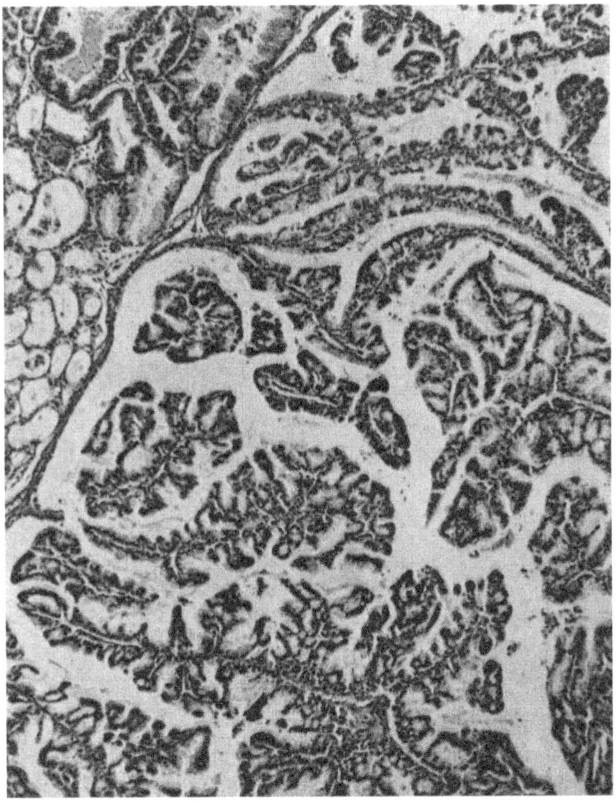

Abb. 10. Mikroskopische Struktur des in Abb. 9 dargestellten Cystadenoms der HARDERschen Drüse einer Maus. Links oben: Frühveränderungen; Mitte links: Reste normalen Drüsengewebes (Original nach TANNENBAUM)

Urethan. Im Ergebnis dieser Behandlungen und z. T. sehr langer Latenzzeiten (in Einzelfällen bis zu 3 Jahren!) beobachteten TANNENBAUM und SILVERSTONE [66] eine ganze Reihe verschiedenartiger Läsionen und Tumoren: Lungenadenome; ausgedehnte Blutcysten im Lebergewebe zwischen 1 bis 8 mm Größe; in der Leibeshöhle verschiedener Tiere entstanden hämorrhagische Infiltrate; weibliche Tiere waren häufig von Mammatumoren (fast ausschließlich Adenocarcinome) befallen; makroskopisch wahrnehmbare, bis 2 cm große, z. T. mit Blut gefüllte Tumoren im interskapulären Fettgewebe (Abb. 8), die als Hämangioendotheliome sowie als undifferenzierte Tumoren des mesenchymalen Gewebes von sarkomähnlichem Aussehen beschrieben wurden.

Es traten ferner intraorbitale Läsionen auf, die makroskopisch durch Protrusion des Augapfels auffielen und als deren Ursache multilokuläre Cystadenome erkannt wurden, die von den Tränendrüsen ausgingen (Abb. 9 und 10). Einzelheiten über Dosierung, Versuchsdauer, Häufigkeit der verschiedenen Tumoren und genetische Einflüsse sind der Tabelle 9 zu entnehmen.

In der bereits zitierten Arbeit von TOTH, TOMATIS und SHUBIK [73b] wurde die multipotentielle Wirkung des Urethans auch für Goldhamster bestätigt, denn

Tabelle 9. Entstehung verschiedenartiger Läsionen bei Mäusen nach 2mal wöchentlicher Applikation von je 3 Tropfen 20%iger Urethanlösung in Aceton auf die Rückenhaut (nach TANNENBAUM und SILVERSTONE [66])

Stamm	Anzahl der Tiere	Geschlecht	Dosis und Applikationsweise	Behandlungsdauer (Wochen)	beobachtete Läsionen: Mammatumoren: Anzahl	Mammatumoren: mittlere Latenzzeit (Wochen)	Läsionen im interskapulären Fettgewebe: Hämorrhagien und hämorrhagische Cysten	Läsionen im interskapulären Fettgewebe: maligne mesenchymale Tumoren	Lungenadenome	Blutcysten in der Leber	Läsionen der Intraorbitalregion: Anzahl	Läsionen der Intraorbitalregion: davon multilokuläre Cystadenome
(C57Bl × $C_3H)F_1$	25	♂	20%ige Urethan-Lösung in Azeton;	78	0	—	17	6	26	38	9	3
	25	♀			7	64,4						
(C57Bl × $C_3H)F_1$	25	♂	20%ige Urethan-Lösung in Azeton;	26	0	—	10	3	28	37	6	1
	25	♀			7	89,0						
(C57Bl × $C_3H)F_1$	25	♂	Aceton; (Kontrolle)	78	0	—	0	0	5	0	0	0
	25	♀			0	—						
DBA	29	♀	20%ige Urethan-Lösung in Aceton	70	12	60,7	12	2	9	13	keine	—
DBA	30	♀	Aceton (Kontrolle)		8	70,1	1	0	0	0		
C_3H	20	♀	20%ige Urethan-Lösung in Aceton	60	20	45,7	2	1	6	8	keine	—
C_3H	20	♀	Aceton (Kontrolle)		20	46,8	0	0	0	0		

bei $^2/_3$ der behandelten Tiere beobachteten die Autoren Papillome und Carcinome im Vormagen, bei $^1/_3$ melanotische Hauttumoren und außerdem bei verschiedenen Tieren adenomatöse Polypen in Cöcum, Lungenadenome, Mammatumoren, Hepatome und Hämangiosarkome.

e) Urethan als inkomplettes Hautcarcinogen

Neben seiner tumorinduzierenden Wirkung auf das Lungengewebe erzeugt Urethan auch in der Haut Tumorkeimanlagen, was erstmals von GRAFFI et al. [*20*, *21* und *22*] nachgewiesen und von SALAMAN und ROE [*54*], ROE und SALAMAN [*52*] sowie BERENBLUM und HARAN [*7*] bestätigt werden konnte. Damit waren die ersten Beweise für die Existenz der als inkomplette Carcinogene bezeichneten Noxen erbracht, zu denen für die Haut außer Urethan noch 1,2-Benzanthracen sowie Acetylaminofluoren nach oraler Applikation u. a. Substanzen gehören. Sie sind dadurch charakterisiert, daß sie bei bestimmten Applikationsweisen und auf bestimmte Gewebsarten nur in der Kombination mit einem Tumorrealisierungsreiz, wie z. B. Crotonöl, wirksam werden. Die Erzeugung von Tumorkeimanlagen in der Haut ist aber selbst dann möglich, wenn das Carcinogen oral verabreicht und die Haut der Versuchstiere anschließend mit Crotonöl oder Tween 60 nachbehandelt wird. Über Befunde dieser Art berichteten erstmals HARAN und BERENBLUM [*25*]. VON ESCH et al. [*17*] konnten diese Ergebnisse bestätigen. Einzelne positive Befunde in Versuchen von SCHRAMM [*57*] deuten ferner darauf hin, daß bei Mäusen nach mehrfachen i.p. Injektionen wäßriger Urethanlösung und ausreichender Latenzzeit auch ohne zusätzliche Behandlung der Tiere neben zahlreichen Lungenadenomen vereinzelte Hautpapillome an verschiedenen Stellen des Kopfes und des Rückens auftreten können (vgl. hierzu auch Tab. 7). Dabei sind evtl. mechanische Reize, wie Biß- oder Kratzwunden, als tumorrealisierende Faktoren in Betracht zu ziehen. Die Eigenschaft des Urethans, Tumorkeimanlagen in der Mäusehaut zu induzieren, verdient deshalb besondere Beachtung, weil im Gegensatz zur Wirkung anderer tumorinduzierender oder echter Hautcarcinogene Urethan weder Epithelhyperplasien noch entzündliche Veränderungen im Bindegewebe oder andere sichtbare Schädigungen verursacht (SALAMAN u. ROE [*54*], BERENBLUM u. HARAN [*7*], GRAFFI et al. [*21*]). Nähere Angaben über die Wirkung des Urethans als inkomplettes Hautcarcinogen sind in Tab. 10 enthalten.

f) Speicherung, Verteilung und Abbau von Urethan im Organismus

Mit Hilfe radioaktiv markiertem Urethans verfolgten BRYAN et al. [*13*], MITCHELL et al. [*44*] und SKIPPER et al. [*64*] das Schicksal des Carcinogens im Organismus. Dabei beobachteten sie, daß die Substanz ziemlich gleichmäßig auf die verschiedenen Organe der Maus ohne bemerkenswerte Anhäufung in einem bestimmten Gewebe verteilt wird. Urethan wird vom Organismus rasch zu Äthanol, Ammoniak und Kohlendioxyd abgebaut (BERENBLUM und HARAN [*8*]). Unabhängig davon, ob die Carbonylgruppe oder der Äthylrest markiert worden waren, verschwanden mehr als 90% der applizierten Aktivität innerhalb von 24 Stunden aus dem Organismus, hauptsächlich in Form von Kohlendioxyd. BOYLAND und RHODEN [*12*] waren bereits 1949 mit Hilfe chemischer Methoden zu ähnlichen Ergebnissen gelangt. BERENBLUM et al. [*9*] injizierten ebenfalls ^{14}C-markiertes Urethan an Mäuse und beobachteten anschließend etwa gleich starke Aktivitäten in den Geweben der Leber, Lunge, Haut sowie im Plasma. Nach 24 Stunden war die Aktivität bereits völlig erloschen. Ähnliche Bindungen des Carcinogens an Proteine, wie das von Azofarbstoffen und carcinogenen

Tabelle 10. Wirkung von Urethan als inkomplettes Hautcarcinogen

Mäusestamm	Geschlecht	Dosis und Applikationsweise des *Urethans*	Dosis und Applikationsweise des Co-Carcinogens (*Crotonöl*)	Latenzzeiten bzw. Versuchszeiten	Papillome der Haut = Anzahl Tumoren/Anzahl überlebender Tiere	Prozent Lungenadenome (Tumoren pro Tier)	Autor
—	♂	Hauttropfung 1 mal wöchentlich je 3 Tropfen 5% ige Lösung in Aceton, 1 Jahr lang	Hauttropfung 1 mal wöchentlich je 1 Tropfen, 1 Jahr lang	1. Tumor nach: 7 Monaten 9 Monaten 12 Monaten	 6/34 12/19 12/19		GRAFFI [21]
S-Albino	♀	Hauttropfung 2 bis 6 mal je 0,3 ml 20% ige Lösung in Aceton (120 bis 360 mg)	Hauttropfung 1 mal wöchentlich je 0,3 ml 5% iger Lösung in Aceton (20 mal)	16 Wochen 20 Wochen	13/8 11/5		SALAMAN u. ROE [54]
	♂	Hauttropfung 2 mal je 0,3 ml 20% ige Lösung in Aceton (240 mg)	Hauttropfung 1 mal wöchentlich je 0,3 ml 5% iger Lösung in Aceton (18 mal)	28 Wochen	115/22		
Swiss	♀	Hauttropfung 12 mal je 1 ml 40% ige Lösung in Äthylglykol	Hauttropfung 5% ige Lösung in Paraffinöl (70 mal)	6 bis $33^1/_2$ Wochen	10/17		BERENBLUM u. HARAN [7]
Swiss	♀	per os 1 mal 0,3 ml 5% ige wäßrige Lösung (Schlundsonde)	Hauttropfung 2 mal wöchentlich 5% ige Lösung in Paraffinöl (36 mal)	$9^1/_2$ Monate	18/20		HARAN u. BERENBLUM [25]
		per os 10 mal 0,3 ml 5% ige wäßrige Lösung (Schlundsonde)		$8^1/_2$ Monate	27/31		
Swiss	♂ + ♀	per os 1 mal 64 mg in 5% iger wäßriger Lösung	Hauttropfung 2 mal wöchentlich 5% ige Lösung in Paraffinöl (26 mal)	8 Monate	100%	100 (7,0)	BERENBLUM u. HARAN [8]
		i.p. 1 mal 50 mg in 5% iger wäßriger Lösung		8 Monate	100%	93 (3,0)	
		s.c. 1 mal 50 mg in 5% iger wäßriger Lösung		10 Monate	100%	100 (4,8)	

Kohlenwasserstoffen bekannt ist, konnten nicht festgestellt werden. Die Autoren untersuchten auch subzelluläre Partikel und fanden die mit Abstand größten Konzentrationen markierten Urethans in den Mitochondrien der Lunge. Bei Experimenten in vitro gelangten sie zu ähnlichen Ergebnissen. Sie bringen deshalb die starke Affinität der Lungenmitochondrien zum Urethan mit der bevorzugten Entstehung von Lungentumoren nach Urethanapplikation in Zusammenhang.

1960 gelang es BERENBLUM et al. [*74*] in Versuchen, in denen sie Kaninchen mit Urethan behandelten und Serumfraktionen dieser Tiere Mäusen applizierten, nachzuweisen, daß die carcinogene Wirkung vom Urethan selbst, nicht aber von irgendeinem der im Stoffwechsel entstehenden Produkte, ausgeht. Auch die von verschiedenen Autoren empirisch festgestellte, besonders gute Eignung junger Individuen für Versuche mit Urethan fand eine Erklärung durch Beobachtungen, die KAYE [*35* u. *36*] veröffentlichte. Der Autor konnte bei Mäusen ein Enzymsystem isolieren, das Urethan zu Kohlendioxyd abbaut, und er beobachtete, daß die Aktivität dieser Fermente bei älteren Mäusen gegenüber nur 1 bis 2 Wochen alten Tieren um ein mehrfaches erhöht war. Es ist demzufolge für das Ausmaß der Tumorinduktion die Verweildauer des Urethans im Organismus entscheidend. Für Versuche mit Urethan sollten aus diesem Grunde stets möglichst junge Tiere benutzt werden.

g) Carcinogene Wirksamkeit von Urethanderivaten

Untersuchungen zur Frage, wie verschiedene Derivate der Carbaminsäure wirken, wurden vor allem von LARSEN und HESTON [*39* u. *40*] veröffentlicht. Zu diesem Zweck injizierten die Autoren Mäusen in wöchentlichen Abständen i.p. 13mal je 0,5 mg/g Maus. Dabei bestimmten sie in ihrem ersten Versuch die relative Wirksamkeit verschiedener Derivate nach der mittleren Zahl der pro Tier induzierten Lungentumoren. Für die Äthyl-, Isopropyl- und n-Propylester der Carbaminsäure fanden sie ein Verhältnis von 81 : 4 : 1. Methyl-, Monochloräthyl-, n-Butyl- und Isoamylcarbamat erwiesen sich als carcinogen unwirksam. Einen Überblick über weitere Versuche der Autoren vermittelt Tab. 11.

Der Äthylester der Carbaminsäure, das Urethan, besitzt unter allen Derivaten nicht nur die stärkste Wirkung als Carcinogen zur Erzeugung von Lungenadenomen, sondern zugleich auch die stärkste Wirkung als inkomplettes Carcinogen zur Induktion von Tumoranlagen in der Haut, wie BERENBLUM [*5*] zeigen konnte. Dabei fand der Autor teilweise auch Zusammenhänge zwischen inkompletter und kompletter carcinogener Wirkung. Über die Wirkungen der einzelnen Derivate unterrichten die Tabellen 11 und 12. Aus ihnen geht ferner hervor, daß sowohl die komplette als auch die inkomplette carcinogene Wirkung, soweit überhaupt vorhanden, stets schwächer war als bei Urethan selbst.

In umfangreichen Versuchen testeten BERENBLUM et al. [*6*] insgesamt 30 Derivate des Urethans mittels i.p. Injektion und oraler Verabreichung an Swiss-Mäusen, die anschließend 80mal mit Crotonöl nachbehandelt wurden. Dabei zeigte es sich, daß keines der Derivate die Wirkungen des Urethans erreichte oder gar übertraf.

h) Bedeutung der Versuche mit Urethan

Abschließend sei darauf verwiesen, daß die bei Mäusen und Ratten durch Urethan induzierten Lungentumoren nicht als Modell für Geschwülste der Atmungsorgane des Menschen dienen können. Es handelt sich bei diesen meist um mehr oder weniger verhornte Plattenepithelcarcinome, wogegen jene fast ausschließlich adenomatöse Tumoren darstellen. Aus diesem Grunde können mit diesen Tumoren erzielte Versuchsergebnisse — leider — nicht auf menschliche Lungentumoren übertragen werden.

Tabelle 11. Induktion von Lungentumoren mit alkylierten Urethanen
(nach LARSEN und HESTON [*39* u. *40*])

Verbindung[1]	Formel	Dosis [mg][2]	Lösungsmittel	Anzahl der Tiere bei Versuchsbeginn	Anzahl der Tiere bei Versuchsende	Tiere mit Tumoren in %	mittlere Tumorzahl pro Tier	„relative narcosis"
unbehandelte Kontrollen		—	—	—	141	17	0,18	—
exp. Kontrollen	$H_2N-COOC_2H_5$	0,5	W[3]	104	102	100	76,9	mäßig
Methyl . . .	$CH_3NH-COOC_2H_5$	0,5	W	35	34	91	6,9	mäßig-tief
Dimethyl . . .	$(CH_3)_2N-COOC_2H_5$	0,5	W	54	53	81	2,7	mäßig-tief
Äthyl . . .	$C_2H_5-NH-COOC_2H_5$	0,5	W	24	22	86	4,0	mäßig
Diäthyl . . .	$(C_2H_5)_2N-COOC_2H_5$	0,37[4]	T[5]	30	29	90	2,5	mäßig-tief
n-Propyl . . .	$C_3H_7NH-COOC_2H_5$	0,5	T	54	37[6]	100	3,7	tief
Di-n-Propyl . . .	$(C_3H_7)_2N-COOC_2H_5$	0,5	T	40	39	95	2,3	schwach
Isopropyl . . .	$(CH_3)_2CHNH-COOC_2H_5$	0,5	T	41	35	100	26,6	mäßig-tief
Di-Isopropyl . . .	$(CH_3)_2$ $\rangle N-COOC_2H_5$ $(CH_3)_2$	0,5	T	51	48	79	1,6	schwach
n-Butyl . . .	$C_4H_9NH-COOC_2H_5$	0,5	T	40	38	32	0,5	mäßig-tief
Di-n-Butyl . . .	$(C_4H_9)_2N-COOC_2H_5$	0,5	T	50	49	20	0,2	schwach
Diphenyl	$(C_6H_5)_2N-COOC_2H_5$	0,5	T	48	44	16	0,2	keine
Methyl-Diurethan	$NH-COOC_2H_5$ $CH_2\langle$ $NH-COOC_2H_5$	0,5	T[7]	43	37	100	28,6	schwach
Äthyl-Diurethan	$CH_2-NH-COOC_2H_5$ | $CH_2-NH-COOC_2H_5$	0,5	T	49	45	98	8,2	mäßig
Äthylidin-Diurethan	$NH-COOC_2H_5$ $CH_3-CH\langle$ $NH-COOC_2H_5$	0,5	T	50	48	100	45,5	schwach

[1] Es ist jeweils die am N-Atom des Urethanmoleküls substituierte Gruppe genannt.
[2] mg pro g Körpergewicht, 13mal in wöchentlichen Abständen.
[3] Wasser.
[4] Maximal verträgliche Dosis.
[5] Tricaprylin.
[6] Alle Todesfälle traten während der ersten 4 Wochen ein; nach 4 Wochen wurde in Abständen von nur 3 bis 4 Tagen die jeweils halbe Dosis verabreicht; von diesem Zeitpunkt an überlebten alle Mäuse.
[7] Fein verteilte Suspension in Tricaprylin.

Tabelle 12. Systemische Wirkung von Urethanderivaten

(nach BERENBLUM [5])

	Initialwirkung auf die Haut	Carcinogene Wirkung auf die Lungen
I. Substitutionen an der Amidgruppe		
$\mathrm{(H)(H){>}N{-}C({=}O){-}O{-}CH_2{-}CH_3}$	+ + + + +	+ + + + +
$\mathrm{(CH_3)(H){>}N{-}C({=}O){-}O{-}CH_2{-}CH_3}$	+ + +	+ +
$\mathrm{(CH_3)(CH_3){>}N{-}C({=}O){-}O{-}CH_2{-}CH_3}$	—	—
$\mathrm{(O)(H){>}N{-}C({=}O){-}O{-}CH_2{-}CH_3}$	+ + +	+ + +
$\mathrm{H{-}N{-}C({=}O){-}CH_2{-}CH_2}$ (Ring N—$\mathrm{CH_2}$)	+ +	—
$\mathrm{C_2H_5{-}O{-}C({=}O){-}O{-}C_2H_5}$	+ +	—
II. Substitutionen an der Carbäthoxygruppe		
$\mathrm{(H)(H){>}N{-}C({=}O){-}O{-}CH_2{-}CH_3}$	+ + + + +	+ + + + +
$\mathrm{(H)(H){>}N{-}O{-}CH_2{-}CH_2{-}CH_3}$	—	+ + +
$\mathrm{(H)(H){>}N{-}O{-}CH_2{-}CH{-}CH_2}$	—	—
$\mathrm{(H)(H){>}N{-}O{-}CH_2{-}CH_2{-}OH}$	+ +	—
$\mathrm{(H)(H){>}N{-}O{-}CH_2{-}CH_2{-}NH_2HCl}$	—	—
$\mathrm{(H)(H){>}N{-}C({=}O){-}H}$	(+ +)	(—)

Literatur

[1] ANDERVONT, H. B.: Public Health Rep. (US). **53**, 1665 (1938).
[2] ANDERVONT, H. B.: J. nat. Cancer Inst. **1**, 737 (1941).
[3] ANDERVONT, H. B.: J. nat. Cancer Inst. **5**, 383 (1945).
[4] APPERLY, F. L.: Amer. J. Cancer. **23**, 656 (1935).
[5] BERENBLUM, I.: Ann. Roy. Coll. Surg. Engl. **21**, 339 (1957).
[6] BERENBLUM, I., D. BEN-ISHAI, N. HARAN-GHERA and A. LAPIDOT: Biochem. Pharmacol. **2**, 168 (1959).
[7] BERENBLUM, I., and N. HARAN: Brit. J. Cancer. **9**, 453 (1955).
[8] BERENBLUM, I., and N. HARAN: Cancer Res. **17**, 329 (1957).
[9] BERENBLUM, I., N. HARAN-GHERA, R. WINNICK and T. WINNICK: Cancer Res. **18**, 181 (1958).
[10] BERENBLUM, I., and P. SHUBIK: Brit. J. Cancer. **1**, 379 u. 383 (1947).
[11] BITTNER, J. J.: Publ. Health Rep. (US). **53**, 2139 (1939).
[12] BOYLAND, E., and E. RHODEN: Biochem. J. **44**, 528 (1949).
[13] BRYAN, C. E., H. E. SKIPPER and L. WHITE: J. biol. Chemistry. **177**, 941 (1949).
[14] CAMPBELL, J. A.: Brit. J. Exp. Pathol. **18**, 215 (1937).
[15] COWEN, P. N.: Brit. J. Cancer. **3**, 94 (1949).
[16] COWEN, R. N.: Brit. J. Cancer. **4**, 337 (1950).
[17] v. ESCH, G. J., H. v. GENDEREN and H. H. VINK: Brit. J. Cancer. **12**, 355 (1958).
[18] FELDMANN, W. H.: "Neoplasms of Domesticated Animals". Philadelphia: W. B. Saunders Company 1932.
[19] GOLDBERG, S. A.: J. Amer. Vet. Med. Assoc. **58**, 47 (1920).
[20] GRAFFI, A.: Urania. **14**, 150 (1951).
[21] GRAFFI, A.: Arch. Geschwulstforsch. **5**, 110 (1953).
[22] GRAFFI, A.: Dtsch. Gesundheitswesen **7**, 1081 (1952).
[23] GREEN, E. U.: Cancer Res. **2**, 210 (1942).
[24] GUYER, M. F., and P. E. CLAUS: Cancer Res. **7**, 342 (1947).
[25] HARAN, N., and I. BERENBLUM: Brit. J. Cancer. **15**, 57 (1956).
[26] HENSHAW, P. S., and H. L. MEYER: J. nat. Cancer Inst. **4**, 523 (1944).
[27] HESTON, W. E.: J. nat. Cancer Inst. **3**, 303 (1942).
[28] HESTON, W. E., and M. K. DERINGER: J. nat. Cancer Inst. **13**, 705 (1952).
[30] HORN, H. A., and H. L. STUART: J. nat. Cancer Inst. **12**, 743 (1952).
[31] JAFFÉ, W. J.: Cancer Res. **7**, 107 (1947).
[32] JAFFÉ, W. J.: Cancer Res. **7**, 111 (1947).
[33] JAFFÉ, W. J.: Experientia. **4**, 234 (1948).
[34] KAWOMOTO, S. N., A. KIRSCHBAUM and G. TAYLOR: Cancer Res. **18**, 725 (1958).
[35] KAYE, A. M.: Cancer Res. **20**, 44 (1960).
[36] KAYE, A. M.: Cancer Res. **20**, 237 (1960).
[37] KIRSCHBAUM, A., and S. KAWAMOTO: Proc. Amer. Assoc. Cancer Res. **2**, 222 (1957).
[38] KLEIN, M.: J. nat. Cancer Inst. **12**, 1003 (1952).
[39] LARSEN, C. D., and W. E. HESTON: J. nat. Cancer Inst. **8**, 99 (1947).
[40] LARSEN, C. D., and W. E. HESTON: J. nat. Cancer Inst. **9**, 35 (1948).
[41] LITTLE, C. C., W. S. MURRAY and A. M. CLOUDMAN: Amer. J. Cancer. **36**, 431 (1939).
[42] MAGNUS, H. A.: J. Pathol. Bact. **49**, 21 (1939).
[43] MC COY, G. W.: J. Med. Res. **21**, 285 (1909).
[44] MITCHELL, J. H., O. S. HUTCHISON, H. E. SKIPPER and C. E. BRYAN: J. biol. Chemistry **180**, 675 (1949).
[45] MOELLER, K. O.: Pharmakol. Basel (1953).
[46] MOSTOFI, F. K., and C. D. LARSEN: J. nat. Cancer Inst. **11**, 1187 (1951).
[47] MOSTOFI, F. K., and C. D. LARSEN: Amer. J. Pathol. **25**, 807 (1949).
[48] NETTLESHIP, A., P. S. HENSHAW and H. L. MEYER: J. nat. Cancer Inst. **4**, 309 (1943).
[49] NORRIS, R. F.: Arch. Pathol. **43**, 553 (1947).
[50] OPIE, E. L.: J. exp. Med. **80**, 219 (1944).
[51] POLSON, C. J.: J. Path. Bact. **30**, 603 (1927).
[52] ROE, F. J. C., and M. H. SALAMAN: Brit. J. Cancer. 8, 666 (1954).
[53] ROGERS, S.: J. exp. Med. **93**, 427 (1951).
[54] SALAMAN, M. H., and F. J. C. ROE: Brit. J. Cancer. **7**, 472 (1953).
[55] SAXTON, J. A., G. A. SPERLIN, L. L. BARNES et C. M. MCCOY: Acta Un. int. cancr. **6**, 423 (1948).
[56] SHAPIRO, J. R., and A. KIRSCHBAUM: Cancer Res. **11**, 644 (1951).
[57] SCHRAMM, T.: Acta biol. med. german. **7**, 486 (1961).
[58] SELBY, F. R., and A. C. THACKREY: Brit. J. Cancer. **2**, 380 (1948).
[59] SHIMKIN, M. B.: Arch. Pathol. **29**, 229 und 239 (1940).

[60] Shimkin, M. B.: Adv. Cancer Res. **3**, 223 (1955).
[61] Shimkin, M. B.: J. nat. Cancer Inst. **16**, 75 (1955).
[62] Sjolte, J. P.: Virchows Arch. pathol. Anat. Physiol. **123**, 35 (1944).
[63] Smith, W. E., and P. Rous: J. exp. Med. **88**, 529 (1948).
[64] Skipper, H. E., L. L. Bennet, C. E. Bryan, L. White, M. A. Newtone and L. Simpson: Cancer Res. **11**, 46 (1951).
[65] Strong, L. C.: J. Heredity. **27**, 21 (1936).
[66] Tannenbaum, A., and H. Silverstone: Cancer Res. **18**, 1225 (1958).
[67] Warburg, O.: Strahlentherapie **34**, 3 (1956) Sonderband.
[68] Wells, H. G., M. Slye and H. F. Holmes: Cancer Res. **1**, 259 (1941).
[69] Pickrodt, W.: Naturwiss. **48/10**, 408 (1961).
[70a] Oehlkers (1943): Zit. nach Rauen, Biochem. Taschenbuch, 2. Aufl. Berlin/Göttingen/Heidelberg: Springer 1964.
[70b] Oehlkers (1948): Zit. nach Rauen, Biochem. Taschenbuch, 2. Aufl. Berlin/Göttingen/Heidelberg: Springer 1964.
[71] Balo, J.: Abhandl. Dtsch. Akad. Wiss. Bln, Kl. f. Med. Berlin: Akademie-Verlag 1960, S. 208–210.
[72] Pietra, G., and P. Shubik: J. nat. Cancer Inst. **25/3**, 627 (1960).
[73a] Toth, B., G. Della Porta and P. Shubik: Brit. J. Cancer. **15**, 322 (1961).
[73b] Toth, B., L. Tomatis and P. Shubik: Cancer Res. **21**, 1537 (1961).
[74] Berenblum, I., A. M. Kaye and N. Trainin: Cancer Res. **20**, 38 (1960).

VIII. Nitrosamine

Eine Gruppe organischer Verbindungen, deren carcinogene Eigenschaften erst in jüngster Zeit bekannt wurden, die aber in ihrer Bedeutung für die experimentelle Geschwulstforschung z. B. ohne weiteres mit carcinogenen Azofarbstoffen oder Stilbenen verglichen werden kann, stellen alkylierte Nitrosamine dar. Von solchen Substanzen wurden bisher vor allem Dimethyl- bzw. Diäthylnitrosamin im Tierexperiment untersucht.

Ausgangspunkt der Untersuchung krebserregender Eigenschaften von Nitrosaminen waren Beobachtungen von Barnes und Magee [*1*]. Diese Autoren berichteten im Jahre 1954 über starke Leberschäden bei Ratten, die oral und parenteral Dimethylnitrosamin erhalten hatten. Als Ausdruck der sehr toxischen Eigenschaften dieser Verbindung bewerteten diese Autoren die im Laufe der Versuche bei den Tieren festgestellten Nekrosen und Hämorrhagien der Leber sowie häufiges Vorkommen von hämorrhagischem Ascites in der Bauchhöhle. Durch diese Befunde veranlaßt, untersuchten die Autoren, ob sich neben toxischen Wirkungen für Dimethylnitrosamin auch carcinogene Eigenschaften nachweisen lassen [*2*]. Nachdem die von Barnes und Magee erzielten Befunde diese Frage im positiven Sinne beantwortet hatten, griffen auch andere Forscher bald die durch das neuentdeckte Carcinogen gegebenen Möglichkeiten auf. Dabei gelang es vor allem Druckrey et al. [*5*] auch für carcinogene Nitrosamine exakte Dosis-Wirkung-Beziehungen zu ermitteln. Die anfangs nur an Ratten erfolgreich durchgeführten Versuche konnten von Dontenwill und Mohr [*8*] im Jahre 1961 auch auf den Goldhamster, von Schmähl et al. [*13*] auf die Maus und von Argus und Hoch-Ligeti [*14*] auf das Meerschweinchen ausgedehnt werden.

Tabelle 13. Carcinogene Wirkung von Nitrosaminen bei verschiedenen Tierarten

Name der Verbindung	Tierart	Dosis und Applikationsweise	Versuchsdauer bzw. Latenzzeit	Tumorhäufigkeit und Tumortyp	Besondere Beobachtungen	Autor
Dimethyl-nitrosamin	Ratte	0,5 mg pro Tag und Tier (gelöst in Arachisöl als Zusatz zur Standarddiät MCR 41)	26 bis 42 Wochen	Leberkrebs bei 19/20 Tieren, davon 7 mit Metastasen (4 Lungenmetastasen, 3 Tiere abdominale Metastasen)		Magee u. Barnes [2]
		1,0 mg pro Tag und Tier (gelöst in Arachisöl als Zusatz zur Standarddiät MCR 41)	innerhalb 9 bis 11 Wochen alle Tiere verstorben	keine Tumoren	Hämorrhagien sehr ausgeprägt	
		2,0 mg pro Tag und Tier (gelöst in Arachisöl als Zusatz zur Standarddiät MCR 41)	innerhalb 5 bis 6 Wochen alle Tiere verstorben	keine Tumoren	Hämorrhagien sehr ausgeprägt	
Dimethyl-nitrosamin	Ratte	0,5 mg pro Tag und Tier (5mal wöchentlich) vermengt mit Diät; mittlere wirksame Gesamtdosis: 100 ± 40 mg/Tier	erster Tumor nach 27 Wochen	Lebertumoren bei 11/20 Tieren		Schmähl u. Preussmann [3]
Diäthyl-nitrosamin[1]	Ratte	1,5 mg pro Tag und Tier täglich im Trinkwasser; mittlere wirksame Gesamtdosis: 208 ± 15 mg/Tier	mittlere Induktionszeit 138 ± 10 Tage	Lebertumoren bei 22/24 Tieren	zwei Fälle schwerer Lebercirrhose; alle Tiere mit hämorrhagischem Ascites	Schmähl et al. [4]
Diäthyl-nitrosamin	Ratte	0,5%ige wäßrige Lösung 2mal wöchentlich rektal (Darmsonde); mittlere Gesamtdosis: 633 ± 58 mg/Tier		nach Applikation der vollen Dosis 100% Lebertumoren	Tumoren zeigten gleichen histologischen Aufbau wie die nach oraler Verabreichung entstandenen	Schmähl et al. [12]
Diäthyl-nitrosamin	Ratte	1 mg Carcinogen mittels fein dispergierendem Inhalator wöchentlich einmal — 4 Monate lang — in den Trachealbaum eingebracht	Latenzzeit nach Stop der Behandlung: 5 Monate	8/17 Lebercarcinome; keine Lungentumoren		Dontenwill u. Mohr [16]
Nitroso-methyl-urethan	Ratte BDX	Einzeldosen zu je 1 mg/kg intravenös; Gesamtdosis pro Tier: 40 mg/kg		18/20 Lungentumoren: Adenocarcinome, Alveolarzellcarcinome, Plattenepithelzellcarcinome.		Thomas u. Schmähl [11]

N-Methyl-N-nitroso-Anilin	Ratte	14 mg/kg Körpergewicht täglich; mittlere carcinogene Gesamtdosis: 3,4 g/kg	Behandlungsdauer: 250 Tage	Geschwülste der Speiseröhre (Plattenepithelcarcinome) bei 8/11 Tieren; keine Lebergeschwülste!		DRUCKREY et al. [7]
N,N-Diamyl-nitrosamin	Ratte	s.c. wöchentlich eine Injektion der unverdünnten, flüssigen Substanz (0,12 ml); 25 Injektionen		6/13 Lungentumoren: Alveolarzell-, Plattenepithel- und undifferenzierte Carcinome		DRUCKREY u. PREUSSMANN [19]
Methyl-nitrosoharn-stoff	Ratte	i.v. einmal wöchentlich 5 mg; $D = 232 \pm 35$ mg/kg Körpergewicht	durchschnittliche Latenzzeit: 276 Tage	34/37 Tumoren im Gehirn; außerdem Geschwülste in Rückenmark, Uterus, Parotis, Mamma und Vormagen		DRUCKREY et al. [20]
N,N-Dibutyl-nitrosamin	Ratte	37 mg/kg Körpergewicht täglich in der Diät		100% Tumorbefall. Von 16 überlebenden Tieren 12 mit Lebercarcinomen außerdem 5 Plattenepithelcarcinome der Speiseröhre und 6 der Harnblase		DRUCKREY et al. [10]
		75 mg/kg Körpergewicht täglich		100% der Tiere mit Lebercarcinom		
Diäthyl-nitrosamin	Goldhamster	zweimal wöchentlich je 0,4 ml wäßriger Lösung des Carcinogens mittels Schlundsonde; 1 ml Diäthylnitrosamin in 250 ml Wasser	2 bis $5^1/_2$ Monate; erster Tumor nach 7wöchiger Behandlungsdauer	37/68 in Versuch genommene Tiere mit z.T. multiplen, verhornten und unverhornten Plattenepithelcarcinomen in Lunge und Trachea; keine Lebergeschwülste	bei einigen Tieren nach 5 bis $5^1/_2$ Monaten Lebercirrhosen	DONTENWILL und MOHR [8]
Diäthyl-nitrosamin	Goldhamster	1:250 verdünnte Lösung[1] (in Aqua dest.) bzw. 1:14 verdünnte Lösung intratracheal		Plattenepithelpapillome der Trachea und der Bronchien; Carcinome in der Nasenhöhle, Lebercarcinome	proliferative Nierenläsionen	HEROLD u. DUNHAM [15]

[1] Auf weitere Einzelheiten bezüglich der Abhängigkeit der mittleren carcinogenen Gesamtdosis und der Induktionszeit bei Diäthylnitrosamin wird auf Tab. 14 im Abschnitt „**Dosierung und Dosis-Wirkung-Beziehungen**“ (S. 47) verwiesen.

Tabelle 13 (Fortsetzung)

Name der Verbindung	Tierart	Dosis und Applikationsweise	Versuchsdauer bzw. Latenzzeit	Tumorhäufigkeit und Tumortyp	Besondere Beobachtungen	Autor
N-Nitroso-morpholin	Gold-hamster	1:125 bzw. 1:250 verdünnte Lösung (in Aqua dest.) 2 bis 3 mal wöchentlich s.c.	Behandlungsdauer: mindestens 2 Monate	14/18 multiple Tracheal-tumoren	Epithelmetaplasien in Trachea und Bronchien	DONTENWILL u. MOHR [16]
N-Nitroso-piperidin				16/28 multiple Tracheal-tumoren; 2 Fälle von Plattenepithelcarcinomen der Lunge		
Dimethyl-nitrosamin	Gold-hamster	per os (Trinkwasser), 11 Wochen lang 0,0025%ige Lösung; D (♂♂) ≈ 19 mg/Tier; D (♀♀) ≈ 15 mg/Tier	mittlere Latenzzeit für Cholangiocarcinome: ♂♂: 30 Wochen ♀♀: 23 Wochen; erster Tumor nach 15 Wochen	fast alle Tiere mit Cholangiocarcinomen bzw. Leberzellcarcinomen; außerdem 2 Hämangioendotheliome und 1 Nierenadenom		TOMATIS et al. [21]
Diäthyl-nitrosamin	Maus (DBA)	13 mg/kg pro Tag und Tier im chronischen Fütterungsversuch; mittlere Gesamtdosis: 2343 ± 360 mg/kg	mittlere Induktionszeit: 180 ± 28 Tage	100% Lebertumoren; vorwiegend Hämangiosarkome und Hepatome		SCHMÄHL et al. [13]
Diäthyl-nitrosamin	Maus	Hauttropfung 2 mal wöchentlich 0,2%ige Lösung in Aceton; Gesamtdosis: etwa 7 mg	8 Monate	Nasentumoren (Plattenepithelcarcinome der Nasenhöhle)		HOFFMANN und GRAFFI [17]
Diäthyl-nitrosamin	Meer-schweinchen	4,2 mg/Tier im Trinkwasser 5 mal wöchentlich; Versuchsdauer maximal 40 Wochen	kürzeste Latenzzeit: 16 Wochen	14/15 Lebercarcinome; einige Fälle von Lungentumoren	in vielen Fällen pathologische Veränderungen im Bereich der großen Bronchien	ARGUS u. HOCH-LIGETI [14]
Diäthyl-nitrosamin	Meer-schweinchen	per os (Trinkwasser, 5 mal wöchentlich; maximal 4,2 mg pro Tag und Tier; höchstens 40 Wochen lang	kürzeste Latenzzeit: 16 Wochen	14/15 Tiere mit Lebercarcinomen, z. T. mit Metastasen		ARGUS u. HOCH-LIGETI [22]
Diäthyl-nitrosamin	Meer-schweinchen	per os 5 mg/kg Körpergewicht, täglich	mittlere Induktionszeit: 240 Tage	100% Lebercarcinome		DRUCKREY u. STEINHOFF [23]

Da als wichtigste Verbindungen für Cancerisierungsversuche das Dimethyl- und das Diäthylnitrosamin zu betrachten sind, beschränken sich die folgenden Ausführungen im wesentlichen auf diese beiden Substanzen. Hinsichtlich der besonders in jüngster Zeit gewonnenen Erkenntnisse über die z. T. außerordentlich verschiedenen und dabei stark carcinogenen Wirkungen einer Anzahl weiterer Derivate sei auf die Angaben in Tab. 13 verwiesen.

Chemische und physikalische Eigenschaften

Dimethylnitrosamin:

Aussehen: gelbe Flüssigkeit.
Kochpunkt: 150 °C.
Löslichkeit: W. ll., Ae. sll.

Diäthylnitrosamin:

Aussehen: gelbe Flüssigkeit.
Kochpunkt: 168 °C.
Löslichkeit: W. l., A. sll.

a) Für Versuche mit Nitrosaminen geeignete Tierarten

Ratte. Auf Grund der in der Literatur enthaltenen Angaben ist nicht schwer zu erkennen, daß die Ratte die für Cancerisierungsversuche mit Nitrosaminen am besten geeignete Species darstellt. Bereits an dieser Stelle sei darauf hingewiesen, daß diese Tierart bei optimaler Dosierung des Carcinogens 100%ig mit der Bildung von Tumoren reagiert, wobei Lebertumoren dominieren (Abb. 11).

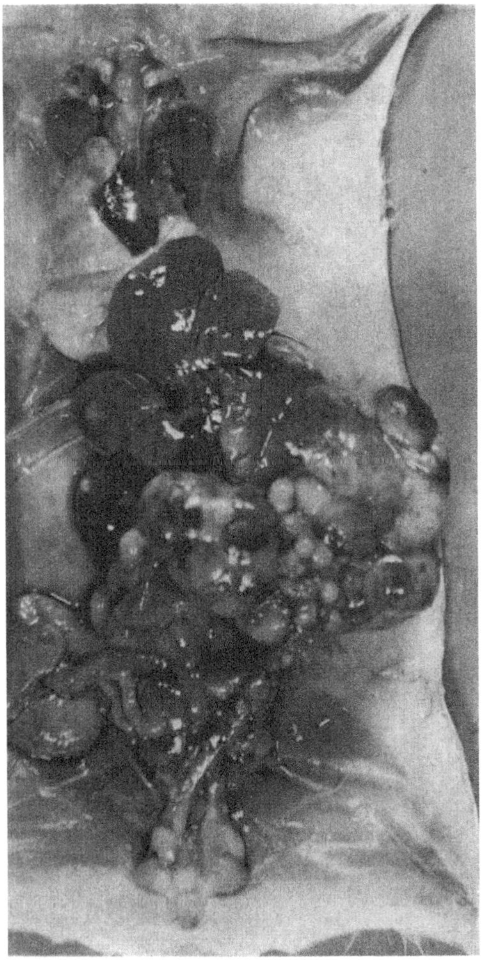

Abb. 11. Hepatocelluläres Carcinom einer Ratte nach Verfütterung von Diäthylnitrosamin; Gesamtdosis: 211 mg/kg; Tagesdosis: 0,6 mg/kg. Latenzzeit: etwa 12 Monate (Original nach DRUCKREY)

Goldhamster. Wie Untersuchungen von DONTENWILL und MOHR [*8* und *16*], HEROLD und DUNHAM [*15*], HEROLD [*24*] und TOMATIS et al. [*21*] gezeigt haben, eignet sich auch diese Tierart recht gut für die Cancerisierungsversuche mit Nitrosaminen, doch ist die Lokalisation der entstehenden Geschwülste beim Hamster bei gleicher Applikationsweise eine etwas andere als normalerweise bei der Ratte. Tumoren im Trachealbaum dominieren vor den, im Unterschied zur Ratte, seltener auftretenden Lebergeschwülsten.

Maus. Beobachtungen, die SCHMÄHL et al. [*13*] in chronischen Fütterungsversuchen an Mäusen machten, zeigen, daß die Maus bei optimaler Versuchsanordnung in ähnlicher Weise wie die Ratte reagiert und bis zu 100% Lebertumoren entwickelt. In Tropfungsversuchen, die von HOFFMANN und GRAFFI [*17*] an der Rückenhaut von Mäusen der Stämme Agnes Bluhm, CBA u. XVII durchgeführt wurden, kam es in zahlreichen Fällen zur Entstehung von Tumoren, die vom Epithel des Nasenraumes ausgingen, sowie zu Lungentumoren, wie sie von DRUCKREY et al. [25] auch für Ratten nachgewiesen werden konnten.

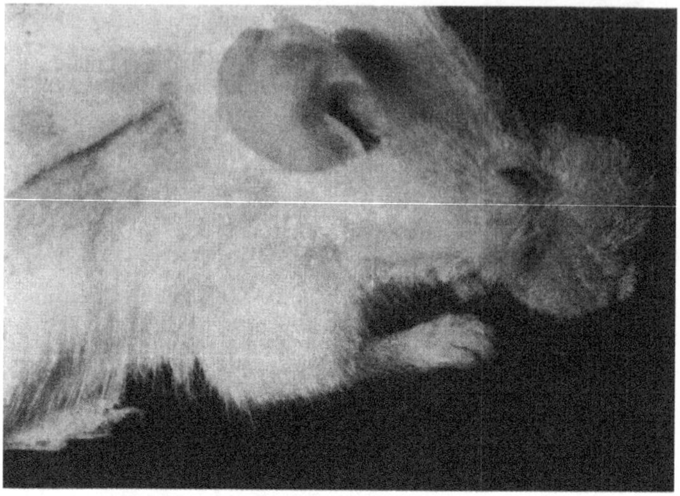

Abb. 12. Maus mit Nasentumor nach Tropfung der Rückenhaut mit Diäthylnitrosamin (0,2%ig in Aceton, 2mal wöchentlich etwa 0,1 mg); Gesamtdosis etwa 7 mg; Latenzzeit 8 Monate

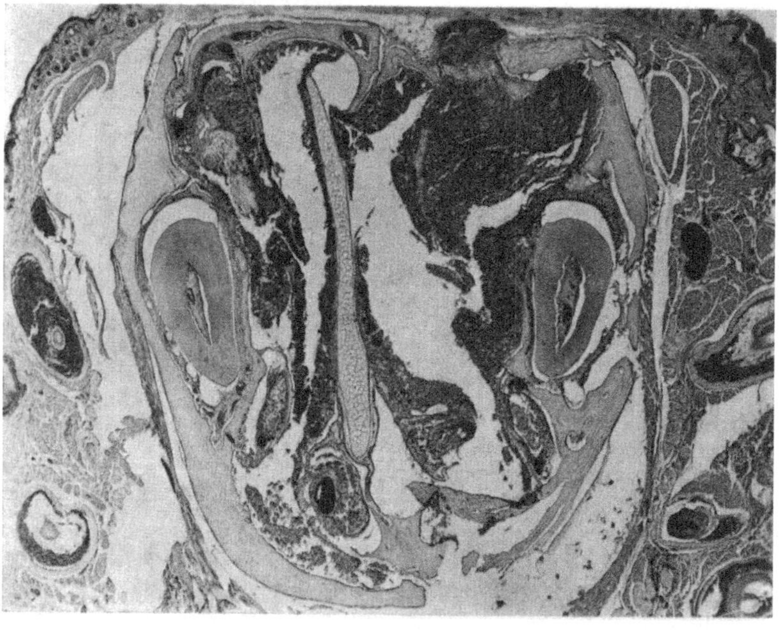

Abb. 13. Multilokuläre Carcinomentstehung in beiden Hälften der Nasenhöhle einer Maus nach Tropfung der Rückenhaut mit Diäthylnitrosamin und Crotonöl; Gesamtdosis etwa 7,5 mg; Tumoren 9 Monate nach Tropfungsbeginn entstanden

Meerschweinchen. Wie Untersuchungen von ARGUS und HOCH-LIGETI [14] gezeigt haben, die nach chronischer oraler Verabreichung bei Meerschweinchen fast 100% Lebertumoren induzierten, können Reaktionsweise und Ansprechbarkeit dieser Species mit denen von Ratte und Maus verglichen werden und unterscheiden sich auch vom Goldhamster nur geringfügig.

Kaninchen. MAGEE und BARNES [*2*] konnten mit 0,002%igem Zusatz von Dimethylnitrosamin zur Standarddiät bei Kaninchen keine Tumoren induziert werden. Dagegen gelang es SCHMÄHL und THOMAS [*27*] mit Tagesdosen von 3,4 mg/kg Körpergewicht Diäthylnitrosamin nach Gesamtdosen von 2382 bzw. 2736 mg/kg, also nach 700 bzw. 800 Behandlungstagen, Lebercirrhosen mit hoch ausdifferenzierten Lebercarcinomen zu erzeugen.

b) Applikationsweisen

Zur Erzeugung von Geschwülsten durch carcinogene Nitrosamine kommen neben der oralen die rectale, die subcutane, die intravenöse und die intratracheale Applikationsweise sowie die Hauttropfung in Betracht. Dabei kann die Substanz sowohl als Zusatz zur Diät als auch wegen ihrer guten Wasserlöslichkeit im Trinkwasser gelöst verabreicht werden. In Hauttropfungsversuchen wurde das Carcinogen in Aceton gelöst [*17*]. Bei subcutaner Injektion gelangten auch die reinen Substanzen in flüssiger Form unverdünnt zur Anwendung [*19*].

c) Dosierung und Dosis-Wirkung-Beziehungen

Für Dimethylnitrosamin ermittelten SCHMÄHL und PREUSSMANN [*3*] als mittlere letale Dosis (DL_{50}) für Ratten bei einmaliger Applikation mittels Schlundsonde 40 mg/kg Körpergewicht. Beim Diäthylnitrosamin liegt die mittlere letale Dosis deutlich höher, nämlich bei 210 mg/kg, wie SCHMÄHL et al. [*4*] in Versuchen an Ratten nachgewiesen haben.

In Cancerisierungsversuchen wählten MAGEE und BARNES [*2*] als Tagesdosen pro Ratte 0,5 bzw. 2 mg Dimethylnitrosamin. Dabei zeigte sich, daß Dosierungen über 0,5 mg infolge der toxischen Eigenschaften des Carcinogens zum Tode der Versuchstiere innerhalb von 5 bis 14 Wochen führten. SCHMÄHL und PREUSSMANN [*3*] verabreichten im chronischen Fütterungsversuch 0,4 mg Dimethylnitrosamin pro Tag, wobei 5 Applikationen pro Woche erfolgten. Der erste Tumor trat nach einer Gesamtdosis von 40 mg auf, als mittlere wirksame Gesamtdosis konnten von den gleichen Autoren [*3*] 100 ± 40 mg/Tier ermittelt werden. Bei dieser Dosierung entwickelten 11/20 Ratten Lebergeschwülste.

Mit Diäthylnitrosamin erzielten SCHMÄHL et al. [*4*] bei 22/24 Ratten Lebertumoren und beobachteten außerdem zwei Fälle starker cirrhotischer Leberdegeneration. Als mittlere wirksame Gesamtdosis für Ratten ermittelten die Autoren für Diäthylnitrosamin 208 ± 15 mg.

In späteren Untersuchungen gelang es DRUCKREY et al. [*6*] nachzuweisen, daß bei Dialkylnitrosaminen, die eine verschieden große Anzahl an C-Atomen besitzen, die zur Cancerisierung erforderlichen Dosen mit der Zahl der Kohlenstoffatome im Molekül zunehmen. Im Rahmen der gleichen Arbeiten konnten die Autoren beobachten, daß bei verschiedenen carcinogenen Nitrosaminen die Größe der mittleren carcinogenen Gesamtdosis unabhängig ist von der Größe der verabreichten Einzeldosen.

Interessante Befunde zur Frage Dosis-Wirkung bei Nitrosaminen gelangen DRUCKREY et al. [*10*] auch mit Hilfe von N,N-Dibutylnitrosamin. Diese Substanz wurde in 2 Dosierungen, nämlich 75 bzw. 37 mg/kg Körpergewicht an Ratten verabreicht. Während die hohe Dosis ausschließlich die Entstehung von Lebercarcinomen verursachte, traten bei der niedrigeren Tagesdosis nach

Gesamtdosen von 8 bis 10 g/kg neben Papillomen auch Plattenepithelcarcinome in Speiseröhre und Harnblase auf. Das erlaubt den Schluß, daß die Lokalisation

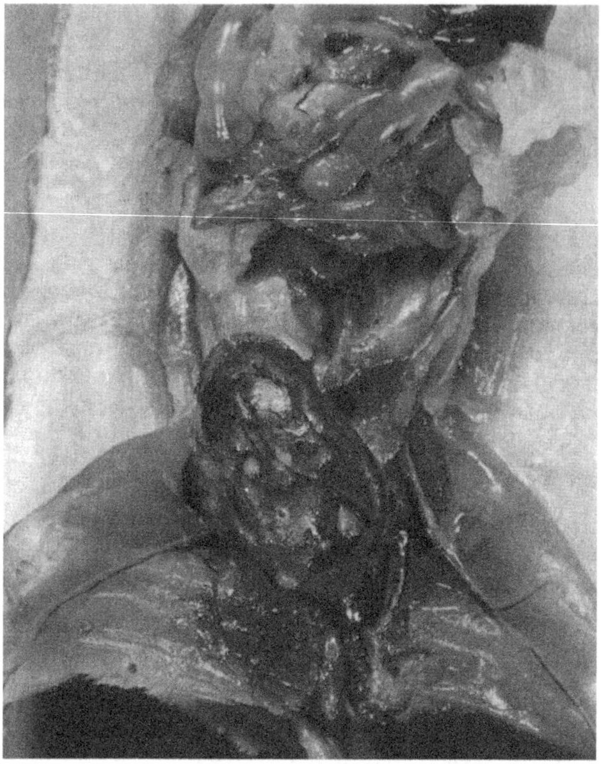

Abb. 14. Tumor der Harnblase einer mit Dibutylnitrosamin gefütterten Ratte; Gesamtcarcinogendosis 1740 mg; Tagesdosis 7,5 mg; Latenzzeit 10 Monate (Original nach DRUCKREY)

der induzierten Tumoren im Falle des Dibutylnitrosamins deutlich von der Dosis abhängt, d. h. keinesfalls nur durch die Struktur des applizierten Carcinogens bestimmt wird.

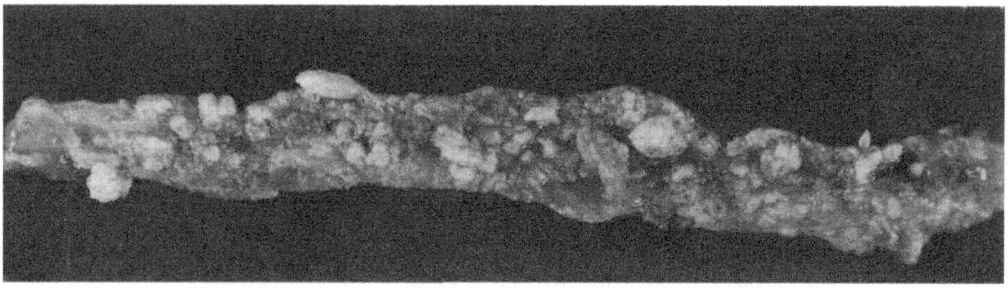

Abb. 15. Plattenepithelcarcinom des Oesophagus nach Applikation von Nitrosopiperidin; Gesamtdosis 1330 mg/kg; Tagesdosis 5 mg/kg; Latenzzeit 9 Monate (Original nach DRUCKREY)

Nähere Einzelheiten über Dosierung, Latenzzeiten sowie die Häufigkeit und die Art der Tumoren sind Tab. 13 zu entnehmen.

In einer Versuchsreihe mit Diäthylnitrosamin an Ratten wählten DRUCKREY und SCHMÄHL [9] folgende vier verschiedene Tagesdosierungen des Carcinogens: 9,6, 4,8, 2,4, 1,2, 0,6 bzw. 0,3 mg/kg Körpergewicht. Die überlebenden Tiere entwickelten nahezu ausnahmslos Leberkrebs. Bei der höchsten Dosierung wiesen die Lebern der behandelten Tiere fast sämtlich schwere cirrhotische Schäden und multiple kleine Krebsgeschwülste auf. Dagegen entstanden mit abnehmender Größe der Einzeldosen gemäß der Beschreibung der Autoren [*9*] riesenhafte Krebsgeschwülste ohne Cirrhosen und zunehmend häufig Plattenepithelcarcinome der Speiseröhre. Damit konnten DRUCKREY et al. andere von ihnen erzielte Beobachtungen [*10*] ergänzen, wonach der histologische und cytologische Typ der induzierten Geschwülste nicht nur von der Natur des Carcinogens, sondern auch von dessen Dosierung beeinflußt werden kann. Nähere Einzelheiten hierzu sind der Tab. 14 zu entnehmen.

Tabelle 14. Abhängigkeit der mittleren carcinogenen Gesamtdosis und der Induktionszeit von der Höhe der Tagesdosis Diäthylnitrosamin (nach [*10*])

Tagesdosis [mg]	Tierzahl[1]	Carcinom-anzahl	D_{50} mittlere Gesamtdosis [mg/kg]	t_{50} mittlere Induktionszeit [Tage]
9,6	25	25	963	104
4,8	25	25	660	137
2,4	34	34	460	192
1,2	36	36	285	238
0,6	50	49	213	355
0,3	68	67	137	457

[1] Überlebende Tiere bei Auftreten des ersten Tumors.

Die für die Durchführung von Versuchen mit Dimethyl- und Diäthylnitrosamin sowie die anderen bisher benutzten Derivate anzuwendenden Dosierungen gehen aus den Tab. 13 und 14 hervor. Tab. 14 gibt ferner Aufschluß über die durchschnittliche Dauer der in solchen Versuchen zu erwartenden Latenzzeiten.

d) Tumortypen

Unter den durch verschiedene Nitrosamine induzierten Geschwülsten dominieren bei der Ratte Lebertumoren, die meist als Leberzellcarcinome (Abb. 11) beschrieben wurden [*2, 3, 4, 10, 12* und *16*]. Derselbe Tumortyp trat auch in Versuchen am Goldhamster [*15*], Meerschweinchen [*14, 22* und *23*] sowie an der Maus [*13*] auf. Bei dieser Species wurden aber auch Hämangiosarkome der Leber diagnostiziert [*13*]. Beim Goldhamster traten außerdem zahlreiche Cholangiocarcinome auf [*21*]. Die im Bereich der Trachea und der Bronchien induzierten Geschwülste sind bei Ratten als Carcinome verschiedener histologischer Typen [*11* und *19*] und beim Goldhamster als Plattenepithelpapillome [*8, 15* und *16*] beschrieben worden. Entsprechende Diagnosen gelten für die in der Speiseröhre bei Ratte [*6, 7* und *10*] und Goldhamster [*15* und *16*] erzeugten Tumoren (Abb. 15). Die im Nasenraum bei Maus [*17*], Ratte [*25*] und Goldhamster [*15*] entstandenen Geschwülste wurden von den Autoren übereinstimmend als Carcinome klassifiziert (Abb. 12 u. 13). Ebenfalls um Plattenepithelcarcinome handelt es sich bei den Harnblasentumoren wie sie die Abb. 14 zeigt [*10*]. Die bei Ratten im Gehirn und Rückenmark aufgetretenen Tumoren gehören verschiedenen histologischen Typen an [*20*].

e) Durch Nitrosamine erzeugte Krankheitsbilder außer Tumoren

In den Versuchen von MAGEE und BARNES [2], in denen die Versuchstiere infolge Überdosierung des Carcinogens bereits wenige Wochen nach Versuchsbeginn verstarben, wiesen die Ratten unregelmäßig gestaltete, meist auffallend kleine Lebern auf. Diese waren in den meisten Fällen von Nekrosen befallen und hämorrhagisch verändert. SCHMÄHL et al. [4] beschrieben im Rahmen ihrer mit Diäthylnitrosamin an Ratten erzielten Befunde in frühen Stadien mehrere Fälle schwerster cirrhotischer Leberveränderungen, an deren Folgen die Tiere verstarben. Das regelmäßige Auftreten von stark blutigem Ascites unterstreichen ebenfalls die genannten Autoren [4], womit Beobachtungen von MAGEE und BARNES [2] auch in diesem Punkte bestätigt werden konnten. Lebercirrhosen beobachteten DONTENWILL et al. [8] auch beim Goldhamster, obgleich diese Species vorwiegend Lungen- und seltener Lebertumoren entwickelt. Bei derselben Tierart beschrieben HEROLD und DUNHAM [15] als Folge von Diäthylnitrosaminbehandlung neben Bronchialtumoren und Lebergeschwülsten proliferative Nierenläsionen. Pathologische Veränderungen, die keinen neoplastischen Charakter besaßen, sind von ARGUS und HOCH-LIGETI [14] bei Meerschweinchen festgestellt worden.

f) Morphologie und Histogenese der Lebertumoren

Bindegewebsvermehrungen innerhalb der Leber sowie degenerative Prozesse im Lebergewebe sind nach Ansicht von MAGEE und BARNES [2] die ersten Veränderungen, für die sie einen unmittelbaren Zusammenhang mit der Cancerisierung durch Dimethylnitrosamin annehmen. Die gleichen Autoren berichteten in der Auswertung ihrer Befunde, daß unter 19 Tieren mit Leberkrebs 4 Fälle mit Lungenmetastasen und 3 mit abdominal gelagerten Metastasen auftraten. Lungenmetastasen beobachteten auch SCHMÄHL et al. [4] in Versuchen mit Diäthylnitrosamin. In diesen Versuchen wiesen die Versuchstiere kleinknotige cirrhotische Lebern auf, an denen alle Übergänge von adenomatösen Wucherungen bis zum gut differenzierten Leberkrebs auftraten. Nach Verfüttern von Dimethylnitrosamin traten lokale Schrumpfungen gehäuft auf, die Leberoberfläche war unregelmäßig gestaltet und Cystenbildungen wurden häufig beobachtet. Die Krebsgeschwülste wurden als solide Knoten beschrieben.

Die durch cancerogene Nitrosamine induzierten histologischen Veränderungen bestehen nach MAGEE und BARNES [2] anfangs in Vermehrungen von Bindegewebszellen, Vergrößerungen der Zellkerne und gehäuftem Auftreten mehrkerniger Leberparenchymzellen. Mit länger währender Behandlungsdauer treten hyperplastische Parenchymknoten auf, und Gallengangsproliferationen nehmen an Häufigkeit zu. Hämorrhagien und Nekrosen können im Zentrum von Parenchymknoten häufig beobachtet werden. Extreme Zellgrößenunterschiede und bizarre, vielkernige Zellen leiten zu echten Neoplasmen über, deren Abgrenzung von Hyperplasien oft sehr schwierig ist. Im neoplastischen Stadium waren z. B. in den von den oben genannten Autoren [2] beschriebenen Lebern Gallengangsproliferationen häufig sehr ausgeprägt; es traten z. T. große Cysten auf, die nur von sehr dünnem Epithel ausgekleidet waren. SCHMÄHL und PREUSSMANN [3] diagnostizierten die in ihren Versuchen mit Dimethylnitrosamin bei Ratten erzeugten Lebergeschwülste in 8 Fällen als hepatozelluläre Carcinome, in 2 Fällen als Spindelzellsarkome sowie als ein Adenom. Es darf nicht versäumt werden, auf Unterschiede im Aussehen der Leber hinzuweisen, wie sie SCHMÄHL et al. [4] im Rahmen vergleichender Untersuchungen der Wirkungen von Dimethyl- und Diäthylnitrosamin beschrieben haben. Während nach Applikation des Dimethylderivates große, monströse Lebern überwogen, zeigten die Lebern nach Diäthylnitrosaminfütterung zahlreiche weiße, nur mäßig vorgewölbte Knötchen, die selten über linsengroß waren.

g) Carcinogene Wirkungen anderer Derivate außer Dimethyl- und Diäthylnitrosamin

Druckrey et al. [*6*] prüften u. a. die homologe Reihe der Dialkylnitrosamine, die N-Nitrosoverbindungen des Piperidins, Piperizins und Morphins, aromatische Nitrosamine, das N-Bis-(β-Hydroxyäthyl)-nitrosamin sowie N-N-Dimethyl-Hydrazin und -Nitramin auf evtl. carcinogene Eigenschaften. Die Autoren beobachteten, daß sämtliche Dialkylnitrosamine mit unverzweigter Kette Leberkrebs erzeugen, wobei die zur Cancerisierung erforderlichen Gesamtdosen mit zunehmender Anzahl der C-Atome ansteigen, und zwar von 0,5 g für Dimethylnitrosamin bis 28 g/kg Körpergewicht für Diamylnitrosamin.

Für N-Nitrosopiperidin ermittelten die Autoren [*6*] als mittlere wirksame Dosis 2 g/kg, wobei neben Lebertumoren auch Plattenepithelcarcinome der Speiseröhre induziert wurden (Abb. 15). N-Nitrosomorpholin erwies sich mit einer wirksamen Gesamtdosis von etwa 0,7 g/kg Körpergewicht als ein sehr starkes und entsprechend den Angaben der Autoren [*6*] ungewöhnlich schnell wirkendes Lebercarcinogen. Außerordentlich hohe Dosierungen mußten dagegen bei N-Bis-(β-Hydroxyäthyl)-nitrosamin angewendet werden, um in kurzer Zeit bei allen behandelten Tieren Leberkrebs auszulösen. Die mittlere wirksame Dosis konnte für diese Substanz von Druckrey et al. [*6*] mit 160 g/kg Körpergewicht ermittelt werden. Es sei ferner zumindest erwähnt, daß Nitramin, allerdings erst nach Applikation recht hoher Gesamtdosen von etwa 40 g/kg, neben cystischen Veränderungen der Leber in einigen Fällen Nierentumoren induzierte.

Als besonders bemerkenswert an diesen Befunden ist nach Angaben von Druckrey et al. [*6*] die Tatsache, daß alle carcinogen wirksamen Dialkylnitrosamine, trotz der Verschiedenheit der Alkylreste, bei Ratten zu praktisch gleichartigen Geschwulstbildungen in der Leber geführt haben.

Im Rahmen weiterer Untersuchungen testeten Druckrey et al. [*7*] auch N-Methyl-N-nitrosoanilin an Ratten verschiedener BD-Stämme auf carcinogene Eigenschaften. Die Substanz wurde mit einer Standarddiät vermischt. Die Tagesdosis betrug 14 mg/kg. Nach einer mittleren Gesamtdosis von 3,4 g/kg und 250tägiger Versuchsdauer entstanden bei 8 von 11 überlebenden Ratten Geschwülste der Speiseröhre, die in allen Fällen als Plattenepithelcarcinome diagnostiziert werden konnten. Lebertumoren traten dagegen nicht auf.

h) Benutzte Diäten in Versuchen mit carcinogenen Nitrosaminen

Während Magee und Barnes [*2*] für ihre Versuche pulverförmige MRC-Diät-41 benutzten, der sie das in Arachisöl gelöste Carcinogen zusetzten, benutzten Schmähl und Preussmann [*3*] in ihren ersten Versuchen nicht standardisiertes Futter. Dagegen verwandten Schmähl et al. [*4*] bzw. Druckrey et al. [*6* u. *7*] synthetische Diäten, bestehend aus Latz-Rattenkeksen bzw. „altromin“.

i) Wichtige Befunde, die in Versuchen mit Nitrosaminen erzielt werden konnten

Mit Hilfe dieser Substanzgruppe wurden die Kenntnisse über bestehende Beziehungen zwischen Dosis und Wirkung carcinogener Substanzen in jüngster Zeit wesentlich bereichert. Die Versuche von Dontenwill und Mohr [*8*] an Goldhamstern haben z. B. gezeigt, daß trotz Applikation ein und desselben Carcinogens die Empfindlichkeit, z. B. des Bronchial- und des Lebergewebes, bei einzelnen Species verschieden sein kann. Im Rahmen ihrer Untersuchungen mit unterschiedlich großen Partialdosen konnten Druckrey et al.

[*9* u. *10*] an Ratten nachweisen, daß die Art der induzierten Geschwülste nicht nur von der Natur des Carcinogens, sondern auch von dessen Dosierung abhängt. Sehr interessante Beobachtungen zum Fragenkomplex des als „Syncarcinogenese" bezeichneten Zusammenwirkens zweier Carcinogene gelangen SCHMÄHL et al. [*18*] im Jahre 1963. In Fütterungsversuchen an Ratten mit Dimethylaminoazobenzol und Diäthylnitrosamin, die beide hepatocarcinogen wirken, fanden die Autoren, daß sich im Falle gleicher Organotropie die carcinogenen Effekte addieren, und zwar auch dann, wenn die Substanzen chemisch sehr unterschiedliche Strukturen besitzen. Zwischen carcinogener und mutagener Wirkung auf Drosophila scheint bei verschiedenen Nitrosaminen und deren Derivaten eine gute Parallelität zu bestehen [*26*].

Literatur

[*1*] BARNES, J. M., and P. M. MAGEE: Brit. Ind. Med. **11**, 167 (1954).
[*2*] MAGEE, P. M., and J. M. BARNES: Brit. J. Cancer. **10**, 114 (1956).
[*3*] SCHMÄHL, D., u. R. PREUSSMANN: Naturwiss. **46**, 175 (1959).
[*4*] SCHMÄHL, D., R. PREUSSMANN u. H. HAMPERL: Naturwiss. **47**, 89 (1960).
[*5*] DRUCKREY, H. D., D. SCHMÄHL u. A. SCHILDBACH: Naturwiss. **48**, 56 (1961).
[*6*] DRUCKREY, H., D. PREUSSMANN, D. SCHMÄHL u. M. MÜLLER: Naturwiss. **48**, **134** (1961).
[*7*] DRUCKREY, H., D. PREUSSMANN, D. SCHMÄHL u. G. BLUM: Naturwiss. **48**, 722 (1961).
[*8*] DONTENWILL, W., u. U. MOHR: Z. Krebsforsch. **64**, 305 (1961).
[*9*] DRUCKREY, H., u. D. SCHMÄHL: Naturwiss. **49**, 217 (1962).
[*10*] DRUCKREY, H., R. PREUSSMANN, D. SCHMÄHL u. M. MÜLLER: Naturwiss. **49**, 19 (1962).
[*11*] THOMAS, C., u. D. SCHMÄHL: Z. Krebsforsch. **65**, 294 (1963).
[*12*] SCHMÄHL, D., C. THOMAS u. K. KÖNIG: Z. Krebsforsch. **65**, 529 (1963).
[*13*] SCHMÄHL, D., C. THOMAS u. K. KÖNIG: Naturwiss. **50**, 407 (1963).
[*14*] ARGUS, M. F., and C. HOCH-LIGETI: J. nat. Cancer Inst. **30**, 533 (1963).
[*15*] HEROLD, K. M., and L. J. DUNHAM: Cancer Res. **23**, 5 (1963).
[*16*] DONTENWILL, W., u. U. MOHR: Z. Krebsforsch. **65**, 166 (1962).
[*17*] HOFFMANN, F., u. A. GRAFFI: Acta biol. med. german. **12**, 623 (1964).
[*18*] SCHMÄHL, D., C. THOMAS u. K. KÖNIG: Z. Krebsforsch. **65**, 342 (1963).
[*19*] DRUCKREY, H., u. R. PREUSSMANN: Naturwiss. **49**, 111 (1962).
[*20*] DRUCKREY, H., S. IVANKOVIC u. R. PREUSSMANN: Naturwiss. **51**, 144 (1964).
[*21*] TOMATIS, L., P. N. MAGEE u. P. SCHUBIK: J. nat. Cancer Inst. **33**, 341 (1964).
[*22*] ARGUS, M. F., u. C. HOCH-LIGETI: J. nat. Cancer Inst. **30**, 533 (1963).
[*23*] DRUCKREY, H., D. STEINHOFF, R. PREUSSMANN u. S. IVANKOVIC: Zschr. Krebsf. **66**, 1 (1964).
[*24*] HEROLD, K. M.: Cancer **17**, 114 (1964).
[*25*] DRUCKREY, H., S. IVANKOVIC, H. D. MENNEL u. R. PREUSSMANN: Zschr. Krebsforsch. **66**, 138 (1964).
[*26*] PASTERNAK, L.: Arzneim.-Forsch. [Drug Res.] **14**, 802 (1964).
[*27*] SCHMÄHL, D., und C. THOMAS: Naturwiss. **52**, 165 (1965).

IX. Phenanthren und Phenanthrenderivate

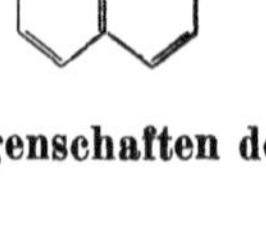

Physikalische und chemische Eigenschaften des Phenanthrens

Aussehen: Tafeln.
Festpunkt: 101 °C.
Kochpunkt: 340 °C.
Löslichkeit: W. nl., A. (h.) und Ae. l., Ac. und Öle ll.
BEILSTEIN-Zitat: 5, 667; I, 327; II, 579.

Der Grundkörper dieses Kohlenwasserstoffes, das Phenanthren, wurde bereits im Jahre 1922 erstmals von BLOCH [1] auf evtl. carcinogene Wirkung auf die Mäusehaut untersucht, allerdings ohne positives Ergebnis. Wenige Jahre später setzten verschiedene Autoren die Versuche mit diesem Kohlenwasserstoff an Mäusen und Ratten fort, wobei sowohl Hauttropfungen als auch s.c. und i.p. Applikationsweisen angewandt wurden. Tumoren konnten jedoch in keinem einzigen Falle beobachtet werden. KENNAWAY [2], MAISIN et al. [3], ORR [4], WHITE und WHITE [5] sind nur einige von zahlreichen Forschern, die bestätigten, daß Phenanthren als Grundkörper sich nicht zur Krebserzeugung eignet. Auch in Verbindung mit Crotonöl besitzt die Substanz keine geschwulstauslösende Wirkung auf die Mäusehaut.

Es wurde jedoch eine beträchtliche Anzahl der verschiedensten Derivate des Phenanthrens im Tierversuch getestet, und bei einer ganzen Reihe konnten carcinogene Eigenschaften nachgewiesen werden. Besondere Beachtung fanden aus diesem Grund vor allem verschiedene Methylderivate des Phenanthrens, Benzphenanthrene und Cyclopentenophenanthrene. Die Cyclopentenophenanthrene wurden u. a. deshalb besonders bearbeitet, weil sie strukturelle Beziehungen zu einigen Hormonen erkennen lassen. Doch sei bereits an dieser Stelle erwähnt, daß die Grundkörper, das 1,2- und auch das 3,4-Cyclopentenophenanthren, keine carcinogenen Eigenschaften besitzen.

Im Gegensatz zu den in Tab. 15 angeführten Trimethyl- bzw. Tetramethylderivaten des Phenanthrens konnten bei einigen anderen ähnlichen Derivaten keine carcinogenen Eigenschaften nachgewiesen werden. Hierzu zählen das 1,9-Dimethylphenanthren, mit dem BARRY et al. [6] erfolglos Mäuse betropften und das NOBLE [7] ebenso erfolglos Ratten implantierte. Ferner die Derivate 2,9-Dimethyl und 6,7-Dimethylphenanthren, die nach s.c. Injektion in Dosen bis zu 7 mg und Latenzzeiten bis zu 20 Monaten bei Mäusen keine Tumoren induzierten (SHEAR u. LEITER [8], SHEAR [8a]).

Bei Versuchen mit Derivaten des Phenanthrens ist zu beachten, daß einige der in Tabelle 15 erwähnten Verbindungen nur schwach carcinogen wirken, so daß verschiedene Autoren in Versuchen mit diesen keine carcinogene Wirkung, im Gegensatz zu anderen Forschern, beobachteten. Das trifft z. B. zu für das 1,2-Cyclopentenophenanthren, mit dem BARRY et al. [6] bei Mäusen, KINOSITA [9] bei Ratten, Kaninchen, Tauben und Fröschen und schließlich NOBLE [7] nach s.c. Injektion bei Ratten vergeblich Tumoren zu induzieren versuchten. Eine Bestätigung der in Tabelle 15 genannten Befunde BUTENANDTS und DANNENBERGS [10] steht noch aus. Auch das 3,4-Cyclopentenophenanthren erwies sich in Versuchen BADGERS et al. [11] als wirkungslos. Eine Reihe weiterer, auf Grund ihrer Struktur hierher gehörender Methylderivate des Cyclopentenophenanthrens besaßen in Versuchen von BUTENANDT und DANNENBERG [10] ebenso wie das in Tabelle 15 angeführte 5-Methylcyclopentenophenanthren keinerlei carcinogene Eigenschaften. Es handelt sich dabei um das 6-Methylcyclopentenophenanthren, das 8-Methylcyclopentenophenanthren und das 9-Methylcyclopentenophenanthren. Auch die Derivate 3'-Methyl- und 9-Methylcyclopentenophenanthren erwiesen sich als unwirksam (BUTENANDT u. SURANYI [12]). Ähnliches gilt auch für einige Dimethylderivate des Cyclopentenophenanthrens, die zum Unterschied von den in Tab. 15 enthaltenen, im Tierversuch keine carcinogenen Wirkungen zeigten, wie BUTENANDT und SURANYI [12] und BUTENANDT und DANNENBERG [10] nachweisen konnten. Zu diesen nicht carcinogenen Derivaten zählen das 3,6-Dimethyl-, das 3,8-Dimethyl- sowie das 3,9-Dimethylcyclopentenophenanthren. Neben den in der Tab. 15 genannten carcinogen wirksamen Aminophenanthrenderivaten gibt

Tabelle 15. Carcinogene Wirkung verschiedener Phenanthrenderivate

Derivat	Formel	Tierart	Stamm	Geschlecht	Applikationsweise und Dosis des Carcinogens	Dauer des Experimentes	Tumorhäufigkeit und Tumortyp	Autor
1,2,4-Trimethyl-phenanthren	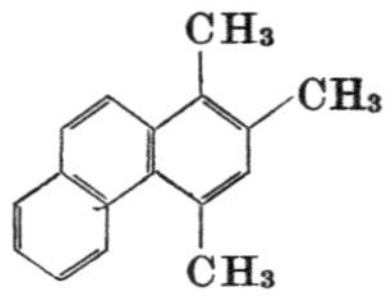	Maus	—	♂ + ♀	Hauttropfung mit 0,4% iger Lösung in Benzol; 2mal wöchentlich 2 Tropfen	238 Tage	1 Epitheliom und 1 Papillom von 10 Tieren	BUTENANDT u. DANNENBERG [10]
1,2,3,4-Tetramethyl-phenanthren	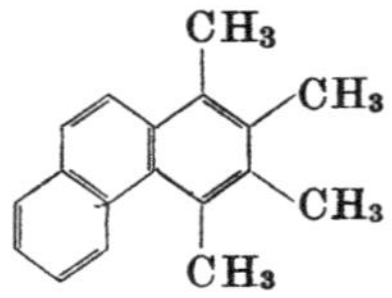	Maus	—	—	Hauttropfung mit 0,3% iger Lösung in Benzol, 2mal wöchentlich	486 Tage	5/10 Überlebende nach 1 Jahr mit 4 Papillomen, 9 Lungenadenomen und 1 Epitheliom	BADGER et al. [15]
3,4-Benz-phenanthren	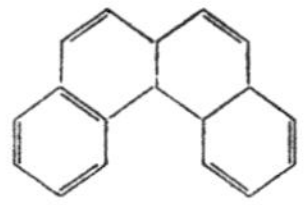	Maus	—	—	Hauttropfung mit 0,3% iger Lösung in Benzol, 2mal wöchentlich	676 Tage	18 Mäuse mit 5 Papillomen und 7 Epitheliomen	BARRY et al. [6]
		Maus	—	—	Hauttropfung mit 0,3% iger Lösung in Benzol, 2mal wöchentlich	580 Tage	40 Mäuse mit 4 Epitheliomen und 1 Papillom	BADGER et al. [11]
		Maus	—	—	s.c. mehrmalige Injektion von 5 mg in Sesamöl	445 Tage	keine Tumoren	BADGER et al. [11]
		Ratte	—	—	s.c. Injektion	533 Tage	1 Sarkom bei 6 Ratten	BADGER et al. [11]
1-Methyl-3,4-Benz-phenanthren	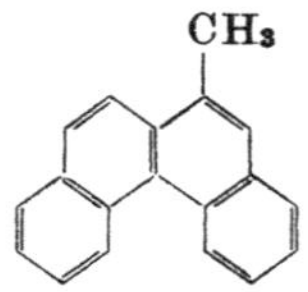	Maus	—	—	Hauttropfung mit 0,3% iger Lösung in Benzol, 2mal wöchentlich	335 Tage	20 Tiere, davon 6 Epitheliome und 2 Papillome	BADGER et al. [11]
		Maus	—	—	s.c. mehrmalige Injektionen von je 5 mg in Sesamöl	329 Tage	10 Tiere ohne Tumoren	BADGER et al. [11]

2-Methyl-3,4-Benz-phenanthren	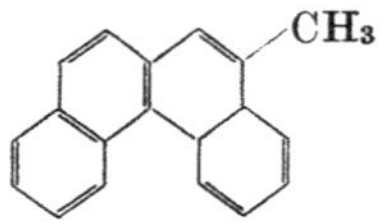	Maus	—	—	Hauttropfung mit 0,3% iger Lösung in Benzol, 2mal wöchentlich	300 Tage	20 Tiere mit 7 Epitheliomen und 5 Papillomen	BACHMANN et al. *[16]*
		Maus	—	—	s.c. Injektion von 5 mg des in Sesamöl gelösten Carcinogens	460 Tage	3 Cholangiome von 15 untersuchten Tieren	COOK et al. *[17]*
		Maus	—	—	per os wöchentlich 5 mg pro Maus	356 Tage	3 Cholangiome und 1 Hepatom von 8 Tieren	COOK et al. *[17]*
		Maus	A	—	s.c. 1 mg in Sesamöl gelöst	40 Wochen	18 Überlebende mit 4 Sarkomen und 100% Lungentumoren	SHIMKIN *[18]*
		Maus	—	—	Hauttropfung mit 0,3% iger Lösung in Aceton, 2mal wöchentlich	300 Tage	20 Mäuse mit 7 Epitheliomen und 5 Papillomen	BADGER et al. *[11]*
		Maus	—	—	s.c. mehrmalige Injektionen von 5 mg in Sesamöl	459 Tage	20 Mäuse mit 3 Sarkomen und 2 Epitheliomen	BADGER et al. *[11]*
		Maus	—	—	per os wöchentlich 5 mg pro Maus	383 Tage	keine Tumoren	BADGER et al. *[11]*
6-Methyl-3,4-Benz-phenanthren	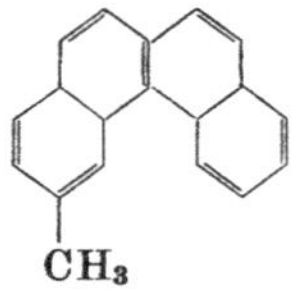	Maus	—	—	Hauttropfung mit 0,3% iger Lösung in Benzol, 2mal wöchentlich	678 Tage	20 Mäuse mit 6 Papillomen	BADGER et al. *[11]*
		Maus	—	—	s.c. mehrmalige Injektion von 5 mg in Sesamöl	674 Tage	10 Mäuse mit 2 Sarkomen und 1 Hodentumor	BADGER et al. *[11]*
		Maus	—	—	per os wöchentlich 5 mg pro Maus	637 Tage	10 Mäuse mit 1 Intestinalcarcinom und 1 Magenpapillom	BADGER et al. *[11]*
7-Methyl-3;4-Benz-phenanthren	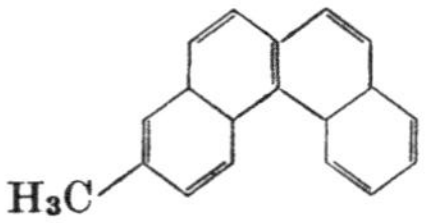	Maus	—	—	Hauttropfung mit 0,3% iger Lösung in Benzol	641 Tage	20 Mäuse mit 2 Epitheliomen und 1 Papillom	BADGER et al. *[11]*
		Maus	—	—	s.c. mehrmalige Injektion von 5 mg in Sesamöl	624 Tage	keine Tumoren	BADGER et al. *[11]*

Tabelle 15 (Fortsetzung)

Name des Derivates	Formel	Tierart	Stamm	Geschlecht	Applikationsweise und Dosis des Carcinogens	Dauer des Experimentes	Tumorhäufigkeit und Tumortyp	Autor
7-Methyl-3,4-Benzphenanthren	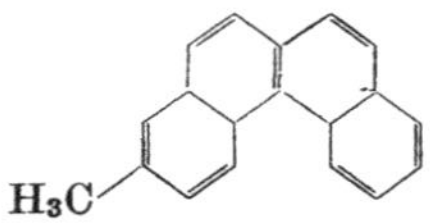	Maus	—	—	per os wöchentlich 5 mg pro Maus	620 Tage	keine Tumoren	BADGER et al. [11]
		Maus	—	—	Hauttropfung mit 0,3% iger Lösung in Benzol, 2mal wöchentlich	641 Tage	20 Mäuse mit 2 Epitheliomen und 1 Papillom	BADGER et al. [11]
		Maus	—	—	s.c. mehrmalige Injektion von 5 mg in Sesamöl	624 Tage	keine Tumoren	BADGER et al. [11]
		Maus	—	—	per os wöchentlich 5 mg pro Maus	620 Tage	keine Tumoren	BADGER et al. [11]
8-Methyl-3,4-Benzphenanthren	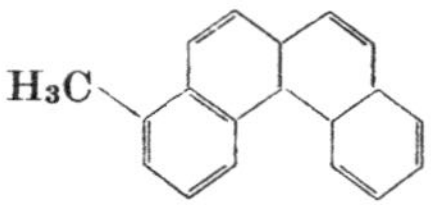	Maus	—	—	Hauttropfung mit 0,3% iger Lösung in Benzol, 2mal wöchentlich	584 Tage	20 Mäuse mit 2 Epitheliomen und 2 Papillomen	BADGER et al. [11]
		Maus	—	—	s.c. mehrmalige Injektionen von 5 mg in Sesamöl	482 Tage	1 Magenpapillom bei 10 Mäusen	BADGER et al. [11]
		Maus	—	—	per os wöchentlich 5 mg pro Maus	498 Tage	keine Tumoren	BADGER et al. [11]
2-Äthyl-3,4-Benzphenanthren	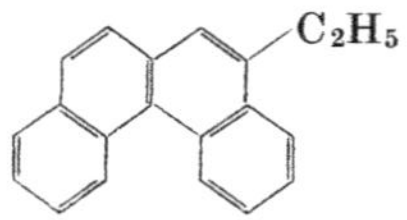	Maus	—	—	Hauttropfung mit 0,3% iger Lösung in Benzol, 2mal wöchentlich	272 Tage	9 Überlebende nach 6 Monaten: 2 Epitheliome, 3 Papillome	BADGER et al. [11]
		Maus	—	—	Hauttropfung mit 0,3% iger Lösung in Benzol, 2mal wöchentlich	272 Tage	9 Überlebende nach 6 Monaten: 2 Epitheliome, 1 Spindelzellsarkom	BADGER et al. [15]

2-Acetyl-3,4-Benz-phenanthren	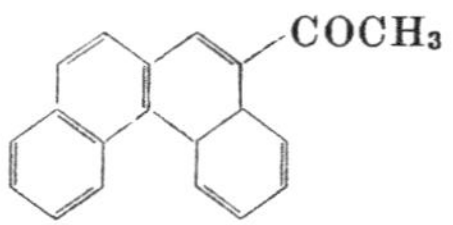	Maus	C_3H	—	Hauttropfung mit 0,3% iger Lösung in Benzol, 2mal wöchentlich	245 Tage	2 Papillome und 2 Epitheliome bei 6 Überlebenden nach 6 Monaten	BADGER et al. [15]
		Maus	—	—	s.c. mehrmalige Injektionen von 5 mg in Glycerin	236 Tage	1 Sarkom nach 236 Tagen von 10 Tieren	BADGER et al. [15]
1,2-Cyclopenteno-phenanthren	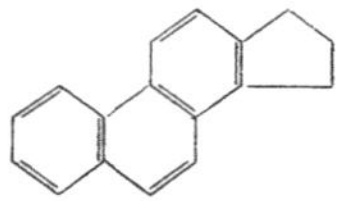	Maus	Bl. H.	—	Hauttropfung mit 0,4% iger Lösung in Benzol, 2mal wöchentlich 2 Tropfen	547 Tage	1 Mammacarcinom bei 4 Überlebenden nach 12 Monaten	BUTENANDT u. DANNENBERG [10]
		Maus	Bl. H.	—	s.c. einmalige Injektion von 5 mg Carcinogen in 0,2 ml Sesamöl	327 Tage	keine Tumoren bei 9 Überlebenden nach 6 Monaten	BUTENANDT u. DANNENBERG [10]
3-Methylcyclo-pentenophenanthren	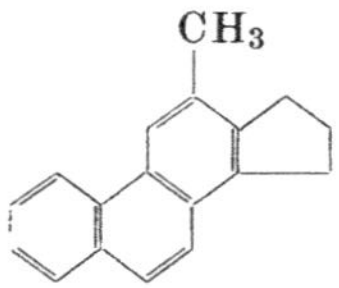	Maus	Bl. H.	♂ + ♀	Hauttropfung mit 0,4% iger Lösung in Benzol, 2mal wöchentlich je 2 Tropfen	272 Tage	1 Mammacarcinom bei 7 Überlebenden nach 6 Monaten	BUTENANDT u. DANNENBERG [10]
		Maus	Bl. H.	♂ + ♀	s.c. einmalige Injektion von 5 mg in 0,2 ml Sesamöl	249 Tage	keine Tumoren	BUTENANDT u. DANNENBERG [10]
3′-Methylcyclo-pentenophenanthren	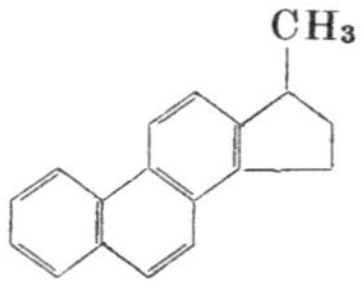	Maus	Bl. H.	♂ + ♀	Hauttropfung mit 0,4% iger Lösung in Benzol, 2mal wöchentlich je 2 Tropfen	561 Tage	1 Sarkom bei 6 Überlebenden nach 6 Monaten	BUTENANDT u. DANNENBERG [10]
		Maus	Bl. H.	♂ + ♀	s.c. einmalige Injektion von 5 mg in 0,2 ml Sesamöl	218 Tage	keine Tumoren	BUTENANDT u. DANNENBERG [10]
4-Methylcyclo-pentenophenanthren	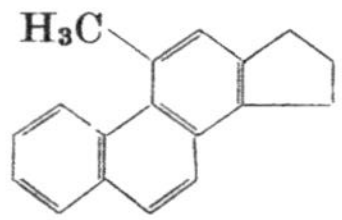	Maus	Bl. H.	♂ + ♀	Hauttropfung mit 0,4% iger Lösung in Benzol, 2mal wöchentlich 2 Tropfen	433 Tage	12 Überlebende nach 6 Monaten, 1 Überlebende nach 12 Monaten: 1 Papillom, 1 Epitheliom, 1 Mammacarcinom	BUTENANDT u. DANNENBERG [10]

Tabelle 15 (Fortsetzung)

Name des Derivates	Formel	Tierart	Stamm	Geschlecht	Applikationsweise und Dosis des Carcinogens	Dauer des Experimentes	Tumorhäufigkeit und Tumortyp	Autor
4-Methylcyclopentenophenanthren	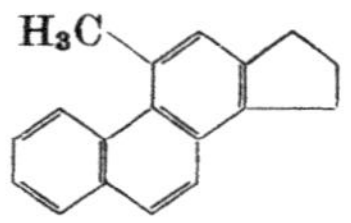	Maus	Bl. H.	♂ + ♀	s.c. eimalige Injektion von 5 mg in Sesamöl	405 Tage	keine Tumoren	BUTENANDT u. DANNENBERG [10]
5-Methylcyclopentenophenanthren	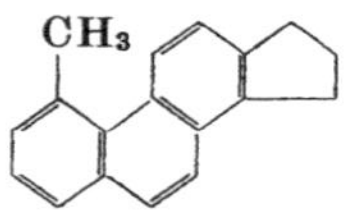	Maus	Bl. H.	♂ + ♀	Hauttropfung mit 0,4% iger Lösung in Benzol, 2 mal wöchentlich 2 Tropfen	490 Tage	keine Tumoren	BUTENANDT u. DANNENBERG [10]
10-Methylcyclopentenophenanthren	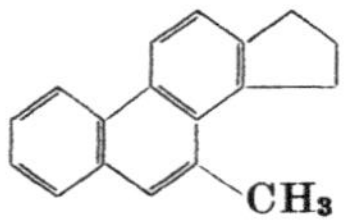	Maus	—	♂ + ♀	Hauttropfung mit 0,4% iger Lösung in Benzol, 2 mal wöchentlich 2 Tropfen	460 Tage	6 Überlebende nach 6 Monaten, 3 Überlebende nach 12 Monaten: 1 Papillom, 4 Epitheliome	BUTENANDT u. DANNENBERG [10]
3,4-Dimethylcyclopentenophenanthren	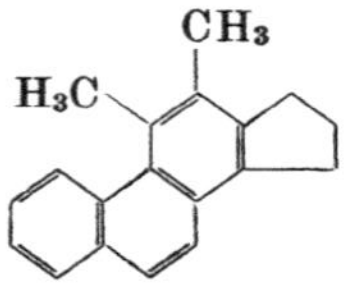	Maus	Bl. H.	♂ + ♀	Hauttropfung mit 0,4% iger Lösung in Benzol, 2 mal wöchentlich 2 Tropfen	275 Tage	1 überlebendes Tier von 10 Mäusen nach 6 Monaten mit 1 Epitheliom	BUTENANDT u. DANNENBERG [10]
9,10-Dimethylcyclopentenophenanthren	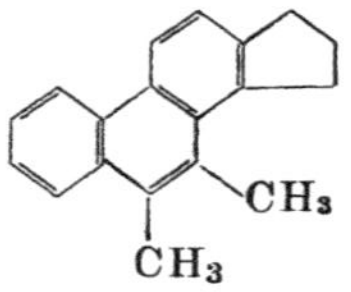	Maus	Bl. H.	♀	Hauttropfung mit 0,4% iger Lösung in Benzol, 2 mal wöchentlich 2 Tropfen	649 Tage	11 Überlebende nach 6 Monaten, 3 Überlebende nach 18 Monaten: 2 Mammacarcinome	BUTENANDT u. DANNENBERG [10]

3′,3,9-Trimethyl-cyclopenteno-phenanthren	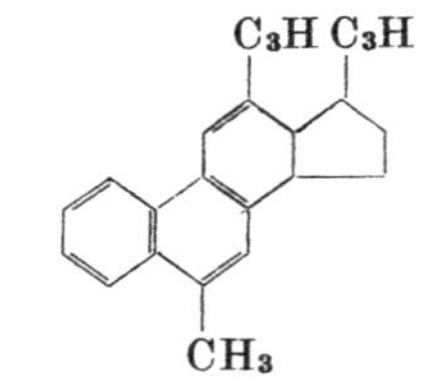	Maus	Bl. H.	♂ + ♀	Hauttropfung mit 0,4% iger Lösung in Benzol, 2mal wöchentlich je 2 Tropfen	483 Tage	8 Überlebende nach 6 Monaten, 3 Überlebende nach 12 Monaten: 1 Mammacarcinom	BUTENANDT u. DANNENBERG [10]
		Maus	Bl. H.	♂	s.c. einmalige Injektion von 5 mg in Sesamöl	406 Tage	keine Tumoren	BUTENANDT u. DANNENBERG [10]
2-Acetylamino-phenanthren	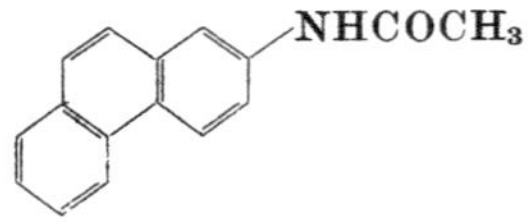	Ratte	Holtzman	♂	per os 0,86 mmol pro kg Diät, 14 Wochen lang	11 Monate	16 Ratten mit 4 Gehörgangstumoren, 3 Intestinaltumoren, 1 Colon-Adenocarcinom, 3 Leukämien	MILLER et al. [19]
		Ratte	Holtzman	♀	per os 0,86 mmol pro kg Diät, 13 Wochen lang	11 Monate	18 Ratten mit 10 Mammatumoren, 2 Gehörgangstumoren, 2 Intestinaltumoren, 7 Leukämien	MILLER et al. [19]
3-Acetylamino-phenanthren	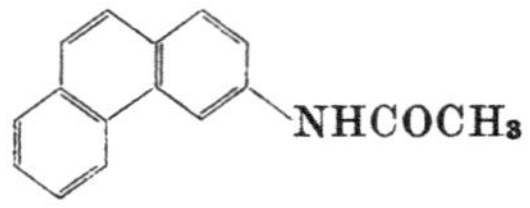	Ratte	Holtzman	♂	per os 1,62 mmol pro kg Diät, 8 Monate lang	10 Monate	9 Ratten mit 1 Mammafibrom, 3 Gehörgangstumoren, 2 Intestinaltumoren, 1 Lungenadenom	MILLER et al. [19]
		Ratte	Holtzman	♀	per os 1,62 mmol pro kg Diät, 8 Monate lang	10 Monate	9 Ratten mit 8 Mammatumoren, 1 Angiom des Uterus	MILLER et al. [19]
2-Acetylamino-9,10-Dihydro-phenanthren	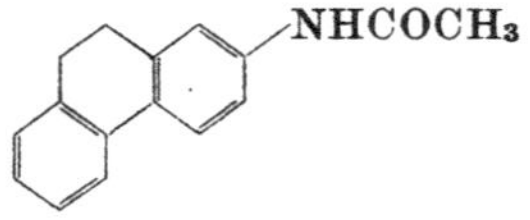	Ratte	Holtzman	♂	per os 1,62 mmol pro kg Diät, 8 Monate lang	10 Monate	9 Ratten mit 4 Gehörgangstumoren, 4 Intestinaltumoren, 1 Ganglioneurom	MILLER et al. [19]
		Ratte	Holtzman	♀	per os 1,62 mmol pro kg Diät, 8 Monate lang	10 Monate	9 Ratten mit 9 Mammatumoren, 5 Intestinaltumoren, 1 Uterussarkom	MILLER et al. [19]

es solche, für die keine carcinogenen Eigenschaften nachgewiesen werden konnten. Dazu zählen das 3-Aminophenanthren, mit dem JOSEPHS [*13*] Mäuse sowohl tropfte als auch s.c. injizierte, und das 9-Aminophenanthren, eine Substanz, die SHEAR und HARTWELL [*14*] wiederholte Male Mäusen s.c. in Dosen von 2,5 mg injizierten, ohne daß Tumoren entstanden. Auch für das 9-Acetylaminophenanthren gelang es nicht, trotz s.c. Injektion von insgesamt 90 mg pro Ratte, carcinogene Eigenschaften nachzuweisen, wogegen sowohl das 2- als auch das 3-Acetylaminoderivat, wie aus der Tab. 15 entnommen werden kann, deutlich carcinogen wirkt [*19*].

Die Erforschung der carcinogenen Eigenschaften von Phenanthrenderivaten, an der BUTENANDT und DANNENBERG besonderen Anteil haben, ist deshalb so wichtig, weil zwischen der Struktur dieser Verbindungen und körpereigenen Stoffen, z. B. Nebennierenrinden- und Geschlechtshormonen sowie Cholesterinderivaten, auffällige Beziehungen bestehen. Dies trifft vor allem für die Gruppe der Cyclophenanthrene zu. Vergleicht man die carcinogene Wirksamkeit der gesamten Gruppe mit der anderer Kohlenwasserstoffe, so ergibt sich zwangsläufig, daß Phenanthrene zu den schwächer wirksamen Carcinogenen gezählt werden müssen.

Die wichtigsten Versuchsanordnungen und deren Resultate zur Erzeugung von Geschwülsten im Tierexperiment mit verschiedenen Phenanthrenen sind in der Tab. 15 dargestellt.

a) Applikationsweise und Dosierung

Infolge der Vielzahl der verschiedenen untersuchten Phenanthrenderivate, von denen Tab. 15 lediglich eine Auswahl repräsentiert, können an dieser Stelle nur mehr oder weniger allgemeine Hinweise für Cancerisierungsversuche mit Phenanthrenen gegeben werden.

Für Derivate des Phenanthrens ist, mit Ausnahme der Acetylaminophenanthrene, als wichtigste Applikationsweise die Tropfung auf die vorher enthaarte Rückenhaut der Versuchstiere anzusehen. Zweckmäßigerweise verwendet man 0,3 bzw. 0,4%ige Lösungen des Carcinogens in Benzol oder in Aceton. Von einer solchen Lösung werden den Tieren ein- oder zweimal wöchentlich jeweils 2 bis 3 Tropfen auf die Rückenhaut aufgetragen. In zahlreichen Versuchen wurde jedoch auch die s.c. Applikationsweise erfolgreich angewandt, wobei als Lösungsmittel vor allem Sesamöl, seltener Glycerin Verwendung fanden. Die übliche Dosis pro Injektion beträgt 5 mg, die am vorteilhaftesten in 0,2 ml des zu verwendenden Mediums gelöst wird.

Als ein Sonderfall sind die acetylierten Aminophenanthrene anzusehen, weil sie nur nach peroraler Applikationsweise carcinogen wirken. Man verabreicht sie am einfachsten zusammen mit der Diät im chronischen Fütterungsversuch.

b) Tierarten

Phenanthren selbst hat — auch in Verbindung mit Crotonöl — keine geschwulstauslösende Wirkung auf die Mäusehaut.

Zunächst muß betont werden, daß sich in den in der Vergangenheit von sehr vielen Autoren durchgeführten Versuchen die Maus als Versuchsobjekt am besten bewährt hat, doch konnten auch bei Ratten, mit einigen Derivaten sogar vorwiegend bei dieser Species, positive Befunde erzielt werden. Die von zahlreichen Autoren ohne Erfolg mit anderen Species durchgeführten Versuche sprechen dafür, daß außer Maus und Ratte praktisch keine anderen Arten für solche Versuche in Betracht kommen.

c) Tumortypen

Die Art der durch Phenanthrenderivate induzierten Geschwülste hängt sowohl von der chemischen Struktur der applizierten Verbindung als auch von der angewandten Applikationsweise ab. Die Acetylaminophenanthrene nehmen auch hierin wieder eine Sonderstellung insofern ein, als sie bei Ratten vorwiegend Gehörgangstumoren, Intestinalgeschwülste und Mammatumoren erzeugen, in seltenen Fällen auch Tumoren der Lunge und des Uterus sowie Leukämien. Alle übrigen Derivate verursachen nach Tropfung auf die Haut Epitheliome und Papillome, vereinzelt auch Mammacarcinome. Nach s.c. Injektion stehen Sarkome nahe der Injektionsstelle absolut im Vordergrund. Es sind nach Injektion aber auch Fälle von Cholangiomen, Hepatomen, Lungentumoren, Epitheliomen, Magentumoren sowie ein Hodentumor beschrieben worden. Perorale Verabreichung führt vor allem zur Bildung von Cholangiomen und Hepatomen, erzeugt jedoch auch Magen- und Darmtumoren.

d) Latenzzeiten

Abgesehen von den in Versuchen mit Acetylaminophenanthrenen zu beobachtenden etwa einjährigen Latenzzeiten sind übereinstimmend von fast allen Autoren in Versuchen mit anderen Derivaten oftmals sehr beträchtliche Latenzzeiten registriert worden. Sehr viele Versuche, in denen die Carcinogene auf die Rückenhaut getropft bzw. den Tieren s.c. injiziert wurden, erstreckten sich nämlich über Zeiträume von 1 bis $1^1/_2$, zuweilen sogar bis zu 2 Jahren. Dies unterstreicht die bereits oben erwähnte Tatsache, daß Phenanthrenderivate zu den schwächer wirksamen carcinogenen Kohlenwasserstoffen zählen.

Literatur

[*1*] BLOCH, B.: Leeuw.-Vereen. **1**, 46 (1922).
[*2*] KENNAWAY, E. L.: Brit. Med. J. **1**, 564 (1924).
[*3*] MAISIN, J., P. DESMIDT et L. JACQMIN: C. R. Séances Soc. biol. **96**, 1056 (1927).
[*4*] ORR, J. W.: Amer. J. Cancer. **32**, 114 (1938).
[*5*] WHITE, A., and J. WHITE: Yale J. Biol. Med. **12**, 427 (1940).
[*6*] BARRY, G., J. W. COOK, G. A. D. HASLEWOOD, C. L. HEWETT, I. HIEGER and E. L. KENNAWAY: Proc. Roy. Soc. London, S. B. **117**, 318 (1935).
[*7*] NOBLE, R. L.: J. Endocrinol. **1**, 128 und 216 (1939).
[*8*] SHEAR, M. J., and J. LEITER: J. nat. Cancer Inst. **2**, 241 (1941).
[*8a*] SHEAR, M. J.: Amer. J. Cancer. **33**, 499 (1938).
[*9*] KINOSITA, R.: Trans. Jap. Pathol. Soc. **27**, 665 (1937).
[*10*] BUTENANDT, A., u. H. DANNENBERG: Arch. Geschwulstforsch. **6**, 1 (1953).
[*11*] BADGER, G. M., J. W. COOK, C. L. HEWETT, E. L. KENNAWAY, N. M. KENNAWAY, R. H. MARTIN and A. M. ROBINSON: Proc. Roy. Soc., London, S. B. **129**, 439 (1940).
[*12*] BUTENANDT, A., u. L. A. SURANYI: Ber. dtsch. chem. Ges. **75**, 597 (1942).
[*13*] JOSEPHS, L.: Proc. Soc. exp. Biol. Med. **41**, 334 (1939).
[*14*] SHEAR, M. J., in J. L. HARTWELL: "Survey of Compounds which have been tested for carcinogenic activity". Fed. Sec. Agency (1941).
[*15*] BADGER, G. M., J. W. COOK, C. L. HEWETT, E. L. KENNAWAY, N. M. KENNAWAY, R. H. MARTIN and A. M. ROBINSON: Proc. Roy. Soc., London, S. B. **131**, 170 (1942).
[*16*] BACHMANN, W. E., J. W. COOK, A. DANSI, C. G. M. DE WORMS, G. A. D. HASLEWOOD, C. L. HEWETT and A. M. ROBINSON: Proc. Roy. Soc., London, S. B. **123**, 343 (1937).
[*17*] COOK, J. W., C. L. HEWETT, E. L. KENNAWAY and N. M. KENNAWAY: Amer. J. Cancer. **40**, 62 (1940).
[*18*] SHIMKIN, M. B.: Arch. Path. **29**, 229 und 239 (1940).
[*19*] MILLER, J. A., R. B. SANDIN, E. C. MILLER and H. P. RUSCH: Cancer Res. **15**, 188 (1955).

X. Anthracene

Reines Anthracen, das man als Grundsubstanz dieser Carcinogengruppe ansehen kann, hat sich bisher in nahezu allen der sehr zahlreichen Versuche bei verschiedenen Tierarten (Ratte, Maus, Kaninchen) unter Anwendung verschiedener Applikationsweisen (s.c., i.p., i.v., Hauttropfung) als praktisch unwirksam erwiesen. Die ersten Versuche mit dieser Substanz wurden 1922 von Bloch [*1*] an Mäusen durchgeführt. Es folgten bald umfangreiche Versuche von Kennaway [*2a, b*] und vielen anderen Autoren (Boyland und Burrows [*3*] mit Ratten, und Kinosita [*4*] mit Kaninchen). Lediglich Schmähl [*5*] gelang es im Jahre 1955, bei Ratten nach s.c. Injektion von reinem Anthracen Fibrome zu erzeugen. Sehr viele Versuche sind seitdem mit verschiedensten Derivaten des Anthracens durchgeführt worden, wobei sich vor allem einige Benzol-, aber auch verschiedene Aminoderivate als besonders stark wirksam erwiesen haben. Mit Ausnahme der in Tab. 16 enthaltenen Verbindung 9,10-Dimethylanthracen waren alle anderen Methyl- und Phenylderivate des Anthracens wirkungslos. Zu diesen nicht carcinogenen Substanzen zählen u. a. 1,2-Dimethylanthracen, 1,3-Dimethylanthracen, 1,4-Dimethylanthracen, 2,3-Dimethylanthracen, 2′-Methylanthracen, 9-Methylanthracen, 9-Äthylanthracen, 1-Phenylanthracen, 2-Phenylanthracen, 9-Phenylanthracen, 9,10-Diphenylanthracen, 2,9,10-Triphenylanthracen und das 2,3,6,7-Tetramethylanthracen. Es waren verschiedene Autoren, die diese Derivate als carcinogen unwirksam charakterisierten: Kennaway und Hieger [*6*], Cook [*7*], Velluz [*8*], Shear et al. [*9*], Bradbury et al. [*10*], Kennaway et al. [*11*] sowie Badger et al. [*12*]. Zur Gruppe der unwirksamen Anthracenderivate zählen auch solche, in deren Molekül eine Amino- bzw. eine Acetylaminogruppe eingebaut ist, nämlich das 1-Aminoanthracen, das 9-Aminoanthracen, das 2-Acetylaminoanthracen und das 9-Acetylaminoanthracen. Eine Ausnahme macht nur das 2-Aminoanthracen, mit dem Bielschowsky bei Ratten und Mäusen Tumoren induzieren konnte. Er war es auch, der die Wirkungsweisen der oben genannten Derivate untersuchte (Bielschowsky [*13* u. *14*]).

Wie die in Tab. 16 zusammengestellten Daten erkennen lassen, zählt das 1,2-Benzanthracen selbst zu den polyzyklischen Kohlenwasserstoffen mit nur sehr schwacher carcinogener Wirkung. Seit Kennaways erstem Versuch im Jahre 1930 [*15*] konnten verschiedene andere Autoren ähnliche Beobachtungen machen (Cook [*16*], Barry et al. [*17*], Boyland und Burrows [*3*], Hieger [*18*], Orr [*19*], Shear [*20*], Andervont und Shimkin [*21*]). Weder bei Mäusen noch bei Ratten gelang es den genannten Autoren, durch Hauttropfung oder s.c. Injektion Tumoren zu erzeugen. Lediglich Steiner und Falk [*22*] sowie Steiner und Edgecomb [*23*] induzierten durch s.c. Injektion von in Tricaprylin gelöstem 1,2-Benzanthracen bei Mäusen Sarkome in hohem Prozentsatz.

Verschiedene Aminoderivate des Benzanthracens erwiesen sich sämtlich als carcinogen unwirksam, wie Versuche von Cook und Kennaway [*24*], Shear [*9*], Badger et al. [*12*] sowie Dunlap und Warren [*25*] gezeigt haben. Es betrifft dies die Derivate 3-Amino-1,2-benzanthracen, 5-Amino-, 8-Amino- und 10-Amino-1,2-benzanthracen. Auch das 3-Amino-10-methyl-1,2-benzanthracen ist an dieser Stelle zu nennen.

Von Shear [*9*], Badger et al. [*26*], Cook und Kennaway [*24*] und Shear [*20*] wurden auch acetylierte Benzanthracene auf carcinogene Eigenschaften untersucht und für das 10-Acetoxymethyl-1,2-benzanthracen carcinogene Wirkungen auf die Haut von Mäusen nach Tropfung und auf das s.c. Bindegewebe nach Implantation von kristalliner Substanz nachgewiesen. Dagegen erwiesen sich 9-Acetoxy-10-methyl-1,2-benzanthracen und 1 β-Acetyl-1,2-benzanthracen nach s.c. Applikation an Mäusen als wirkungslos.

Zu den wirkungslosen Derivaten zählen ferner Benzanthren und das 10-Benzyl-1,2-benzanthracen, mit denen BARRY et al. [*17*] erfolglos die Haut von Mäusen betropften; ferner 9,10-Bishydroxymethyl-1,2-benzanthracen und 10-m-Butyl-1,2-benzanthracen, die von BADGER et al. [*26*] sowie SHEAR und LEITER [*46*] und SHEAR [*20*] ohne Erfolg Mäusen s.c. implantiert wurden. Die letztgenannten Autoren fanden ferner, daß s.c. bei Mäusen implantierte Kristalle von 6-Carbomethoxy-10-methyl-1,2-benzanthracen und 7-Carboxymethoxy-10-methyl-1,2-benzanthracen keinerlei carcinogene Wirkungen entfalten.

Carcinogene Eigenschaften konnten für einige chlorierte bzw. bromierte Benzanthracene nachgewiesen werden, wie aus Tab. 16 deutlich hervorgeht. Einige der in Tab. 16 genannten Beispiele für carcinogen wirksame Anthracenderivate machen klar, wie sehr ihre Wirksamkeit vom Ort abhängt, an dem die Substitution einer wirksamen Gruppe erfolgt. Auch zeigen sie die Abhängigkeit der Wirkung von der Art des Substituenten und schließlich vom hydroaromatischen Charakter der Verbindung. Hydroaromaten sind nämlich unwirksam. Die Bedeutung des Ortes der Substitution wird u. a. unterstrichen durch einige Dimethylderivate des Anthracens, bei denen eine Methylgruppe am angularen Ring sitzt. Wie Untersuchungen von SHEAR [*27*], SHEAR und LEITER [*9*] und BARRY et al. [*17*] an Mäusen gezeigt haben, wirken nämlich 1,10-Dimethyl-, 2′,6-Dimethyl- und das 3′,6-Dimethyl-1,2-benzanthracen nicht carcinogen. Aber auch bei den am Grundskelett des Anthracens methylierten Derivaten ist die Position an der die Methylgruppe sitzt, entscheidend dafür, ob das betreffende Derivat carcinogen wirkt oder nicht. Solche unwirksamen Dimethylderivate sind u. a. 3,9-Dimethyl- und 5,8-Dimethyl-1,2-benzanthracen (SHEAR [*20*], SHEAR u. LEITER [*46*], DUNLAP u. WARREN [*25*]).

In Tab. 16 sind einige wichtige carcinogen wirksame Dimethylderivate genannt, wobei besonders ausführlich die Wirkungsweise des 9,10-Dimethyl-1,2-benzanthracens dargestellt wird, weil diese Substanz eines der am stärksten wirkenden Carcinogene überhaupt ist.

Im Gegensatz zur sehr starken carcinogenen Wirkung des 9,10-Dimethyl-1,2-benzanthracens ist das 9,10-Diphenyl-1,2-anthracen völlig wirkungslos, wie BARRY et al. [*17*] in Tropfungsversuchen an Mäusen zeigen konnten. Auch verschiedene Hydro- und Hydroxyderivate besaßen keinerlei carcinogene Eigenschaften, als SHEAR und LEITER [*9*], DUNLAP und WARREN [*25* u. *28*] und BARRY et al. [*17*] — hauptsächlich mittels s.c. Injektion — folgende Derivate des Benzanthracens testeten: 1′,2′,3′,4′,9,10-Hexahydro-10-methyl-1,2-benzanthracen, 8-Hydroxy- und 3-Hydroxy-1,2-benzanthracen, 9-Hydroxy-10-methyl-1,2-benzanthracen und 10-Isopropyl-1,2-benzanthracen.

Im Unterschied zu den in Tab. 16 dargestellten carcinogenen Methoxy-Benzanthracenen fanden SHEAR und LEITER [*9*] und DICKENS und WEIL-MALHERBE [*29*], daß 4′-Methoxy-9,10-Dimethyl-1,2-benzanthracen und 10-Methoxymethyl-1,2-benzanthracen nach Tropfung auf Mäusehaut bzw. s.c. Injektion nicht carcinogen wirkten. Auch die Gruppe der Monomethylderivate zerfällt in wirksame und unwirksame Derivate. Zu den unwirksamen zählen nach Angaben von HILL et al. [*30*] und BARRY et al. [*17*] 2′-Methyl-1,2-benzanthracen, 3′-Methyl-1,2-benzanthracen und das 5-Methyl-1,2-benzanthracen. Die Wirkungsweise und Wirkungsstärke einiger anderer Methylderivate ist ebenfalls der Tab. 16 zu entnehmen.

Tabelle 16. Carcinogene Wirkung verschiedener Anthracenderivate

Name des Derivates	Formel	Tierart	Stamm	Geschlecht	Applikationsweise und Dosierung des Carcinogens	Dauer des Experimentes	Tumorhäufigkeit und Tumortyp	Autor
9,10-Dimethyl-anthracen	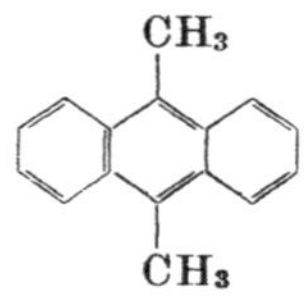	Maus	—	—	Hauttropfung 2 mal wöchentlich, in Benzol gelöst	669 Tage	4 Epitheliome bei 40 behandelten Mäusen	KENNAWAY et al. [11]
		Maus	C3H	—	s.c. Injektion von 5 mg in Sesamöl oder Glycerin, mehrmalige Injektionen	442 Tage	keine Tumoren	KENNAWAY et al. [11]
2-Amino-anthracen	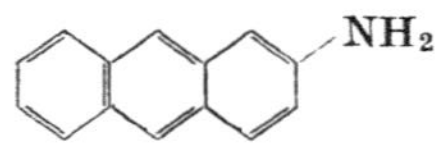	Ratte	Wistar	♂	Hauttropfung 2 bis 5 Tropfen 3 mal wöchentlich, in Aceton gelöst	39 Wochen	Papillome, Spindelzellsarkome, Basalzellencarcinome	BIELSCHOWSKY [13]
		Maus	Albino	♂ + ♀	s.c. Injektion von 0,25 ml gesättigter Lösung in Schmalz, 7 bis 10 Injektionen	20 Monate	6 Tumoren bei 20 Mäusen (multiple Hepatome) tome)	BIELSCHOWSKY [13]
		Ratte	Albino	—	p.o. 6 mg täglich im Futter, 5 Tage lang	5 Tage	infolge toxischer Eigenschaften verstarben alle Versuchstiere innerhalb weniger Tage	BIELSCHOWSKY [13]
1,2-Benz-anthracen	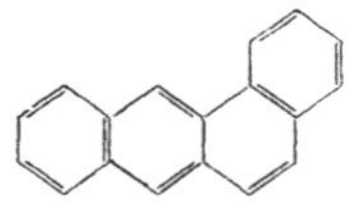	Maus	C57bl	♂ + ♀	s.c. Injektion von 5 mg gelöst in 0,5 ml Tricaprylin	22 Monate	8 Sarkome von 46 Überlebenden	STEINER u. FALK [22]
		Maus	C57bl	♂ + ♀	s.c. Injektion von 0,05 mg gelöst in 0,5 ml Tricaprylin	28 Monate	5 Sarkome von 43 Überlebenden	STEINER u. EDGECOMB [23]
		Maus	C57bl	♂ + ♀	s.c. Injektion von 1,0 mg gelöst in 0,5 mg Tricaprylin	28 Monate	15 Sarkome von 31 Überlebenden	STEINER u. EDGECOMB [23]
		Maus	C57bl	♂ + ♀	s.c. Injektion von 10,0 mg gelöst in 0,5 ml Tricaprylin	28 Monate	5 Sarkome von 16 Überlebenden	STEINER u. EDGECOMB [23]

5-Chloro-10-methyl-1,2-benz-anthracen	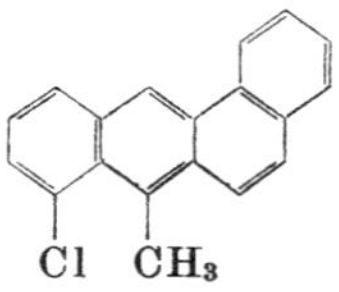	Maus	A	♂ + ♀	s.c. Injektion 2mal von je 1 mg in Schmalz gelöst	9 Monate	16 von 20 Mäusen mit Tumoren	SHEAR u. LEITER [9]
6-Chloro-10-methyl-1,2-benz-anthracen	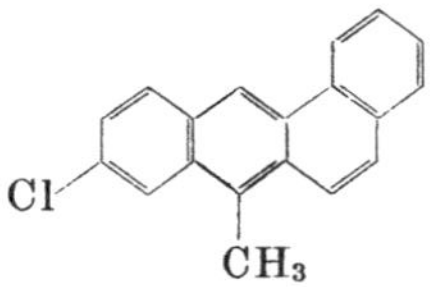	Maus	A	♂ + ♀	s.c. Injektion von 2 mg in kristalliner Form	11 Monate	keine Tumoren	SHEAR u. LEITER [9]
7-Chloro-10-methyl-1,2-benz-anthracen	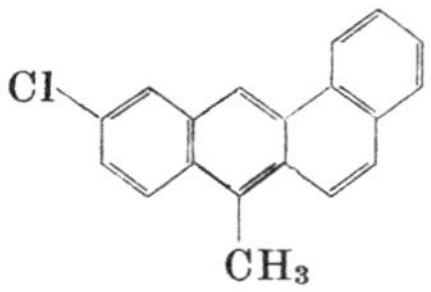	Maus	A	♂ + ♀	s.c. Implantation von 2 bis 10 mg in kristalliner Form	18 Monate	20% Tumorbefall	SHEAR u. LEITER [9]
5-Bromo-9,10-dimethyl-1,2-benz-anthracen	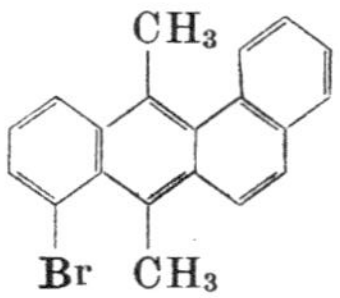	Maus	C_3H	♂ + ♀	s.c. einmalige Injektion von 2 mg gelöst in Tricaprylin	6 Monate	19 Tumoren bei 20 Mäusen	DUNLAP u. WARREN [25]
10-Cyano-1,2-benz-anthracen	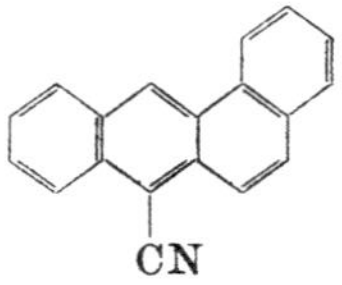	Maus	—	—	s.c. mehrmalige Injektionen von je 5 mg in Sesamöl gelöst	333 Tage	4 Sarkome bei 10 Mäusen	BADGER et al. [26]
		Maus	—	—	Hauttropfung mit 0,3%iger Lösung in Benzol, 2mal wöchentlich	650 Tage	1 Epitheliom und 1 Papillom bei 20 Tieren	BADGER et al. [12]

Tabelle 16 (Fortsetzung)

Name des Derivates	Formel	Tierart	Stamm	Geschlecht	Applikationsweise und Dosierung des Carcinogens	Dauer des Experimentes	Tumorhäufigkeit und Tumortyp	Autor
10-Cyanomethyl-1,2-benz-anthracen	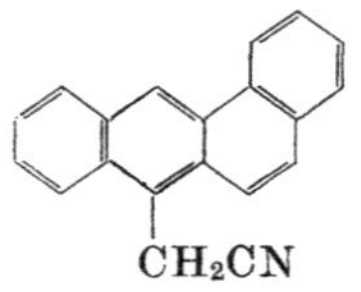	Maus	A	♂	s.c. Implantationen von je 5 mg in kristalliner Form (3 Wiederholungen)	19 Monate	4 Sarkome von 10 Tieren	SHEAR et al. [9]
5-Cyano-9,10-dimethyl-1,2-benz-anthracen	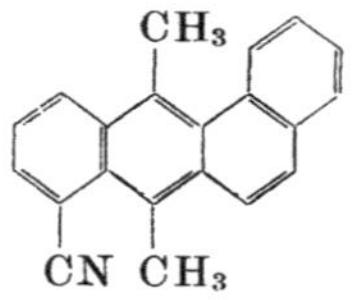	Maus	C3H	♂ + ♀	s.c. Injektion von 2 mg gelöst in Tricaprylin	6 Monate	2 Tumoren von 2 Überlebenden nach 94 Tagen	DUNLAP u. WARREN [25]
6-Cyano-10-methyl-1,2-benz-anthracen	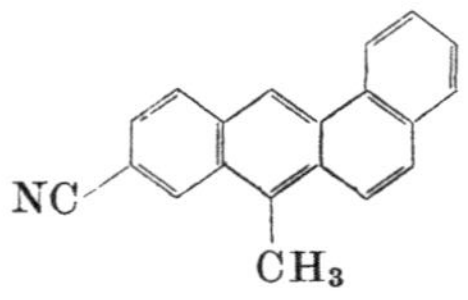	Maus	A	♂ + ♀	s.c. Injektion von 2 mg in kristalliner Form	8 Monate	keine Tumoren	SHEAR et al. [9]
7-Cyano-10-methyl-1,2-benz-anthracen	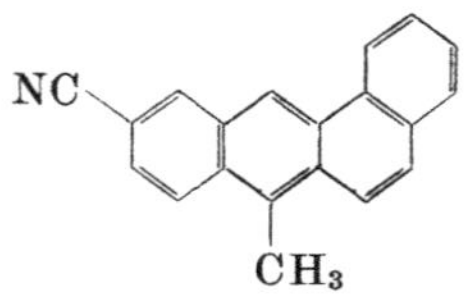	Maus	C_3H	♂	s.c. Injektion von 5 mg in kristalliner Form (2 Injektionen)	13 Monate	7 Tumoren von 10 Mäusen, erster Tumor nach 5 Monaten	SHEAR et al. [9]
9,10-Diäthyl-1,2-benz-anthracen	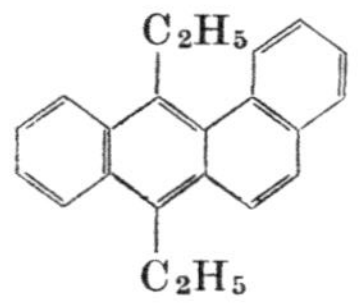	Maus	—	—	Hauttropfung mit 0,3%iger Lösung in Benzol, 2 mal wöchentlich	424 Tage	4 Papillome von 20 Mäusen	BADGER et al. [26]

9,10-Bihydro-10-methyl-1,2-benz-anthracen	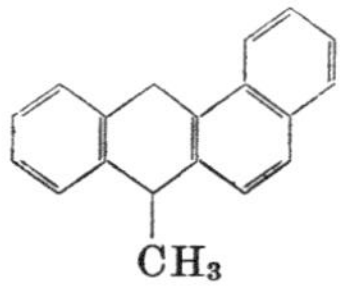	Maus	A	♂	3 Implantationen von je 5 mg in kristalliner Form	14 Monate	keine Tumoren	SHEAR et al. [9]
4,9-Dimethyl-1,2-benz-anthracen	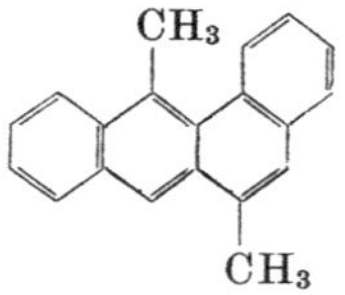	Maus	A	♂ + ♀	s.c. Implantation von 2 mg in kristalliner Form	12 Monate	9 Tumoren von 20 Mäusen	SHEAR u. Leiter [46]
4,10-Dimethyl-1,2-benz-anthracen	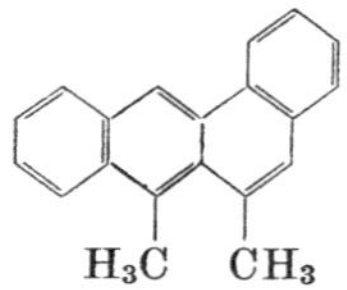	Maus	A	♂ + ♀	s.c. Injektion von 1 mg gelöst in Schmalz	14 Monate	7 Tumoren von 20 Mäusen; erster Tumor nach 5 Monaten	SHEAR et al. [9]
5,9-Dimethyl-1,2-benz-anthracen	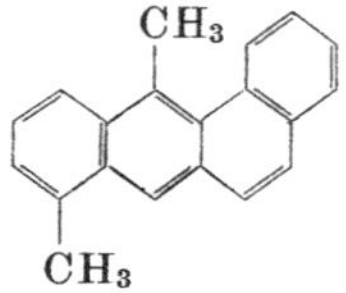	Maus	A	♂	s.c. Injektion von 1 mg gelöst in Schmalz	4 Monate	100% Tumoren	SHEAR [27]
5,10-Dimethyl-1,2-benz-anthracen	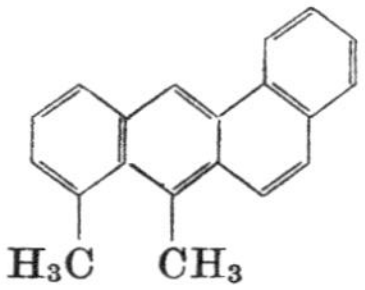	Maus	A	♂	s.c. Injektion von 1 mg gelöst in Schmalz	4 Monate	100% Tumoren	SHEAR [27]
8,10-Dimethyl-1,2-benz-anthracen	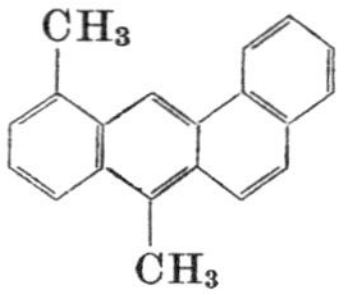	Maus	C3H	♂ + ♀	s.c. Injektion von 1 mg in Tricaprylin	6 Monate	100% Tumoren	DUNLAP u. WARREN [28]
		Maus	C3H	♂ + ♀	s.c. Injektion von 2 mg in Tricaprylin	6 Monate	4 Tumoren von 10 Mäusen	DUNLAP u. WARREN [28]

Tabelle 16 (Fortsetzung)

Name des Derivates	Formel	Tierart	Stamm	Geschlecht	Applikationsweise und Dosierung des Carcinogens	Dauer des Experimentes	Tumorhäufigkeit und Tumortyp	Autor
9,10-Dimethyl-1,2-benzanthracen	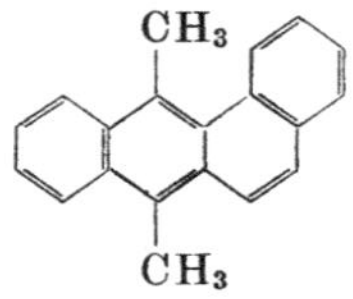	Maus	—	—	Hauttropfung mit 0,3% iger Lösung in Benzol, 2mal wöchentlich	172 Tage	15 Überlebende mit 8 Epitheliomen und 5 Papillomen	BACHMANN et al. [47]
		Maus	A	♂ + ♀	s.c. Injektion von 1 mg gelöst in Schmalz	4 Monate	2 Tumoren von 8 Überlebenden nach 4 Monaten	SHEAR [27]
		Maus	—	—	Hauttropfung mit 0,3% iger Lösung in Benzol	76 Tage	14 Tumoren von 15 Überlebenden; erster Tumor nach 35 Tagen	COOK [48]
		Maus	—	—	Hauttropfung mit 0,3% iger Lösung in Benzol, 2mal wöchentlich	172 Tage	8 Epitheliome und 5 Papillome bei 20 Mäusen	BADGER et al. [26]
		Maus	—	—	s.c. Injektion von 5 mg gelöst in Sesamöl, mehrere Injektionen	165 Tage	3 Sarkome von 40 injizierten Mäusen	BADGER et al. [26]
		Maus	A	♂ + ♀	s.c. Injektionen von 0,1 und 0,25 mg, gelöst in Schmalz	8 Monate	15 Tumoren von 18 Überlebenden	SHEAR et al. [9]
		Maus	Little's Dlb	♂ + ♀	Hauttropfung mit 0,5% iger Lösung in Benzol, 2 oder 3mal wöchentlich	38 Wochen	24 Tumoren von 50 Mäusen; zusätzlich 7 Leukämien und 7 Mammacarcinome	ENGELBRETH-HOLM u. LE FEVRE [49]
		Maus	Furth AK	♂ + ♀	s.c. Injektion von 1 mg gelöst in Olivenöl	29 Wochen	7 Tumoren von 12 Überlebenden; zusätzlich 9 Leukämien	ENGELBRETH-HOLM u. LE FEVRE [49]
		Maus	Dba	♂ + ♀	Hauttropfung mit 0,5% iger Lösung in Benzol, 2mal wöchentlich	155 Tage	keine Tumoren; 7 Tiere mit generalisierter Lymphomatose	LAW [50]
		Maus	C	♂ + ♀	Hauttropfung mit 0,5% iger Lösung in Benzol, 2mal wöchentlich	175 Tage	bei 44 Tieren einige Epitheliome und 33 myeloische Leukämien	LAW [50]

	Maus	Leaden	♂ + ♀	Hauttropfung mit 0,5% iger Lösung in Benzol, 2 mal wöchentlich	150 Tage	15 Tumoren von 20 Tieren	LAW [50]
	Maus	C3H	♂ + ♀	Hauttropfung mit 0,5% iger Lösung in Benzol, 2 mal wöchentlich	120 Tage	21 Tumoren von 22 behandelten Tieren	LAW [50]
	Maus	Swiss	♂ + ♀	Hauttropfung mit 0,5% iger Lösung in Benzol, 2 mal wöchentlich	150 Tage	4 Tumoren von 15 behandelten Tieren; außerdem 12 mit generalisierter Lymphomatose	LAW [50]
	Maus	ABC	♂ + ♀	Hauttropfung mit 0,5% iger Lösung in Benzol, 2 mal wöchentlich	150 Tage	10 Tumoren von 15 behandelten Tieren	LAW [50]
	Maus	N	♂ + ♀	Hauttropfung mit 0,5% iger Lösung in Benzol, 2 mal wöchentlich	150 Tage	7 Tumoren von 12 behandelten Tieren	LAW [50]
	Maus	C57bl	♂ + ♀	Hauttropfung mit 0,5% iger Lösung in Benzol, 2mal wöchentlich	120 Tage	15 Tumoren von 30 behandelten Tieren	LAW [50]
	Maus	C57br	♂ + ♀	Hauttropfung mit 0,5% iger Lösung in Benzol, 2mal wöchentlich	100 Tage	21 Tumoren von 30 behandelten Tieren	LAW [50]
	Maus	MRC	♂	Hauttropfung mit 0,1% iger Lösung in Aceton, 2 mal wöchentlich	150 Tage	12 Papillome und 9 Carcinome von 26 behandelten Tieren	BURROWS et al. [51]
	Maus	Swiss	♂ + ♀	s.c. Injektion von 2,0 mg gelöst in Tricaprylin	6 Monate	2 Hautcarcinome, 6 Leukämien, 3 Lungenadenome von 20 behandelten Tieren	DUNLAP u. WARREN [28]
	Maus	XVII	—	Hauttropfung mit 0,03% iger Lösung in Aceton, 2 mal wöchentlich	255 Tage	100% Papillome und maligne Tumoren	RUDALI et al. [52]
	Ratte	—	♂ + ♀	s.c. Injektion von 8 mg gelöst in Rattenfett	264 Tage	3 Tumoren von 7 behandelten Tieren	DAVENPORT et al. [53]
	Ratte	—	♂ + ♀	s.c. Injektion von 8 mg gelöst in Leinöl	152 Tage	5 Tumoren von 6 behandelten Tieren	DAVENPORT et al. [53]

Tabelle 16 (Fortsetzung)

Name des Derivates	Formel	Tierart	Stamm	Geschlecht	Applikationsweise und Dosierung des Carcinogens	Dauer des Experimentes	Tumorhäufigkeit und Tumortyp	Autor
9,10-Dimethyl-1,2-benzanthracen	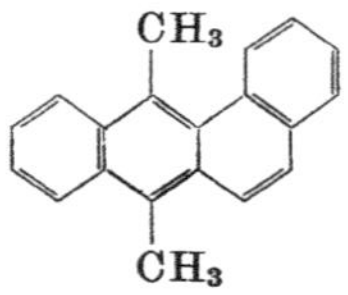	Ratte	—	♂ + ♀	s.c. Injektion von 8 mg gelöst in Schmalz	310 Tage	7 Tumoren von 10 behandelten Tieren	DAVENPORT et al. [*53*]
		Ratte	—	♂ + ♀	s.c. Injektion von 8 mg gelöst in Lanolin	164 Tage	6 Tumoren von 6 behandelten Tieren	DAVENPORT et al. [*53*]
		Kaninchen	weiß	—	Hauttropfung mit 0,5% iger Lösung, 1 mal wöchentlich	8 Wochen	6 von 10 Tieren mit z. T. einzelnen, z. T. multiplen Papillomen	BERENBLUM [*54*]
		Meerschweinchen	—	—	s.c. Injektion von 0,5 bis 1 mg gelöst in Olivenöl, Gesamtdosis innerhalb von 4 Monaten: 3 bis 5 mg	7 Monate	4 Fibrosarkome von 8 behandelten Tieren	MOSINGER [*55*]
		Maus	—	♂ + ♀	Implantation von 0,02 oder 0,5 mg in Paraffin in die Milz	12 bis 24 Monate	57 Überlebende nach 6 Monaten mit 1 Granulosa-Zell-Tumor des Ovars, 8 Thymustumoren, 1 Leukämie, 1 Retothelsarkom der Leber	RASK-NIELSON [*56*]
		Maus	—	♂ + ♀	Implantation von 0,02 oder 0,5 mg in Paraffin in die Lunge	12 bis 24 Monate	49 Überlebende nach 6 Monaten mit 11 Thymustumoren, 12 Lungenadenome	RASK-NIELSON [*56*]
		Maus	—	♂ + ♀	Implantation von 0,005 bis 0,5 mg in Paraffin in den Thymus	9 bis 27 Monate	32 Überlebende nach 6 Monaten mit 11 Thymustumoren, 2 Leukämien, 1 Mammacarcinom, 2 Lungenadenome	RASK-NIELSON [*56*]
		Maus	Swiss	♀	Hauttropfung mit 0,06 bis 1,5% iger Lösung in Mineralöl und Nachbehandlung mit 5% Crotonöl in Mineralöl; 2 mal wöchentlich 25 Wochen lang	29 Wochen	140 Papillome bei 400 behandelten Tieren, durchschnittliche Latenzzeit: 10,6 Wochen	BERENBLUM u. SHUBIK [*57*]

	Maus	Swiss	♀	Hauttropfung mit 1,5% iger Lösung in Mineralöl, 1 malig	29 Wochen	keine Tumoren	BERENBLUM u. SHUBIK [57]
	Maus	—	—	Hauttropfung mit 0,03% iger Lösung in Aceton, 3 mal wöchentlich	70 Tage	100% Papillome und Epitheliome	EKWALL u. SETÄLÄ [58]
	Maus	—	♂ + ♀	Hauttropfung mit 0,3% iger Lösung in Aceton, 3 mal wöchentlich	45 Tage	100% Papillome und Epitheliome	SETÄLÄ [59]
	Maus	—	♂ + ♀	Hauttropfung mit 0,25%-iger Lösung in Carbowax 1500, 3 mal wöchentlich	130 Tage	100% Papillome und Epitheliome	SETÄLÄ [59]
	Maus	—	♂ + ♀	Hauttropfung mit 0,3% iger Lösung in Dioxan, 3 mal wöchentlich	65 Tage	90% Papillome und Epitheliome	SETÄLÄ [59]
	Hamster	—	—	Implantation in die Backentaschen, 0,5 mg in kristalliner Form oder 0,6 mg in Paraffinkügelchen	5 Monate	8 Spindelzellsarkome von 10 behandelten Hamstern, Latenzzeit: 4 bis 5 Monate	LEVY u. RING [60]
	Kaninchen	White market	—	Hauttropfung am rechten Ohr mit 0,5% iger Lösung in Aceton, 2 mal wöchentlich, insgesamt 6 Applikationen	33 Tage	14 Papillome bei 25 Tieren	LINELL [61]
	Kaninchen		♂ + ♀	Hauttropfung auf Ohr und Rücken mit 0,5% iger Lösung in Aceton, 2 mal wöchentlich, 17 Applikationen	7,5 Monate	135 Papillome, 67 Carcinome davon 2 mit Metastasen bei 25 Tieren erster Tumor 4 Wochen nach Behandlungsbeginn	LINELL u. NORDÉN [62]
	Maus	X und street	♂ + ♀	per os (mittels Schlundsonde) 0,6 mg in 10% iger Lösung von Triton N, Gesamtdosis: 1,65 bis 1,85 mg	155 Tage	13 Papillome und 17 Epitheliome des Vormagens bei 46 Überlebenden von 56 Behandelten	SAXÉN et al. [63]
	Maus	X	♂	per os (mittels Schlundsonde) 0,3 mg pro ml in 20%-igem Natriumcholat, Gesamtdosis: 1,5 bis 1,65 mg	140 Tage	13 Papillome und 7 Epitheliome des Vormagens bei 24 Überlebenden von 30 Behandelten	SAXÉN et al. [63]

Tabelle 16 (Fortsetzung)

Name des Derivates	Formel	Tierart	Stamm	Geschlecht	Applikationsweise und Dosierung des Carcinogens	Dauer des Experimentes	Tumorhäufigkeit und Tumortyp	Autor
9,10-Dimethyl-1,2-benzanthracen	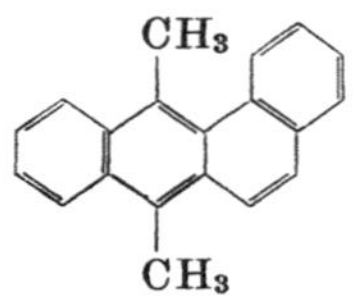	Maus	—	♂ + ♀	Hauttropfung mit 0,03%iger wäßriger Lösung von Natriumoleat, 3mal pro Woche	20 Wochen	100% Hauttumoren	SETÄLÄ u. EKWALL [64]
		Maus	CFL	♀	Hauttropfung (1malig) mit 1,5%iger Lösung in Mineralöl, Nachbehandlung (20 Wochen lang) mit 0,1%iger Lösung in 5%igem Crotonöl in Mineralöl gelöst 3mal wöchentlich	38 Wochen	19 Epitheliome und 5 Papillome von 30 Überlebenden	SHUBIK [65]
		Ratte	Sprague-Dawley	♀	i.v. Injektion von 0,0429% in Fettemulsion (mit 0,25% Triton), 13 Injektionen in wöchentlichem Abstand; Carcinogendosis: 6,4 mg	32 Wochen	nach 19 Wochen 100% der Tiere mit Hauttumoren oder andersartigen Tumoren	GEYER et al. [66]
		Kaninchen	—	—	Hauttropfung mit 1%iger Lösung in Aceton, 2mal wöchentlich, 8 Wochen lang	200 Tage	14 Tumoren	GRAFFI et al. [67]
		Kaninchen	—	—	Hauttropfung mit 1%iger Lösung in Aceton, 2mal wöchentlich, zusätzlich 10%iges Crotonöl in Aceton, 2mal wöchentlich	18 Wochen	167 Tumoren	GRAFFI et al. [67]
		Maus	Swiss	♀	Hauttropfung mit 1,5%iger Lösung in Mineralöl (1malig), Nachbehandlung mit 5%igem Crotonöl, 2mal wöchentlich	42 Wochen	33 Papillome bei 36 Überlebenden nach 12 Wochen	RITCHIE [68]

	Maus	Stock Albino	♂ + ♀	Hauttropfung mit 0,3 mg 0,15% iger Lösung in Aceton (1 malig), Nachbehandlung nach 6 wöchiger Pause mit 0,3 ml 2,5% iger Lösung von Crotonöl in Mineralöl, 8 Behandlungen, 2 mal wöchentlich	45 Wochen	100% multiple Papillome	SALAMAN [69]
	Maus	C57BR	♂ + ♀	per os in Wasser mit Triton X-100, 0,09 mg, 3 mal wöchentlich, 10 Wochen lang	6 Monate	26 Tumoren bei 18 behandelten Mäusen	SAXÉN [70]
	Ratte	Sprague-Dawley	♀	i.v. Injektion von 0,44 mg pro ml Emulsion; Gesamtdosis innerhalb 13 Wochen: 4,3 mg	52 Wochen	75% der Tiere mit Tumoren: 8 Mammaadenocarcinome, 3 Mammaadenome, 2 Mammafibroadenome, 4 Plattenepithelcarcinome des äußeren Gehörganges	GEYER et al. [71]
	Maus	Stock Albino „S“	—	Hauttropfung mit 0,1% iger Lösung in Aceton (1 malig), Nachbehandlung mit Crotonöl (5% ig) in Aceton, 20 Wochen lang, 1 mal wöchentlich	25 Wochen	12 Tiere mit zusammen 189 Papillomen von 16 Überlebenden nach 25 Wochen	GWYNN u. SALAMAN [72]
	Maus	Stock Albino „S“	♂	Hauttropfung (1 malig) mit 0,3 mg in Aceton gelöst	22 Wochen	keine Tumoren	SALAMAN u. ROE [73]
	Maus	Stock Albino „S“	♂	Hauttropfung (1 malig) mit 0,3 mg in Aceton, Nachbehandlung in 5% igem Crotonöl in Aceton, wöchentlich 1 mal, 18 Wochen lang	22 Wochen	18 Überlebende von 20 Behandelten mit insgesamt 104 Papillomen	SALAMAN u. ROE [73]

Tabelle 16 (Fortsetzung)

Name des Derivates	Formel	Tierart	Stamm	Geschlecht	Applikationsweise und Dosierung des Carcinogens	Dauer des Experimentes	Tumorhäufigkeit und Tumortyp	Autor
10-Hydroxymethyl-1,2-benzanthracen	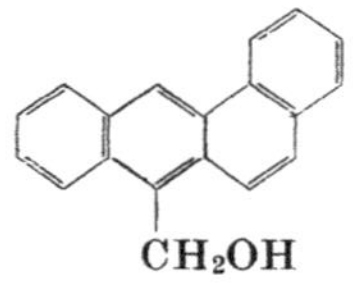	Maus	—	—	Hauttropfung mit 0,3% iger Lösung in Aceton, 2mal wöchentlich	289 Tage	7 Epitheliome und 1 Papillom von 10 behandelten Tieren	BADGER et al. [26]
		Maus	—	—	s.c. Injektion von 0,5 mg in Sesamöl, mehrere Injektionen	238 Tage	100% Sarkome an der Injektionsstelle	BADGER et al. [26]
10-Methoxy-1,2-benzanthracen	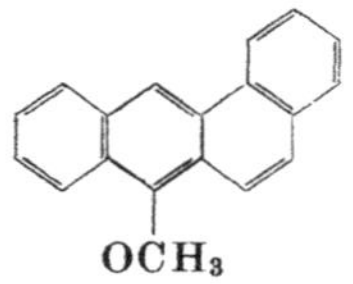	Maus	A und C3H	♂	s.c. Implantationen von je 5 mg in kristalliner Form (3mal)	17 Monate	50% Sarkome an der Implantationsstelle	SHEAR et al. [9]
5-Cyano-10-methyl-1,2-benzanthracen	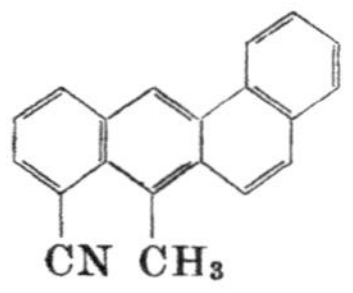	Maus	C3H	♂	s.c. Implantation von 5 mg in kristalliner Form	8 Monate	keine Tumoren	SHEAR et al. [9]
3-Methoxy-10-methyl-1,2-benzanthracen	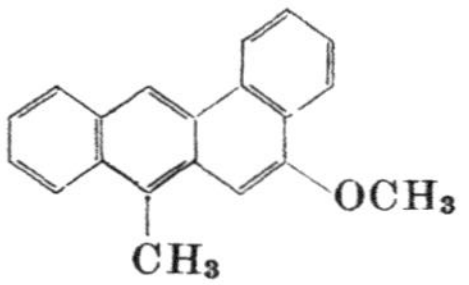	Maus	A	♀	s.c. Injektion von 5 mg und 12,5 mg gelöst in Schmalz und 5 mg in kristalliner Form	18 Monate	4 Tumoren von 20 Mäusen	SHEAR et al. [9]
3-Methyl-1,2-benzanthracen	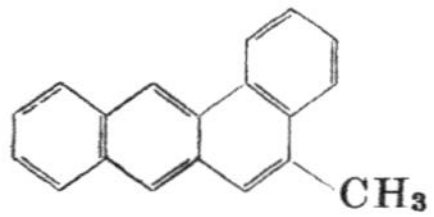	Maus	—	—	s.c. Injektion von 5 mg in Sesamöl gelöst, mehrere Injektionen	276 Tage	10 Sarkome von 20 behandelten Tieren	BADGER et al. [26]

5-Methyl-1,2-benz-anthracen	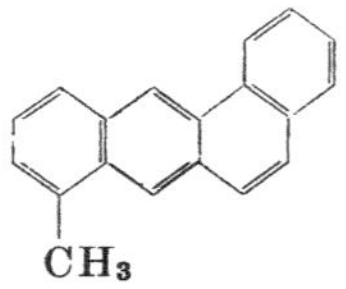	Maus	—	—	Hauttropfung mit 0,3% iger Lösung in Benzol, 2mal wöchentlich	433 Tage	5 Epitheliome und 2 Papillome von 8 Überlebenden nach 6 Monaten	BARRY et al. [17]
		Maus	—		s.c. Implantation von Kristallen	8 Monate	18 Tumoren von 20 behandelten Tieren	SHEAR 1941 (Lit. bei FIESER u. HERSHBERG [74])
10-Methyl-1,2-benz-anthracen	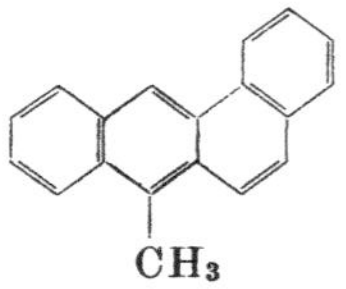	Maus	—	—	s.c. Implantation von 5 mg	4 Monate	15 Tumoren von 20 behandelten Mäusen	SHEAR 1941 (Lit. bei FRIESER u. HERSHBERG [74])
		Maus	Swiss	♂ + ♀	s.c. Injektion von 5 mg in Tricaprylin	6 Monate	7 Tumoren von 10 behandelten Mäusen	DUNLAP u. WARREN [25]
		Ratte	Wistar	♀	s.c. Injektion von 3,2 mg in 0,1 ml Tricaprylin	24 Monate	3 Sarkome von 5 Überlebenden nach 12 Monaten (10 Tiere behandelt)	LINDNER u. MILLER [44]
9-Methyl-10-cyano-1,2-benz-anthracen	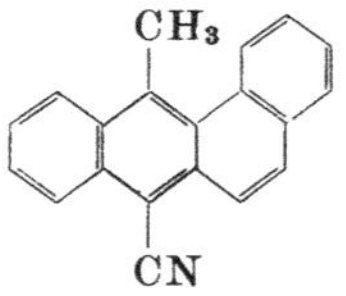	Maus	C3H	—	Hauttropfung mit 0,3% iger Lösung in Benzol, 2mal wöchentlich	180 Tage	6 Epitheliome und 2 Papillome von 10 behandelten Tieren	BADGER et al. [26]
5,9,10-Tri-methyl-1,2-benz-anthracen	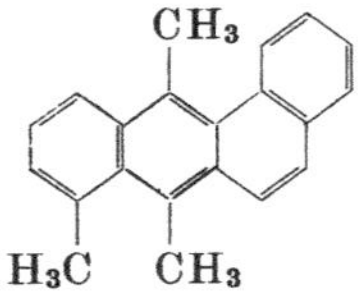	Maus	—	—	Hauttropfung mit 0,06% iger Lösung in Benzol, 2mal wöchentlich	193 Tage	10 Epitheliome und 7 Papillome von 20 behandelten Mäusen	BADGER et al. [26]
		Maus	dba	♂ + ♀	Hauttropfung mit 0,06% iger Lösung in Benzol, 2mal wöchentlich	271 Tage	100% Carcinome	HARTWELL u. STEWART [75]
8,9-Ace-1,2-benz-anthracen	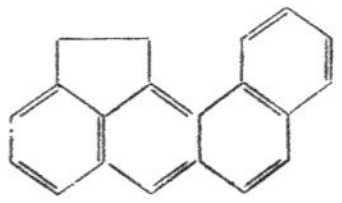	Maus	A	—	Implantation von 10 mg in kristalliner Form	10 Monate	12 Tiere mit Tumoren von 14 behandelten, mittlere Latenzzeit: 7 Monate	SHEAR [76]

Ergänzend zu den in dieser Tabelle enthaltenen Hinweisen sollen im folgenden die beiden carcinogen wirksamsten Derivate des Benzanthracens näher betrachtet werden. Es handelt sich dabei um das 9,10-Dimethyl-1,2-benzanthracen und um das 1,2,5,6-Dibenzanthracen.

A. 9,10-Dimethyl-1,2-benzanthracen (7 : 12-Dimethylbenz-[a]-anthracen)

Physikalische und chemische Eigenschaften von 9,10-Dimethyl-1,2-benzanthracen

Formel:

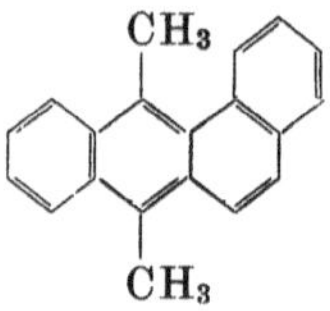

Aussehen: schwachgrüne Blättchen.
Festpunkt: 123 °C.
Löslichkeit: W. nl., A. l., Acet. ll., Benz. sll.

a) Tierarten

Zur Erzeugung von Geschwülsten mittels 9,10-Dimethyl-1,2-benzanthracen eignen sich sowohl Maus und Goldhamster als auch Kaninchen und Ratte. Die starke carcinogene Wirksamkeit dieser Verbindung wird dadurch unterstrichen, daß s.c. Injektion auch bei Meerschweinchen zur Entstehung von Sarkomen führt, obwohl diese Species auf Behandlungen mit den meisten bekannten Carcinogenen im allgemeinen nicht anspricht. Es sei aber bereits an dieser Stelle besonders auf die im folgenden Abschnitt ausführlich dargestellten unterschiedlichen Reaktionsweisen der einzelnen Species hingewiesen (Abb. 16). Während z. B. das Kaninchen gut auf Behandlung mit 9,10-Dimethyl-1,2-benzanthracen anspricht, verliefen entsprechende Versuche mit 1,2,5,6-Dibenzanthracen erfolglos. Innerhalb der Versuche mit 9,10-Dimethyl-1,2-benzanthracen sind bei Anwendung verschiedener Applikationsweisen speciesbedingte unterschiedliche Reaktionsweisen besonders zu beachten.

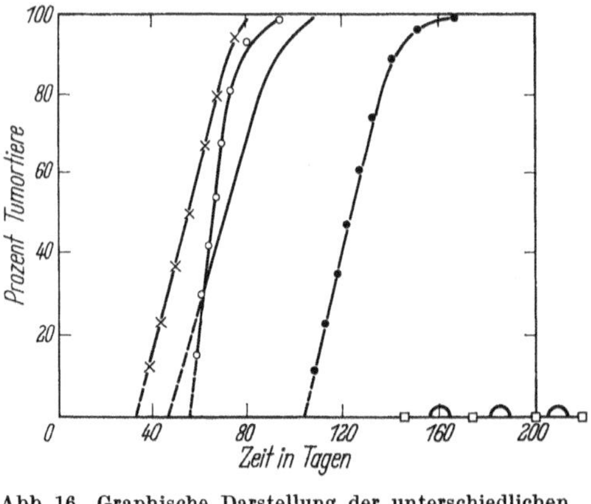

Abb. 16. Graphische Darstellung der unterschiedlichen Ansprechbarkeit der Haut verschiedener Tierarten auf eine laufende Tropfung mit 9,10-Dimethyl-1,2-benzanthracen (nach Versuchen von GRAFFI, ULSPERGER und KRIEGEL; nach KRIEGEL [*104*])

×——× Maus; ●——● Ratte
○——○ Kaninchen; □ Meerschweinchen;
——— Goldhamster; ⌓ Huhn

b) Applikationsweise und Dosierung

Die in Tab. 16 und Abb. 16 enthaltenen Angaben veranschaulichen, daß zur Erzeugung von Tumoren durch Tropfung der Haut die Maus am besten geeignet ist (Abb. 16 u. 17). Für Versuche mit dem Ziel, s.c. Tumoren (Sarkome) zu induzieren, ist dagegen die Ratte zu bevorzugen, weil das Bindegewebe dieser Species empfindlicher als das der Maus reagiert. Dabei ist jedoch speziell hinsichtlich Maus und Ratte auf die bessere Eignung von Methylcholanthren und Benzpyren zur Sarkomerzeugung hinzuweisen.

Die in Tropfungsversuchen an Mäusen angewandten Konzentrationen liegen etwa zwischen 0,0002 und 0,5%iger Lösung. Hier gilt es zu beachten, daß bei Verabreichung sehr schwach konzentrierter Lösungen die Tumorentstehung erst nach zahlreichen Tropfungen (bis zu 50 Behandlungen) sowie bei kleinen Gesamt-

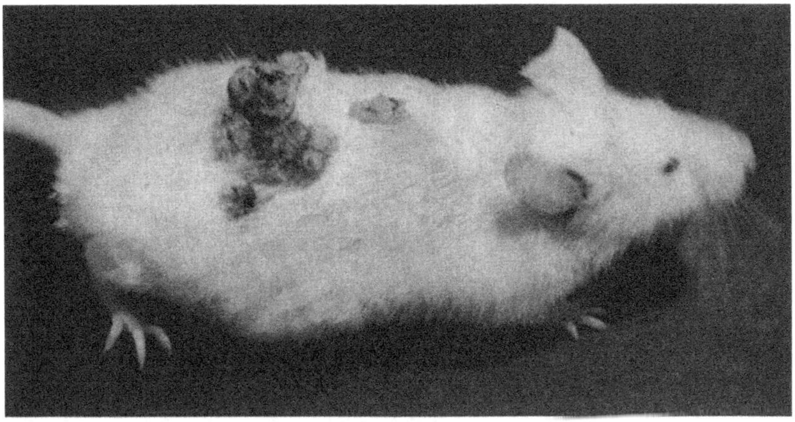

Abb. 17. Warzen und Papillome auf der Rückenhaut einer mit 9,10-Dimethyl-1,2-Benzanthracen getropften Maus; 50 Tropfungen mit 0,004%iger Lösung in Aceton; 5 Nachbehandlungen mit 5%igem Crotonöl (in Paraffinöl)

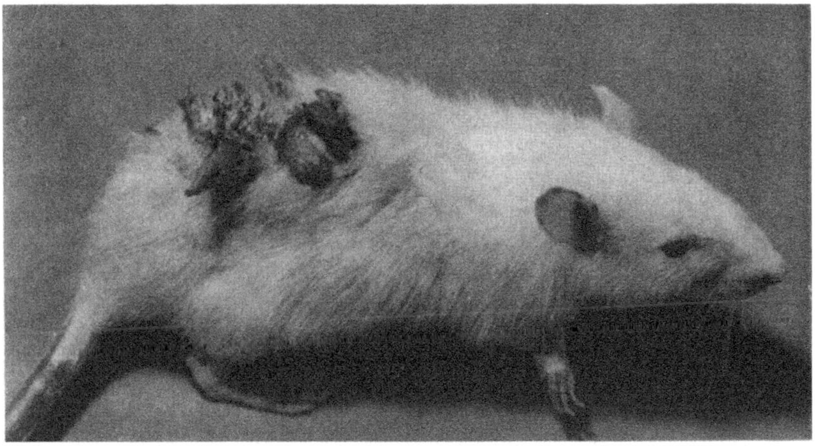

Abb. 18. Hauttumoren einer Ratte nach Tropfung der Rückenhaut mit 9,10-Dimethyl-1,2-benzanthracen; 3mal wöchentlich 5 Tropfen 0,2%iger Lösung in Aceton; Latenzzeit: 9 Monate

dosen (1 bis 30 μg) durch zusätzliche Behandlung mit cocarcinogen wirksamen Substanzen, z. B. Crotonöl, ausgelöst werden kann. Während in früheren Versuchen als Lösungsmittel Benzol bevorzugte Verwendung fand, wird jetzt bevorzugt eine Lösung des Carcinogens in Aceton angewendet, weil Aceton keine histologischen Begleitreaktionen sowie keine lokale und auch allgemein toxische Schädigung verursacht und deshalb von den meisten Autoren angewendet wird. Bei wiederholter Verabreichung schwacher Lösungen und Nachbehandlung mit Crotonöl sind als untere wirksame Gesamtdosis für die Mäusehaut etwa 1 bis

10 μg anzusehen. Durch Dimethylbenzanthracen können Geschwulstbildungen an der Mäusehaut auch ohne Crotonölnachbehandlung selbst durch eine einmalige Tropfung mit höher konzentrierten Lösungen (0,5 bis 1%) in einem geringen Prozentsatz ausgelöst werden, wobei vorwiegend Papillome, vereinzelt auch Carcinome entstehen. Die Geschwulstbildung erfolgt dabei vor allem bei denjenigen Tieren, die auf die einmalige Tropfung mit besonders starker Hautschädigung (Nekrose und Superregeneration) reagieren (Graffi et al. [67]). Auf die im Kapitel „Dosis-Wirkungs-Beziehungen" enthaltenen Angaben sei an dieser Stelle besonders hingewiesen! Sollen bei Mäusen mittels 9,10-Dimethyl-1,2-benzanthracen Sarkome induziert werden, so empfiehlt sich die einmalige s.c. oder i.m. Injektion

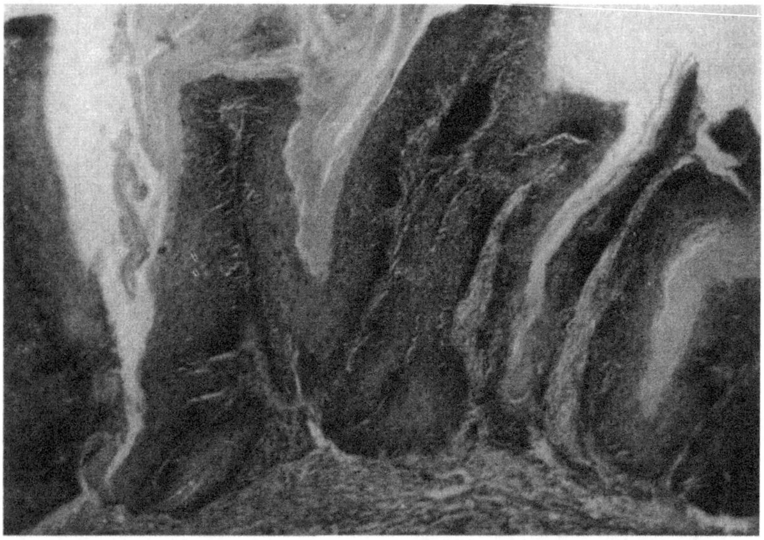

Abb. 19. Papillome der Rattenhaut nach Tropfung mit 9,10-Dimethyl-1,2-benzanthracen in Aceton

von 1 bis 5 mg des Carcinogens, gelöst z. B. in Sesamöl, Olivenöl oder Sonnenblumenöl. Werden Mengen unter 1 mg verabreicht, sind die erzielten Resultate bei Mäusen häufig unbefriedigend. Infolge der starken nekrotisierenden Wirkung des Dimethylbenzanthracens im Vergleich zum Benzpyren und vor allem zum Methylcholanthren, sind bei s.c. und i.m. Applikation häufig nicht wünschenswerte Durchbrüche der Depots durch die Haut zu beobachten. Außerdem entstehen nach s.c. Applikation neben Sarkomen häufig Hautcarcinome, während Methylcholanthren und Benzpyren bei dieser Applikationsweise fast nur Sarkome liefern. Als bessere Verabfolgungsweisen des Dimethylbenzanthracens, die für die weitere Analyse der Wirkungsweise chemischer Cancerogene eine gewisse Bedeutung erlangten, sind die i.v., orale, i.p. und die rectale Applikation in Kombination mit nachfolgender Crotonöltropfung der Haut zu nennen. Dabei entstehen nämlich im Bereich der crotonölbehandelten Hautpartien reichlich gut- und bösartige Tumoren, während die unbehandelten Hautstellen tumorfrei bleiben. Damit wurde der Beweis erbracht, daß bei Applikationsweisen, die zu einer Verteilung des Carcinogens auf den Gesamtorganismus führen, auch durch diese vorwiegend lokal wirkenden Cancerogene im ganzen Körper in vereinzelten Zellen Initialvorgänge (latente Tumorkeimanlagen) induziert werden, die durch einen Realisierungsreiz, z. B. Crotonöl, in manifeste Tumoren übergeführt werden können.

Hinsichtlich der Tumorerzeugung mittels oraler Verabreichung bzw. durch Implantation des Carcinogens in kristalliner Form oder in Paraffinkügelchen eingebettet, wird auf die in Tab. 16 enthaltenen Daten verwiesen.

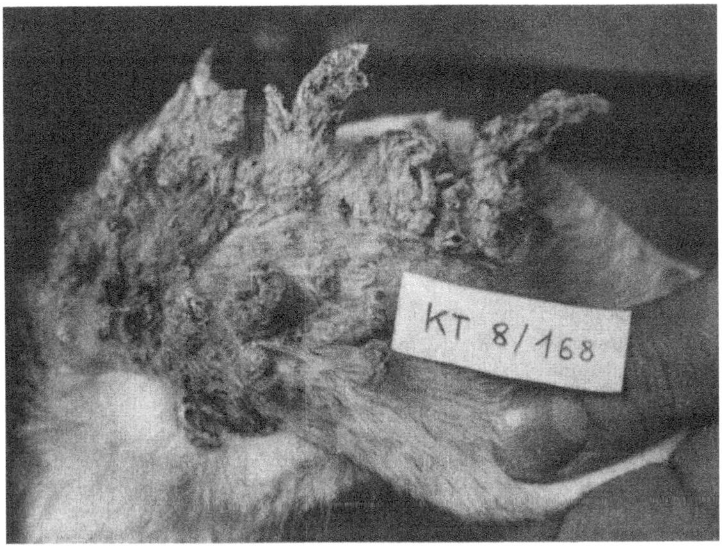

Abb. 20. Warzen und Papillome an der Basis eines Kaninchenohres nach Tropfung mit 9,10-Dimethyl-1,2-benzanthracen; 14 Tropfungen mit 0,5%iger Lösung in Aceton, Nachbehandlungen mit 10%igem Crotonöl in Aceton; Latenzzeit: 40 Monate

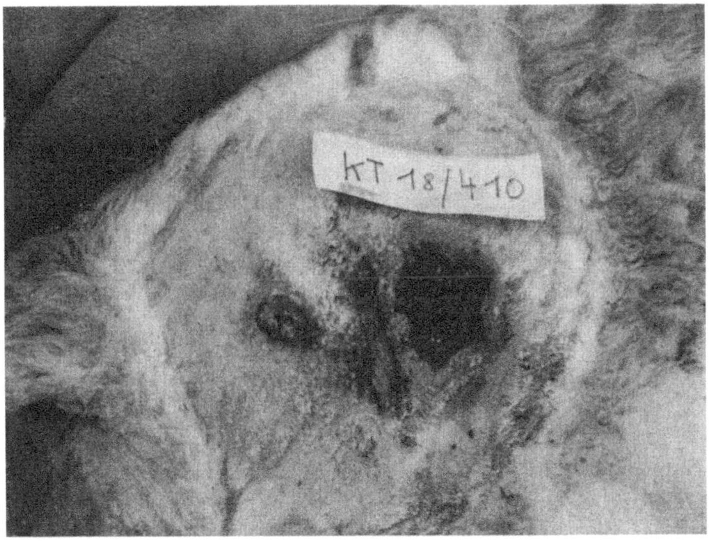

Abb. 21. Carcinom der Rückenhaut eines Kaninchens nach Tropfung mit 9,10-Dimethyl-1,2-benzanthracen; 16 Tropfungen mit 0,5%iger Lösung in Aceton, Nachbehandlungen mit Crotonöl in Aceton (2mal wöchentlich); Latenzzeit: 3 Jahre

Als Folge der geringen Empfindlichkeit der Rattenhaut gegenüber der Einwirkung carcinogener Kohlenwasserstoffe führen Tropfungsversuche mit 9,10-Dimethyl-1,2-benzanthracen nur bei Anwendung massiver Carcinogendosen zu positivitiven Ergebnissen. Besser eignet sich dagegen, wie bereits oben erwähnt, diese Species zur Erzeugung von Sarkomen. Mit Mengen von etwa 0,5 mg des Carcinogens in öligen Lösungen konnten in vielen Versuchen, sowohl nach s.c. als auch nach einmaliger i.m. Injektion, bei allen behandelten Tieren lokale Sarkome erzeugt werden. Wiederholte i.v. Injektionen kleinerer Dosen des Carcinogens in Fettemulsionen führten nach Gesamtdosen um 5 mg bei Ratten zur Entstehung unterschiedlich lokalisierter verschiedenartiger Tumoren.

Ähnlich wie die Maus reagiert auch das Kaninchen empfindlich auf die Hauttropfung mit 9,10-Dimethyl-1,2-benzanthracen, wobei sowohl die Haut des Rückens (Abb. 21) wie die der Ohren (Abb. 20) in gleicher Weise geeignet ist. Als Lösungsmittel wird allgemein Aceton empfohlen. Konzentrationen des Carcinogens zwischen 0,5 und 1% haben sich gut bewährt. GRAFFI et al. [*67*] erzielten günstige Resultate bei Anwendung 1%iger Lösung in Aceton, verbunden mit zusätzlichen Hauttropfungen mit 10%igem Crotonöl, das ebenfalls in Aceton gelöst wurde. Durch i.v. Injektion von Dimethylbenzanthracen-Glycerin-Serum-Lösungen (0,05% DMBA und 5 bis 10% Glycerin) werden bei Mäusen in beträchtlichem Maße Leukämien sowie Lungentumoren u. a. Geschwülste induziert. Bei neugeborenen Mäusen wurden die gleichen Tumortypen auch nach s.c. Injektion von Dimethylbenzanthracen-Glycerin-Lösungen sowie durch Lösungen von Dimethylbenzanthracen in Äthylenglykol hervorgerufen.

c) Latenzzeiten

Als Ausdruck der unterschiedlichen Reaktionsweisen der einzelnen Species und der unterschiedlichen Versuchsbedingungen hinsichtlich Dosierung des Carcinogens, Wahl des Lösungsmittels, Applikationsweise sowie evtl. Nachbehandlung mit cocarcinogenen Substanzen, weichen die in den verschiedenen Versuchen beobachteten Latenzzeiten beträchtlich voneinander ab. Ganz allgemein kann gesagt werden, daß in Tropfungsversuchen bei Mäusen nach Applikation hoher Dosen bereits nach $1^1/_2$ bis 2 Monaten Tumoren auftreten können, während bei schwächerer Dosierung mit Latenzzeiten von mindestens 4 bis 6 Monaten zu rechnen ist. Bei Kaninchen vergehen bis zum Entstehen von Hauttumoren nach Tropfung etwa 3 bis 6 Monate.

Als ungefähre Latenzzeit für die Bildung von Sarkomen nach s.c. und i.m. Injektion bei Ratten, aber auch bei Mäusen (wenn diese mit entsprechend hohen Dosen behandelt wurden) kann mit etwa 6 Monaten gerechnet werden.

d) Tumortypen

Das Spektrum der durch Behandlung mit 9,10-Dimethyl-1,2-benzanthracen erzeugten Geschwülste umfaßt nur sehr wenige Typen. Unabhängig von der behandelten Tierart entstehen nach Hauttropfung bevorzugt Papillome und Epitheliome (Abb. 17, 18, 19 u. 20), wobei ein Teil dieser Tumoren sich in Carcinome umwandelt. Es entwickeln sich aber auch Carcinome, die vorher kein benignes Stadium durchlaufen (Abb. 21). Von verschiedenen Autoren wurden als Folgen der Hauttropfung außerdem gehäuftes Auftreten von Leukämien und Mammatumoren beschrieben.

S.c. bzw. i.m. Injektionen von 9,10-Dimethyl-1,2-benzanthracen führen fast ausschließlich zur Bildung von Sarkomen am Ort der Carcinogenablagerung, doch wurden auch in solchen Versuchen gehäuftes Auftreten von Leukämien sowie Mamma- und Lungentumoren beschrieben. Das bevorzugte Auftreten von Leukämien und Lungentumoren der Maus nach i.v. Injektion von Dimethylbenzanthracen-Glycerin-Serum-Lösungen wurde bereits erwähnt.

Schließlich sei darauf hingewiesen, daß Plattenepithelcarcinome des äußeren Gehörganges, wie sie z. B. nach oraler Verabreichung carcinogener Stilbene oder Aminofluorene regelmäßig beobachtet werden können, neben Mammatumoren verschiedener Typen nach i.v. Injektion des Carcinogens bei Ratten beschrieben worden sind.

B. 1,2,5,6-Dibenzanthracen (Dibenz-[a, h]-anthracen)

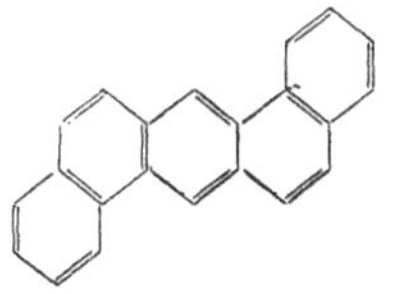

a) Tierarten

Mäuse und Ratten haben sich für Cancerisierungsversuche mit 1,2,5,6-Dibenzanthracen in zahlreichen Versuchen gut bewährt. Aber auch das Huhn spricht auf dieses Carcinogen empfindlich an, wogegen Meerschweinchen weniger geeignet erscheinen. Wie bereits oben erwähnt, führten Versuche mit 1,2,5,6-Dibenzanthracen am Kaninchen zu keinem positiven Ergebnis, obwohl diese Art empfindlich auf Behandlung mit 9,10-Dimethyl-1,2-benzanthracen anspricht. Es handelt sich dabei um Versuche von LACASSAGNE [*31*], BOYLAND und BURROWS [*3*], CLAUDE [*32*], DESSY [*33*], KINOSITA [*4*], URINSON [*34*], BURROWS und BOYLAND [*35*], GOERNER [*36* u. *37*], HOCH-LIGETI [*38* u. *39*]) und BOYLAND et al. [*40*]. Gleichermaßen erfolglos verliefen umfangreiche Versuche, die PFEIFFER und ALLEN [*41* u. *42*] mit verschiedenen Applikationsweisen an Affen durchführten.

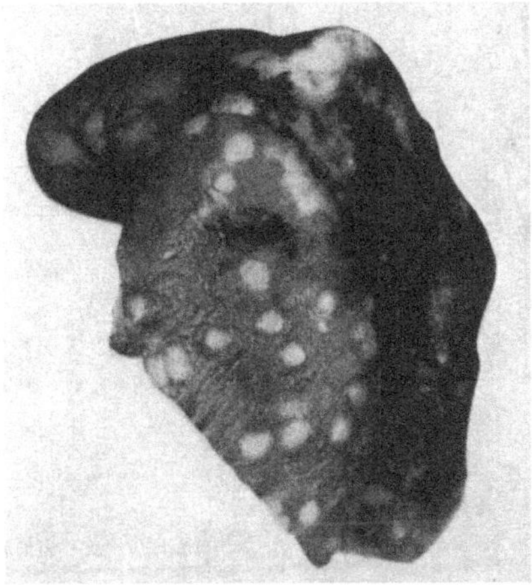

Abb. 22. Lungentumoren einer Maus nach i.v. Injektion von 0,25 mg wäßriger Dispersion von 1,2,5,6-Dibenzanthracen; 20 Wochen nach Injektion (nach ANDERVONT u. SHIMKIN [*106*])

b) Applikationsweise und Dosierung

In Hauttropfungsversuchen applizierten verschiedene Autoren, sowohl in Versuchen an Mäusen als auch an Ratten, das zu 0,3 bis 1% in Benzol gelöste Carcinogen ein- bis mehrmals wöchentlich chronisch auf die Rückenhaut der Versuchstiere. Um besser vergleichbare Befunde zu erzielen, dürfte jedoch eine Lösung in Aceton zu empfehlen sein. Für s.c., i.m. und i.p. Injektionen des Carcinogens haben sich Schweineschmalz, Tricaprylin sowie verschiedene pflanzliche Öle als geeignete Lösungsmittel erwiesen. Suspensionen in Pferde- bzw. Hundeserum wurden für i.v. Injektionen angewendet. Wichtige Daten hinsichtlich der Dosierung sind in Tab. 17 enthalten, woraus auch die starke Abhängigkeit der carcinogenen Wirkung von der applizierten Dosis ersichtlich ist.

Auf die sehr hohen, bei Versuchen mit Meerschweinchen anzuwendenden Dosen sei besonders hingewiesen.

Tabelle 17. Carcinogene Wirkung von 1,2,5,6-Dibenzanthracen (Dibenz-[a, h]-anthracen)

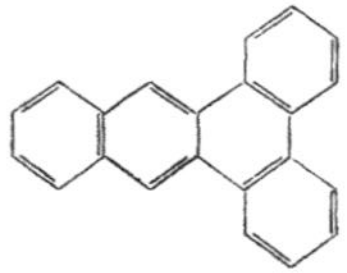

Tierart	Stamm	Geschlecht	Applikationsweise und Dosierung des Carcinogens	Dauer des Experimentes	Tumorhäufigkeit und Tumortyp	Autor
Maus	—	—	Hauttropfung mit 0,3% iger Lösung in Benzol, 2 mal wöchentlich	312 bis 433 Tage	38 Überlebende von 73 Behandelten nach 6 Monaten mit 26 Epitheliomen und 11 Papillomen	Cook [7]
Maus	—	—	Hauttropfung mit 0,3% iger Lösung in Benzol, 3 mal wöchentlich	294 Tage	60 Überlebende von 125 Behandelten nach 7 Monaten mit 31 Carcinomen und 2 Sarkomen	Seelig [77]
Maus	A, M, C3H, CbA	♂ + ♀	s.c. Injektion von 0,25 ml 0,4% iger Lösung in Schmalz, mehrere Injektionen	27 Wochen	von 304 behandelten Tieren entwickelten 138 Tumoren	Andervont [78]
Maus	A, D, C3H, CbA	♂ + ♀	s.c. Injektion von 0,2 ml 0,4% iger Lösung in Schmalz, 1 bis 3 Injektionen	28 Wochen	von 459 behandelten Tieren 225 Tumoren	Andervont [81]
Maus	Bagg Albino Yellow	♂ + ♀	s.c. Injektion von 0,33 ml 0,4% iger Lösung in Schmalz, 3 Injektionen	200 Tage	von 226 behandelten Tieren 186 Tumoren am Injektionsort, außerdem sehr zahlreiche Lungentumoren	Lynch [79]
Maus	—	♂	s.c. 5 Injektionen zu je 0,2 mg gelöst in Schmalz	204 Tage	10 behandelte Mäuse mit 9 Sarkomen, außerdem 3 primäre Lungentumoren	Lettinga [80]
Maus	—	♂ + ♀	s.c. 5 Injektionen zu je 0,025 mg gelöst in Schmalz	252 bis 302 Tage	10 Sarkome bei 20 behandelten Tieren, außerdem primäre Lungentumoren	Lettinga [80]
Maus	—	♂ + ♀	s.c. 5 Injektionen zu je 0,0025 mg gelöst in Schmalz	252 bis 302 Tage	3 Sarkome bei 20 behandelten Tieren	Lettinga [80]
Maus	—	♂ + ♀	s.c. 5 Injektionen zu je 0,001 mg gelöst in Schmalz	252 bis 302 Tage	keine Sarkome am Injektionsort, 3 Mammaadenocarcinome mit Lungenmetastasen	Lettinga [80]

Maus	—	—	i.p. Injektion von 1,9 mg in wäßriger, kolloidaler Suspension	200 Tage	4 Tumoren von 40 behandelten Tieren	BERENBLUM u. KENDAL [82]
Maus	A, M	—	i.v. Injektion von 0,21 bis 0,28 mg in Hundeserum	4 bis 12 Monate	6 Tiere mit Lungentumoren von 18 behandelten	ANDERVONT u. LORENZ [83]
Maus	A	♀	i.v. 5 Injektionen von 0,1 mg in Pferdeserum	11 Monate	14 Tiere mit Lungentumoren von 20 behandelten	ANDERVONT u. LORENZ [83]
Maus	A	♀	i.v. Injektion (1 malig) von 0,5 mg in Pferdeserum	14 Wochen	100% Lungentumoren	ANTERVONT u. LORENZ [83]
Maus	A, M	—	i.v. Injektion von 0,28 mg in Pferdeserum	bis zu 1 Jahr	6 Tiere mit Lungentumoren von 18 behandelten	LORENZ u. ANDERVONT [84]
Maus	A		i.v. Injektion von 0,5 mg in Pferdeserum	11 Monate	14 Tiere mit Lungentumoren von 20 behandelten, 1 Hepatom	LORENZ u. ANDERVONT [84]
Maus	A	♂	i.v. 3 Injektionen zu je 0,3 mg in Hundeserum	3 bis 15 Monate	100% Lungentumoren	ANDERVONT [85]
Maus	—	♂ + ♀	per os im Futter 10 bis 19 mg (Gesamtdosis)	5 bis 7 Monate	von 20 behandelten Tieren 4 Papillome und 1 Carcinom des Vormagens	LARIONOW u. SOBOLEVA [86]
Maus	—	♀	per os 0,4% ige Lösung in Olivenöl, 2 mal wöchentlich 0,5 ml 6 Monate lang	20 Monate	von 63 Überlebenden nach 8 Monaten 60 Tiere mit Lungentumoren, 1 Sarkom des Diaphragmas	MAGNUS [87]
Maus	A	♂	per os 0,72 mg täglich in Olivenölemulsion	9 Monate	100% Lungentumoren	LORENZ u. STEWART [88]
Maus	—	—	i.m. gelöst in ,,almond"-Öl		191 Tumoren von 433 behandelten Mäusen	ORR [89]
Maus	C	—	i.m. 0,05 ml 0,02 M Lösung in Olivenöl plus Suspension embryonaler Lunge	250 Tage	3 Adenome, 2 Sarkome von 5 behandelten Mäusen	SMITH u. ZALMAN [90]
Maus	C		i.m. 0,05 ml 0,5% iger Lösung in Tricaprylin plus 0,05 ml embryonale Hautsuspension	175 Tage	5 Epitheliome und 1 Sarkom von 6 behandelten Tieren	SMITH u. ZALMAN [90]
Maus	A	♂ + ♀	intratracheal 0,1 mg in Pferdeserum mit Cholesterol	5 Monate	9 Lungentumoren bei 10 behandelten Mäusen	SHIMKIN [91]

Tabelle 17 (Fortsetzung)

Tierart	Stamm	Geschlecht	Applikationsweise und Dosierung des Carcinogens	Dauer des Experimentes	Tumorhäufigkeit und Tumortyp	Autor
Maus	—	♂ + ♀	Injektion in die Lunge, 0,5 mg in 0,1 ml Paraffin	18 bis 27 Monate	79 behandelte Tiere, davon 6 Überlebende nach 12 Monaten: 6 Lungenadenome, 14 Spindelzellsarkome, 7 Thymuslymphosarkome	RASK-NIELSON [56]
Ratte	—	—	Hauttropfung mit 0,5 bzw. 1% iger Lösung in Benzol, 1 mal wöchentlich	150 Tage	1 Papillom von 17 behandelten Ratten	NAKANO [92]
Ratte	—	—	s.c. Injektion 0,2% iger Lösung in Schmalz	217 Tage	7 Tiere mit Tumoren von 10 behandelten (Metastasen in axill. Lymphknoten und Lunge)	BARRY u. COOK [93]
Ratte	—	—	s.c. Injektion von 2,5 und 5 mg in wäßriger Suspension	7 Monate	3 Tumoren bei 3 Tieren von 12 behandelten, 9 Tiere frühzeitig verstorben	BERENBLUM u. KENDAL [94]
Ratte	—	—	s.c. Injektion von 0,1% iger Lösung in Olivenöl, alle 2 Wochen	13 Monate	33 Tiere mit Tumoren von 33 überlebenden nach 13 Monaten (überwiegend Fibrosarkome)	BALL [95]
Ratte	—	—	i.p. Injektion 0,4% iger Lösung in Olivenöl-Emulsion, wöchentlich 0,5 und 1,0 ml	49 Wochen	8 Tiere mit Tumoren von 10 behandelten, erster Tumor nach 23 Wochen	BURROWS [96]
Ratte	—	—	i.p. Injektion von 4 mg gelöst in Talg, 3 Injektionen	12,5 Monate	2 Tiere mit Sarkomen von 4 überlebenden, von 9 behandelten starben 5 innerhalb der ersten 5 Wochen des Versuchs	ASKANAZY [97]
Ratte	—	—	per os. chronische Verfütterung des Carcinogens	87 Wochen	keine Tumoren	BURROWS [98]
Huhn	Plymouth Rock	—	i.m. Injektion in den Brustmuskel, 0,4% ige Lösung in Schmalz, 4 Injektionen zu je 0,25 bis 1,0 ml	14 Monate	10 Tiere mit Sarkomen von 31 behandelten	PEACOCK [99]
Huhn	Plymouth Rock	♂	i.m. Injektion von 0,01% iger Lösung, 2 mal wöchentlich	80 Wochen	7 Tiere mit Tumoren von 12 überlebenden (18 behandelten)	BERENBLUM u. KENDAL [94]

Huhn	Barred Rock	—	i.m. Injektion 0,4%iger Lösung in Schmalz	45 Wochen	15 Tiere mit Sarkomen von 31 behandelten	PEACOCK [*100*]
Huhn	Barred Rock	—	i.m. Injektionen (Brustmuskel) von je 5 mg in Schmalz gelöst, alle 2 Wochen	4 Monate	8 Tumoren bei 12 behandelten Tieren	BANTING [*101*]
Meerschweinchen	—	♂ + ♀	s.c. Injektionen von insgesamt 8 bis 25 mg gelöst in Sonnenblumenöl	30 Monate	4 Überlebende von 25 Behandelten nach 30 Monaten: 1 Fibrosarkom, 1 malignes Lipom	SHABAD u. URINSON [*102*]
Meerschweinchen	—	♂ + ♀	i.p. Injektionen von 8 bis 50 mg in Sonnenblumenöl, 2 bis 4 Injektionen	22 Monate	7 Überlebende von 25 Behandelten nach 19 Monaten mit 2 Tumoren; früher verstorbene Tiere z. T. Ascites und Leberzirrhose	SHABAD u. URINSON [*102*]
Meerschweinchen	—	♂	i.v. Injektion von 20 mg in Pferdeserum suspensiert	63 Monate	10 Überlebende nach 63 Monaten mit 1 Sarkom und 1 Lungentumor	HESTON u. DERINGER [*103*]

c) Latenzzeiten

Unabhängig von der angewandten Applikationsweise liegen die in Versuchen bei Mäusen und Ratten beobachteten Latenzzeiten etwa zwischen $^1/_2$ und 1 Jahr, wobei erhebliche Schwankungsbreiten zu verzeichnen sind. Sie sind im allgemeinen länger als in vergleichbaren Versuchen mit den oben ausführlich behandelten 9,10-Dimethyl-1,2-benzanthracen. Die bei Meerschweinchen beobachteten Latenzzeiten von 2 bis 3 Jahren charakterisieren diese Species erneut als wenig geeignet für Versuche mit diesem Carcinogen.

d) Tumortypen

Als Ergebnis chronischer Hauttropfungen sind vor allem bei Mäusen Papillome, Epitheliome und Carcinome, aber auch Sarkome beschrieben worden. Dieser Tumortyp wurde nach s.c. Injektion unabhängig von der Species überwiegend beobachtet. Auf i.v. Applikation des Carcinogens reagieren Mäuse vorwiegend mit z. T. beträchtlichem Befall an Lungentumoren (Abb. 22) bzw. mit starker Erhöhung der Spontantumorquote.

e) Beziehungen zwischen Struktur und Wirkung

Erwähnung verdient, daß auch die Muttersubstanz der Benzanthracene — nämlich das 1,2-Benzanthracen — eine ganz schwache cancerogene Wirkung speziell im Hinblick auf die initiale Wirkungsweise cancerogener Substanzen aufweist. Durch hohe Dosen dieser Substanz gelang es STEINER und EDGECOMB [*23*] bei Mäusen nach sehr langer Latenzzeit Sarkome hervorzurufen. In der Kombination mit Crotonölnachbehandlung wurde durch 1,2-Benzanthracentropfung eine beträchtliche Zahl meist gutartiger Hauttumoren am Applikationsort ausgelöst (GRAFFI [*105*], SALAMAN und ROE [*73*]).

Besonders bemerkenswert ist, daß 1,2,3,4-Dibenzanthracen infolge Blokkierung der K-Region nicht carcinogen wirkt, im Gegensatz zu sehr starker Wirkung des 1,2,5,6-Dibenzanthracens, dessen Wirkung sich auf verschiedene Species erstreckt. Die Beziehungen zwischen Struktur und Wirkung werden eindrucksvoll beleuchtet durch die Tatsache, daß, wie COOK [7] und BARRY [17] zeigen konnten, 9-Hydroxy-1,2,5,6-Dibenzanthracen völlig unwirksam ist, obgleich das nichthydroxylierte Derivat sehr stark carcinogen wirkt.

Es dürfte ferner erwähnenswert sein, daß eine Reihe verschiedener Methylderivate des 1,2,5,6-Dibenzanthracens sehr starke carcinogene Eigenschaften besitzen. Hierzu zählen das 2′-Methylderivat, dessen carcinogene Wirkung erstmalig von COOK [7] nachgewiesen worden ist; das 3′-Methylderivat, daß sich in Versuchen von KENNAWAY [15], KENNAWAY und HIEGER [6] und COOK et al. [7] ebenfalls als carcinogen erwies, wobei nach Tropfung der Mäusehaut Epitheliome und Papillome entstanden. Aber auch das 4-Methyl- und das 9-Methyl-1,2,5,6-Dibenzanthracen induzierten in Versuchen BARRYS et al. [17] sowie von SHEAR und LEITER [9] an Mäusen sowohl nach Tropfung der Haut als auch nach s.c. Applikation Tumoren. Im Gegensatz zum 10-Methyl-1,2-benzanthracen sind das 10-Bromoderivat nur mäßig und das 10-Chloro-1,2-benzanthracen überhaupt nicht carcinogen wirksam (LACASSAGNE et al. [43] und LINDNER u. MILLER [44]). Doch konnten LACASSAGNE et al. in der gleichen Arbeit zeigen, daß 9,10-Dichloro-1,2-benzanthracen im Tropfungsversuch bei Mäusen carcinogen wirkt. Als sehr stark wirksames Methylderivat des Benzanthracens sei abschließend das 5,9,10-Trimethyl-1,2-benzanthracen erwähnt, mit dem BURGOYNE et al. [45] bei Mäusen verschiedener Stämme nach wöchentlichen Behandlungen der Haut mit 0,06%igen Lösungen in Benzol in hohem Prozentsatz Papillome und Sarkome erzeugt haben.

Literatur

[1] BLOCH, B.: Leeuw.-Vereen. **1**, 46 (1922).
[2a] KENNAWAY, E. L.: J. ind. Hyg. **1**, 564 (1924).
[2b] KENNAWAY, E. L.: J. ind. Hyg. **5**, 462 (1924).
[3] BOYLAND, E., and H. BURROWS: J. Path. Bact. **41**, 231 (1935).
[4] KINOSITA, R.: Trans. Jap. Pathol. Soc. **27**, 665 (1937).
[5] SCHMÄHL, D.: Z. Krebsforsch. **60**, 697 (1955).
[6] KENNAWAY, E. L., and I. HIEGER: Brit. Med. J. **1** 1044 (1930).
[7] COOK, J. W.: Proc. Roy. Soc., London, S. B. **111**, 485 (1932).
[8] VELLUZ, L.: C. R. Acad. Sci., Paris **206**, 1514 (1938).
[9] SHEAR, M. J., J. LEITER and A. PERRAULT: J. nat. Cancer Inst. **1**, 303 (1940).
[10] BRADBURY, J. T., W. E. BACHMANN and M. G. LEWISON: Cancer Res. **1**, 685 (1941).
[11] KENNAWAY, E. L., N. M. KENNAWAY and F. L. WARREN: Cancer Res. **2**, 157 (1942).
[12] BADGER, G. M., J. W. COOK, C. L. HEWETT, E. L. KENNAWAY, N. M. KENNAWAY, R. H. MARTIN and A. M. ROBINSON: Proc. Roy. Soc., London, S. B. **131**, 170 (1942).
[13] BIELSCHOWSKY, F.: Brit. J. Exp. Path. **27**, 54 (1946).
[14] BIELSCHOWSKY, F.: Progr. méd. **3**, 79 (1949).
[15] KENNAWAY, E. L.: Biochem. J. **24**, 497 (1930).
[16] COOK, J. W.: Congr. internat. d. lucha cient. y Soc. contra el cancer, Madrid **2**, 373 (1933).
[17] BARRY, G., J. W. COOK, G. A. D. HASLEWOOD, C. L. HEWETT, I. HIEGER and E. L. KENNAWAY: Proc. Roy. Soc., London, S. B. **117**, 318 (1935).
[18] HIEGER, I.: Amer. J. Cancer **28**, 522 (1936).
[19] ORR, J. W., and C. J. POLSON: Amer. J. Cancer **32**, 114 (1938).
[20] SHEAR, M. J., in J. L. HARTWELL: "Survey of Compounds which have been tested for carc. activity". Fed. Sec. Agency (1941).
[21] ANDERVONT, H. B., and M. B. SHIMKIN: J. nat. Cancer Inst. **1**, 225 (1940).
[22] STEINER, P. E., and H. L. FALK: Cancer Res. **11**, 56 (1951).
[23] STEINER, P. E., and J. H. EDGECOMB: Cancer Res. **12**, 657 (1952).
[24] COOK, J. W., and E. L. KENNAWAY: Amer. J. Cancer **39**, 381 (1940).
[25] DUNLAP, C. E., and S. WARREN: Cancer Res. **6**, 454 (1946).

[26] BADGER, G. M., J. W. COOK, C. L. HEWETT, E. L. KENNAWAY, N. M. KENNAWAY, R. H. MARTIN and A. M. ROBINSON: Proc. Roy. Soc., London, S. B. **129** 439 (1940).
[27] SHEAR, M. J.: Amer. J. Cancer **33**, 499 (1938).
[28] DUNLAP, C. E., and S. WARREN: Cancer Res. **1**, 953 (1941).
[29] DICKENS, F., and H. WEIL-MALHERBE: Cancer Res. **6**, 161 (1946).
[30] HILL, W. T., D. W. STANGER, A. PIZZO, B. RIEGEL, P. SHUBIK and W. WARTMAN: Cancer Res. **11**, 892 (1951).
[31] LACASSAGNE, A.: C. R. Acad. Sci., Paris **114**, 660 (1933).
[32] CLAUDE, A.: Amer. J. Cancer **31**, 100 (1937).
[33] DESSY, G.: Minerva med. **28**, 2, 359 (1937).
[34] URINSON, J. P.: Sovet. vrach. zhur. **41**, 264 (1937).
[35] BURROWS, H., and E. BOYLAND: Amer. J. Cancer **32**, 367 (1938).
[36] GOERNER, A.: J. biol. Chemistry. **122**, 529 (1938).
[37] GOERNER, A., and M. M. GOERNER: Amer. J. Cancer **37**, 518 (1939).
[38] HOCH-LIGETI, E.: Amer. J. Cancer **39**, 365 (1940).
[39] HOCH-LIGETI, E.: Brit. J. Exp. Path. **22**, 233 (1941).
[40] BOYLAND, E., A. A. LEVI, E. H. MAWSON and E. ROE: Biochem. J. **35**, 184 (1941).
[41] PFEIFFER, C. A., and E. ALLEN: Cancer Res. **5**, 585 (1945).
[42] PFEIFFER, C. A., and E. ALLEN: Cancer Res. **8**, 97 (1948).
[43] LACASSAGNE, A., N. P. BUU-HOI, N. HOAN et G. RUDALI: C. R. Acad. Sci., Paris **226**, 1852 (1948).
[44] LINDNER, A., u. A. MILLER: Scientia Pharmaceutica **22**, 224 (1954).
[45] BURGOYNE, H. L., W. E. HESTON, J. L. HARTWELL and H. L. STEWART: J. nat. Cancer Inst. **10**, 665 (1950).
[46] SHEAR, M. J., and J. LEITER: J. nat. Cancer Inst. **2**, 241 (1941).
[47] BACHMANN, W. E., E. L. KENNAWAY and N. M. KENNAWAY: Yale J. Biol. Med. **11**, 97 (1938).
[48] COOK, J. W.: Ergebn. Vitamin- u. Hormonforsch., Leipzig: 1939, S. 213.
[49] ENGELBRETH-HOLM, J., and H. LE FEVRE: Cancer Res. **1**, 102 (1941).
[50] LAW, L. W.: Cancer Res. **1**, 564 (1941).
[51] BURROWS, H., E. M. F. ROE and R. SCHOBER: Cancer Res. **5**, 524 (1945).
[52] RUDALI, G., N. P. BUU-HOI, A. LACASSAGNE et J. LECOCQ: C. R. Siences Soc. Biol. **140**, 234 (1946).
[53] DAVENPORT, H. A., J. L. SAVAGE, M. J. DURSTINE and F. B. QUEEN: Cancer Res. **1**, 821 (1941).
[54] BERENBLUM, I.: Cancer Res. **5**, 265 (1945).
[55] MOSINGER, M.: C. R. Siences Soc. Biol. **141**, 816 (1947).
[56] RASK-NIELSON, R.: Brit. J. Cancer **4**, 117 (1950).
[57] BERENBLUM, I., and P. SHUBIK: Brit. J. Cancer **3**, 109 (1949).
[58] ECKWALL, P., u. K. SETÄLÄ: Acta path. microbiol. scand. **26**, 795 (1949).
[59] SETÄLÄ, K.: Acta path. microbiol. scand. **26**, 280 (1949).
[60] LEVY, B. M., and J. R. RING: Oral Surg. **3**, 262 (1950).
[61] LINELL, F.: Acta path. microbiol. scand. **27**, 662 (1950).
[62] LINELL, F., u. J. G. NORDEN: Acta path. microbiol. scand. **27**. 394 (1950).
[63] SAXEN, E. A., P. ECKWALL u. K. SETÄLÄ: Acta path. microbiol. scand. **27**, 914 (1950).
[64] SETÄLÄ, K., u. P. ECKWALL: Ann. med. exp. biol. Fenniae **28**, 116 (1950).
[65] SHUBIK, P.: Cancer Res. **10**, 713 (1950).
[66] GEYER, R. P., V. R. BLEISCH, J. E. BRYANT, A. N. ROBBINS, I. M. SASLAW and F. J. STARE: Cancer Res. **11**, 474 (1951).
[67] GRAFFI, A., E. ULSPERGER u. F. HOFFMANN: Arch. Geschwulstforsch. **3**, 212 (1951).
[68] RITCHIE, A. C.: J. nat. Cancer Inst. **12**, 839 (1951).
[69] SALAMAN, M. H.: Brit. J. Cancer **6**, 155 (1952).
[70] SAXEN, E. A.: J. nat. Cancer Inst. **13**, 441 (1952).
[71] GEYER, R. P., J. E. BRYANT, V. R. BLEISCH, E. M. PIERCHE and F. J. STARE: Cancer Res. **13**, 503 (1953).
[72] GWYNN, R. H., and M. H. SALAMAN: Brit. J. Cancer **7**, 482 (1953).
[73] SALAMAN, M. H., and F. J. C. ROE: Brit. J. Cancer **7**, 472 (1953).
[74] FIESER, L. F., and E. B. HERSHBERG: J. Amer. Chem. Soc. **59**, 2502 (1937).
[75] HARTWELL, J. L., and H. L. STEWART: J. nat. Cancer Inst. **3**, 277 (1942).
[76] SHEAR, M. J.: Amer. J. Cancer **28**, 334 (1936).
[77] SEELIG, M. G.: Amer. J. Cancer **20**, 827 (1934).
[78] ANDERVONT, H. B.: Publ. Health. Rep. **49**, 620 (1934).
[79] LYNCH, C. J.: Proc. Soc. exp. Biol. Med. **33**, 401 (1935).
[80] LETTINGA, T. W.: De Carcinogene Werking van Kleine Doses 1: 2: 5: 6-Dibenzanthraceen, 80 pp (1937), Dissert. Amsterdam.

[81] ANDERVONT, H. B.: Publ. Health. Rep. **50**, 1211 (1935).
[82] BERENBLUM, I., and L. P. KENDAL: Biochem. J. **30**, 429 (1936).
[83] ANDERVONT, H. B., and E. LORENZ: Publ. Health Rep. **52**, 637 und 1931 (1937).
[84] LORENZ, E., and H. B. ANDERVONT: Publ. Health. Rep. **52**, 637 (1937).
[85] ANDERVONT, H. B.: Publ. Health Rep. **54**, 1158 (1939).
[86] LARIONOW, L. F., u. N. G. SOBOLEVA: Vestnik Rentgen. Radiol. **20**, 276 (1938).
[87] MAGNUS, H. A.: J. Path. Bact. **49**, 21 (1939).
[88] LORENZ, E., and H. L. STEWART: J. nat. Cancer Inst. **1**, 17 (1940).
[89] ORR, J. W.: Brit. J. Cancer **1**, 316 (1947).
[90] SMITH, J. A., and S. ZALMAN: Proc. Soc. exp. Biol. Med. **72**, 13 (1949).
[91] SHIMKIN, M. B.: Amer. J. Cancer **35**, 538 (1939).
[92] NAKANO, K.: Osaka Igaku Zasshi **36**, 483 (1937).
[93] BARRY, G., and J. W. COOK: Am. J. Cancer **20**, 58 (1934)
[94] BERENBLUM, I., and L. P. KENDAL: Brit. J. exp. Path. **15**, 366 (1934).
[95] BALL, H. J.: Amer. J. Cancer **26**, 69 (1936).
[96] BURROWS, H.: Proc. Roy. Soc., London, S. B. **111**, 238 (1932).
[97] ASKANAZY, M.: Wien. klin. Wschr. **50**, 816 (1937).
[98] BURROWS, H.: J. Path. Bact. **43**, 427 (1936).
[99] PEACOCK, P. R.: J. Path. Bact. **36**, 141 (1933).
[100] PEACOCK, P. R.: Amer. J. Cancer **25**, 37 (1935).
[101] BANTING, F. G.: Proc. Roy. Soc. Med. **32**, 245 (1939).
[102] SHABAD, L. M., u. J. P. URINSON: Arch. des sci. biol., Moscow. **51/3**, 105 (1938).
[103] HESTON, W. E., and M. K. DERINGER: J. nat. Cancer Inst. **13**, 705 (1952).
[104] KRIEGEL, H.: Arch. Geschwulstforsch. **6**, 132 (1954).
[105] GRAFFI, A.: Abh. Dtsch. Akad. Wiss., Berlin **1**, 1 (1953).
[106] ANDERVONT, H. B., u. M. B. SHIMKIN: J. Nat. Cancer Inst. **1**, 225 (1940).

XI. Chrysene

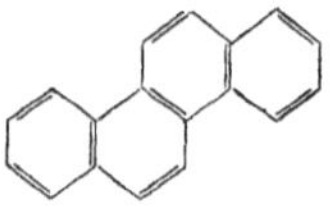

Reines Chrysen wurde erstmalig von BLOCH [*1*] im Jahre 1922 auf evtl. carcinogene Eigenschaften an der Mäusehaut getestet, doch verliefen diese Versuche ebenso mit negativem Ergebnis, wie spätere Untersuchungen anderer Autoren mit derselben Substanz. KENNAWAY [*2*], BARRY und COOK [*3*], BARRY et al. [*4*], ORR u. POLSON [*5*] und SHEAR u. LEITER [*6*] unternahmen umfangreiche Hauttropfungsversuche an Mäusen und injizierten in Einzelfällen die Substanz auch s.c. Als Lösungsmittel für Tropfungen diente vor allem Benzol. Tumoren traten jedoch in keinem einzigen Falle auf. Erst in neuerer Zeit berichteten einige Autoren über positive Ergebnisse mit Chrysen. STEINER und FALK [*8*] spritzten Mäuse s.c. mit 5 mg der in Tricaprylin gelösten Substanz, was zur Entstehung von 4 Sarkomen unter 50 behandelten Tieren führte. RIEGEL et al. [7] konnten ebenfalls bei Mäusen nach zweimal wöchentlichen Hauttropfungen, während einer Zeitspanne von 31 Wochen, 1 Papillom bei 20 behandelten Tieren beobachten. Sehr vereinzelt ist auch über Sarkome bei Ratten nach s.c. Injektion von Chrysen berichtet worden (COOK [*15*], BARRY u. COOK [*3*]).

Unter den Derivaten des Chrysens gibt es nur wenige, deren carcinogene Wirksamkeit einwandfrei nachgewiesen werden konnte, wobei es sich vor allem um einige Methyl- und Dimethylderivate des Chrysens handelt.

Nach Untersuchungen von DUNLAP und WARREN [9] entstanden nach s.c. Applikation des in Tricaprylin gelösten 5-Methylchrysens bei C3H-Mäusen nach Latenzzeiten von mindestens 4 bis 5 Monaten bei 50% der Tiere Sarkome an der Injektionsstelle. Dagegen gelang es denselben Autoren nicht, bei gleicher Behandlungsweise derartige Tumoren auch bei Swiss-Mäusen zu erzeugen. Die Derivate 4- und 6-Methylchrysen besaßen in Versuchen von DUNLAP und WARREN [9], NEWMAN [10] sowie SHEAR und LEITER [6] nach s.c. Applikation bei Mäusen nur sehr schwache carcinogene Eigenschaften. 1-Methylchrysen erwies sich sowohl nach s.c. Applikation als auch nach Hauttropfung bei Mäusen als wirkungslos (GOUGH u. SHOPPEE [11]). Gleichfalls unwirksam waren auch verschiedene Hydroxyverbindungen, wenn sie in Tricaprylin oder Arachisöl gelöst, Mäusen s.c. injiziert wurden.

Auch unter den Dimethylderivaten gibt es solche ohne und solche mit carcinogenen Eigenschaften. Nach Untersuchungen von DUNLAP und WARREN [9] und SHEAR [12] besaßen die Derivate 2,3-Dimethyl- und 4,5-Dimethylchrysen keine oder aber äußerst schwache carcinogene Eigenschaften. Im Gegensatz dazu konnten BADGER et al. [13] sowie COOK und KENNAWAY [14] für das Derivat 5,6-Dimethylchrysen sowohl nach Tropfung auf die Haut als auch nach s.c. Applikation carcinogene Eigenschaften nachweisen, doch zählt auch dieses Derivat nicht zu den starken Carcinogenen. In den genannten Versuchen lagen die Tumorraten bei oder unter 20%, wobei nach Tropfung sowohl Epitheliome als auch Papillome, nach s.c. Injektion Sarkome, am Injektionsort entstanden.

Literatur

[1] BLOCH, B.: Leeuw. Vereen. **1**, 46 (1922).
[2] KENNAWAY, E. L.: J. ind. Hyg. **5**, 462 (1924).
[3] BARRY, G., and J. W. COOK: Amer. J. Cancer **20**, 58 (1934).
[4] BARRY, G., J. W. COOK, G. A. D. HASLEWOOD, C. L. HEWETT, I. HIEGER and E. KENNAWAY: Proc. Roy. Soc., London, S. B. **117**, 318 (1935).
[5] ORR, J. W., and C. J. POLSON: Amer. J. Cancer **32**, 114 (1938).
[6] SHEAR, M. J., and J. LEITER: J. nat. Cancer Inst. **2**, 241 (1941).
[7] RIEGEL, B., W. B. WARTMANN, W. HILL, B. B. REEB, P. SHUBIK and D. W. STANGER: Cancer Res. **11**, 301 (1951).
[8] STEINER, P. E., and H. L. FALK: Cancer Res. **11**, 56 (1951).
[9] DUNLAP, C. E., and S. WARREN: Cancer Res. **3**, 606 (1943).
[10] NEWMAN, M. S.: J. Amer. Chem. Soc. **62**, 870 (1940).
[11] GOUGH, N., and C. W. SHOPPEE: Biochem. J. **54**, 630 (1952).
[12] SHEAR, M. J.: Amer. J. Cancer **33**, 499 (1938).
[13] BADGER, G. M., J. W. COOK, C. L. HEWETT, E. L. KENNAWAY, N. M. KENNAWAY, R. H. MARTIN and A. M. ROBINSON: Proc. Roy. Soc., London, S. B. **129**, 439 (1940).
[14] COOK, J. W., and E. L. KENNAWAY: Amer. J. Cancer **39**, 381 (1940).
[15] COOK, J. W.: Congr. internat. de lucha cient. y Soc. contra el cancer, Madrid **2**, 373 (1933).

XII. Benzpyren

Die ersten Versuche zur Krebserzeugung durch Benzpyren wurden durchgeführt von COOK et al. im Jahre 1932 [1] und in den darauffolgenden Jahren sowie von MAISIN et al. [2]. Als Versuchstiere dienten diesen Autoren sowohl Mäuse als auch Ratten, die auf verschiedenartige Weise das Carcinogen injiziert erhielten oder deren Rückenhaut mit Lösungen des Carcinogens betropft wurde. Eine große Anzahl Autoren befaßte sich in der Folgezeit mit Fragen der durch Benzpyren induzierten Carcinogenese. Aus der Vielzahl von Arbeiten seien einige wichtige genannt: DUNNING et al. [*3*], HIEGER [*4*], OBERLING et al. [*5*, *6* u. *7*], LACASSAGNE et al. [*8*], SHEAR [*9* u. *10*], HADDOW et al. [*11*], ORR [*12a* u. *12b*], RONDONI et al. [*13* u. *14*], RARIE und GUMMEL [*15*], BONSER [*16*], BERENBLUM [*17* bis *20*], HAMPERL [*21* u. *22*], TANNENBAUM [*23* bis *27*], SALAMANN [*28* bis *30*], DRUCKREY et al. [*75*], BERGOLZ et al. [*76*] und GRAFFI und PUHR [*77*]. Die methodischen Einzelheiten — die Erzeugung von Tumoren im Experiment durch verschiedene Benzpyrene betreffend — sollen hauptsächlich an Hand des vorwiegend benutzten 3,4-Benzpyrens dargestellt werden.

Chemische und physikalische Eigenschaften von 3,4-Benzpyren (Benz-[a]-pyren)

Formel:

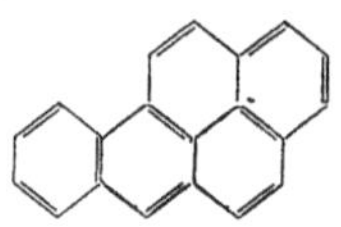

Aussehen: hellgelbe Kristalle.
Festpunkt: 176 °C.
Löslichkeit: W. nl., A., Äe., Bzl., Ac. und Öle sll.

a) Tierarten

Wie wir im Rahmen der Behandlung anderer carcinogener Kohlenwasserstoffe bereits betonten, eignet sich für die Geschwulsterzeugung durch Benzpyren in erster Linie die Maus, und zwar sowohl für den Tropfungsversuch als auch für s.c. und i.m. Injektion, die Implantation sowie auch für perorale und i.v. Applikationsweise. Dabei ergab sich in den bisher durchgeführten Versuchen keine Abhängigkeit der Versuchsergebnisse vom Geschlecht der Tiere. Es wurden aber gewisse Abhängigkeiten vom jeweils benutzten Inzuchtstamm beobachtet, ohne daß diese Stämme ein entsprechendes Verhalten im Hinblick auf das Auftreten von Spontangeschwülsten zeigen, wie das aus Tab. 18 ersichtlich ist.

Tabelle 18. Tumorquoten bei verschiedenen Inzuchtstämmen der Maus (nach BERENBLUM [*20*])

Stamm	Spontane Tumoren		Induzierte Tumoren	
	Mamma	Lunge	Haut	s.c. Gewebe
C3H	sehr hoch	niedrig	ziemlich niedrig	hoch
A	hoch	sehr hoch	mittel	ziemlich hoch
White Label	mittel	niedrig	ziemlich niedrig	mittel
C	niedrig	mittel	ziemlich hoch	mittel
IF	sehr niedrig	niedrig	hoch	mittel
C57black	sehr niedrig	sehr niedrig	niedrig	mittel

Gleiche Befunde resultieren auch im Hinblick auf die reine Initialwirkung cancerogener Kohlenwasserstoffe auf die Haut im Tropfungsversuch in der Kombination mit Crotonöl (GRAFFI [*78*]). Ebenso besteht bei Tieren desselben Stammes ein unterschiedliches Verhalten hinsichtlich der Entstehung von Tumoren nach cutaner und s.c. Applikation. In der Reihenfolge der Empfänglichkeit für die Carcinogenese an der Haut ist nach der Maus das Kaninchen zu erwähnen, während das s.c. Bindegewebe dieser Species auf Applikation von Benzpyren praktisch nicht anspricht. Wie bei der Maus, so konnte auch beim Kaninchen keine Abhängigkeit vom Geschlecht der Tiere beobachtet werden. Systematische Untersuchungen an verschiedenen Kaninchenrassen liegen unseres Wissens mit Benzpyren jedoch nicht vor.

Im Unterschied zum Kaninchen spricht die Ratte auf Benzpyrenapplikation in das s.c. Bindegewebe besonders gut an, wogegen die Haut der Ratte wesentlich resistenter ist als vergleichsweise die von Maus oder Kaninchen. Gute Tumorquoten konnten bei Ratten auch durch i.m. Injektion von 3,4-Benzpyren erzeugt werden.

Am Goldhamster wurden unserer Kenntnis nach bisher mit 3,4-Benzpyren nur s.c. Injektionsversuche durchgeführt, wobei sich auch diese Species als sehr empfänglich erwiesen hat. Ferner ist auch das Huhn für Versuche mit Benzpyren verwendet worden. Positive Ergebnisse konnten hierbei durch Injektion des Carcinogens in die Muskulatur erzielt werden. Beim Meerschweinchen gelang es WARREN u. GATES [*31*] durch s.c. Injektion von 3,4-Benzpyren gleichfalls Sarkome zu erzeugen.

Die carcinogene Wirkung des 3,4-Benzpyrens wurde auch bei einer Reihe anderer Tierarten getestet. Erfolgreich waren in dieser Hinsicht Versuche von HAGENSEN und KREHBIEL [*32*]. Die Autoren injizierten Meerschweinchen beiderlei Geschlechts 0,5 ml einer 1%igen Lösung des Carcinogens in Schweineschmalz und konnten nach etwa einjähriger Latenzzeit bei allen der vier behandelten Tiere Tumoren an der Injektionsstelle beobachten. Umfangreiche Versuche, die PFEIFFER und ALLEN [*33*] an Rhesusaffen unternahmen, verliefen ergebnislos. Den Tieren waren verschiedene Dosen des in Sesamöl gelösten Carcinogens in verschiedene Organe und Gewebe appliziert worden, doch konnten selbst bei Latenzzeiten bis zu 10 Jahren keine Tumoren beobachtet werden.

Gleichfalls ergebnislos verliefen auch Versuche von KOCH et al. [*34*], die Molche mehrfach das in Olivenöl gelöste Carcinogen s.c. applizierten aber keine Tumoren feststellen konnten. Zum gleichen negativen Resultat gelangte BREEDIS [*35*] mit der Species Triturus viridescens. In diesem Zusammenhang seien abschließend noch Versuche von BONTE [*36*] erwähnt, der Frösche (Rana temporaria) sowohl s.c. als auch peroral behandelte und die Rückenhaut der Tiere mit 0,2%iger Lösung des Carcinogens in Olivenöl 3mal wöchentlich einen Monat lang betropfte, aber keine Tumoren beobachten konnte.

Zusammenfassend ergibt sich, daß für die Erzeugung von Hauttumoren mit 3,4-Benzpyren vor allen Dingen Maus und Kaninchen zu empfehlen sind, während zur Erzeugung von Sarkomen nach s.c. Injektion Ratte und Maus die bevorzugten Versuchstiere sind, jedoch auch Goldhamster, Meerschweinchen und Huhn durchaus mit gutem Erfolg verwendet werden können, nicht dagegen das Kaninchen.

b) Applikationsweise

Bei Behandlung von Versuchstieren mit 3,4-Benzpyren sind die bevorzugten Applikationsweisen die Tropfung auf die Haut sowie verschiedenartige Formen der Injektion. Die Wahl der Applikationsweise wird dabei vor allem durch die zu verwendende Species bestimmt.

Wie bereits oben erwähnt, sind für den Tropfungsversuch Maus und Kaninchen zu bevorzugen, für Versuche mit s.c. bzw. i.m. Injektion dagegen Maus und Ratte. Bei direkter Injektion in verschiedene Organe sind bisher in erster Linie Mäuse verwendet worden.

In Versuchen mit Hauttropfung wird das Benzpyren hauptsächlich in organischen Lösungsmitteln (Benzol, Aceton) verabreicht, und zwar in Form 0,3 bis 1%iger Lösungen, die mit Hilfe einer Tropfpipette auf die enthaarte Rückenhaut bei Mäusen und Kaninchen — bei diesen bevorzugt auch auf die Haut der Ohren — getropft werden. Die übliche Dosis pro Behandlung sind 3 Tropfen.

Für die s.c. Injektion wird das Benzpyren in ölige Lösung gebracht (Olivenöl, Sesamöl, Mohnöl, Sonnenblumenöl) und in Konzentrationen von etwa 0,3 bis 1%, meist einmalig, in bestimmten Versuchen auch wiederholte Male, verabreicht. Gleiches gilt auch für i.m. Injektionen. Als geeignet hat sich ferner die Implantation von Wachs- oder Paraffinkügelchen, in die das Carcinogen eingeschlossen ist, erwiesen. Solche Kügelchen enthalten durchschnittlich 1 mg carcinogener Substanz und eignen sich besonders zur Implantation in verschiedene innere Organe. Für i.v. Injektionen wird das 3,4-Benzpyren in Form wäßriger Suspensionen oder aber in Glycerin-Serum-Mischung gelöst angewendet. Eine solche Glycerin-Serum-Lösung stellt man in der Weise her, daß das zu lösende Carcinogen im Ölbad in heißem Glyzerin gelöst und die Lösung mittels einer erwärmten Pipette in kaltes Serum getropft wird. Bei einem Mischungsverhältnis von 1 Teil Glycerin mit 9 Teilen Serum erhält man eine schwach opaleszierende Lösung, in der sich das Benzpyren überwiegend gelöst vorfindet und die im UV-Licht eine starke hellblau-dunkelblaue Fluoreszenz aufweist.

Für i.p. Injektionen wird das Benzpyren in gleicher Weise wie für s.c. und i.m. Einspritzungen in Form von etwa 0,5%iger Lösung in Olivenöl oder anderen Ölen gelöst appliziert oder als konzentrierte Benzpyren-Glycerin-Serum-Lösung angewandt. Ihr Glyceringehalt kann bis zu 20% betragen, was einem Benzpyrengehalt von 1 : 5000 entspricht. Aus solchen wäßrigen Lösungen werden das Benzpyren sowie alle übrigen cancerogenen Kohlenwasserstoffe sehr rasch von den Zellen und Geweben selektiv aufgenommen und können in ihrer charakteristischen Form mit Hilfe des Fluoreszenzmikroskops nachgewiesen werden [*79*].

c) Dosierung

Bei cutaner Behandlung, d. h. im Tropfungsversuch, werden Mäusen 2- bis 3mal wöchentlich 3 Tropfen 0,3- bis 1% iger Lösung appliziert. Das Benzpyren wird zu diesem Zweck in Benzol, vorteilhafter jedoch in Aceton, gelöst. Bei Hauttropfungen an Ratten müssen, infolge der viel geringeren Empfindlichkeit dieser Tierart, stärker konzentrierte Benzpyrenlösungen angewendet werden. Sie enthalten etwa 1% Benzpyren in Benzol oder Aceton, besser gesättigte Lösungen in diesen Medien. Bei Kaninchen werden zur Erzeugung von Hauttumoren etwa 0,5 bis 1% ige Lösungen des Carcinogens wöchentlich 2- bis 3mal verabreicht. Wie bereits erwähnt, reagiert bei dieser Species neben der Rückenhaut vor allem die Haut der Ohren besonders empfindlich auf carcinogene Reize. Es ist dabei zu beachten, daß die Basis des Ohres weit besser mit Geschwulstbildung reagiert als die Ohrspitze.

Für s.c. Injektionen wird das 3,4-Benzpyren in öliger Lösung, z. B. Olivenöl und Sesamöl, angewendet. Dabei werden in Versuchen mit einmaliger Injektion an Mäusen zweckmäßigerweise 0,5 bis 1 mg, an Ratten 0,05 bis 0,5 mg verabreicht. Im Falle mehrmaliger s.c. Injektionen werden Ratten pro Applikation etwa 0,1 bis 0,3 mg, d. h. je 0,1 bis 0,3 ml einer 1%igen Benzpyrenlösung in Olivenöl, injiziert.

Die Abhängigkeit der Sarkomentstehung von der Dosis ergibt sich in überzeugender Weise aus Versuchen von BERENBLUM und SCHOENTAL [*18*], die an Gruppen zu je 20 Mäusen nach einmaliger Injektion von 2 mg Benzpyren 18 Tumoren, von 0,2 mg 8 Tumoren und von 0,02 mg aber nur 3 Tumoren erzeugen konnten. Die genannten Autoren erzielten diese Befunde nach gleich langen Latenzzeiten.

Beim Hamster führte die s.c. Injektion von 0,25 ml 1%iger Benzpyrenlösung in hohem Prozentsatz zur Tumorbildung. Bei i.m. Injektion werden Mäusen und Ratten entweder einmalig 10 bis 20 mg Benzpyren in Olivenöl injiziert oder bei mehrmaligen Applikationen in Abständen von etwa einer Woche jeweils 1 mg. Bei Hühnern verabreicht man etwa 5 bis 10 mg einmalig, am vorteilhaftesten in die Brustmuskulatur, ebenfalls in öliger Lösung oder in Benzol gelöst, weil danach Sarkome innerhalb sehr kurzer Zeit entstehen. Für die perorale Applikation zur Erzeugung gut- und bösartiger Tumoren des Vormagens wird das Benzpyren in ölige Lösung gebracht und davon im chronischen Fütterungsversuch eine Konzentration von etwa 0,4% dem Futter beigegeben. Zur Erzeugung von Magentumoren sind in derartigen Fütterungsexperimenten bei der Maus Gesamtdosen von 20 bis 30 mg pro Tier erforderlich. Die Versuchsdauer ist von der Höhe der Einzeldosis und der zeitlichen Aufeinanderfolge der Behandlungen abhängig. Für die Applikation von etwa 20 mg ergibt sich bei chronischer Verfütterung eine Behandlungsdauer von etwa 5 Monaten.

Zur Erzeugung von Sarkomen nach i.p. Injektion sind z. B. 0,2 ml einer 0,5%igen Benzpyrenlösung (z. B. in Olivenöl), d. h. etwa 1 mg Carcinogen, ausreichend. Über die Erzeugung verschiedener Organtumoren durch direkte Applikation des Carcinogens unterrichtet Tab. 19.

d) Latenzzeiten

Über die Latenzzeit der Tumorentstehung nach Benzpyrenapplikation auf die Haut — dasselbe gilt im Prinzip auch für andere Applikationsweisen — lassen sich generelle Angaben nicht machen. Die Latenzzeit hängt ja, wie wir wissen, nicht nur von der Dosis — und zwar sowohl von der Größe der Einzeldosis, ihrer zeitlichen Verteilung und der Größe der Gesamtdosis —, sondern auch in sehr starkem Maße von Tierart, Rasse und Alter der Versuchstiere ab. Es sind deshalb in diesem Rahmen nur einige orientierende Angaben möglich (vergleiche hierzu auch die Ausführungen im Kap. 17).

In Tropfungsversuchen an der Maus beträgt im Standardansatz, d. h. nach wöchentlich 2- bis 3maliger Applikation 0,3 bis 1%iger Lösung, bei gut empfänglichen Tieren die Latenzzeit etwa 5 bis 8 Monate. Bei Ratten ist wegen der geringeren Empfindlichkeit dieser Species die Latenzzeit länger und währt etwa 16 bis 18 Monate oder länger.

Bei Kaninchen beträgt die Latenzzeit bis zum Auftreten von Papillomen etwa ein halbes Jahr, Carcinome entstehen nach etwa einem Jahr. Nach s.c. Injektion an Mäusen und Ratten in Form einmaliger Applikation ergaben sich Latenzzeiten zwischen 4 und 12 Monaten. Im Versuch an Hamstern traten nach s.c. Injektion von 2,5 mg Sarkome nach 2,5 bis 4,5 Monaten auf.

Die kürzesten Latenzzeiten in Versuchen mit Benzpyren wurden nach i.m. Applikation beobachtet. Bei Mäusen beträgt die Latenzzeit nach wöchentlich einer Applikation von je 0,1 ml 1%iger Lösung in Olivenöl etwa 3 Monate; bei Ratten nach Applikation entsprechend höherer Dosen ebenfalls 2 bis 3 Monate bis zum Erscheinen der ersten Tumoren. Kurze Latenzzeiten wurden auch bei Hühnern beobachtet, vor allem dann, wenn Benzol als Lösungsmittel verwendet wurde. Sie betragen bei dieser Species nur etwa 3 Monate.

e) Tumortypen

Die Art der nach Benzpyrenverabreichung entstehenden verschiedenen Tumortypen hängt bei gegebener Tierart von der Applikationsweise des Carcinogens ab. Nach Hauttropfung entstehen bei Ratten, Mäusen und Kaninchen

Tabelle 19. Carcinogene Wirkung von 3,4-Benzpyren (Benz-[a]-pyren)

Tierart	Stamm	Geschlecht	Applikationsweise und Dosierung des Carcinogens	Dauer des Experimentes	Tumorhäufigkeit und Tumortyp	Autor
Maus	Stock	—	Hauttropfung mit 0,3% iger Lösung in Benzol, wöchentlich 2mal	202 bis 638 Tage	von 80 behandelten Tieren 45 überlebende nach 6 Monaten mit 37 Epitheliomen und 10 Papillomen	BARRY et al. [*37*]
Maus	—	—	Hauttropfung mit 1% iger Lösung in Benzol, wöchentlich 3mal	190 Tage	75% der Tiere zwischen 110 und 163 Tagen mit Carcinomen der Rückenhaut	BISCEGLIE [*48*]
Maus	Stock	—	Hauttropfung mit 1% iger Lösung in Benzol, wöchentlich 3mal	90 Tage	100% der behandelten Tiere mit Papillomen bzw. Carcinomen der Rückenhaut	BRUNSCHWIG et al. [*49a* u. *b*]
Maus	Stock	♂ + ♀	Hauttropfung mit 0,3% iger Lösung in Benzol, wöchentlich 2mal	25 Wochen	von 135 behandelten Tieren 36 Papillome und 64 Carcinome der Rückenhaut, außerdem einige Mammatumoren	GILMOUR [*50*]
Maus	—	♀	Hauttropfung mit 0,3% iger Lösung in Benzol, 2mal wöchentlich, 15 Wochen lang	284 Tage	von 60 behandelten Mäusen 52 Tiere mit Hepatomen	HADDOW u. RUSSEL [*11*]
Maus	Inbred White	—	Hauttropfung mit 0,05% iger Lösung in Aceton, wöchentlich einmal	28 Wochen	von 148 behandelten Tieren 6 Tiere mit Papillomen	BERENBLUM [*17*]
			Hauttropfung mit 1% iger Lösung in Aceton, wöchentlich einmal	22 Wochen	von 148 behandelten Tieren 101 Tiere mit Papillomen	
Maus	dba	♂	Hauttropfung mit 0,3% iger Lösung in Benzol, wöchentlich 2mal je 1 Tropfen, 13 Wochen lang	52 bis 56 Wochen	von 400 behandelten Tieren 259 mit Hautcarcinomen, außerdem Hautpapillome	TANNENBAUM [*24*]
Maus	—	—	s.c. Injektion 1% iger Lösung in Paraffin	109 Tage	Von 720 injizierten Mäusen entwickelten 657 Tiere Tumoren	DUNNING et al. [*51*]
Maus	—	—	s.c. Injektion von 1 mg Carcinogen pro Tier in verschiedenen öligen Lösungsmitteln	250 bis 430 Tage	von 87 behandelten Tieren 44 Tumorträger	BECK [*52*]

Maus	—	—	s.c. Injektion von 1 mg Carcinogen, gelöst in Mäusefett, Olivenöl bzw. Olivenöl-Paraffingemisch	240 bis 375 Tage	von 58 behandelten Tieren 35 mit Tumoren, geringste Tumorquote bei Mäusefett als Lösungsmittel	PEACOCK u. BECK [53]
Maus	Rockland	♀	s.c. Injektion von 0,5 ml 0,4% iger Lösung gelöst in Schmalz		von 534 injizierten Mäusen entwickelten 208 Sarkome	LEUCHTENBERGER u. SICHER [54]
			s.c. Injektion von 0,5 ml 0,03% iger kolloidaler Lösung	16 Monate	von 335 injizierten Mäusen nur 34 Sarkome	
Maus	—	—	s.c. Injektion (1 malig) von 2 mg in Sesamöl		20 Mäuse mit 18 Tumoren	BERENBLUM u. SCHOENTAL [18]
			s.c. Injektion (1malig) von 0,2 mg in Sesamöl		20 Mäuse mit 8 Tumoren	
			s.c. Injektion (1malig) von 0,02 mg in Sesamöl	10 Monate	20 Mäuse mit 3 Tumoren	
Maus	VI und IX	—	s.c. Injektion von 0,1 bis 1 mg in öliger Lösung	120 bis 600 Tage	von 1100 behandelten Mäusen 605 Tiere mit Sarkomen an der Injektionsstelle	ROSENBOHM [55]
Maus	—	♀	i.p. Injektionen zu je 0,2 ml 0,5% iger Lösung in Olivenöl in Abständen von 2 Wochen	157 Tage	von 40 behandelten Mäusen 27 Tiere mit Sarkomen, erster Tumor nach 103 Tagen	NAKAHARA u. FUJIWARA [56]
Maus	Stock	—	i.p. Injektion von 1 mg in Olivenöl gelöst	1 Jahr	von 110 behandelten Mäusen 26 Tiere mit Sarkomen zwischen 4 und 8 Monaten	BECK [52]
Maus	A	♂ + ♀	i.v. Injektion von 0,25 mg in wäßriger Suspension	20 Wochen	von 10 behandelten Tieren entwickelten 8 Lungentumoren; erste Tumoren bereits nach 8 Wochen	ANDERVONT u. SHIMKIN [57]
Maus	—	—	per os Applikation 0,4% iger Lösung in Schweineschmalz	336 Tage	von 11 gefütterten Tieren 10 mit Carcinomen im Vormagen, Metastasen in portalen Lymphknoten, Peritoneum, Leber, Milz und Lunge; 1 Tier mit Papillom der Unterlippe	WATERMAN [58]
Maus	—	♂ + ♀	per os Applikation von insgesamt 19 mg bei chronischer Fütterung während 5 Monaten	15 Monate	von 10 gefütterten Tieren 3 mit Vormagenpapillomen, 2 davon multipel, 1 Tier mit Mammaadenocarcinom	LARIONOW u. SOBOLEVA [59]

Tabelle 19 (Fortsetzung)

Tierart	Stamm	Geschlecht	Applikationsweise und Dosierung des Carcinogens	Dauer des Experimentes	Tumorhäufigkeit und Tumortyp	Autor
Maus	C3H, C57 A, CHJ	♂ + ♀ + castr.	per os Applikation von 0,3 mg in Sesamöl gelöst, 2mal wöchentlich	366 Tage	von 98 gefütterten Tieren 15 mit Carcinomen und Papillomen im Vormagen, einige Hautpapillome	Collins et al. [*60*]
Maus	—	—	per os Applikation von 0,4% iger Lösung in Oliven- oder Dorschleberöl im Futter (chronische Fütterung)	571 Tage	von 24 gefütterten Mäusen entstanden bei 11 Tieren Papillome im Vormagen	Peacock u. Kirby [*61*]
Maus	—	—	i.m. Injektionen von 0,1 ml 1% iger Lösung in Schmalz-Olivenöl-Gemisch, wöchentlich eine Injektion	175 bis 220 Tage	von 167 behandelten Tieren konnten bei 67 Tumoren an der Injektionsstelle beobachtet werden, erste Tumoren nach 75 bis 100 Tagen	Klinke [*62*]
Maus	Inzucht	—	Implantation von Wachskügelchen oder Cholesterol, in die das Carcinogen suspendiert war, in die Knochenhöhle von Röhrenknochen	2 Jahre	anaplastische Sarkome des Knochens	Sissons [*63*]
Ratte	—	—	Hauttropfung der Rückenhaut mit 0,5 oder 1% iger Lösung in Benzol, Behandlung wöchentlich 1mal	150 Tage	15 behandelte Ratten mit 7 Papillomen und 4 Hautcarcinomen	Nakano [*64*]
Ratte	Stock	—	s.c. Injektionen von je 2 mg gelöst in Schmalz in wöchentlichen Abständen	180 bis 235 Tage	von 30 behandelten Ratten 22 Tumoren an der Injektionsstelle	Dansi et al. [*65*]
Ratte	—	—	s.c. Injektionen von je 0,1 bis 0,3 ml 0,1% iger Lösung in Olivenöl in wöchentlichen Abständen	33 Wochen	von 10 behandelten Ratten bei 5 Tieren Tumoren am Injektionsort	Domagk [*66*]
Ratte	verschiedene Stämme	—	s.c. Injektion 1% iger Lösung des Carcinogens in Paraffin	201 Tage	von 486 behandelten Ratten bei 348 Tieren Tumoren an der Injektionsstelle	Dunning et al. [*3*]

Ratte	—	—	s.c. Injektion von 0,05 mg in Olivenöl	10 Monate	von 10 Ratten 1 Tumor	OBERLING et al. [6]
			s.c. Injektion von 0,1 mg in Olivenöl	15 Monate	von 35 Ratten 4 Tumoren	
			s.c. Injektion von 0,5 mg in Olivenöl	19 Monate	von 20 Ratten 9 Tumoren	
			s.c. Injektion von 1,0 mg in Olivenöl	12,5 Monate	von 75 Ratten 64 Tumoren (einige Tiere mit Metastasen)	
Ratte	Axc, Sherman, Silvergray, Marshall u. a.	—	s.c. Injektionen an mehreren Stellen von 0,2 bis 4,0 mg in Paraffin	—	von 2278 behandelten Ratten 1369 Tiere mit Tumoren (Anzahl der Überlebenden nach 60 Tagen : 2018)	DUNNING et al. [3]
Ratte	—	—	i.p. Injektionen von 0,2 ml 0,5%iger Lösung in Olivenöl, in Abständen von je 2 Wochen	125 Tage	von 14 behandelten Ratten 5 Tiere mit Tumoren	MORI u. NAKAHARA [67]
Ratte	—	—	i.m. Injektionen von insgesamt 10 bis 30 mg in Schmalz-Olivenöl-Gemisch in mehreren Partialdosen	141 bis 250 Tage	von 245 behandelten Ratten entwickelten 152 Tiere am Injektionsort Tumoren; Metastasen in der Leibeshöhle, in Lunge und Niere	KLINKE [62]
Ratte	—	♂ + ♀	i.m. Injektionen von insgesamt 15 mg pro Tier gelöst in Olivenöl	132 Tage	80 behandelte Ratten mit 67 Sarkomen, davon 12 Fälle mit Metastasen	SCHAIRER u. RECHENBERGER [68]
Ratte	—	—	i.m. Injektion von 1 ml 1,5%iger Lösung in Olivenöl	40 bis 60 Tage	von 180 behandelten Tieren 112 Tumoren	SCHAIRER [69]
Ratte	—	—	i.m. Injektionen von 0,2 ml 0,5%iger Lösung in Benzol in wöchentlichen Abständen	—	100% Tumorbefall (30 Ratten)	HARTMANN [70]
Ratte	—	—	intracerebrale Applikation des Carcinogens in kristalliner Form	10 Monate	von 10 behandelten Tieren 3 Ratten mit Tumoren der Hypophyse, 1 Tier mit intracranialem Tumor	OBERLING et al. [5]

Tabelle 19 (Fortsetzung)

Tierart	Stamm	Geschlecht	Applikationsweise und Dosierung des Carcinogens	Dauer des Experimentes	Tumorhäufigkeit und Tumortyp	Autor
Ratte	—	—	Injektion in die Zunge, 0,2 ml 0,5% iger Lösung in Sonnenblumenöl; insgesamt 5 Injektionen in Abständen von 2 bis 3 Wochen, Gesamtdosis: 5 mg pro Tier	436 Tage im Durchschnitt	von 100 behandelten Ratten 22 Myosarkome und Fibrosarkome der Zunge, 10 Sarkome des Nackenbindegewebes, 1 malignes Adenom der Speicheldrüsen und 1 Adenom der Talgdrüsen	GOLBERT [*71*]
Ratte	Inzucht	—	Implantation von in Wachskügelchen suspendiertem Carcinogen in die Höhle von Röhrenknochen	2 Jahre	anaplastische Sarkome des Knochens	SISSONS [*63*]
Kaninchen	—	—	Hauttropfung mit 1% iger Lösung in Benzol, 2mal wöchentlich	21 Monate	von 5 behandelten Tieren 3 überlebende nach 1 Jahr mit Epitheliomen	OBERLING et al. [*6*]
Kaninchen	—	—	Hauttropfung mit 0,5% iger Lösung in Benzol, 3mal wöchentlich	3,5 Jahre	von 20 behandelten Kaninchen 11 Carcinome, 1 Papillom nach 6 Monaten, 1 Carcinom nach 13 Monaten	SCHÜRCH [*44*]
Kaninchen	—	—	Hauttropfung am Ohr mit 0,3% iger Lösung in Benzol, 3mal wöchentlich	610 Tage	von 59 behandelten Tieren 6 Carcinome und zahlreiche Papillome	BRUNSCHWIG et al. [*72*]
Hamster	—	—	s.c. Injektion von 0,25 ml 1% iger Lösung	3 bis 4,5 Monate	von 63 behandelten Tieren 56 Tumoren, Latenzzeit: 2,5 bis 4,5 Monate	HALBERSTAEDTER [*73*]
Huhn	RI rot u. Barred Rock		i.m. Injektion von 10 mg und 5 mg gelöst in Schmalz	10 Monate	von 6 behandelten Tieren bei 4 innerhalb von 3 Monaten Tumoren am Injektionsort	ROTHBARD u. HERMAN [74]

Papillome, Epitheliome und Carcinome vom Typ der Plattenepithelcarcinome, deren histologische Beschreibungen in Kap. 18 zu finden sind. Nach s.c. Injektion entstehen lokale, vom Bindegewebe ausgehende Sarkome vom Typ der Fibrome, Fibrosarkome (Abb. 25), Spindelzellsarkome, polymorphzelligen Sarkome und Rundzellsarkome. Nach i.m. Injektion kommt es zur Bildung von Myomen und Rhabdomyosarkomen (Abb. 24), die von der Muskulatur ausgehen. Bei den nach chronischer Verfütterung des Benzpyrens im Magen auftretenden Geschwülsten handelt es sich durchweg um Geschwülste des Vormagens, und zwar in Form von Papillomen und Carcinomen.

f) Carcinogene Wirkungen verschiedener Benzpyrenderivate außer 3,4-Benzpyren

Das Grundmolekül dieser Substanzgruppe, das Pyren, hat sich in Versuchen an Mäusen und Ratten sowohl nach Tropfung als auch nach s.c. und i.p. Injektion sowie nach Verfütterung als nicht carcinogen erwiesen. Von den Autoren, die übereinstimmend zu diesem Befund gelangten, seien an dieser Stelle genannt Barry et. al [*37*], Haddow und Russel [*11*], Orr [12*a* u. *b*], White und White [*38*], Shear und Leiter [*39*].

Ferner ist zu erwähnen, daß auch Amino- und Methylderivate des Pyrens keine carcinogenen Eigenschaften besitzen. Die wirksamen Derivate gehören vor allem dem Benzpyrentyp an. Als wirksamste Verbindungen gelten seit langem das 3,4-Benzpyren und seine Methyl- und Benzolderivate.

Eine Zwischenstellung zwischen wirksamen und unwirksamen Derivaten des Benzpyrens nehmen die Hydroxyderivate ein, da es unter ihnen solche ohne carcinogene Wirkung als auch stark carcinogen wirkende gibt. Zu den unwirksamen zählen das 5-, das 2- und das 4'-Hydroxy-3,4-benzpyren, wie Arbeiten von Dunlap und Warren [*40*] und Shear [*41*] gezeigt haben. Schwach carcinogene Eigenschaften konnten Dunlap und Warren [*40*], Warren und Dunlap [*43*], Berenblum und Schoental [*18*] und Shear [*42*] für die Derivate 6- und 8-Hydroxy-3,4-benzpyren nachweisen. Die genannten Autoren injizierten diese Substanzen Mäusen s.c. und erzielten in mehreren Fällen Tumoren, vor allem Sarkome. Als ausgesprochen starke Carcinogene erweisen sich die Derivate 8-Hydroxy- und 8-Methoxy-3,4-benzpyren.

Nach Hauttropfung bzw. s.c. Injektion von 8-Hydroxy-3,4-benzpyren von Mäusen des Stammes CBA beobachteten Shear [*42*] Papillome, Epitheliome, Leukosen, Hepatome, Adenocarcinome und Lungenadenome bzw. Lymphosarkome, Leukosen und Lungenadenome. Die Latenzzeiten erstreckten sich dabei über etwa 2 Jahre. In derselben Arbeit berichteten diese Autoren auch über erfolgreiche Cancerisierungsversuche mit 8-Methoxy-3,4-benzpyren an Mäusen und Ratten. Nach s.c. Injektion von Mäusen — wobei 0,5 bis 0,2 mg gelöst in Tricaprylin verabreicht wurden — entstanden nach 27 bis 95 Wochen bei 56 behandelten Mäusen 42 Sarkome, 5 Leukosen, 2 Lungenadenome und 1 Hepatom. Ratten, deren Haut zweimal wöchentlich mit 0,5%iger Lösung des Carcinogens in Benzol (39 Wochen lang) betropft wurde, entwickelten zu 100% Epitheliome, wobei die Hälfte der Tumoren innerhalb von 49 Wochen entstanden waren. Nach zwei s.c. Injektionen zu je 2 mg des Carcinogens in Tricaprylin (im zeitlichen Abstand von 13 Wochen) traten bei 100% der Tiere innerhalb von 30 Wochen Sarkome auf.

In gleicher Weise nehmen auch verschiedene Methylderivate des 3,4-Benzpyrens eine Zwitterstellung zwischen unwirksamen und carcinogen wirksamen Derivaten des 3,4-Benzpyrens ein. Das 3'-Methyl-3,4-Benzpyren erwies sich nämlich bei Hauttropfung von Mäusen als unwirksam (Schürch u. Winterstein [*44*]), wogegen die Derivate 4'-, 5-, 6- und 9-Methyl-3,4-benzpyren in

Versuchen von SHEAR [*42*], SHEAR und LEITER [*39*], DUNLAP und WARREN [*40*] nach s.c. Applikation an Mäuse — vorwiegend in kristalliner Form — deutlich carcinogen wirkten und zur Entstehung von Sarkomen führten.

Zu den stark wirksamen Derivaten zählt u. a. das 3,4,8,9-Dibenzpyren. KLEINENBERG [*45*] injizierte Mäusen 6 mg der in Olivenöl gelösten Substanz und berichtete darüber, daß innerhalb von 9 bis 10 Monaten bei 17 von 18 behandelten Tieren Tumoren auftraten. Derselbe Autor [*46*] tropfte auch Mäuse mit 0,15 bis 0,18%iger Lösung des Carcinogens in Abständen von 2 bis 3 Tagen (55 bzw. 86 Tropfungen). Unter 72 überlebenden Tieren waren 43 von Carcinomen, Adenomen bzw. Mammatumoren befallen. Zu ähnlichen Resultaten kamen auch BADGER und COOK [*47*], als sie die Rückenhaut von Mäusen mit 0,3%iger Lösung des Carcinogens in Benzol betropften. Innerhalb eines Zeitraumes von 350 Tagen wurden unter 30 behandelten Mäusen 10 Tiere mit Epitheliomen (2 davon mit Lungenmetastasen) gefunden.

Literatur

[*1*] COOK, J. W., J. HIEGER and E. L. KENNAWAY: Proc. Roy. Soc., London, S. B. **111**, 455 (1932).
[*2*] MAISIN, J., et M. L. COOLEN: C. R. Siances Soc. Biol. **117**, 109 (1934).
[*3*] DUNNING, W. F., M. R. CURTIS and M. J. EISEN: Amer. J. Cancer **28**, 681 (1936).
[*4*] HIEGER, I.: Amer. J. Cancer **28**, 522 (1936).
[*5*] OBERLING, C., M. GUÉRIN et P. GUÉRIN: C. R. Séances Soc. Biol. **123**, 1152 (1936).
[*6*] OBERLING, C., C. SANNÉI, M. GUÉRIN u. P. GUÉRIN: Bull. Assoc. franç. étude cancer **25**, 156 (1936).
[*7*] OBERLING, C., C. SANNIÉ, M. GUÉRIN u. P. GUÉRIN: Leewen.-Ver. **4**, 57 (1937).
[*8*] LACASSAGNE, A., et W. NYKA: C. R. Séances Soc. Biol. **121**, 822 (1936).
[*9*] SHEAR, M. J.: Amer. J. Cancer **26**, 322 (1936); **28**, 334 (1936).
[*10*] SHEAR, M. J.: Amer. J. Cancer **33**, 499 (1938).
[*11*] HADDOW, A., and H. RUSSEL: Amer. J. Cancer **29**, 363 (1937).
[*12a*] ORR, J. W.: J. Path. Bact. **44**, 19 (1937).
[*12b*] ORR, J. W., and C. J. POLSON: Amer. J. Cancer **32**, 114 (1938).
[*13*] RONDONI, P., u. W. BELTRAMI: Enzymologia **3**, 252 (1937).
[*14*] RONDONI, P., u. A. CORBELLINI: Tumori **22**, 106 (1936).
[*15*] RAREI, B., u. H. GUMMEL: Z. Krebsforsch. **48**, 355 (1939).
[*16*] BONSER, G. M.: J. Path. Bact. **46**, 581 (1938).
[*17*] BERENBLUM, I.: Cancer Res. **1**, 44 und 807 (1941).
[*18*] BERENBLUM, I., and R. SCHOENTAL: Cancer Res. **3**, 145 (1943)
[*19*] BERENBLUM, I.: Brit. J. Cancer **3**, 109 (1949) **3**, 384 (1949).
[*20*] BERENBLUM, I.: J. Advanc. Cancer Res. **2**, 129 (1954).
[*21*] HAMPERL, H.: Arch. exp. Path. Pharmakol. **190**, 187 (1939).
[*22*] HAMPERL, H., A. GRAFFI u. E. LANGER: Z. Krebsforsch. **53**, 133 (1942).
[*23*] TANNENBAUM, A.: Cancer Res. **2**, 468 (1942).
[*24*] TANNENBAUM, A.: Cancer Res. **4**, 673 und 683 (1944).
[*25*] TANNENBAUM, A.: Cancer Res. **5**, 609 und 616 (1945).
[*26*] TANNENBAUM, A., and H. SILVERSTONE: Cancer Res. **7**, 567 (1947).
[*27*] TANNENBAUM, A.: Cancer Res. **9**, 403, 724 (1949).
[*28*] SALAMAN, M. H.: J. Path. Bact. **55**, 381 (1943).
[*29*] SALAMAN, M. H., u. R. H. GWYNN: Acta Unio int. contr. cancrum **7**, 152 (1950).
[*30*] SALAMAN, M. H., u. R. H. GWYNN: Brit. J. Cancer **5**, 252 (1951).
[*31*] WARREN, S., and O. GATES: Cancer Res. **1**, 65 (1941).
[*32*] HAGENSEN, C. D., and O. F. KREHBIEL: Amer. J. Cancer a) **26**, 368 (1936); b) **27**, 471 (1936).
[*33*] PFEIFFER, C. A., and E. ALLEN: Cancer Res. **8**, 97 (1948).
[*34*] KOCH, C., B. SCHREIBER et G. SCHREIBER: Bull. Assoc. franç. étude cancer **28**, 852 (1939).
[*35*] BREEDIS, C.: Cancer Res. **10**, 205 (1950).
[*36*] BONTE, J.: Bull. Assoc. franç. étude cancer **37**, 157 (1950).
[*37*] BARRY, G., J. W. COOK, G. A. D. HASLEWOOD, C. L. HEWETT, I. HIEGER and E. L. KENNAWAY: Proc. Roy. Soc., London, S. B. **117**, 318 (1935).
[*38*] WHITE, J., A. WHITE: J. biol. Chemistry **131**, 149 (1939).

[39] SHEAR, M. J., J. LEITER: J. nat. Cancer Inst. **2**, 241 (1941).
[40] DUNLAP, C. E., S. WARREN: Cancer Res. **1**, 730, 953 (1941).
[41] SHEAR, M. J.: Amer. J. Cancer **36**, 211 (1939).
[42] SHEAR, M. J.: Amer. J. Cancer **36**, 211 (1939).
[43] WARREN, S., u. C. E. DUNLAP: Cancer Res. **1**, 730 (1941).
[44] SCHÜRCH, O., u. A. WINTERSTEIN: Z. phys. Chem. **236**, 79 (1935).
[45] KLEINENBERG, H. E.: Arch. des sci. biol., Moscow **51**, 127 (1938).
[46] KLEINENBERG, H. E.: Arch. des sci. biol., Moscow **56**, 39, 48 (1939).
[47] BADGER, G. M., and J. W. COOK: J. Chem. Soc. 409 (1940).
[48] BISCEGLIE, V.: Baglivi **31**, 52 (1937).
[49a] BRUNSCHWIG, A., D. TSCHETTER and A. D. BISSEL: Ann. Surg. **106**, 1084 (1937).
[49b] BRUNSCHWIG, A., and D. TSCHETTER: Proc. Soc. exp. Biol. Med. **36**, 439 (1937).
[50] GILMOUR, M. D.: J. Path. Bact. **45**, 179 (1937).
[51] DUNNING, W. F., M. R. CURTIS u. F. D. BULLOCK: Amer. J. Cancer **28**, 681 (1936).
[52] BECK, S.: Brit. J. Exp. Path. **19**, 319 (1938).
[53] PEACOCK, P. R., and S. BECK: Brit. J. Exp. Path. **19**, 315 (1938).
[54] LEUCHTENBERGER, R., u. G. SICHER: Arch. Path. **31**, 189 (1941).
[55] ROSENBOHM, A.: Z. Krebsforsch. **56**, 357 (1949).
[56] NAKAHARA, W., and T. FUJIWARA: Gann, Tokyo **31**, 568 (1937).
[57] ANDERVONT, H. B., and M. B. SHIMKIN: J. nat. Cancer Inst. **1**, 225 (1940).
[58] WATERMAN, N.: Acta brevia Neerl. **7**, 18 (1937) — Nederl. tijdschr. v. geneesk. **81**, 1273 (1937).
[59] LARIONOW, L. F., u. N. G. SOBOLEVA: Vestnik Renggen. Radiol. **20**, 276 (1938).
[60] COLLINS, J. V., W. U. GARDNER and L. C. STRONG: Cancer Res. **3**, 29 (1943).
[61] PEACOCK, P. R., and A. H. M. KIRBY: Cancer Res. **4**, 88 (1944).
[62] KLINKE: zit. nach HARTWELL, J. L.: U. S. Publ. Health Service, Publication **149** Washington (1951).
[63] SISSONS, H. A.: Acta Unio int. cancrum **7**, 171 (1950).
[64] NAKANO, K.: Osaka Igaku Zasshi **36**, 483 (1937).
[65] DANSI, A., A. SEMPRONJ u. M. RUSSO: Boll. lega ital. c. cancro **10**, 57 (1936).
[66] DOMAGK, C.: Z. Krebsforsch. **44**, 160 (1936).
[67] MORI, K., and W. NAKAHARA: Gann, Tokyo **34**, 48 (1940).
[68] SCHAIRER, E., u. J. RECHENBERGER: Klin. Wschr. **21**, 64 (1942).
[69] SCHAIRER, E.: Virchows Arch. path. Anat. **311**, 149 (1943).
[70] HARTMANN, W. D.: Krebsarzt **2**, 496 (1947).
[71] GOLBERT, Z. W.: Arkh. Pat. **10**, 31 (1948).
[72] BRUNSCHWIG, G. A., D. TSCHETTER and A. HAMANN: Amer. J. Cancer **38**, 50 (1940).
[73] HALBERSTAEDTER, L.: Ann. Fac. franç. méd. pharm. Beyrout 8, 85 (1939) — Nature **144**, 377 (1939).
[74] ROTHBARD, S., u. J. R. HERMAN: Arch. Path. **28**, 212 (1939).
[75] DRUCKREY, H., H. HAMPERL, H. HERKEN u. B. RARAI: Z. Krebsforsch. **48**, 451 (1939).
[76] BERGOLZ, W. M., A. A. ILINA u. V. V. BAZILEVICH: Biochimia **14**, 275 (1949).
[77] GRAFFI, A., u. L. PUHR: Arch. Geschwulstforsch. **2**, 1 (1950).
[78] GRAFFI, A.: Abh. dtsch. Akad. Wiss., Berlin **1**, 1 (1953).
[79] GRAFFI, A.: Z. Krebsforsch. **49**, 477 (1939).

XIII. 20-Methylcholanthren (3-Methylcholanthren)

Im Gegensatz zu den meisten anderen carcinogenen Kohlenwasserstoffen ist das Cholanthren auch als Grundkörper selbst in starkem Maße carcinogen, wie Versuche an Mäusen nach s.c. Injektion (SHEAR [1]) und Hauttropfung der gleichen Tierart (BACHMANN et al. [2] u. ORR und POLSON [3]) gezeigt haben. Aber auch bei Ratten gelang es HADDOW [4] schon nach kurzen Latenzzeiten von nur 2 bis 3 Monaten nach s.c. Injektion von Cholanthren bis zu 100% Tumoren bei den behandelten Tieren zu erzeugen.

Trotz des stark carcinogenen Grundkörpers sind die meisten Versuche mit dem in 20-Position methylierten Derivat unternommen worden, weil diese Substanz zu den am stärksten wirkenden Carcinogenen überhaupt zählt und auch über ein beträchtliches Wirkungsspektrum, die ansprechbaren Tierarten betreffend, verfügt. Die ersten Autoren, die das 20-Methylcholanthren auf carcinogene Eigenschaften testeten, waren Cook und Haslewood [*5*] im Jahre 1934, als sie Mäuse mit 0,3%iger Lösung in Benzol zweimal wöchentlich betropften und nach 150 Tagen bei 8 von 9 überlebenden Tieren Epitheliome der Rückenhaut beobachteten. Für die starke Wirksamkeit des Carcinogens spricht dabei die Beobachtung, daß die ersten Tumoren bereits 75 Tage nach Behandlungsbeginn entstanden.

Tab. 20 vermittelt einen Überblick über die verschiedenen bei Versuchen mit 20-Methylcholanthren anwendbaren Applikationsweisen und Techniken, die getesteten Tierarten und die durch Behandlung mit diesem Carcinogen erzeugten Tumortypen.

Physikalische und chemische Eigenschaften des 20-Methylcholanthrens

Formel:

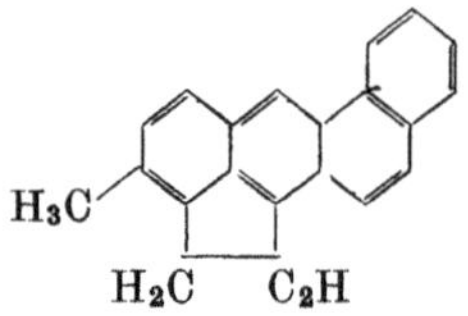

Aussehen: hellgelb.
Festpunkt: 180 °C.
Kochpunkt: 280 °C.
Dichte: 1,28.
Löslichkeit: Bzl., Xylol, Toluol ll.

In ähnlicher Weise wie bei anderen Carcinogenen sollen im folgenden methodische Einzelheiten der Erzeugung von Tumoren durch Cholanthrenderivate an Hand des typischsten und am stärksten wirksamen Vertreters dieser Stoffklasse, des 20-Methylcholanthren, dargestellt werden. Im Prinzip gilt für die Erzeugung von Tumoren durch 20-Methylcholanthren das gleiche, wie es im Kap. 12 über 3,4-Benzpyren ausführlich dargestellt wurde.

a) Tierarten

Für die Erzeugung von Hauttumoren im Tropfungsversuch eignet sich, wie bei den polycyklischen Kohlenwasserstoffen ganz allgemein, am besten die Maus. Mit Erfolg können auch Kaninchen sowie verschiedene Vogelarten (Taube, Huhn, Ente) als Versuchstiere verwendet werden. Dagegen spricht die Ratte — in Übereinstimmung mit gleichartigen Befunden bei Tropfung mit Benzpyren — auf diese Applikationsart weniger gut an. Für die Erzeugung von Sarkomen nach s.c. Injektion von Methylcholanthren eignen sich vor allem Ratte und Maus, jedoch wurde auch über gute Ergebnisse bei Kaninchen, Meerschweinchen und Hamstern berichtet. Von Breedis [*18* bis *19*] ist in diesem Zusammenhang auch auf einige positive Ergebnisse bei Molchen (Triturus viridescens) hingewiesen worden.

Auch bei Hunden, Tauben und Perlhühnern konnten durch s.c. Injektion mit großer Häufigkeit Sarkome induziert werden.

Eine ausgesprochene Abhängigkeit der Geschwulstentstehung nach Behandlung mit Methylcholanthren, bei gegebener Tierart, von der Rasse und dem Stamm ist aus den vorliegenden Befunden nicht eindeutig ersichtlich. So wurden z. B. bei Mäusen verschiedenster Inzuchtstämme übereinstimmend gute Reaktionsweisen beobachtet. Dasselbe gilt übrigens auch für verschiedene Rattenstämme. Eine Abhängigkeit der durch Methylcholanthren induzierten Tumorgenese vom Geschlecht der Tiere konnte ebenfalls nicht beobachtet werden.

Es muß jedoch auch daran erinnert werden, daß manche Autoren bei ähnlichen Versuchsanordnungen, wie sie in Tab. 20 dargestellt sind, keine positiven Resultate erzielen konnten und daß manche Species nicht oder aber nur in sehr geringem Ausmaß ansprechen. Dabei fällt auf, daß Kaninchen im allgemeinen schlechter reagieren. Es berichteten über erfolglose Versuche mit Methylcholanthren bei dieser Tierart u. a. SHEAR [*6*], PISAREVA et al. [*7*], LANZARA [*8*], LOCATELLI [*9*] und IVY und COOKE [*10*]. Auch bei Hunden konnten manche Autoren keine Tumoren induzieren. Genannt seien an dieser Stelle SHEAR [*6*], der den Tieren s.c. Kristalle implantierte, und NECHELES [*11*], der seinenVersuchshunden 250 mg Methylcholanthren in die Submucosa des Magens applizierte — gleichfalls ohne Erfolg. Im Gegensatz zu den in Tab. 20 dargestellten erfolgreichen Versuchen KROTKINAS [*12*] an Rhesusaffen gelang es PFEIFFER und ALLEN [*13* u. *14*] nicht — trotz Implantationen von 26 bis 1500 mg und Anwendung verschiedener Applikationsweisen u. a. in Uterus, Cervix, Ohr, Abdomen, Interscapularregion und Schwanzwurzel — bei der gleichen Affenart Tumoren zu induzieren.

Negativ verliefen ferner Versuche von DURAN-REYNALS et al. [*15*], in denen die Autoren Enten und Truthühnern Methylcholanthren i.m. injizierten. Derselbe Autor berichtete auch über erfolglose i.m. Injektionen bei Fröschen (DURAN-REYNALS [*16*]). Dieselben negativen Beobachtungen machte auch BONTE [*17*], als er die Haut von Fröschen mit gelöstem Methylcholanthren betropfte. Daß die in Tab. 20 enthaltenen, an Molchen erzielten Versuchsergebnisse von BREEDIS [*18* u. *19*] nicht ohne weiteres verallgemeinert werden können, zeigen völlig negative Ergebnisse, über die derselbe Autor [*20*] im Jahre 1950 berichtete, nachdem er Salamander s.c. mit Methylcholanthren behandelt hatte.

b) Applikationsweise und Dosierung

Die bevorzugten Applikationsweisen für die Erzeugung von Tumoren durch Methylcholanthren sind zur Induzierung von Hauttumoren die Tropfung, zur Erzeugung von Sarkomen die s.c. und i.m. Injektion sowie in verschiedenen Fällen auch die Injektion bzw. Implantation unmittelbar in verschiedene Gewebe, entweder in kristalliner Form oder aber in Form von Kügelchen. Solche Kügelchen (pellets) bestehen aus Wachs oder Paraffin und enthalten eingeschmolzenes Carcinogen. Für die Erzeugung von Knochentumoren ist die Implantation solcher „pellets" in die Röhrenknochen von Ratten und Mäusen besonders geeignet. Durch direkte Implantation in Organe konnten DUNNING et al. [*21*] bei Ratten lokale Tumoren in Schilddrüse, Leber, Milz, Niere, Cervix und Lunge erzeugen. Bei Mäusen, Ratten und Meerschweinchen gelang es STEINER [*22*], durch Implantation von Cholesterinkügelchen mit einem Gehalt von 1, 5 bzw. 10 mg Methylcholanthren in die Speicheldrüsen Tumoren dieses Organs zu erzeugen.

CASTELLANO und D'AMOUR [*23*] implantierten Paraffinkügelchen mit 20% Carcinogengehalt in Uterus, Ovarien, Testes, Samenblasen und Prostata bei Ratten und erzielten unter 179 auf diese Weise behandelten Tieren insgesamt 22 Uterustumoren, 1 Ovarialtumor, 8 Samenblasentumoren, 17 Prostatatumoren und 2 Hodentumoren. Cervixcarcinome bei Mäusen erzeugten PAN und GARDNER [*24*] nach intracervicaler und intrauteriner Applikation von kristallinem Methylcholanthren. Gleichfalls durch Implantation von Kristallen bzw. durch Injektion 1%iger öliger Lösungen gelang es KLEIN [*25*], bei Mäusen Tumoren des Hodens, der Milz und der Leber zu erzeugen. Geringere Erfolgsaussichten bestehen bei i.v. Verabreichung des Carcinogens. Hierbei entstehen Leukämien sowie einige Lungentumoren (GRAFFI u. KRISCHKE [*26*]). Eine Lösung des

Tabelle 20. Carcinogene Wirkungen von Methylcholanthren

Tierart	Stamm	Geschlecht	Dosis und Applikationsweise des Carcinogens	Dauer des Experimentes	Tumorhäufigkeit und Tumortyp	Autor
Maus	—	—	Hauttropfung mit 0,3% iger Lösung in Benzol, wöchentlich 2mal	150 Tage	von 20 behandelten Tieren 9 überlebende nach 150 Tagen, davon 8 mit Epitheliomen	COOK u. HASLEWOOD [5]
Maus	—	—	Hauttropfung mit 0,06 bis 0,3% iger Lösung in Benzol, wöchentlich 2 mal	154 bis 268 Tage	55 behandelte Tiere entwickelten 32 Epitheliome und 9 Papillome	BARRY et al. [35]
Maus	—	♂	Hauttropfung mit 0,5% iger Lösung in Aceton, wöchentlich 2mal	22 Wochen	von 75 behandelten Tieren entstanden bei 29 Hauttumoren	TASCHNER et al. [36]
Maus	—	—	Hauttropfung mit 0,5% iger Lösung in Äther, wöchentlich 2 mal	132 Tage	100% iger Tumorbefall bei 240 behandelten Mäusen	LAUBER et al. [37]
Maus	—	—	Hauttropfung mit 0,3% iger Lösung in Benzol, wöchentlich 3 mal, 3 Monate lang	6 Monate	254 überlebende (von 300 behandelten Tieren) nach 3 Monaten, 144 Tiere mit Papillomen und 49 mit Epitheliomen	DES LIGNERIS [38]
Maus	CBA, Simpson	♂ + ♀	s.c. Injektion (1 bis 2 Injektionen) von je 0,25 ml 0,4% iger Lösung in Schmalz	etwa 1 Jahr	von 196 injizierten Mäusen entstanden bei 94 an der Injektionsstelle Tumoren	BOYLAND u. WARREN [39]
Maus	C57bl, C3H, A, J, Y	♂ + ♀	s.c. Injektion von 0,5 bis 2,0 mg im Schmalz bzw. Cholesterol gelöst	24 bis 44 Wochen	von 328 behandelten Tieren entwickelten 266 Tumoren am Injektionsort; außerdem traten Lungenadenome auf	ANDERVONT [40]
Maus	C3H, J, L	♂	s.c. Injektion von 0,4 bis 1,0 mg gelöst in Schmalz	17 Wochen bis 14 Monate	106 tumortragende Tiere von 130 behandelten	SHIMKIN [41]
Maus	C3H	♂	s.c. Implantation von Cholesterolkügelchen mit 5% Methylcholanthrengehalt; Einwirkungsdauer 2 Wochen bis chronisch	40 Wochen	85 tumortragende Tiere von 107 implantierten Mäusen	ANDERVONT u. SHEAR [42]

Maus	Brp	♂ + ♀	s.c. Injektion von 1 mg gelöst in 0,1 ml Sesamöl	—	von 641 behandelten Mäusen entstanden bei 512 Tumoren: 68,5% lokale Fibrosarkome, 8,9% Lungentumoren, 23,7% Magentumoren	STRONG [*43*]
Maus	Br	♂ + ♀	s.c. Injektion von 1 mg gelöst in 0,1 ml Sesamöl	—	von 3734 injizierten Mäusen entstanden bei 2960 Tumoren: 70,4% lokale Sarkome, 9,0% Lungentumoren, 20,9% Magentumoren	STRONG [*43*]
Maus	CBA, C3H CHJ, JK NH	♂ + ♀	s.c. Injektion (1malig) von 1 mg gelöst in Sesamöl	1 Jahr	von 1058 behandelten Mäusen entwickelten 876 Tumoren: Spindelzellsarkome, Rhabdomyosarkome, Carcinome, anaplastische Sarkome; außerdem Lungentumoren und Papillome	BURDETTE u. STRONG [*44*]
Maus	NHFu-20	♂ + ♀	s.c. Injektion von 1 mg gelöst in 0,1 ml Sesamöl	900 Tage	von 2792 injizierten Tieren entstanden bei 2231 Tumoren: Sarkome, epidermoide Carcinome, Magencarcinome, Mammacarcinome, Lungenadenome und Hepatome	STRONG u. SANGHRI [*45*]
Maus	—	—	i.p. Injektion von 0,1 ml 0,5%iger Lösung, wöchentlich 1mal	114 Tage	von 40 behandelten Tieren 16 überlebende nach 77 Tagen mit 9 abdominalen Sarkomen zwischen 77 und 114 Tagen	NAKAHARA u. FUJIWARA [*46*]
Maus	Swiss	♂ + ♀	i.p. Injektion von 0,025 mg gelöst in Schmalz, wöchentlich 2mal	123 Tage	von 42 injizierten Mäusen 13 Tiere mit Sarkomen	CARRUTHERS [*47*]
Maus	Albino	♂ + ♀	i.p. Injektion von 0,9 mg in Sesam- oder Olivenöl	5 Monate	70% der Tiere mit lokalen Sarkomen, 76% mit Lungenadenomen, 15% andersartige Tumoren	JAFFÉ [*48*]

Tabelle 20 (Fortsetzung)

Tierart	Stamm	Geschlecht	Dosis und Applikationsweise des Carcinogens	Dauer des Experimentes	Tumorhäufigkeit und Tumortyp	Autor
Maus	—	—	per os Applikation von je 0,12 ml 1%iger Lösung in Olivenöl oder Schmalz, 2- bis 3mal wöchentlich	6 Monate	geringe Überlebensrate aber große Tumorhäufigkeit: Carcinome des Gaumens, des Kinns, der Brustdrüsen, Magenpapillome und Carcinome der Mundhöhle und des Hypopharynx	VAN PROHASKA et al. [49]
Maus	C3H, C	♂ + ♀	per os Applikation (chronisch) von 0,055% im Futter	289 Tage	von 82 gefütterten Tieren entstanden bei 16 Adenome des kleinen Intestinums, Hämangioendotheliome und Lungentumoren	LORENZ u. STEWART [50]
Maus	A, C57Br Abackcross J, dba	♂ + ♀	per os Applikation (chronisch) von täglich 0,2 bis 0,4 mg in öliger Emulsion, Gesamtdosis: 50 bis 229 mg pro Tier	101 bis 250 Tage	Papillome und Plattenepithelcarcinome des Vormagens, einige mit Metastasen	LORENZ u. STEWART [50]
Maus	C3H, A DB2	♂ + ♀	per os Applikation von 0,25 mg pro Gramm Körpergewicht, chronische Fütterung 215 bis 317 Tage lang	317 Tage	von 93 Überlebenden nach 200 Tagen 31 Carcinome, 4 Sarkome, 16 Magenpapillome, 16 Lungenadenome, 1 Plattenepithelcarcinom des äußeren Gehörganges	HITCHCOCK [51]
Maus	C3H, A, J	—	per os Applikationen von je 0,2 ml Emulsion des Carcinogens	169 bis 205 Tage	ausschließliches Auftreten von Epithelcarcinomen des Vormagens	HITCHCOCK [51]
Maus	C3H	♂	Implantation von Cholesterolkügelchen mit 20-Methylcholanthren in das Gehirn	378 Tage	von 103 behandelten Mäusen 48 Tiere mit Tumoren, davon 25 Gliome, 3 Sarkome und andere Tumoren; mittlere Latenzzeit der Gliome: 279 Tage	ZIMMERMANN u. ARNOLD [52]

Maus	C57	—	Implantation von 3,5 mg schweren Wachskügelchen mit 10% Carcinogengehalt in die Höhle von Röhrenknochen	—	85% der behandelten Tiere mit anaplastischen Spindelzell- oder Rundzellsarkomen des Knochens	SISSONS [53]
Maus	C57	—	Implantation von 2,0 mg schweren Cholesterolkügelchen mit 50% Carcinogengehalt in die Höhle von Röhrenknochen	—	100% der behandelten Tiere mit anaplastischen Spindelzell- oder Rundzellsarkomen	SISSONS [53]
Ratte	—	—	s.c. Injektionen von wöchentlich 2 bis 3 mg gelöst in Schmalz	193 Tage	9 tumortragende Tiere von 15 behandelten (15 überlebende nach 70 Tagen)	BARRY et al. [35]
Ratte	—	—	s.c. Injektion von 2 mg gelöst in Schmalz (1malige Injektion)	220 Tage	17 tumortragende Tiere von 25 behandelten, erster Tumor nach 96 Tagen	BRUNSCHWIG u. TSCHETTER [54]
Ratte	—	♂ + ♀	s.c. Injektion von 1,8 bis 2,0 mg gelöst in Olivenöl	6,5 bis 11 Monate	von 45 behandelten Ratten 40 Tiere mit Tumoren	THOMAS [55]
Ratte	Stock	♂ + ♀	s.c. Injektion von 1 bis 12 mg in Paraffin (1 bis 5 verschiedene Injektionsstellen)	6 bis 11 Monate	von 724 behandelten Ratten überlebten nach 60 Tagen 548. von diesen entwickelten sich bei 387 Tieren Tumoren (Mammatumoren nicht gewertet)	DUNNING et al. [21]
Ratte	Sprague-Dawley	♂ + ♀	i.p. Applikation von 6 bis 20 mg (Gesamtdosis) innerhalb 30 Tagen, gelöst in Schmalz	bis 9 Monate	keine Tumoren	MARRON [56]
Ratte	Wistar	♂ + ♀	per os Applikation von täglich 2 mg in 0,5 oder 1 ml Olivenöl 6mal wöchentlich, 1 bis 20 Monate lang	14 bis 20 Monate	von 134 gefütterten Tieren entwickelten 42 Tiere Tumoren: Fibrome, Fibrosarkome, Lymphome, lymphatische und myeloische Leukämien	SHAY et al. [57]
Ratte	—	—	i.m. Injektion von je 2 mg in Paraffinöl und Sonnenblumenöl gelöst, in Abständen von 1 bis 3 Monaten	230 bis 300 Tage	156 Tiere mit lokalen Tumoren, davon 43 mit Metastasen	MAGAT et al. [58]
Ratte	Yale	♂ + ♀	i.m. Injektion von 1 oder 3 mg in Maisöl	181 bis 260 Tage	von 86 behandelten Ratten entwickelten 43 Tiere ausschließlich Fibrosarkome	HILL et al. [59]

Tabelle 20 (Fortsetzung)

Tierart	Stamm	Geschlecht	Dosis und Applikationsweise des Carcinogens	Dauer des Experimentes	Tumorhäufigkeit und Tumortyp	Autor
Ratte	Long-Evans	♀	i.m. Implantation des Carcinogens in Kügelchen	300 Tage	8 Tiere mit Sarkomen von 15 behandelten	Moon et al. [*60*]
Ratte	—	—	intratracheale Injektionen von 0,1 ml 0,2%iger Lösung in Arachisöl (mehrere Injektionen)	3,5 bis 5 Monate	9 Tiere mit Tumoren von 24 überlebenden bei 40 behandelten	Valade [*61*]
Ratte	—	—	intratracheale Injektionen von 0,1 ml 0,2%iger öliger Lösung alle 5 Tage	5 Monate	14 Tiere mit Tumoren von 50 behandelten	Valade [*61*]
Ratte	Rockland	♂ + ♀	Implantation von etwa 25 mg schweren Cholesterolkügelchen (30% Carcinogengehalt) ins Gehirn	700 Tage	von 85 behandelten Tieren 42 überlebende nach 153 Tagen; 21 Tiere mit Tumoren, die entweder vom Nierengewebe oder vom Bindegewebe ausgingen	Russel [*62*]
Ratte	P.V.G.	—	Implantation von 2,3 mg schweren Cholesterolkügelchen (50% Carcinogengehalt) in die Höhle von Röhrenknochen	länger als 17 Monate	9% der Tiere mit anaplastischen Knochensarkomen; mittlere Latenzzeit: 17 Monate	Sissons [*53*]
Meerschweinchen	—	♂ + ♀	s.c. Injektion von 20 bis 40 mg in Sesamöl gelöst	40 Wochen	von 74 behandelten Tieren entwickelten 58 Sarkome: Fibrosarkome und Liposarkome, Metastasen bei einigen Tieren in der Lunge	Shimkin u. Mider [*63*]
Meerschweinchen	—	♂ + ♀	s.c. Injektion von 30 mg in Sesamöl gelöst	etwa 1 Jahr	von 98 injizierten Tieren 39 mit lokalen Tumoren: Fibrosarkome, Liposarkome, osteogene Sarkome	Russel u. Ortega [*64*]
Meerschweinchen	—	♂ + ♀	s.c. Injektionen von je 10 mg pro ml Sesamöl, 3 Injektionen innerhalb 2 Wochen	588 Tage	98 behandelte Tiere mit 27 Sarkomen: 12 Liposarkome, 7 Osteosarkome, 3 osteogene Sarkome; mittlere Latenzzeit: 242 Tage	Russel et al. [*65*]

Meerschweinchen	—	♂ + ♀	i.v. Injektion von 30 mg suspendiert in Pferdeserum oder wäßriger Lösung	58 bis 62 Monate	von 105 behandelten Tieren 43 mit Tumoren: 32 Lungentumoren, 4 Fibrosarkome, 2 Uterusfibrome, 3 Magencarcinome, 1 Hepatom, 1 Gallenblasencarcinom, 1 Retikulumzellsarkom	HESTON u. DERINGER [66]
Hamster	—	—	s.c. Injektion von 1,0 mg in Olivenöl	60 bis 80 Tage	von 20 injizierten Tieren 19 Sarkome	NETTLESHIP u. SMITH [67]
Hamster	—	—	s.c. Injektion von 0,5 mg in Tricaprylin	—	100% Sarkome	NETTLESHIP u. SMITH [67]
Goldhamster	Syrische G.-H.	—	s.c. Injektionen von je 0,25 ml 4% iger Lösung in flüssigem Schweineschmalz	—	5 Spindelzellsarkome am Injektionsort von 9 behandelten Tieren	LUTZ et al. [68]
Kaninchen	Cottontail	—	Hauttropfung (am Ohr) mit 1% iger Lösung in Benzol, 35 bis 42 Applikationen	etwa 1 Jahr	7 Carcinome von 8 behandelten Tieren, 5 Tiere mit Metastasen in Lymphknoten und Lunge	SYVERTON et al. [69]
Kaninchen	Cottontail	—	s.c. und i.m. Injektion von 1 mg an 4 verschiedenen Stellen pro Tier	bis 295 Tage	von 11 behandelten Tieren 6 überlebende nach 175 Tagen; 5 Tiere mit Sarkomen, davon 3 mit Metastasen	SYVERTON et al. [69]
Kaninchen	Western Cottontail	—	s.c. und i.m. Injektion von 1 mg in Tricaprylin an 4 verschiedenen Injektionsstellen pro Tier	295 Tage	Tiere, die mindestens 175 Tage alt wurden 100% mit Sarkomen	SYVERTON u. BARRY [70]
Hund	Mongrel	♂ + ♀	i.m. Injektion von 30 bis 140 mg in Benzol-Paraffin-Lösung oder in Gelatinekapseln	150 bis 735 Tage	von 8 behandelten Hunden 2 Tiere mit lokalen Sarkomen	MULLIGAN [71]
Hund	Mongrel	♂	Implantation von 100 mg in Kapseln ins Gehirn	378 bis 436 Tage	von 7 behandelten Hunden 3 Tiere mit Tumoren: extracerebrale Fibrosarkome, 1 Gliom, 1 sarkomatöses Meningiom	MULLIGAN et al. [72]

Tabelle 20 (Fortsetzung)

Tierart	Stamm	Geschlecht	Dosis und Applikationsweise des Carcinogens	Dauer des Experimentes	Tumorhäufigkeit und Tumortyp	Autor
Rhesusaffe	—		Implantation von 30 bis 50 mg in Paraffinkügelchen in die Höhle von Röhrenknochen	bis 4 Jahre	von 9 behandelten Tieren einige osteogene Sarkome nach 3,5 Jahren, keine Metastasen	KROTKINA [*12*]
Taube	—	—	Hauttropfung mit 0,3%iger Lösung im Äther, 2mal wöchentlich, 3 bis 8 Monate lang	—	100% der Tiere mit Papillomen, 15,6% mit Epitheliomen (45 behandelte Tiere)	DURAN-REYNALS [*73*]
Taube	—	—	i.m. Injektionen (1 bis 20mal) mit Gesamtdosen von 10 bis 20 mg in Benzol	1 Jahr	10 Sarkome von 21 behandelten Tauben mit Metastasen in Knochen und Leber	DURAN-REYNALS et al. [*15*]
Perlhuhn	—	—	i.m. Injektionen, 15 bis 20 mg in Benzol, verteilt auf 2 Injektionen	1 Jahr	8 Sarkome von 12 behandelten Tieren; erstes Sarkom nach 2 Monaten; Lebermetastasen	DURAN-REYNALS et al. [*15*]
Taube	—	—	i.m. Injektion 0,5%iger Lösung des Carcinogens in Öl	—	von 6 behandelten Tieren entwickelten alle Sarkome am Injektionsort	MARZULLO u. RUSSO [*74*]
Huhn	Plymouth Rock	—	Hauttropfung mit 0,3%iger Lösung in Äther oder Mineralöl, 82 bis 155 Applikationen innerhalb von 5 bis 14 Monaten	2 Jahre	von 104 Hühnern nach 15 Monaten 30% überlebende mit 104 Papillomen, 59 Angiomen, 46 Plattenepithelcarcinomen	DURAN-REYNALS [*73*]
Ente	Pekin	—	Hauttropfung mit 0,2 bzw. 0,25%iger Lösung in Aceton, 33 bis 66 Tage lang	182 bis 366 Tage	von 15 Behandelten 10 Überlebende nach 182 Tagen mit 13 Papillomen, 4 Epitheliomen 8 Hämangiomen	RIGDON [*75*]
Salamander	—	—	Injektion in die Vordergliedmaßen, 1 bis 5 mg in Olivenöl gelöst	18 Monate	bei 2 Tieren lokale Spindelzellsarkome von 34 behandelten	BREEDIS [*18*]
Molch (Triturus viridescens)			s.c. Injektion von 1 mg in kristalliner Form mit Olivenöl	130 Tage	2 Sarkome bei 34 behandelten Tieren	BREEDIS [*19*]

Carcinogens in Glycerin-Serum-Gemisch wurde hierfür mit Erfolg angewandt. Bewährt hat sich die perorale Applikation bei Mäusen im chronischen Fütterungsversuch zur Erzeugung von Tumoren, vor allem im Magen-Darm-Trakt.

Für die Hauttropfung wird das Carcinogen zweckmäßigerweise in Aceton gelöst. Es kann jedoch auch in Benzol oder Äther in Lösung gebracht und so auf die Haut appliziert werden.

In Versuchen mit s.c. und i.m. Injektion wird das Carcinogen in öliger Lösung (Olivenöl, Sonnenblumenöl, Sesamöl) verabreicht.

Für die Erzeugung von Hauttumoren im chronischen Tropfungsversuch bei Mäusen ist eine zweimal wöchentliche Tropfung mit 0,3 bis 0,5%iger Lösung zu empfehlen, die gleiche Dosierung ist auch bei Tauben, Hühnern und Enten anzuwenden, während bei Kaninchen stärker konzentrierte Lösungen, etwa 1%ig, zum Erfolg führen. Dabei werden pro Applikation üblicherweise jeweils 3 Tropfen des in Aceton gelösten Carcinogens aus einer Glastropfpipette verabreicht.

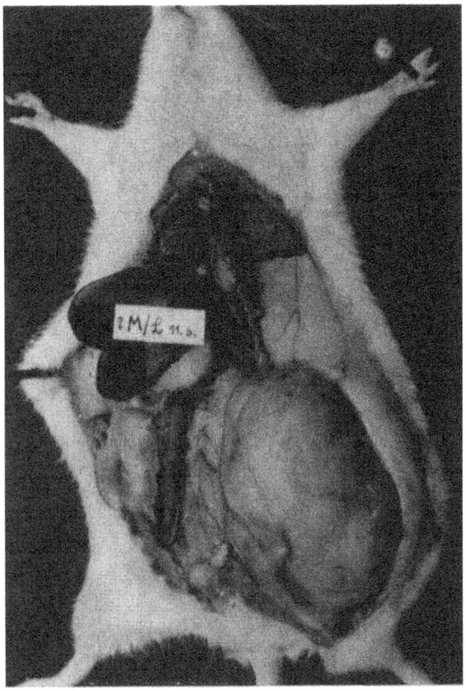

Abb. 23. Durch einmalige s.c. Injektion von 0,5 mg Methylcholanthren induziertes Sarkom einer Ratte; 188 Tage nach Injektion

Für die s.c. Injektion zur Erzeugung von Sarkomen (Abb. 23) bei der Maus wird eine einmalige Injektion von 0,5 bis 1 mg 20-Methylcholanthren (gelöst in 0,1 bis 0,2 ml einer der oben genannten öligen Lösungsmittel) empfohlen. Bei Ratten sind 2 mg des Carcinogens — gleichfalls in öliger Lösung — zu verabreichen. Bei Hamstern und Kaninchen reicht 1 mg — trotz der Körpergröße — meist zur Cancerisierung aus. Wesentlich höhere Dosierungen müssen dagegen bei Cancerisierungsversuchen mit Meerschweinchen angewendet werden. Die zu applizierende Dosis liegt für diese Tierart zwischen 20 und 40 mg.

Für die i.m. Injektion in Form öliger Lösungen sind bei Ratten 1 bis 3 mg ausreichend. Kaninchen reagierten in Versuchen nach Applikation von etwa 1 mg positiv.

Bezüglich der in einigen Fällen bei Hunden und verschiedenen Vogelarten durch i.m. Injektion gelungenen Cancerisierungen sei im Hinblick auf entsprechende methodische Einzelheiten auf Tab. 20 verwiesen.

Wie bereits oben erwähnt, eignen sich Wachs- oder Paraffinkügelchen, in die das Carcinogen eingeschlossen ist, besonders zur Erzeugung von Tumoren in Röhrenknochen und der Harnblase. Zu diesem Zweck implantiert man bei Mäusen 2 bis 3 mg schwere Kügelchen, bei Ratten 3 bis 25 mg schwere mit einem Carcinogengehalt von 30 bis 50%. Für die perorale Applikation, die bisher hauptsächlich bei Mäusen angewendet wurde, ist eine chronische Verabreichung erforderlich. Dabei kann das Carcinogen sowohl dem Futter beigemischt, z. B. zu 0,055% (White u. Stewart [*27*]), oder in öliger Lösung per Sonde verabreicht werden. Die Dosierungen werden mit etwa 0,3 bis 3 mg pro Tag und Tier von den einzelnen Autoren sehr unterschiedlich angegeben.

c) Latenzzeiten

Die Latenzzeit bis zur Tumorbildung ist bei allen Applikationsweisen abhängig von der Dosis, der zeitlichen Verteilung der einzelnen Gaben und von der Tierart. — Auf das Kapitel über Beziehungen zwischen Dosis und Wirkung sei an dieser Stelle besonders hingewiesen. — Bei Anwendung 0,5%iger Lösung und zwei cutanen Applikationen pro Woche beträgt für Mäuse die Latenzzeit bis zur Tumorentstehung im Durchschnitt 4 bis 7 Monate. In einzelnen Fällen können Tumoren auch schon nach 3 bis 4 Monaten auftreten. Bei Kaninchen ist mit Latenzzeiten von etwa einem Jahr zu rechnen, bei Hühnern betragen sie in der Regel sogar 1 bis 2 Jahre. Nach s.c. und i.m. Injektion von Mäusen liegen die Latenzzeiten bei etwa 6 bis 8 Monaten, wogegen sich die bessere Ansprechbarkeit der Ratte auf die s.c. und i.m. Injektion in kürzeren Latenzzeiten von nur etwa 4 bis 6 Monaten ausdrückt. Bei Meerschweinchen ist mit mittleren Latenzzeiten von etwa einem Jahr zu rechnen. Nach Verabreichung des in Paraffinkügelchen eingebetteten Carcinogens treten bei allen Species ziemlich lange Latenzzeiten auf. Sie betragen z. B. für Ratten $1^1/_2$ Jahre und länger, für Affen sogar bis zu 4 Jahre. Auch die nach Implantation von Wachskügelchen ins Gehirn entstehenden Tumoren (s. Tab. 20) besitzen mit reichlich 1 Jahr bei Mäusen, rund 2 Jahren bei Ratten und 1 bis $1^1/_2$ Jahren bei Hunden recht beträchtliche Latenzzeiten. Auch Implantate in Röhrenknochen verursachen Tumoren erst nach langen Latenzzeiten.

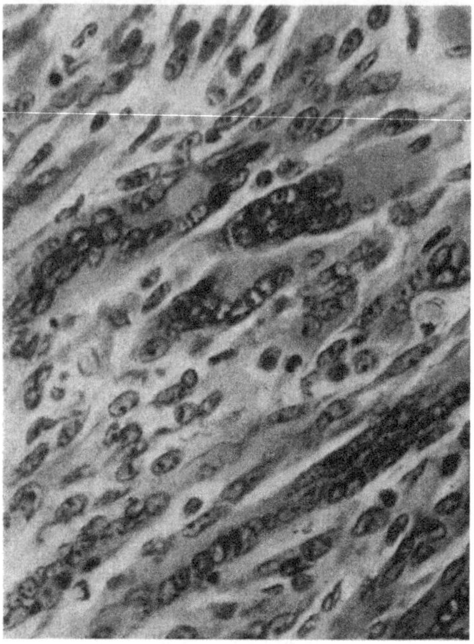

Abb. 24. Rhabdomyosarkom einer Maus nach Injektion von Methylcholanthren (nach BURDETTE u. STRONG [*44*])

d) Tumortypen

Die nach Applikation von Methylcholanthren bevorzugt auftretenden Tumortypen sind bei gegebener Tierart von der Applikationsweise abhängig und gleichen prinzipiell den nach entsprechender Benzpyrenapplikation entstandenen. Es kann deshalb an dieser Stelle auf die Beschreibungen auf S. 93 u. 99 verwiesen werden. Gelegentlich wurden auch Fälle von Knochenbildung und Fetteinlagerung in Sarkome beschrieben ([*63*] Abb. 25 u. 26).

e) Andere carcinogen wirksame Derivate

Verglichen mit der Bedeutung des 20-Methylcholanthrens für die Erzeugung von Tumoren im Tierexperiment, besitzen andere Derivate nur untergeordnete Bedeutung. Trotzdem seien einige genannt, weil sie z. T. beträchtliche krebserregende Eigenschaften aufweisen. Hierzu zählen u.a. meso-Dihydrocholanthren mit dem BRADBURY et al. [28] sowie LAW und LEWISOHN [29] nach s.c. Injek-

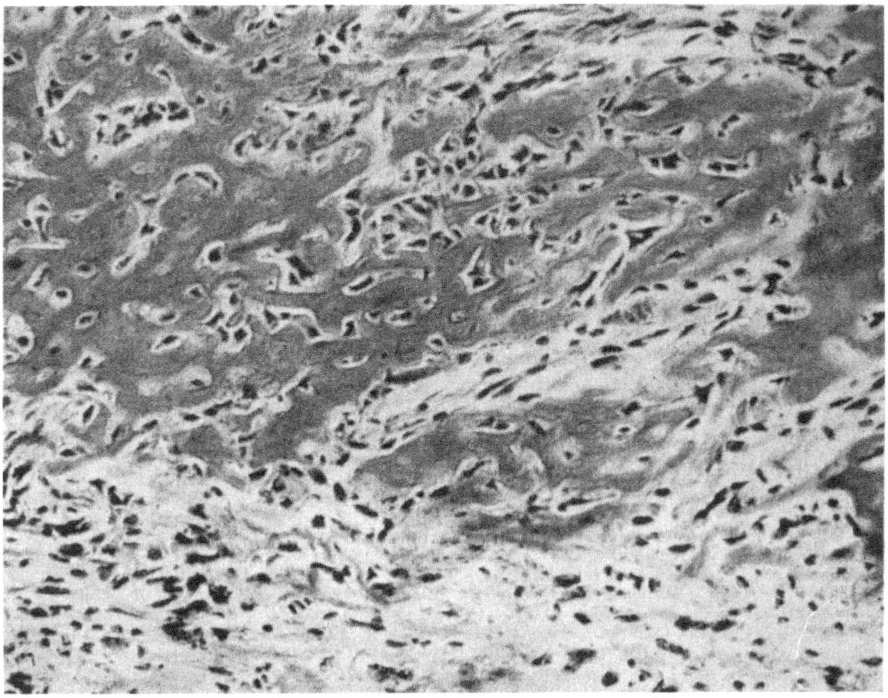

Abb. 25. Fibrosarkom mit Knocheneinlagerung nach s.c. Injektion von Methylcholanthren bei einem Meerschweinchen (nach SHIMKIN u. MIDER [63])

tion von 1 bis 2,5 mg bei mehr als $^2/_3$ der behandelten Mäuse Sarkome erzeugen konnten. In ähnlicher Weise fanden diese Autoren auch das meso-Dihydro-20-Methylcholanthren wirksam.

SHEAR [30] und SHEAR und LEITER [31] testeten auch zwei Dimethylderivate des Cholanthrens, und zwar 15,20-Dimethylcholanthren und 16,20-Dimethylcholanthren. Sie applizierten im ersten Falle 1 mg (in Schmalz gelöst), im zweiten Falle 10 mg (in kristalliner Form) Mäusen s.c. Tumoren entstanden bei etwas mehr als der Hälfte der behandelten Tiere, und zwar der erste Tumor bereits 4 Monate nach erfolgter Injektion.

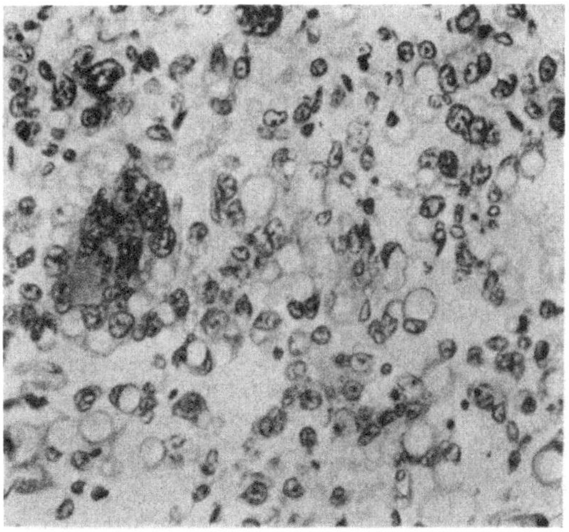

Abb. 26. Liposarkom bei einem Meerschweinchen nach s.c. Injektion von Methylcholanthren (nach SHIMKIN u. MIDER [63])

In Anbetracht der starken carcinogenen Wirkung des 20-Methylcholanthrens sind Befunde von SHEAR [*6* u. *32*] von besonderem Interesse. Sie besagen, daß auch 20-Äthylcholanthren nach s.c. Applikation — allerdings in der sehr hohen Dosis von 10 mg pro Maus — bei etwa $^2/_3$ der Tiere zur Sarkombildung führt. Als stark carcinogen erwiesen sich in Versuchen von SHEAR und LEITER [*31*] an Mäusen auch mehrmalige Applikationen von je 1 mg 15-Hydroxy-20-methylcholanthren.

Befindet sich die Methylgruppe in 22- bzw. 23-Stellung, so schwächt das die carcinogene Wirksamkeit kaum, wie BRADBURY et al. [*28*] sowie LAW und LEWISOHN [*29*] durch s.c. Injektionen von 1 bis 2 mg dieser Substanzen (in öliger Lösung) bei Mäusen nachweisen konnten. Die kürzesten Latenzzeiten bis zur Entstehung von Sarkomen betrugen bei beiden Derivaten nur 9 bis 10 Wochen!

Abschließend seien noch einige Derivate des 20-Methylcholanthrens genannt, bei denen verschiedene Forscher keine carcinogenen Eigenschaften nachweisen konnten. Hierzu zählen 6-Cyano-20-methylcholanthren (SHEAR [*33*], SHEAR u. LEITER [*31*]), 6,7-Dihydro-20-methylcholanthren (SHEAR [*30*]), 1,2,3,4,11,14-Hexahydro-20-methylcholanthren (SHEAR [*30*]), 2-Hydroxy-20-methylcholanthren (SHEAR u. LEITER [*31*]), 3-Hydroxy-20-methylcholanthren (BACHMANN et al. [*2*]; BADGER u. COOK [*34*]); SHEAR u. LEITER [*31*]) und das 2-Methoxy-20-methylcholanthren (SHEAR u. LEITER [*31*]).

Literatur

[*1*] SHEAR, M. J.: Amer. J. Cancer **26**, 322 (1936).
[*2*] BACHMANN, W. E., J. W. COOK, A. DANSI, C. L. DE WORMS, I. HIEGER and E. L. KENNAWAY: Proc. Roy. Soc., London, S. B. **117**, 318 (1935).
[*3*] ORR, J. W., and C. J. POLSON: Amer. J. Cancer **32**, 114 (1938).
[*4*] HADDOW, A.: J. Path. Bact. **47**, 581 (1938).
[*5*] COOK, J. W., and G. A. D. HASLEWOOD: J. Chem. Soc. 428 (1934).
[*6*] SHEAR, M. J.: Amer. J. Cancer **33**, 499 (1938).
[*7*] PISAREVA, T. A., L. S. BER u. J. E. SORIN: Trudi Pervovo Syezda Onkologow USSR, Medgiz. Narkomzdrav, Moskau 31 (1940).
[*8*] LANZARA, A.: Med. sper. Arch. ital. **10**, 142 (1924).
[*9*] LOCATELLI, P.: Tumori **21**, 122 (1947).
[*10*] IVY, A. C., and A. COOKE: J. nat. Cancer Inst. **7**, 345 (1947).
[*11*] NECHELES, H.: zit. nach HARTWELL, J. L., U. S. Publ. Health Service Publication **149**, Washington (1951).
[*12*] KROTKINA, N. A.: Arkh. Pat. **10**, 38 (1948).
[*13*] PFEIFFER, C. A., u. E. ALLEN: Cancer Res. **5**, 589 (1945).
[*14*] PFEIFFER, C. A., and E. ALLEN: Cancer Res. **8**, 97 (1948).
[*15*] DURAN-REYNALS F., E. W. SHRIGLEY and E. DE HOSTOS: Cancer Res. **5**, 11 (1945).
[*16*] DURAN-REYNALS, F.: Yale J. Biol. Med. **11**, 613 (1939).
[*17*] BONTE: J. Bull. Assoc. franç. étude cancer **37**, 157 (1950).
[*18*] BREEDIS, C.: Cancer Res. **11**, 239 (1951).
[*19*] BREEDIS, C.: Cancer Res. **12**, 861 (1952).
[*20*] BREEDIS, C.: Cancer Res. **10**, 205 (1950).
[*21*] DUNNING, W. F., CURTIS. M. R., EISEN, M. J.: Amer. J. Cancer **40**, 85 (1940).
[*22*] STEINER, P. E.: Fed. Proc. Amer. Soc. Exp. Biol., 29th Meeting 185 (1942) — Arch. Path. **34**, 613 (1942).
[*23*] CASTELLANO, S. A., and F. E. D'AMOUR: Proc. Soc. Exp. Biol. Med. **55**, 281 (1944).
[*24*] PAN, S. C., and W. U. GARDNER: Cancer Res. **8**, 613 (1948).
[*25*] KLEIN, M.: J. nat. Cancer Inst. **11**, 985 (1951).
[*26*] GRAFFI, A., and W. KRISCHKE: Acta biol. med. german **5**, 299 (1960).
[*27*] WHITE, J., and H. L. STEWART: J. nat. Cancer Inst. **3**, 331 (1942).
[*28*] BRADBURY, J. T., W. E. BACHMANN and M. G. LEWISOHN: Cancer Res. **1**, 685.
[*29*] LAW, L. W., and M. LEWISOHN: Cancer Res. **1**, 695 (1941).
[*30*] SHEAR, M. J.: Amer. J. Cancer **28**, 334 (1936).
[*31*] SHEAR, M. J., and J. LEITER: J. nat. Cancer Inst. **2**, 99 und 211 (1941).
[*32*] SHEAR, M. J.: J. biol. Chemistry **123**, CVIII (1938).
[*33*] SHEAR, M. J.: 16th Internat. Physiol. Congr. **64** (1938).

[34] BADGER, E. A., and J. W. COOK: J. Chem. Soc. 409 (1940).
[35] BARRY, G., J. W. COOK, G. A. D. HASLEWOOD, C. L. HEWETT, I. HIEGER and E. L. KENNAWAY: Proc. Roy. Soc., London, S. B. **117**, 318 (1935).
[36] TASCHNER, E., G. GOTTLIEB et M. SPRITZER: C. R. Séances Soc. Biol. **124**, 955 (1936).
[37] LAUBER, H. J., E. HILDEBRAND u. E. H. SCHOCK: Münch. med. Wschr. **85**, 1741 (1838).
[38] DES LIGNERIS, M. J. A.: Amer. J. Cancer **40**, 1 (1940).
[39] BOYLAND, E., and F. L. WARREN: J. Path. Bact. **45**, 171 (1937).
[40] ANDERVONT, H. B.: Publ. Health Rep. **53**, 1647 (1938).
[41] SHIMKIN, M. B.: Publ. Health Rep. **54**, 1388 (1939).
[42] ANDERVONT, H. B., and M. J. SHEAR: J. nat. Cancer Inst. **2**, 333 (1942).
[43] STRONG, L. C.: Cancer Res. **11**, 42 (1951).
[44] BURDETTE, W. J., and L. C. STRONG: Cancer Res. **3**, 13 (1943).
[45] STRONG, L. C., u. L. D. SANGHRI: Z. Krebsforsch. **58**, 1 (1951).
[46] NAKAHARA, W., and T. FUJIWARA: Gann, Tokyo **31**, 660 (1937).
[47] CARRUTHERS, C.: Cancer Res. **2**, 168 (1942).
[48] JAFFÉ, W. G.: Cancer Res. **7**, 117 (1947).
[49] VAN PROHASKA, J., A. BRUNSCHWIG u. H. WILSON: Arch. Surg. **38**, 328 (1939).
[50] LORENZ, E., and H. L. STEWART: J. nat. Cancer Inst. **9**, 173 (1948).
[51] HITCHCOCK, C. R.: J. nat. Cancer Inst. **12**, 369 (1951) u. **12**, 723 (1951).
[52] ZIMMERMANN, H. M., and H. ARNOLD: Cancer Res. **1**, 919 (1941).
[53] SISSONS, H. A.: Ann. Roy. Coll. Surg. England **7**, 34 (1950).
[54] BRUNSCHWIG, A., and D. TSCHETTER: Proc. Soc. Exp. Biol. Med. **36**, 439 (1937).
[55] THOMAS, J. A.: C. R. Séances Soc. Biol. **126**, 1176 (1937).
[56] MARRON, T. U.: Proc. Soc. Exp. Biol. Med. **48**, 219 (1941).
[57a] SHAY, H., M. GRUENSTEIN, C. HARRIS and L. GLAZER: Cancer Res. **11**, 278 (1951).
[57b] SHAY, H., M. GRUENSTEIN, H. MARX and L. GLAZER: Cancer Res. **11**, 29 (1951).
[58] MAGAT, M. A., I. A. ABROMOWITSCH u. E. G. LEBENSON: Med. Schur. Akad. Nauk. UdSSR **11**, 53 (1941).
[59] HILL, R. M., E. K. RUTLEDGE, A. G. WARE, F. H. SCHULTZ and W. H. LIVINGSTON: Cancer Res. **3**, 841 (1943).
[60] MOON, H. D., M. E. SIMPSON and H. M. EVANS: Science **116**, 331 (1952).
[61] VALADE, P.: Bull. Assoc. franç. étude cancer **26**, 452 (1937) — C. R. Acad. Sci., Paris **204**, 1281 (1937).
[62] RUSSEL, W. O.: Cancer Res. **5**, 140 (1945).
[63] SHIMKIN, M. B., and G. B. MIDER: J. nat. Cancer Inst. **1**, 707, 751 (1941).
[64] RUSSEL, W. O., and L. R. ORTEGA: Amer. J. Path. **25**, 824 (1949).
[65] RUSSEL, W. O., L. R. ORTEGA and E. S. WYNNE: Cancer Res. **12**, 216 (1952).
[66] HESTON, W. E., and M. K. DERINGER: J. nat. Cancer Inst. **13**, 705 (1952).
[67] NETTLESHIP, A., and A. G. SMITH: Proc. Soc. Exp. Biol. Med. **74**, 800 (1950).
[68] LUTZ, B. R., G. P. FULTON, D. I. PATT, A. H. HANDLER and D. F. STEVENS: Cancer Res. **11**, 64 (1951).
[69] SYVERTON, J. T., G. P. BERRY and H. E. DASCOMB: Cancer Res. **2**, 436 (1942).
[70] SYVERTON, J. T., u. G. P. BARRY: Science **91**, 298 (1941).
[71] MULLIGAN, R. M.: Proc. Soc. Exp. Biol. Med. **57**, 134 (1944).
[72] MULLIGAN, R. M., K. T. NEUBERGER, J. T. LUCAAX and W. B. LEWIS: Exp. Med. Surg. **4**, 7 (1946).
[73] DURAN-REYNALS, F.: Ann. New York Acad. Sci. **54**, 977 (1952).
[74] MARZULLO, F., u. S. RUSSO: Arch. ital. anat. e istol. pat. Bologna **22**, 32 (1949).
[75] RIGDON, R. H.: A. M. A. Arch. Path. **54**, 368 (1952).

XIV. Carbazole

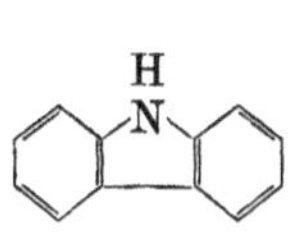

Das Carbazol als Grundkörper hat sich in allen mit ihm durchgeführten Versuchen als carcinogen unwirksam erwiesen. Diesen Befund erzielte BLOCH bereits im Jahre 1922 [1], als er Mäuse mit gelöstem Carbazol betropfte. Gleich-

Tabelle 21. Carcinogene Wirkungen von Carbazolen

Name des Derivates	Formel	Tierart	Stamm	Geschlecht	Dosis und Applikationsweise	Versuchsdauer	Tumorhäufigkeit und Tumortyp	Autor
1,2,5,6-Dibenzcarbazol	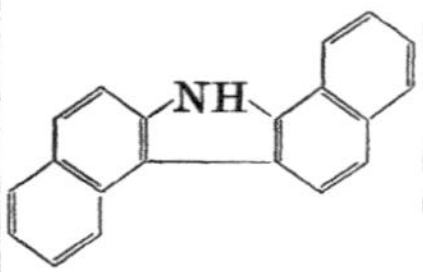	Maus	Simpson	—	Hauttropfung mit 0,3% iger Lösung in Benzol, wöchentlich 2mal	340 Tage	3 Epitheliome und 1 Papillom von 20 behandelten Tieren	BOYLAND u. BRUES [11]
		Maus	—	—	Hauttropfung mit 0,3% iger Lösung in Benzol, wöchentlich 2mal	287 Tage	5 Epitheliome und 1 Papillom von 9 Überlebenden nach 6 Monaten (10 behandelte Tiere)	BADGER et al. [12]
3,4,5,6-Dibenzcarbazol	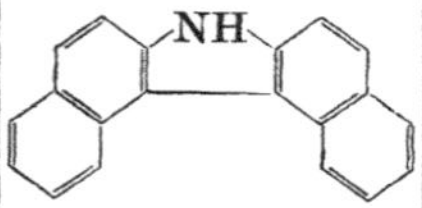	Maus	Simpson	—	Hauttropfung mit 0,1 bzw. 0,3% iger Lösung in Benzol, wöchentlich 2mal	240 bis 325 Tage	8 Epitheliome und 4 Papillome bei 90 behandelten Tieren (39 Tiere vorzeitig verstorben)	BOYLAND u. BRUES [11]
		Maus	—	♂ + ♀	Hauttropfung mit 0,1 bis 0,2% iger Lösung in Aceton	550 Tage	5 Papillome und 12 Carcinome bei 24 behandelten Tieren (22 überlebende nach 150 Tagen)	KIRBY u. PEACOCK [7]
		Maus	CBA	♂	s.c. Injektionen von 0,1% iger Lösung in Sesamöl (6 Injektionen zu je 0,2 ml)	138 bis 204 Tage	55 Sarkome und 8 Hepatome von 60 behandelten Tieren	STRONG et al. [13]
		Maus	A	—	s.c. Injektion von 0,2 mg in Sesamöl	40 Wochen	17 Sarkome bei 20 behandelten Tieren, außerdem 8 Tiere mit Lungentumoren	ANDERVONT u. SHIMKIN [9]
		Maus	A, C3H, C	♂ + ♀	s.c. Injektion von 0,2 mg in Sesamöl, Olivenöl oder Schmalz	42 Wochen	167 Sarkome bei 287 behandelten Tieren, bei zahlreichen Mäusen außerdem Leberveränderungen und Lungentumoren	ANDERVONT u. EDWARDS [14]
		Maus	A	—	i.v. Injektion von 0,25 mg in wäßriger Suspension (1malige Injektion)	20 Wochen	von 10 behandelten Tieren 7 mit Lebertumoren	ANDERVONT u. SHIMKIN [9]

Maus	CBA	♂ + ♀	s.c. Injektionen von je 0,3 mg in Tricaprylin und 0,5 mg in 0,25 ml Arachisöl	110 Tage	8 Sarkome bei 10 behandelten Tieren	Kirby [15]
Maus	CBA, A	♂ + ♀	per os Applikation von 0,125%igen bis 1,0%igen Lösungen in Arachisöl, Gesamtdosis 7 bis 23 mg	49 bis 59 Wochen	von 132 gefütterten Mäusen entwickelten 25 Magenpapillome, 7 Magencarcinome und 38 Lebertumoren	Armstrong u. Bonser [10]
Maus	—	—	Implantation von Paraffinkügelchen mit 10 bis 15% Carcinogengehalt in die Harnblase	30 Wochen	von 8 überlebenden Tieren 2 Blasenpapillome und 2 Blasencarcinome	Bonser et al. [16]
Ratte	—	—	s.c. Injektionen, 0,05% in kolloidaler Suspension, 2mal wöchentlich je 2 ml	196 Tage	von 10 behandelten Ratten 8 Tiere mit Sarkomen (2 Ratten vorzeitig verstorben)	Boyland u. Brues [11]

falls negativ endeten Tropfungsversuche von Kennaway [*2a, b, c*] und Maisin et al. [*3*]. Auch Shear und Leiter [*4*] konnten bei Mäusen nach s.c. Injektion von jeweils 10 mg der Substanz in kristalliner Form keine Tumoren induzieren.

Im Gegensatz zum carcinogen unwirksamen Grundkörper besitzen verschiedene seiner Derivate zwar teils nur schwache, z. T. aber auch deutliche krebserregende Eigenschaften. Durch ihre besonders starke Wirkung zeichnen sich vor allem die Dibenzderivate des Carbazols aus.

Als schwach wirksames Derivat ist z. B. das 1,2-Benzcarbazol zu nennen, mit dem Schürch und Winterstein [*5*] 3 Papillome unter 50 Mäusen erzeugen konnten, nachdem sie die Tiere 145 Tage lang mit 0,5%iger Lösung des Carcinogens in Benzol behandelt hatten.

Tab. 21 vermittelt einen Überblick über die Wirkung der stark carcinogenen Derivate 1,2,5,6-Dibenzcarbazol und 3,4,5,6-Dibenzcarbazol. Als weitere wirksame Derivate des Carbazols sind zu nennen das 9-Methyl-1,2-benzcarbazol, mit dem Lacassagne et al. [*6*] nach Hauttropfung bei Mäusen Papillome und Carcinome erzeugten sowie das n-Methyl-3,4,5,6-Dibenzcarbazol, dessen carcinogene Eigenschaften nach s.c. Injektion bei Mäusen erstmalig von Kirby und Peacock [*7*] nachgewiesen werden konnten. Bemerkenswert ist, daß nach Untersuchungen, die Lacassagne et al. [*8*] durchführten, Halogenderivate des 1,2-Benz- und des 1,2,5,6-Dibenzcarbazols im Tierversuch unwirksam waren. Die genannten Autoren prüften in ihren Versuchen die Wirkungen folgender Derivate: 6-Brom-1,2-benzcarbazol, 6-Chloro-1,2-benzcarbazol, 2′-Chloro-1,2-benzcarbazol und 2′-Chloro-1,2,5,6-Dibenzcarbazol.

Lacassagne et al. [*8*] konnten ferner nachweisen, daß auch verschiedene Dimethylderivate keine carcinogenen Eigenschaften besitzen, wenn sie Mäusen s.c. appliziert wurden. Dies trifft zu für die Derivate 5,8-Dimethyl-1,2-benzcarbazol, 1′,4′-Dimethyl-1,2,5,6-dibenzcarbazol, 2′,3′-Dimethyl-1,2,5,6-dibenzcarbazol und 2′,3′-Dimethyl-1,2,7,8-dibenzcarbazol.

a) Applikationsweise und Dosierung

Ähnlich der Wirkungsweise cancerogener polycyclischer Kohlenwasserstoffe, jedoch unterschiedlich zum Verhalten der meisten aromatischen Amine, ist die carcinogene Wirksamkeit der Carbazole als Vertreter heterozyklischer Aromaten an keine bestimmte Applikationsweise gebunden. Carcinogene Carbazole können auf die Haut getropft, s.c. oder i.v. injiziert, peroral verabreicht oder in Paraffinkügelchen eingeschlossen implantiert werden, ohne daß dies ihre Wirksamkeit wesentlich beeinflußt.

Bei Hauttropfungen gelangen zweckmäßigerweise 0,1 bis 0,3%ige Lösungen in Aceton oder Benzol zur Anwendung. Zum Zwecke mehrmaliger s.c. Injektionen empfiehlt es sich, 0,1%ige ölige Lösungen anzuwenden, wobei pro Injektion etwa 0,2 mg des Carcinogens verabreicht werden. Die gleiche Dosierung wählten ANDERVONT und SHIMKIN [*9*] auch in Versuchen mit i.v. Injektion des in wäßriger Suspension befindlichen Carcinogens.

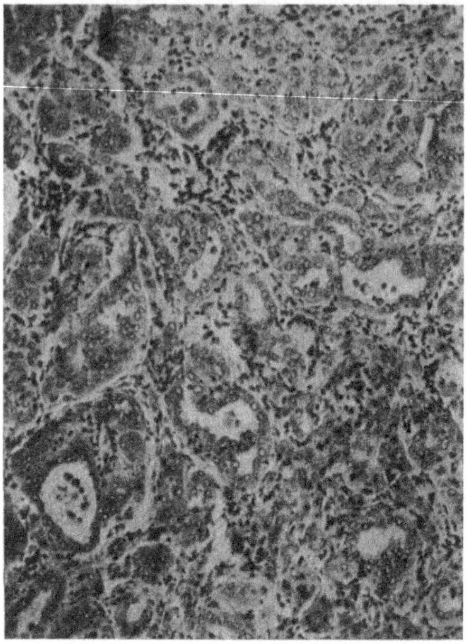

Abb. 27. Cholangiom einer Maus nach Fütterung von 3,4,5,6-Dibenzcarbazol; Dauer der Fütterung: 44 Wochen; Tumor 12 Wochen nach Fütterungsstop (nach ARMSTRONG u. BONSER [*10*])

Wesentlich stärkere Carbazolkonzentrationen sind dagegen erforderlich, wenn das Carcinogen peroral verabreicht werden soll. ARMSTRONG und BONSER [*10*] wandten zu diesem Zwecke 0,12 bis 1%ige Lösungen an und dosierten pro Maus insgesamt 7 bis 23 mg Carcinogen.

b) Tierarten

Wie aus den in Tab. 21 zusammengestellten Werten ersichtlich ist, wurde die Maus als Versuchstier in fast allen positiv verlaufenen Versuchen mit Dibenzcarbazolen verwendet. Die hohe Tumorausbeute in einem von BOYLAND und BRUES [*11*] an Ratten durchgeführten Versuch spricht aber dafür, daß auch diese Species, zumindest für Injektionsversuche mit Carbazolen, durchaus geeignet ist.

c) Latenzzeiten

Die Latenzzeiten in Versuchen mit Carbazolen zeigen eine gewisse Abhängigkeit von der Applikationsweise. Während Tropfungsversuche mit Carbazolen sich über Zeiträume von etwa einem Jahr erstrecken, kann mit dem Entstehen lokaler Sarkome bereits 100 Tage nach erfolgter s.c. Injektion gerechnet werden. Für die Entstehung von Magentumoren nach Verfütterung von Carbazolen ist, ähnlich den Befunden nach Hauttropfung, mit Latenzzeiten von etwa einem Jahr zu rechnen.

d) Tumortypen

Die Art der nach Carbazolverabreichung entstehenden Tumoren hängt ab von der angewandten Applikationsweise. Nach Tropfung des Carcinogens auf die Rückenhaut von Mäusen wurden bisher ausschließlich Papillome, Epitheliome und Carcinome beobachtet. Subcutane Injektion verursachte in den meisten Versuchen lokale Sarkome, in manchen Fällen aber auch Lebertumoren und Lungentumoren. Intravenöse Injektion induziert zu hohem Prozentsatz Lebergeschwülste (Abb. 27), wie sie auch nach Verfüttern des Carcinogens entstehen. Außerdem entstehen in Fütterungsversuchen auch Papillome und Carcinome des Magens. Hinsichtlich der Häufigkeit der verschiedenen Tumortypen wird auf die Angaben in Tab. 21 verwiesen.

Literatur

[1] BLOCH, B.: Leeuw. Vereen. **1**, 46 (1922).
[2a] KENNAWAY, E. L.: Brit. Med. J. **1**, 564 (1924).
[2b] KENNAWAY, E. L.: J. industr. Hyg. **5**, 462 (1924).
[2c] KENNAWAY, E. L.: J. Path. Bact. **27**, 233 (1924).
[3] MAISIN, J., P. DESMIDT et L. JACQMIN: C. R. Séances Soc. Biol. **96**, 1, 1056 (1927).
[4] SHEAR, M. J., and J. LEITER: J. nat. Cancer Inst. **2**, 241 (1941).
[5] SCHÜRCH, D., u. A. WINTERSTEIN: Hoppe-Seyler's physiol. Chem. **236**, 79 (1935).
[6] LACASSAGNE, A., N. P. BUU-HOI, J. LECOCZ et G. RUDALI: Bull. Assoc. franç. étude cancer **34**, 22 (1947).
[7] KIRBY, A. H. M., and P. R. PEACOCK: Brit. J. exp. Path. **27**, 179 (1946).
[8] LACASSAGNE, A., N. P. BUU-HOI, F. ZAJDELA et N. D. YOUNG: Bull. Assoc. franç. étude cancer **42**, 3 (1955).
[9] ANDERVONT, H. B., and M. B. SHIMKIN: J. nat. Cancer Inst. **1**, 225 (1940).
[10] ARMSTRONG, E. C., and G. M. BONSER: Brit. J. Cancer **4**, 203 (1950).
[11] BOYLAND, E., and A. M. BRUES: Proc. Roy. Soc., London, S. B. **122**, 429 (1937).
[12] BADGER, G. M., J. W. COOK, C. L. HEWETT, C. L. KENNAWAY, N. M. KENNAWAY, R. H. MARTIN and A. M. ROBINSON: Proc. Roy. Soc., London, S. B. **131**, 170 (1942).
[13] STRONG, L. C., G. M. SMITH, and W. U. GARDNER: Yale J. Biol. Med. **10**, 335 (1938).
[14] ANDERVONT, H. B., and J. E. EDWARDS: J. nat. Cancer Inst. **2**, 139 (1941).
[15] KIRBY, A. H. M.: Biochem. J. **42**, IV (1948).
[16] BONSER, G. M., D. B. CLAYSON, J. W. JULL and L. N. PYRAH: Brit. J. Cancer **6**, 412 (1952).

XV. Acridine

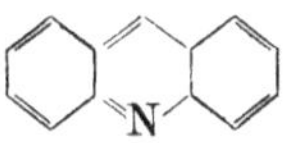

Als Ergebnis umfangreicher Versuche, die von KENNAWAY [1a, b, c] bereits im Jahre 1924 durchgeführt wurden, ergab sich, daß Acridin selbst nach Tropfung auf die Haut von Mäusen keinerlei carcinogene Eigenschaften erkennen läßt. Unter den Derivaten des Acridins gibt es jedoch eine Anzahl z. T. stark carcinogener Verbindungen. Die stärkste Wirkung besitzt unter diesen das 1,2,5,6-Dibenzacridin. Es wurde von zahlreichen Autoren an Mäusen und Ratten unter Anwendung verschiedener Applikationsweisen auf krebserregende Eigenschaften getestet. Die ersten positiven Ergebnisse mit diesem Derivat erzielte COOK [2] im Jahre 1933, als bei Mäusen nach Tropfung Epitheliome und Papillome auftraten. In der Folgezeit wurden von zahlreichen Autoren positive Ergebnisse erzielt, von denen eine Auswahl in Tab. 22 enthalten ist.

Umfangreiche Untersuchungen von LACASSAGNE [3] haben gezeigt, daß von den Derivaten des Acridins vor allem Dimethylderivate des 1,2- und des 3,4-Benzacridins von beträchtlicher carcinogener Wirkung sind. So erzielten die Autoren eindeutig positive Ergebnisse in Form von Papillomen und Epitheliomen nach zweimal wöchentlichen Tropfungen mit einer 0,3%igen Lösung in Aceton von 9,10-Dimethyl-1,2-benzacridin, 5,9-Dimethyl-3,4-benzacridin, 6,9-Di-

Tabelle 22. Carcinogene Wirkung von Acridinderivaten

Name des Derivates	Formel	Tierart	Rasse	Geschlecht	Dosis und Applikationsweise	Versuchsdauer	Tumorhäufigkeit und Tumortyp	Autor
1,2,5,6-Dibenz-acridin	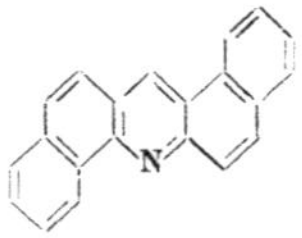	Maus	—	—	s.c. Injektionen von je 0,3 ml 0,3% iger Lösung in Sesamöl in Abständen von je 2 Wochen	240 Tage	8 Tiere mit Sarkomen von 19 behandelten bei 13 überlebenden nach 168 Tagen	BACHMANN u. BRADBURY [6]
			—	—	s.c. Injektion von je 5 mg in Sesamöl gelöst in wöchentlichen Abständen	240 Tage	8 Tiere mit Sarkomen von 19 behandelten	BADGER u. COOK [10]
			—	—	Hauttropfung mit 0,3% iger Lösung in Benzol, 2 mal wöchentlich	482 Tage	5 Epitheliome und 2 Papillome bei 40 behandelten Tieren	BADGER u. COOK [10]
1,2,7,8-Dibenz-acridin	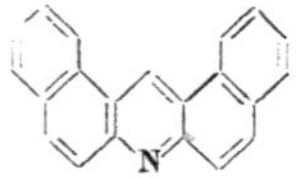	Maus	—	—	Hauttropfung mit 0,3% iger Lösung in Benzol, 2 mal wöchentlich	551 Tage	2 Papillome und 9 Epitheliome bei 30 behandelten Tieren	BARRY et al. [11]
			—	—	Hauttropfung mit 0,3% iger Lösung in Benzol, 2 mal wöchentlich	597 Tage	11 Epitheliome und 2 Papillome bei 40 behandelten Tieren	BADGER u. COOK [10]
5,7,9-Trimethyl-1,2-benzacridin	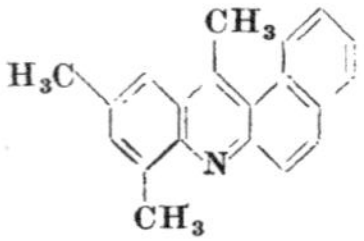	Maus	—	—	Hauttropfung mit 0,3% iger Lösung in Aceton, 2 mal wöchentlich	269 Tage	4 Papillome und 3 Epitheliome von 10 behandelten Mäusen	LACASSAGNE [3]
5,7,9-Trimethyl-3,4-benzacridin	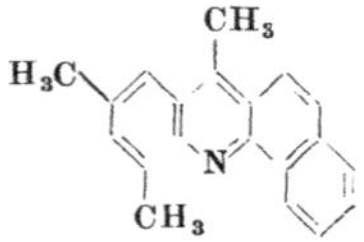	Maus	—	—	Hauttropfung mit 0,3% iger Lösung in Aceton, 2 mal wöchentlich	242 Tage	4 Papillome und 2 Epitheliome von 10 behandelten Tieren	LACASSAGNE [3]
			—	—	s.c. Injektion von je 0,25 ml 1% iger Lösung in Olivenöl in Abstand von 10 Tagen (2 Injektionen)	522 Tage	von 10 behandelten Mäusen 4 Tiere mit Sarkomen, 2 mit Lungentumoren	LACASSAGNE et al. [4]
2,3,10-Trimethyl-5,6-benzacridin	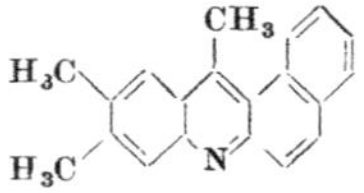	Maus	—	—	s.c. Injektion von 0,5 mg in Erdnußöl, zusätzliche Hauttropfungen mit 0,3% iger Lösung in Aceton, 2 mal wöchentlich	6 Monate	von 10 behandelten Mäusen 5 Tiere mit lokalen Sarkomen	ZAJDELA u. BUU-HOI [5]
1,4,10-Trimethyl-7,8-benzacridin	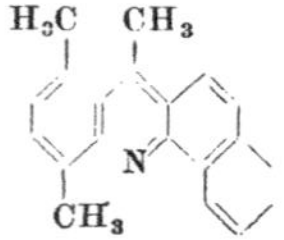	Maus	—	—	s.c. Injektion von 0,5 mg in Erdnußöl, zusätzliche Hauttropfung mit 0,3% iger Lösung in Aceton, 2 mal wöchentlich	6 Monate	3 Papillome und 3 Epitheliome bei 10 behandelten Tieren	ZAJDELA u. BUU-HOI [5]

methyl 3,4-benzacridin und 7,9-Dimethyl-3,4-benzacridin. Nach s.c. Injektion erwiesen sich aber auch einige andere Dimethylderivate als Carcinogene verschiedener Stärke. Auch diese Ergebnisse resultieren größtenteils aus Arbeiten von LACASSAGNE et al. [*4*] und wurden nach zweimaliger Injektion von je 0,25 ml 1%iger Lösungen der Carcinogene in Olivenöl erzielt. Als Versuchstiere dienten Mäuse. Es handelt sich im einzelnen um die folgenden Präparate: 10-Dimethyl-5,6-benzacridin, 5,9-Dimethyl-3,4-benzacridin, 6,9-Dimethyl-3,4-benzacridin und 7,9-Dimethyl-3,4-benzacridin. Daß jedoch nicht alle Dimethylderivate des Benzacridins in dieser Weise wirken, konnten ZAJDELA und BUU-HOI [*5*] ebenfalls an Mäusen zeigen. Sie tropften die Haut der Versuchstiere, injizierten ihnen aber auch die im folgenden genannten Substanzen s.c., ohne daß Tumoren entstanden. Zu diesen nicht carcinogenen Derivaten zählen das 1,2-Dimethyl-5,6-benzacridin, das 1,2-Dimethyl-7,8-benzacridin und das 6,10-Dimethyl-7,8-benzacridin.

Wie LACASSAGNE [*3*] ferner gezeigt hat, gibt es auch unter den Methyl-Äthyl-Derivaten solche mit carcinogenen Eigenschaften. Zu nennen sind das 5-Methyl-9-äthyl-3,4-benzacridin und das 7-Methyl-9-äthyl-3,4-benzacridin, die nach chronischen Hauttropfungen in Abständen von 3 Tagen mit 0,3%igen Lösungen in Aceton bei Mäusen Papillome und Epitheliome induzierten. Nach Untersuchungen desselben Autors ist auch das 5,7,8,9-Tetramethyl-3,4-benzacridin, in Form 0,3%iger Lösung in Aceton wöchentlich zweimal auf die Rückenhaut von Mäusen getropft, sehr stark carcinogen wirksam.

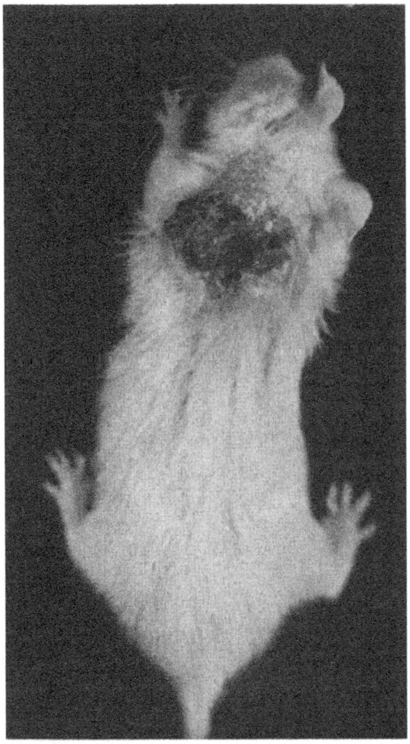

Abb. 28. Maus mit Hautkrebs nach Tropfung mit Benzacridin (Original nach LACASSAGNE)

Im Gegensatz zu den meisten Dimethylderivaten sind die Monomethylderivate des Acridins unwirksam, so z. B. das 9-Methylacridin (LACASSAGNE et al. [*4*]), das 7-Methyl-1,2-benzacridin (BACHMANN u. BRADBURY [*6*]), das 9-Methyl-3,4-benzacridin (LACASSAGNE [*3*] und das 7-Methyl-3,4-benzacridin (LACASSAGNE [*3*]). Weiter sind hier zu nennen die Derivate 2-Methyl-5,6-benzacridin (ZAJDELA u. BUU-HOI [*5*]), 3-Methyl-5,6-benzacridin (RUDALI et al. [*7*]), 2-Methyl-7,8-benzacridin (ZAJDELA u. BUU-HOI [*5*]) sowie das 4-Methyl-7,8-benzacridin (ZAJDELA u. BUU-HOI [*5*]).

Eine gewisse Ausnahme von den oben genannten Derivaten bildet lediglich das 9-Methyl-1,2,7,8-dibenzacridin, mit dem LACASSAGNE [*3*] an der Haut von Mäusen in signifikantem Ausmaß Papillome und Epitheliome erzeugen konnte.

Zu den stark carcinogen wirksamen Derivaten zählen auch Trimethylverbindungen des Benzacridins. Nähere Angaben hierzu sind der Tab. 22 zu entnehmen.

Für die Tumorerzeugung durch Acridine eignen sich entsprechend den bisher mit dieser Substanzgruppe erzielten Versuchsergebnissen praktisch nur

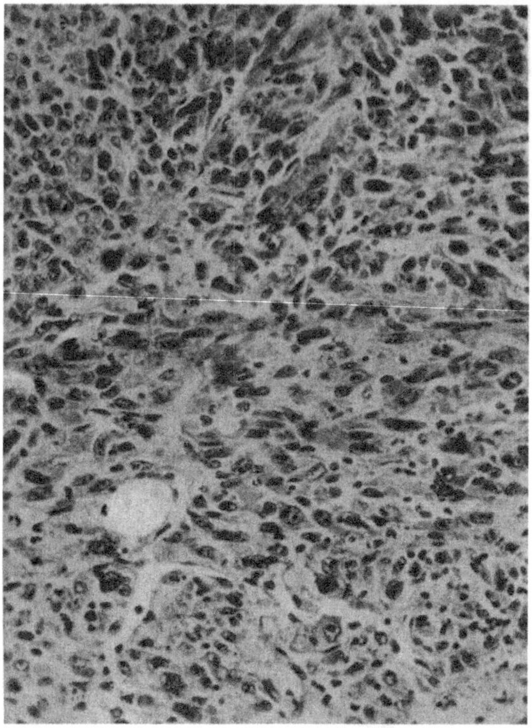

Abb. 29. Durch Injektion von 10-Methyl-1,2-tetramethyl-7,8-benzacridin induziertes Sarkom einer Maus; 0,3 % ige Lösung in Olivenöl; 3 Injektionen zu je 0,2 ml; Latenzzeit: 18 Monate (Original nach LACASSAGNE)

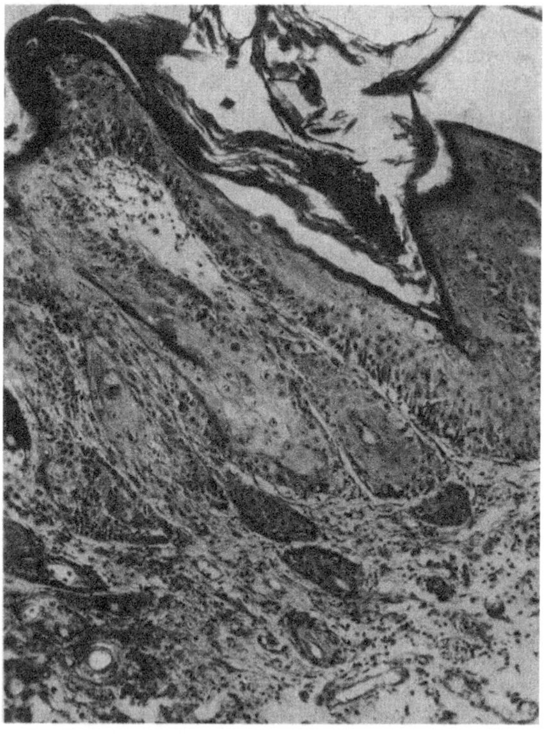

Abb. 30. Papillome der Rückenhaut einer Maus nach Tropfung mit 2,10-Dimethyl-7,8-benzacridin; 0,3 % ige Lösung in Aceton; Hauttumoren 5 Monate nach Tropfungsbeginn (Original nach LACASSAGNE)

Mäuse. An Ratten durchgeführte Versuche (RONDONI u. CORBELLINI [8], HADDOW et al. [9a u. b]) ergaben, daß weder nach Tropfung der Rückenhaut, noch nach i.p. Injektion Tumoren induziert werden konnten.

Zur Tumorerzeugung durch die wirksamen Acridinderivate eignen sich am besten s.c. Injektionen und Hauttropfung. Im ersten Falle erhält man lokale Sarkome (Abb. 29), bei cutaner Applikation dagegen Papillome und Epitheliome (Abb. 28 u. 30). Zum Zwecke s.c. Verabreichung werden die Acridine zweckmäßigerweise in öligen Lösungen (Sesamöl, Olivenöl, Erdnußöl) appliziert. Bezüglich der Dosierung kann auf die in Tab. 22 enthaltenen Angaben verwiesen werden. Für Hauttropfungen werden die Acridine entweder in Benzol oder in Aceton gelöst und in Form 0,3%iger Lösungen zweimal wöchentlich getropft. Eine Abhängigkeit der Tumorentstehung vom Geschlecht oder der Stammzugehörigkeit konnte bisher nicht beobachtet werden.

Literatur

[1a] KENNAWAY, E. L.: Brit. Med. J. **1**, 564 (1924)
[1b] KENNAWAY, E. L.: J. industr. Hyg. **5**, 462 (1924)
[1c] KENNAWAY, E. L.: J. Path. Bact. **27**, 233 (1924).
[2] COOK, J. W.: Congr. internat. de lucha cient. Soc. contra el cancer, Madrid, **2**, 373 (1933).
[3] LACASSAGNE, A.: Bull. Assoc. franç. étude cancer **33**, 48 (1946).
[4] LACASSAGNE, A., N. P. BUU-HOI, J. LECOCQ et G. RUDALI: Bull. Assoc. franç. étude cancer **34**, 22 (1947).
[5] ZAJDELA, F., et N. P. BUU-HOI: Acta Unio cancrum **7**, 184 (1950).
[6] BACHMANN, W. E., and J. T. BRADBURY: J. org. Chemistry **2**, 175 (1937).
[7] RUDALI, G., et R. ROYER: C. R. Séances Soc. Biol. **146**, 1531 (1952).
[8] RONDONI, P., u. A. CORBELLINI: Tumori **22**, 106 (1936).
[9a] HADDOW, A., and H. RUSSEL: Amer. J. Cancer **29**, 363 (1937).
[9b] HADDOW, A., C. M. SCOTT and J. D. SCOTT: Proc. Roy. Soc., London, S. B. **122**, 477 (1937).
[10] BADGER, G. M., and J. W. COOK: J. Chem. Soc. 409 (1940).
[11] BARRY, G., J. W. COOK, G. A. D. HASLEWOOD, C. L. HEWETT, L. HIEGER and E. L. KENNAWAY: Proc. Roy. Soc., London, S. B. **117**, 318 (1935).

XVI. Weitere heterocyclische Verbindungen

A. 3-Acetylaminodibenzthiophen

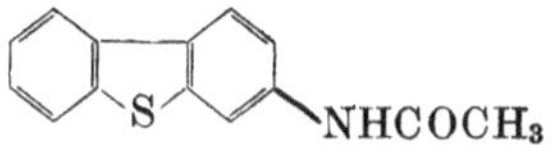

Diese Substanz wirkt vor allem dann carcinogen, wenn man sie verfüttert. Wie Versuche von MILLER et al. [1] und McDONALD et al. [2] gezeigt haben, entstehen bei Ratten nach Verfüttern vor allem Tumoren der Brustdrüse, des Gehörganges und des kleinen Intestinums. Die genannten Autoren verabreichten die Substanz in Konzentrationen von 0,025 bis 0,043% in der Diät und fütterten sie 3 bis 8 Monate lang. Nach 7 bis 8 Monaten entstanden die Mehrzahl der Geschwülste. In Versuchen von MILLER et al. [3] wirkte das 2-Acetylaminodibenzthiophen in ähnlicher Weise. Nach Verfütterung an Ratten entstanden auch bei diesen Tieren Brustdrüsentumoren sowie Geschwülste des äußeren Gehörganges und des kleinen Intestinums.

B. Phenazine

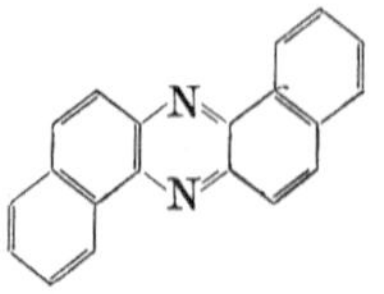

1,2,5,6-Dibenzphenazin

BARRY et al. [4] tropften die Rückenhaut von Mäusen zweimal wöchentlich mit 0,3%iger Lösung (in Benzol) von 1,2,5,6-Dibenzphenazin und konnten trotz sehr ausgedehnter Versuchszeiten (2 Jahre) keine Hautveränderungen

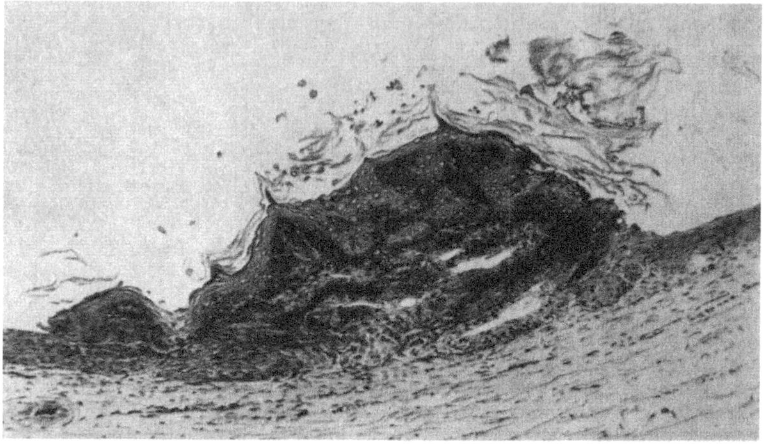

Abb. 31. Vom Epithel der Harnblase ausgehender, noch gutartiger Tumor einer Ratte; 450 Tage nach Implantation von 1,2,7,8-Dibenzphenazin (in Paraffin) in das Lumen der Harnblase (Original nach RUDALI)

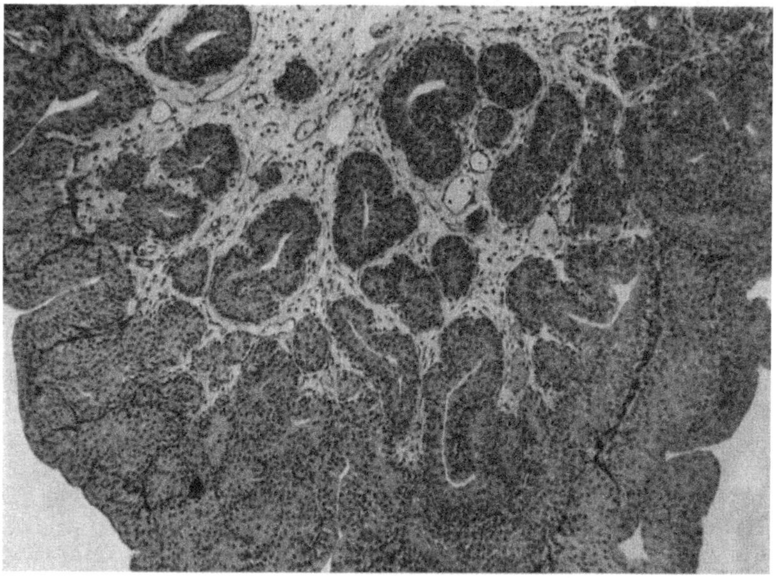

Abb. 32. Tumor der Harnblase einer Ratte; 486 Tage nach Implantation von Phenazin (in Paraffin) (Original nach RUDALI)

feststellen. Dagegen berichteten RUDALI et al. [5] über sehr erfolgreich verlaufene Cancerisierungsversuche mit verschiedenen Phenazinen. Sie implantierten die in Paraffin eingeschmolzenen Substanzen — in derselben Weise, wie das in den Kapiteln über polycyclische Kohlenwasserstoffe beschrieben wurde — in

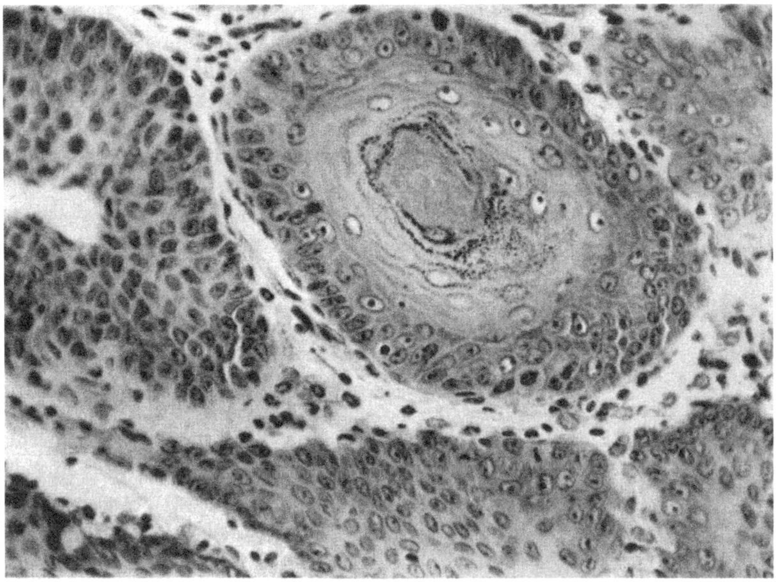

Abb. 33. Histologische Struktur eines durch Implantation von Phenazin in das Lumen der Harnblase induzierten Tumors; 455 Tage nach Implantation (Original nach RUDALI)

das Lumen der Harnblase von Mäusen. Auf diese Weise konnten sie deutliche carcinogene Wirkungen nachweisen. Abb. 31 bis 33 veranschaulichen die Reaktion dieses Organs.

Literatur

[1] MILLER, E. C., J. A. MILLER, R. B. SANDIN and R. K. BROWN: Cancer Res. **9**, 504 (1949).
[2] MCDONALD, J. C. MILLER, E. C. MILLER u. H. P. RUSCH: Cancer Res. **12**, 50 (1952).
[3] MILLER, J. A., R. B. SANDIN, E. C. MILLER and H. P. RUSCH: Cancer Res. **15**, 188 (1955).
[4] BARRY, G., J. W. COOK, G. A. D. HASLEWOOD, C. L. HEWETT, J. HIEGER u. E. L. KENNAWAY: Proc. Roy. Soc., London **117**, 318 (1935).
[5] RUDALI, G., H. CHALVET u. F. WINTERNITZ: Compt. rend. Acad. sci. **240**, 1738 (1955).

XVII. Dosis-Wirkung-Beziehungen bei carcinogenen Kohlenwasserstoffen

Fragen der Dosis-Wirkung-Beziehungen carcinogener Reize sind in der Vergangenheit von zahlreichen Autoren bearbeitet worden. Im Rahmen solcher Versuche nahmen Untersuchungen mit Kohlenwasserstoffen einen sehr breiten

Raum ein. Es ist üblich, in derartigen Versuchen die Wirkung in Abhängigkeit von der Dosis an zwei verschiedenen Kriterien zu messen. Zum einen an der Zahl aller entstehenden Tumoren bzw. an der Anzahl der Tumoren pro Tier, zum anderen an den für die Entwicklung solcher Tumoren erforderlichen Latenzperioden.

Verzichtet man darauf, den Vorgang der Geschwulstbildung in einzelne Phasen aufzuteilen, und betrachtet man statt dessen das „Dosis-Wirkung-Problem" carcinogener Reize auf der Grundlage eines komplexen Vorganges, so kann auf Grund vielfältiger Versuchsergebnisse das „Dosis-Wirkung-Problem" wie folgt umrissen werden: Wie TEUTSCHLAENDER *[1]* erstmalig nachweisen konnte, als er Versuchstiere mit Teer behandelte, addieren sich die Wirkungen kleiner Einzeldosen verlustlos. Er beobachtete ferner als erster, daß zur Auslösung der Carcinogenese eine gewisse Mindestdosis des Carcinogens erforderlich ist. FRIEDRICH-FREKSA *[2]* gelang es, diese Beobachtungen in Versuchen mit reinen cancerogenen Kohlenwasserstoffen zu bestätigen, und er machte darauf aufmerksam, daß sich auch die Wirkungen verschiedener Kohlenwasserstoffe, z. B. Methylcholanthren und Benzpyren, addieren. Dieser Befund erlaubt anzunehmen, daß auch chemisch verschiedene Carcinogene über den gleichen Mechanismus zur Krebsentstehung führen.

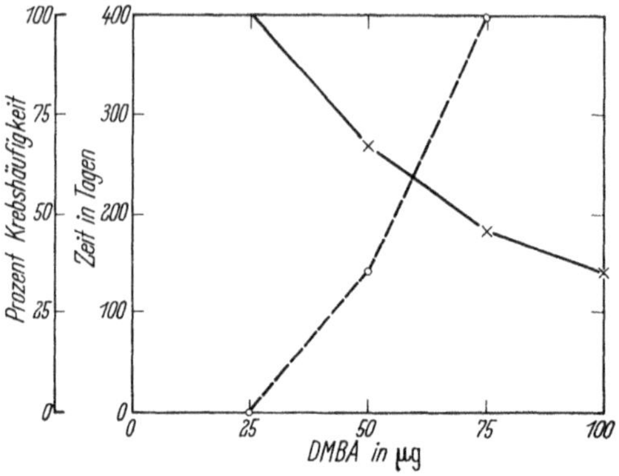

Abb. 34. Beziehung zwischen Carcinogendosis und Krebshäufigkeit und Latenzzeit (nach GRAFFI [7])
o · · · o Prozentsatz an Carcinomtieren;
×——× Latenzzeit in Tagen;
Ordinate: 1. Latenzzeit in Tagen,
2. Prozentsatz an Carcinomtieren;
Abszisse: DMBA-Menge in µg;
Versuchsansatz: Jeden 2. Tag 2 µg Carcinogen in Form 0,004 %iger Lösung ohne Crotonölnachbehandlung

Die Beziehungen zwischen Dosis und Wirkung nach s.c. Injektion von Dibenzanthracen untersuchten als erste BRYAN und SHIMKIN *[3]* sowie LEITER und SHEAR *[4]*. Entsprechend den Befunden dieser Autoren steigt die Zahl der Tumoren mit der Dosis an, wobei sich gleichzeitig die Latenzzeit verringert. Bei Tropfung der Mäusehaut mit 9,10-Dimethyl-1,2-benzanthracen konnte GRAFFI *[5* bis *8]* diese Beobachtung bestätigen. Nach chronischer Tropfung verhielten sich nämlich der Prozentsatz an Carcinomtieren der Dosis direkt und die Latenzzeit der Dosis umgekehrt proportional (Abb. 34). Es existiert für den Gesamtvorgang der Carcinogenese ein Schwellenwert, der in Versuchen von GRAFFI, bei Applikation von je 2 µg 9,10-Dimethyl-1,2-benzanthracen in Abständen von 2 Tagen bei ungefähr 40 µg Carcinogen liegt. Wird dieser Schwellenwert überschritten, so nimmt die Zahl der gut- und bösartigen Tumoren ziemlich rasch zu, gleichzeitig verringert sich die Latenzzeit (Abb. 34). Unterhalb dieses Schwellenwertes treten dagegen gut- und bösartige Geschwülste nur ganz vereinzelt auf. Bei Versuchen dieser Art muß stets beachtet werden, daß sowohl Latenzzeit als auch Tumorquote von der spezifischen Wirkungsstärke des betreffenden Carcinogens abhängen. Neben der Gesamtdosis beeinflussen die Größen der Einzeldosen bzw. die Konzentrationen der verwendeten Kohlenwasserstofflösungen sowie die zeitliche Verteilung der Partialdosen wesentlich das Ergebnis solcher Versuche. Es muß vor allem beachtet werden, daß es sehr wichtig ist, ob eine gegebene Carcinogenmenge in einer einzigen Dosis, in einigen wenigen größeren oder in zahlreichen kleinen Partialdosen z. B. auf die Haut getropft wird (Graffi [*5* bis *8*]). In Versuchen von Graffi führten z. B. 250 µg 9,10-Dimethyl-1,2-benzanthracen, die als 0,5%ige Lösung einmalig appliziert worden waren, nur ausnahmsweise zur Geschwulstbildung; 50 Applikationen zu je 2 µg in Form einer 0,004% igen Lösung, die innerhalb eines Zeitraumes von 100 Tagen verabfolgt wurden — also bei viel niedrigerer Gesamtdosis —, induzierten im Unterschied dazu im Durchschnitt 3,5 Tumoren pro Tier. Senkt man die tägliche Dosis auf 0,1 µg pro Tier unter Verwendung 0,0002%iger Lösung, so ist es möglich, bereits nach Gesamtdosen von etwa 30 µg pro Tier bei rund 60% der überlebenden Tiere Carcinome zu erzeugen. Daraus kann abgeleitet werden, daß die Wirkung einer gegebenen Dosis zumindest im Tropfungsversuch um so größer ist, je größer die zeitliche Verteilung und die Anzahl der Partialdosen und je niedriger die Konzentrationen der verwendeten Carcinogenlösungen sind. Es kann ferner angenommen werden, daß nach Überschreiten einer bestimmten Aufnahmekapazität der Gewebe und ihrer Zellen durch Anwendung sehr hoher Kohlenwasserstoffkonzentrationen ein beträchtlicher Teil des Carcinogens nicht zur Wirkung gelangt. Diese Annahme würde die relative Verminderung des Dosiseffektes erklären. Entsprechendes gilt auch für zeitlich sehr dicht aufeinanderfolgende Tropfungen, falls die Partialdosen nicht sehr gering bemessen werden. Bei Durchführung von Versuchen ist ferner zu beachten, daß auch Variationen in der zeitlichen Folge der Tropfungen die Tumorentstehung beeinflussen. In Versuchen von Graffi wurden bei konstanter Partialdosis und konstanter Konzentration der Kohlenwasserstofflösung die Intervalle in der Applikationsfolge variiert, und zwar von einem bis zu 14 Tagen. Im Ergebnis dieser Versuche stieg die Quote der Tumoren in allen Serien ungefähr bei der gleichen Gesamtdosis, die pro Tier bei 40 bis 60 µg lag, an. Im Gegensatz dazu verkürzten sich die Latenzzeiten mit zunehmender Verlängerung der Tropfungsintervalle relativ. Dies spricht dafür, daß die Geschwindigkeit der Geschwulstbildung nicht allein durch die benutzte Dosis, sondern auch durch einen Zeitfaktor an sich bzw. durch bestimmte, im Gewebe spontan ablaufende Vorgänge gefördert wird. Da bei dem oben Dargestellten die Carcinogenese als ein komplexer Prozeß betrachtet wurde, ist es verständlich, daß sich die Verhältnisse sehr komplizieren, wenn man die beiden qualitativ verschiedenen Phasen des Geschwulstbildungsvorganges berücksichtigt und bedenkt, daß sie möglicherweise unterschiedlichen Gesetzmäßigkeiten unterliegen. Aus diesem Grunde sind solche Versuche von besonderer Bedeutung, in denen die Dosis-Wirkung-Beziehungen gesondert sowohl für die Initialphase (Tumorkeimanlagenbildung) als auch für den Realisierungsvorgang betrachtet werden. Bereits Berenblum u. Shubik [*9* bis *14*] beobachteten im Laufe solcher Versuche, daß bei Verwendung unterschiedlicher Carcinogenlösungen die Zahl der durch Crotonöl realisierbaren Tumoren mit steigender Konzentration des Carcinogens zunahm.

Von Graffi [*5* bis *8*] sind die Beziehungen zwischen Dosis und Initialwirkung ebenfalls ausführlich untersucht worden, indem Mäuse mit unterschiedlichen Carcinogendosen (10 bis 100 µg 9,10-Dimethyl-1,2-benzanthracen pro Maus) einmalig und anschließend laufend mit Crotonöl behandelt wurden (Abb. 35). Auf diese Weise werden die durch das Carcinogen ausgelösten Initialvorgänge, d. h. die Bildung der Tumorkeimanlagen, realisiert. Diese Realisierung findet nach Untersuchungen von Berenblum und Shubik [*9* bis *14*] und von Graffi [*5* bis *8*] in zahlenmäßig fast unvermindertem Ausmaß auch dann statt, wenn zwischen Cancerogenbehandlung und Crotonölnachbehandlung viele Monate bis über ein Jahr liegen. Damit ist bewiesen, daß es sich bei spezifischen Initalprozessen der Cancerogenese (Tumorkeimanlagenbildung) um einen irreversiblen Prozeß handelt, wahrscheinlich um eine zelluläre Mutation. Ihre quantitative

Erfassung wird dadurch ermöglicht. Die Ergebnisse dieser Untersuchungen, die bei der Durchführung und Auswertung solcher und ähnlicher Versuche stets zu beachten sind, können wie folgt zusammengefaßt werden [7]:

1. Die Zahl der Tumorkeimanlagen ist der applizierten Dosis direkt proportional, so daß bei graphischer Darstellung eine Gerade zustande kommt. Demzufolge ist die Anzahl der durch eine gegebene Dosis erzeugten Tumorkeimanlagen begrenzt. Eine bestimmte Menge eines bestimmten Carcinogens, z. B. 10 μg, erzeugt stets annähernd die gleiche Zahl Tumorkeimanlagen. Wie die Versuche ergaben, entstehen durch Applikation von 10 μg 9,10-Dimethyl-1,2-benzanthracen etwa 1 bis 2 Tumorkeimanlagen, die durch nachfolgende Behandlung mit Crotonöl realisiert werden können.

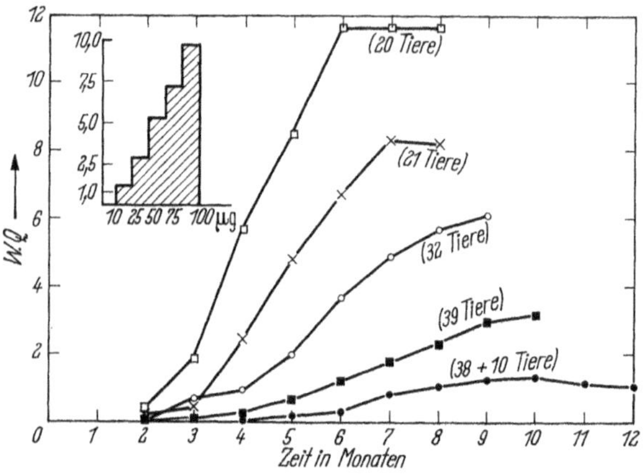

Abb. 35. Proportionalität zwischen Carcinogenmenge und Zahl der Tumorkeimanlagen (nach GRAFFI [7])
□——□ 100 μg; ×——× 75 μg; ○——○ 50 μg; ■——■ 25 μg; ●——● 10 μg DMBA
WQ Anzahl der Geschwülste pro Tier. Links oben: Sowohl die applizierten Carcinogenmengen als auch die Anzahl der erzeugten Tumorkeimanlagen verhalten sich ungefähr zueinander wie 0,4:1:2:3:4

2. Hinsichtlich der Anzahl induzierter Tumorkeimanlagen addieren sich auch kleinste Einzeldosen verlustlos.

3. Ist das Carcinogen in nur geringer Konzentration in der Lösung vorhanden und erfolgen die Applikationen in nicht zu schneller Folge, so ist die Zahl der Tumorkeimanlagen nur der Carcinogengesamtdosis proportional; sie hängt jedoch kaum von der zeitlichen Verteilung und der Größe der Partialdosen ab.

4. Für die Bildung einer Tumorkeimanlage konnte ein Schwellenwert nicht nachgewiesen werden. Deshalb ist anzunehmen, daß, falls ein solcher existiert, er sehr niedrig liegt, wahrscheinlich weniger als 1 μg beträgt.

5. Bei Durchführung ähnlicher Versuche ist es wichtig, zu beachten, daß die Anzahl der Tumorkeimanlagen weitgehend abhängig ist von der Größe des behandelten Hautfeldes. Es erzeugen nämlich 100 μg 9,10-Dimethyl-1,2-benzanthracen auf der Rückenhaut einer Maus fast die gleiche Anzahl Tumorkeimanlagen wie 10 × 10 μg desselben Carcinogens auf den entsprechenden Rückenfeldern von 10 Mäusen. Wären innerhalb eines Hautbezirkes bestimmte Zellen für carcinogene Noxen besonders empfindlich, dann müßte die Zahl der Tumorkeimanlagen mit zunehmender Größe des behandelten Hautfeldes ansteigen.

Die Initialwirkung, z. B. des 9,10-Dimethyl-1,2-benzanthracens, ist durch keinen Schwellenwert der Dosis begrenzt. Es besteht statt dessen eine einfache Proportionalität der Anzahl der Initialvorgänge zur Gesamtdosis. Aus diesem Grunde kann man den Schwellenwert der Dosis in Versuchen mit reiner Cancerogentropfung als eine Funktion der Realisierungswirkung ansehen. Diese Realisierungswirkung setzt sich aus vielen Einzelwirkungen zusammen und führt schließlich zur Entstehung eines makroskopisch sichtbaren Tumors. Dasselbe gilt übrigens auch für die Realisierungswirkung des Crotonöls und nicht nur für die des Carcinogens, da auch die Wirkung des Crotonöls auf der Summation vieler Einzeleffekte beruht, die schließlich geschwulstrealisierend wirken. Man kann demzufolge die Latenzzeit in erster Linie als eine Funktion der Geschwulstrealisierung ansehen.

Betrachtet man die Carcinome gesondert von den gutartigen Hautgeschwülsten, so ist eine ähnliche Differenz zwischen den Ergebnissen der Versuchsanordnung mit Crotonöl und der ohne Crotonöl bei gleicher Carcinogendosierung festzustellen. Durch Nachbehandlung mit Crotonöl gelang es schon bei Applikation von nur 10 μg 9,10-Dimethyl-1,2-benzanthracen mehr als 20% Carcinome zu erzeugen. Ohne Crotonöl ist dagegen zur Erzielung desselben Effekts die vier- bis fünffache Menge Carcinogen erforderlich. Erwähnt sei noch, daß zum Unterschied von gutartigen Tumoren die Carcinomquote mit zunehmender Carcinogengesamtdosis, und zwar sowohl in Versuchen mit als auch in solchen ohne Crotonölnachbehandlung relativ ansteigt, d. h., die einfache Proportionalität überschreitet. Ähnliche Verhältnisse liegen — gleichfalls in gewissem Gegensatz zu den Beobachtungen bei gutartigen Geschwülsten — bei verlängerter Einwirkungszeit des Carcinogens vor: Die Zahl der Carcinome nimmt nämlich bei größerer zeitlicher Verteilung einer gegebenen Dosis relativ zu. Man muß also beachten, daß die Entstehung bösartiger Tumorkeimanlagen durch steigende Dosen und längere Einwirkungszeiten des Carcinogens bei konstanter Dosis gefördert wird.

Die Erkenntnis, daß die Latenzzeit in erster Linie als Funktion der Geschwulstrealisierung aufzufassen ist, wird auch durch die folgende Beobachtung unterstützt: Bei der reinen Realisierungswirkung des Crotonöls besteht eine ähnliche Beziehung zwischen Latenzzeit und Dosis wie bei der Geschwulstrealisierung durch laufende Carcinogenapplikation. In diesem Zusammenhang kann auch auf Befunde von BERENBLUM und SHUBIK [9] verwiesen werden, die besagen, daß sich bei häufigeren Crotonöltropfungen die mittlere Latenzzeit der sich entwickelnden Tumoren in entsprechender Weise verkürzt, wie das auch bei häufigerer Carcinogenapplikation der Fall ist.

Literatur

[1] TEUTSCHLAENDER, O.: Z. Krebsforsch. **23**, 184 (1926) — Wiss. Woche, Frankfurt/M. (1934).
[2] FRIEDRICH-FREKSA, H.: Biol. Zbl. **60**, 498 (1940).
[3] BRYAN, W. R., and M. B. SHIMKIN: J. nat. Cancer Inst. **1**, 807 (1941) — **4**, 25 (1943).
[4] LEITER, J., and M. J. SHEAR: J. nat. Cancer Inst. **3**, 455 (1943).
[5] GRAFFI, A.: Arch. Geschwulstforsch. **3**, 217 (1951).
[6] GRAFFI, A.: Z. ges. inn. Med. **7**, 882 (1952).
[7] GRAFFI, A.: Abh. Dtsch. Akad. Wiss. Berlin, Kl. med. Wiss. **1**, 1 (1953).
[8] GRAFFI, A.: Schweiz. med. Wschr. **83**, 865 (1953).
[9] BERENBLUM, I., and P. SHUBIK: Brit. J. Cancer **1**, 383, 379 (1947).
[10] BERENBLUM, I., and P. SHUBIK: Brit. J. Cancer **3**, 109, 384 (1949).
[11] SHUBIK, P.: Cancer Res. **10**, 13 (1950).
[12] SHUBIK, P., and A. C. RITCHIE: Cancer Res. **13**, 343 (1953).
[13] BERENBLUM, I.: Cancer Res. **14**, 471 (1954).
[14] BERENBLUM, I., and N. HARAN: Brit. J. Cancer **9**, 268 (1955).

XVIII. Morphogenese von Hauttumoren nach Einwirkung carcinogener Kohlenwasserstoffe

Da sowohl die makroskopischen als auch die histologischen Veränderungen der Haut nach Tropfung mit verschiedenen carcinogenen Kohlenwasserstoffen — z. B. Methylcholanthren, Benzpyren und Dimethylbenzanthrazen — einander gleichen, ist es möglich, ihre Morphogenese und Histologie gemeinsam für alle derartigen Substanzen an Hand einiger typischer Beispiele zu beschreiben.

Als erste Reaktion der Haut entstehen nach ein- oder mehrmaliger Tropfung, z. B. bei Mäusen und Ratten, mit einem der oben genannten oder einem anderen carcinogenen Kohlenwasserstoff, entzündliche Veränderungen, charakterisiert durch Rötung und Anschwellung der betroffenen Hautbezirke. Vor allem bei der Maus, deren Haut besonders empfindlich reagiert, entstehen herdweise Nekrosen, und es kommt zu regelrechten Borkenbildungen. Als Nebenerscheinung tritt in vielen Fällen ein starker Haarausfall auf. Das Ausmaß dieser Veränderungen entspricht im allgemeinen der Empfänglichkeit der betreffenden Tierart gegenüber dem applizierten Carcinogen hinsichtlich der nach längerer Versuchsdauer auftretenden Geschwulstbildung.

Diese akuten, makroskopisch sichtbaren Frühveränderungen klingen in den meisten Fällen sehr bald ab, und die betroffenen Hautbezirke verhornen. Es werden Schuppen gebildet, und das verlorengegangene Haarkleid wird stellenweise regeneriert. Unter günstigen Versuchsbedingungen und bei Verwendung besonders gut ansprechender Tiere können bei ständig wiederholter Tropfung bereits nach wenigen Wochen die ersten, anfangs gutartigen Geschwülste entstehen. Es handelt sich bei diesen um kleine Warzen und Papillome, die sich erst allmählich vergrößern und mit benachbarten Gebilden gleicher Art verschmelzen. Auf diese Weise entstehen ausgedehnte geschlossene Areale zunächst noch gutartiger Hauttumoren. Aus ihm können sich im Verlaufe von Wochen oder Monaten Carcinome entwickeln. Diese sind meist durch zentrale Nekrosen und einen äußeren ringförmigen Wachstumswulst charakterisiert. Doch muß besonders betont werden, daß keinesfalls alle Warzen und Papillome ein malignes Stadium erreichen, sondern entweder bis zum Tode der Tiere auf dem Papillomstadium verharren oder, was recht häufig geschieht, sogar vollständig regressieren. Verfolgt man die Entwicklung sowohl der Papillome als auch der Carcinome, so ist zu beobachten, daß sie multizentrisch verläuft.

Mit Untersuchungen der Morphogenese experimentell erzeugter Hauttumoren, vor allem bei Maus und Kaninchen, haben sich eine ganze Reihe von Autoren befaßt. Wurden die Tumoren anfangs durch Behandlung der Tiere mit Teer, Röntgen- oder UV-Bestrahlung erzeugt (Tsutsui [*1*], Bloch [*2* bis *4*], Doederlein [*5*], Kreyberg [*6*], Bierich [*7* bis *9*], Deelman [*10* bis *13*] und Teutschlaender [*14* u. *15*]), dienten später hierzu verschiedene reine Kohlenwasserstoffe (Rondoni [*16*], Hildebrand [*17*], Friedrich-Freksa [*18*], Orr [*19* u. *20*], Pullinger [*21*], Schober [*22*], Gössner u. Zander [*23*], Glücksmann [*24*], Ahlström u. Linell [*25*], Hamperl u. Graffi [*26* u. *27*], Graffi [*28*], Graffi u. Puhr [*29*], Heine [*30*], Gimmy [*31*] und Kriegel [*32*]). Zum Zwecke histologischer Untersuchungen der Haut empfiehlt es sich, als Lösungsmittel für den zu benutzenden Kohlenwasserstoff möglichst Aceton zu verwenden, weil dieses Lösungsmittel von der Haut am reaktionslosesten vertragen wird. Auf diese Weise ist es möglich, diejenigen histologischen Veränderungen zu erfassen, die durch das applizierte Carcinogen verursacht wurden.

A. Veränderungen nach einmaliger Carcinogenapplikation

Bereits eine einzige Tropfung mit 0,1- bis 0,8%iger Lösung von Methylcholanthren, Benzpyren oder 9,10-Dimethyl-1,2-benzanthracen reicht aus, um z. B. an der Haut der Maus oder des Kaninchens eine zyklisch ablaufende Folge histologischer Veränderungen auszulösen [*21*, *26* bis *29* u. *31*]. Als primäre Reaktion des Gewebes auf die Einwirkung des Carcinogens kommt es zu Schädigungen des Epithels, die sowohl die Epidermis als auch die Haarbälge betreffen und als nekrobiotische Prozesse in Erscheinung treten. Im Corium und in der Subcutis entwickeln sich zur gleichen Zeit Entzündungen mit Ödembildung, es kommt zu leukozytären Emigrationen aus den Gefäßen sowie Infiltrationen und Erweiterung mit Stase an den oberflächlichen Blutgefäßen und Kapillaren. Wie stark diese degenerativen Veränderungen auftreten, das hängt sowohl von der Empfindlichkeit der für den Versuch gewählten Tierart als auch von der Wirkungsstärke und der applizierten Menge des Carcinogens ab. Weil carcinogene Kohlenwasserstoffe bevorzugt in Lipoidsubstanzen gespeichert werden, unterliegen die Talgdrüsen meist besonders starker Schädigung. Schwere Schäden des Epithels und der Haarbälge, die schließlich zum Zelltod führen, bleiben stets auf einzelne Herde begrenzt, obgleich sich das Carcinogen nach Tropfung über eine größere Fläche verteilt. Überwiegend sind die katabiotischen Veränderungen reversibler Natur, und das Ausmaß der Schädigung läßt sich nur am zytologischen Bild der Zellen erfassen. Zwei bis drei Tage nach Applikation hoher Kohlenwasserstoffkonzentrationen ist die Anzahl der Mitosen verringert oder Zellteilungen unterbleiben völlig. Im Zytoplasma können Vakuolenbildung, trübe Schwellung, lipoide Entmischung, verminderte Basophilie und erhöhte Anfärbbarkeit mit Eosin beobachtet werden. Die Zellkerne sind teils verdichtet, aber teilweise infolge kolloidaler Quellungen auch vergrößert. In diesem katabiotischen Stadium zeichnen sich die Mitochondrien vieler Zellen durch verminderte Färbbarkeit und diffuse Verteilung aus und lassen lipoide Entmischungsvorgänge erkennen, wobei sie die Form verquollener Bläschen und Tröpfchen annehmen. Diese Schädigungen der Mitochondrien sind in den Basalzellen der Epidermis am deutlichsten ausgeprägt. Es kommt zu Lockerungen der Verbindung zwischen Basalschicht und dem Corium, wobei vorübergehend spaltförmige Hohlräume zwischen Epithel und Bindegewebe entstehen. Diese Spalten füllen sich gewöhnlich mit Exsudat. Bei sehr starker Schädigung können aber auch Leukozyten in sie einwandern. Im Anschluß an diese beschriebenen Veränderungen des Gewebes kommt es frühestens am 2., meist zwischen dem 3. und 5. Tag, zur Erholung des Gewebes, verbunden mit Regeneration und vermehrter Proliferation der Zellen vor allem im Epithel der Epidermis und der Haarbälge, aber auch im Bindegewebe der Haut. Der Zeitpunkt, zu welchem diese Erholungsvorgänge einsetzen, hängt hauptsächlich ab von der Empfindlichkeit des behandelten Tieres, vom Schädigungsgrad der betropften Hautstelle und von den besonderen Eigenschaften und angewandten Dosen des Carcinogens. Histologisch äußert sich der Beginn der Erholung der Epithelzellen durch vergrößerte Nucleoli, prall gefüllte Zellkerne, eine starke Basophilie des Cytoplasmas und das Wiederauftreten sehr gut färbbarer Mitochondrien. Diese neugebildeten Mitochondrien ordnen sich meist in unmittelbarer Nähe des Zellkerns an dessen Basalseite an. Mit diesem Prozeß wird eine starke superregeneratorische Wachstumsphase des Epithels eingeleitet. In der Epidermis und in den Haarbälgen sind immer häufiger Zellen mit stark vergrößerten, oft riesigen Kernen zu finden. Diese Zellen zeichnen sich aus durch ihr stark basophiles Cytoplasma und zahlreiche, gut färbbare, jedoch vielfach sehr kleine Mitochondrien. Ein starker Anstieg der Mitoserate geht der Kernvergrößerung parallel oder aber er folgt ihr nach. Auf diese Weise verdickt sich die Epidermis und wird mehrschichtig. Im Bereich der geschädigten Haarbälge führt die Superregeneration dazu, daß diese sich in solide Zapfen umwandeln. Sie differenzieren sich zu neuen Papillenhaaren, wobei auch die Talgdrüsen neu gebildet werden. Nach Ablauf einer Woche etwa werden die beschriebenen superregeneratorischen Prozesse beendet. Daran anschließend führt die Abschilferung der verhornten obersten Zellschichten dazu, daß allmählich wieder der normale Zustand der Epidermis entsteht. Im Zusammenhang damit gehen auch die Entzündungen am Bindegewebe der Gefäße des Coriums und der Subcutis zurück. Nach einmaliger Carcinogenapplikation wird der Normalzustand im histologischen Bild des Gewebes nach 2 bis 3 Wochen wieder erreicht.

Die hier geschilderten mikroskopisch nachweisbaren Prozesse in der Haut nach einmaliger Tropfung, und zwar sowohl die katabiotisch degenerativen als auch die anabiotisch regenerativen Vorgänge, verlaufen im allgemeinen der Stärke der cancerogenen Wirkung der betreffenden Noxe einerseits und der Empfindlichkeit der Haut der betreffenden Tierart oder des betreffenden Individuums im Hinblick auf eine spätere Krebsentstehung andererseits, ziemlich parallel. Bei der Maus beispielsweise zeigt die Hautreaktion nach einmaliger Tropfung bei den nachfolgenden aufgezählten cancerogenen Kohlenwasserstoffen folgende abfallende quantitative Rangordnung: 9,10-Dimethyl-1,2-benzanthracen, 20-Methylcholanthren, 3,4-Benzpyren, 1,2,5,6-Dimethylbenzanthracen, 1,2-Benzanthracen, wobei letzteres kaum eine Reaktion auslöst. Während nach einmaliger Tropfung der Mäusehaut mit Benzpyren eine ausgesprochene Hautreaktion auftritt, ist sie bei der viel schlechter mit Hautkrebs reagierenden Ratte eben nur angedeutet [*28*]. In einem Kollektiv nicht ingezüchteter Mäuse treten im Anschluß an eine einmalige kräftige Dimethylbenzanthracentropfung der Rückenhaut Geschwulstbildungen, und zwar sowohl Papillome als auch einzelne Carcinome, bei denjenigen Tieren auf, die die stärksten Schädigungswirkungen an der Haut erkennen ließen, wie flächenhafte oder herdweise Nekrosen, totalen Haarausfall, starke Entzündung usw. Tiere mit nur angedeuteter Hautreaktion und mangelhaftem Haarausfall bleiben meist tumorfrei [*40*]. In den USA wurde in Analogie zu diesen Tierexperimenten der Versuch unternommen, auf Grund der Stärke der Hautreaktion nach einmaliger Carcinogeneinwirkung empfindliche Individuen vor deren Einstellung in Mineralöl und Teer verarbeitende Industrien zu testen und im Falle hoher Empfindlichkeit nicht zu beschäftigen.

B. Veränderungen bei chronischer Carcinogenapplikation

Untersuchungen dieser Art sind hauptsächlich an der Maus von Hildebrand [*17*], Friedrich-Freksa [*18*], Schober [*22*], Graffi und Puhr [*29*] und am Kaninchen von Gimmy [*31*] durchgeführt worden. Als Carcinogene dienten hierfür dieselben Substanzen, die auch nach einmaliger Applikation zu Hautreaktionen und zur Tumorentstehung führen. Bei laufender Tropfung mit 0,5%iger Benzpyrenlösung kommt es, im Unterschied zum Reaktionsablauf nach einmaliger Carcinogenapplikation, nach jeder neuerlichen Behandlung zu erneuten degenerativen Hautveränderungen, wodurch Heilungs- und Regenerationsbestrebungen gestört werden. Aus diesem Grunde findet man während der ersten zwei Wochen der Behandlung noch größere Anzeichen einer Nekrobiose in der Epidermis und in den Haarbälgen als nach einmaliger Tropfung. Die geschädigten Epithelzellen sind durch den Besitz pyknotischer und karyorhektischer Zellkerne gekennzeichnet. Das Cytoplasma besitzt erhöhte Eosinophilie, die Färbbarkeit der Mitochondrien ist gering. Das Epithel hebt sich flächig vom Corium ab. Durch Exsudateintrocknung wird Borke gebildet. Trotz der ständigen Schädigung durch chronische Carcinogenapplikation bleiben Inseln vollvitaler Epithelzellen erhalten. Diese liegen sowohl in der Epidermis als auch in den Haarbälgen. Im Corium und in der Subcutis entstehen, ähnlich wie nach einmaliger Behandlung, starke akute Entzündungen mit diffuser leukozytärer Infiltration, stark erweiterte Kapillaren und diffuse Durchtränkung des Gewebes mit Exsudat. Es kommt also auch bei wiederholter Tropfung mit gelöstem Carcinogen zu abgestuften Schädigungen, im Unterschied zu mehr akut-toxischen Giften, z. B. in Aceton gelöstem Crotonöl, die unter denselben Versuchsbedingungen meist flächige Totalnekrosen verursachen, die sich bis tief ins Bindegewebe hinein erstrecken. Bei chronischer Applikation des Carcinogens wird die oben beschriebene degenerative Phase nach einer Dauer von etwa 2 Wochen von Proliferationsprozessen in den epithelialen Hautbezirken abgelöst.

Wurden im Verlaufe der degenerativen Veränderungen einzelne Epithelbezirke völlig zerstört, so werden sie nunmehr aus der Tiefe der Haarbälge heraus oder vom Rande her repariert. Dabei werden etwa vorhandene nekrotische Haarbalganteile durch solide Epithelwucherungen ersetzt, aus denen sich Papillenhaare differenzieren. Solche neugebildeten Epithelzellen sind durch eine Reihe von Eigenschaften gekennzeichnet: mäßig vergrößerte vollsaftige Zellkerne, vergrößerte Nukleolen, basophiles Cytoplasma und zahlreiche gut färbbare Mitochondrien. Durch gesteigerte Mitoseaktivität wird die Epidermis sehr verdickt, sie verhornt und schilfert sich ab. Die entzündlichen Veränderungen im Bindegewebe des Coriums und der Subcutis gehen allmählich zurück. Zur gleichen Zeit machen sich in der Tiefe des Hautbindegewebes bindegewebige Proliferationen bemerkbar. Die starke Erweiterung und Blutfüllung der Kapillaren, sowohl des Coriums als auch der Subcutis, bleiben bestehen. Die während der ersten Wochen (etwa 14 Tage) vorhandene akute Entzündung wird demzufolge durch eine subchronische oder chronische Entzündung ersetzt. Das Epithel und das Gefäßbindegewebe der Haut reagieren auf weitere Carcinogenzufuhr nicht mehr durch nekrobiotische Prozesse, sondern sie proliferieren. Wenn die im Verlaufe der Regeneration der Haarbälge in der Subcutis neugebildeten Papillenhaare zu Kolbenhaaren umgewandelt werden und dabei in das Corium aufrücken, dann beginnt eine weitere Phase sehr auffälliger histologischer Veränderungen. Histologisch kann man von da ab direkte Beziehungen zur Geschwulstbildung ableiten.

Zunächst entstehen lokale Epithelwucherungen, die das Aussehen solider Zapfen besitzen und ins Corium vorspringen. Anfangs sind sie vom Bindegewebe noch scharf abgegrenzt. In unmittelbarer Umgebung solcher Zapfen können vielfach Anhäufungen elastischer Fasern beobachtet werden, die häufig zu soliden Massen verklumpt sind, ferner stärkere Infiltrationen des Bindegewebes mit Mastzellen. Außer diesen Epithelzapfen, die in die Tiefe gerichtet sind und durchaus gutartigen Charakter besitzen, kommt es zu weiteren Veränderungen, die unmittelbar mit der Geschwulstbildung im Zusammenhang stehen. Es handelt sich dabei um die ersten zunächst gutartigen Warzen und Papillome. Diese Gebilde, die auch makroskopisch deutlich sichtbar sind, besitzen folgenden histologischen Aufbau: Ihre Epidermis ist meist kräftig gefaltet und verdickt und an der Oberfläche oft stark verhornt. Die Faltung kann als Folge gesteigerten herdförmigen Wachstums des Epithels in horizontaler Richtung im Bereich dieser Effloreszenzen gegenüber den angrenzenden Epidermispartien angesehen werden. Die Zellteilung erfolgt dann nicht nur vertikal, sondern auch in horizontaler Richtung parallel zur Epithel-Bindegewebsgrenze. Die Septen zwischen dem gefalteten Epithel der Warze bzw. des Papilloms werden meist von lockerem, mäßig infiltriertem Bindegewebe ausgefüllt. Ferner findet man in ihnen die bereits erwähnten erweiterten Blut- und Lymphgefäße.

Wird die Carcinogenapplikation weiter fortgesetzt, so nimmt die Anzahl der beschriebenen Wucherungen zu, sie ordnen sich zu Gruppen, und ihre basalen Anteile spalten sich fingerförmig auf. Gleichzeitig dringen sie immer tiefer in das Corium ein. Mit dieser Phase ist auch im histologischen Bild das maligne Stadium erreicht, denn das Epithel wuchert nunmehr infiltrativ und dringt in das angrenzende Bindegewebe ein. Auf diese Weise können 2 Typen von Krebsgeschwülsten entstehen. Bei der einen Form handelt es sich um verhornende Plattenepithelcarcinome, deren Zellen sich meist durch deutliche Polymorphie auszeichnen. Die andere Form wird durch nicht verhornende Carcinome repräsentiert, deren Zellen kleiner sind, regelmäßigere Gestalt besitzen und als Basaliome betrachtet werden können. Im Normalfalle vollzieht sich diese maligne Entartung multizentrisch. An Hand des histologischen Bildes kann man das Fortschreiten der malignen Entartung über das Stadium einer noch gutartigen Geschwulst und über die verschiedenen Zwischenstadien zunehmender Malignität, Destruktivität und Autonomie verfolgen.

Im Anschluß an die Beschreibung der Morphogenese der Hauttumoren nach Einwirkung cancerogener Kohlenwasserstoffe soll noch kurz die fluoreszenzmikroskopische Sichtbarmachung der cancerogenen Kohlenwasserstoffe in den Geweben und Zellen beschrieben werden [*27* u. *33* bis *37*]. Wie bereits erwähnt, sind alle cancerogenen polycyclischen Kohlenwasserstoffe sowie auch die meisten nichtcancerogenen Vertreter dieser Stoffklasse durch eine starke, im gelösten Zustand meist blaue, unterschiedlich starke Fluoreszenz charakterisiert. Eine besonders starke Fluoreszenz besitzt das Benzpyren, das auf Grund dieser Eigenschaft noch in Verdünnungsgraden $1:10^7$ nachweisbar ist. Diese Fluoreszenzeigenschaft ermöglicht den Nachweis polycyclischer Kohlenwasserstoffe in Geweben und Zellen mit Hilfe des Fluoreszenzmikroskops. Zum fluoreszenzmikroskopischen Nachweis in der mit dem Carcinogen betropften Mäusehaut bedient man sich zweckmäßigerweise möglichst dünner (3 bis 5 mμ) formalinfixierter Gefrierschnitte (5 Tage in 5 bis 10%igem Formalin). Durch die Formalinbehandlung findet keinerlei Änderung der Cancerogen-Verteilung im Gewebe statt. Nach einmaliger Betropfung der Haut mit einer 0,3 bis 0,5%igen Benzpyrenlösung in Aceton ist das Carcinogen 5 bis 7 Tage lang in der Haut fluoreszenzmikroskopisch nachweisbar, bei schwächeren Lösungen entsprechend kürzere Zeit, etwa bis zu 2 Tagen. Man findet reichlich Benzpyren z. T. in kristalliner Form im Bereich der verhornten Hautschichten auf der Epidermisoberfläche und gelöst in den hier vorhandenen Hautfetten, die aus den Talgdrüsen stammen. Von den lebenden Anteilen der Haut zeigen die Talgdrüsen infolge ihres hohen Lipoidgehaltes die stärkste und auch längste Cancerogennachweisbarkeit. Es folgt die Epidermis in ihren lebenden Schichten einschließlich der Basalis und das s.c. Fettgewebe der Haut, während im zellarmen Corium nur Spuren des Carcinogens nachweisbar sind. Bei stärkerer Vergrößerung läßt sich sowohl in der lebenden Epidermis als auch in den Talgdrüsenzellen deutlich nachweisen, daß die Zellkerne vollkommen dunkel und ausgespart erscheinen und nur das Cytoplasma der Zellen eine diffuse und z. T. feingranuläre Anreicherung des Carcinogens erkennen läßt. Außerdem ist eine verstärkte Fluoreszenz der interzellulären Räume der Epidermis erkennbar, teils infolge hier vorhandener Hautfetteinlagerungen, teils vielleicht infolge verstärkter Benzpyrenanreicherungen in den äußeren Zellmembranen. In den Stadien deutlicher Zelldegenerationen — 2 bis 3 Tage nach einmaliger Tropfung — findet man in den lebenden Epidermiszellen, speziell in der Basalschicht, häufig ringförmige Strukturen um die Zellkerne oder tropfen- und körnchenförmige Gebilde an der Basalseite des Cytoplasmas, die besonders stark Kohlenwasserstoffe speichern. Es handelt sich dabei um lipoide Strukturen, die speziell aus Zellorganellen, wie Mitochondrien und Mikrosomen, durch Entmischungsvorgänge entstehen. Auch im Zustand der anabiotischen hyperregeneratorischen Prozesse, nach ein- oder mehrmaliger Tropfung der Haut, sind einige Besonderheiten der Benzpyrenverteilung, vor allem in den Epidermiszellen, nachweisbar, speziell halbmondförmige, matthellblaue, fluoreszierende Strukturen um die Zellkerne der Basalschicht und des Stratum spinosum, bei denen es sich um Mitochondrien, das endoplasmatische Reticulum, Bestandteile des Golgiapparates und die ergastoplasmatischen Strukturen der Zellen handelt, die speziell im Zustand erhöhter Wachstumsfähigkeit verstärkte Benzpyrenspeicherungsfähigkeit zeigen. Im Zustand der akuten Entzündung ist auch im Corium, speziell in den Leukozyten und Gefäßkapillaren, aber auch in den Bindegwebszellen eine erhöhte, oft granuläre Benzpyrenspeicherung festzustellen. Ähnlich wie in der Haut, lassen sich mit Hilfe des Fluoreszenzmikroskops an Hand von Gefrierschnitten auch in beliebig anderen Organen, die durch Injektion oder auf andere Weise mit cancerogenen Kohlenwasserstoffen behandelt wurden, diese nachweisen und ihr weiteres Schicksal und die Verweildauer in den betreffenden Organen ermitteln. Dies gilt z. B. für den Darm in seinen verschiedenen Anteilen (Mundhöhle, Ösophagus, Magen, Dünn und Dickdarm sowie die Rückresorption über die Chylusgefäße und die Wiederausscheidung durch die Leber in die Gallenblase) nach peroraler Applikation in öliger Lösung oder in der bereits beschriebenen Benzpyren-Glycerin-Serumlösung [*37*]. Auch hierbei ist der cancerogene Stoff, vor allem in den Epithelzellen des Darmtraktes, speziell der Dünndarmzotten, anzutreffen unter Aussparung des Zellkerns und besonderer Anreicherung in den Mitochondrien, dem Ergastoplasma und dem Golgiapparat. Das gleiche gilt für die Epithelhaut der Gallenblase. Die feinere Cytologie der Verteilung cancerogener Kohlenwasserstoffe läßt sich fluoreszenzmikroskopisch an Gewebekulturen, die mit Benzpyren-Glycerin-Serumlösungen behandelt wurden und an isolierten Normal- und Tumorzellen, speziell Asciteszellen, die in vitro oder i.p. mit der Cancerogen-Glycerin-Serumlösung zusammengebracht wurden, studieren. Auch diese Untersuchungen ergaben das gleiche cytologische Bild der Cancerogenverteilung in der Zelle, speziell die Aussparung des Zellkerns, vor allem des Chromatins, und eine stärkere Anreicherung in den Zellorganellen, besonders in den Mitochondrien, im Ergastoplasma, dem endoplasmatischen Reticulum (Mikrosomen) und dem Golgiapparat, neben besonders stark speichernden freien Fetttröpfchen. Gegen eine Fluoreszenzlöschung als Ursache der fluoreszenzmikroskopischen Kernaussparung mit cancerogenen Kohlenwasserstoffen behandelter Zellen spricht die Tatsache, daß auch Absorptionsuntersuchungen an benzpyrenbehandelten Zellen bei 365 nm, dem maximalen Absorptionsbereich für Benzpyren, keinen Anhaltspunkt für eine stärkere Speicherung dieser Substanz im Zellkern, speziell im Chromatin, ergaben [*41*].

Literatur

[*1*] Tsutsui, H.: Gann, Tokyo **12**, 17 (1918).
[*2*] Bloch, B.: Schweiz. med. Wschr. 1, 857 (1924).
[*3*] Bloch, B.: Schweiz. med. Wschr. 1033 (1921).
[*4*] Bloch, B., u. F. E. Widmer: Arch. Dermat. **152**, 529 (1926).
[*5*] Doederlein, G.: Z. Krebsforsch. **23**, 241 (1926).

[6] KREYBERG, L.: Virchows Arch. path. Anat. **273**, 367 (1929).
[7] BIERICH, R.: Leeuw.-Vereen. **1**, 14 (1922).
[8] BIERICH, R.: Virchows Arch. path. Anat. **293**, 1 (1922).
[9] BIERICH, R.: Dermat. Wschr. 1081 (1923).
[10] DEELMAN, H. T.: Klin. Wschr. 1455 (1922).
[11] DEELMAN, H. T.: Z. Krebsforsch. **19**, 125 (1923).
[12] DEELMAN, H. T.: Z. Krebsforsch. **21**, 220 (1924).
[13] DEELMAN, H. T.: Z. Krebsforsch. **37**, 383 (1932).
[14] TEUTSCHLAENDER, O.: Z. Krebsforsch. **23**, 184 (1926).
[15] TEUTSCHLAENDER, O.: Wiss. Woche, Frankfurt/M. **2**, 8 (1934).
[16] RONDONI, P.: Z. Krebsforsch. **47**, 59 (1938).
[17] HILDEBRAND, E.: Z. ges. exp. Med. **105**, 395 (1939).
[18] FRIEDRICH-FREKSA, H.: Biol. Zbl. **60**, 498 (1940).
[19] ORR, J. W.: J. Path. Bact. **46**, 157 (1939).
[20] ORR, J. W.: Brit. J. Cancer **9**, 623 (1955).
[21] PULLINGER, B. D.: J. Path. **50**, 463 (1940).
[22] SCHOBER, R.: Z. Krebsforsch. **58**, 36 (1952).
[23] GÖSSNER, W., u. J. ZANDER: Z. Naturforsch. **7b**, 398 (1952).
[24] GLÜCKSMANN, A.: Cancer Res. **5**, 385 (1945).
[25] AHLSTRÖM, C. G., u. F. LINELL: Acta path. microbiol. Scand. **22**, 475 (1945).
[26] HAMPERL, H., u. A. GRAFFI: Z. Krebsforsch. **52**, 185 (1941).
[27] HAMPERL, H., A. GRAFFI u. E. LANGER: Z. Krebsforsch. **53**, 133 (1943).
[28] GRAFFI, A.: Z. Krebsforsch. **54**, 254 (1944).
[29] GRAFFI, A., u. L. PUHR: Arch. Geschwulstforsch. **2**, 1 (1950).
[30] HEINE, U.: Dissert. Math.-nat. Fakultät, Humboldt Universität Berlin (1953).
[31] GIMMY, J.: Dissert. Math.-nat. Fakultät, Humboldt Universität Berlin (1954).
[32] KRIEGEL, A.: Arch. Geschwulstforsch. **6**, 131 (1954).
[33] GRAFFI, A.: Z. Krebsforsch. **49**, 477 (1940); **50**, 196 (1940); **52**, 165 (1941).
[34] AHLSTRÖM, C. G., u. N. O. BERG: Acta path. microbiol. Scand. **24**, 283 (1947) u. **26**, 496 (1949).
[35] SIMPSON, W. L., u. W. CRAMER: Cancer Res. **3**, 362 (1943).
[36] GIMMY, J., u. A. GRAFFI: Arch. Geschwulstforsch. **6**, 106 (1954).
[37] GRAFFI, A., F. SCHARSACH u. W. KRISCHKE: Dtsch. Gesundheitswesen 8, 1550 (1953).
[38] SETÄLÄ, K.: Acta path. microbiol. Scand. **26**, 22 (1949).
[39] GRAFFI, A.: Abh. Dtsch. Akad. Wiss., Kl. Med. **1**, 1 (1953).
[40] GRAFFI, A., E. ULSPERGER u. F. HOFFMANN: Arch. Geschwulstforsch. **3**, 212 (1951).
[41] GRAFFI, A.: Abh. Dtsch. Akad. Wiss., Kl. Med. **1**, 59 (1955).

XIX. β-Naphthylamin

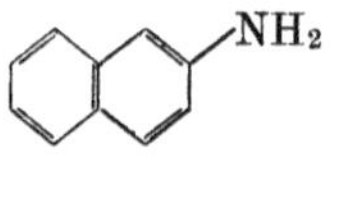

Als erster berichtete im Jahre 1895 der Frankfurter Chirurg REHN [1] über gehäuftes Auftreten von Blasenkrebs bei Arbeitern der Anilin- und Farbstoff-Fabriken, was er auf den Umgang mit Anilin zurückführte. In der Folgezeit konnten jedoch verschiedene Autoren sicher nachweisen, daß Anilin selbst nicht krebserregend wirkt, jedoch einige, dem Anilin chemisch nahe verwandte Substanzen carcinogene Eigenschaften besitzen. Unter diesen nimmt das β-Naphthylamin einen besonderen Platz ein.

Tabelle 23. Carcinogene Wirkung von β-Naphthylamin bei verschiedenen Tierarten

Tierart	Rasse bzw. Stamm	Geschlecht	Dosis und Applikationsweise	Dauer des Experimentes	Tumorhäufigkeit und Tumortyp	Autor
Kaninchen	—	—	Inhalation von β-Naphthylamin-haltigem Dampf	2 Jahre	1 Blasencarcinom bei 4 behandelten Tieren	SCHÄR [*10b*]
Kaninchen	—	—	s.c. Injektionen von täglich 1 mg in alkoholischer Lösung		von 66 behandelten Tieren 12 mit Blasentumoren (meist fibroepitheliale Papillome)	PERLMANN u. STAEHLER [*16a*, *16b* u. *17*]
Kaninchen	—	♂ + ♀	s.c. Injektionen von täglich 0,1 ml 1% iger alkoholischer Lösung	14 Monate	31 behandelte Tiere, davon 14 überlebende nach 6 Monaten, 6 Tiere mit Tumoren (Harnblasenpapillome)	PEARLMANN u. STAEHLER [*16b*]
Kaninchen	—	—	Applikation des in Olivenöl oder Alkohol gelösten Carcinogens in die Harnblase		von 6 behandelten Tieren 5 mit Papillomen der Harnblase	SATANI et al. [*6*]
Hund	—	♀	s.c. und perorale Applikation wäßriger Lösung des Hydrochlorids und orale Applikation der freien Base	26 Monate	von 16 behandelten Tieren entwickelten 13 Papillome und Carcinome der Blase	HUEPER et al. [*4*]
Hund	—	♂ + ♀	per os, täglich 100 bis 700 mg im Futter	1 bis 5 Jahre	nach 3,7 Jahren 3 Überlebende, sämtlich mit Papillomen und Carcinomen der Blase	BONSER [*18*]
Hund	—	♀	s.c. und perorale Applikation von täglich 15 mg (1 Jahr lang), danach 100 bis 450 mg	2 Jahre	von 16 behandelten Tieren 14 mit Papillomen und Carcinomen der Harnblase	HUEPER et al. [*4*]
Maus	S. W.	—	s.c. Injektion von 0,5 ml 0,4% iger Lösung in Olivenöl (2 mg)	14 Monate	von 20 behandelten Tieren 9 überlebende nach 14 Wochen, davon 3 Tiere mit Sarkomen	HACKMANN [*5*]
Maus	IVB u. L	♂	per os, Applikationen von 564 μg als 3% ige Lösung in Öl pro Woche, Dauer der Versuchsfütterung: 28 Wochen	1 Jahr	von 13 gefütterten Tieren entwickelten 2 Tiere insgesamt 7 Tumoren: 4 Adenocarcinome der Lunge, 3 Reticulohistiocytome	PATELLANI et al. [*19*]
Maus	CBA	♂ + ♀	per os, Applikation von 160 mg pro kg Körpergewicht pro Woche pro Tier (Zufuhr des Carcinogens mit der Diät)	89 Wochen	von 111 gefütterten Tieren 108 überlebende nach 40 Wochen, davon 49 Tiere mit Hepatomen	BONSER et al. [*2*]
Maus	DBA	♂ + ♀	per os, Applikation von 2mal wöchentlich 5 mg in Arachisöl	89 Wochen	von 23 behandelten Tieren entwickelten sich bei 13 Hepatome	BONSER et al. [*2*]
Maus	IF	♂ + ♀	per os, Applikation von 2mal wöchentlich 5 mg in Arachisöl	72 Wochen	von 23 behandelten Tieren 10 Cholangiome	BONSER et al. [*2*]
Meerschweinchen	—	—	s.c. Injektion des in Olivenöl gelösten Carcinogens		von 63 behandelten Tieren 13 Papillome der Harnblase	SATANI et al. [*6*]

Physikalische und chemische Eigenschaften des β-Naphthylamins

Aussehen: Blättchen.
Festpunkt: 112 °C.
Kochpunkt: 306 °C.
Dichte: 1,216.
Löslichkeit: W. (h), A. und Ae. sll.
BEILSTEIN-Zitat: 12, 1265, I, 532; II, 710.

a) Tierarten

Im Unterschied zu den in der Tab. 23 genannten Species reagieren Ratten nur schwach auf Behandlung mit β-Naphthylamin. Das geht aus Versuchen

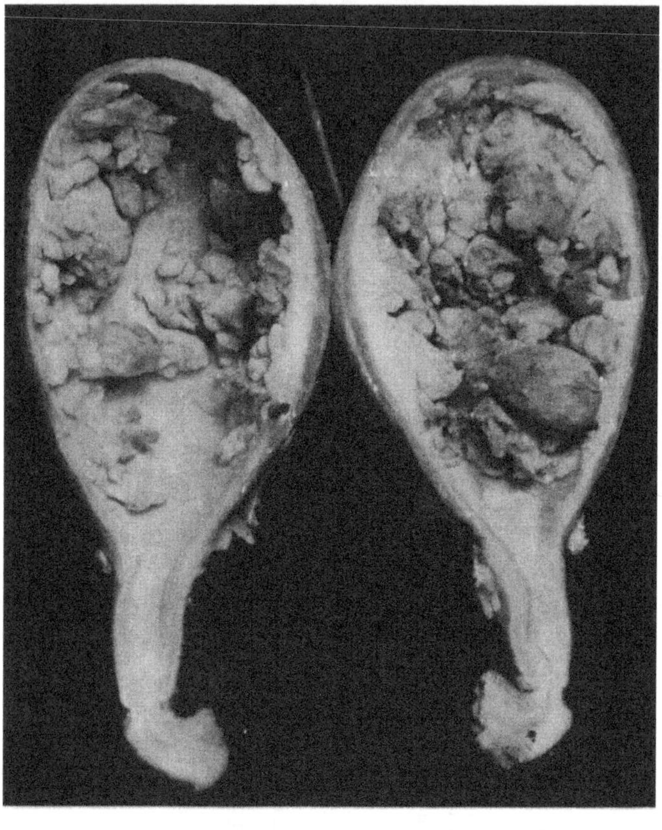

Abb. 36. Tumor der Harnblase eines Hundes nach chronischer Fütterung mit 2-Naphthylamin (500 mg täglich, 5 Jahre lang). Multiple Papillomatosis und Einbruch carcinomatösen Gewebes in die Muskulatur; Urethra frei von Tumoren. (Original nach BONSER)

hervor, die BONSER et al. [2] mit dieser Tierart anstellten, indem sie den Tieren das Carcinogen chronisch verfütterten. RHOADS [20] erzielte unter 125 auf diese Weise behandelten Tieren lediglich 2, BONSER unter 50 gefütterten Ratten bei 4 Tieren Papillome der Harnblase.

Außer von der Tierart hängen Erfolg oder Mißerfolg einer β-Naphthylamin-Behandlung sehr stark von der angewandten Applikationsweise ab. So konnten z. B. BERENBLUM und BONSER [3] sowie HUEPER et al. [4] beobachten, daß nach i.v. Injektion beim Kaninchen keinerlei Tumoren entstehen. HUEPER fand ferner, daß beim Hund, im Gegensatz zur guten Wirksamkeit peroral applizierten Naphthylamins, s.c. Injektionen wirkungslos waren.

Bei Mäusen blieb in Versuchen, in deren Rahmen Bonser et al. [2] den Tieren 10 bis 20 mg schwere Paraffinkügelchen mit 10 bis 15% Carcinogengehalt in die Harnblase implantierten, die erhoffte cancerisierende Wirkung aus.

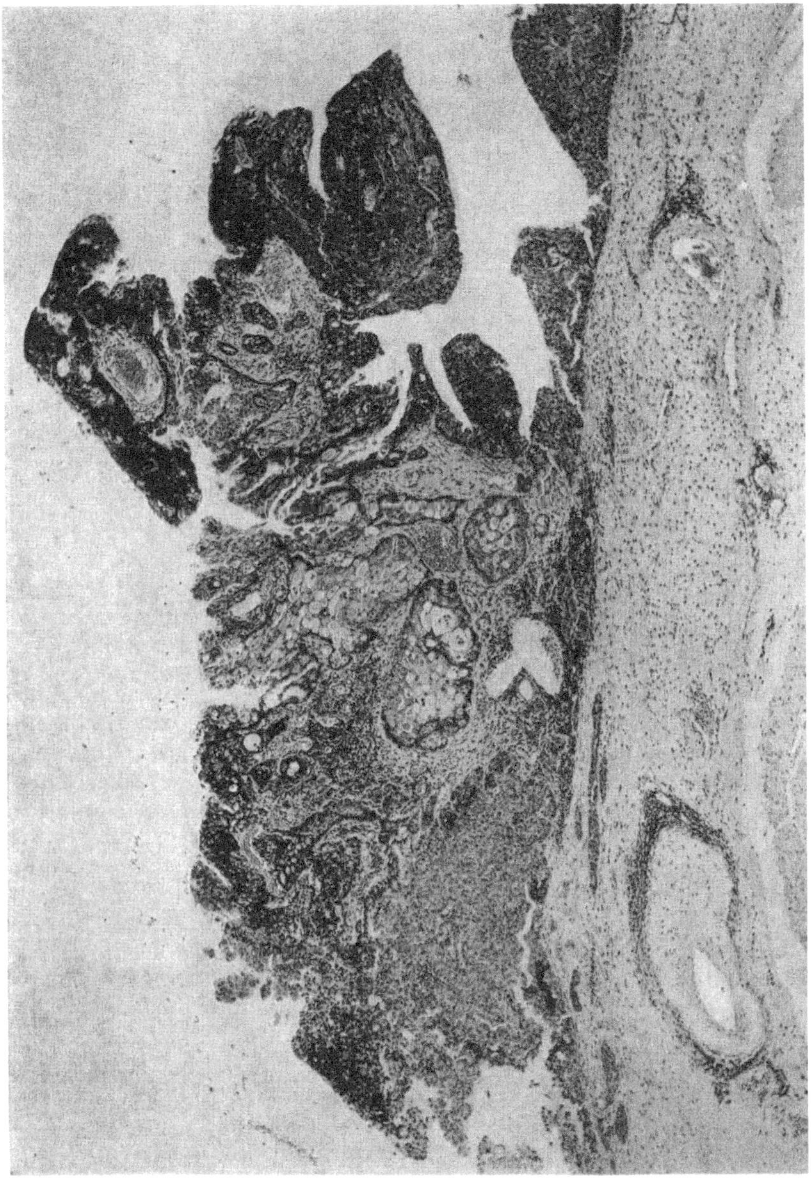

Abb. 37. Sessiler papillärer Tumor unterschiedlicher Struktur in der Harnblase eines Hundes nach chronischer Fütterung (5 Jahre) mit 2-Naphthylamin. Rechts oben Nekrose; übriger Tumor bestehend aus Übergangszellgewebe und Drüsengewebe; links: Invasion subepithelialen Gewebes durch Übergangszellcarcinom (nach Bonser [18])

Wie Befunde von Hackmann [5] gezeigt haben, scheint auch der Goldhamster für Versuche mit β-Naphthylamin nicht geeignet zu sein, da keines der von ihm behandelten Tiere Tumoren entwickelte.

Am β-Naphthylamin fällt besonders auf, daß sein Wirkungsbereich neben anderen Tierarten auch das Meerschweinchen einschließt, wie Satani et al. [6] nachweisen konnten. Die Befunde verdienen deshalb besondere Beachtung, weil diese Species sonst kaum auf Behandlung mit chemischen Carcinogenen anspricht; sie unterstreichen ferner das breite Wirkungsspektrum des β-Naphthylamins im Hinblick auf die Tierarten. Es reagieren aber nicht alle geeigneten Tierarten in gleicher Weise. Zu bemerken ist, daß Hund und Kaninchen sich mit Abstand am besten eignen, wobei carcinogene Wirkungen auf die Harnblase im Vordergrund stehen (Abb. 36 u. 37).

Nur bedingt eignet sich dagegen die Ratte für solche Versuche, in denen mittels β-Naphthylamin Harnblasentumoren erzeugt werden sollen. Einigen wenigen Fällen, in denen dies gelang, stehen zahlreiche negativ verlaufene Versuche gegenüber (Berenblum u. Bonser [3]; Yoshida [7]; Satani [6]; Hueper et al. [4]). Trotzdem ist β-Naphthylamin die wichtigste Substanz zur experimentellen Erzeugung von Tumoren der Harnblase.

Zu beachten ist bei Tierversuchen mit β-Naphthylamin, daß die Maus zwar deutlich auf die Behandlung mit diesem Carcinogen reagiert, jedoch in völlig anderer Weise als z. B. Hund und Kaninchen. Es gelang nämlich bisher nicht, mit β-Naphthylamin bei Mäusen Blasentumoren zu induzieren, statt dessen entstehen bei dieser Tierart in z. T. beträchtlichen Prozentsätzen Hepatome und Cholangiome. Wenngleich nicht zum Problemkreis der experimentellen Erzeugung von Krebs im Tierexperiment gehörend, sei der Vollständigkeit halber erwähnt, daß β-Naphthylamin auch beim Menschen Tumoren der Harnblase verursacht, ein Umstand, durch den die Forschung überhaupt erst auf die Eigenschaften dieser Substanz aufmerksam wurde.

b) Tumortypen

Obgleich die cancerisierende Wirkung des β-Naphthylamins vor allem auf die Harnblase gerichtet ist, wenn man von den bei Mäusen auftretenden Lebergeschwülsten absieht, beobachtete Hackmann [5] in Versuchen an Mäusen, daß nach s.c. Injektion auch lokale Sarkome entstehen. Damit besitzt β-Naphthylamin neben der resorptiven auch eine lokale Wirksamkeit am Ort der Injektion.

Der nach Behandlung mit β-Naphthylamin bei Kaninchen, Hunden und Meerschweinchen hauptsächlich beobachtete Tumortyp sind epitheliale Tumoren (Papillome, Carcinome) der Harnblase (Abb. 36 u. 37). Diese Geschwülste treten sowohl nach s.c. als auch nach peroraler Applikation aber auch nach direkter Injektion des Carcinogens in die Harnblase auf. Die von den verschiedenen Autoren beobachteten Tumorquoten sind allgemein recht hoch und liegen in einzelnen Versuchen bei 100%. Im Gegensatz zu den oben genannten Tierarten (Kaninchen, Hund und Meerschweinchen) treten, wie oben bereits erwähnt, bei Mäusen nach Verfütterung von β-Naphthylamin fast ausschließlich Lebertumoren auf.

c) Verhalten von β-Naphthylamin im Stoffwechsel

Dafür, daß nicht das β-Naphthylaminmolekül als Ganzes, sondern dessen im Rahmen des Stoffwechsels gebildeten Abbauprodukte cancerisierend auf die Blase wirken, sprechen Befunde, die Bonser et al. [2] erzielten, als sie β-Naphthylamin in Paraffinkügelchen in die Harnblase implantierten, ohne daß die so behandelten Mäuse Tumoren entwickelten. Gleichfalls negativ verliefen entsprechende Versuche derselben Autoren an Ratten.

Es konnte ferner gezeigt werden, daß die carcinogene Wirkung des β-Naphthylamins engstens mit Entgiftungsvorgängen verbunden ist. Das β-Naphthylaminmolekül unterliegt im Verlaufe des Stoffwechsels einer Oxydation, wobei zuerst 1-Hydroxy-2-naphthylamin entsteht, ein Abbauprodukt, das als das eigentliche Carcinogen gilt. Die Phenolgruppe steht in unmittelbarer Nachbarschaft zur Aminogruppe. Es existieren ferner Hinweise dafür, daß, parallel mit der Ausscheidungsmenge dieses Abbauproduktes, in der Harnblase die cancerisierenden Wirkungen verlaufen. In diesem Zusammenhang sind vor allem jene Versuche wichtig, die gezeigt haben, daß nach chirurgischer Implantation in die Harnblase 1-Hydroxy-2-naphthylamin sehr stark, β-Naphthylamin dagegen überhaupt nicht carcinogen wirken. Mit diesen Befunden stimmt ferner die Beobachtung überein, daß, im Gegensatz zum β-Naphthylamin, das α-Naphthylamin nicht carcinogen wirkt, weil bei ihm die Position 1, die im Verlaufe des 1. Abbauschrittes beim β-Naphthylamin hydroxyliert wird, bereits besetzt ist.

d) Applikationsweise

Wie bereits angedeutet, ist für Cancerisierungsversuche mit β-Naphthylamin die perorale Applikationsweise die zweckmäßigste. Dies wird von den in Tab. 23 enthaltenen Daten sehr deutlich unterstrichen. Zwar berichteten einzelne Autoren gelegentlich über Erfolge nach Anwendung anderer Applikationsweisen, was aus derselben Tabelle hervorgeht, jedoch sind die meisten dieser Versuche, durch s.c., i.m. bzw. i.p. Applikation und durch Inhalation bei Hunden, Kaninchen, Ratten und Mäusen Tumoren zu induzieren, negativ verlaufen (Rutschinsky [*8*], Benthin [*9*], Berenblum und Bonser [*3*], Shär [*10a*], Jaffé [*11*], Yoshida et al. [*7a*], Fitzhugh und Buschke [*12*], Gehrmann et al. [*13*]).

e) Derivate des β-Naphthylamins

Derivate des β-Naphthylamins, z. B. β-Naphthylthioharnstoff und Phenyl-β-Naphthylamin haben sich in Versuchen von Fitzhugh und Nelson [*14*] an Ratten, Shär [*10a* u. *b*] an Kaninchen sowie Shear und Stewart [*15*] an Mäusen als nicht carcinogen erwiesen. Auch Derivate des β-Naphthylamins besaßen keinerlei krebserzeugende Eigenschaften, abgesehen von den im Stoffwechsel entstehenden Abbauprodukten des β-Naphthylamins.

Literatur

[*1*] Rehn, L.: Arch. klin. Chir. **50**, 588 (1895).
[*2*] Bonser, G. M., D. B. Clayson, J. W. Jull and L. N. Pyrah: Brit. J. Cancer **6**, 412 (1952).
[*3*] Berenblum, I., and C. M. Bonser: J. ind. Hyg. Toxicol. **19**, 86 (1937).
[*4*] Hueper, W. C., F. A. Briggs and H. D. Wolfe: J. ind. Hyg. Toxicol. **20**, 46, 85 (1938).
[*5*] Hackmann, C.: Z. Krebsforsch. **58**, 56 (1951).
[*6*] Satani, Y., T. Tanimura, I. Ishimura and Y. Isikawa: Gann, Tokyo **35**, 275 (1941).
[*7a*] Yoshida, T., T. Shimauchi and C. Kin: Gann, Tokyo **35**, 272 (1941).
[*7b*] Yoshida, T., M. Satomi and H. Tsurusaki: Gann, Tokyo **25**, 317 (1941).
[*8*] Rutschinsky, B. P.: Russkiy Vrach. **9**, 2081 (1910).
[*9*] Benthin, W.: Z. Krebsforsch. **10**, 227 (1911).
[*10a*] Schär, W.: Le cancer **7**, 205 (1930).
[*10b*] Schär, W.: Dtsch. Z. Chir. **226**, 81 (1930).
[*11*] Jaffé, R.: Zbl. allg. Pathol. pathol. Anatom. **31**, 57 (1920).
[*12*] Fitzhugh, O. G., and W. Buschke: A.M.A. Arch. Ophthal. **41**, 571 (1949).
[*13*] Gehrmann, G. H., J. H. Foulger and A. J. Fleming: Proc. 9th Intern. Congress industr. med. pp 473 (1949).
[*14*] Fitzhugh, O. G., and A. A. Nelson: J. Pharm. exp. Therap. **89**, 18 (1947) — Proc. Soc. exp. Biol. Med. **64**, 305 (1947).
[*15*] Shear, M. J., u. H. L. Stewart: zit. nach Hartwell, J. L., U. S. Publ. Health Service Publication 149, Washington (1951).
[*16a*] Perlmann, S., u. W. Staehler: Klin. Wschr. **11**, 1955 (1932).
[*16b*] Perlmann, S., u. W. Staehler: Z. urolog. Chir. **36**, 139 (1932).
[*17*] Perlmann, S., u. W. Staehler: Z. Urol. **27**, 195 (1933).
[*18*] Bonser, G. M.: J. Path. Bact. **55**, 1 (1943).
[*19*] Patellani, E., C. Fuortes u. C. Guzzardella: Tumori **25**, 492 (1951).
[*20*] Rhoads, C. P.: zit. nach Hartwell, J. L., U. S. Publ. Health Service Publication 149, Washington (1951).

XX. Anthramin (2-Aminoanthracen)

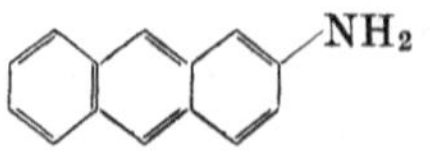

Chemische und physikalische Eigenschaften von Anthramin

Aussehen: gelbe Blättchen.
Festpunkt: 236 °C.
Löslichkeit: W. nl., Alkalien nl., meist. übrige LM sll.
BEILSTEIN-Zitat: 12, 1335; I, 554, 555; II, 785, 786.

Das Anthramin verdient deshalb besondere Aufmerksamkeit, weil es in seiner chemischen Struktur zwischen aromatischen Aminen und polycyclischen Kohlenwasserstoffen steht und weil ferner Beziehungen zum Aminofluoren bestehen (Ersatz des Fünferrings durch einen Sechserring). Trotz dieser interessanten chemischen Zwischenstellung liegen nur wenige Untersuchungen vor, in denen carcinogene Eigenschaften von Anthraminen getestet worden sind.

Der erste, der im Tierexperiment prüfte, ob Anthramin überhaupt krebserregend wirkt, war SHEAR [*1*], als er im Jahre 1938 Anthramin Mäusen injizierte und bei diesen Tieren später Tumoren der Leber beobachten konnte. BIELSCHOWSKY [*2*] betropfte die Rückenhaut von Ratten und erzielte Spindelzellsarkome, Papillome und Basalzellcarcinome.

Wie Versuche von BIELSCHOWSKY ferner ergeben haben, sind im Unterschied zum 2-Aminoanthracen die Derivate 9-Aminoanthracen und 1-Aminoanthracen wirkungslos (BIELSCHOWSKY [*2* u. *3*]).

Die Wirkungsweise des Anthramins kann in gewissem Grade sowohl mit der carcinogener Kohlenwasserstoffe als auch mit der krebserregender Acridine verglichen werden, die insbesondere am Applikationsort lokale Tumoren verursachen. Die Tatsache, daß die Substanz im Tropfungsversuch bei Ratten Carcinome verursachte, charakterisiert das 2-Aminoanthracen als lokal wirksames Carcinogen. Die Injektionsversuche bei Mäusen haben jedoch gezeigt, daß seine Wirkungsweise in gewisser Hinsicht auch mit der aromatischer Amine verglichen werden kann, weil es zur Bildung von Lebertumoren führt. In Fütterungsversuchen mit Ratten wirkte es bei täglicher Verabreichung von 6 mg außerordentlich stark toxisch, worin es sich von den Eigenschaften aromatischer Amine unterscheidet.

Für Versuche zur Tumorerzeugung durch 2-Aminoanthracen eignen sich nach den vorliegen-

Tabelle 24. Carcinogene Wirkung von Anthramin bei Ratte und Maus

Tierart	Stamm	Geschlecht	Dosis und Applikationsweise	Versuchsdauer	Tumorhäufigkeit und Tumortyp	Autor
Ratte	Wistar	♂	Hauttropfung, 3 mal wöchentlich je 2 bis 5 Tropfen in Aceton gelöst	39 Wochen	Spindelzelltumoren, Papillome, Basalzellcarcinome	BIELSCHOWSKY [*2*]
Ratte	Piebald	♂	Hauttropfung, 3 mal wöchentlich je 2 bis 5 Tropfen in Aceton gelöst	39 Wochen	Papillome, Plattenepithelcarcinome, Basalzellcarcinome, Spindelzelltumoren	BIELSCHOWSKY [*2*]
Maus	Albino	♂ + ♀	s.c. Injektionen von je 0,25 ml gesättigter Lösung in Schmalz (7 bis 10 Injektionen)	20 Monate	6 Tiere mit multiplen Hepatomen von 20 behandelten	BIELSCHOWSKY [*2*]

den Untersuchungen Ratten und Mäuse. Bei Ratten konnten nach Hauttropfung Plattenepithel- und Basalzellcarcinome, Papillome und in einigen wenigen Fällen auch Spindelzellsarkome beobachtet werden. Die Applikation der in Aceton gelösten Substanzen erfolgte wöchentlich dreimal. Bei Mäusen gelang die Erzeugung von Hepatomen nach s.c. Injektion des in Schmalz gelösten Carcinogens.

Literatur

[1] Shear, M.: J. biol. Chemistry **123**, cviii (1938).
[2] Bielschowsky, F.: Brit. J. Exp. Path. **27**, 54 (1946).
[3] Bielschowsky, F.: Prog. méd. **3**, 79 (1949).

XXI. Acetylaminofluoren (N-2-Fluorenylacetamid)

Obgleich auch Aminofluoren carcinogen wirkt, sind die meisten Untersuchungen mit dem seit 1940 in den USA als Hauptbestandteil eines Insecticids patentierten 2-Acetylaminofluoren durchgeführt worden. Aus diesem Grunde soll die Verbindung hier als Prototyp für carcinogene Fluorene behandelt werden.

Die Eigenschaft des 2-Acetylaminofluorens (AAF), Tumoren zu induzieren, wurde durch Arbeiten von Wilson et al. im Jahre 1941 [1] bekannt. Nach Verfüttern der Substanz an Ratten beobachteten diese Autoren zahlreiche multiple Tumoren. Sie hatten das Carcinogen zu 0,03% unter eine Diät gemengt und täglich, während eines Zeitraumes von 3 bis 4 Monaten, verabreicht.

In der Folgezeit wurde von zahlreichen Autoren die Wirkung des AAF auf verschiedene Tierarten — unter Anwendung verschiedenster Applikationsweisen — geprüft. Dabei beobachteten Armstrong und Bonser [2] nach Verfütterung an Mäuse in vielen Fällen Blasen- und Lebertumoren. Andere Autoren (Foulds [3], Horning [4]) fanden bei Weibchen derselben Species außerdem häufig Mammatumoren bzw. Lungentumoren.

Beim Hund erzielten Allison et al. [5] sowie Morris und Eyestone [6] durch Verfüttern von AAF Lebergeschwülste, Tumoren der Harnblase, der Ovarien und der Bauchspeicheldrüse. Über Lungentumoren und Lebergeschwülste bei Katzen, die das Carcinogen zusammen mit der Nahrung erhalten hatten, berichtete Harding [7]. Bei Kaninchen sahen Bonser und Green [8] nach mehrjähriger Fütterung von Versuchsdiät mit AAF-Zusatz Tumoren des Harnblasenepithels und des Ureters sowie Adenocarcinome im Uterus.

Im Jahre 1945 beobachteten Bielschowsky und Green [9] auch beim Huhn Tumoren als Folge der Applikation von AAF, ein Befund, der durch Versuchsergebnisse von Peacock [10] bestätigt werden konnte. Über die Entstehung von Tumoren beim Goldhamster nach Verfütterung von AAF berichteten Malugeena [11] und Della Porta et al. [12].

Im Gegensatz zur Wirkungsweise anderer carcinogener Substanzen, z. B. polycyclischer Kohlenwasserstoffe, aber in Übereinstimmung mit der Wirkungsweise von Azofarbstoffne, verursacht AAF nach lokaler Applikation keine

Tumoren. Das sehr vielfältige Wirkungsspektrum des AAF auf verschiedene Gewebe und Organe ist der Grund für die Charakterisierung dieser Substanz als systemisch wirkendes Carcinogen. Wie oben bereits angedeutet, besitzt AAF nicht nur eine große Wirkungsbreite hinsichtlich der Angriffspunkte seiner carcinogenen Wirkung im Organismus, sondern auch im Hinblick auf die Tierarten, bei denen es cancerisierend wirkt. Wieweit diese Wirkungen reichen, zeigten Untersuchungen von HISAOKA [*13*], der dem Aquarienwasser AAF in verschiedenen Konzentrationen zusetzte und im Laufe der Embryonalentwicklung von Fischen verschiedenartige Mißbildungen und Entwicklungsanomalien beobachten konnte.

Tierversuche mit AAF haben in der Vergangenheit wertvolle Erkenntnisse über Beziehungen zwischen Struktur und carcinogener Wirkung erbracht, doch konnten mittels AAF auch zahlreiche andere Fragen, z. B. die Veränderungen carcinogener Substanzen im Stoffwechsel betreffend, erfolgreich untersucht werden.

Physikalische und chemische Eigenschaften des 2-Acetylaminofluorens

Formel:

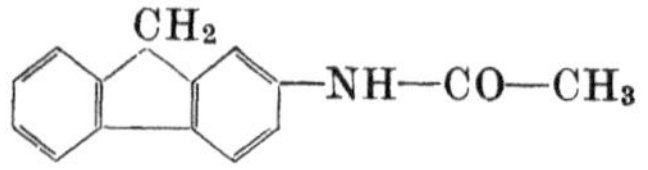

Aussehen: fast weiß, grau-weißes Pulver.
Schmelzpunkt: 187—194 °C, 190—191 °C, 191—193 °C [1].
Löslichkeit: löslich in Alkoholen, Glykol und Fettlösungsmitteln; unlöslich in Wasser.
BEILSTEIN-Zitat: 12, 1331.

a) Tierart, Applikationsweise, Dosierung und Tumortypen

Für Cancerisierungsversuche mit Acetylaminofluoren ist vor allem die Ratte geeignet. Dabei beeinflussen stammesbedingte Unterschiede die Wirkung des Carcinogens nur geringfügig, viel stärker wurden jedoch geschlechtsabhängige Tumorhäufigkeiten beobachtet, wobei Lebertumoren bei ♂♂ häufiger als bei ♀♀, Mammatumoren dagegen bei ♀♀ häufiger als bei ♂♂ auftraten. Einflüsse auf die Carcinogenese durch Anwendung verschiedenartiger Diäten sind nur in sehr geringem Maße möglich. Zur Erzielung maligner Geschwülste ist es erforderlich, den Versuchstieren das AAF chronisch zu verabreichen. Von ganz wenigen Ausnahmen (MORRIS et al. [*19*]) abgesehen, kommt als wirksame Applikationsweise praktisch nur die orale in Betracht, wobei das Carcinogen in Konzentrationen von etwa 0,03 bis 0,05% der Diät zugesetzt wird. Eine tägliche Futtermenge von etwa 10 g pro Ratte vorausgesetzt, entsprechen diese Mengen Tagesrationen von 3 bis 4 mg AAF pro Tier. Wie aus Tab. 25 ersichtlich ist, sind solche Konzentrationen von den meisten Autoren angewendet worden, doch wurden in sehr wenigen Versuchen auch geringere, gelegentlich aber auch höhere (bis zu 20 mg) Dosen verabreicht.

Wenngleich sich in Fütterungsversuchen mit AAF einzelne Tumoren bereits nach wenigen Monaten entwickeln, kann auf Grund der von zahlreichen Autoren mitgeteilten Befunde und auf Grund eigener Erfahrungen eine Versuchsdauer von 8 bis 12 Monaten als normale Zeitspanne angesehen werden, innerhalb der bei Ratten Geschwülste entstehen.

---

[1] Die Angaben betr. Schmelzpunkt weichen bei verschiedenen Autoren je nach Reinheitsgrad voneinander ab.

Obwohl die absolute und relative Häufigkeit mit der verschiedene Tumortypen bei Ratten nach Verfüttern von Acetylaminofluoren auftraten, in Abhängigkeit von speziellen Versuchsbedingungen mehr oder weniger differieren, überwiegen Lebergeschwülste, besonders bei männlichen Tieren (Abb. 38). In einigen Versuchen waren bis zu 100% der Versuchstiere von Lebertumoren befallen. Zu den häufig beobachteten Geschwülsten zählen aber auch Gehörgangstumoren (Abb. 39 u. 42), Tumoren der Harnblase (Abb. 40 u. 41) und verschieden lokalisierte Intestinaltumoren. Seltener entstanden Lungentumoren, Nierentumoren, Uretercarcinome, Pankreascarcinome, Magenpapillome, Uterustumoren, Schilddrüsenadenome, Adenocarcinome der Nebenschilddrüsen, Adenome der Submaxillardrüsen, Sarkome und Fibrome in der Extremitätenmuskulatur, Lippensarkome, multiple Hautpapillome, Carcinome des Augenlides und Leukämien.

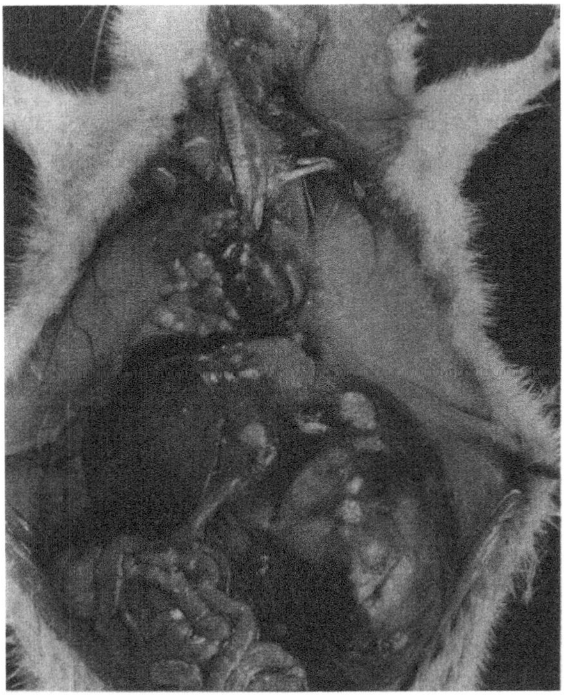

Abb. 38. Ratte mit Lebertumor nach Fütterung von 600 mg 2-Acetylaminofluoren (Tagesdosis 3 mg); 310 Tage nach Versuchsbeginn

Weniger geeignet für Versuche mit AAF ist die Maus. Trotzdem gelang es einigen Autoren, in langfristigen Fütterungsversuchen auch bei dieser Species durch perorale Applikation des Carcinogens z. T. bei 50% der behandelten Tiere Tumoren der Leber, der Harnblase, des Uterus und der Lunge zu erzeugen. Besondere Erwähnung verdienen aber jene, auch in Tab. 26 dargestellten Versuche, in deren Verlauf, nach Fütterung von AAF und anschließender Hauttropfung mit Crotonöl, bei der Hälfte aller Mäuse Hauttumoren entstanden. Einzelheiten zu diesen, wie auch zu den übrigen Versuchen mit Ratten und Mäusen sind den Tab. 25 und 26 zu entnehmen.

Wie bereits einleitend erwähnt wurde, erstreckt sich die cancerisierende Wirkung des AAF außer auf Ratte und Maus auch auf andere Tierarten, z. B. auf Hunde, Katzen, Kaninchen und Goldhamster (Tab. 27). Als Applikationsweise kommt auch hier praktisch nur die perorale in Betracht, wobei die Tagesdosen entsprechend der Größe der Tiere zu berechnen sind und die Latenzzeiten sich z. T. über mehrere Jahre erstrecken.

Bei Hunden entstehen vor allem Lebertumoren, aber auch Papillome der Harnblase, des Ovars und der Bauchspeicheldrüse. Wie JABARA [*26*] berichtete, traten bei Hunden neben Hepatomen und Hyperplasien des Harnblasenepithels nichtneoplastische Läsionen der Niere und Leber bei allen behandelten Tieren auf.

Tabelle 25. Carcinogene Wirkung von 2-Acetylaminofluoren auf die Ratte

Stamm	Geschlecht	Dosis und Applikationsweise des 2-Acetylaminofluoren	Latenzzeit bzw. Versuchsdauer	Tumorhäufigkeit und Tumortyp	Autor
Albino	♂ + ♀	per os 0,031 bis 0,125% in der Diät, mindestens 95 Tage lang	136 bis 381 Tage	19/39 [1] 10 Blasencarcinome 8 Epidermiscarcinome 3 Mammacarcinome 3 Lebercarcinome 1 Uretercarcinom 1 Nierencarcinom 1 Coloncarcinom 1 Pancreascarcinom 1 Lungencarcinom 1 Rhabdomyosarkom am Oberschenkel	Wilson et al. [1]
Wistar	♂ + ♀	per os 4 bis 6 mg in der Diät pro Tag und Ratte	42 Wochen	93/104 55 Lebertumoren (überwiegend bei ♂♂) 27 Mammacarcinome (bei ♀♀ doppelt so häufig wie bei ♂♂) 16 Gehörgangstumoren 5 Intestinalcarcinome 1 Uterustumor 1 Hautcarcinom 4 Leukämien (11 Tiere zusätzlich mit Lungenadenomen)	Bielschowsky [14]
—	♂ + ♀	per os 4 mg in der Diät pro Tag, zusätzlich 5 bis 6 mg Allylthioharnstoff pro Tag, 20 Wochen lang	286 Tage	10/10 9 Schilddrüsentumoren 5 maligne Hepatome 6 Gehörgangstumoren 1 Nierencarcinom 2 Adenocarcinome der Mammae 1 Lungenadenom	Bielschowsky [14]
Sherman	♂ + ♀	per os 0,03% in der Diät bis zu 375 Tagen	400 Tage	49/80 37 Hepatome und Cholangiome 10 Mammaadenocarcinome 2 Blasencarcinome	Stasney et al. [15]
Albino	♂ + ♀	per os 0,04% in der Diät 8 bis 11 Monate lang	11 Monate	8/12 4 Hepatome 3 Gehörgangstumoren 1 Lungentumor	Miller et al. [16]

[1] Tumorquote: Anzahl der Tumoren/Anzahl der Tiere

Albino	♂ + ♀	per os 0,036% in der Diät 8 Monate lang	8 Monate	19/20 7 Mammacarcinome 10 Gehörgangstumoren 7 Hepatome	MILLER et al. [16]
Fischer	♀	per os 0,06% in der Diät		ca. 20% Gehörgangstumoren 37 bis 92% Hepatome 92 bis 100% Blasentumoren bei 1,4% Tryptophanzusatz zur Diät und AAF	DUNNING et al. [17]
Wistar	♂ + ♀	per os 0,07% in der Diät		von 50 Ratten Hepatome bei 50% der ♀♀ bei 81% der ♂♂ 3 Gehirntumoren: 1 Gliom 1 Oligodendrogliom 1 Meningiom 1 Uterusfibromyom	HOCH-LIGETI u. RUSSEL [18]
Buffalo	♂ + ♀	per os 0,05% in der Diät 23 Wochen lang; Gesamtdosis pro Ratte: 580 mg		20 Ratten: 9 Hepatome 5 Mammacarcinome 7 Gehörgangscarcinome 1 Plattenepithelcarcinom der Niere 1 Plattenepithelcarcinom der Harnblase	MORRIS et al. [19]
Minnesota + Wistar	♂ + ♀	Hauttropfung mit 2%iger Lösung in Aceton, 3mal wöchentlich (58 mg pro Ratte)	497 Tage	9 Ratten: 1 Cholangiom 5 Mammacarcinome 1 Mammasarkom 1 Gehörgangscarcinom 1 Thymuslymphom 1 Intestinal-Reticulumzell-sarkom	MORRIS et al. [19]
Wistar (Parabiose-ratten)	♂	per os (Schlundsonde) 4 mg in 1 ml Erdnußöl, 3mal wöchentlich, 17 bis 38 Dosen	59 Wochen	5 Lebercarcinome 11 Cholangiome 3 Adenocarcinome der Samenblasen	BIELSCHOWSKY u. HALL [20]
Wistar (Parabiose-ratten)	♂	per os (Schlundsonde) 0,03% in Diät an beide Partner 4 Wochen lang	41 Wochen	Adenocarcinome der Samenblasen, gutartige Cholangiome	BIELSCHOWSKY u. HALL [20]

Tabelle 25 (Fortsetzung)

Stamm	Geschlecht	Dosis und Applikationsweise des 2-Acetylaminofluoren	Latenzzeit bzw. Versuchsdauer	Tumorhäufigkeit und Tumortyp	Autor
Wistar (Parabiose-ratten)	♂	per os (Schlundsonde) 20 mg pro Tag 6 Tage lang	57 Wochen	keine Tumoren	BIELSCHOWSKY u. HALL [20]
Wistar	♂	per os (Schlundsonde) 4 mg pro 1 ml Olivenöl, 15 oder 24 Wiederholungen	52 Wochen	gutartige und bösartige Hepatome	BIELSCHOWSKY u. HALL [20]
Wistar u. Piebald	♂ + ♀ (28 Parabiosepaare) ♂ + ♀ und ♀ + ♀	per os (Schlundsonde) 4 mg pro ml Erdnußöl, 3 mal wöchentlich, 10 bis 15 Dosen	43 Wochen	10 Granulosazelltumoren des Ovars 2 Thecazelltumoren des Ovars 100% Hepatome Mammafibroadenome	BIELSCHOWSKY u. HALL [20]
Albino	♀	per os (Schlundsonde) 4 mg pro ml Erdnußöl, 3 mal wöchentlich, 24 Dosen	52 Wochen	10 Ratten: 3 Adenocarcinome der Brustdrüse 1 Gehörgangstumor 10 Hepatome	BIELSCHOWSKY u. HALL [20]
Piebald Sheffield	♂ + ♀	per os 4 mg pro ml Erdnußöl in der Diät pro Tag, 25 Wochen lang	63 Wochen	38 Ratten: 20 Hepatome 30 Gehörgangscarcinome 22 Intestinalcarcinome 3 Lungentumoren 1 Leukämie 1 Mammacarcinom 1 Carcinom des Augenlides	BIELSCHOWSKY u. BIELSCHOWSKY [21]
Wistar		per os 2 mg pro ml Erdnußöl, 3 mal wöchentlich, 9 Wiederholungen	52 Wochen	10 Ratten: 5 Hepatome 3 Gehörgangscarcinome 2 Lungentumoren 3 Mammacarcinome	
Holtzmann	♀	per os 1,62 mMol pro kg Diät	10 Monate	27 Ratten: 22 Mammatumoren 19 Gehörgangstumoren 6 Tumoren des kleinen Intestinums	MILLER et al. [22]

Holtzmann	♂	per os 1,62 mMol pro kg Diät,	10 Monate	26 Ratten: 24 Lebertumoren 11 Gehörgangstumoren 13 Tumoren des kleinen Intestinums	MILLER et al. [22]
Holtzmann	♂	per os 0,81 mMol pro kg Diät, 3 Monate lang	6 Monate	16 Ratten: 2 Lebertumoren 1 Gehörgangstumor	MILLER et al. [22]
Holtzmann	♂	per os 0,95 mMol pro kg Diät, 4 Monate lang	8 Monate	10 Ratten: 5 Lebertumoren 1 Gehörgangstumor 2 Tumoren des kleinen Intestinums	MILLER et al. [22]
Holtzmann	♀	per os 1,26 mMol pro kg Diät, 3,5 Monate lang	10 Monate	13 Ratten: 9 Mammatumoren 4 Gehörgangstumoren 1 Tumor des kleinen Intestinums	MILLER et al. [22]
Holtzmann	♂	per os 1,62 mMol pro kg Diät, 8 Monate lang	10 Monate	26 Ratten: 24 Lebertumoren 11 Gehörgangstumoren 13 Tumoren des kleinen Intestinums	MILLER et al. [22]
Holtzmann	♀	per os 1,62 mMol pro kg 8 Monate lang	10 Monate	27 Ratten: 6 Mammatumoren 1 Cyste mit Basal- und Plattenepithelzellelementen am Mundhöhlendach	MILLER et al. [22]
Holtzmann	♂	per os 0,86 mMol pro kg Diät, 14 Wochen lang	11 Monate	12 Ratten: 6 Lebertumoren 1 Gehörgangstumor 1 Tumor des kleinen Intestinums 1 s.c. Fibrom	MILLER et al. [22]
Holtzmann	♀	per os 0,86 mMol pro kg Diät, 13 Wochen lang	11 Monate	14 Ratten: 4 Mammatumoren 1 Tumor des kleinen Intestinums	MILLER et al. [22]
Holtzmann	♀	per os 1,62 mMol pro kg Diät, 8 Monate lang	10 Monate	9 Ratten: 7 Mammatumoren 8 Gehörgangstumoren 2 Tumoren des kleinen Intestinums	MILLER et al. [22]

Tabelle 26. Carcinogene Wirkung von 2-Acetylaminofluoren auf die Maus

Stamm	Geschlecht	Dosis und Applikationsweise des 2-Acetylaminofluoren	Latenzzeit bzw. Versuchsdauer	Tumorhäufigkeit und Tumortyp	Autor
CBA	♂ + ♀	per os 3 mal wöchentlich 0,2 ml 1,5% ige Suspension in Olivenöl, 32 bis 65 Wochen	32 bis 65 Wochen	8/10 5 Blasentumoren[1] 5 Lebertumoren[1] 2 Uterustumoren[1]	ARMSTRONG u. BONSER [2]
R3	♂ + ♀	per os 0,03%, 5 Wochen lang per os 0,05%, 20 Wochen lang	Versuchsfütterung 25 Wochen, zusätzliche Latenzzeit 59 Wochen	Mammatumoren ♂ 0/25, ♀ 17/28 – 1. Tumor nach: 11 Wochen Blasentumoren ♂ 12/23, ♀ 0/13 – 39 Wochen Hepatome ♂ 2/9, ♀ 4/4 – 60 Wochen	FOULDS [3]
A	♂ + ♀	s.c. Implantation von kristallinem AAF zusammen mit Lungengewebe	12 Wochen	12/31 Lungentumoren aus den Implantaten entstanden	HORNING [4]
Albino „S“	♀	Hauttropfung, 12 bis 48 mg in Aceton; wöchentliche Nachbehandlungen mit 0,5% iger Crotonöllösung in Aceton (20 Wiederholungen)	33 Wochen	12 Überlebende nach 16 Wochen, keine Tumoren	SALAMAN u. ROE [23]
R III	♂ + ♀	per os in Diät 0,03% 5 Wochen lang: 0,05% 20 Wochen lang	Versuchszeit: 84 Wochen	von 22 Tieren 17 Mammatumoren, 12 Harnblasentumoren 2 Hepatome	FOULDS [24]
Oxford-Swiss Bar Harbor-Swiss CAF_1-Hybriden	♂ + ♀	per os 0,024% in der Diät, 21 Wochen lang, danach Crotonöl (5% ig) in Mineralöl 2 mal wöchentlich, 17 Wochen lang	mittlere Latenzzeit: 43 Wochen	47% der Tiere mit Hauttumoren	RITCHIE u. SAFFIOTTI [25]
Oxford-Swiss Bar Harbor-Swiss CAF_1-Hybriden	♂ + ♀	einmalige Pinselung mit Dimethylbenzanthracen, danach 41 Wochen lang 0,024% AAF in der Diät	mittlere Latenzzeit: 43 Wochen	von 15 überlebenden 9 Tiere mit 13 Hauttumoren (12 Papillome, 1 Carcinom)	RITCHIE u. SAFFIOTTI [25]

[1] Sonstige pathologische Veränderungen: Hyperplasien des Mammagewebes, degenerative Veränderungen der Testes.

Tabelle 27. Carcinogene Wirkung von 2-Acetylaminofluoren auf verschiedene Tierarten

Tierart	Geschlecht	Dosis und Applikationsweise des 2-Acetylaminofluoren	Latenzzeit bzw. Versuchsdauer	Tumorhäufigkeit und Tumortyp	Autor
12 Hunde (Beagles und Mongrels)	♂	per os 0,03% in synthetischer Diät, 9 Monate lang	9 Monate	3/12 Hepatome	ALLISON et al. [5]
4 Hunde (Beagle)		per os täglich 7,1 bis 8,9 mg pro kg, Gesamtdosis: 32 bis 37 g	2,5 Jahre	keine Tumoren	
1 Hund (Beagle)	♂	per os täglich 9,5 mg in Diät, Gesamtdosis: 198 g	75,3 Monate	Lebercarcinom mit Metastasen, Harnblasenpapillome	
1 Hund (Mongrel)	♀	per os täglich 8,3 mg in Diät, Gesamtdosis: 90 g	91 Monate	Lebercarcinome, Harnblasenpapillome, Ovarialadenome, Pankreasadenome	MORRIS u. EYESTONE [6]
1 Hund (Beagle)	♂	per os täglich 8,3 mg in Diät, Gesamtdosis: 192 g	74,3 Monate	Lebercarcinom, Harnblasenpapillome	MORRIS u. EYESTONE [6]
1 Hund (Mongrel)	♀	per os täglich 10,9 mg in Diät, Gesamtdosis: 105 g	68,5 Monate	Lebercarcinome, Blasenpapillome	MORRIS u. EYESTONE [6]
1 Hund (Mongrel)	♂	per os täglich 2,3 mg in Diät, Gesamtdosis: 45 g	87,2 Monate	keine Tumoren	MORRIS u. EYESTONE [6]
Katzen		per os, Anfangsdosis 5 mg, Enddosis 20 mg pro Tag in Diät	167 Wochen	Lungentumoren, Cholangiome, Hepatome	HARDING [7]
6 Kaninchen (Stock)	♂ + ♀	per os wöchentlich 100 mg mittels Löffel verabreicht, Gesamtdosis: 21 bis 52 g	5 Jahre	Adenocarcinome und Papillome der Harnblase und des Ureters	BONSER u. GREEN [8]
2 Kaninchen (Dutch)	♂	per os täglich 50 mg in der Diät, Gesamtdosis: 14,0 bis 16,2 g	1,5 Jahre	Adenocarcinome des Ureters	BONSER u. GREEN [8]
Goldhamster	♂ + ♀	per os 0,04% N-2-Fluorenylacetamit in Diät, 40 bis 26 Wochen, lang		benigne Cholangiome, Cholangiocarcinome, 1 Dickdarmcarcinom, 1 Leiomyosarkom, 1 Lymphom	DELLA PORTA et al. [12]

Katzen eignen sich besonders gut zur Erzeugung von Lungentumoren durch AAF, wogegen bei Kaninchen sowohl Geschwülste der Harnblase als auch des Uterus auftraten.

Nach Angaben von FISCHER [*27*] konnten Lungentumoren bei Maus, Hund, Goldhamster, Kaninchen und Meerschweinchen durch Applikation von AAF bisher nicht induziert werden.

b) Morphologie und Histologie der durch 2-Acetylaminofluoren induzierten Tumoren

1. Gehörgangstumoren

Die Drüsen, von denen diese Tumoren oft ausgehen, wurden 1933 fast gleichzeitig von ZAWISCH-OSSENITZ [*28*] und ZYMBAL [*29*] beschrieben und kommen lediglich bei Insectivoren und Rodentiern vor. Bei der erwachsenen Ratte mißt diese Drüse 3 bis 5 mm. Sie liegt am medialen Ende des äußeren Gehörganges nahe dem Trommelfell. In anderen Fällen muß die epidermale Auskleidung des Gehörganges selbst als oft multizentrischer Ausgangsort der Gehörgangstumoren (verhornende Plattenepithelcarcinome) angesehen werden.

Morphologie. Es handelt sich nach Darstellung der meisten Autoren um Talgdrüsentumoren des äußeren Gehörganges, meist kurz „ear duct tumors" oder auch nur „head tumors" genannt. Sie wurden bereits von WILSON et al. [*1*] im Zusammenhang mit der Erstbeschreibung der carcinogenen Wirkung des AAF erwähnt und später von verschiedenen Autoren in Versuchen mit AAF beobachtet. Mit der Histogenese dieser Geschwülste befaßten sich besonders eingehend SKORYNA u. WEBSTER [*30*].

Frühveränderungen vor dem Entstehen von Gehörgangstumoren. Als häufige pathologische Veränderung vor dem Erscheinen echter Tumoren wurde Labyrin-

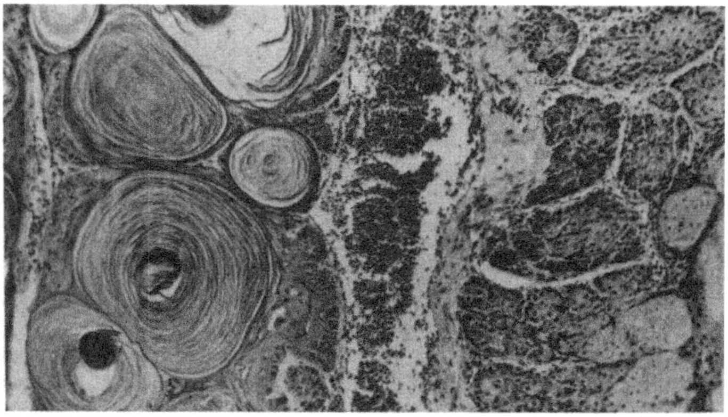

Abb. 39. Carcinom des äußeren Gehörganges einer Ratte nach Fütterung von 2-Acetylaminofluoren; ausgedehnte keratinisierte Bezirke im Tumor (nach SKORYNA, ROSS u. RUDIS [*46*])

thitis beobachtet. Diese macht sich bemerkbar durch Neigung des Kopfes nach einer Seite und durch Gleichgewichtsstörungen. Otitis media kommt ebenfalls häufig vor, und SKORYNA u. WEBSTER [*30*] nehmen deshalb an, daß ein gewisser Zusammenhang besteht zwischen Infektionen des Mittelohres und der Genese von Ohrtumoren.

Als erste Anzeichen des entstehenden Tumors bilden sich s.c. Beulen in der Nähe des Gehörganges. Die den Tumor bedeckenden Hautpartien sind anfangs noch beweglich, später ulcerieren sie, und es kommt zur Abscheidung schmieriger, graugelber Massen. Dieses Exsudat sickert gelegentlich auch aus dem Gehörgang heraus, wenn der Tumor die Wandung des Gehörganges perforiert hat und seinen Inhalt in diesen entleert. Infolge Infektion kommt es meist zu Fäulnisprozessen und zur Bildung s.c. Abszesse. Häufig führen auch massive Hämorrhagien des Tumors zum Tode der Tiere. Die Tumoren besitzen Verbindung mit dem Hirnschädel und greifen z. T. sogar den Knochen an.

Die Geschwülste selbst sind 0,5 bis 5 cm groß. Sind sie noch nicht durch Nekrosen sekundär verändert, besitzen sie das Aussehen grauweißer Knoten mit gelappter, fein gerippter Oberfläche. Im Schnitt erkennt man makroskopisch grauweißes Material, wie man es auch in Talgdrüsencysten beobachten kann. Das eigentliche Tumorgewebe wird von festem grauem Gewebe umschlossen, das oft mehrere Millimeter Dicke erreicht.

Histologie. Die Tumoren entstehen in den Epithelien cystischer Lobi, doch müssen derartige cystische Degenerationen nicht in jedem Falle zur Entstehung von Tumoren führen. In frühen Stadien sind sie noch auf ein oder wenige Drüsenläppchen begrenzt. Während dieser Zeit ist das Erscheinungsbild der Tumoren häufig charakterisiert durch Cysten, angefüllt mit Keratin und talgigem Material. In diese Cysten dringen papilläre Gewebsfortsätze ein, die oftmals gut vaskularisiertes Bindegewebe besitzen.

Die Tumorzellen selbst sind oval oder polyedrisch gestaltet. Die Struktur ihres Cytoplasmas schwankt zwischen homogen basophil bis schaumig eosinophil. Die Masse der Tumoren besteht vorwiegend aus talgigen Zellen. Bei manchen wird das Aussehen jedoch von Keratinbildungen bestimmt. In seltenen Fällen kommen sogar beide Typen eng benachbart im gleichen Tumor vor, wie die Abb. 39 zeigt. Die Kerne der Tumorzellen sind rund oder oval und zeichnen sich durch ihre gut abgesetzten Kernmembranen aus. Sie besitzen meist einen einzelnen, deutlich ausgebildeten Nucleolus, der oft Kontakt mit der Kernmembran zu haben scheint. Das Chromatin ist fein punktiert. In keratinisierten Tumorzellen sind Pycnosis und Karyorrhexis häufig.

In vielen Fällen sind die Tumoren infiziert. Derartige Bezirke sind dann durch Masseninfiltration mit polymorphkernigen Leukozyten gekennzeichnet.

Kleinere Tumoren zeigen nur geringe Tendenz zu infiltrativem Wachstum, sie wachsen vorwiegend zentripetal. Im Verlauf der Tumorgenese wachsen sie jedoch in zunehmendem Maße peripher und brechen in Knochen, Muskulatur, ja selbst in das Gehirn ein.

2. Lungentumoren bei Ratten

Über Veränderungen und Geschwülste der Lunge durch AAF nach Anwendung verschiedenartigen Applikationsweisen berichtete FISCHER [*27*]. Nach Angaben des Autors konnten derartige Läsionen zwischen dem 120. und 720. Versuchstage bei Ratten nachgewiesen werden. Sie traten stets multipel in beiden Lungen auf und lagen anfangs meist subpleural. Sie konnten makroskopisch als graugelbe, z. T. etwas cystisch veränderte Gebilde erkannt werden. Größere Herde waren scharf umschrieben und wölbten sich halbkugelig über die Lungenoberfläche hervor. Ihr mittlerer Durchmesser lag bei 0,3 bis 0,5 cm, in Einzelfällen wurden Durchmesser von 0,8 cm erreicht.

Die mikroskopischen Frühveränderungen sind durch kleine Herde schuppiger Pneumonien gekennzeichnet, wobei in den Alveolen oft sehr zahlreiche große, häufig stark verfettete Zellen auftreten, jedoch keine Granulozyten und Lymphozyten. Es wurden Wucherungen lymphatischer Zellen und Zellen des RHS in der unmittelbaren Umgebung der großen und mittleren Bronchien beoachtet. Die Tatsache, daß diese oft den Raum ganzer Gruppen von Alveolen einnehmen und in kleine Hohlräume einbrechen, spricht für ihren Tumorcharakter.

In späten Stadien bestehen die Tumorbezirke aus kleinen runden Zellen und weisen Degenerationserscheinungen und Nekrosen auf. Oft wurde beobachtet, daß Zellkerne in mehrere Stücke zerfallen. Die Tumoren zeichnen sich durch gelegentliche Kalkeinlagerungen, dagegen nie durch Verfettung aus. An der Peripherie wurden die Tumoren von einem Epithelsaum aus einschichtigen, kubischen oder Plattenepithelien umgeben. Für die Malignität dieser Neoplasmen spricht, daß Geschwülste gleicher histologischer Struktur in regionalen Lymphknoten gefunden worden sind.

3. Tumoren der Harnblase bei Mäusen

Nachdem ARMSTRONG und BONSER [*2*] nachgewiesen hatten, daß 2-Acetylaminofluoren auch bei Mäusen Tumoren erzeugt, beschrieben die Autoren als

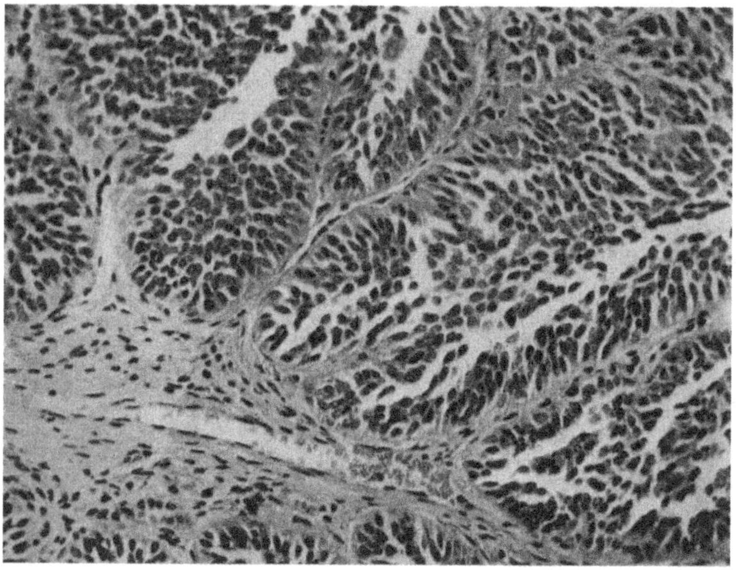

Abb. 40. Papillom der Harnblase einer Maus nach Applikation von 2-Acetylaminofluoren (nach ARMSTRONG u. BONSER [*2*])

wichtigsten, durch dieses Carcinogen bei Mäusen induzierten Tumortyp, epitheliale Tumoren der Harnblase (Abb. 40 u. 41).

Bevor die Versuchstiere getötet wurden bzw. ehe sie an den Folgen des Tumorbefalles eingingen, trat in mehreren Fällen Hämaturie auf. Nach etwa 50 Versuchswochen konnten papillomatöse Veränderungen beobachtet werden, charakterisiert durch schwach entwickelte Bindegewebskerne, die verzweigte Fortsätze bildeten und von mehreren Lagen von Übergangszellen bedeckt waren. Dabei zeigte der weitaus größte Teil des Tumorepithels einen regelmäßigen Aufbau mit klarer Begrenzung und völliger Differenzierung der Basalschichten. In den Oberflächenschichten dieser Tumoren sahen ARMSTRONG und BONSER auch häufig unregelmäßige Strukturen und anaplastische Bezirke. Gruppen von Plasmazellen und Lymphozyten wurden recht oft in der Submucosa beobachtet. Mit fortschreitender Tumorgenese wachsen die Basalzellen einzelner Papillome in das subepitheliale Gewebe hinein, die Epithelien erscheinen weniger geordnet und zeichnen sich durch zahlreiche Mitosen und unregelmäßige Kerngrößen und Kernformen aus.

Schließlich kommt es zur Umwandlung der hyperplastischen Epithelien zu Übergangszellcarcinomen, die in die Muscularis und auch in die Serosa einbrechen. Abb. 41 zeigt einen Ausschnitt aus einem solchen Tumor. Aberrante

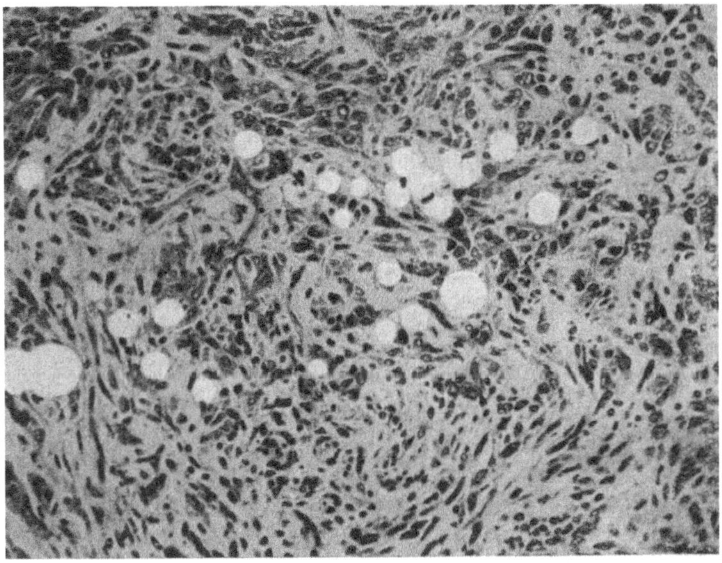

Abb. 41. Anaplastisches Carcinom der Harnblase einer Maus nach Fütterung von 2-Actylaminofluoren (nach ARMSTRONG u. BONSER [2])

Zelltypen bestimmen das Bild. Gelegentlich wurden in solchen Tumoren auch Bezirke mit Keratinisierung beobachtet. Die Autoren beschrieben ferner einen Fall, bei dem Gruppen maligner Zellen tief in das Bindegewebe zwischen Harnblase und Vagina eingedrungen waren.

4. Morphologie und Histologie neoplastischer Epithelveränderungen im Bereich der Harnblase und des Ureters bei Kaninchen

Als Folge des Verfütterns von AAF an Kaninchen beschrieben BONSER und GREEN [*8*] verschiedenartige Tumoren unterschiedlicher Malignität im Bereich Harnblase — Ureter — Uterus. Die Autoren beobachteten flache und gestielte Papillome an verschiedenen Stellen der Wandung der Harnblase, z. T. nahe der Ureteröffnung lokalisiert. In einigen Fällen füllten derartige Papillome das Lumen der Harnblase bzw. des Ureters mehr oder weniger vollständig aus. Als Folgen dieser Veränderungen können einseitige Hydronephrosis, verbunden mit zahlreichen Abszessen im Nierenparenchym auftreten. Ferner wurden auch Adenocarcinome beschrieben, die vom Blasenepithel ausgingen und die Muscularis durchbrechend teilweise bis zur Serosa vordrangen. Aber auch Übergangszellcarcinome, die in subepitheliale Gewebe eingebrochen waren, sind beobachtet worden. Tumoren des Uterus wurden als subendometriale Fibromyome und als Adenocarcinome charakterisiert.

c) Verhalten von Acetylaminofluoren im Stoffwechsel

Untersuchungen von WESTFALL [*47*], dem es gelang, durch Diazotierung und Kupplung mit R-Salz Acetylaminofluoren in einen Farbstoff umzuwandeln, schufen die Voraussetzung dafür, das Carcinogen im Organismus kolorimetrisch nachzuweisen. Verteilung und Ausscheidung wurden daraufhin von MORRIS und WESTFALL [*31*] im Tierexperiment untersucht. Mittels oben erwähnter Methode konnten die Autoren jedoch nur etwa ein Drittel der applizierten Dosis nachweisen, woraus sie schlußfolgern, daß ein beträchtlicher Anteil zu solchen Stoffwechselprodukten umgebaut wird, die keine aromatische, diazotierbare Aminogruppe besitzen oder bei denen diese Gruppe an Proteine oder normale Stoffwechselprodukte fest gebunden ist.

MORRIS und WEISBURGER [*32*] unternahmen auch als erste Versuche mit ^{14}C-markiertem Acetylaminofluoren, wobei sie sowohl 9-^{14}C als auch ω-^{14}C (acetylmarkierte) Substanzen benutzten. Sie konnten beobachten, daß jedes der beiden Präparate im Organismus allgemein verteilt wird und der ω-^{14}C rasch in der Exspirationsluft erscheint. Im Gegensatz dazu konnten die Autoren keinen 9-^{14}C in der Exspirationsluft nachweisen. Sie nehmen deshalb an, daß die Acetylgruppe rasch hydroxyliert und nach Inkorporierung in den Acetatpool des Körpers zu CO_2 verstoffwechselt wird. In den Geweben erreicht die Konzentration des 9-^{14}C einige Stunden nach der Applikation ihren Höhepunkt und sinkt danach rasch ab.

Aus ihren Versuchsergebnissen, bei denen sie sowohl qualitativ als quantitativ große Ähnlichkeit hinsichtlich Verteilung und Ausscheidung zwischen AAF-9-^{14}C und AAF-^{15}N beobachteten, schlußfolgerten DYER et al. [*33*], daß das Molekül während des Stoffwechselgeschehens intakt bleibt. Das erste Stoffwechselprodukt des 2-Acetylaminofluorens wurde 1945 von BIELSCHOWSKY und GREEN [*9*] nachgewiesen und als 2-Acetylamino-7-hydroxyfluoren erkannt. Diese Verbindung besitzt keinerlei carcinogene Wirkung mehr, wie HOCH-LIGETI [*34*] zeigen konnte. In neueren Arbeiten konnten MILLER et al. für im Stoffwechsel gebildete Abbauprodukte des 2-AAF starke carcinogene Wirkungen nachweisen. Dabei beobachteten sie [*35*], daß N-Hydroxyl-2-acetylaminofluoren nach oraler Applikation außer Tumoren der Leber, des Gehörganges und des kleinen Intestinums auch Plattenepithelcarcinome im Vormagen und nach i.p. Applikation zahlreiche Sarkome im Peritoneum induziert. MILLER et al. [*36*] berichteten ferner darüber, daß Verbindungen dieses Hydroxylderivates mit Kupferchelat nach s.c. oder i.p. Injektion zur Entstehung von lokalen Tumoren, Mammatumoren und zur Bildung von Geschwülsten im äußeren Gehörgang der Ratte führen.

In ähnlicher Weise, wie Azofarbstoffe, wird auch AAF nach Verfütterung in der Leber fest gebunden. Dabei befindet sich der größte Anteil des proteingebundenen ^{14}C in der löslichen Fraktion der Leber aber auch der Nieren (MILLER u. MILLER [*37*]; WEISBURGER u. WEISBURGER [*38*]).

Auf Grund neuerer Untersuchungen wird das Carcinogen auch an Mikrosomenproteine gebunden (HULTIN [*39*]).

Als bisher bekannt gewordene Stoffwechselprodukte des AAF-Abbaues und -Umbaues nennt GREENSTEIN [*40*] folgende Verbindungen: 2-Aminofluoren, 2-Amino-7-hydroxyfluoren, 2-Acetylamino-7-hydroxyfluoren und ihre Glucuronide; ferner 2-Acetylamino-1-hydroxyfluoren, 2-Acetylamino-3-hydroxyfluoren und ihre Glucuronide.

Im Gegensatz zu den Verhältnissen in der Leber wird das Carcinogen im Tropfungsversuch in der Haut nicht gebunden. GUTMANN und PETERS [*41*] fanden eine Bindung an die Proteine der Haut nur dann, wenn sie die abpräparierte Haut, die zuvor betropft worden war, homogenisierten. Das eigentliche Cancerogen scheint vor allem in der Leber im Zuge der Verstoffwechselung gebildet zu werden. Dafür spricht die Tatsache, daß in Kombination mit lokaler Crotonöltropfung nach Verfütterung von AAF bei Mäusen Hauttumoren erzeugt werden konnten (RITCHIE u. SAFIOTTI [*25*]), während im Tropfungsversuch die Kombination mit Crotonöl kaum oder nur sehr schwach effektiv war (GRAFFI et al. [*42*]).

d) Struktur und Wirkung innerhalb der Substanzgruppe

MORRIS et al. [*31* u. *32*] untersuchten die carcinogenen Wirkungen einiger Fluorenderivate, und zwar des 2-Nitro-, 2-Amino-, 2-Acetylamino- und des 2-Diacetylaminofluoren. Diese Substanzen wurden in verschiedenen Versuchsreihen sowohl oral verabreicht als auch auf die Haut getropft. Insgesamt wurden 13 verschiedene Tumortypen beobachtet, die sich auf folgende Gewebe und Organe verteilen: Leber, Mamma, Gehörgang, Haut, Talgdrüsen, Nebenniere, Lunge, Bindegewebe, Speicheldrüse, Thymus, Nierenbecken, Harnblase und Intestinum. Während dieser Versuche konnten die Autoren unterschiedliche Wirkungen auf die verschiedenen Organe feststellen. So wurden durch Aminofluoren fünf verschiedene Tumorformen, vor allem Lebertumoren vom Cholangiomtyp, induziert. Das vielfältigste Tumorspektrum (zehn verschiedenartige Tumoren) wurde im Versuch mit Acetylaminofluoren beobachtet, während das Diacetylderivat nur vier verschiedenartige Tumorformen induzierte. Beide Carcinogene verursachten in erster Linie Hepatome. Im Gegensatz dazu besaß das Nitrofluoren keinerlei hepatocarcinogene Wirkung, induzierte jedoch in acht verschiedenen anderen Organen Tumoren.

Die Stärke der carcinogenen Wirkung von 2-Acetylaminofluoren und 2,7-Diacetylaminofluoren verglichen MORRIS et al. [*19*]. Dabei beobachteten sie, daß die Diacetylverbindung stärker wirkte als das Monoacetylderivat mit der Acetylaminogruppe in 2-Stellung. Von welch entscheidender Bedeutung nämlich die Position dieser Gruppe am Fluorenmolekül ist, wurde von WEISBURGER et al. [*43*] erkannt, die nachweisen konnten, daß im Gegensatz zum 2-Acetylaminofluoren das 4-Acetylaminofluoren *nicht* carcinogen wirkt.

Einen anderen interessanten Zusammenhang zwischen Struktur und Wirkung untersuchten MILLER et al. [*16*]. Sie prüften, in welcher Beziehung die CH_2-Brücke im Fluorenmolekül zu dessen carcinogener Wirkung steht. Die Autoren testeten 3 Verbindungen mit jeweils verschiedenen Brücken, und zwar 3-Acetylaminodibenzthiophen (—S-Brücke), 3-Acetylaminodibenzthiophen-5-oxyd (S=O-Brücke) und 3-Acetylamindibenzfuran (—O-Brücke). Die Acetylaminogruppe befindet sich stets in derselben Position wie beim 2-Acetylaminofluoren, wird jedoch, entsprechend der Nomenklatur bei Heterocyclen, als in 3-Position befindlich angegeben.

Alle 3 Analoge des 2-Acetylaminofluorens verloren die Fähigkeit, Lebertumoren zu induzieren. Ersatz der Methylgruppe durch eine Thioätherbindung veränderte die carcinogene Wirkung auf Brustdrüse und Gehörgang nicht. Einführung einer Sulfoxydbindung in das Molekül schwächte die carcinogene Wirkung sehr stark ab, und ein Ersatz der Methylgruppe durch eine Ätherbindung führte zu einem Derivat mit besonders ausgeprägter cancerisierender Wirkung auf das Gewebe der Brustdrüse, schwacher Wirkung auf die Epithelien des Gehörganges und fehlender Wirkung auf die Leber.

Tab. 28 vermittelt einen Überblick über diese interessanten Versuche. Die Zahl der tumortragenden Ratten ist dabei auf die Anzahl der überlebenden nach 8 Monaten bezogen.

Tabelle 28. Carcinogene Wirkung von Analogen des 2-Acetylaminofluoren mit der allgemeinen Formel (nach MILLER et al. [*16*])

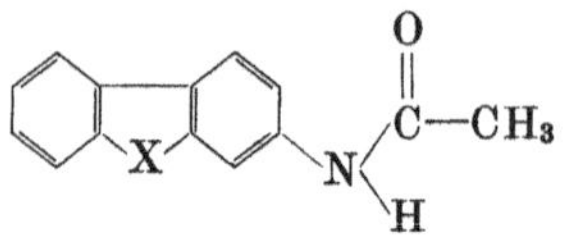

	2-Acetylamino-fluoren $X = -CH_2$		3-Acetylaminodi-benzothiphen X = —S—		3-Acetylaminodi-benzthiphen-S-oxyd X = —S(=O)—		3-Acetylaminodi-benzfuran X = —O—	
	♂	♀	♂	♀	♂	♀	♂	♀
Mammatumoren . .	0/10	7/10	0/8	6/9	0/7	1/7	0/7	5/6
Gehörgangstumoren	6/10	4/9	6/8	3/9	0/7	2/7	1/7	2/6
Lebertumoren . . .	7/10	0/9	0/8	0/9	0/7	0/7	0/7	0/7

Über Versuche mit 18 verschiedenen Derivaten und Isomeren des carcinogenen N-2-Fluorenylacetamids berichteten MORRIS et al. [*44*]. Die Substanzen wurden in gelöster Form mit der Diät verfüttert. Als besonders stark carcinogen erwiesen sich N-(2-Fluorenyl)-2,2,2-trifluoracetamid, N-2-Fluorenylsuccinaminsäure und N-(9-Oxo-2-fluorenyl)-acetamid. Es wurden u. a. Tumoren der Mamma, der Leber und des Gehörganges beobachtet. In jüngster Zeit berichteten MILLER et al. [*45*] über Tierversuche mit sechs verschiedenen Fluorderivaten des 2-Acetylaminofluorens. Sie testeten die Derivate 1-, 3-, 4-, 5-, 6- und 8-Fluor und fanden, daß diese ebenso wie das bereits früher untersuchte 7-Fluor-Derivat im wesentlichen dieselben Eigenschaften wie die Ausgangssubstanz besitzen.

Wichtig für die carcinogene Wirkung ist die Position 2 am Fluorenmolekül. Für die Organotropie der Wirkung ist die chemische Natur des Substituenten von entscheidender Bedeutung.

Die Abschirmung der Aminogruppe durch einen Acetylrest, der wahrscheinlich eine Schutzwirkung im Stoffwechsel ausübt, dürfte für die carcinogene Wirkung besonders wichtig sein. Im Grundskelett des Moleküls, speziell am Fünferring, können dagegen verschiedene Substitutionen vorgenommen werden, ohne daß die carcinogene Wirkung verlorengeht.

Es zeigen sich damit bei carcinogenen Fluorenderivaten ähnliche Erscheinungen, wie sie auch von carcinogenen Kohlenwasserstoffen bekannt geworden sind. Auf die besondere Bedeutung der Fluorene für Untersuchungen der Beziehungen zwischen Struktur und Organotropie sei an dieser Stelle nochmals hingewiesen.

e) Bedeutung der Versuche mit Fluorenen

Die besondere Bedeutung der carcinogenen Fluorenderivate, insbesondere des Acetylaminofluorens, liegt darin, daß diese Substanz das nach oraler Verabreichung am vielfältigsten wirkende Carcinogen darstellt. Diese Vielfalt zeigt sich nicht nur in bezug auf die Organotropie der carcinogenen Wirkung, sondern auch hinsichtlich der verschiedenen Tierarten, die auf Behandlung mit Acetylaminofluoren im Sinne von Krebswachstum ansprechen. Man kann diese Wirkungsweise zumindest teilweise durch die chemische Zwitterstellung des AAF zwischen cancerogenen polycyclischen Kohlenwasserstoffen auf der einen und aromatischen Aminen auf der anderen Seite erklären.

Auch für das Studium der Wechselwirkungen zwischen bestimmten Hormonen und carcinogenen Substanzen haben sich Fluorene als sehr brauchbar erwiesen. Ferner eignet sich das Carcinogen zur Erzeugung experimenteller Geschwülste für vergleichende biochemische Untersuchungen.

Die unterschiedliche Reaktionsweise männlicher und weiblicher Versuchstiere auf Behandlung mit 2-AAF, wobei Hepatome vorzugsweise bei Männchen, Mammatumoren dagegen hauptsächlich bei Weibchen vorkommen, unterstreicht die Bedeutung dieser Substanzen zur Klärung der Frage geschlechtsbedingter Unterschiede während der Carcinogenese.

Literatur

[1] WILSON, R. H., F. DE EDS and A. J. COX: Cancer Res. **1**, 595 (1941).
[2] ARMSTRONG, E. C., and G. M. BONSER: J. Path. Bact. **56**, 507 (1944).
[3] FOULDS, L.: Brit. J. Cancer **1**, 172 (1947).
[4] HORNING, E. S.: Brit. J. Cancer **4**, 235 (1950).
[5] ALLISON, J. B., A. W. WASE, J. H. LEATHEM and W. W. WAINIO: Cancer Res. **10**, 266 (1950).
[6] MORRIS, H. P., and W. H. EYESTONE: J. nat. Cancer Inst. **13**, 1139 (1953).
[7] HARDING, M. E.: Ann. Rep. Brit. Emp. Cancer Camp. 116 (1947).
[8] BONSER, G. M., and H. N. GREEN: J. Path. Bact. **62**, 531 (1950).
[9] BIELSCHOWSKY, F., and H. N. GREEN: Nature **156**, 780 (1945).
[10] PEACOCK, P. R., and A. PEACOCK: Brit. J. Cancer **8**, 147 (1954).
[11] MALUGEENA, L. L.: Vopr. Onkol. **3/4**, 279 (1958).
[12] DELLA PORTA, G., P. SHUBIK and V. SCORTECCI: J. nat. Cancer Inst. **22**, 463 (1959).
[13] HISAOKA, K. H.: Cancer Res. **18**, 527 (1958).
[14] BIELSCHOWSKY, F.: Brit. J. Exp. Path. **25**, 1 (1944); **27**, 90 (1944).
[15] STASNEY, J., K. E. PASCHKIS, A. CANTAROW and M. S. ROTHENBERG: Cancer Res. **7**, 356 (1947).
[16] MILLER, E. C., J. A. MILLER, R. B. SANDIN and R. K. BROWN: Cancer Res. **9**, 504 (1949).
[17] DUNNING, W. F., M. R. CURTIS and M. E. MAUN: Cancer Res. **10**, 213, 319, 454 (1950).
[18] HOCH-LIGETI, C., et D. S. RUSSEL: Acta Unio int. cancerum **7**, 126 (1950).
[19] MORRIS, H. P., C. S. DUBNIK and J. M. JOHNSON: J. nat. Cancer Inst. **10**, 1201 (1950).
[20] BIELSCHOWSKY, F., and W. H. HALL: Brit. J. Cancer **5**, 106, 331 (1951).
[21] BIELSCHOWSKY, F., and M. BIELSCHOWSKY: Brit. J. Cancer **6**, 89 (1952).
[22] MILLER, J. A., R. B. SANDIN, E. C. MILLER and H. P. RUSH: Cancer Res. **15**, 188 (1955).
[23] SALAMAN, M. H., and F. J. C. ROE: Brit. J. Cancer **7**, 472 (1953).
[24] FOULDS, L.: Brit. J, Cancer **1**, 172 (1947).
[25] RITCHIE, A. C., and U. SAFFIOTTI: Cancer Res. **15**, 84 (1955).
[26] JABARA, A. G.: Cancer Res. **23**, 921 (1963).
[27] FISCHER, A. W.: Zbl. allg. Path. path. Anat. **99**, 392 (1959).
[28] ZAWISCH-OSSENITZ, C.: Z. mikr. anat. Forsch. **33**, 625 (1933).
[29] ZYMBAL, W. E.: Z. Zellforsch. **18**, 596 (1933).
[30] SKORYNA, S. C., and D. R. WEBSTER: Proc. Soc. Exp. Biol. Med. **78**, 62 (1951).
[31] MORRIS, H.-P., and B. B. WESTFALL: Cancer Res. **10**, 506 (1950).
[32] MORRIS, H. P., and J. H. WEISBURGER: Cancer Res. **10**, 620 (1950).
[33] DYER, A. M., C. M. DAMRON and H. P. MORRIS: J. nat. Cancer Inst. **14**, 93 (1953).
[34] HOCH-LIGETI, C.: Nature **159**, 780 (1947) — Cancer Res. **7**, 148 (1947) — c) Brit. J. Cancer **1**, 391 (1947).
[35] MILLER, E. C., J. A. MILLER and H. A. HARTMANN: Cancer Res. **21**, 815 (1961).
[36] MILLER, J. A., M. ENOMOTO and E. C. MILLER: Cancer Res. **22**, 11 (1962).
[37] MILLER, E. C., and J. A. MILLER: Cancer Res. **12** 547 (1952).
[38] WEISBURGER, E. K., u. J. H. WEISBURGER: Arch. Biochem. Biophys. **43**, 474 (1953).
[39] HULTIN, T.: Exp. Cell Res. **18**, 112 (1959).

[40] GREENSTEIN, J. P.: Biochemistry of Cancer, Academic Press, New York, 1954.-
[41] GUTMANN, H. R., and J. H. PETERS: Cancer Res. 17, 167 (1957). — H. R. GUTMANN and J. H. PETERS: Cancer Res. 13, 895 (1953).
[42] GRAFFI, A., E. VLAMINGK, F. HOFFMAN u. I. SCHULZ: Arch. Geschwulstforsch. 5, 110 (1953).
[43] WEISBURGER, J. H., E. K. WEISBURGER and H. P. MORRIS: J. Amer. Chem. Soc. 74, 4540 (1952).
[44] MORRIS, H. P., C. A. VELAT, B. P. WAGNER, M. DAHLGARD and F. E. RAY: J. nat. Cancer Inst. 24, 149 (1960).
[45] MILLER, E., T. L. FLETCHER, A. MARGRETH and J. A. MILLER: Cancer Res. 22, 1002 (1962).
[46] SKORYNA, S. C., R. C. ROSS u. L. A. RUDIS: J. exp. Med. 94, 1 (1959).
[47] WESTFALL, B. B.: J. nat. Cancer Inst. 6, 23 (1945).

XXII. Diphenyle

Chemische und physikalische Eigenschaften des 4-Aminodiphenyls

Formel:

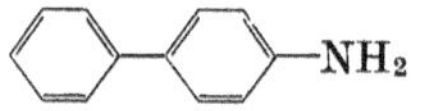

Aussehen: farblose, glänzende, monokline Blättchen.
Schmelzpunkt: 53—54 °C.
Kochpunkt: 302 °C.
Dichte (bei 20 °C): 1,159.
Löslichkeit: W. unl., A. k. l., Me. k. l., Bzl. k. l., Ae. ll.
BEILSTEIN-Zitat: XII, 174.

Die Art der Beschreibung der carcinogenen Eigenschaften der Diphenyle wird bestimmt durch die Tatsache, daß es innerhalb dieser Substanzgruppe keine Verbindung gibt, die — entsprechend den Verhältnissen z. B. bei Azofarbstoffen oder Stilbenen — als klar abzugrenzender Prototyp angesehen werden kann. Statt dessen sind im Laufe der Zeit eine ganze Reihe von Derivaten des Diphenyls bekannt geworden, die alle mehr oder weniger stark carcinogen wirken, die aber z. T. recht unterschiedliche Tumorspektren verursachen. Der einfachste Vertreter dieser Gruppe ist das 4-Aminodiphenyl, das durch Anhängen einer Aminogruppe an das Diphenylmolekül in 4-Position entsteht. Wird dem Molekül in 4'-Stellung eine zweite Aminogruppe angefügt, so entsteht das gleichfalls carcinogene Benzidin. Von beiden Substanzen leiten sich verschiedene, an den Kernen methylierte, carcinogene Derivate ab. Man kennt aber auch solche Derivate, die an der Aminogruppe methyliert sind und ebenfalls carcinogen wirken.

Als erster untersuchte BLOCH [*1*], ob Diphenyl carcinogene Eigenschaften besitzt. Zu diesem Zwecke betropfte er die Haut von Mäusen mit dieser Substanz, ohne daß neoplastische Veränderungen auftraten. In der Folgezeit konnte dann von verschiedenen Autoren mehrfach bestätigt werden, daß Diphenyl allein *nicht* carcinogen wirkt (WEST [*2*], WEST u. JEFFERSON [*3*], DEICHMANN et al. [*4*]). In diesen negativen Befunden waren eingeschlossen Versuche an Ratten, Mäusen und Kaninchen. Über erste positive Ergebnisse mit einem Derivat des Diphenyls berichteten YOSHIDA et al. [*5*], als sie die in 4-Position aminierte Verbindung — das 4-Aminodiphenyl — in Form von Kristallen in die Harnblase von Ratten implantierten und nach 125 Tagen Blasenpapillome beobachten konnten. Im Jahre 1949 berichteten MILLER et al. [*6*], daß Ratten nach chronischer Verfütterung von 4-Dimethylaminodiphenyl zu einem sehr hohem Prozentsatz verschiedenartigste Tumoren entwickelten, u. a. Mamma-, Mediastinal-, Gehörgangs- und Lebertumoren. Die carcinogene Wirkung des sowohl in 4- als auch in 4'-Stellung amininierten Derivates des Diphenyls, das unter dem Namen „Benzidin" bekannt ist, beschrieben 1950 erstmalig SPITZ et al. [*7*] die das Derivat erfolgreich Ratten s.c. und Hunden oral verabreichten und bei diesen Tieren verschiedene Tumoren beobachten konnten. Im Unterschied hierzu verliefen ihre an Kaninchen und Affen durchgeführten Versuche ergebnislos.

WALPOLE et al. [*8*] benutzten u. a. auch ein am Kern dimethyliertes Derivat, das 3,2'-Dimethyl-4-aminodiphenyl für Fütterungsversuche mit Ratten. Etwa 92% der auf diese Weise behandelten Tiere erkrankten an Intestinaltumoren, doch wurden auch andersartige Tumoren beobachtet, z. B. Speicheldrüsentumoren, Gehörgangscarcinome und Blasenpapillome.

Durch Einführung zweier Hydroxygruppen an das Benzidinmolekül entsteht das 3,3'-Dihydroxybenzidin, das BAKER [*9*] an Ratten verfütterte und damit ein sehr breites Tumorspektrum erzielen konnte, und zwar Hepatome, Darm- und Magentumoren, Blasencarcinome und Talgdrüsentumoren des äußeren Gehörganges.

In den folgenden Jahren wurden dann von verschiedenen Autoren eine ganze Reihe von Methyl-, Fluor- und Methoxyderivaten des Aminodiphenyls als wirksame Carcinogene erkannt und ihre Wirkungsweisen beschrieben. Genannt seien an dieser Stelle Arbeiten von HENDRY et al. [*10*], HACKMANN [*11*] und WALPOLE [*12*]. Diesen kurzen Überblick soll eine Arbeit von MELICK und NARYKA [*13*] beschließen, in der diese auf die außerordentliche Bedeutung der Diphenyle auch für die Carcinogenese des Menschen hinweisen. Sie berichten darüber, daß 35,6% derjenigen Personen, die 15 bis 20 Jahre lang in Fabriken arbeiteten, in denen sie Kontakt mit p-Aminodiphenyl hatten, von Blasentumoren befallen waren.

a) Tumortypen

Die durch 4-Aminodiphenyl und verschiedene seiner Derivate nach s.c. Injektion auftretenden typischen Tumorformen sind vor allem Darmtumoren. Daneben entstanden recht häufig Gehörgangstumoren, Lebertumoren und weniger häufig Blasentumoren und Nierentumoren, in einigen seltenen Fällen auch lokale Tumoren an der Injektionsstelle.

Die Vielseitigkeit der wirksamen Derivate des 4-Aminodiphenyls geht aus Tab. 29 hervor.

Im Hinblick auf die Erzeugung von Intestinaltumoren sind besonders wirksam 4-Aminodiphenyl, 3,3'-Dimethyl-4-aminodiphenyl, 3,2'-Dimethyl-4-aminodiphenyl und das 3,3'-Dihydroxibenzidin. Für die Erzeugung von Gehörgangstumoren ist entsprechend den in Tab. 29 enthaltenen Daten vor allem das 3,3'-Dimethyl-4-aminodiphenyl geeignet, während sich das 3-Methoxy-4-aminodiphenyl vor allem durch seine stark cancerisierende Wirkung auf das Epithel der Harnblase auszeichnet.

Zur Erzeugung von Lebertumoren kommt unter den getesteten Aminodiphenylen vor allem das 4'-Fluor-4-aminodiphenyl in Frage. Lokale Sarkome am Ort der Injektion wurden in erster Linie mit 4-Aminodiphenyl nach s.c. Applikation erzielt.

b) Tierarten

Für alle in Tab. 29 aufgeführten Aminodiphenyle eignet sich als Versuchstier, sowohl zur Erzeugung von Darmtumoren, als auch zur Induzierung der übrigen oben genannten Geschwülste, praktisch nur die Ratte.

Tabelle 29. Carcinogene Wirkungen von 4-Aminodiphenyl

Name des Derivates	Formel des Derivates	Tierart	Rasse Stamm	Geschlecht	Dosis und Applikationsweise
4-Amino-diphenyl	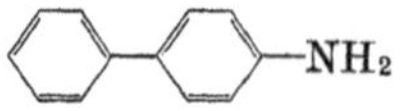	Ratte	Albino		Implantation von kristallinem Diphenylamin (in Kollodium) in die Harnblase
		Ratte	Albino	♂ + ♀	s.c. Injektion des Carcinogens (in Arachisöl) 5mal wöchentlich, mittlere Gesamtdosis: 3,6 bis 5,8 mg/kg Körpergewicht
3-Methyl-4-amino-diphenyl	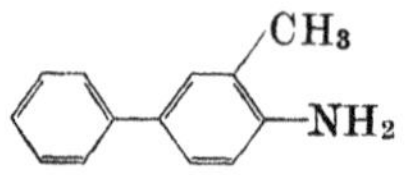	Ratte	Wistar	♂	s.c. wiederholte Injektionen, Gesamtdosis: 1,2 g/kg Körpergewicht
2-Methyl-4-amino-diphenyl	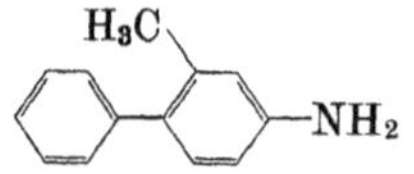	Ratte	Wistar	♂	s.c. wiederholte Injektionen, Gesamtdosis: 2,4 g/kg Körpergewicht
4′-Methyl-4-amino-diphenyl	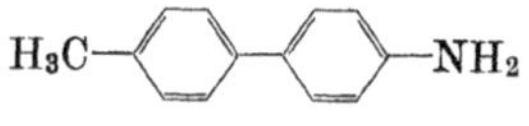	Ratte	Wistar	♂	s. c. wiederholte Injektionen, Gesamtdosis: 10,1 g/kg Körpergewicht
3,3′-Dimethyl-4-amino-diphenyl	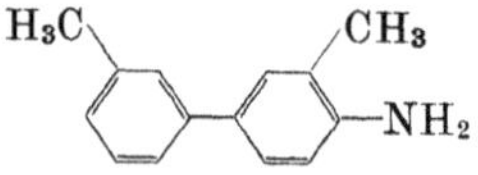	Ratte	Wistar	♂	s.c. wiederholte Injektionen, Gesamtdosis: 1,2 g/kg Körpergewicht
		Ratte	Wistar	♂	s.c. wiederholte Injektionen, Gesamtdosis: 2,4 g/kg Körpergewicht
3,2′-Dimethyl-4-amino-diphenyl	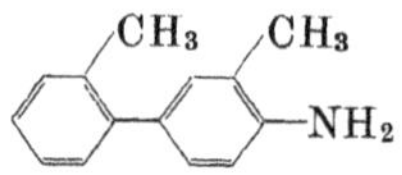	Ratte	Albino	♂	s.c. in Arachisöl, 5mal wöchentlich, Gesamtdosis: 2,8 bis 3,5 g/kg Körpergewicht
3,2′,5′-Trimethyl-4-amino-diphenyl	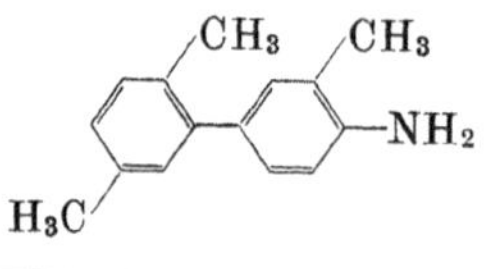	Ratte	Wistar	♂	s.c. wiederholte Injektionen, Gesamtdosis: 1,4 g/kg Körpergewicht
3,2′,4′,6′-Tetramethyl-4-amino-diphenyl	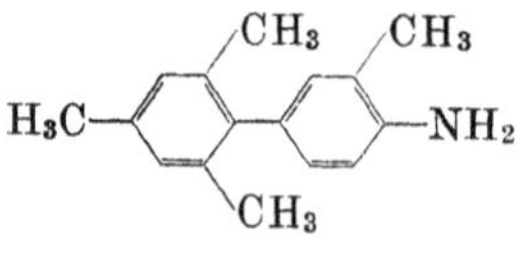	Ratte	Wistar	♂	s.c. wiederholte Injektionen, Gesamtdosis: 1,4 g/kg Körpergewicht

[1] Tumorquote

und dessen Derivaten bei verschiedenen Tierarten

Latenzzeit bzw. Versuchsdauer	Tumorhäufigkeit und Art der Tumoren	Autor
125 Tage	Blasenpapillome	YOSHIDA et al. [5]
nach 500 Tagen 14 Überlebende von 23 Tieren, letztes Tier nach 537 Tagen getötet	4 lokale Sarkome 1 benignes Cholangiom 1 benignes Hepatom 1 Reticulose 1 Lebersarkom 7 Intestinalsarkome 3 Mammasarkome 1 Nierenadenom 1 Uteruscarcinom	WALPOLE et al. [8]
	Darmtumoren 12/23[1], Gehörgangstumoren 3/23	WALPOLE [12]
	Lebertumoren 3/23	WALPOLE [12]
	Gehörgangstumoren 8/23, Darmtumoren 6/23	WALPOLE [12]
	Darmtumoren 5/12, Gehörgangstumoren 1/12	WALPOLE [12]
	Darmtumoren 9/11, Gehörgangstumoren 5/11	WALPOLE [12]
80 bis 259 Tage	Darmtumoren 21/23, Mammatumoren 1/23, Speicheldrüsentumoren 5/23, Gehörgangstumoren 4/23 Blasenpapillome 1/23	WALPOLE et al. [8]
	Darmtumoren 11/24, Lebertumoren 3/24	WALPOLE [12]
	Darmtumoren 11/24, Gehörgangstumoren 2/24	WALPOLE [12]

Tabelle 29

Name des Derivates	Formel des Derivates	Tierart	Rasse Stamm	Geschlecht	Dosis und Applikationsweise
3-Methoxy-4-amino-diphenyl	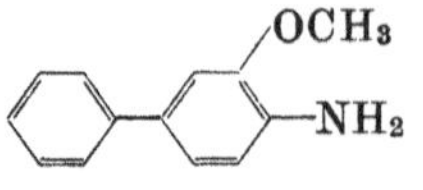	Ratte	Wistar	♂	s.c. wiederholte Injektionen, Gesamtdosis: 4,4 g/kg Körpergewicht
4′-Fluor-4-amino-diphenyl	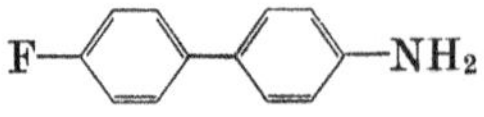	Ratte	Wistar	♂	s.c. wiederholte Injektionen, Gesamtdosis: 2,0 g/kg Körpergewicht
4-Dimethyl-amino-diphenyl	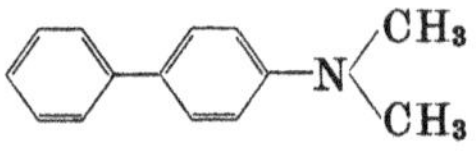	Ratte	Albino	♂	per os 0,15% in der Diät, 8 Monate lang
4,4′-Diamino-diphenyl (=Benzidin)	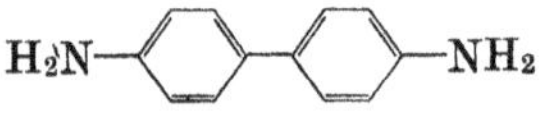	Ratte	Sherman	♂ + ♀	s.c. 15 mg 1 mal wöchentlich in 1 ml Olivenöl oder Butylsuccinat, Gesamtdosis: 960 bis 1280 mg
		Hunde	Mongrels	♂ + ♀	per os 200 mg täglich (6 mal wöchentlich) 15 Monate lang, danach 300 mg täglich (6 mal wöchentlich) 45 Monate lang, Gesamtdosis: 325 g
3,3′-Di-hydroxy-benzidin	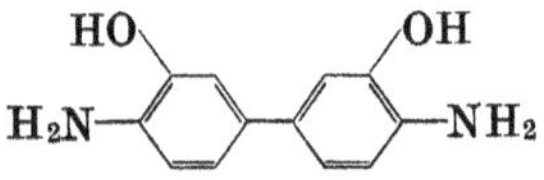	Ratte	Slonagery	♂	per os 0,125% in 10 bis 15 g Futter täglich, Gesamtdosis: 5 bis 8 g pro Tier
3,3′-Di-methyl-4,4′-Diamino-diphenyl (= o-Tolidin)	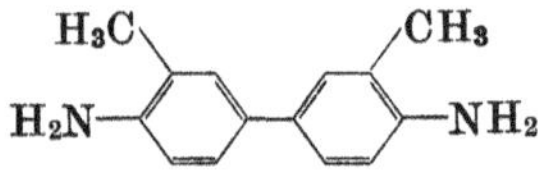	Ratte	Sherman	♂	s.c. 60 mg in Olivenöl, 1 mal wöchentlich, Gesamtdosis: 5,5 g/Tier
p-Nitro-diphenyl	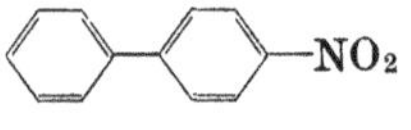	Hund	Mongrel	♀	oral 3 mal wöchentlich 0,3 mg Carcinogen
2-Amino-3-methoxy-diphenylen-oxyd	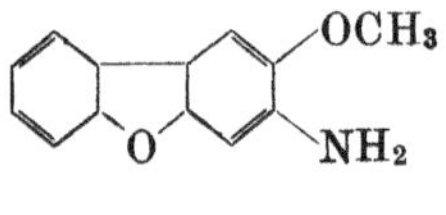	Ratte	Wistar	♂	per os 0,1% in der Diät, Gesamtdosis: 1,5 bis 4,4 g
2-Amino-diphenylen-oxyd	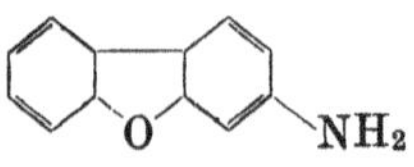	Ratte	Wistar	♂	per os 0,01% in der Diät, Gesamtdosis: 0,20 bis 0,42 g

(Fortsetzung)

Latenzzeit bzw. Versuchsdauer	Tumorhäufigkeit und Art der Tumoren	Autor
	Harnblasentumoren 9/10	WALPOLE [*12*]
	Lebertumoren 22/23, Nierentumoren 20/23, Darmtumoren 8/23	HENDRY et al. [*10*]
	Mammacarcinome 4/12, Sarkome des Mediastinums 1/12, Gehörgangscarcinome 3/12, Hepatome 3/12, Fibrome 2/12	MILLER et al. [*6*]
Tierzahl bei Versuchsbeginn: 385, Überlebende nach 300 Tagen: 60	Gehörgangscarcinome 86, Hepatome 14, Adenocarcinome des Colons 7	SPITZ et al. [*7*]
	Epithelcarcinom der Harnblase 1/6	SPITZ et al. [*7*]
	Hepatome 7/12, Adenocarcinome des Colons 6/12, Vormagencarcinome 2/12, Blasencarcinome 3/12 Gehörgangstumoren 3/12	BAKER [*9*]
nach 300 Tagen 48 Überlebende	Gehörgangstumoren 5/48	
25 bis 33 Monate	3 von 4 Hunden mit Harnblasentumoren	DEICHMANN et. al. [*15*]
204 bis 588 Tage (10 Tiere)	Harnblase: Epithelhyperplasie (1), Papillome (1), Übergangsepithelcarcinome (1), Plattenepithelcarcinome (1) Magen: Epithelhyperplasie (1), Papillome (1) Kopf: Plattenepithelcarcinome des Gehörganges (2) Sonstige Organe: Plattenepithlcarcinome der Niere und der Ureter (1), Mammacarcinome (1), Adenocarcinom des Intestinums (1)	HACKMANN [*11*]
297 bis 627 Tage (10 Tiere)	Harnblase: Epithelhyperplasien (1), Papillome (1) Magen: Epithelhyperplasien (3) Kopf: Plattenepithelcarcinom des Gehörganges (1) Sonstige Organe: Hepatome (1), Sarkom am Hals (1), Lymphosarkom des Mediastinums (1)	HACKMANN [*11*]

c) Applikationsweisen

Als wirksamste Applikationsweise hat sich in allen Versuchen in erster Linie die s.c. Injektion bewährt, doch konnten in verschiedenen Fällen Tumoren auch nach Verfütterung verschiedener Aminodiphenyle induziert werden.

Bei der s.c. Injektion empfiehlt sich die Verabreichung des Carcinogens in mehreren Partialdosen bis zur Gesamtdosis von 1 bis etwa 3 g pro kg Körpergewicht. Nach Angaben von WALPOLE gibt man das Carcinogen 5mal wöchentlich in entsprechenden Einzeldosen.

Der Vollständigkeit halber seien auch einige negativ verlaufene Versuche erwähnt. So fanden in Versuchen an Ratten RUDALI und ROYER [*16*], daß 4-Acetylaminodiphenyl keine carcinogenen Eigenschaften besitzt. In Versuchen mit 2,4′-Diamino-5-dimethylaminodiphenyl konnten MILLER et al. [*6*] ebenfalls keine carcinogenen Eigenschaften nachweisen. Dasselbe gilt für umfangreiche Versuche, die MARUYA [*17* u. *18*] mit o-Tolidin an Ratten durchführte.

Aber auch Testversuche mit Diphenylderivaten an anderen Tierarten verliefen negativ, z. B. Versuche von SPITZ et al. [*7*] und BOYLAND und SARGENT [*19*] mit 3,3′-Dihydroxybenzidin an Mäusen und KENNAWAY [*20*] mit Benzidin ebenfalls an Mäusen.

d) Morphologie und Histologie der Harnblasentumoren

Die Histologie der durch 3,2′-Dimethyl-4-aminodiphenyl induzierten Blasentumoren beschrieben WALPOLE et al. [*14*] wie folgt: Makroskopisch reichten die Veränderungen von kleinen Verdickungen bis zu gestielten Geschwülsten an der Innenseite der Wand der Harnblase. Die Autoren betonen, daß in allen Fällen die äußere Wandung der Harnblase stets völlig normal aussah, weshalb Tumoren dieser Art sehr leicht übersehen werden können, falls bei Sektionen das Lumen der Blase nicht eröffnet wird.

Histologisch sind die Frühveränderungen gekennzeichnet durch schwache Verdickungen in Bezirken des Blasenepithels mit Anstieg der absoluten Größe der Einzelzellen. In manchen Fällen wurde eine Hypereosinophilie des Cytoplasmas beschrieben.

In fortgeschritteneren Stadien bestehen die Läsionen aus fingerförmigen Auswüchsen, die in das Lumen der Harnblase hineinragen oder aus deutlich ausgebildeten flächenartigen Epithelverdickungen. In den von WALPOLE untersuchten Fällen waren derartige Auswüchse bedeckt von gut differenzierten Übergangsepithelien und enthielten einen Bindegewebskern.

Unter den typischen Papillomen wurden sowohl gestielte als auch ungestielte beschrieben. Manche dieser Tumoren zeigten bereits teilweise maligne Veränderungen. Solche Gewebsbezirke waren gekennzeichnet durch geringe Differenzierung der Zellen und eine sehr unregelmäßige Anordnung derselben. Außerdem infiltrierten derartige Zellen gruppenweise in das Stroma des Tumors. Es wurde beobachtet, daß Tumorzellen auch benachbartes Bindegewebe infiltrierten, doch konnten WALPOLE et al. in keinem Falle Einbrüche von Tumorzellen in die muskuläre Hülle der Harnblase beobachten. Allgemein ergibt sich, daß bei Applikation des 4-Aminodiphenyls und seiner Derivate, Darmtumoren, Lebertumoren und/oder Gehörgangstumoren auftreten, wenn in o-Stellung zur Aminogruppe eine Methylgruppe vorhanden ist. Eine Methylgruppe in anderen Stellungen oder aber andersartige Substituenten in verschiedenen Positionen des Moleküls verursachen Tumoren anderer Lokalisation.

Werden die Diphenyle zusammen mit der Nahrung verabreicht, so treten prinzipiell die gleichen Ergebnisse wie nach Injektion auf, doch wird die Lokalisation der entstehenden Tumoren, unabhängig von der Applikationsweise des Carcinogens, sehr stark durch die Diät beeinflußt. Wie Versuche von WALPOLE [12] ergeben haben, treten zu den durch s.c. Injektion von 3,2'-Dimethyl-4-aminodiphenyl induzierten Darmtumoren zusätzlich Blasentumoren (Papillome, Carcinome) auf, wenn dem Futter der Ratten 2% Tryptophan zugesetzt wurden. Eine gewisse Stammesabhängigkeit der Organotropie der carcinogenen Wirkung der Diphenyle ergibt sich daraus, daß bei Wistar-Ratten nach Verfütterung normaler Diät vorwiegend Darmtumoren und nur selten Blasentumoren entstehen, bei Tieren des Slonager-Stammes dagegen neben wenigen Darmtumoren bei etwa 50% der Tiere Blasentumoren auftreten.

Literatur

[1] BLOCH, B.: Leeuw.-Vereen. **1**, 46 (1922).
[2] WEST, H. D.: Proc. Soc. Exp. Biol. Med. **43**, 373 (1940).
[3] WEST, H. D., and N. C. JEFFERSON: J. Nutrition **23**, 425 (1942).
[4] DEICHMANN, W. B., K. V. KITZMILLER, M. DIERKER and S. WHITERUP: J. ind. Hyg. Toxicol. **29**, 1 (1947).
[5] YOSHIDA, T., T. SHMAUCHI and C. KIN: Gann, Tokyo **35**, 272 (1941).
[6] MILLER, E. C., J. A. MILLER, R. B. SANDIN and R. K. BROWN: Cancer Res. **9**, 504 (1949).
[7] SPITZ, S., W. H. MAGUIGAN and K. DOBRINER: Cancer **3**, 789 (1950).
[8] WALPOLE, A. L., H. C. WILLIAMS and D. C. ROBERTS: Brit. J. Industr. Med. **9**, 255 (1952).
[9] BAKER, R. K.: Cancer Res. **13**, 127 (1953).
[10] HENDRY, J. A., J. J. MATTHEWS, A. L. WALPOLE and M. H. C. WILLIAMS: Nature **175**, 1131 (1955).
[11] HACKMANN, C.: Z. Krebsforsch. **61**, 45 (1956).
[12] WALPOLE, A. L.: Abhandl. Dtsch. Akad. Wiss. Berlin, Kl. Med. **3**, 7 (1960).
[13] MELICK, W. F., et J. J. NARYKA: Acta Unio int. Cancrum **XVI/2**, 276 (1960).
[14] WALPOLE, A. L., M. H. C. WILLIAMS and D. C. ROBERTS: Brit. J. Cancer **9**, 170 (1955).
[15] DEICHMANN, W. B., W. M. MCDONALD, M. M. COPLAN, F. M. WOODS und W. A. D. ANDERSON: Industr. Med. Surg. **27**, 634 (1958).
[16] RUDALI, G., et R. ROYER: C. R. Séances Soc. Biol. **146**, 1531 (1952).
[17] MARUYA, H.: Osaka Igakkai Zassi **36**, 527 (1937).
[18] MARUYA, H.: Tr. Jap. Path. Soc. **28**, 541 (1938).
[19] BOYLAND, E., and S. SARGENT: Brit. J. Cancer **5**, 433 (1951).
[20] KENNAWAY, E. L.: Brit. Med. J. **1**, 564 (1924).

XXIII. Stilbene

Um mögliche Irrtümer auszuschließen, sei bereits an dieser Stelle betont, daß im folgenden Kapitel nur solche Stilbenderivate erwähnt und ihre Wirkung beschrieben werden, bei denen die carcinogene Wirkung unmittelbar erfolgt und nicht auf indirekte Weise, wie etwa auf dem Umwege über die östrogenen Eigenschaften der betreffenden Substanzen.

Bei einer historischen Darstellung der Wirkung carcinogener Stilbene muß man allerdings berücksichtigen, daß Versuche mit östrogenen Stilbenen, die verschiedenen Fragestellungen dienten, am Anfang gestanden haben. So läßt sich z. B. bei weiblichen Tieren bestimmter Mäusestämme durch ergänzende Behandlung mit Östradiol oder östrogenen Stilbenen die Brustkrebsentwicklung

Tabelle 30. Carcinogene Wirkung von 4-Dimethylaminostilben

Tierart	Stamm	Geschlecht	Dosis und Applikationsweise des Stilbenderivates	Latenzzeit bzw. Versuchsdauer	Tumorhäufigkeit und Tumortyp	Anzahl der Versuchstiere	Autor
Ratte	Albino	—	s.c. 8mal 5 mg gelöst in Arachisöl in wöchentlichen Abständen	Latenzzeit 212 bis 508 Tage	Sarkome, Lungenadenome und Cholangiome, Gehörgangscarcinom	12	HADDOW et al. [2]
Ratte	Albino	—	per os 0,5 mg pro Tier und Tag 2 Monate lang, 0,25 mg pro Tier und Tag 4 Monate lang	Latenzzeit 224 bis 424 Tage	Gehörgangscarcinome Lungenadenome, Cholangiome, Mammaadenome	12	HADDOW et al. [2]
Ratte	Albino	♂	s.c. 6mal 5 mg gelöst in Arachisöl in 2- bis 4wöchigen Abständen	Latenzzeit 214 bis 502 Tage	Fibrosarkome, Lymphosarkome, Cholangiome Gehörgangscarcinome	24	
Ratte	Albino	♀	s.c. 6mal 5 mg gelöst in Arachisöl in 2- bis 4wöchigen Abständen	Latenzzeit 336 bis 480 Tage	Sarkome, Cholangiome, Mammaadenome (bis 7 Tumoren pro Tier) Gehörgangscarcinome		
Ratte	Albino	♂	i.p. 26 mg gelöst in Arachisöl auf 5 Einzeldosen verteilt in 2wöchigen Abständen	Gesamtversuchsdauer 659 Tage	3 Cholangiome, 1 Hepatom 4 Hypernephrome, 1 Thyreoidadenom, 5 Lungenadenome und -carcinome, 1 chromophobes Talgdrüsenadenom, 1 Magencarcinom 1 Plattenepithelcarcinom des Intestinums, 3 Hautepitheliome, Fibrome und Papillome, 1 Pankreascarcinom	20	ELSON [3]
Ratte	Albino	♂ + ♀	per os 0,2 mg pro Tag und Tier gelöst in Sonnenblumenöl 8 Wochen lang, danach 0,3 mg pro Tag und Tier gelöst in Sonnenblumenöl bis zur Gesamtdosis von 100 mg pro Tier	mittlere Latenzzeit 359 Tage	18/23 Plattenepithelcarcinome des äußeren Gehörganges	23	SCHRAMM [13]

Ratte	Wistar II	♂+♀	per os 0,6 mg pro Tag und Tier, 200 Tage lang in der Diät, Gesamtdosis: 110 ± 26 mg		12/12 Gehörgangscarcinome	12	SCHMÄHL u. MECKE [4]
Ratte	Wistar II	♂+♀	per os 0,2 mg pro Tag und Tier, 300 Tage lang in der Diät, Gesamtdosis: 61 ± 9,4 mg	Latenzzeit etwa 1 Jahr	11/11 Gehörgangscarcinome	11	SCHMÄHL u. MECKE [4]
Ratte	BD II	—	per os (in Brot eingebacken) 1 mg/kg Körpergewicht täglich bis zum Erscheinen von Tumoren, mittlere Gesamtdosis: 375 ± 75 mg		30/38 Gehörgangscarcinome	38	SCHMÄHL [5]
Ratte	BD II	—	per os (in Brot eingebacken) 2 mg/kg Körpergewicht bzw. normale Grunddiät ohne Carcinogen, wöchentlich abwechselnd, mittlere Gesamtdosis: 348 ± 70 mg		26/32 Gehörgangscarcinome 2/32 Mammacarcinome	32	SCHMÄHL [5]
Maus	—	♂+♀	s.c. 11 mal 1 mg gelöst in Arachisöl in Abständen von 1 bis 3 Wochen injiziert	etwa 20 Monate	2 Sarkome von 48 behandelten Tieren	48	HADDOW et al. [2]

fördern. Häufige Gravididäten, mit denen eine wiederholte starke hormonale Stimulation verbunden ist, unterstützen die Brustkrebsentwicklung ebenfalls.

Cancerisierung durch ein Hormon allein wurde zuerst beim Goldhamster beschrieben. So können bei männlichen Tieren durch laufende Applikation hoher Dosen weiblichen Geschlechtshormons oder von Stilböstrol in hohem Prozentsatz Nierencarcinome erzeugt werden.

DODDS [1] prüfte verschiedene synthetisierte Östrogene auf eine evtl. vorhandene carcinogene Wirkung. Dabei beobachtete er, daß α-Äthyl-β-sec-Butylstilben schwach carcinogen wirkte, als er die Rückenhaut von Mäusen mit 0,3%iger Lösung dieses Östrogens in Aceton behandelte.

In einer sehr umfangreichen Arbeit beschrieben HADDOW et al. [2] die Gruppe der Aminostilbene als carcinogene Substanzen. Sie waren ausgegangen von der cytostatischen Wirkung einiger Stilbene und der bekannten Tatsache, daß verschiedene Substanzen sowohl cytostatische als auch carcinogene Eigenschaften besitzen.

In den an diese Entdeckung sich anschließenden Arbeiten, deren Zahl jedoch im Vergleich zur Literatur über andere chemische Carcinogene sehr gering ist, wurde das 4-Dimethylaminostilben schließlich zum Prototyp dieser Substanzgruppe.

Chemische und physikalische Eigenschaften

Formel:

$C_6H_5-CH=CH-C_6H_4-N(CH_3)_2$

4- Dimethylaminostilben

Aussehen: weiße Kristalle.

Festpunkt: 149 °C.

Löslichkeit: W., A., Petroläther nl.; A., Ak., Bzl. sll.

BEILSTEIN-Zitat: 12, 1332; II, 782.

a) Tierarten

Wie Versuche verschiedener Autoren gezeigt haben und wie auch aus Tab. 30 hervorgeht, eignet sich für

Cancerisierungsversuche, insbesondere mit 4-Dimethylaminostilben, nur die Ratte. Lediglich HADDOW et al. [2] gelang es, bei Mäusen, denen in Öl gelöstes Dimethylaminostilben mehrfach s.c. injiziert worden war, nach sehr langen Latenzzeiten unter 50 behandelten Tieren in 2 Fällen lokale Sarkome zu induzieren.

b) Tumortypen

Als der für Dimethylaminostilben charakteristische Tumortyp sind die von den Talgdrüsen des äußeren Gehörganges ausgehenden Tumoren anzusehen (Abb. 42 u. 43). Sie treten vor allem in solchen Versuchen z. T. ausschließlich auf, in denen den Tieren das Carcinogen per os appliziert wird.

c) Applikationsweisen und Dosierung

Bei Anwendung anderer Applikationsweisen entstehen zwar ebenfalls solche Geschwülste, doch wurden von HADDOW et al. [2] und ELSON [3] auch zahlreiche andersartige Tumoren als Folge der Applikation von 4-Dimethylaminostilben beschrieben. Bei diesen handelt es sich vorwiegend um Cholangiome, Mammatumoren und um lokale Sarkome am Injektionsort.

Die perorale Applikation von 4-Dimethylaminostilben führt mit großer Wahrscheinlichkeit zum Entstehen von Tumoren des Gehörganges. Dosierungen von 0,2 bis 0,3 mg pro Tag und Ratte haben sich dabei als günstig erwiesen. Werden dagegen Tagesdosen verabreicht, die 0,4 bis 0,5 mg übersteigen, so können infolge toxischer Wirkung des Carcinogens beträchtliche Tierverluste auftreten. Gesamtdosen von 50 bis 60 mg pro Tier reichen bereits aus, um nach peroraler Applikation zur Entstehung von Tumoren zu führen, wie das aus Tab. 30 hervorgeht. Verschiedentlich wurden auch Dosierungen angewandt, die ein Mehrfaches dieser Menge betragen.

Man kann das Carcinogen sowohl in Öl gelöst mittels Schlundsonde applizieren oder die Lösung mit einer halbsynthetischen, breiförmigen Diät vermengen bzw. in Brot einbacken und so verfüttern.

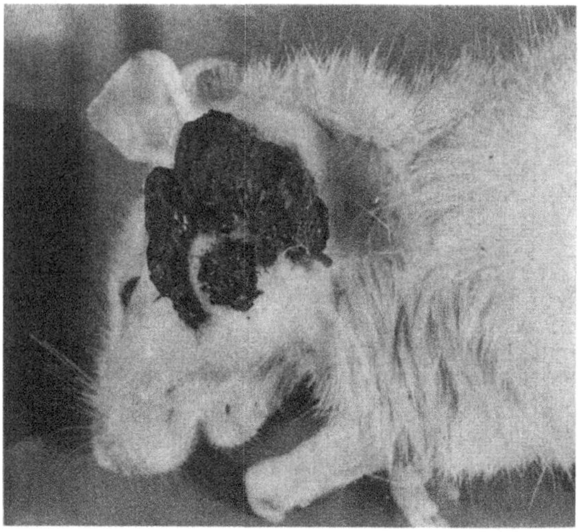

Abb. 42. Plattenepithelcarcinom des äußeren Gehörganges einer Ratte nach Fütterung von 4-Dimethylaminostilben; Tagesdosis: 2 mg/kg; Gesamtdosis: 490 mg/kg (Original nach DRUCKREY)

d) Latenzzeiten

Als mittlere Latenzzeit bis zum Entstehen von Tumoren gilt in Fütterungsversuchen mit 4-Dimethylaminostilben etwa ein Jahr, wenngleich in Einzelfällen Gehörgangstumoren schon nach 200 Tagen erscheinen. Die Latenzzeiten können sich aber auch über mehr als 400 Tage erstrecken.

e) Gehörgangstumoren

An dieser Stelle sei auf die ausführliche Beschreibung dieses Tumortyps im Kap. 21 verwiesen. Die durch Stilbene induzierten Geschwülste des Gehörganges (Abb. 42) stimmen morphologisch und histologisch mit den durch carcinogene Aminofluorene induzierten völlig überein.

Das typische histologische Bild dieser Tumoren veranschaulicht Abb. 43. SCHMÄHL und MECKE [6] beschreiben in ihrer Arbeit die mittels Stilben bei Ratten induzierten Tumoren als Plattenepithelcarcinome, die vom Gehörgang ausgehen und sich durch teilweise Verhornungen auszeichnen. Entsprechend den von verschiedenen Autoren in Versuchen mit AAF beobachteten papillo-

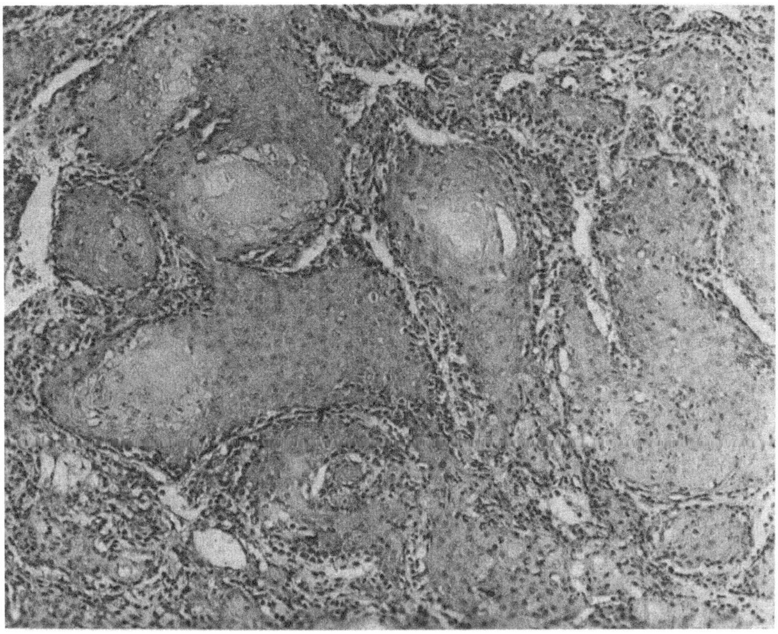

Abb. 43. Plattenepithelcarcinom im äußeren Gehörgang einer Ratte nach Fütterung von 3'-Chlor-4-dimethylaminostilben; Tagesdosis: 1 mg; Latenzzeit: 197 Tage

matösen Bildungen sahen SCHMÄHL und MECKE Bildungen gleicher Art in ihren Versuchen mit Stilbenen und diagnostizierten diese als Anfangsstadien neoplastischer Veränderungen.

f) Dosis-Wirkung-Beziehungen bei Stilbenen

Die Frage nach den Beziehungen zwischen Dosis und Wirkung bei Stilbenen konnte vor allem durch Arbeiten von SCHMÄHL und MECKE [4] geklärt werden. Dabei gingen die Autoren von Versuchsergebnissen aus, die DRUCKREY und KÜPFMÜLLER [7] mit dem carcinogenen Azofarbstoff 4-Dimethylaminoazobenzol erzielt hatten. Dabei waren sie zu der Feststellung gelangt, daß die bei chronischer Applikation zur Erzeugung von Tumoren erforderliche Gesamtdosis (D) auffallend konstant und weitestgehend unabhängig von der Tagesdosis (d) ist, ähnlich wie das schon von anderen Carcinogenen bekannt war (s. Kap. 17). SCHMÄHL und MECKE fanden in ihren Versuchen mit verschiedengroßen Stilben-Partialdosen, daß auch im Falle der Stilbene keine Erholung stattfindet, sondern daß sich alle Partialdosen in ihrer Wirkung verlustlos addieren. Mit diesen Ergebnissen bestätigten die Autoren die in Versuchen mit resorptiv wirkenden Azofarbstoffen gewonnenen Befunde, die besagen, daß die carcinogene Wirkung solcher Substanzen völlig irreversibel und eine Erholung nicht möglich ist.

Ergänzend zu diesen Befunden berichteten DRUCKREY et al. [8] über Versuche, in denen Ratten 4-Dimethylaminostilben in Tagesdosen zwischen 0,1 und 3,4 mg/kg Körpergewicht erhalten hatten. Die Autoren beobachteten bei fast allen Tieren vom äußeren Gehörgang ausgehende Plattenepithelcarcinome und konnten feststellen, daß in allen Versuchsgruppen die carcinogene Wirkung sich als Funktion der Summe aller Einzeldosen erwies. In Übereinstimmung mit Beobachtungen, die in Versuchen mit carcinogenen Azofarbstoffen erzielt worden waren, berichten DRUCKREY et al. auch im Falle des 4-Dimethylaminostilbens darüber, daß die zur Krebserzeugung erforderliche Gesamtdosis bei Anwendung kleiner Tagesdosen abnahm.

g) Beziehungen zwischen Struktur und Wirkung

Für die carcinogene Wirkung der Stilbene ist die Doppelbindung in der Brücke des Moleküls ebenso Voraussetzung wie bei den Azofarbstoffen. Werden an dieser Stelle Substituenten eingeführt oder Hydrierungen vorgenommen, so geht die carcinogene Wirkung verloren. Dasselbe geschieht beim Verkürzen bzw. Verlängern der Brücke auf 1 bzw. 3 C-Atome. Doch bleibt bei völligem Wegfall der Brücke die carcinogene Wirkung erhalten. Eine Substanz dieses Typs stellt z. B. das 4-Dimethylaminodiphenyl dar (s. Kap. 22).

Sowohl bei den Stilbenen als auch bei den Diphenylen ist analog zu den Verhältnissen bei Azofarbstoffen eine endständige Aminogruppe und deren Methylierung für die carcinogene Aktivität erforderlich. Im Falle einer Methylierung in 4'-Position erlischt die geschwulstauslösende Fähigkeit (HADDOW et al. [*2*]).

Die K-Region befindet sich nach PULLMANN [*9*] bei den Stilbenen im Bereich der —CH=CH-Brücke, die beide Benzolkerne miteinander verbindet.

Die cancerogenen Aminostilbene stehen hinsichtlich ihres Wirkungsmodus den Fluorenderivaten sehr nahe. Nach Verfütterung entstehen, wie bereits erwähnt, vor allem Tumoren im Gehörgang, aber auch in der Brustdrüse und in der Leber. Auch sind Sarkome nach s.c. Applikation beschrieben worden. Die Aminostilbene wirken demzufolge, je nach angewandter Applikationsweise, sowohl resorptiv als auch lokal.

Versuche von SCHMÄHL und MECKE [*4*] haben gezeigt, daß 4-Aminostilben wesentlich schwächer carcinogen wirkt als 4-Dimethylaminostilben. Dies wird deutlich durch die geringeren Tumorausbeuten und die bis zum Erscheinen von Tumoren erforderlichen längeren Latenzzeiten.

Bei Verfütterung von 4-Acetaminostilben sank der Anteil der Gehörgangstumoren stark ab, und es traten Lebercarcinome, Retothelsarkome und vor allem Fibroadenome der Mammae auf. Aus diesen Versuchen, deren Einzelheiten aus Tab. 31 zu ersehen sind, schlußfolgern SCHMÄHL und MECKE, daß

Tabelle 31. Carcinogene Wirksamkeit von p-Amino-stilben-Verbindungen nach chronischer Fütterung (nach SCHMÄHL u. MECKE [*4*])

Substanz	Tagesdosis [mg]	mittlere wirksame Gesamtdosis [mg]	Tumorausbeute	Lokalisation der Tumoren
4-Amino-stilben.	0,5	197 ± 42	6/17 = 35%	Gehörgang
4-Dimethyl-amino-stilben . .	0,6	110 ± 29	12/12 = 100%	Gehörgang
	0,2	61 ± 9,4	11/11 = 100%	Gehörgang
4-Acetamino-stilben	0,6	129 ± 17	8/12 = 66%	Gehörgang 3 Leber 1 Retothelsarkom 1 Mammaadenome 3

die Acetylierung der Aminogruppe die tumorinduzierende Wirkung auf die Brustdrüse richtet.

Diese Versuche zeigen, daß bei gleichem Grundmolekühl verschiedene funktionelle Gruppen den Ort der carcinogenen Wirkung beeinflussen können. Während z. B. 4-Amino- und 4-Dimethylaminostilben fast ausschließlich Gehörgangscarcinome induzieren, verursacht 4-Acetaminostilben Tumoren in verschiedenen Organen.

Die Bedeutung der prosthetischen Gruppe für die Richtung der carcinogenen Wirkung gleicher Grundmoleküle wurde auch durch Arbeiten von DRUCKREY et al. [*10*] deutlich. In Fütterungsversuchen an Ratten konnten die Autoren zeigen,

Tabelle 32. Erzeugung von Tumoren im Vormagen der Ratte durch Verfütterung von 4-Nitrostilben (nach DRUCKREY et al. [*10*])

Tierart	Dosis und Applikationsweise des Carcinogens	Latenzzeit bis zum Erscheinen des 1. Tumors [Tage]	Gesamtdosis bis zum Erscheinen des 1. Tumors [mg]	Tumorhäufigkeit
Ratte	Anfangsdosis: 0,01%, Endkonzentration: 0,04% in der Diät (in Form von Brot)	400	540	11/27 (Tiere, die mindestens 750 mg 4-Nitrostilben erhielten, entwickelten zu 100% Magentumoren)

daß Nitrostilben, neben wenigen Tumoren des Gehörganges, vor allem Tumoren im Vormagen der Versuchstiere erzeugt. Dabei konnten alle Übergänge von Papillomen bis zu Plattenepithelcarcinomen beobachtet werden. Nähere Einzelheiten über die carcinogene Wirkung des 4-Nitrostilbens sind in Tab. 32 enthalten.

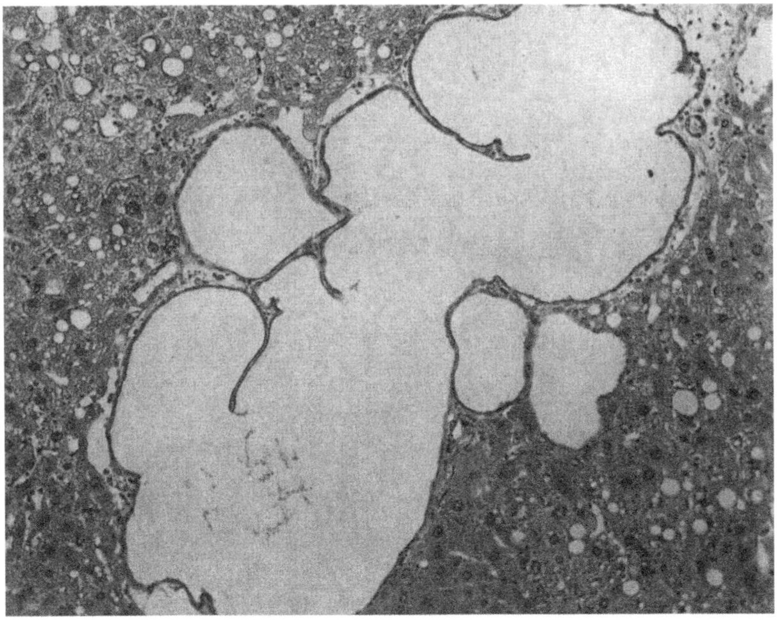

Abb. 44. Cystisch erweiterte Gallengänge einer Ratte nach Fütterung von 3′-Chlor-4-dimethylaminostilben; Tagesdosis: 0,25 mg; Latenzzeit: 295 Tage

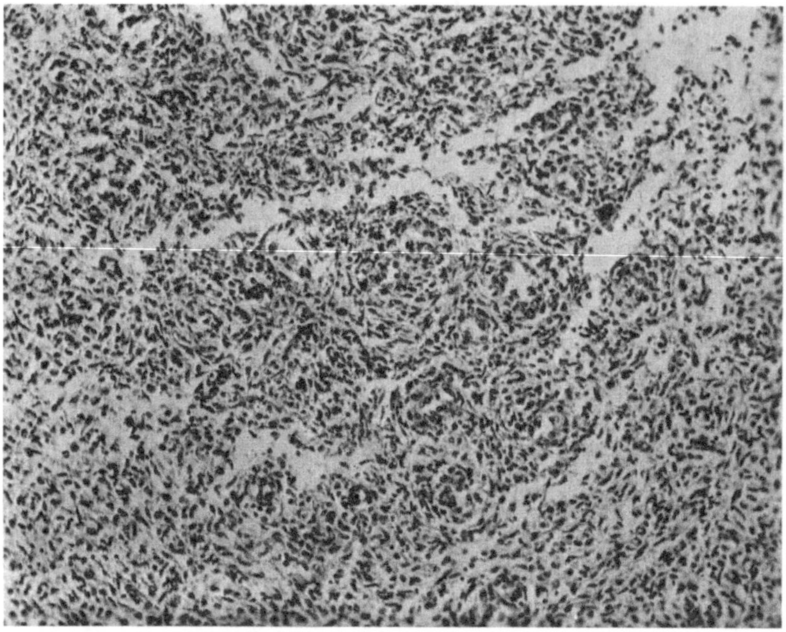

Abb. 45. Fibrosarkom der Niere einer Ratte nach Fütterung von 4′-Nitro-4-dimethylaminostilben; Tagesdosis: 0,25 mg; Latenzzeit: 494 Tage

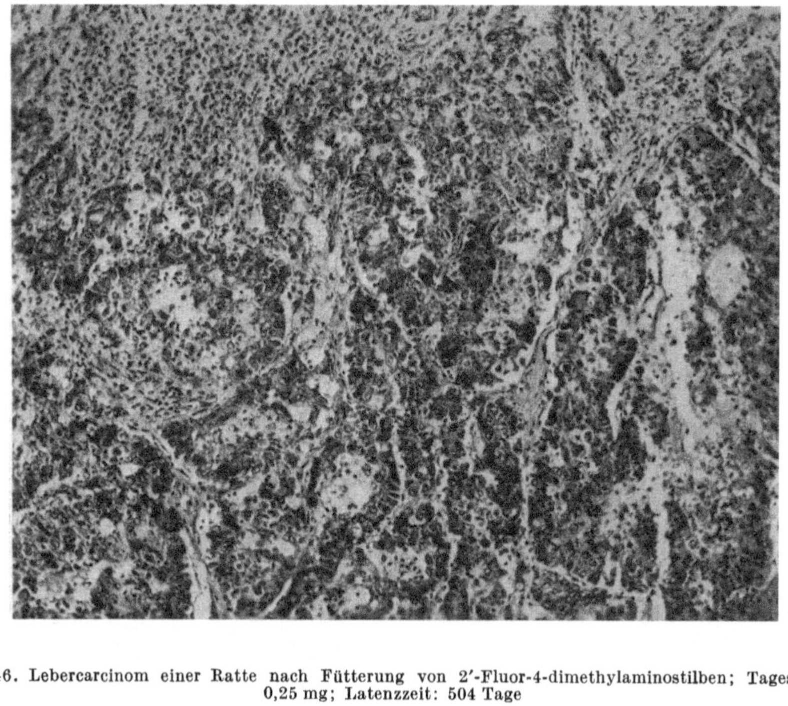

Abb. 46. Lebercarcinom einer Ratte nach Fütterung von 2′-Fluor-4-dimethylaminostilben; Tagesdosis: 0,25 mg; Latenzzeit: 504 Tage

Tabelle 33. Carcinogene Wirkung verschiedener Derivate des 4 Dimethylaminostilben (4-DMASt) (nach GRAFFI et al. [*11*])

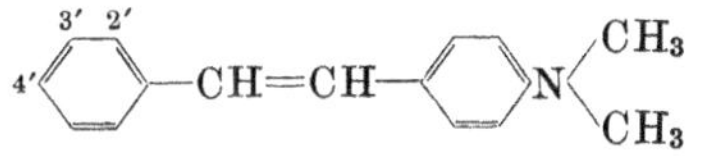

Derivat	Tierzahl (3 Monate) / Tumoren	Gehörgangs-tumoren	Latenzzeit der Gehörgangs-tumoren [Tage]	Andere Tumortypen[1]
4-DMASt (Grundkörper)	42/13 = 31%	11 = 26%	346	1 Ma (Fibroadenom) 1 Fibrom s.c.
2′Cl-	66/15 = 23%	8 = 12%	417	1 L 3 Ma (2 Ca) 1 Leuk 2 Sa
3′-Cl-	53/25 = 47%	15 = 28%	292	3 L 4 Ma (Ca) 1 Leuk 1 Fibrom 1 Haut-Ca
4′-Cl-	51/10 = 21%	6 = 12%	416	1 Ma (Ad) 1 Parotis (Ca) 1 Ovar (Ca) 1 Leukose (Thymus)
2′-F-	61/21 = 34%	8 = 13%	324	6 L (Ca + Ad) 6 Ma (Ca) 1 NN (Ad)
4′-F-	42/17 = 40%	15 = 36%	294	2 Leuk
2′-Methyl-	60/3 = 5%	0 = 0%	>500	2 Leuk 1 Ovar (Cystad)
3′-Methyl-	65/10 = 15%	3 = 5%	373	1 L (Ad) 2 Ma (Ca) 2 Leuk 1 Sa (Leber) 1 Sa Mediastinum
4′-Methyl-	46/3 = 6%	1 = 2%	>203	1 Ma (Ad) 1 Leuk
4′-Nitro-	66/2 = 3%	1 = 1,5%	>454	1 Sa (Niere)
	552/119 = 21%	68 = 12%	361	51 = 9%

[1] Ma = Mamma; L = Leber; NN = Nebenniere; Leuk = Leukämie; Ad = Adenom; Sa = Sarkom; Ca = Carcinom

Weitere Untersuchungsergebnisse zur Frage der Beziehungen zwischen Struktur und carcinogener Wirkung bei Stilbenen sind von GRAFFI et al. [*11*] veröffentlicht worden. Die Substanzen wurden im chronischen Fütterungsversuch einer breiförmigen Diät[1] beigemischt. Die pro Tier verabreichten Tagesdosen betrugen 0,25 mg, d. h. etwa 1,5 mg/kg Körpergewicht. Die geschwulstauslösende Wirkung der verschiedenen Derivate ist in Tab. 33 wiedergegeben. Dabei wurden Gehörgangstumoren, die bei den meisten Derivaten den Haupt-

[1] Diese Diät setzte sich wie folgt zusammen: Zucker 40%, Weizenmehl 30%, Casein 20%, Weizenkleie 2%, Mohnöl 5%, Salzgemisch 3%.

anteil der Geschwülste bildeten, bzw. alle übrigen Geschwülste sowohl gemeinsam als auch gesondert bewertet. Man erkennt aus dieser Tabelle, daß vor allem bestimmte Fluor- und Chlorderivate eine beträchtliche carcinogene Wirkung besitzen, die z. T. diejenige des Grundkörpers (DMASt) noch übertrifft. Neben Gehörgangstumoren traten bei bestimmten Derivaten, z. B. dem 3'-Methyl- und 3'-Cl-Abkömmling, noch reichlich andersartige Tumoren, speziell der Mamma und Leber, sowie einzelne Leukämien auf (Abb. 44 bis 46).

Die erzielten Befunde sprechen dafür, daß, ähnlich den bei Azofarbstoffen bestehenden Verhältnissen, auch bei Stilbenen durch Substitutionen im zweiten Sechserring charakteristische Änderungen der carcinogenen Wirkung auftreten. Dies betrifft sowohl die Veränderungen der Position als auch die des Substituenten. GRAFFI et al. betonen auf Grund ihrer Befunde, daß in mehrfacher Hinsicht Parallelen zu Ergebnissen von MILLER und MILLER [12] gefunden werden konnten, die diese Autoren mit homologen Derivaten des 4-Dimethylaminoazobenzols bei Ratten erzielten. Doch wurden auch Unterschiede im Verhalten entsprechender Stilbenderivate beobachtet.

Literatur

[1] DODDS, E. C.: Brit. Med. Bull. **4**, 378 (1946/47).
[2] HADDOW, A., R. J. C. HARRIS, G. A. R. KOH and E. M. F. ROE: Phil. Trans. Roy. Soc. London, S. B. **241**, 147 (1948).
[3] ELSON, L. A.: Brit. J. Cancer **6**, 392 (1952).
[4] SCHMÄHL, D., u. R. MECKE: Z. Krebsforsch. **61**, 230 (1956).
[5] SCHMÄHL, D.: Naturwiss. **46**, 432 (1959).
[6] SCHMÄHL, D., u. R. MECKE: Z. Krebsforsch. **61**, 230 (1956).
[7] DRUCKREY, H., u. K. KÜPFMÜLLER: Z. Naturforsch. **3b**, 254 (1948).
[8] DURCKREY, H., D. SCHMÄHL u. W. DISCHLER: Z. Krebsforsch. **65**, 272 (1963).
[9] PULLMANN, A.: C. R.. Séances Soc. Biol. **226**, 486 (1948).
[10] DURCKREY, H., D. SCHMÄHL u. R. MECKE: Naturwiss. **42**, 128 (1955).
[11] GRAFFI, A., J. GIMMY u. F. SCHNEIDERS: Acta biol. med. german. **9**, 67 (1962).
[12] MILLER, J. A., and E. C. MILLER: Adv. Cancer Res. **1**, 339 (1953).
[13] SCHRAMM, T.: Acta biol. med. german. **6**, 428 (1961).

XXIV. Azoverbindungen

Neben den Arbeiten über carcinogene Kohlenwasserstoffe zählen Untersuchungen mit Azofarbstoffen zu den ältesten der experimentellen Krebsforschung. Schon im Jahre 1906 beschrieb FISCHER-WASELS [1] atypische Wucherungen, die er am Kaninchenohr durch mehrmalige s.c. Injektionen des in Öl gelösten Farbstoffes „Scharlachrot" induziert hatte. Die histologischen Strukturen dieser Geschwülste glichen nach Angaben FISCHER-WASELS völlig denjenigen, wie sie bei Plattenepithelcarcinomen der menschlichen Haut vorkommen. Nach s.c. Injektion des gelösten Farbstoffes sah der Autor vom Alveolarepithel ausgehende Lungentumoren bei Hunden. Erst im Jahre 1924 folgten weitere Daten zu dieser Frage, als SCHMIDT [2] Ablagerung und Umsatz verschiedener Öle und Fette im Organismus untersuchte und diese mit Sudan bzw.

Scharlachrot anfärbte. Nach lang andauernder Farbstoffapplikation beschrieb der Autor bei Mäusen Wucherungen der sezernierenden Epithelien. Diese Veränderungen charakterisierte SCHMIDT mit folgenden Worten: „An die Spitze dieser Neubildungen stelle ich den höchsten Grad dieser Gewebsneubildung, ein richtiges, knotiges Leberadenom, welches sich bei einer Maus entwickelte, die 13 Monate hindurch täglich mit Kephalin-Olivenöl-Scharlachrot gefüttert wurde."

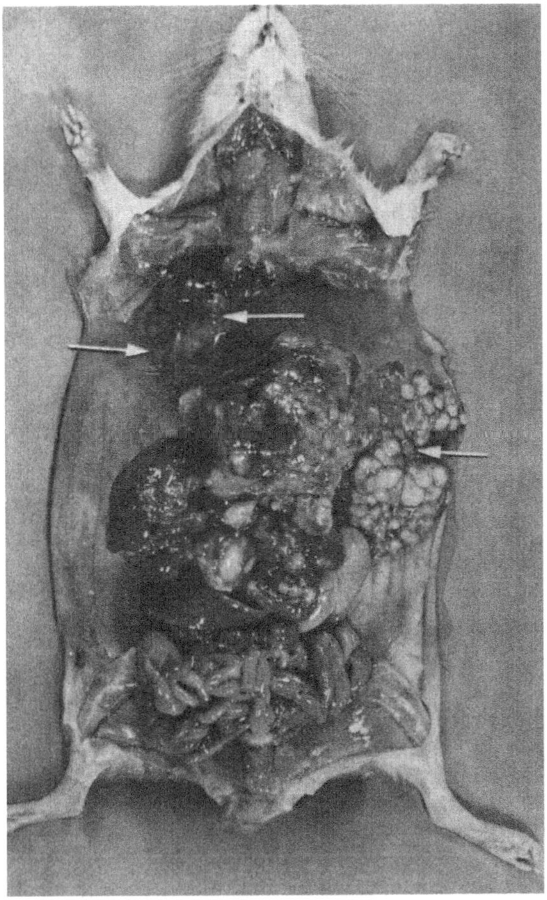

Abb. 47. Ratte mit Lebertumoren und Lungenmetastasen nach Fütterung von 4-Dimethylaminoazobenzol; Carcinogendosis: 1000 mg; Tagesdosis: 7 mg; Latenzzeit: 12 Monate (Original nach DRUCKREY)

Den sicheren Beweis dafür, daß Lebertumoren durch einen Azofarbstoff erzeugt werden können, erbrachten YOSHIDA [*3*] und SASAKI und YOSHIDA [*4*], als sie Ratten mit Reisdiät fütterten, der sie o-Aminoazotoluol (= 2',3-Dimethyl-4-aminoazobenzol) zusetzten. Die Autoren fanden bei allen Ratten, die länger als 255 Tage lebten, Hepatome und Cholangiome. Nach dieser Entdeckung wurden eine ganze Anzahl verwandter Substanzen auf ihre carcinogene Wirkung getestet (COOK et al. [*5*], KINSOSITA [*6* u. *7*] und HARTWELL [*8*]). KINSOSITA [*9*] war auch der erste, der darüber berichtete, daß 4-Dimethylaminoazobenzol in viel stärkerem Maße carcinogen wirkt als o-Aminoazotoluol. Auf Grund dieser Entdeckung sind in späteren Versuchen vor allem dieser Farbstoff und seine Derivate zur Erzeugung von Leberkrebs (Abb. 47) benutzt worden. In umfangreichen Versuchen, die MILLER und BAUMANN [*10*] durchführten, fanden sie bei 4 von 11 getesteten Derivaten des p-Dimethylaminoazobenzols carcinogene Eigenschaften. Dabei erwies sich als wirksamste Verbindung das 3'-Methyl-4-dimethylaminoazobenzol, auch Methylbuttergelb genannt. Es konnte danach auch von GIESE et al. [*11*] bestätigt werden, daß dieses Derivat am stärksten hepatocarcinogen wirkt. Im Jahre 1949 schließlich wiesen KIRBY und PEACOCK [*12*] nach, daß der zum Färben von Margarine benutzte Azofarbstoff „Sudan I" nach parenteraler Applikation bei Mäusen Hepatome erzeugt. Im Unterschied zur Wirkungsweise und zur Wirkungsbreite carcinogener Fluorene wurden mittels Buttergelb Tumoren in der Regel fast nur in der Leber, und zwar vor allem bei der Ratte, induziert (Abb. 47).

Lokale Tumoren treten im allgemeinen nicht auf, Geschwülste in anderen Organen sind äußerst selten. Das 4-Dimethylaminoazobenzol gilt deshalb als spezifisches Hepatocarcinogen. Über Lebertumoren bei Mäusen nach Verfütterung von 4-Dimethylaminoazobenzol berichteten nur wenige Autoren: KINSOSITA [6], LAW [13], ANDERVONT und EDWARDS [14], ANDERVONT et al. [15] und KIRBY [16]. Diese Autoren betonen übereinstimmend, daß die Leber der Maus gegenüber der Einwirkung dieses Carcinogens sehr viel widerstandsfähiger ist und Hepatome nur nach sehr langen Latenzzeiten entstehen. Beim Goldhamster konnte ebenfalls eine schwache carcinogene Wirkung des Buttergelbfarbstoffes festgestellt werden. Versuche mit anderen Tierarten, wie z. B. Eichhörnchen, Hühnern, Hamstern und Meerschweinchen, verliefen bisher ergebnislos.

In den Jahren seit der Entdeckung seiner carcinogenen Eigenschaften sind mit 4-Dimethylaminoazobenzol und verschiedenen Derivaten in zahlreichen Instituten sehr viele Versuche durchgeführt worden.

Besonders hervorzuheben ist auch die große Anzahl biochemischer Untersuchungen an Hepatomen, die durch Azofarbstoffe induziert wurden. Die Möglichkeiten, dieses Tumorgewebe mit entsprechendem Gewebe normaler Lebern zu vergleichen, sind bei kaum einem anderen Geschwulstgewebe gleichermaßen günstig. Aus diesem Grunde wurden buttergelbinduzierte Tumoren auch für vergleichende elektronenoptische Untersuchungen morphologischer Unterschiede zwischen Tumor- und Normalgewebe herangezogen.

A. p-Dimethylaminoazobenzol [N,N-Dimethyl-p-(phenylazo)-anilin]

a) Tierarten

Die in Tab. **34** vereinigten Werte repräsentieren nur einen Teil jener zahlreichen Versuche, die mit Buttergelb durchgeführt worden sind. Vergleicht man lediglich ihren Umfang mit dem der Tab. **35**, die jene positiven Befunde enthält, die an verschiedenen Species erzielt wurden, so charakterisiert dies bereits die Ratte als die am besten geeignete Tierart für solche Versuche.

Cancerisierungsversuche mit 4-Dimethylaminoazobenzol am Meerschweinchen, Kaninchen und Goldhamster verliefen bisher ohne positives Ergebnis. Die wenigen erfolgreichen Versuche an Mäusen, mit allerdings sehr geringen Tumorquoten, denen weit mehr Versuche gegenüberstehen, in denen keine Geschwülste beobachtet wurden, ändern nichts an der Tatsache, daß für Cancerisierungsversuche mit Buttergelb praktisch nur die Ratte geeignet ist.

b) Applikationsweise und Dosierung

Bei kaum einem anderen Carcinogen und dessen Derivaten sind von den meisten Autoren so einheitliche Einzeldosen angewandt worden, wie in den Versuchen mit Buttergelb. Ein Gehalt von 0,06% Carcinogen in der Diät ist als die Standardmethode anzusehen und kann auch auf Grund eigener Erfahrungen empfohlen werden. Das Carcinogen wird zweckmäßigerweise entweder in Öl gelöst mit breiförmiger oder fester Diät (z. B. Reis) vermischt oder in Brot eingebacken. Unter Berücksichtigung der täglich aufgenommenen Nahrungsmenge ergibt sich bei Anwendung der oben genannten Konzentration eine Tagesdosis von etwa 3 bis 5 mg pro Ratte. Höhere Dosierungen wirken toxisch, niedrigere verzögern die Cancerisierung. Zwecks Berechnung der tatsächlich aufgenommenen Carcinogenmenge kann man z. B. die Futterreste zurückwiegen. Genauer ist es jedoch, den in Öl gelösten Farbstoff mittels Schlundsonde zu applizieren. Dies kann mit wenig Hilfsmitteln ohne Anästhesie bequem von einer Person ausgeführt werden.

Beachtet werden muß, daß eine Tagesdosis von 5 mg nur als Richtmenge für solche Ratten anzusehen ist, deren Körpergewichte wenigstens 100, besser jedoch 120 g betragen. Auf Tiere um bzw. unter 100 g wirken derartige Dosen mitunter bereits toxisch, wenn sie chronisch appliziert werden. Die Verträglichkeit des Carcinogens kann an Hand der Körpergewichte beurteilt werden: Verzögerte Gewichtszunahmen im Verlauf der Buttergelbfütterung werden für gewöhnlich beobachtet, bei Stagnation ist besondere Aufmerksamkeit geboten, bei Gewichtsverlusten dagegen sollte sofort die Carcinogenzufuhr bis zur Erholung ausgesetzt werden, um Tierverluste, besonders zu Beginn der Versuche, zu vermeiden. Derartige Pausen beeinflussen das Versuchsergebnis kaum, da sich alle Partialdosen addieren. Die von den meisten Autoren angewandten Gesamtdosen schwanken, im Unterschied zu den sehr einheitlich gewählten Tagesdosen, in weiten Grenzen. Detaillierte Mengenangaben sind auch auf S. 196 zu finden. Es muß in Versuchen mit Buttergelb ferner stets beachtet werden, daß Diätfaktoren häufig sehr die carcinogene Wirkung beeinflussen können, was z. T. auch aus den Angaben in Tab. 36 ersichtlich ist. So beschleunigen z. B. sog. Mangeldiäten, als deren Hauptbestandteil häufig Reis gewählt wurde, die Carcinogenese und fördern hohe Tumorquoten. Dagegen hemmen verschiedene vollwertige Diäten und eine Vielzahl von Diätzusätzen die Wirkung des Buttergelbs, was dazu führen kann, daß unter bestimmten Bedingungen, trotz ausreichender Carcinogendosen, überhaupt keine Geschwülste induziert werden können.

Erwähnt sei an dieser Stelle, daß ausnahmsweise auch durch wöchentlich wiederholte i.p. Applikationen von je 0,5 ml 2,5%iger Buttergelblösung in Olivenöl bei etwa der Hälfte der behandelten Ratten Geschwülste induziert werden konnten. Andere Autoren erzielten jedoch mit derselben Methode unbefriedigende Ergebnisse. Hauttropfung, s.c. und i.m. Injektion haben sich dagegen als völlig ungeeignet erwiesen. In eigenen Untersuchungen traten bei einigen Tieren nach i.p. Injektion von Buttergelblösungen Leukämien auf (Graffi et al. [*44*]).

Im Unterschied zur Ratte sprechen die Haut und das s.c. Bindegewebe der Maus gelegentlich auf Behandlung mit Buttergelb an (Tab. 35). Auch in der Kombination mit Crotonöl waren Buttergelb sowie Methylbuttergelb auf die Haut unwirksam, woraus sich das Fehlen einer Initialwirkung bei direkter Applikation auf die Haut ergibt. Doch sind die damit erzielten Tumorquoten, ebenso wie die nach oraler Verabreichung beobachteten, so niedrig, daß die Maus für Versuche mit Buttergelb nicht verwendet werden sollte. Ratten reagierten bisher nicht auf Hauttropfung bzw. s.c. oder i.m. Applikation des Farbstoffes.

c) Latenzzeiten

Wie bereits erwähnt, beeinflussen die Höhe der Tages- und Gesamtdosen sowie die Art der Diätzusammensetzung das Ausmaß des Tumorbefalles. Diese Faktoren bestimmen aber auch in starkem Maße die Länge des Zeitraumes zwischen Behandlungsbeginn und der Geschwulstentstehung. In Versuchen mit Mangeldiäten und Tagesdosen um 5 mg können Tumoren bereits nach 3 bis 4 Monaten auftreten. Meist entstehen sie jedoch erst nach Stop der Carcinogenzufuhr, zwischen 6 und 10 Monaten, in manchen Versuchen und bei einzelnen Tieren auch nach länger als einem Jahr.

Tabelle 34. Carcinogene Wirkung von 4-Dimethylaminoazobenzol

Stamm	Geschlecht	Dosis und Applikationsweise des Carcinogens	Latenzzeit bzw. Versuchsdauer
White	♂ + ♀	per os 0,01 bis 0,06% in der Diät	162 Tage
White	♂ + ♀	i.p. wöchentliche Injektionen von je 0,5 bis 1 ml 2,5%iger Lösung in Olivenöl	279 Tage
—	♂ + ♀	per os 0,2 bis 0,6% im Futter	150 Tage
—	—	per os, Gesamtdosis des in der Diät verabreichten Carcinogens 500 bis 600 mg pro Tier	150 Tage
—		per os 0,06% in der Diät	Erscheinen der ersten Lebertumoren nach 90 Tagen
Stock	♂ + ♀	per os etwa 2 mg in der Diät pro Tag und Tier	Versuchsdauer 2 Jahre, erste Lebercarcinome nach 360 Tagen
—	—	per os 0,06% in Diät aus unpoliertem Reis	285 Tage
—	—	per os 0,06% in Standarddiät	206 Tage
—	—	per os 0,06% in proteinreicher Diät	296 Tage
—	—	per os 0,06% in kohlehydratreicher Diät	198 Tage
—	—	per os 0,06% in fettreicher Diät	165 Tage
—	—	per os 0,06% in Diät mit 1500 Einheiten Vitamin A	330 Tage
—	—	per os 0,06% in Diät mit 5900 Einheiten Vitamin A	270 Tage
—	—	per os 0,06% in Diät mit Vitamin A + B	204 Tage
—	—	per os 0,06% in Diät mit 100 Einheiten Carotin	293 Tage
—	—	per os 0,06% in Diät mit 10 Einheiten Vitamin D	273 Tage
—	—	per os 5 mg in der Diät pro Tag und Tier	140 Tage
—	—	per os 5 mg in der Diät pro Tag und Tier, zusätzlich 2,5 mg Anthranilsäure pro Tag und Tier	140 Tage
—	—	i.p. wöchentliche Injektionen von je 0,5 ml 2,5%iger Lösung in Olivenöl	200 Tage
—	—	i.p. wöchentliche Injektionen von je 0,5 ml 2,5%iger Lösung in Olivenöl, Diät aus poliertem Reis mit Zusatz von Rinderleber	200 Tage
—	—	i.p. wöchentliche Injektionen von je 0,5 ml 2,5%iger Lösung in Olivenöl, Diät aus poliertem Reis mit verschiede-Zusätzen	200 Tage

[N,N-Dimethyl-p-(phenylazo)-anilin] bei Ratten

Tumorhäufigkeit und Tumortyp	Sonstige pathologische Veränderungen und Besonderheiten	Autor
von 40 in Versuch genommenen Ratten 9 Lebertumoren	hohe Sterblichkeit bei Versuchsbeginn; Lebercirrhosen	NAKAHARA et al. [*106*]
von 57 Tieren 6 Überlebende nach 255 Tagen, 3 Lebertumoren	Lebercirrhosen	NAKAHARA et al. [*106*]
11 Hepatome von 50 in Versuch genommenen Ratten		NAKAHARA et al. [*106*]
119 Hepatome bei 229 Überlebenden nach 150 Versuchstagen	Lebercirrhosen nach 50 bis 60 Tagen	NAKAHARA et al. [*106*]
26 Hepatome von 38 in Versuch genommenen Tieren		SASAKI u. NAGAO [*107*]
12 Hepatome (Lebercarcinome und Leberadenome)	Von 83 Ratten verstarben innerhalb der ersten beiden Versuchsmonate 14 Tiere	BROCK et al. [*22*]
7 Hepatome von 10 Überlebenden nach 100 Tagen		ISHIWARA u. SAGA [*108*]
6 Hepatome von 6 Überlebenden nach 100 Tagen		
5 Hepatome von 6 Überlebenden nach 100 Tagen		
5 Hepatome von 6 Überlebenden nach 100 Tagen		
5 Hepatome von 6 Überlebenden nach 100 Tagen		
20 Hepatome von 30 Überlebenden nach 100 Tagen		
keine Lebertumoren bei 29 Überlebenden nach 100 Tagen		
6 Hepatome von 8 Überlebenden nach 100 Tagen		
6 Hepatome von 12 Überlebenden nach 100 Tagen		
5 Hepatome von 6 Überlebenden nach 100 Tagen		
5 Hepatome von 6 Überlebenden nach 140 Tagen	Tierzahl bei Versuchsbeginn: 25	MASAYAMA et al. [*109*]
11 Hepatome von 13 Überlebenden nach 140 Tagen	Tierzahl bei Versuchsbeginn: 25	
45 Hepatome von 70 in Versuch genommenen Ratten	22 Tiere mit Lebercirrhosen	MORI u. NAKAHARA [*110*]
keine Hepatome bei 70 in Versuch genommenen Ratten		
109 Hepatome von 193 in Versuch genommenen Ratten	74 Tiere mit Lebercirrhosen	

Tabelle 34

Stamm	Geschlecht	Dosis und Applikationsweise des Carcinogens	Latenzzeit bzw. Versuchsdauer
—	♂ + ♀	per os 0,02 bis 0,06% in der Diät	150 bis 162 Tage
—	♂ + ♀	per os 0,02 bis 0,06% in der Diät mit Zusätzen von Leber	150 bis 200 Tage
—	—	per os 0,06 bis 0,09% in der Diät	11 Monate
Albino	—	per os 0,06% in normaler Diät	Latenzzeit bis zum Erscheinen der ersten Tumoren 4 Monate, Versuchsdauer 6 Monate
White	—	per os 0,06 bis 0,12% in der Diät in Olivenöl gelöst	209 Tage
Sherman	♂ + ♀	per os 0,06% in der Diät	erste Tumoren nach 41 bis 60 Tagen; Versuchszeit 220 Tage
Wistar	♂ + ♀	per os 0,06% in der Diät mit verschiedenen Diätzusätzen	erste Tumoren nach 41 bis 60 Tagen; Versuchszeit 220 Tage
Evans	♂ + ♀	per os 0,06% in der Diät mit verschiedenen Diätzusätzen	erste Tumoren nach 76 bis 90 Tagen; Versuchszeit 220 Tage
Sprague-Dawley	♂ + ♀	per os 0,06% in der Diät	200 Tage
Osborn-Mendel	♂ + ♀	per os 0,06% in der Diät	500 Tage
		per os 0,06% in der Diät	500 Tage
Osborn-Mendel	♂	per os 0,06% in der Diät	16 Monate
Black-hooded	—	per os 0,06% in der Diät	236 Tage
—	—	per os 0,1 bis 30 mg pro Tag und Tier in Brot eingebacken	erste Tumoren nach 60 Tagen; Versuchsdauer 100 Tage
—	—	per os 0,06% in der Diät, 120 Tage lang	6 Monate
Sprague Dawley	—	per os 0,06% in der Diät, Zusatz von Maisöl zum Futter	6 Monate
	—	per os 0,06% in der Diät, Zusatz von hydriertem Kokosnußöl zur Diät	6 Monate
Sprague-Dawley	—	per os 0,06% in der Diät mit verschiedenen Fettzusätzen	6 Monate
—	—	per os 0,06% in der Diät (verschiedene Diätformen)	5 Monate

(Fortsetzung)

Tumorhäufigkeit und Tumortyp	Sonstige pathologische Veränderungen und Besonderheiten	Autor
134 Tiere mit Leberkrebs von 232 Überlebenden nach 150 bis 162 Tagen	1 Tier mit Lungenmetastasen	NAKAHARA u. MORI [*111*]
keine Tumoren bei 36 Überlebenden nach 150 bis 200 Tagen	—	
43 Hepatome von 100 in Versuch genommenen Tieren	hohe Sterblichkeit bei Versuchsbeginn	ORR [*30*]
Lebertumoren nach 4 Monaten	—	MILLER et al. [*57*]
12 Hepatome von 23 in Versuch genommenen Ratten	9/12 Hepatomen mit Metastasen	POLETTINI [*112*]
95 Hepatome von 146 in Versuch genommenen Ratten	zahlreiche Tiere vor Erscheinen der Tumoren getötet	SUGIURA u. RHOADS [*33*]
88 Hepatome von 144 in Versuch genommenen Ratten		
55 Hepatome von 132 in Versuch genommenen Ratten		
12 Tiere mit Hepatomen und Cholangiomen von 20 Überlebenden nach 60 Tagen	etwa 50% der Tiere während der ersten 60 Versuchstage gestorben	COHEN et al. [*113*]
84 Carcinome und Hepatome der Leber von 87 Überlebenden nach 120 Tagen	4 Todesfälle während der ersten 4 Versuchsmonate	WHITE u. EDWARDS [*34*]
48 Carcinome und Hepatome der Leber von 80 Überlebenden nach 120 Tagen		
48 Carcinome der Leber von 80 Tieren	—	WHITE u. EDWARDS [*34*]
19 maligne Lebertumoren von 22 Überlebenden	22 Überlebende von 60 in Versuch genommenen Tieren nach 140 Tagen	DICKENS u. WEIL-MALHERBE [*122*]
Angaben über Tumorhäufigkeit siehe Tab. 38, S. 196	—	DRUCKREY [*123*]
16 Lebertumoren von 29 Überlebenden nach 4 Monaten	nur 1 Todesfall während der ersten 4 Versuchsmonate	MINER et al. [*56*]
15 Lebertumoren von 26 Überlebenden	Überlebensrate nach 4 Monaten: 26/30	MILLER et al. [*124*]
1 Lebertumor von 85 Überlebenden	Überlebensrate nach 4 Monaten: 85/90	
99 Lebertumoren von 211 Überlebenden	Überlebensrate nach 4 Monaten: 211/227	MILLER et al. [*124*]
19 Lebertumoren (Hepatome, Cystadenome, Cholangiome) von 50 in Versuch genommenen Tieren		OPIE [*29*]

Tabelle 34

Stamm	Geschlecht	Dosis und Applikationsweise des Carcinogens	Latenzzeit bzw. Versuchsdauer
Sprague-Dawley	—	per os 0,06% in der Diät	200 Tage
Albino	—	per os 0,045 bis 0,06% in der Diät, $2^1/_2$ bis $3^1/_2$ Monate lang	$5^1/_2$ Monate
Sprague-Dawley	♂ + ♀	per os 0,06% in der Diät (verschiedene Diätformen)	6 Monate
Albino	—	per os 0,06% in der Diät, 4 Monate lang	6 Monate
Albino	—	per os 0,006% in der Diät, 8 Monate lang	10 Monate
Sherman	—	per os 4,8 mg im Futter pro Tag und Tier	280 Tage
Sprague-Dawley	♂	per os 0,06% in der Diät für 4 Monate (verschiedene Diäten)	6 Monate
		per os 0,06% in der Diät für 4 Monate (verschiedene Diäten)	6 Monate
Sprague-Dawley	♂	per os 0,06% in der Diät (verschiedene Diäten)	22 Wochen
Wistar	—	per os 0,6 bis 0,9 mg in der Diät pro Tag und Tier in Baumwollsamenöl (verschiedene Diäten)	72 bis 222 Tage
Albino	♂ + ♀	per os 0,06 % in Arachisöl	Versuchsdauer maximal 400 Tage
Albino	—	per os 0,015% in der Diät	15 Monate
Sprague-Dawley	♂	per os 0,06% in der Diät, 25 Wochen lang	25 Wochen
		per os 0,06% in der Diät mit verschiedenen Zusätzen an Riboflavin	19 Wochen
		per os 0,06% in der Diät, 25 Wochen lang, Zusatz von 0,03% D, L-Methionin	25 Wochen
		per os 0,06% in der Diät, 25 Wochen lang, Zusatz von 0,5% L-Cystin	25 Wochen
		per os 0,06% in der Diät, Zusatz von Detergentien	19 Wochen
		per os 0,06% in der Diät, Zusatz von Riboflavin	19 Wochen
		per os 0,06% in der Diät, fettarme Diät	19 Wochen
		per os 0,06% in der Diät, Zusätze von Hühnerei-Eiweiß	19 Wochen
		per os 0,06% in der Diät, Zusatz von hydriertem Kokosnußöl	19 Wochen
		per os 0,06% in der Diät, Zusatz größerer Mengen Maisöl	19 Wochen

(Fortsetzung)

Tumorhäufigkeit und Tumortyp	Sonstige pathologische Veränderungen und Besonderheiten	Autor
17 maligne Lebertumoren von 28 in Versuch genommenen Ratten	—	COHEN [*125*]
28 Lebertumoren bei 69 Überlebenden	Überlebensrate nach $2^1/_2$ bis $3^1/_2$ Monaten: 69/83	GIESE et al. [*11*]
61 Lebertumoren bei 88 Überlebenden nach 6 Monaten	—	MILLER u. BAUMANN [*10*]
8 Lebertumoren von 10 in Versuch genommenen Tieren		MILLER u. BAUMANN [*10*]
keine Tumoren	Überlebensrate nach 10 Monaten: 8/10	MILLER u. BAUMANN [*10*]
34/34 Lebertumoren, z. T. mit Metastasen	—	SUGIURA et al. [*100*]
73 Hepatome von 150 in Versuch genommenen Tieren	69 Überlebende nach 6 Monaten	KLINE et al. [*78*]
51 Hepatome von 90 in Versuch genommenen Tieren	21 tumorfreie Tiere nach 6 Monaten	KLINE et al. [*78*]
9 Hepatome bei 15 Tieren	—	MILLER u. BAUMANN [*126*]
579 Adenocarcinome und maligne Hepatome von 943 in Versuch genommenen Tieren	—	HARRIS [*74*]
80 bis 100% Lebertumoren	—	HOCH-LIGETI [*115*]
17 Hepatome und 1 Sarkom von 28 in Versuch genommenen Tieren	—	JAFFÉ [*96*]
75% der Tiere mit Hepatomen	—	MILLER et al. [*84*]
50 bis 100% der Tiere mit Hepatomen	—	MILLER et al. [*84*]
50% der Tiere mit Hepatomen	—	MILLER et al. [*84*]
13% der Tiere mit Hepatomen	—	MILLER et al. [*84*]
keine Tumoren	—	MILLER et al. [*84*]
keine Tumoren	—	MILLER et al. [*84*]
20% der Tiere mit Hepatomen	—	MILLER et al. [*84*]
14% der Tiere mit Hepatomen	—	MILLER et al. [*84*]
8% der Tiere mit Hepatomen	—	MILLER et al. [*84*]
90 bis 100% der Tiere mit Hepatomen	—	MILLER et al. [*84*]

Tabelle 34

Stamm	Geschlecht	Dosis und Applikationsweise des Carcinogens	Latenzzeit bzw. Versuchsdauer
Sprague Dawley		per os 0,06% in der Diät, Zusatz von Reisschrotextrakt	19 Wochen
Sprague Dawley		per os 0,06% in der Diät, 4 Monate lang, verschiedene Protein- und Fettgehalte der Diäten	6 Monate
Sprague Dawley		per os 0,06% in der Diät, 4 Monate lang, brauner Reis und Hefe als Diät	6 Monate
—	—	per os 0,06% in der Diät, 19 oder 20 Wochen lang, 12 bis 36% Casein in der Diät	20 Wochen
—	—	per os 0,06% in der Diät, 17 Wochen lang, 1 bis 20 mg Riboflavin pro kg Diät	17 Wochen
—	—	per os 0,06% in der Diät, 19 oder 20 Wochen lang, 12% Casein + 3,6 oder 7,2 g Methionin pro kg Diät	20 Wochen
Wistar	♂ + ♀	per os 0,06% in der Diät	20 Wochen
Wistar	♂ + ♀	per os 0,06% in der Diät, zusätzlich 10 ml Milch pro Ratte und Tag	20 Monate
—	—	Implantation von 20 mg schweren „pellets" in die Milz und per os 0,6 g/kg Diät	461 Tage
—	—	20 mg schwere „pellets" in die Milz implantiert	461 Tage
White u. Piebald	—	per os 0,06% in der Diät	27 Wochen
Sherman	♂	per os 0,06% in der Diät	5 Monate
—	—	per os 0,1 bis 30 mg pro Tag und Tier	über 150 Tage
—	—	per os 1 bis 5 mg (Gesamtdosis 95 bis 950 mg)	95 bis 700 Tage
—	—	per os 20 bis 30 mg täglich (Gesamtdosis: 1,02 bis 1,04 g)	36 oder 52 Tage
Wistar	♂ + ♀	per os 0,06% in der Diät, verschiedene Diäten, z. T. mit Cholinmangel, z. T. mit Cholinzusatz	6 Monate
—	♂	per os 0,01 oder 0,05% in der Diät (Gesamtdosis: 100 bis 300 mg)	60 bis 852 Tage
Osborne-Mendel	♂	per os 0,06% in der Diät für 150 bis 280 Tage	21 Monate
Holtzman	♂	per os 0,054 bis 0,06% in der Diät für 3 oder 4 Monate	5 oder 6 Monate
Holtzman	♂	per os 0,045 bis 0,54% in der Diät für 3 Monate	5 Monate
Holtzman	♂	per os 0,002 bis 0,06% in der Diät für 4 Monate, zusätzlich Natriumfluoracetat	6 Monate

(Fortsetzung)

Tumorhäufigkeit und Tumortyp	Sonstige pathologische Veränderungen und Besonderheiten	Autor
90 bis 100% der Tiere mit Hepatomen	—	MILLER et al. [84]
37 Hepatome von 72 in Versuch genommenen Tieren	—	SILVERSTONE [114]
32 Hepatome von 48 in Versuch genommenen Tieren	—	
28 Hepatome von 68 Überlebenden	Überlebensrate nach 19 Wochen: 68/75	GRIFFIN et al. [85]
2 Hepatome von 44 Überlebenden	Überlebensrate nach 17 Wochen: 44/72	
5 Hepatome von 29 Überlebenden	Überlebensrate nach 17 Wochen: 29/30	
18 Tumoren von 20 in Versuch genommenen Tieren: 16 Hepatome, 1 Pankreastumor, 1 Intestinaltumor		HOCH-LIGETI [115]
3 Tumoren von 30 in Versuch genommenen Tieren: 1 Hepatom 2 Pankreastumoren	—	
14 Tiere im Versuch, davon 2 Cholangiome, 2 Milzlymphosarkome	—	LOWENHAUPT [116]
14 Tiere im Versuch, davon 2 Milzlymphosarkome	—	
75% der nach 6 Monaten getöteten Tiere mit Hepatomen und einigen Cholangiomen	—	STOWELL [117]
50 bis 94% der Tiere mit Hepatomen	—	PEARSON et al. [118]
—	—	DRUCKREY [18]
Tumoren	—	
Tumoren	—	
von 28 in Versuch genommenen Tieren 7 Lebercarcinome	—	DYER [119]
von 36 in Versuch genommenen Tieren 12 Cholangiohepatome und 3 cystische Tumoren	—	HECHT [120]
21 Hepatome von 67 Überlebenden	Überlebensrate nach 170 Tagen: 67/85	MULAY u. FIRMINGER [121]
30 Hepatome von 62 Überlebenden	Überlebensrate nach 5 Monaten: 62/64	MILLER et al. [104]
6 Hepatome von 15 Überlebenden	Überlebensrate nach 5 Monaten: 15/16	
7 Hepatome von 15 Überlebenden	Überlebensrate nach 6 Monaten: 15/16	

Tabelle 35. Carcinogene Wirkung von p-Dimethylaminoazobenzol

Tierart	Rasse	Geschlecht	Verbindung	Dosis und Applikationsweise
Meerschweinchen		—	p-Dimethylaminoazobenzol	per os 0,06 bis 0,09% in der Diät
Kaninchen		—	p-Dimethylaminoazobenzol	per os (im Futter)
Maus	C-Stamm	♂ + ♀	p-Dimethylaminoazobenzol	s. c. 5 mg pro Tier in Olivenöl in monatlichen Abständen; 9 Wiederholungen
Maus	C-Stamm	♂ + ♀	p-Dimethylaminoazobenzol	per os 0,06% in der Diät
Maus	(gemischt)	♂	p-Dimethylaminoazobenzol	s.c. 7,5 mg in Arachisöl alle 2 Wochen (verschiedene Diäten)
Maus	(gemischt)	♀		
Maus	CBA	♂		
Maus	C57bl	♂		
Maus	C57bl	♀		
Maus		—	p-Dimethylaminoazobenzol	Hauttropfung, 1%ige Lösung in Benzol, 1 oder 2 Tropfen, 2mal wöchentlich Hauttropfung, 3%ige Lösung in Benzol, 1 oder 2 Tropfen, 2mal wöchentlich Hauttropfung, 3%ige Lösung in Benzol, 1 oder 2 Tropfen, 2mal wöchentlich
Maus	Albino	♀	p-Dimethylaminoazobenzol	per os 0,045% in der Diät 4 Monate lang
Goldhamster		♂	p-Dimethylaminoazobenzol	per os 0,06% in der Diät 4 Monate lang

d) Tumortypen

Charakteristisch für die Wirkung des 4-Dimethylaminoazobenzols ist, daß sie fast ausschließlich auf die Leber gerichtet ist. Die meisten Autoren beschreiben deshalb nur benigne und maligne Tumoren dieses Organs. Dabei handelt es sich um Hepatome und Cholangiome bzw. um Leberzell- und Gallengangscarcinome. Erwähnt sei, daß manche Untersucher vorwiegend oder sogar ausschließlich Tumoren des einen oder des anderen Typs nachgewiesen haben. Häufig wurden beide Formen auch innerhalb einer Leber z. T. auf sehr engem Raum nebeneinander beobachtet. Nur in seltensten Fällen sind durch Butter-

bei verschiedenen Tierarten

Versuchsdauer bzw. Latenzzeit	Tumortypen und Tumorhäufigkeit	Bemerkungen	Autor
18 Monate	keine Leberveränderungen	—	ORR [*30*]
1,5 Jahre	keine Tumoren	—	HAMPERL [*75*]
1 Jahr	keine Tumoren	32 Überlebende von 34 in Versuch genommenen Tieren nach 1 Jahr	ANDERVONT u. EDWARDS [*14*]
270 Tage	1 Hepatom von 20 in Versuch genommenen Tieren	—	ANDERVONT et al. [*15*]
432 Tage	2 Sarkome (1. nach 344 Tagen), 2 Lebertumoren (1. nach 429 Tagen)	Überlebensrate nach 250 Tagen: 10/14	KIRBY [*16*]
438 Tage	*keine* Tumoren	Überlebensrate nach 250 Tagen: 5/14	KIRBY [*16*]
426 Tage	3 Lebertumoren (1. nach 515 Tagen)	Überlebensrate nach 250 Tagen: 14/22	KIRBY [*16*]
474 Tage	*keine* Tumoren	Überlebensrate nach 250 Tagen: 3/12	KIRBY [*16*]
615 Tage	1 Sarkom (nach 321 Tagen), 4 Lebertumoren (1. nach 446 Tagen)	Überlebensrate nach 250 Tagen: 5/12	KIRBY [*16*]
23 Monate	1 Sarkom	Überlebensrate nach 1 Jahr: 5/20	ROUSSY u. GUERIN [*76*]
2 Jahre	keine Hauttumoren, 1 Epitheliom des Magens, 1 Lungentumor	Überlebensrate nach 1 Jahr: 17/20	ROUSSY u. GUERIN [*76*]
20 Monate	2 Sarkome	ein Sarkom mit Metastasen in axill. Lymphknoten, Medastinum und Lunge; 12 Überlebende von 20 Tieren nach 20 Monaten	ROUSSY u. GUERIN [*76*]
4 Monate	*keine* Tumoren	—	PRICE et al. [*77*]
4 Monate	*keine* Tumoren		PRICE et al. [*77*]

gelb Geschwülste außerhalb der Leber beschrieben worden. Es handelte sich dabei um Intestinal- und Pankreastumoren sowie um vereinzelte Leukosen.

e) Durch Buttergelb erzeugte pathologische Veränderungen

Morphologie. In zahlreichen Versuchen mit 3'-Methylbuttergelb waren durchschnittlich 6 bis 8 Monate für die Carcinomentstehung erforderlich. Rund 70% der nach 300 Tagen sezierten Ratten wiesen Lebertumoren auf. Es konnte bei diesen Tieren ein Ansteigen der durchschnittlichen Lebergewichte von 6 bis 8 g

Tabelle 36. Hemmende und fördernde Einflüsse auf die Buttergelbcarcinogenese

Grunddiät	Diätzusatz bzw. Art der Behandlung der Tiere	Beobachtete Wirkung	Autor
	a) hemmende Einflüsse		
Reis	Reisschrotextrakt, Hefe, getrocknete Rindsleber	Verzögerung der Carcinogenese	OKADA [47]
Reis	mit Äther extrahierter Reisschrotextrakt	Verzögerung der Carcinogenese	SUGIURA [48]
Reis	10% getrocknete Rindsleber	Verzögerung der Carcinogenese und Senkung der Tumorrate	NAKAHARA et al. [50]
Reis	getrocknete Niere	geringe Hemmung der Carcinogenese	MORI [51]
Reis	10 bis 20% Milchpulver	Tumorrate um 50% gesenkt	SUGIURA [52]
Hirse	keine besonderen Zusätze	Verzögerung der Carcinogenese im Vergleich zu Reisdiät	MORIGAMI u. KASIWABARA [53]
Mais	Kupferacetat (oral)	Hemmung der Carcinogenese	HOWELL [54]
Reis + Karotten	Riboflavin und Nikotinsäure	Tumorrate um 50% gesenkt	KENSLER et al. [55]
Reis + Karotten	Riboflavin und Casein	Tumorrate von 75% auf 3% gesenkt	KENSLER et al. [55]
Reis + Karotten	Lactoflavin und Casein	starke Unterdrückung der Tumorbildung	KENSLER et al. [55]
halbsynthetische Diät	12 bis 18% Casein und 0,1 mg Lactoflavin pro Tag	Latenzzeiten stark verlängert, Tumorraten mäßig gesenkt	MINER et al. [56]
halbsynthetische Diät	verschiedene Vitamine der B-Gruppe	Verringerung der Tumorrate	MILLER et al. [57]
verschiedene halbsynthetische Diäten	Casein, Cystin, Cholin	deutliche, aber nicht völlige Inhibierung der Carcinogenese	GYÖRGY et al. [58]
halbsynthetische Diät	getrocknetes Eieralbumin	Tumorrate von 80% auf 28% gesenkt	KLINE et al. [59]
halbsynthetische Diät	10% $[(Mg, Ca)O \cdot Al_2O_3 \cdot 5SiO_2 \cdot nH_2O]$	Tumorrate stark gesenkt	HANSZEN u. SELLE [60]
halbsynthetische Diät	p-Hydroxypropiophenon	völlige Inhibierung der Carcinogenese	BABA [61]
halbsynthetische Diät	Methylcholanthren, Benzanthracen, Benzpyren	Inhibierung der Hepatocarcinogenese	MILLER et al. [62]
halbsynthetische Diät	Chlorpromazin (s.c.)	Tumorrate stark gesenkt	FUJITA et al. [63]
halbsynthetische Diät	wäßrige Lösungen von Trypanblau und Trypanrot	Tumorrate um 60% gesenkt	IWASE u. FUJITA [64]
halbsynthetische Diät	Thorotrast und Eisenoxyd (i.v.)	Tumorrate um 50% gesenkt	SPAIN u. CLAYTON [65]
halbsynthetische Diät	Hypophysektomie	Tumorrate gesenkt	GRIFFIN et al. [66]
halbsynthetische Diät	Adrenalektomie	Tumorrate gesenkt	SYMEONIDIS et al. [67]

Tabelle 36 (Fortsetzung)

Grunddiät	Diätzusatz bzw. Art der Behandlung der Tiere	Beobachtete Wirkung	Autor
halbsynthetische Diät	Adrenalektomie	Tumorrate gesenkt	EVERSOLE [*68*]
Reis-Gemüse-Diät	Splenektomie	Tumorrate von 76% auf 23% gesenkt	TAKASHI u. IWASE [*69*]
halbsynthetische Diät	Röntgenbestrahlung	Tumorrate gesenkt	RICHARDSON u. NICKSON [*70*]
halbsynthetische Diät	Linolensäure, täglich (oral)	Inhibierung der Carcinogenese	SCHRAMM [*71*]
	b) fördernde Einflüsse		
Soja-Eiweiß-Diät	Zusätze von Vitamin B_{12}	Beschleunigung der Hepatocarcinogenese	DAY et al. [*72*]
halbsynthetische Diät	2 bis 4 mg Biotin pro Tag	schnellere und stärkere Entwicklung der Hepatocarcinogenese	VIGNEAUD et al. [*73*]
verschiedene Schutzdiäten	Biotin	Stimulierung der Carcinogenese, Aufhebung der Schutzwirkung der Diät	HARRIS [*74*]
halbsynthetische Diät	6% Casein + Cystinzusatz	vermehrte Tumorbildung	WHITE u. EDWARDS [*34*]

bei normalen erwachsenen Ratten auf 12 g am 100., auf 30 g am 200., auf 42 g am 300. und schließlich auf 61 g am 400. Versuchstag verzeichnet werden.

Parallel mit dieser Zunahme der Gesamtmasse an Lebergewebe gehen Veränderungen, die Aussehen und Gestalt des Organs betreffen. Die Lebern ver-

Tabelle 37. Vergleichende carcinogene Wirkung verschiedener Derivate speziell des 4-Dimethylaminoazobenzols (in Anlehnung an J. A. MILLER u. E. C. MILLER [*46*])

Name der Verbindung bzw. des Derivates	Dauer der Fütterung des Carcinogens [Monate]	Tumorhäufigkeit in % nach			
		3 Monaten	4 Monaten	7 Monaten	9 Monaten
4-Dimethylaminoazobenzol. .	4	0	70	100	—
3 -Methyl-4-dimethylaminoazobenzol . .	7	0	0	0	0
3′-Methyl-4-dimethylaminoazobenzol . .	3	30	88	—	—
3 -Methyl-4-monomethylaminoazobenzol	7	0	0	0	0
3′-Methyl-4-monomethylaminoazobenzol	3	33	92	—	—
3′-Nitro-4-dimethylaminoazobenzol . .	4	—	70	83	—
2′-Nitro-4-dimethylaminoazobenzol . .	4	—	0	46	—
4′-Chloro-4-dimethylaminoazobenzol . .	5	—	0	27	—
3′-Chloro-4-dimethylaminoazobenzol . .	4	—	70	92	—
2′-Chloro-4-dimethylaminoazobenzol . .	4	—	23	31	—
3′-Äthoxy-4-dimethylaminoazobenzol .	7	—	0	9	18

färben sich häufig in der Weise, daß schließlich braunrote oder gelblichgraue bis gelbliche Farbtöne vorherrschen. Manche dieser Lebern werden von wenigen bis sehr vielen grauweißen oder rosafarbenen Flecken bedeckt, ferner kommt es zur Bildung glasiger, z. T. grünlich gefärbter oder blutig infiltrierter Cysten von sehr unterschiedlicher Größe. Solche Cysten sind vorzugsweise in den peripheren Geweben der Leber lokalisiert. Oft wird auch ein felderartiges Zeichnungsmuster herausgebildet, das durch helle Färbung deutlich gegen die mehr oder weniger normale Grundfarbe der Leber kontrastiert.

Wenn parallel zu den übrigen Veränderungen auch bindegewebige Elemente vermehrt sind, was zur Bildung echter Lebercirrhosen führen kann, verändert sich auch die Oberflächenstruktur solcher Lebern in zunehmendem Maße. Anfangs ragen vereinzelt kleine Knötchen oder Leisten über die Oberfläche hervor; später, wenn ihre Zahl zugenommen hat, können sie das Aussehen des gesamten Organs derart bestimmen, daß man in solchen Fällen von sog. „Schuhzweckenlebern“ (hob-nail-livers) spricht.

Nach Bildung echten Krebsgewebes unterscheiden sich die Lebern, abgesehen von ihrer beträchtlichen Größe, häufig schon durch sehr unregelmäßige Gestalt vom normalen Aussehen dieses Organs. Es kommt zur Ausbildung meist multipler, verschiedenartig gestalteter, unterschiedlich gefärbter und in manchen Fällen sogar gestielter Knoten. Diese Tumorknoten können weich, halbduktil oder gummiartig fest sein, auch derb-fibröse Gewebspartien kommen in ihnen vor. Es sind aber auch Lebertumoren beschrieben worden, die knochenähnliche Härte besaßen.

In fortgeschrittenen Stadien füllen Lebergeschwülste in manchen Fällen nahezu die gesamte Abdominalhöhle aus und verwachsen mit anderen in ihr gelegenen Organen. Die Tumoren selbst erstrecken sich dabei oft über die Hälfte, in manchen Fällen sogar über das gesamte Lebergewebe (Abb. 47).

Nach Untersuchungen von Fischer [*21*] waren bei allen nach Verfüttern von Buttergelb von Leberkrebs befallenen Ratten die portalen-mesenterialen Lymphknoten regelmäßig vergrößert, induriert und schmutzigweiß gefärbt.

Nähere Angaben über Morphologie und Histologie der durch Buttergelb pathologisch veränderte Rattenleber sind in Arbeiten von Brock, Druckrey und Hamperl [*22*], Büngeler [*23*], Cortell [*24*], Dalton und Edwards [*25*], Edwards und White [*26*], Firminger und Mulay [*27*], Fischer [*21*], Lauber und Danneberg [*28*], Opie [*29*], Orr [*30*], Price et al. [*31*], Richardson und Borsos-Nachtnebel [*32*], Sugiura und Rhoads [*33*], White und Edwards [*34*] sowie Bienengräber [*49*] zu finden.

Histologie. Die Histologie der durch Buttergelbapplikation geschädigten Lebern ist ebenfalls in den oben zitierten Arbeiten ausführlich beschrieben worden. Ganz allgemein kann gesagt werden, daß sich die morphologisch sichtbaren Veränderungen durch große Mannigfaltigkeit auszeichnen. Als eines der ersten Symptome der Cancerogenwirkung ist das Auftreten besonders großer, polymorpher Leberzellkerne anzusehen, die den normalen diploiden oder tetraploiden Leberzellkern um ein vielfaches an Volumen übertreffen und oft noch stark vergrößerte vakuolisierte Nukleolen aufweisen. Anfangs fallen außerdem lokale Degenerationen des Lebergewebes und stellenweise Proliferationen bindegewebiger Zellelemente auf. Es entstehen, zumindest teilweise, verschiedengradige Fettinfiltrationen. Leukozytäre Infiltrate in portalen Läppchenbezirken sowie Wucherungen der Gallenkapillaren und Gallengänge sind häufig beschrieben worden. Durch Veränderungen dieser Art entstehen schließlich deutliche Störungen der Läppchenstruktur. Nach längerer Versuchsdauer treten Bezirke regenerierenden Lebergewebes stärker hervor, wobei gelegentlich auch Gallengänge in den Regenerationsprozeß einbezogen werden.

Im Stadium maligner Entartung hängt das Aussehen des Gewebes vor allem davon ab, in wie starkem Maße Zellelemente des Leberparenchymgewebes oder aber des Gallengangssystems am Aufbau der Geschwulst beteiligt sind. Der Bau der vorwiegend aus Elementen vom Leberzelltyp zusammengesetzten soliden Tumoren entspricht ganz und gar dem, wie er vom hepatozellulären Krebs des Menschen bekannt ist (Abb. 48). Die andere Tumorform wird durch cystisch adenomatöse und adenocarcinomatösen Wucherungen charakterisiert, die meist als Cholangiome und Cholangiocarcinome beschrieben wurden. Mischtumoren sind durch alle nur möglichen Übergänge zwischen diesen beiden Formen gekennzeichnet. Es muß ferner beachtet werden, daß durch Gallen-

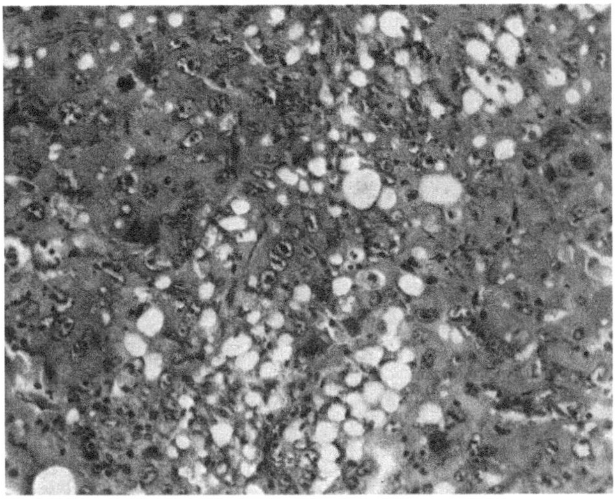

Abb. 48. Lebercarcinom einer Ratte nach chronischer Fütterung mit 3'-Methyl-4-dimethylaminoazobenzol; Tagesdosis: 5 mg; Latenzzeit: 360 Tage

gangszysten das Aussehen ganzer Gewebspartien so stark verändert werden kann, daß im Verlaufe der Pathogenese die ursprüngliche Leberstruktur vollständig verloren gehen kann.

Fischer [*21*] unterstreicht, daß als Folge der Applikation von Buttergelb das Protoplasma der geschädigten Leberzellen, manchmal sogar innerhalb desselben Läppchens, verschieden starke Färbbarkeit aufweist.

An dieser Stelle sei noch vermerkt, daß es oft recht schwierig ist, echtes Tumorgewebe gegenüber solchen Geweben abzugrenzen, die z. T. als regeneratorische, hyperplastische oder hypertrophische Gewebe klassifiziert werden. Nach Ansicht von Fischer [*21*] ist es in solchen Fällen sogar unmöglich, histologisch nachzuweisen, ob es sich bei gewissen Gewebspartien noch um regeneratorische Hyperplasien oder bereits um Krebs handelt.

Erhöhte Teilungsaktivität als Folge der Carcinogenzufuhr ist von sehr vielen Autoren beobachtet worden. Daoust [*35*] unterscheidet dabei 2 Phasen. Die erste erreicht ihr Maximum bei 90 Tagen, wobei die Teilungen als Antwort der Leber auf die unmittelbare Schädigung durch das Carcinogen anzusehen sind. Die zweite Phase erreicht ihr Maximum mit etwa 150 Tagen und leitet die Malignisierung der Leber unmittelbar ein.

Cytologie. Schon wenige Wochen nach Beginn der Fütterung des carcinogenen Azofarbstoffes können im Lebergewebe bestimmte cytologische Veränderungen nachgewiesen werden. Zu diesem Zeitpunkt zeigt das Lebergewebe in seiner Gesamtheit meist noch keine auffallenden histologischen Veränderungen. Von den cytologischen Veränderungen sind Zellkern und verschiedene Strukturen des

Cytoplasmas gleichermaßen betroffen. Die Veränderungen treten periportal besonders häufig auf.

Extreme Polymorphie der Zellform und sehr große Schwankungen der Zellgröße fallen in diesen Frühstadien besonders auf, wobei Kernvergrößerungen, die ein Mehrfaches der Normalwerte betragen können, häufig beobachtet werden. Viele dieser vergrößerten Kerne enthalten stark vergrößerte, vakuolisierte Nukleolen. Die Kernvergrößerungen finden sich oft in größeren oder kleineren Arealen des Lebergewebes mit zuweilen scharfer Begrenzung gegenüber Leberpartien mit noch weitgehend normalen oder sogar auffallend gleichförmigen, ziemlich kleinen vollsaftigen runden Kernen, stark basophilem Cytoplasma und

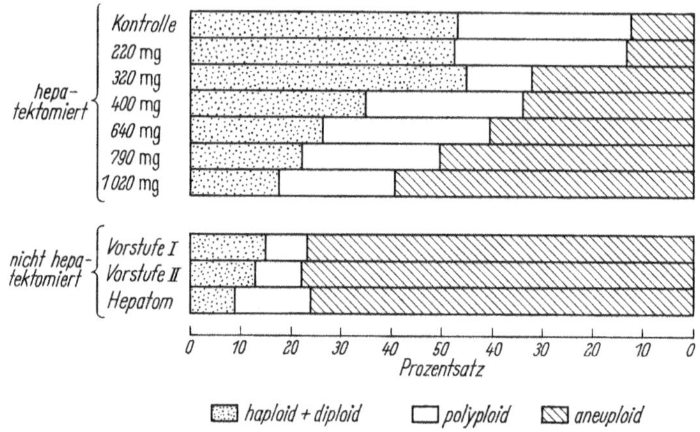

Abb. 49. Die Veränderungen des Mitosemusters in der Rattenleber in Abhängigkeit von der Buttergelbdosis. Tagesdosis: 5 mg; Gesamtdosis: 1020 mg; Mitoseuntersuchungen nach 220 mg, 320 mg, 400 mg, 640 mg, 790 mg, 1020 mg, Hepatomvorstufen I und II, Hepatom-Kontrolltiere und Buttergelbtiere wurden partiell hepatektomiert, um genügend Mitosen zu erhalten. Teilungsrate ohne Hepatektomie 1:20000. Hepatomtiere wurden nicht hepatektomiert (Original nach Marquardt)

deutlich vergrößerten, aber sehr regelmäßigen Nukleolen. Von Marquardt [*36*] ist in letzter Zeit eine schrittweise Zunahme aneuploider Zellen während der Buttergelbcarcinogenese in der Leber nachgewiesen worden, die ihr Maximum im Krebsstadium erreicht (Abb. 49). Als Folgen der Verfütterung von Buttergelb können an Leberzellkernen, und zwar sowohl an vergrößerten als auch an denen normaler Größe, verschiedenartigste Veränderungen nachgewiesen werden. Man findet unterschiedliche Formen des Kernunterganges, wie beispielsweise Kernwandhyperchromatose, Karyorhexis, Pyknose und Karyolysis. Gleichzeitig ist die normalerweise glatte Kernmembran oft leicht gefaltet, womit meistens eine fortschreitende Pyknose eingeleitet wird.

Die Nukleoli der Leberzellen sind in gleichem Stadium häufig vergrößert und vermehrt, oftmals sind sie auch stark vakuolisiert und neigen dazu, sich in kleinere Untereinheiten aufzulösen. Häufig besitzen sie Kontakt mit der Zellmembran. Das Auftreten von Riesenzellen und Riesenkernen im Lebergewebe nach kurzfristiger Verfütterung von Buttergelb kann, übrigens ähnlich wie nach einmaliger Tropfung der Haut mit carcinogenen Kohlenwasserstoffen, als ein Zeichen durch das Carcinogen gehemmter Kern- und Zellteilungen bei erhalten gebliebener oder sogar gesteigerter zellulärer Wachstumsleistung, angesehen werden.

Gemeinsam mit den beschriebenen Veränderungen im Zellkern treten auch im Cytoplasma Veränderungen vielfältiger Natur auf. Es konnte u. a. mehrfach Glykogenschwund beobachtet werden, der nach Verabreichung höherer

Dosen Buttergelb bereits nach 2 bis 3 Tagen ganz extreme Ausmaße annehmen kann (ORR u. PRICE [*37*]) und auch chemisch schon sehr frühzeitig nach Carcinogenverfütterung nachweisbar ist (GRAFFI et al. [*38*]).

Außerdem kommt es zu vakuolärer Verfettung und Verminderung bzw. zum Schwund der basophilen Cytoplasmaeinschlüsse, die vorwiegend dem Ergastoplasma entsprechen. Diese Beobachtungen wurden vor allem in elektronenmikroskopischen Bildern gemacht (HOWATSON und HAM [*39*], OBERLING et al. [*40*], HEINE et al. [*41*]).

Die Veränderungen umfassen auch jene lamellären Ergastoplasmaeinschlüsse, die normalerweise große Bezirke des Leberzellparenchyms ausfüllen und hauptsächlich in unmittelbarer Nähe der Mitochondrien konzentrisch angeordnet sind. Diese Einschlüsse werden immer seltener und durch kleine, isolierte Bläschen verschiedener Größe verdrängt. Neben Zellen, die normal aussehende Mitochondrien enthalten, findet man ganze Zellkomplexe, in denen die Anzahl der Mitochondrien verringert ist und die außerdem verschiedene Zeichen von Degeneration erkennen lassen. Die Mitochondrien erscheinen z. T. bläschenförmig aufgequollen, abgerundet und fettig infiltriert. Die bläschenförmige Aufquellung der Mitochondrien, die den Zellen ein schaumiges Aussehen verleiht, ist vor allem elektronenmikroskopisch sichtbar, Die Grundsubstanz der Mitochondrien erscheint aufgehellt, die Mitochondrien selbst sind ballartig aufgetrieben, ihre Cristae vermindert und deformiert. In diesen Stadien stellten jedoch GRAFFI et al. (gerade in vergrößerten Zellen mit großen Kernen) nach Regaud-Färbung häufig auch eine starke Vermehrung der Zahl der Mitochondrien bei beträchtlicher Verringerung ihrer Größe fest. Wenige Zeit später, etwa 3 Monate nach Beginn der Buttergelbfütterung, sind verringerte Mitochondrienzahl, Abnahme ihrer Größe mit Verlust der Innenstruktur und Auflösung ihrer Feinstruktur die Regel. Zu diesem Ergebnis führten nicht nur zytologische Untersuchungen, sondern auch direkte Auszählungen der Mitochondrien pro Zelle bzw. pro Gewichtseinheit des Lebergewebes, wie sie von STRIEBICH, SHELTON und SCHNEIDER [*42*] durchgeführt worden sind. Entsprechend den Befunden dieser Autoren geht die Anzahl der Mitochondrien pro Gramm Lebergewebe nach Fütterung mit 3'-Methylbuttergelb bereits nach wenigen Wochen von $118 \cdot 10^9$ auf $71 \cdot 10^9$ zurück. Das entspricht einer Abnahme um etwa 40%.

Diese Verminderung und Destruktion der Mitochondrien ist im ausgebildeten Geschwulstgewebe meist noch stärker ausgeprägt.

Von MARQUART und GLÄSS [*36*] wurde dem Chromosomenbild der Leberzellen während der Buttergelbcarcinogenese Beachtung geschenkt und auf die mit steigender Carcinogendosis und steigendem Cancerisierungsgrad stark ansteigende Aneuploidie der Leberzellen aufmerksam gemacht (Abb. 49).

Interessante Untersuchungen über den Mechanismus der Carcinogenese in der Leber durch Azofarbstoffe sowie durch Nitrosamine wurden in letzter Zeit unter Anwendung von Tritium-markierten Thymidin und Uracil sowie mittels ^{14}C-markierter Aminosäuren von BÜCHNER, et al. [*43*] durchgeführt. Die Befunde gestatten Aussagen über die Abweichungen des DNS-, RNS- und Proteinstoffwechsels während der experimentellen Leberkrebsentstehung.

f) Beziehungen zwischen Dosis, Wirkung und Latenzzeit

Die Beziehungen zwischen Dosis und Wirkung bei Azofarbstoffen erforscht zu haben, ist vor allem ein Verdienst DRUCKREYS [*17, 18, 19*]. Bereits 1948 veröffentlichte der Autor eine Reihe von Ergebnissen, die an einem Material von 700 Ratten erzielt worden waren. Die in diesem Zusammenhang wichtigsten Ergebnisse formulierte DRUCKREY selbst folgendermaßen:

„Die Latenzzeit bis zum Auftreten der Lebergeschwülste ist eine einfache Funktion der täglich gegebenen Dosis. Zur Geschwulsterzeugung ist eine bestimmte Gesamtdosis Buttergelb erforderlich, ohne Rücksicht darauf, über welche Zeit sie zwischen 34 Tagen und einem Jahr verteilt wird. Die Latenzzeit ist in diesem Bereich der Höhe der täglichen Dosis umgekehrt proportional."

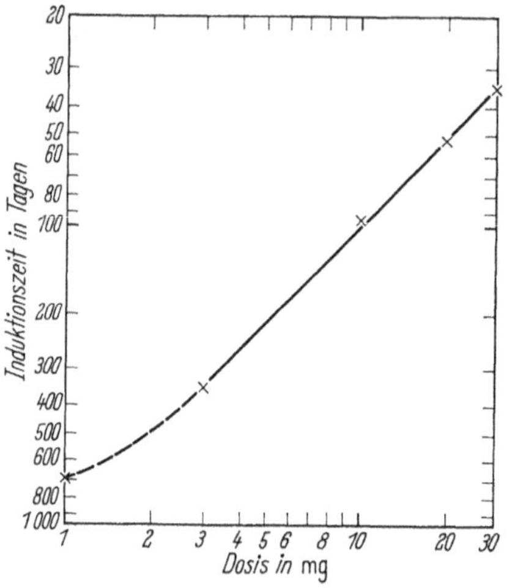

Abb. 50. Die Induktionszeit der Krebsentstehung in der Leber in Abhängigkeit von der Dosis nach oraler Gabe von Buttergelb bei Ratten (nach DRUCKREY [*17*]). Ordinate: Größe der Induktionszeit in Tagen; Abszisse: Höhe der täglichen Dosis Buttergelb in mg

Bei längerer Versuchsdauer, die sich über die ganze Lebenszeit der Ratten erstreckt, genügt sogar eine kleinere Gesamtdosis.

Tabelle 38. Beziehungen zwischen Partialdosis, Gesamtdosis und Latenzzeit bei Verfütterung von p-Dimethylaminoazobenzol an Ratten (nach DRUCKREY [*18*] verändert)

Tagesdosis [mg]	Latenzzeit [Tage]	Gesamtdosis [mg]
0,1	—	?
0,3	—	?
1	700	700
3	350	1050
5	190	950
10	95	950
20	52	1040
30	34	1020

Die Effekte auch der kleinsten Einzeldosen bleiben bei diesem Farbstoff über die ganze Lebenszeit der Ratte voll summationsfähig bestehen.

Die Abb. 50 stellt die von DRUCKREY [*17*] gefundene Beziehung zwischen den applizierten Tagesdosen und der Länge der Latenzzeit dar.

Über weitere Untersuchungen zur Frage der Abhängigkeit der Latenzzeit von der Höhe der täglichen Dosis und der Beziehungen zur notwendigen Gesamtdosis berichtete DRUCKREY im Jahre 1951 [*18*]. Tab. 38 faßt die wichtigsten Ergebnisse zusammen.

Daß die carcinogene Wirkung des 4-Dimethylaminoazobenzols lediglich von der applizierten Gesamtdosis ohne Rücksicht auf deren zeitliche Verteilung abhängt, konnte DRUCKREY [*19*] ebenfalls nachweisen. Einzelheiten hierüber sind aus Tab. 39 zu entnehmen! Die Angaben dieser Tabelle lassen weiter erkennen, daß die Größe der Einzeldosis die Geschwindigkeit bestimmt, mit welcher

Tabelle 39. Dauer der Latenzzeit t_2 vom Stop der Fütterung mit 4-Dimethylaminoazobenzol bis zum Auftreten von Krebs und ihre Abhängigkeit von der Gesamtdosis $D = dt$ bei konstanter Tagesdosis $d = 5$ mg je Ratte (nach DRUCKREY [*19*])

d Tagesdosis [mg]	t_1 Behandlungsdauer [Tage]	$D = d_1$ Gesamtdosis je Ratte [mg]	t_2 „Latenzzeit" (Mittelwert) [Tage]	Krebs [%]	Cystenleber [%]
5	200	1000	0	81	1
5	140	700	110	80	12
5	100	500	240	49	28
5	60	300	280	26	46
5	40	200	320	20	42

die Cancerisierung erfolgt. Es sei darauf verwiesen, daß GRAFFI [*20*] ähnliche Verhältnisse für die carcinogene Wirkung aromatischer Kohlenwasserstoffe nachweisen konnte.

g) Einflüsse verschiedener Diäten, Diätzusätze und Behandlungsweisen auf die carcinogene Wirkung von 4-Dimethylaminoazobenzol bei Ratten

Da Erfolg oder Mißerfolg in Fütterungsversuchen mit Buttergelb sehr von der Zusammensetzung der Diät abhängen, ist es wichtig, diesen Punkt besonders zu beachten.

In den meisten Arbeiten, die sich an die Entdeckung der carcinogenen Wirkung des Buttergelbfarbstoffes anschlossen, wurden die Ratten mit Reisdiät — ergänzt durch gelegentliche geringe Gemüsemengen — gefüttert. Weil die Tumorausbeuten u. a. in starkem Maße durch unterschiedliche Diät beeinflußt werden, wurden später zahlreiche Versuche mit halbsynthetischen Diäten durchgeführt, in denen die Mengen der einzelnen Komponenten genau bekannt waren und aus Versuchsgründen willkürlich variiert wurden. Tab. 36 enthält einige Angaben zu diesem Fragenkomplex.

Ergänzend zu den in Tab. 36 (S. 190) genannten fördernden Einflüssen sei noch eine Beobachtung von ARCOS und GRIFFITH [*45*] erwähnt, die besagt, daß ein Verfüttern des nicht carcinogenen Buttergelbderivates 2-Methyl-4-dimethylaminoazobenzol unterschwellige Dosen des wirksamen 3′-Methylderivates im Sinne synergistischer Wirkung verstärkt bzw. überhaupt erst manifest werden läßt.

h) Derivate des Azobenzols (außer 4-Dimethylaminoazobenzol)

Unter den zahlreichen carcinogen wirksamen Derivaten des p-Aminoazobenzols sind neben dem klassischen Buttergelb (4-Dimethylaminoazobenzol) für Cancerisierungsversuche das 3′-Methyl-4-dimethylaminoazobenzol sowie einige Fluorderivate des 4′-Dimethylaminoazobenzols besonders wichtig. Eine Reihe carcinogen unwirksamer Verbindungen wurden in Tab. 40 aufgenommen, weil diese Beispiele deutlich die Beziehungen zwischen chemischer Struktur — besonders hinsichtlich der Stellung der Methylgruppen — und carcinogener Wirkung erkennen lassen.

i) Tierarten

Als Versuchsobjekt für Experimente mit den verschiedensten Derivaten eignet sich lediglich die Ratte. Tiere verschiedener Stämme und beider Geschlechter wurden von zahlreichen Autoren erfolgreich für derartige Versuche verwendet.

k) Applikationsweise und Dosierung

Hinsichtlich Dosierung und Applikationsweise gilt für die zahlreichen Derivate im wesentlichen sinngemäß das in der Diskussion der Wirkung des 4-Dimethylaminoazobenzols Gesagte. Konzentrationen der Substanzen um 0,06% in der Diät, d. h. Tagesdosen von etwa 5 mg pro Tier, sind in den meisten Versuchen angewendet worden. Häufiger als das beim 4-Dimethylaminoazobenzol der Fall ist, wurden auch etwas niedrigere Dosierungen verabreicht. Die allgemein übliche Applikationsmethode ist die perorale. Die das 3′-Dimethyl-4-dimethylaminoazobenzol betreffenden Angaben verdienen besondere Beachtung. Dieses Derivat, häufig kurz „Methylbuttergelb" genannt, hat sich als die carcinogen am stärksten wirkende Aminoazoverbindung erwiesen. Wie aus Tab. 40 hervorgeht, sind nicht nur mit Konzentrationen von 0,06%, sondern auch von 0,04% in der Diät beste Versuchsergebnisse zu erzielen. Infolge der sicheren und starken

Tabelle 40. Carcinogene Wirkung von Derivaten

Name des Derivates	Formel des Derivates	Tierart	Stamm	Geschlecht
Azobenzol	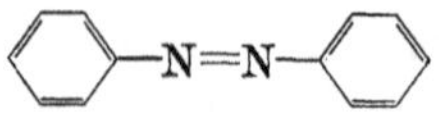	Ratte	Sherman	♂ + ♀
4-Aminoazobenzol	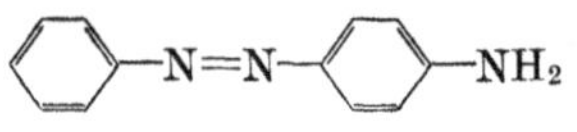	Ratte	White	♂ + ♀
		Ratte	Wistar	♂
		Ratte	Wistar	♂ + ♀
2, 4-Diaminoazobenzol	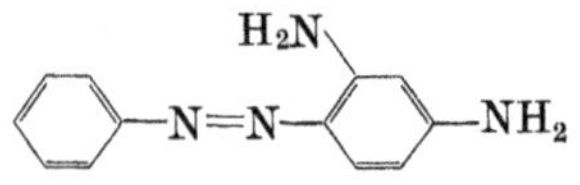	Mäuse	Stock- u. Simpson-albino	—
		Ratte	White	—
2-Methyl-4-dimethylaminoazobenzol	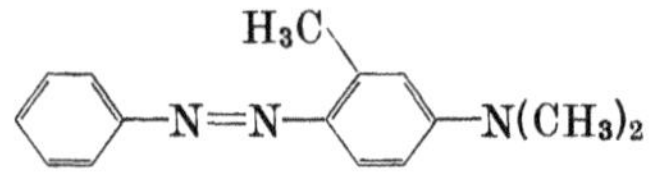	Ratte	Albino	—
		Ratte	Sprague-Dawley	♂
		Ratte	Wistar	—
3-Methyl-4-dimethylaminoazobenzol	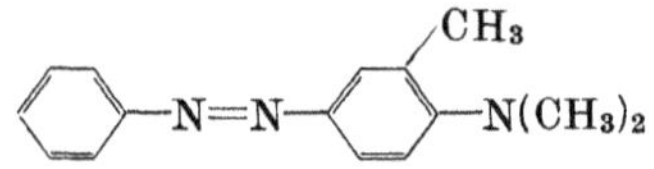	Ratte	Sprague-Dawley	♂
2′-Methyl-4-dimethylaminoazobenzol	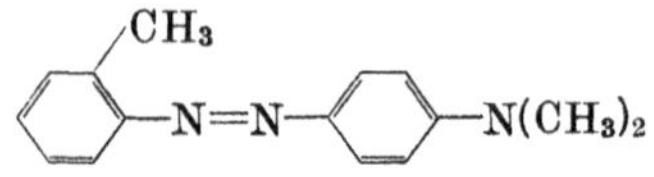	Ratte	Albino	—
		Ratte	—	—
		Ratte	—	—
		Ratte	—	—
3′-Methyl-4-dimethylaminoazobenzol (N,N-Dimethyl-p-(m-tolylazo)-anilin)	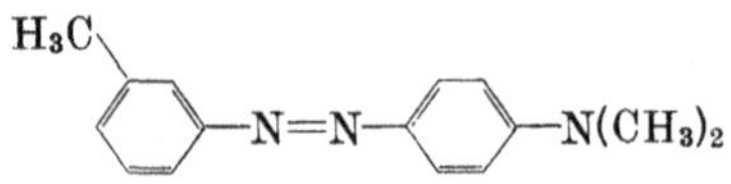	Ratte	Albino	—
		Ratte	Albino	—
		Ratte	—	—
		Ratte	Sprague-Dawley	♂

des Azobenzols (außer 4-Dimethylaminoazobenzol)

Dosis und Applikationsweise	Versuchsdauer bzw. Latenzzeit	Tumorhäufigkeit und Tumortyp	Autor
s.c. 30 mg in 1 ml Olivenöl oder Butylsuccinat, 1mal wöchentlich (D = 3,1 g)	600 Tage	1 Gehörgangscarcinom bei 37 Überlebenden	SPITZ et al. [79]
per os 0,06% in der Diät	238 Tage	*keine* Tumoren; Nierenläsionen	MARUYA [80]
per os 0,3 bis 1,0% in der Diät	120 Wochen	bei 16 Ratten 6 Papillome, 5 Hepatome, 2 Leberzellcarcinome mit Metastasen	KIRBY u. PEACOCK [81]
per os 0,25 bzw. 1% in der Diät, 45 Wochen bzw. 18 Monate lang	2 Jahre	bei 15 Überlebenden nach 527 Tagen 7 Tiere mit Hepatomen und Gallengangscarcinomen, 2 Magenpapillome	KIRBY [82]
Hauttropfung, 0,3%ige Lösung in Benzol, 2mal wöchentlich	über 1 Jahr	keine Tumoren	BOYLAND u. BRUES [83]
per os 0,1% in der Diät	213 Tage	*keine* Tumoren, Nierenläsionen	MARUYA [80]
per os 0,064% in der Diät 8 Monate lang	10 Monate	*keine* Tumoren	MILLER u. BAUMANN [10]
per os 0,058% in der Diät	16 Wochen	*keine* Tumoren	MILLER et al. [84]
per os 0,064% in der Diät	8 Wochen	*keine* Tumoren	KENSLER et al. [55]
per os 0,064% in der Diät 7 Monate lang	9 Monate	*keine* Tumoren	MILLER et al. [84]
per os 0,064% in der Diät 6 Monate lang	8 Monate	4 Lebercarcinome von 9 Überlebenden	MILLER u. BAUMANN [10]
per os 0,096% in der Diät 19 Wochen lang; 24% Casein in der Diät	19 Wochen	7 Tumoren von 14 Überlebenden	GRIFFIN et al. [85]
per os 0,096% in der Diät 19 Wochen lang; 12% Casein	19 Wochen	11 Tumoren von 14 Überlebenden	GRIFFIN et al. [85]
per os 0,096% in der Diät 19 Wochen lang; 12% Casein und 3,6 g Methionin/kg Diät	19 Wochen	4 Tumoren von 13 Überlebenden	GRIFFIN et al. [85]
per os 0,048 bis 0,064% in der Diät $2^1/_2$ bis 3 Monate lang	5 Monate	67 Lebertumoren von 96 Überlebenden	GIESE et al. [11]
per os 0,064% in der Diät 3 Monate lang	4 Monate	7 Lebertumoren von 8 Überlebenden	MILLER u. BAUMANN [10]
per os 0,032% in der Diät 3 Monate lang	5 Monate	9 Hepatome von 18 Überlebenden	GRIFFIN u. BAUMANN [86]
per os 0,060 oder 0,064% in der Diät, 3 Monate lang	4 Monate	88 bzw. 92% Hepatome	MILLER et al. [84]

Tabelle 40

Name des Derivates	Formel des Derivates	Tierart	Stamm	Geschlecht
3′-Methyl-4-dimethylaminoazobenzol	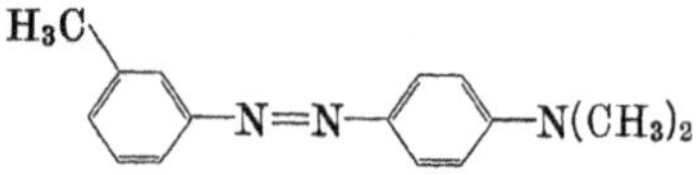	Ratte	—	♂ + ♀
		Ratte	—	♂ + ♀
		Ratte	—	♂ + ♀
		Ratte	—	♂ + ♀
		Ratte	—	♂ + ♀
		Ratte	—	—
		Ratte	—	—
		Ratte	Holtzman, Sprague-Dawley	♂
		Ratte	Albino	♂
		Ratte	Sprague-Dawley	♂
		Ratte	Sprague-Dawley	♂ + ♀
		Ratte	Holtzman, Sprague-Dawley	♂
		Ratte	Sprague-Dawley	—
		Ratte	Albino	♂
		Ratte	Holtzman	♂
		Ratte	Sprague-Dawley	♂ + ♀
4′-Methyl-4-dimethylaminoazobenzol	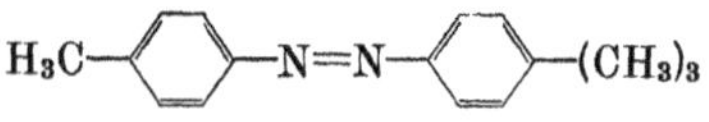	Ratte	—	♂ + ♀
		Ratte	Sprague-Dawley	♂

(Fortsetzung)

Dosis und Applikationsweise	Versuchsdauer bzw. Latenzzeit	Tumorhäufigkeit und Tumortyp	Autor
per os 0,048% 6 Wochen lang, Grunddiät 4 oder 10 Wochen, 0,048% 4 Wochen lang	29 Wochen	58 bzw. 61% Hepatome	CLAYTON u. BAUMANN [87]
per os 0,064% 4 Wochen lang, Grunddiät 2 bis 12 Wochen; 0,048 oder 0,064% 4 Wochen	20 bzw. 29 Wochen	33 bis 90% Hepatome	
per os 0,048 oder 0,064% in der Diät 4 bis 10 Wochen lang	29 Wochen	100% Hepatome	
per os 0,064% in der Diät 4 Wochen lang; $5 \cdot 10^{-6}$ Selen 4 Wochen, 0,048% 4 Wochen lang	20 Wochen	22 bzw. 31% Hepatome	
per os 0,064% in der Diät 4 Wochen lang, 20% Maisöl 4 Wochen, 0,048% 4 Wochen	20 Wochen	100% Hepatome	
per os 0,04% in der Diät 14 oder 18 Wochen lang, 24% Casein in der Diät	14 Wochen	16 Hepatome von 28 Überlebenden	GRIFFIN et al. [85]
per os 0,04% in der Diät 18 Wochen, 24% Casein, 20 mg Riboflavin in der Diät	18 Wochen	1 Hepatom von 14 Überlebenden	
per os 0,06% in der Diät 10 bzw. 12 Wochen lang	16 Wochen	20 Hepatome von 23 in Versuch genommenen Tieren	GRIFFIN et al. [88]
per os 0,064% in der Diät 8 Wochen lang	20 Wochen	7 Hepatome von 20 Überlebenden	MILLER u. BAUMANN [89]
per os 0,06% in der Diät 20 bis 23 Wochen lang	23 Wochen	100% Hepatome (96% mit Metastasen)	RICHARDSON u. BORSOS-NACHTNEBEL [32]
per os 0,06% in der Diät 15 bis 19 Wochen lang	19 Wochen	100% Hepatome (75% mit Metastasen)	
per os 0,040 bis 0,064% in der Diät, 7 bis 12 Wochen lang, 1 bzw. 1,6 mg/kg α-Tocopherol und 5% Maisöl	23 oder 28 Wochen	17 Hepatome von 36 Überlebenden	SWICK u. BAUMANN [90]
per os 0,04% in der Diät 24 Wochen lang	6 Monate	100% Hepatome	WILLIAMS et al. [91]
per os 0,020% in der Diät 180 Tage lang	270 Tage	*keine* Tumoren bei 16 Überlebenden	MCDONALD et al. [92]
per os 0,058% in der Diät	122 Tage	Hepatome, Cholangiome Hepato-Cholangiome	PRICE et al. [31]
per os 0,06% in der Diät 15 bis 29 Wochen lang	29 Wochen	98% Hepatome (50% mit Metastasen)	RICHARDSON et al. [93]
per os 0,03 bis 0,02% in der Diät	402 Tage	11 Hepatome bei 14 Überlebenden; ferner Epitheliome der Gallengänge und Metastasen in Milz, Omentum, Lymphknoten, Lunge und Niere	NAGAO [94]
per os 0,054% bzw. 0,058% in der Diät	16 Wochen	67% Hepatome	MILLER et al. [84]

Tabelle 40

Name des Derivates	Formel des Derivates	Tierart	Stamm	Geschlecht
4′-Methyl-4-dimethylaminoazobenzol	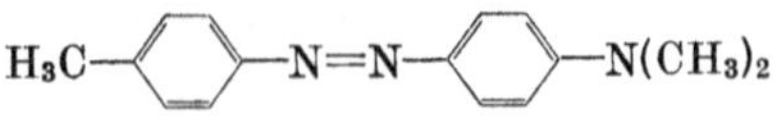	Ratte Ratte	Albino Albino	♂ ♂
2′,3-Dimethylazobenzol	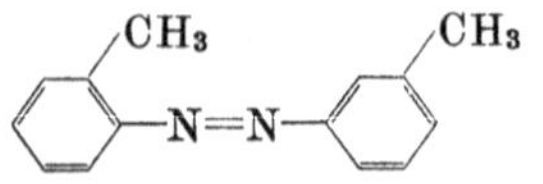	Ratte Mäuse	White C57bl	♂ + ♀ ♂ + ♀
2′,3′-Dimethyl-4-aminoazobenzol	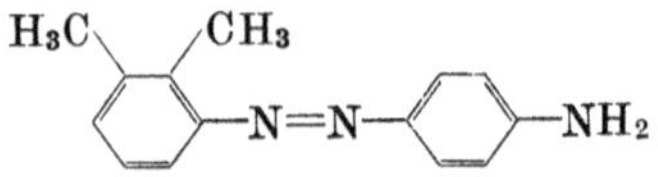	Ratte	Albino	♂
2′,3-Dimethyl-4-dimethylaminoazobenzol	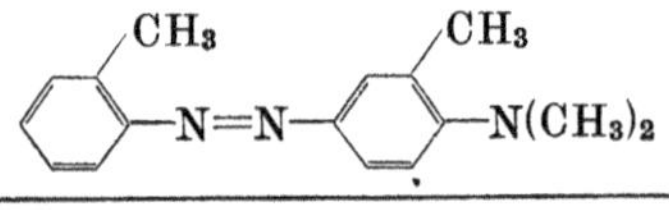	Ratte	Albino	♂
2,4′-Dimethyl-4-dimethylaminoazobenzol	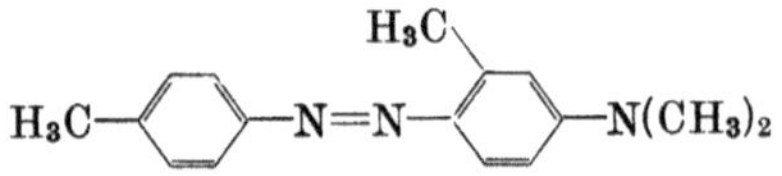	Ratte	—	♂ + ♀
2′,4′-Dimethyl-4-dimethylaminoazobenzol	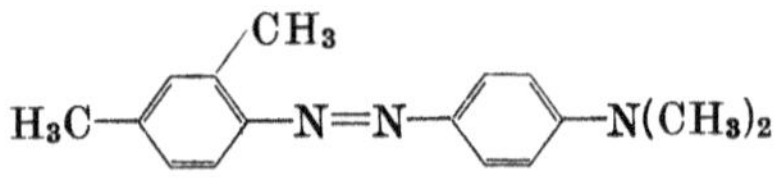	Ratte	Sprague-Dawley	♂
2′,5′-Dimethyl-4-dimethylaminoazobenzol	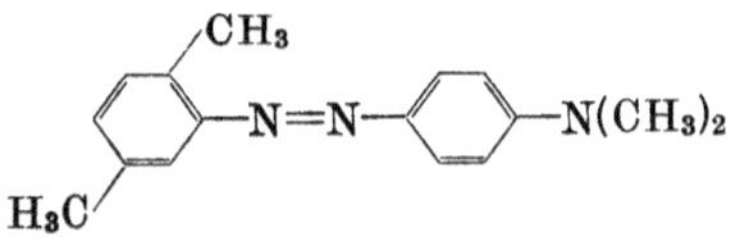	Ratte	Sprague-Dawley	♂
3′,5′-Dimethyl-4-dimethylaminoazobenzol	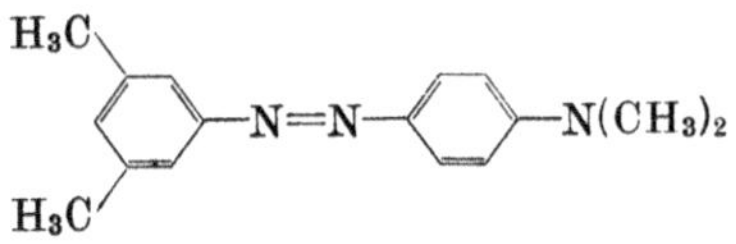	Ratte	Sprague-Dawley	♂
4′-Methyl-4-aminoazobenzol	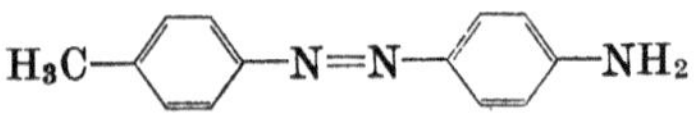	Ratte	Sherman	—
N-Methyl-p-aminoazobenzol	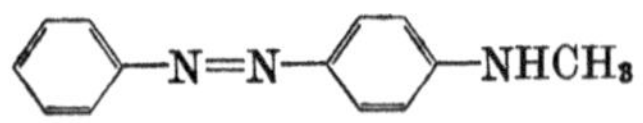	Ratte Ratte Ratte	Albino Albino Sherman	— — —

(Fortsetzung)

Dosis und Applikationsweise	Versuchsdauer bzw. Latenzzeit	Tumorhäufigkeit und Tumortyp	Autor
per os 0,064% in der Diät	210 Tage	*keine* Tumoren, 17 Überlebende	McDonald et al. [*92*]
per os 0,064% in der Diät 90 Tage lang	220 Tage	*keine* Tumoren, 15 Überlebende	
per os 0,2 bis 0,3% in der Diät	342 Tage	100% Blasenpapillome (nach 122 Tagen erstes Papillom)	Otzuka u. Nagao [*95*]
s.c. 5 mg in Olivenöl und 4 mg in Form von „pellets"	322 Tage	5 Sarkome und 2 Hepatome bei 20 Überlebenden	Law [*13*]
per os 2,67 mmol pro kg Diät 14 Monate lang	14 Monate	*keine* Tumoren	Miller et al. [*97*]
per os 2,67 mmol pro kg Diät 14 Monate lang	14 Monate	*keine* Tumoren	Miller et al. [*97*]
per os 0,03 bis 0,2% in der Diät	610 Tage	1 Hepatom nach 476 Tagen (14 Überlebende nach 240 Tagen)	Sasaki et al. [*98*]
per os 0,067% in der Diät 7 Monate lang	9 Monate	*keine* Tumoren	Miller et al. [*84*]
per os 0,067% in der Diät 7 Monate lang	9 Monate	*keine* Tumoren	Miller et al. [*84*]
per os 0,067% in der Diät 7 Monate lang	9 Monate	*keine* Tumoren	Miller et al. [*84*]
per os 4,8 mg pro Tag und Tier	768 Tage	1 Fall von Leberkrebs nach 427 Tagen von 12 in Versuch genommenen Ratten	Sugiura et al. [*99*]
per os 0,052 bzw. 0,056% in der Diät $2^1/_2$ bis $3^1/_2$ Monate	$5^1/_2$ Monate	27 Lebertumoren von 39 Überlebenden	Giese et al. [*11*]
per os 0,056% in der Diät 4 Monate lang	6 Monate	100% Lebertumoren	Miller u. Baumann [*10*]
per os 4,8 mg pro Tier und Tag in der Diät	228 Tage	100% Lebertumoren mit Metastasen in Mesenterium und Omentum	Sugiura et al. [*100*]

Tabelle 40

Name des Derivates	Formel des Derivates	Tierart	Stamm	Geschlecht
N-Methyl-p-amino-azobenzol	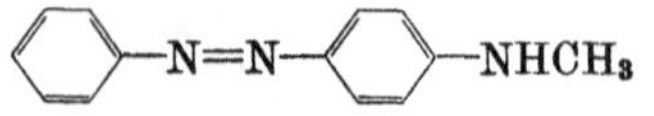	Ratte	Sprague-Dawley	♂
		Ratte	Sprague-Dawley	♂
		Ratte	Sprague-Dawley	♂ + ♀
		Ratte	Wistar	♂ + ♀
		Ratte	Sprague-Dawley	♂
N-Methyl-2′-methyl-p-amino-azobenzol	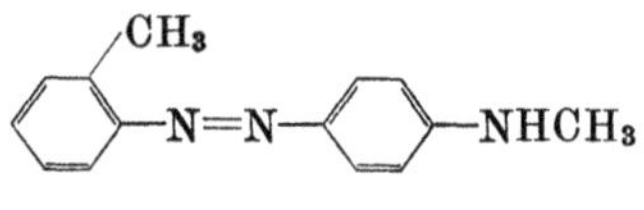	Ratte	—	—
		Ratte	Sherman	♂
N-Methyl-3-methyl-p-aminoazobenzol	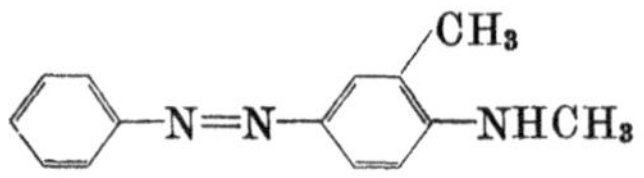	Ratte	Sprague-Dawley	♂
N-Methyl-3′-methyl-p-aminoazobenzol	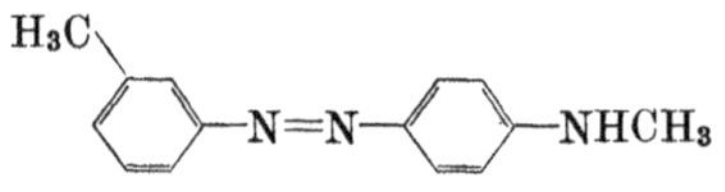	Ratte	—	—
		Ratte	Sprague-Dawley	♂
		Ratte	Sherman	♂
N-Methyl-4′-methyl-p-aminoazobenzol	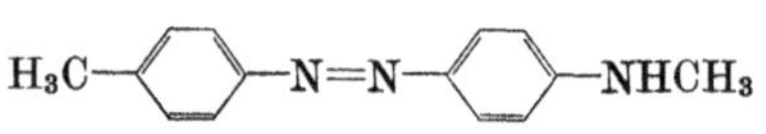	Ratte	—	—
		Ratte	Sherman	♂
2-Fluor-4-dimethyl-aminoazobenzol	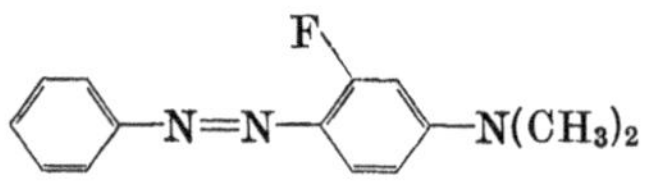	Ratte	Holtzman	♂
2′-Fluor-4-di-methylaminoazo-benzol	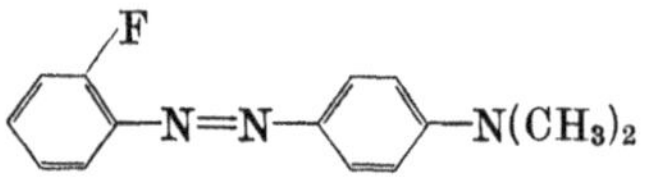	Ratte	Albino	♂
3′-Fluor-4-di-methylaminoazo-benzol	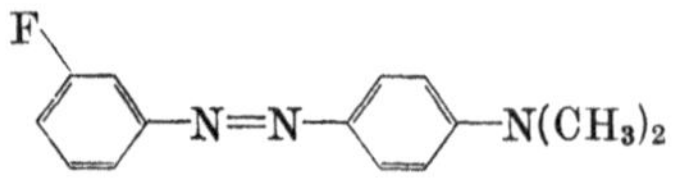	Ratte	Albino	♂
		Ratte	Holtzman	♂

(Fortsetzung)

Dosis und Applikationsweise	Versuchsdauer bzw. Latenzzeit	Tumorhäufigkeit und Tumortyp	Autor
per os 0,056% in der Diät 14 Wochen lang	22 Wochen	57 Hepatome bei 68 Überlebenden	MILLER u. BAUMANN [*101*]
per os 0,056% in der Diät 14 Wochen lang	22 Wochen	25 Hepatome bei 59 Überlebenden	
per os 1,72 bis 2,12 mmol	22 Wochen	18 Hepatome von 26 in Versuch genommenen Tieren	
per os 0,10 bis 0,15% in der Diät 18 Monate lang	18 Monate	1 Ovarialsarkom, Gallengangsproliferationen, sonst *keine* Tumoren; 15 Überlebende nach 1 Jahre	KIRBY [*82*]
per os 0,056% in der Diät 4 Monate lang	6 Monate	100% der Tiere mit Hepatomen	MILLER et al. [*84*]
per os 0,06% in Baumwollsamenöl in der Diät	250 Tage	Cholangiome und Hepatome	SUGIURA [*102*]
per os 0,06% in der Diät 98 bis 250 Tage lang	250 Tage	27% der Tiere mit Hepatomen; 1 Metastase	SUGIURA [*103*]
per os 0,06% in der Diät 7 Monate lang	9 Monate	9% der Tiere mit Hepatomen	MILLER et al. [*84*]
per os 0,06% in Baumwollsamenöl in der Diät	250 Tage	Cholangiome und Hepatome	SUGIURA [*102*]
per os 0,06% in der Diät 3 Monate lang	4 Monate	92% der Tiere mit Hepatomen	MILLER et al. [*84*]
per os 0,06% in der Diät 141 bis 225 Tage lang	225 Tage	100% der Tiere mit Hepatomen (3 mit Metastasen)	SUGIURA [*103*]
per os 0,06% in Baumwollsamenöl in der Diät	250 Tage	Cholangiome und Hepatome	SUGIURA [*102*]
per os 0,06% in der Diät 100 bis 250 Tage lang	250 Tage	20% der Tiere mit Hepatomen	SUGIURA [*103*]
per os 0,059% in der Diät 3 Monate lang	5 Monate	13 Hepatome bei 15 Überlebenden	MILLER et al. [*104*]
per os 2,40 mmol pro kg Diät 3 Monate lang	10 Monate	9 Hepatome bei 14 Überlebenden	MILLER et al. [*97*]
per os 2,40 mmol pro kg Diät 3 Monate lang	10 Monate	12 Hepatome bei 13 Überlebenden	MILLER et al. [*97*]
per os 0,059% in der Diät 3 Monate lang	5 Monate	12 Hepatome bei 14 Überlebenden	MILLER et al. [*104*]

Tabelle 40

Name des Derivates	Formel des Derivates	Tierart	Stamm	Geschlecht
4'-Fluor-4-dimethylaminoazobenzol	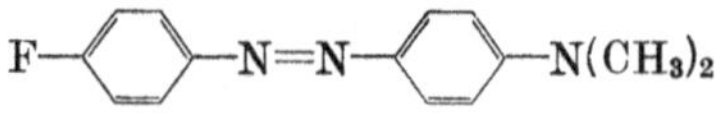	Ratte	Albino	♂
		Ratte	Holtzman	♂
		Ratte	Holtzman	♂
2',4'-Difluor-4-dimethylaminoazobenzol	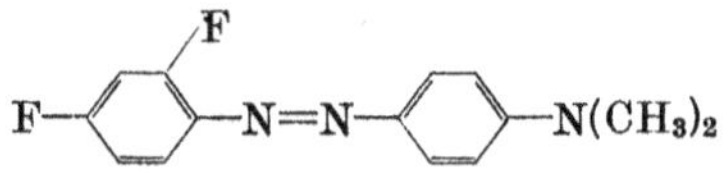	Ratte	Holtzman	♂
2',5'-Difluor-4-dimethylaminoazobenzol	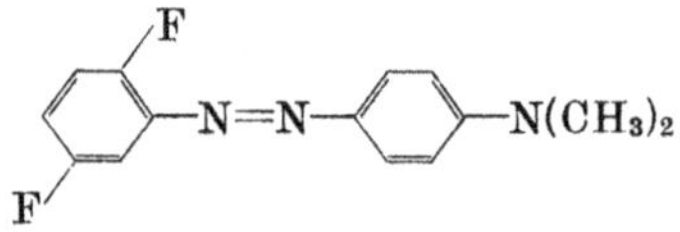	Ratte	Holtzman	♂
3',5'-Difluor-4-dimethylaminoazobenzol	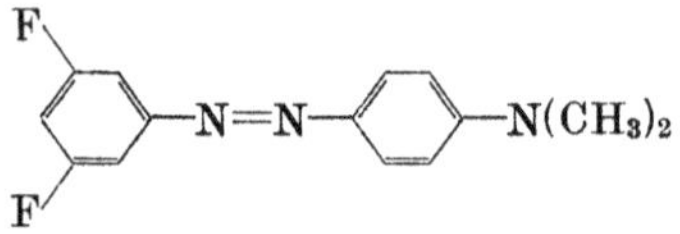	Ratte	Holtzman	♂
2',4',6'-Trifluor-4-dimethylaminoazobenzol	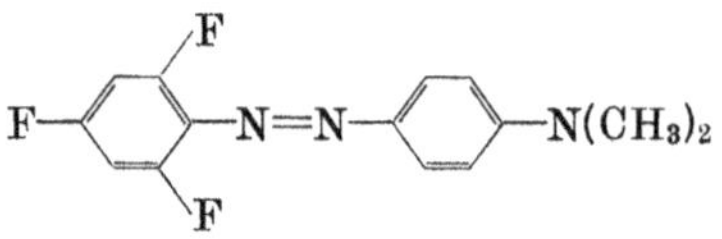	Ratte	Holtzman	♂
2'-Trifluormethyl-4-dimethylaminoazobenzol	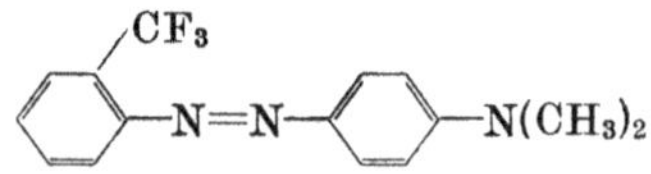	Ratte	Albino	♂
3'-Trifluormethyl-4-dimethylaminoazobenzol	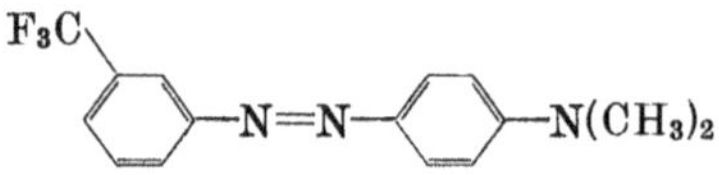	Ratte	Albino	♂
4'-Trifluormethyl-4-dimethylaminoazobenzol	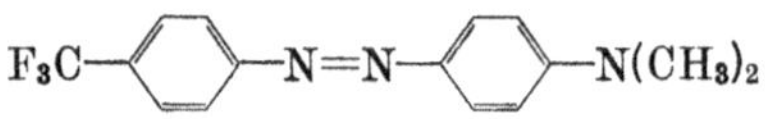	Ratte	Albino	♂
3'-Brom-4-dimethylaminoazobenzol	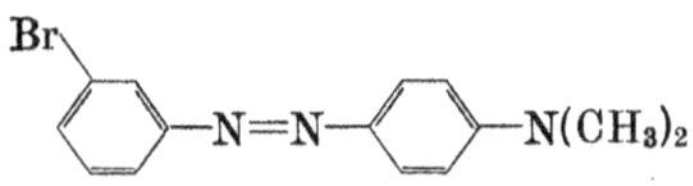	Ratte	—	—
2',4',6'-Tribrom-4-dimethylaminoazobenzol	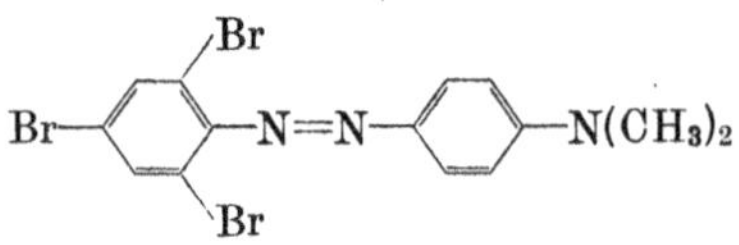	Ratte	Albino	♂

(Fortsetzung)

Dosis und Applikationsweise	Versuchsdauer bzw. Latenzzeit	Tumorhäufigkeit und Tumortyp	Autor
per os 2,40 oder 2,67 mmol pro kg in der Diät, 3 Monate lang	4 Monate	24 Hepatome von 25 Überlebenden	
per os 0,58% in der Diät	133 Tage	16 Hepatome, 6 Cholangiome, 9 gemischte Hepato-Cholangiome	PRICE et al. [*31*]
per os 0,059% in der Diät 3 Monate lang	5 Monate	24 Hepatome bei 25 Überlebenden	MILLER er al. [*104*]
per os 0,063% in der Diät 3 Monate lang	5 Monate	100% Hepatome	MILLER et al. [*104*]
per os 0,063% in der Diät 3 Monate lang	5 Monate	100% Hepatome	MILLER et al. [*104*]
per os 0,063% in der Diät 3 Monate lang	5 Monate	100% Hepatome	MILLER et al. [*104*]
per os 0,049 bis 0,066% in der Diät 3 Monate lang (0,066% nur 1 Woche)	5 Monate	13 Hepatome von 15 Überlebenden	MILLER et al. [*104*]
per os 2,67 mmol/kg Diät 5 Wochen lang; 2,13 mmol/kg Diät 7 Monate lang	12 Monate	*keine* Tumoren	MILLER et al. [*97*]
per os 2,67 mmol/kg Diät 5 Wochen lang; 2,13 mmol/kg Diät 7 Monate lang	12 Monate	*keine* Tumoren	MILLER et al. [*97*]
per os 2,67 mmol/kg Diät 5 Wochen lang; 2,13 mmol/kg Diät 7 Monate lang	12 Monate	keine Tumoren	MILLER et al. [*97*]
per os 0,081% in der Diät	—	*keine* Tumoren	KÜHN u. QUADBECK [*105*]
per os 2,67 mmol/kg Diät 8 Monate lang	14 Monate	keine Tumoren	MILLER et al. [*97*]

Tabelle 40

Name des Derivates	Formel des Derivates	Tierart	Stamm	Geschlecht
2′-Chlor-4-dimethylaminoazobenzol	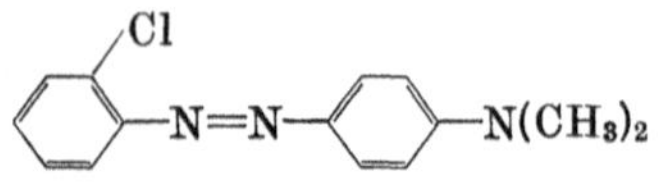	Ratte	Sprague-Dawley	♂
3′-Chlor-4-dimethylaminoazobenzol	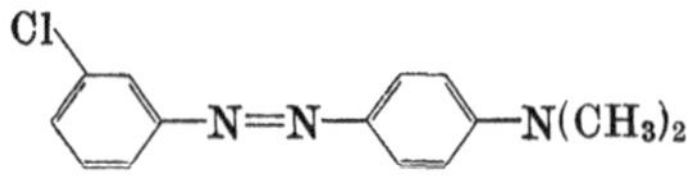	Ratte	Sprague-Dawley	♂
4′-Chlor-4-dimethylaminoazobenzol	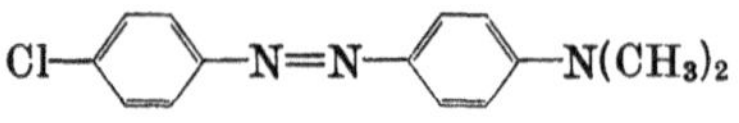	Ratte	Sprague-Dawley	♂
2′,4′,′6-Trichlor-4-dimethylaminoazobenzol	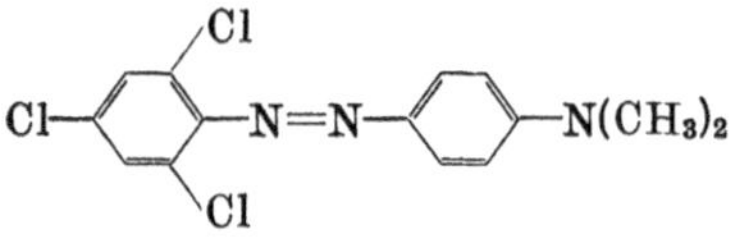	Ratte	Albino	♂
2′-Nitro-4-dimethylaminoazobenzol	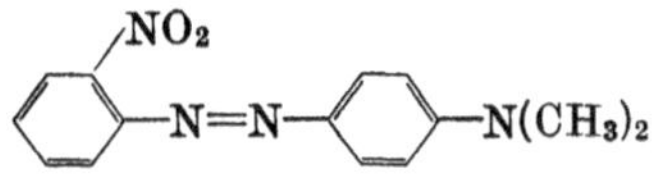	Ratte	Sprague-Dawley	♂
3′-Nitro-4-dimethylaminoazobenzol	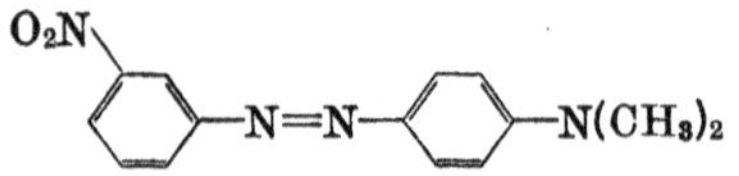	Ratte	Sprague-Dawley	♂
4′-Nitro-4-dimethylaminoazobenzol	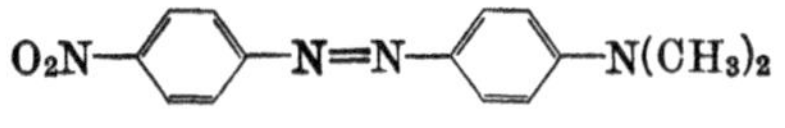	Ratte	Sprague-Dawley	♂

Wirkung, die auch in eigenen Versuchen beobachtet worden ist, kann die bevorzugte Anwendung dieses Derivates besonders empfohlen werden. Wie schon erwähnt, führt auch bei dieser Substanz nur die perorale Applikationweise zum Erfolg.

l) Latenzzeiten

Ohne Berücksichtigung besonderer Einzelheiten kann festgestellt werden, daß bei Verfütterung der Mehrzahl der wirksamen Derivate die Latenzzeiten etwa mit denen nach Fütterung von 4-Dimethylaminoazobenzol vergleichbar sind. Eine Zeit von 6 bis 8 Monaten mag als orientierende Angabe dienen. Die besonders starken carcinogenen Eigenschaften des 3′-Methyl-4-dimethylaminoazobenzols sowie die einiger Fluor- bzw. Difluorderivate werden durch die in solchen Versuchen beobachteten, z. T. auffallend kürzeren Latenzzeiten unterstrichen. Schon nach 4 bis 5 Monaten wurden hohe Tumorquoten registriert.

m) Tumortypen

Mit Ausnahme einer Verbindung, des 2,3′-Dimethylazobenzols, nach dessen Verfütterung bei allen Ratten ausschließlich Papillome der Harnblase entstanden, gelten Lebergeschwülste verschiedener Typen als charakteristische Tumorform in allen diesen Versuchen. Die als besonders wirksam empfohlenen Derivate verursachten bisher fast nur Lebertumoren. Hinsichtlich der morpho-

(Fortsetzung)

Dosis und Applikationsweise	Versuchsdauer bzw. Latenzzeit	Tumorhäufigkeit und Tumortyp	Autor
per os 0,068% in der Diät 4 Monate lang	7 Monate	31% Hepatome	MILLER et al. [*84*]
per os 0,068% in der Diät 4 Monate lang	7 Monate	92% der Tiere mit Hepatomen	MILLER et al. [*84*]
per os 0,068% in der Diät 5 Monate lang	7 Monate	27% der Tiere mit Hepatomen	MILLER et al. [*84*]
per os 2,67 mmol pro kg in der Diät 10 Monate lang	14 Monate	keine Tumoren	MILLER et al. [*97*]
per os 0,072% in der Diät 4 Monate lang	7 Monate	46% der Tiere mit Hepatomen	MILLER et al. [*84*]
per os 0,072% in der Diät	7 Monate	83% der Tiere mit Hepatomen	MILLER et al. [*84*]
per os 2,67 mmol pro kg Diät 8 Monate lang	14 Monate	*keine* Tumoren bei 12 Überlebenden	MILLER et al. [*97*]

logischen, histologischen und cytologischen Beschreibungen auch dieser Geschwülste wird auf die S. 189 bis 195 verwiesen.

Der Vollständigkeit halber sei zumindest erwähnt, daß ganz vereinzelt nach s.c. Injektion lokale Sarkome, in Fütterungsversuchen ausnahmsweise auch Magenpapillome und nach i.p. Injektion des Farbstoffes auch einige Leukämien beschrieben wurden. Befunde dieser Art sind jedoch als Ausnahmen zu werten. Von Primärgeschwülsten der Leber abstammende Metastasen wurden in Milz, Omentum, Lymphknoten, Lunge und Niere beobachtet.

Literatur

[*1*] FISCHER, B.: Münch. med. Wschr. **53**, 2041 (1906).
[*2*] SCHMIDT, M. B.: Virchows Arch. path. Anat. **253**, 432 (1924).
[*3*] YOSHIDA, T.: Proc. Imp. Acad. Jap. **8**, 464 (1932).
[*4*] SASAKI, T., u. T. YOSHIDA: Virchows Arch. path. Anat. **295**, 175 (1935).
[*5*] COOK, J. W., and C. G. M. DE WORMS: J. Chem. Soc. 1825 (1937).
[*6*] KINOSITA, R.: Trans. Jap. Pathol. Soc. **27**, 665 (1937).
[*7*] KINOSITA, R.: Yale J. Biol. Med. **12**, 287 (1940).
[*8*] HARTWELL, J. L.: Survey of compounds which have been tested for carcinogenic activity. Washington, D. C. Federal Security Agency. U. S. Publ. Health Service, 1941.
[*9*] KINOSITA, R.: Gann, Tokyo **30**, 423 (1936).

[10] MILLER, E. C., and C. A. BAUMANN: Cancer Res. **5**, 713 (1945).
[11] GIESE, J. E., J. A. MILLER and C. A. BAUMANN: Cancer Res. **5**, 337 (1945).
[12] KIRBY, A. H. M., and P. R. PEACOCK: J. Path. Bact. **59**, 1 (1947).
[13] LAW, L. W.: Cancer Res. **1**, 397 (1941).
[14] ANDERVONT, H. B., and J. E. EDWARDS: J. nat. Cancer Inst. **3**, 349 (1943).
[15] ANDERVONT, H. B., J. WHITE and J. E. EDWARDS: J. nat. Cancer Inst. **4**, 583 (1944).
[16] KIRBY, A. H. M.: Cancer Res. **5**, 673 (1945).
[17] DRUCKREY, H., u. K. KÜPFMÜLLER: Z. Naturforsch. **3b**, 254 (1948).
[18] DRUCKREY, H.: Arzneimittelforsch. **1**, 384 (1951).
[19] DRUCKREY, H.: Z. Krebsforsch. **60**, 344 (1955).
[20] GRAFFI, A., u. W. HEBEKERL: Arch. Geschwulstforsch. **5**, 1 (1953).
[21] FISCHER, W.: Arch. Geschwulstforsch. **7**, 301 (1954).
[22] BROCK, N., H. DRUCKREY u. H. HAMPERL: Z. Krebsforsch. **50**, 431 (1940).
[23] BÜNGELER, W.: Z. Krebsforsch. **58**, 72 (1951).
[24] CORTELL, R.: Cancer Res. **7**, 158 (1947).
[25] DALTON, A. J., and J. E. EDWARDS: J. nat. Cancer Inst. **3**, 319 (1942).
[26] EDWARDS, J. E., and J. WHITE: J. nat. Cancer Inst. **2**, 157 (1941) — Amer. J. Pathol. **17**, 444 (1941).
[27] FIRMINGER, H. J., and A. S. MULAY: J. nat. Cancer Inst. **13**, 19 (1952).
[28] LAUBER, W., u. P. DANNEBERG: Z. Krebsforsch. **56**, 242 (1949).
[29] OPIE, E. L.: J. exp. Med. **80**, 219, 231 (1944).
[30] ORR, J. W.: J. Path. Bact. **50**, 393 (1940).
[31] PRICE, J. M., J. W. HARMAN, E. C. MILLER and J. A. MILLER: Cancer Res. **12**, 192 (1952).
[32] RICHARDSON, H. L., and E. BORSOS-NACHTNEBEL: Cancer Res. **11**, 398 (1951).
[33] SUGIURA, K., and C. P. RHOADS: Cancer Res. **1**, 3 (1941).
[34] WHITE, J., and J. E. EDWARDS: J. nat. Cancer Inst. 535, 539 (1942); **3**, 43 (1942).
[35] DAOUST, R.: J. nat. Cancer Inst. **15**, 5 (1955) suppl.
[36] MARQUARDT, H., u. E. GLÄSS: Naturwiss. **44**, 640 (1957).
[37] ORR, J. W., and D. E. PRICE: J. Path. Bact. **60**, 461, 573 (1948).
[38] GRAFFI, A., J. SCHNEIDER, G. SYDOW u. L. KÜGLER: Arch. Geschwulstforsch. **5**, 14 (1953).
[39] HOWATSON, A. F., and A. HAM: Cancer Res. **15**, 62 (1955).
[40] OBERLING, C., W. BERNHARD, A. GAUTIER et F. HAGUENAU: Presse méd. **61**, 719 (1953).
[41] HEINE, U., A. GRAFFI, H. J. HELMCKE u. A. RANDT: Z. ärztl. Fortbildg. **51**, 648 (1957).
[42] STRIBICH, U. J.; E. SHELTON aud W. C. SCHNEIDER: Cancer Res. **13**, 279 (1953).
[43] BÜCHNER, F., E. GRUNDMANN und W. OEHLERT: Dtsch. med. Wschr. **86**, 1845 (1961).
[44] GRAFFI, A., E. VLAMYNCK, F. HOFFMANN u. I. SCHULZ: Arch. Geschwulstforsch. **5**, 110 (1953).
[45] ARCOS, J. C., and G. W. GRIFFITH: Brit. J. Cancer **15**, 291 (1961).
[46] MILLER, J. A., and E. C. MILLER: J. exp. Med. **87**, 139 (1948).
[47] OKADA, D.: Osaka Igaku. Zasshi **37**, 827 (1938).
[48] SUGIURA, K.: Proc. Soc. Exp. Biol. Med. **47**, 17 (1941).
[49] BIENENGRÄBER, A.: Verh. Dtsch. Ges. Path. 39. Tag. Zürich 1955, 349.
[50] NAKAHARA, W., K. MORI and T. FUJIWARA: Gann, Tokyo **32**, 465 (1938).
[51] MORI, K.: Gann, Tokyo **35**, 86 (1941).
[52] SUGIURA, K.: Proc. Soc. Exp. Biol. Med. **57**, 231 (1944).
[53] MORIGAMI, S., and N. KASIWABARA: Gann, Tokyo **35**, 64 (1941).
[54] HOWELL, J. S.: Brit. J. Cancer **12**, 594 (1958).
[55] KENSLER, C. J., K. SUGIURA, N. F. YOUNG, C. R. HALTER and C. P. RHOADS: Science **93**, 308 (1941).
[56] MINER, D. L., J. A. MILLER, C. A. BAUMANN and H. P. RUSCH: Cancer Res. **3**, 296 (1943).
[57] MILLER, J. A., D. L. MINER, H. P. RUSCH and C. A. BAUMANN: Cancer Res. **1**, 699 (1941).
[58] GYÖRGY, P., E. C. POLING and H. GOLDBLATT: Proc. Soc. Exp. Biol. Med. **47**, 41 (1941). — P. GYÖRGY and H. GOLDBLATT: Proc. Soc. Exp. Biol. Med. **46**, 492 (1941).
[59] KLINE, B. E., J. A. MILLER and H. P. RUSCH: Cancer Res. **5**, 641 (1945).
[60] HANSZEN, A. H., and W. A. SELLE: Proc. Soc. Exp. Biol. Med. **54**, 225 (1943).
[61] BABA, T.: Gann, Tokyo **48**, 145 (1857).
[62] MILLER, E. C., J. A. MILLER, R. R. BROWN and J. C. MCDONALD: Cancer Res. **18**, 469 (1958).

[63] Fujita, K., T. Mine, T. Ito and M. Matsuyama: Nature **181**, 1732 (1958).
[64] Iwase, S., and K. Fujita: Gann, Tokyo **46**, 352 (1955).
[65] Spain, J. D., and C. C. Clayton: Cancer Res. **18**, 155 (1958).
[66] Griffin, A. C., A. P. Rinfret and V. A. Corsigilia: Cancer Res. **13**, 77 (1953).
[67] Symeonidis, A., A. S. Mulay and F. H. Burgoyne: Cancer Res. **11**, 285 (1951).
[68] Eversole, W. J.: Lav. Ist. Anat. Univ. Perugia **18/1**, 25 (1958).
[69] Takashi, M., and S. Iwase: Nature **181**, 1211 (1958).
[70] Richardson, H. L., and J. J. Nickson: Proc. Amer. Assoc. Cancer Res. **2**, 338 (1958).
[71] Schramm, T.: Acta biol. med. german. **6**, 322 (1961).
[72] Day, P. L., L. D. Payne and J. S. Dunning: Proc. Soc. exp. Biol. Med. **74**, 854 (1950).
[73] Vigneuad du, V., J. M. Spangler, D. Burk, C. J. Kensler, K. Sugiura and C. P. Rhoads: Science **95**, 174 (1942).
[74] Harris, P. N.: Cancer Res. **7**, 88 (1947).
[75] Hamperl, H.: Klin. Wschr. **20**, 112 (1941).
[76] Roussy, G., et M. Guerin: Bull. Acad. med., Paris **130**, 156 (1946).
[77] Price, J. M., J. A. Miller and E. C. Miller: Cancer Res. **11**, 523 (1951).
[78] Kline, B. E., J. A. Miller, H. P. Rusch and C. A. Baumann: Cancer Res. **6**, 1, 5 (1946).
[79] Spitz, S., W. H. Maguigan and K. Dobriner: Cancer **3**, 789 (1950).
[80] Maruya, H.: Trans. Jap. Soc. **28**, 541 (1938).
[81] Kirby, A. H. M., and R. P. Peacock: J. Path. Bact. **59**, 1 (1947).
[82] Kirby, A. H. M.: Cancer Res. **7**, 333 (1947).
[83] Boyland, E., and A. M. Brues: Proc. Roy. Soc., London, **122**, 429 (1937).
[84] Miller, E. C., J. A. Miller, B. E. Kline and H. P. Rusch: J. Exp. Med. **88**, 89 (1948).
[85] Griffin, A. C., C. C. Clayton and C. A. Baumann: Cancer Res. **9**, 82 (1949).
[86] Griffin, A. C., and C. A. Baumann: Cancer Res. **8**, 279 (1948).
[87] Clayton, C. C., and C. A. Baumann: Cancer Res. **9**, 575 (1949).
[88] Griffin A. C., E. L. Brandt and V. Setter: Cancer Res. **11**, 868 (1951).
[89] Miller, W. L., and C. A. Baumann: Cancer Res. **11**, 634 (1951).
[90] Swick, R. W. and C. A. Baumann: Cancer Res. **11**, 948 (1951).
[91] Williams, G. Z., N. F. Young and J. P. Moore: Cancer Res. **11**, 289 (1951).
[92] McDonald, J. G., A. M. Plescia, E. C. Miller and J. A. Miller: Cancer Res. **12**, 280 (1952).
[93] Richardson, H. L., A. R. Stier and E. Borsos-Nachtnebel: Cancer Res. **12**, 356 (1952).
[94] Nagao, N.: Gann, Tokyo **35**, 161 (1940).
[95] Otzuka, J., and N. Nagao: Gann, Tokyo **30**, 561 (1936).
[96] Jaffé, W. G.: Cancer Res. **7**, 113 (1947).
[97] Miller, E. C., J. A. Miller, R. B. Sandin and R. K. Brown: Cancer Res. **9**, 504 (1949).
[98] Sasaki, T., N. Nagao and H. Ueda: Proc. Imp. Acad. Tokyo, **16**, 486 (1940).
[99] Sugiura, K., C. J. Kensler u. C. P. Rhoads: Cancer Res. **3**, 130 (1943).
[100] Sugiura, K., C. R. Halter, C. J. Kensler u. C. P. Rhoads: Cancer Res. **5**, 235 (1945).
[101] Miller, E. C., and C. A. Baumann: Cancer Res. **6**, 289 (1946).
[102] Sugiura, K.: Cancer Res. **7**, 732 (1947).
[103] Sugiura, K.: Cancer Res. **8**, 141 (1948).
[104] Miller, J. A., E. C. Miller and G. C. Finger: Cancer Res. **13**, 93 (1953).
[105] Kühn, R., u. G. Quadbeck: Z. Krebsforsch. **56**, 242 (1949).
[106] Nakahara, W., T. Fujiwara and K. Mori: Gann, Tokyo **33**, 57 (1939).
[107] Sasaki, T., and N. Nagao: Proc. Imp. Acad. Japan **15**, 156 (1939).
[108] Ishiwara, J., and K. Saga: Gann, Tokyo **34**, 194 (1940).
[109] Masayama, T., and T. Yokayama: Gann, Tokyo **34**, 174 (1940).
[110] Mori, K., and W. Nakahara: Gann, Tokyo **34**, 188 (1940).
[111] Nakahara, W., and K. Mori: Gann, Tokyo **34**, 143 (1940).
[112] Polettini, B.: Arch. „de Vecchi" per nanat. pat. e med. clin. **3**, 309 (1941).
[113] Cohen, P. P., V. G. Hekhuls and E. K. Sober: Cancer Res. **2**, 405 (1942).
[114] Silverstone, H.: Cancer Res. **8**, 301 (1948).
[115] Hoch-Ligeti, C.: Brit. J. Cancer **3**, 285 (1949).
[116] Lowenhaupt, E.: Cancer Res. **9**, 121 (1949).
[117] Stowell, R. E.: Cancer **4**, 121 (1949).
[118] Pearson, B., A. B. Novikoff and T. G. Morrione: Cancer Res. **10**, 557 (1950).
[119] Dyer, H. M.: J. nat. Cancer Inst. **11**, 1073 (1951).
[120] Hecht, G.: Arch. Exp. Path. Pharmakol. **215**, 610 (1952).
[121] Mulay, A. S., and H. J. Firminger: J. nat. Cancer Inst. **13**, 35 (1952).

[122] DICKENS, F., and H. WEIL-MALHERBE: Cancer Res. 3, 73 (1943).
[123] DRUCKREY, H.: Klin. Wschr. 22, 532 (1943).
[124] MILLER, J. A., B. E. KLINE, H. P. RUSCH and C. A. BAUMANN: Cancer Res. 4, 153 (1944); 4, 756 (1944).
[125] COHEN, P. P.: Cancer Res. 5, 626 (1945).
[126] MILLER, E. C., and C. A. BAUMANN: Cancer Res. 6, 289 (1946).

B. o-Aminoazotoluol

HAYWARD [1] erkannte schon im Jahre 1909 das o-Aminoazotoluol als die biologisch wirksame Komponente des Azofarbstoffes Scharlachrot. Die carcinogene Wirkung dieses Farbstoffes im Tierversuch beruht nämlich auf der Abspaltung von o-Aminoazotoluol im Stoffwechsel des Organismus.

Über maligne Lebertumoren, die sie bei Ratten durch Zusätze von o-Aminoazotoluol zur Diät erzeugt hatten, berichteten SASAKI und YOSHIDA [2] erstmalig im Jahre 1935. DRUCKREY [3] wertete die bis 1959 erzielten Befunde zahlreicher Autoren dahingehend aus, daß alle Aminoazotoluole, bei denen die Aminogruppe in Position „4", d. h. in para-Stellung zur Azobrücke steht, carcinogen wirksam sind. Die Stellung der Methylgruppe läßt sich dagegen variieren, wie CRABTREE [4] zeigen konnte.

Die Befunde verschiedener Autoren sprechen dafür, daß als wirksamstes Derivat das 4-Amino-2',3-azotoluol (= o-Aminoazotoluol) anzusehen ist. Bei diesem Derivat stehen beide Methylgruppen in ortho-Stellung zu je einem Stickstoff am Ring:

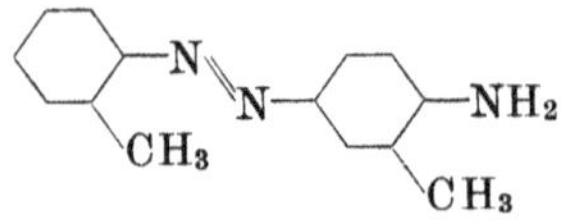

o-Aminoazotoluol

Wenn man die Stärke der carcinogenen Wirkung von o-Aminoazotoluol auf die Leber mit derjenigen des Buttergelbs vergleicht, so kann festgestellt werden, daß im allgemeinen die Latenzzeiten bei o-Aminoazotoluol länger sind und die Tumorquoten niedriger. Außerdem besteht ein sehr wichtiger Unterschied zwischen beiden darin, daß Buttergelb und dessen Derivate ihre hepatocarcinogene Wirkung ausschließlich nach peroraler Applikation entfalten und nach s.c. Injektion bzw. nach Tropfung auf die Haut keinerlei Wirkung erkennen lassen, wogegen das o-Aminoazotoluol auch bei diesen Applikationsweisen cancerisierend wirkt.

a) Tierarten

Die von zahlreichen Autoren an verschiedenen Tierarten mit o-Aminoazotoluol erzielten Ergebnisse zeigen sehr deutlich, daß für Versuche mit diesem Carcinogen praktisch nur 2 Species, nämlich Maus und Ratte, geeignet sind. Beide Arten sprechen etwa gleich gut auf verschiedene Applikationsweisen an.

Über die Eignung von Hunden für Cancerisierungsversuche mit o-Aminoazotoluol sind in der Literatur einander widersprechende Angaben enthalten. Den positiv verlaufenen Versuchen von NELSON und WOODARD [5] stehen völlig ergebnislos beendete Untersuchungen anderer Autoren gegenüber.

Hinsichtlich ungeeigneter Species sind sich alle Autoren darüber einig, daß trotz Anwendung verschiedenartiger Applikationsweisen bei Kaninchen, Meerschweinchen und Hühnern keine Geschwülste erzeugt werden konnten. Ein gehäuftes Auftreten von Lebercirrhosen beim Kaninchen sei zumindest erwähnt. Außer den von NELSON und WOODARD [5] beschriebenen und in Tab. 41 enthaltenen Fütterungsversuchen an Hunden mit o-Aminoazotoluol, berichtete bereits 1936 NAKAZAWA [6] über entsprechende Versuche mit derselben Species. Im Gegensatz zu NELSONs Befunden beschrieb NAKAZAWA Geschwülste des Magens und Zwölffingerdarms sowie Lebercirrhosen.

Bemerkenswert ist ferner, daß auf Grund der Befunde verschiedene Autoren beim Kaninchen durch diesen Azofarbstoff keine Geschwülste erzeugt werden können. Nach oraler Applikation von täglich 0,1 bis 0,225% carcinogenhaltiger Diät beobachtete YOSHIDA [8] lediglich Lebercirrhosen, jedoch keine Tumoren. STOEBER [7], der als erster dieses Carcinogen s.c. ins Kaninchenohr applizierte, beschrieb lediglich atypische Proliferationen, aber keinerlei neoplastische Veränderungen.

Obgleich diese Tierart nur selten für Cancerisierungsversuche benutzt wird, testeten KOROSTELEVA und SHABAD [9] o-Aminoazotoluol auch an Meerschweinchen, indem sie den Tieren 1%ige Lösung des Carcinogens in Olivenöl s.c. applizierten. Es konnten keinerlei Veränderungen an der Injektionsstelle festgestellt werden. Auch beim Huhn scheinen, soweit das aus Angaben in der Literatur ersichtlich ist, bisher durch Einwirkung von o-Aminoazotoluol keine Tumoren aufgetreten zu sein [10].

b) Applikationsweise und Dosierung

Die in Tab. 41 dargestellten Versuche machen deutlich, daß für Arbeiten mit o-Aminoazotoluol die perorale Applikationsweise zwar im Vordergrund

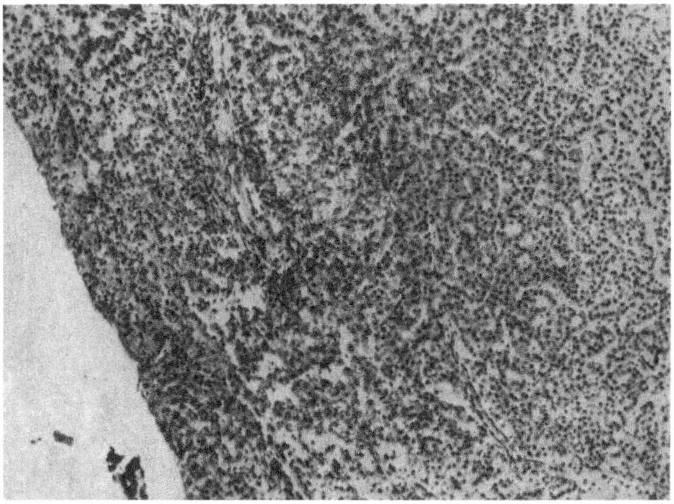

Abb. 51. Hepatom einer Ratte nach Fütterung von 2-Amino-5-azotoluol (nach EMMART [29])

steht, aber sowohl durch s.c. Verabreichung als auch durch Hauttropfung gute Cancerisierungseffekte erzielt werden können.

Zum Zwecke peroraler Applikation wird das Carcinogen in öliger Lösung verabreicht oder aber dem Futter ständig beigemischt. Als geeignete Mengen haben sich für Ratten und für Mäuse 0,05 bis 0,1%ige Zusätze zur Diät bewährt. In Versuchen, die YOSHIDA [11] an Ratten unternahm, dosierte er pro Tier und Tag 1 ml 1%iger Lösung des Carcinogens in Olivenöl.

Tabelle 41. Carcinogene Wirkung von o-Aminoazotoluol

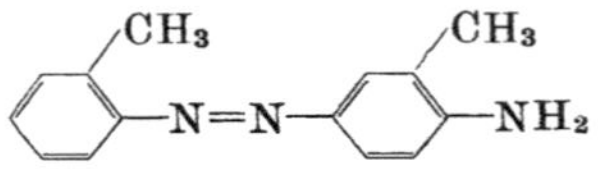

Tierart	Stamm	Geschlecht	Dosis und Applikationsweise	Dauer des Experimentes	Tumorhäufigkeit und Tumortyp	Autor
Maus	C	—	per os 0,05% im Futter, chronische Applikation	400 Tage	von 125 in Versuch genommenen Tieren überlebten 55 Tiere nach 200 Tagen, bei mehreren Tieren entstanden Lebertumoren	BAUMANN et al. [41]
Maus	C	♂ + ♀	per os 0,06% im Futter, chronische Applikation	183 Tage	von 24 in Versuch genommenen Tieren entwickelten 18 Hepatome, außerdem Lungentumoren und Hämangioendotheliome	ANDERVONT et al. [18]
Maus	C	♂ + ♀	per os 0,03% im Futter, chronische Applikation	223 Tage	von 36 in Versuch genommenen Tieren entwickelten 14 Tiere Hepatome	ANDERVONT et al. [18]
Maus	M u. A	♂ + ♀	s.c. mehrmalige Injektionen von jeweils 10 mg in kristalliner Form	14 Monate	von 23 injizierten Tieren entstanden bei 13 Tieren Lebercarcinome; die kürzeste Latenzzeit betrug 11 Monate	SHEAR [19]
Maus	A	♀	s.c. Injektionen von je 10 mg gelöst in Glycerin, 10 Injektionen	52 Wochen	100% der behandelten Tiere mit Hepatomen, Hämangioendotheliomen und Lungentumoren	ANDERVONT u. SHEAR [20]
Maus	C3H	♂	s.c. Injektionen von je 10 mg gelöst in Glycerin, 10 Injektionen	52 Wochen	von 23 behandelten Tieren 5 mit Tumoren	ANDERVONT u. SHEAR [20]
Maus	C57Bl	♀	s.c. Injektionen von je 10 mg gelöst in Glycerin, 10 Injektionen	52 Wochen	100% Tumoren: Hepatome und Hämangioendotheliome	ANDERVONT u. SHEAR [20]
Maus	C	♂ + ♀	s.c. Injektionen von je 2,5 mg in Maisöl gelöst, Injektionen in wöchentlichen Abständen	11 Monate	von 60 behandelten Tieren 30 überlebende nach 11 Monaten, davon 8 mit Sarkomen, ferner 1 Lebercarcinom und 2 Leberadenome	TURNER u. MULLIKEN [21]
Maus	C	♂ + ♀	s.c. Injektionen (4 oder 7 Wiederholungen) von je 10 mg in kristalliner Form mit 5 Tropfen Glycerin	etwa 15 Monate	von 348 behandelten Mäusen 75 Tiere mit Hämangioendotheliomen an verschiedenen Stellen	ANDERVONT [22]
Maus	Simpson-Albino	—	Hauttropfung mit 0,3%iger Lösung in Benzol 2mal wöchentlich	1 Jahr	pathologische Veränderungen der Leberstruktur, keine Tumoren	BOYLAND u. BRUES [23]
Maus	—	—	Hauttropfung mit 1%iger Lösung in Benzol, 6 Monate lang alle 2 Tage, Gesamtdosis pro Tier 100 mg	8 Monate	von 81 behandelten Tieren 40 überlebende nach 7 Monaten mit 22 Lebertumoren	MOROSENSKAYA [24]

Maus	—	—	Hauttropfung mit 1% iger Lösung in Sonnenblumenöl, 0,25 ml innerhalb von 10 Tagen je 4mal, Gesamtdosis pro Tier 10 mg	8 Monate	von 54 behandelten Tieren 17 überlebende nach 7 Monaten mit 2 Lebertumoren	MOROSENSKAYA [24]
Maus	C3HA C57	♂ + ♀	Hauttropfung mit 1% iger Lösung in Benzol 3mal wöchentlich, je Behandlung etwa 1 mg	3 Monate	von 409 behandelten Tieren 22 ♂ und 25 ♀ mit Hepatomen	GEL'SHTEIN [25]
Ratte	weiß	—	per os chronische Applikation von 0,1% in der Diät	1 Jahr	von 26 behandelten Tieren verstarben innerhalb 186 Tagen 20 Tiere ohne Tumoren, 4 Hepatome bei 6 überlebenden	YOSHIDA [26]
Ratte	weiß	—	per os 0,05 bis 0,15% im Futter, chronische Applikation	421 Tage	von 474 in Versuch genommenen Ratten entwickelten 83 Lebertumoren, vorwiegend Lebercarcinome aber auch Cholangiome mit Metastasen in Lymphknoten, Lunge und anderen Organen	YOSHIDA [14]
Ratte	—	—	per os chronische Applikation von 0,1% in der Diät	300 Tage	von 300 behandelten Ratten entwickelten 70 Tiere Hepatome, außerdem 4 Cholangiome, Mehrzahl der Tumoren nach 200 Tagen	SASAKI [27]
Ratte	—	♀	per os chronische Applikation von 0,05 bis 0,1% in der Diät	1 Jahr	von 48 behandelten Ratten entwickelten 10 Leberadenome und 8 Hepatome	ITO [28]
Ratte	Osborne-Mendel, Wistar, Buffalo	—	per os tägliche Applikation von 0,019 g im chronischen Versuch	614 Tage	von 173 behandelten Ratten 114 Tiere mit Hepatomen und Lebercarcinomen, Latenzzeit bis zur Entstehung der ersten Tumoren etwa 1 Jahr	EMMART [29]
Ratte	weiß	—	per os täglich 1 ml 1% iger Lösung in Olivenöl	250 Tage	von 360 gefütterten Tieren traten bei 84 Lebertumoren auf mit Metastasen in Lunge und Lymphknoten, erster Tumor nach 196 Tagen	YOSHIDA [11]
Ratte	weiß	—	s.c. Injektionen 2mal wöchentlich von je 10% iger Lösung in Olivenöl (0,2 bis 0,5 ml)	448 Tage	von 30 in Versuch genommenen Tieren überlebten nach 200 Tagen 6 Tiere, ein Tier mit Hepatom	YOSHIDA [8]
Ratte	weiß	♂ + ♀	s.c. Injektion von 0,1 bis 1,0 ml 5% iger Lösung in Olivenöl in wöchentlichen Abständen	410 Tage	von 30 behandelten Tieren 21 überlebende nach 230 Tagen; 12 mit Hepatomen, Leberadenomen und Cholangiomen, Lebercirrhosen; Metastasen in Lunge, Lymphknoten und Haut; erster Tumor nach 230 Tagen	FURUKAWA [30]
Hund	Irische Terrier, Mongrel	♂ + ♀	per os täglich 5 oder 20 mg pro kg Körpergewicht im Futter	62 Monate	10 behandelte Tiere, davon 5 innerhalb von 8 Wochen verstorben; 4 Tiere mit Tumoren: 2 Harnblasencarcinome, 2 Gallenblasencarcinome, 1 Cholangiom, 1 Hepatom	NELSON u. WOODARD [5]

Tabelle 42. Carcinogene Wirkung

Name des Derivates	Formel	Tierart
2′-Amino-2,5-azotoluol	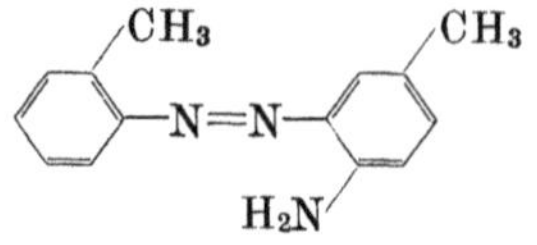	Maus Ratte
4′-Amino-3,2-azotoluol	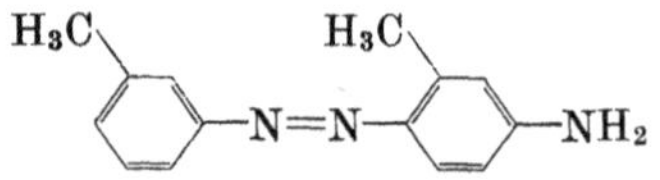	Maus Ratte
4′-Amino-4,2-azotoluol	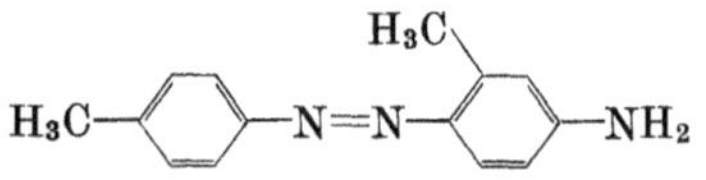	Maus Ratte
Diacetyl-o-aminoazotoluol	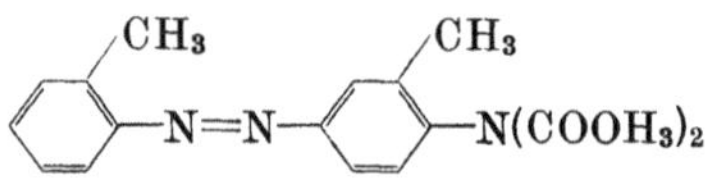	Ratte
4′-Hydroxy-2,3′-azotoluol	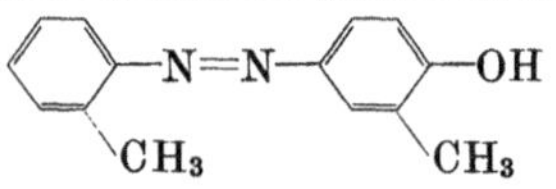	Ratte Maus
p-Dimethylaminobenzolazo-1-naphthalin	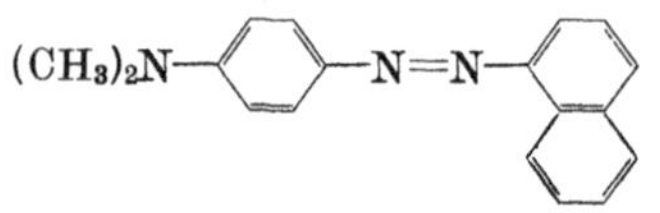	Ratte
p-Dimethylaminobenzol-1-azo-2-naphthalin	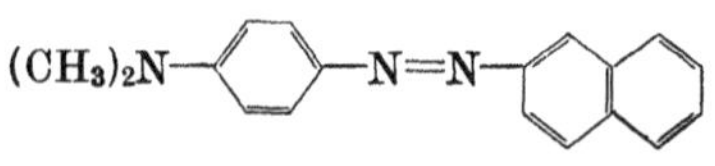	Maus Ratte

von Derivaten des o-Aminoazotoluols

Stamm	Geschlecht	Dosis und Applikationsweise	Versuchsdauer	Tumorhäufigkeit und Tumortyp	Autor
Simpson	♂ + ♀	per os 0,06% in der Diät, chronische Fütterung	595 Tage	9 Lebertumoren bei 40 in Versuch genommenen Tieren	CRABTREE [4]
52	♂ + ♀	per os 0,06% in der Diät, chronische Fütterung	595 Tage	3 Hepatome bei 30 in Versuch genommenen Tieren	CRABTREE [4]
52	♂ + ♀	per os 0,06% in der Diät, chronische Fütterung	595 Tage	1 Hepatom bei 40 behandelten Mäusen	CRABTREE (4]
52	♂ + ♀	per os 0,06% in der Diät, chronische Fütterung	595 Tage	keine Tumoren	CRABTREE [4]
Simpson	♂ + ♀	per os 0,06% in der Diät, chronische Fütterung	595 Tage	6 Hepatome und Cholangiome bei 40 behandelten Mäusen	CRABTREE [4]
52	♂ + ♀	per os 0,06% in der Diät, chronische Fütterung	595 Tage	keine Tumoren	CRABTREE [4]
weiss		per os 0,1% im Futter, chronische Fütterung	412 Tage	von 39 gefütterten Ratten 5 überlebende nach 322 Tagen mit 2 Lebercarcinomen und 4 Harnblasencarcinomen	HARADA [31]
—	♂ + ♀	per os 0,2 bis 0,3% im Futter, chronische Fütterung	270 Tage	9 Überlebende von 20 Behandelten nach 200 Tagen mit 2 Harnblasenpapillomen	NAGAO [32]
C57bl	♂ + ♀	s.c. Implantation von insgesamt 5 mg in öliger Lösung	über 175 Tage	von 30 behandelten Tieren 20 überlebende mit 11 Sarkomen und 1 Hepatom	LAW [33]
Osborn-Mendel	♂	per os chronische Applikation von 0,075 g in 100 g Diät	230 bis 280 Tage	von 400 in Versuch genommenen Tieren entstanden 47 Hepatome, Cholangiome und Cholangiohepatome, 3 Plattenepithelcarcinome des Vormagens und zahlreiche Hyperkeratosen der Magenmucosa	MULAY u. FIRMINGER [34]
C57br	♂ + ♀	Hauttropfung mit 1%iger Lösung in Benzol bzw. Polyäthylenglykol, 3mal wöchentlich 39 Wochen, Gesamtdosis 120 mg	14 Monate	48 Hämangioendotheliome von 59 behandelten Tieren, ferner 9 Hepatome, 2 Gallengangstumoren	MULAY u. SAXEN [35]
Osborn-Mendel	♂ + ♀	per os 0,075% in der Diät 230 Tage lang	230 Tage	von 51 gefütterten Ratten 74% mit Hepatomen, 12% mit Cholangiocarcinomen, 66% mit Cholangiohepatomen 62% mit Lungenmetastasen	MULAY u. CONGDON [36]

Tabelle 42

Name des Derivates	Formel	Tierart
Evans-Blau	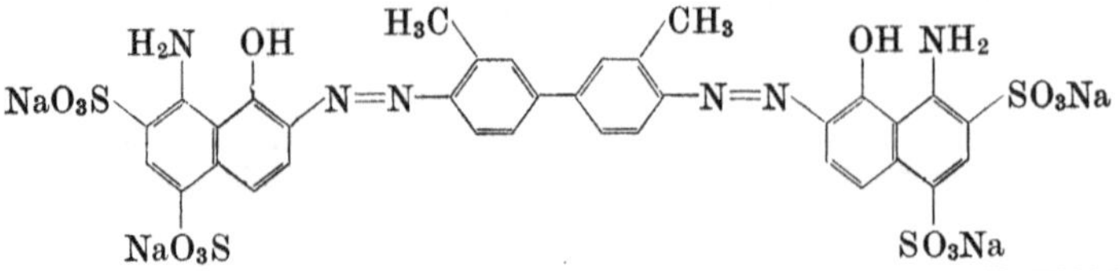	Ratte
Trypan-Blau	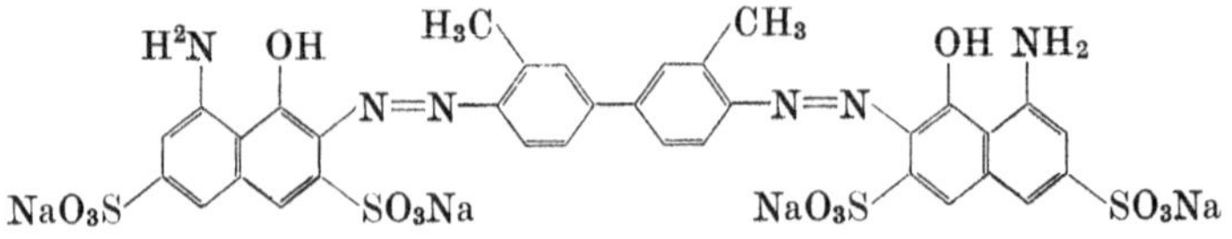	Ratte
		Ratte
		Ratte
		Ratte

Bei s.c. Injektionen wurden Mäusen mehrere Male jeweils etwa 10 mg des Carcinogens in kristalliner Form implantiert bzw. in Glycerin gelöst injiziert. Bei Ratten führten wiederholte Injektionen von je 0,1 bis 1,0 ml 5- bis 10%iger Lösung in Olivenöl zu beträchtlichen Tumorausbeuten.

Besonders erwähnenswert dürfte auch die Beobachtung sein, daß Tropfungen der Rückenhaut mit 0,1- bis 0,3%iger Lösung in Benzol oder Sonnenblumenöl bei Mäusen ebenfalls hepatocarcinogene Wirkungen der Substanz zeigten, jedoch keine Hauttumoren induzierten. Im Verlaufe solcher Versuche wurden bis zu 100 mg Carcinogen pro Maus verabreicht. Versuche, o-Aminoazotoluol i.v. zu verabfolgen, verliefen sowohl an Mäusen (ANDERVONT u. SHIMKIN [*12*]) als auch an Ratten (NAKAMURA [40]) und Kaninchen (KINOSITA [*13*]) ergebnislos. In keinem dieser Versuche entstanden Tumoren.

c) Latenzzeiten

Wie aus den in Tab. 41 vereinigten Daten ersichtlich ist, sind die Latenzzeiten bis zum Entstehen von Geschwülsten als Folge der Behandlung der Versuchstiere mit o-Aminoazotoluol im allgemeinen recht beträchtlich. Bei Mäusen kann, beinahe unabhängig von der Applikationsweise, mit Latenzzeiten von etwa einem $^3/_4$ bis 1 Jahr gerechnet werden, während in Versuchen an Ratten die Latenzzeiten den Zeitraum eines Jahres meist überschreiten.

d) Tumortypen

Es verdient besonders hervorgehoben zu werden, daß o-Aminoazotoluol bei Maus und Ratte in gleicher Weise sowohl nach peroraler und s.c. Applikation als auch nach Tropfung auf die Rückenhaut hepatocarcinogen wirkt.

(Fortsetzung)

Stamm	Geschlecht	Dosis und Applikationsweise	Versuchsdauer	Tumorhäufigkeit und Tumortyp	Autor
Wistar	♂ + ♀	i.p. Applikation von je 1 ml 1%iger Lösung alle 2 Wochen 8 Monate lang	340 Tage	von 40 behandelten Tieren 10 histiocytäre Lebertumoren, 1 Retothelsarkom	MARSHALL [37]
—	—	s.c. Injektionen von je 1 ml 1%iger Lösung alle 2 Wochen	200 Tage	60% der Tiere mit Rethotelsarkomen, 6% mit Spindelzellsarkomen	GILLMAN et al. [38]
Stock	♂ + ♀	s.c. Injektionen von je 0,5 bis 1,0 ml 1% iger Lösung in dest. Wasser, 12 Injektionen in wöchentlichen Abständen	160 Tage	HODGKIN-ähnliche Sarkome und andere Läsionen in Lymphknoten	GILLMAN et al. [38]
—	♂ + ♀	s.c. Injektionen von je 1 ml 1%iger wäßriger Lösung in dest. Wasser alle 2 Wochen	550 Tage	von 53 behandelten Tieren 26 Retothelsarkome der Leber (minimal wirksame Carcinogendosis 110 mg)	SIMPSON [39]
Wistar	♂ + ♀	s.c. Injektionen von je 1,5 ml 1%iger wäßriger Lösung alle 2 Wochen 8 Monate lang	340 Tage	von 45 behandelten Ratten 9 histiocytäre Lebertumoren, 2 Retothelsarkome, 2 Lymphosarkome	SIMPSON [39]

Abgesehen von einigen Fällen von Lungentumoren und Hämangioendotheliomen bei Mäusen sowie Geschwülsten der Gallenblase und der Harnblase bei Hunden bleibt die Wirkung des o-Aminoazotoluols auf die Leber der behandelten Tiere beschränkt. In diesem Zusammenhang sind verschiedene pathologische Veränderungen dieses Organs beschrieben worden. Hierzu zählen Lebercirrhosen, benigne Lebergeschwülste, Leberzellcarcinome (s. Abb. 51) und Gallengangscarcinome mit Fällen von Metastasen bevorzugt in Lunge und Lymphknoten.

e) Carcinogene Wirkungen von Derivaten des o-Aminoazotoluols

Im Unterschied zum o-Aminoazotoluol konnten für das p-Derivat keine carcinogenen Eigenschaften nachgewiesen werden. Über erfolglose Fütterungsversuche an Ratten berichteten YOSHIDA [14], MIURA [15], SASAKI und YOSHIDA [16]. CRABTREE [4] fütterte dieses Derivat auch an Mäuse und sah auch bei dieser Species keine neoplastischen Veränderungen. KIRBY [17] injizierte Mäusen s.c. in Abständen von jeweils 2 Wochen p-Aminoazotoluol und fand trotz Versuchszeiten bis zu 1,5 Jahren in keinem Falle Tumoren. Über eine Anzahl weiterer, z. T. cancerogen stark wirksamer Derivate, sind einige Daten in Tab. 42 zusammengestellt.

Literatur

[1] HAYWARD, E.: Münch. med. Wschr. 1836 (1909).
[2] SASAKI, T., u. T. YOSHIDA: Virchows Arch. path. Anat. **295**, 174 (1935).
[3] DRUCKREY, H., in: B. FLASCHENTRÄGER u. E. LEHNARTZ: Physiologische Chemie, II/2c, Berlin/Göttingen/Heidelberg: Springer 1959.
[4] CRABTREE, H. G.: Brit. J. Cancer **3**, 387 (1949).

[5] NELSON, A. A., and G. WOODARD: J. nat. Cancer Inst. **13**, 1497 (1953).
[6] NAKAZAWA, T.: Hokuetsu Igaku Zasshi **50**, 1222 (1935).
[7] STOEBER, H.: Münch. med. Wschr. **56**, 129 (1909).
[8] YOSHIDA, T.: Gann, Tokyo **29**, 213 (1935).
[9] KOROSTELEVA, T. A., u. L. M. SHABAD: Bull. biol. méd. exp. URSS **10**, 107 (1940).
[10] PEACOCK, A., and P. R. PEACOCK: Brit. J. Cancer **3**, 289 (1949).
[11] YOSHIDA, T.: Dtsch. med. Wschr. **63**, 712 (1937).
[12] ANDERVONT, H. B., and M. B. SHIMKIM: J. nat. Cancer Inst. **1**, 225 (1940).
[13] KINOSITA, R.: Trans. Jap. Pathol. Soc. **27**, 665 (1937).
[14] YOSHIDA, T.: Trans. Jap. Pathol. Soc. **24**, 523 (1934).
[15] MIURA, K.: Bull. Assoc. franç. p. l'étude du cancer **24**, 534 (1935).
[16] SASAKI, T., u. T. YOSHIDA: Virchows Arch. path. Anat. **295**, 175 (1935).
[17] KIRBY, A. M. M.: Cancer Res. **5**, 129, 673 (1945).
[18] ANDERVONT, H. B., J. W. WHITE and J. E. EDWARDS: J. nat. Cancer Inst. **4**, 583 (1944).
[19] SHEAR, M. J.: Amer. J. Cancer **29**, 269 (1937).
[20] ANDERVONT, H. B., and M. J. SHEAR: J. nat. Cancer Inst. **2**, 333 (1942).
[21] TURNER, J. C., and B. MULLIKEN: Proc. Soc. Exp. Biol. Med. **49**, 317 (1942).
[22] ANDERVONT, H. B.: J. nat. Cancer Inst. **10**, 927 (1950).
[23] BOYLAND, E., and A. M. BRUES: Proc. Roy. Soc., London, S. B. **122**, 429 (1937).
[24] MOROSENSKAYA, L. S.: Arch. sci. biol., Moscow, **56**, 189 (1938).
[25] GEL'SHTEIN, V. I.: Arkh. Pat. **15**, 58 (1953).
[26] YOSHIDA, T.: Proc. Imp. Acad. Jap. **8**, 464 (1932).
[27] SASAKI, T.: Gann, Tokyo **29**, 52 (1935).
[28] ITO, S.: Gann, Tokyo **33**, 453 (1939).
[29] EMMART, E. W.: J. nat. Cancer Inst. **1/2**, 255 (1940).
[30] FURUKAWA, R.: Nagasaki Igakkwai Zassi **17**, 2385 (1939).
[31] HARADA, M.: Osaka Igakkwai Zassi **35**, 2295 (1936).
[32] NAGAO, N.: Gann, Tokyo **31**, 335 (1937).
[33] LAW, L. W.: Cancer Res. **1**, 397 (1941).
[34] MULAY, A. S., and H. I. FIRMINGER: J. nat. Cancer Inst. **12**, 917 (1952); **13**, 35 (1952); **13**, 57 (1952).
[35] MULAY, A. S., and E. A. SAXEN: J. nat. Cancer Inst. **13**, 1259 (1952).
[36] MULAY, A. S., and C. C. CONGDON: J. nat. Cancer Inst. **14**, 571 (1953).
[37] MARSHALL, A. H. E.: Acta path. microbiol. scand. **33**, 1 (1953).
[38] GILLMAN, J., C. GILBERT, T. GILLMAN and I. SPENCE: South African Med. J. **22**, 783 (1948).
[39] SIMPSON, C. L.: Brit. J. Exp. Path. **33**, 524 (1952).
[40] NAKAMURA, H., M. YAMADA, H. OKAMURA, Y. YODAY and T. NISHI: Gann **32**, 245 (1938).
[41] BAUMANN, C. A., and H. P. RUSCH: Amer. J. Cancer **35**, 213 (1939).

C. Scharlachrot

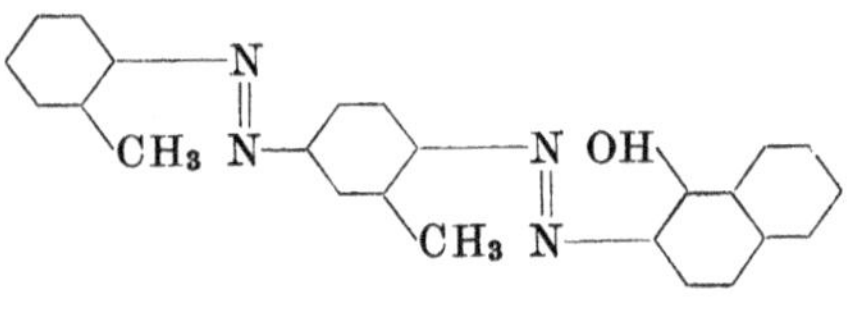

Physikalische und chemische Eigenschaften von Scharlachrot

Scharlachrot = Sudan IV = o-Tolylazo-o-tolylazo-β-naphthol = Bibericher Scharlach.
Aussehen: dunkelrotes Pulver.
Festpunkt: 184 °C.
Löslichkeit: Öle, Paraffin, Chloroform, Benzol, Tetrachlorkohlenstoff ssl. Ae. und A. l., W. nl.

Mit den Arbeiten von FISCHER-WASELS [1] wurde im Jahre 1906 die Entdeckung der carcinogenen Azofarbstoffe eingeleitet, als der Autor proliferationsanregende Eigenschaften verschiedener Azofarbstoffe mit dem Ziel beschleunigter Wundheilung untersuchte. Nach Applikation von Scharlachrot auf die Ohren von Kaninchen beschrieb FISCHER atypische Proliferationen vergleichbar cancerösen Veränderungen. Als aktive Komponente dieses Farbstoffes konnte HAYWARD [*2*] das o-Aminoazotoluol = 4-Amino-2'-3-azotoluol = 4'-Amino-2,3-Dimethylazobenzol nachweisen, als er versuchte, Scharlachrot zu entfärben und trotzdem dessen biologische Eigenschaften zu erhalten. Im Rahmen von Vitalfärbungsversuchen beobachtete SCHMIDT [*3*], daß Scharlachrot bei Mäusen gutartige Lebertumoren erzeugt. Eindeutige Befunde nach Verfütterung an Ratten erzielten die japanischen Forscher SASAKI und YOSHIDA [*4a* u. *4b*] sowie JIKUBO [*5*]. Sie beschrieben als erste maligne Lebergeschwülste nach Verfütterung der Scharlachrotkomponente „o-Aminoazotoluol".

Auch der Farbstoff „Sudan III"

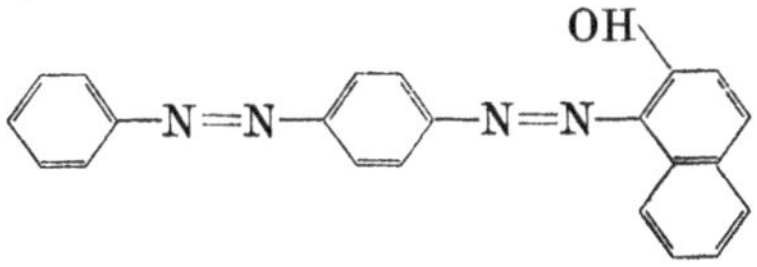

wurde ebenso wie Scharlachrot bereits im Jahre 1906 erstmalig von FISCHER [*1*] im Tierexperiment geprüft und in den folgenden Jahren von zahlreichen Autoren auf evtl. carcinogene Eigenschaften getestet. Zusammenfassend kann über Versuche mit „Sudan III" gesagt werden, daß echte Tumoren nur ganz vereinzelt aufgetreten sind und daß sich die Läsionen — soweit solche überhaupt auftraten — auf Proliferationen der behandelten Epithelien sowie Leber- bzw. Nierenschädigungen mehr oder weniger geringen Ausmaßes beschränkten. An frühen Arbeiten seien die von FISCHER [*1*] und HELMHOLZ [*6*] genannt, die als Versuchsobjekt vor allem das Kaninchenohr benutzten. Es wurden aber auch Versuche an Meerschweinchen, Mäusen, Ratten, Hühnern, Salamandern, Molchen und Fröschen durchgeführt, wobei s.c. Applikationsweisen dominierten, doch wurde die Substanz auch peroral und i.v. appliziert. STAHR [*7*], BENTHIN [*8*], AKAMATSU [*9*], SCHMIDT [*3*], HELLMICH [*10*], KINOSITA [*11*], SHEAR et al. [*13*] und WILLHEIM und IVY [*14*].

Über die Möglichkeiten zur Erzeugung von Tumoren im Tierexperiment mittels Scharlachrot unterrichtet Tab. 43.

a) Tierarten

Die Auswahl der von verschiedenen Autoren erzielten und in Tab. 43 vereinigten Befunde zeigt, daß die carcinogene Wirkung des Farbstoffes „Scharlachrot" keinesfalls auf das Kaninchen beschränkt ist, für das sie erstmalig von FISCHER nachgewiesen werden konnte. Bei Maus, Ratte und Huhn erzeugten verschiedene Autoren ebenfalls Tumoren. Dagegen verursachten Injektionsversuche an Hunden, über die JORES [*22*] bereits ein Jahr nach der Entdeckung der carcinogenen Wirkung des Farbstoffes berichtete, zwar epitheliale Proliferationen, jedoch keine Tumoren. BREEDIS [*24* u. *25*], der an Molchen (Gattung Triturus) verschiedene Carcinogene auf ihre Wirkung untersuchte, injizierte seinen Versuchstieren auch in Olivenöl gelöstes Scharlachrot s.c. Er konnte jedoch keinerlei Veränderungen an der Injektionsstelle beobachten.

b) Applikationsweise und Dosierung

Infolge der von den einzelnen Autoren angewandten, sehr verschiedenen Applikationsweisen und der nicht sehr zahlreichen positiven Befunde, die nach Verfütterung des Carcinogens erzielt worden sind, lassen sich verallgemeinerte Empfehlungen hinsichtlich der günstigsten Applikationsweise und optimaler Dosierung nur schwer geben. Trotzdem kann festgestellt werden, daß nach erfolgter Injektion, vor allem nach s.c., fast stets lokale Proliferationen entstehen,

Tabelle 43. Wirkung des Farbstoffes „Scharlachrot“

Tierart	Rasse	Geschlecht	Dosis und Applikationsweise	Versuchsdauer	Tumorhäufigkeit, Tumortyp und sonstige pathologische Veränderungen	Autor
Kaninchen	—	—	s.c. Injektion einer gesättigten Lösung in Olivenöl	—	infolge gesteigerten Wachstums carcinomähnliche Strukturen an der Injektionsstelle	Fischer [1]
			i.v. Injektion einer gesättigten Lösung	—	Lungentumoren	
Kaninchen	—	—	s.c. Injektion einer gesättigten Lösung in Olivenöl am Ohr	—	100% der Tiere mit carcinomähnlichen Strukturen am Ohr, nicht transplantabel	Huguenin [15]
Kaninchen	—	—	i.v. Injektion 0,7%iger kolloidaler Lösung jeden 2. Tag 5 bzw. 10 ml	1 Monat	keine Tumoren, jedoch verschiedene pathologische Leberveränderungen	Cestari [16]
Kaninchen	—	—	Injektion einer gesättigten Lösung in Olivenöl in die vordere Augenkammer	120 Tage	keine Tumoren, jedoch sehr rasches Zellwachstum	Schreiber u. Wengler [17]
Kaninchen	—	—	i.m. Injektion gelöst in Olivenöl oder Kaninchenfett ins Ohr	etwa 1 Jahr	bei 2 von 9 behandelten Tieren traten Epithelproliferationen auf	Benthin [8]
Ratte	—	—	Injektion in die Magenwand des in Olivenöl gelösten Farbstoffes	—	lokale papilläre Tumoren	Bullock u. Rohdenburg [18]
Ratte	weiß	—	per os Applikation des Farbstoffes mit 0,04% in der Diät	200 bis 321 Tage	Veränderungen in Leber und Niere	Maruya [19a, b]
Ratte	—	—	per os Applikation des Farbstoffes im Futter	—	Proliferationen der Gallengangsepithelien in mehreren Fällen	Kinosita [12]
Ratte	Wistar	—	per os Applikation des Farbstoffes mit 4% in der Diät	18 Monate bis 2 Jahre	von 10 gefütterten Ratten 1 Fall von Leberzirrhose	Willheim u. Ivy [14]
Maus	—	♂ + ♀	s.c. Injektionen (wöchentlich) von gesättigter Lösung in Olivenöl	86 Wochen	atypische Epithelproliferationen, bei 3 ♂♂ cystadenomatöse Strukturen	Takeuchi [20]
Maus	—	—	per os Applikation chronisch im Futter	13 Monate	Vorkommen von Leberadenomen	Schmidt [3]
Maus	—	—	per os Applikation chronisch im Futter	22 Monate	Lebercirrhosen	Korteweg [21]
Hund	—	—	s.c. Implantation des in Paraffin gelösten Farbstoffes	—	keine Tumoren, Epithelproliferationen	Jores [22]
Huhn	—	♀	Injektion gesättigter Lösung in Olivenöl in die Wand des Oviducts	—	von 41 behandelten Tieren 3 Adenocarcinome mit Metastasen in Milz und Ovar	Yamagiwa u. Ohno [23]

von denen sich jedoch nur ein Teil zu Tumoren weiterentwickeln. Es sind als Folgen s.c. Injektion aber auch pathologische und proliferative Veränderungen in anderen Organen beobachtet worden. In den Versuchen, die zur Entdeckung der carcinogenen Wirkung des Scharlachrots führten, wurde der Farbstoff in Form gesättigter öliger Lösungen verabreicht. Bei oraler Verabreichung setzt man das Carcinogen mit 0,04 bis 4% der breiförmigen Diät zu bzw. verbäckt es mit fester Diät. Weitere Einzelheiten sind der Tab. **43** zu entnehmen.

c) Latenzzeiten

Als Folge der relativ schwachen carcinogenen Wirkung des Farbstoffes „Scharlachrot" sind von den meisten Autoren z. T. sehr lange Latenzzeiten bis zum Auftreten deutlicher pathologischer Schäden registriert worden, die sich bis über 2 Jahre ausdehnten. Dies dürfte auch die Ursache dafür sein, daß in den ersten Versuchen, die sich meist über sehr viel kürzere Zeiträume erstreckten, von den Autoren vorwiegend proliferative Veränderungen, jedoch (noch) keine Tumoren beschrieben worden sind.

d) Tumortypen

Sieht man von sehr speziellen Applikationsweisen ab und berücksichtigt auch nicht die zwischen einzelnen Species z. T. vorhandenen geringfügigen Unterschiede in der Reaktionsweise, so kann verallgemeinernd festgestellt werden, daß nach s.c. und i.m. Injektion vorwiegend lokale Tumoren, und zwar Sarkome auftreten. Nach i.v. Injektion wurden bei Mäusen Lungentumoren und Leberschäden beschrieben. Die pathologischen Veränderungen der Leber erreichen aber nach Verfütterung des Carcinogens wesentlich stärkere Ausmaße. Neben Lebercirrhosen entstehen gut- und bösartige Lebergeschwülste verschiedener Typen.

Literatur

[*1*] Fischer-Wasels, B.: Münch. med. Wschr. 2041 (1906).
[*2*] Hayward, E.: Münch. med. Wschr. 1836 (1909).
[*3*] Schmidt, M. B.: Virchows Arch. path. Anat. **253**, 432 (1924).
[*4a*] Sasaki, T., u. T. Yoshida: Virchows Arch. path. Anat. **295**, 174 (1935).
[*4b*] Yoshida, T.: Klin. Wschr. 215 (1937).
[*5*] Jikubo, T.: Gann, Tokyo **29**, 79 (1935).
[*6*] Helmholz, R. F.: Bull. Johns Hopkins Hosp. **18**, 365, 369 (1907).
[*7*] Stahr, H.: Münch. med. Wschr. **54**, 1178 (1907).
[*8*] Benthin, W.: Z. Krebsforsch. **10**, 227 (1911).
[*9*] Akamatsu, N.: Kyoto Igaku Zasshi **17**, 489 (1920).
[*10*] Hellmich, W.: Z. Krebsforsch. **28**, 44 (1928).
[*11*] Kinosita, R.: Trans. Jap. Pathol. Soc. **27**, 665 (1937).
[*12*] Kinosita, R.: Jap. J. Gastroenterology **37**, 594 (1938).
[*13*] Shear, M. J., and H. L. Stewart in: J. L. Hartwell: „Survey of compounds which have been tested for carc. activity" Fed. Sec. Agency (1941).
[*14*] Willheim, R., and A. C. Ivy: Gastroenterology **23**, 1 (1953).
[*15*] Huguenin, B.: Arch. med. exp. d'anat. path. **22**, 422 (1910).
[*16*] Cestari, A.: Sperimentale Arch. de biol. **92**, 441 (1938).
[*17*] Schreiber, L., u. F. Wengler: Z. allg. Path. path. Anat. **19**, 529 (1908).
[*18*] Bullock, T. D., and G. L. Rohdenburg: J. Cancer Res. **3**, 237 (1918).
[*19a*] Maruya, H.: Osaka Igakkai Zasshi **36**, 527 (1937).
[*19b*] Maruya, H.: Trans. Jap. Pathol. Soc. **28**, 541 (1938).
[*20*] Takeuchi, M.: Mitt. med. Fak. Kais. Univ. Tokyo **20**, 47 (1918).
[*21*] Korteweg, R.: Nederl. tydschr. v. genessk. **76**, 2871 (1932).
[*22*] Jores, L.: Münch. med. Wschr. **54**, 879 (1907).
[*23*] Yamagiwa, K., and S. Ohno: Gann, Tokyo **12**, 3 (1918).
[*24*] Breedis, C.: Cancer Res. **10**, 205 (1950).
[*25*] Breedis, C.: Cancer Res. **12**, 861 (1952).

XXV.

A. Methylolamide

Trimethylolmelamin

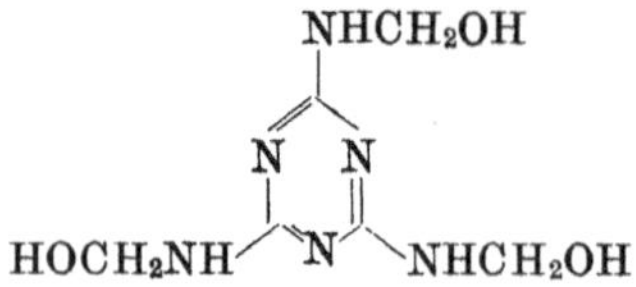

Die carcinogene Wirkung dieser Substanz wurde 1951 von HENDRY, HOMER, ROSE und WALPOLE [1] beschrieben, als die Autoren umfangreiche Versuche mit cytotoxischen und cytostatischen Substanzen unternahmen. Bei Mäusen und Ratten beobachteten sie als Folge von i.p. Injektion wäßriger Suspensionen lokale Entzündungen, Ödeme und vereinzelte Hautulcerationen. Bei dieser Tierart konnten jedoch echte Tumoren nicht erzeugt werden.

Ratten, denen einmalig 100 mg der Substanz pro 100 g Körpergewicht i.p. appliziert wurden bzw. die einmalig 200 mg pro 100 g Körpergewicht s.c. injiziert erhielten, entwickelten zu etwa 10% nach Latenzzeiten von 17 bis 19 Monaten Adenocarcinome in der Leibeshöhle bzw. s.c. Spindelzellsarkome.

Literatur

[1] HENDRY, J. A., R. F. HOMER, F. L. ROSE and A. L. WALPOLE: Brit. J. Pharmacol. 6, 201, 235, 357 (1951).

B. Lichtgrün

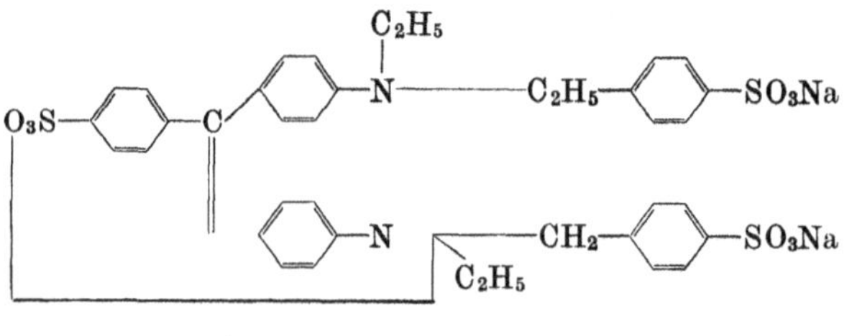

In Versuchen mit sulfonierten Triphenylmethanfarbstoffen fand als erster SCHILLER [1], daß der als „Lichtgrün SF" bezeichnete Farbstoff nach Injektion an Ratten in starkem Maße die Entstehung lokaler Tumoren verursacht. Der Autor injizierte ein- oder zweimal wöchentlich 1 bis 3 ml 2%iger wäßriger Lösung des Farbstoffes s.c. in die rechte Flanke. Nachdem diese Versuche etwa ein Jahr lang fortgeführt worden waren, entwickelten 4 von 7 Ratten Tumoren an der Injektionsstelle.

Diese recht erhebliche carcinogene Wirkung eines kommerziellen Farbstoffes bestätigten HARRIS et al. [2], nachdem sie Ratten über einen Zeitraum von 33 Wochen mit insgesamt 1,7 g Lichtgrün pro Tier (59 Injektionen) behandelt hatten. Ebenso wie SCHILLER applizierten auch HARRIS et al. 2%ige wäßrige Lösung und erhöhten nach 9 Injektionen die Konzentration auf 3%. Von 30 Tieren starben innerhalb 19 Wochen 6. Unter den 24 Überlebenden entwickelten 15 Ratten 35 bis 85 Wochen nach der 1. Injektion Tumoren an der Injektionsstelle. Morphologie und Histologie dieser Geschwülste sind von den genannten Autoren übereinstimmend beschrieben worden. Die Tumoren waren gut gegen das benachbarte Gewebe abgegrenzt und zeichneten sich, nachdem sie makroskopisch diagnostiziert werden konnten, durch sehr rasch fortschreitendes Wachstum aus. Bei allen durch Lichtgrün induzierten Tumoren handelte es sich um Fibrosarkome, von denen SCHILLER die meisten dem Spindelzelltyp zuordnete und in denen er gelegentlich Riesenzellen nachweisen konnte.

Auch DRUCKREY [*3*], der insbesondere den möglichen Wirkungsmechanismus dieses Farbstoffes und dessen Derivate diskutiert, betont, daß die Triphenylmethanfarbstoffe, trotz ihrer leichten Wasserlöslichkeit, vom Darm her nicht resorbiert werden und aus diesem Grunde nach peroraler Applikation weder zu toxischen Schäden, noch zu carcinogenen Wirkungen Anlaß geben können. Doch weist auch DRUCKREY darauf hin, daß es sich beim Farbstoff „Lichtgrün SF" um ein stark wirkendes Carcinogen mit lokaler Wirkung handelt, was durch die oben erwähnten Versuchsergebnisse mit Tumorraten über 50% unterstrichen wird. DRUCKREY berichtete ferner darüber, daß dieser Farbstoff nach parenteraler Gabe sehr fest im Gewebe gebunden wird und an der Injektionsstelle noch nach vielen Monaten nachgewiesen werden kann. Damit erklärt der Autor auch die starke lokale carcinogene Wirkung.

Literatur

[*1*] SCHILLER, W.: Amer. J. Cancer **13**, 486 (1937).
[*2*] HARRIS, P. N., M. E. KRADHL and G. H. A. CLOWES: Cancer Res. **7**, 162, 176 (1947).
[*3*] DRUCKREY, H., in: B. FLASCHENTRÄGER u. E. LEHNARTZ: Physiologische Chemie. II/2, Berlin/Göttingen/Heidelberg: Springer 1959, S. 243.

C. Parafuchsin

(4,4',4'-Triaminotriphenylmethan-Hydrochlorid)

Nachdem YOSHIDA et al. [*1*] beobachtet hatten, daß bei Ratten, denen kollodiumüberzogene Parafuchsinkristalle in die Harnblase implantiert worden waren, Papillome dieses Organs entstanden, applizierten DRUCKREY et al. [*2*] 1%ige wäßrige Parafuchsinlösung in wöchentlichen Abständen Ratten s.c. Die Tiere erhielten pro Injektion 10 mg des Farbstoffes verabreicht. Die applizierte maximale Gesamtdosis betrug 650 mg pro Tier. Der erste Tumor konnte nach 10monatiger Versuchsdauer beobachtet werden, nachdem die befallene Ratte 370 mg Farbstoff erhalten hatte. Von den zu diesem Zeitpunkt überlebenden 12 Tieren entwickelten noch weitere sechs lokale, in der Nähe der Injektionsstelle gelegene Tumoren. Diese Geschwülste wuchsen sehr rasch und führten in kurzer Zeit zum Tode der betreffenden Tiere. Histologisch handelte es sich bei allen diesen Geschwülsten um Spindezellsarkome. Die carcinogene Wirkung des Farbstoffes Parafuchsin schätzen DRUCKREY et al. folgendermaßen ein: „Die hohe Ausbeute von 7/12 Ratten bei einer mittleren Gesamtdosis von 500 mg spricht für eine beachtliche carcinogene Wirksamkeit des Parafuchsins."

Literatur

[*1*] YOSHIDA, T., T. SHIMAUCHI and C. KIN: Gann, Tokyo **35**, 272 (1941).
[*2*] DRUCKREY, H.: Nature **43**, 543 (1956).

XXVI. Anorganische Stoffe

A. Arsen

Ähnlich den Verhältnissen bei organischen Substanzen, ist auch die Erforschung krebserregender anorganischer Stoffe durch das Problem der sog. Berufskrebse des Menschen sehr angeregt worden.

Durch Arsen verursachte Berufskrebse sind seit dem Jahre 1820 bekannt und wurden besonders in England bei Arbeitern gefunden, die unmittelbar mit Arsen Kontakt hatten, besonders bei Schafwäschern und Glasarbeitern. Aber auch bei Winzern kann als Ursache des in dieser Berufsgruppe relativ häufig auftretenden Hautkrebses der Umgang mit arsenhaltigen Schädlingsbekämpfungsmitteln angesehen werden [*3*, *5* bis *7*, *10* bis *12* u. *14*]. Der Arsengehalt verschiedener Chemotherapeutika, wie z. B. FOWLERscher Lösung, Arsenikpillen und Salvarsan, ist für manche Fälle von Papillomen und Plattenepithelcarcinomen verantwortlich gemacht und als „medikamentöser Arsenkrebs" beschrieben worden [*1* u. *14*]. Abgesehen von diesen Arsenkrebsen hat z. B. das Vorkommen größerer Mengen von Arsen im Trinkwasser (bis zu 15 mg/l) verschiedenorts zu gehäuftem Auftreten von Krebs geführt. Dieses Krankheitsbild wurde z. B. von BAADER [*2*] als „Reichensteiner Krankheit" beschrieben, ist aber auch für bestimmte Gegenden Südamerikas von CURRIE [*5*] nachgewiesen worden.

Wesentlich später als die ersten Befunde am Menschen beschrieben wurden, konnte durch tierexperimentelle Forschungen die Richtigkeit der anfangs nur vermuteten Zusammenhänge zwischen Arsenwirkung und Krebsentstehung bestätigt werden. Im Jahre 1922 waren es LEITCH und KENNAWAY [*9*], die bei Mäusen durch Bepinseln der Rückenhaut mit alkoholischer Lösung von Natriumarsenat erstmalig experimentell Hautcarcinome erzeugen konnten. Zwei Jahrzehnte später gelang es SCHINZ und UEHLINGER [*13*] durch Implantation von 0,1 bis 0,15 g Arsen in Röhrenknochen des Kaninchens Knochensarkome zu induzieren, wobei multiple Metastasen in Lunge und Leber auftraten.

Obgleich die Erzeugung von Geschwülsten durch Arsen experimentell mehrfach gelungen ist, kann die Substanz nur unter diejenigen Carcinogene mit schwacher Wirkung eingeordnet werden [*4*, *8*, *9* u. *13*].

Literatur

[*1*] ALIFERIS: Arch. Dermat. **147**, 349 (1924).
[*2*] BADER, E. W., in: C. ADAM u. H. AULER (Hrsg): Neuere Erkenntnisse auf dem Gebiet der Krebskrankheiten. Leipzig 1937.
[*3*] BUTZENGEIGER, K. H.: Ärztl. Wschr. **4**, 365 (1949).
[*4*] CHOLEWA, J.: Z. Krebsforsch. **41**, 469 (1935).
[*5*] CURRIE, A. N.: Brit. Med. Bull. **4**, 402 (1947).
[*6*] FASSRAINER, S.: Zbl. Chir. **63**, 23 (1936).
[*7*] HUEPER, W. C.: South African med. J. **43**, 118 (1950).
[*8*] HUEPER, W. C.: J. nat. Cancer Inst. **15**, 113 (1954/55).
[*9*] LEITCH, A., and E. L. KENNAWAY: Brit. Med. J. **11**, 1107 (1922).
[*10*] LIEBEGOTT, G.: Zbl. Arbeitsmeth. **2**, 15 (1952).
[*11*] NEUBAUER, O.: Brit. J. Cancer **1**, 192 (1947).
[*12*] ROTH, F.: Z. Krebsforsch. **61**, 287 (1956).
[*13*] SCHINZ, H. R., u. E. UEHLINGER: Z. Krebsforsch. **52**, 425 (1942).
[*14*] VOSS, F.: Strahlentherapie **66**, 155 (1939).

B. Asbest

Anorganische Polymere, vor allem Silikate, insbesondere Asbest, sind von WEDLER [1] als Ursache von Lungen- und Pleuracarcinomen beschrieben worden. Seit diesen ersten Berichten wurden zahlreiche Fälle von Lungentumoren als Folge von Asbesteinwirkung bekannt. Auch experimentell konnten diese Zusammenhänge gestützt werden, so z. B. durch Befunde von NORDMANN und SORGE [3]. Diese Autoren bestäubten die Rückenhaut von Mäusen chronisch mit Asbest und erzielten auf diese Weise Hautcarcinome. Über positiv verlaufene Tierexperimente mit Asbest berichteten auch HUEPER [2] und WEISS [4].

Literatur

[1] WEDLER, H. W.: Dtsch. Arch. klin. Med. **191**, 189 (1944).
[2] HUEPER, W. C.: Ind. Med. Surg. **20**, 49 (1951).
[3] NORDMANN, M., u. A. SORGE: Z. Krebsforsch. **51**, 168 (1941).
[4] WEISS, A.: Medizinische Seite **93** (1953).

C. Beryllium

Über die Erzeugung von Geschwülsten durch Beryllium und dessen Salze berichteten nahezu gleichzeitig BARNES et al. [1], DUTRA und LARGENT [2] und SISSONS [4].

Wie die Befunde dieser und anderer Autoren zeigen, spricht auf Behandlung mit Beryllium besonders das Kaninchen an, wobei osteogene Sarkome dominieren. Aussicht auf Erfolg besitzen solche Versuche übrigens nur dann, wenn i.v. appliziert wird.

Sieht man von Lungentumoren ab, die VORWALD et al. [5] bei Ratten erzeugen konnten, indem sie den Tieren Aerosol aus Berylliumsulfat inhalieren ließen, kann gesagt werden, daß für Versuche am Kaninchen praktisch nur reines Beryllium und Berylliumoxyd geeignet sind. Dagegen blieben andere Verbindungen, wie z. B. Be-Carbonat, Be-Chlorid, Be-Fluorid, Be-Hydroxyd, Be-Phosphat und Be-Sulfat (mit dem oben erwähnten einen Ausnahmefall), in zahlreichen Versuchen an Ratten, Mäusen, Kaninchen, Hunden, Katzen, Hamstern, Meerschweinchen, Affen, Schweinen, Enten und Hühnerküken wirkungslos.

BARNES et al. [1] suspendierten metallisches Beryllium in sehr fein verteilter Form in Wasser und dosierten 50 mg pro Kaninchen i.v., wobei diese Menge auf 6 bis 10 Einzeldosen verteilt wurde. An den Folgen dieser Behandlung verstarben innerhalb von 5 Wochen 17 Tiere. Zwei Überlebende erkrankten an Knochensarkomen. Bei Anwendung derselben Methodik erzielte SISSONS [4] bei derselben Tierart gleichfalls osteogene Sarkome. Unter Verwendung von Berylliumoxyd gelang es DUTRA und LARGENT [2] innerhalb eines Zeitraumes von 16 Monaten bei allen behandelten Tieren osteogene Sarkome zu induzieren. Auch diese Autoren applizierten die in Wasser suspendierte Substanz i.v. dreimal wöchentlich, wobei jeweils 0,7 Berylliumoxyd dosiert wurden. Die verabreichten Gesamtdosen betrugen pro Tier (bezogen auf metallisches Beryllium) 0,013 bis 0,116 g/kg Körpergewicht. Knochensarkome nach i.v. Injektion erzielte ferner NASH [3] durch Verabreichung 10 bis 20%iger wäßriger Suspensionen.

Zusammenfassend kann zu den mit Beryllium und dessen Salzen durchgeführten Versuchen gesagt werden, daß praktisch nur das Kaninchen als Versuchstier in Frage kommt, wobei nach i.v. Applikation bisher ausschließlich osteogene Sarkome beschrieben worden sind, die nach Latenzzeiten von etwa 8 Monaten auftraten.

Literatur

[1] Barnes, J. M., F. A. Denz and H. A. Sissons: Brit. J. Cancer **4**, 212 (1950).
[2] Dutra, F. R., and E. J. Largent: Amer. J. Path. **26**, 179 (1950).
[3] Nash, P.: Lancet **258**, 519 (1950).
[4] Sissons, H. A.: Acta unio intern. Cancrum **7**, 171 (1950).
[5] Vorwald, A. J., P. C. Pratt et E. J. Urban: Acta unio intern. Cancrum **11**, 735 (1955).

D. Chrom und Chromsalze

Als Anleitung zur Erzeugung von Geschwülsten durch metallisches Chrom können Angaben dienen, die Schinz und Mehlinger [8] veröffentlicht haben. Sie implantierten das Metall in die großen Röhrenknochen des Kaninchens und beobachteten bei einem von drei behandelten Tieren innerhalb eines Zeitraumes von 4 bis 6 Jahren osteogene Sarkome, ein Spindelzellsarkom des Mediastinums und ein periosteales Spindelzellsarkom im Femur. Im Unterschied zu den wenigen tierexperimentellen Befunden sind aus der menschlichen Pathologie zahlreiche Fälle von Lungenkrebs bekannt geworden, als deren Ursache verschiedene Autoren übereinstimmend Inhalation von Chromatstaub annehmen [1, 2, 3, 4, 6 und 7]. Aber auch Erkrankungen an Nasenschleimhautkrebs sind, neben Lungentumoren, z. B. von Letterer et al. [5] auf Staubinhalation von Chromat zurückgeführt worden.

Literatur

[1] Baetjer, A. M.: Arch. ind. Hyg. **2**, 487 (1950).
[2] Betke, zit. nach K. H. Bauer: Das Krebsproblem, Berlin/Göttingen/Heidelberg: Springer 1949.
[3] Gross, E., u. F. Koelsch: Arch. Gewerbepath. **12**, 164 (1943/44).
[4] Lehmann, K. B.: Zbl. Gewebehyg. **19**, 169 (1932).
[5] Letterer, E., K. Neidhardt u. W. Klett: Arch. Gewerbepath. **12**, 323 (1944).
[6] Machle, W., and F. Gregorius: Publ. Health Rep. **63**, 1114 (1948).
[7] Pfell, E.: Dtsch. med. Wschr. **1935**, 1197.
[8] Schinz, H. R., u. E. Mehlinger: Z. Krebsforsch. **52**, 425 (1942).

E. Nickel

Ähnlich wie bei manchen anderen Substanzen wurde die experimentelle Tumorerzeugung mittels Nickel durch Beobachtungen am Menschen angeregt. Diese besagen, daß z. B. Nickelcarbonyl als Ursache sog. Berufskrebse anzusehen ist. Ausgehend davon unternahm Hueper [1 bis 3] eine ganze Anzahl von Versuchen, in deren Ergebnis er feststellen konnte, daß metallisches Nickel im Tierexperiment carcinogen wirkt.

Im Rahmen seiner ersten Versuche implantierte Hueper [1] Ratten das in Lanolin suspendierte Metallpulver in die Höhlen des Femur, des rechten nasalen Sinus und in die Pleurahöhle. Dabei wurden entweder einmalig 0,05 ml einer 25%igen Suspension oder aber 1, 2 oder 5 Injektionen von je 0,1 ml einer 12,5%igen Suspension in Lanolin verabreicht (12,5 Vol.-% = 61 Gew.-%). Nach Latenzzeiten von mindestens 6 Monaten wurden bei 10 von 55 Tieren lokale Sarkome beobachtet.

Während seiner später durchgeführten Versuche injizierte HUEPER [2] Ratten des Osborne-Mendel-Stammes 0,05 ml einer Suspension von 50 mg Nickel in Lanolin in die Markhöhle des rechten Femurs. Von 25 behandelten Ratten überlebten nach 7 Monaten noch 17 Tiere, bei denen insgesamt drei

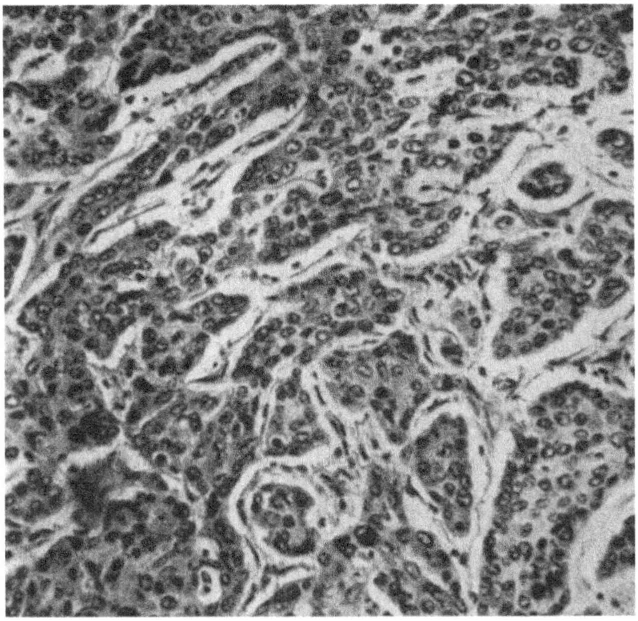

Abb. 52. Lungencarcinom einer Ratte nach einmaliger Behandlung mit Nickelcarbonyl [$Ni(Co)_4$]; Latenzzeit 2 Jahre (nach SUNDERMAN, DONNELLY, WEST u. KINCAID [4])

osteogene Sarkome und ein Plattenepithelcarcinom an der Injektionsstelle beobachtet werden konnten. SUNDERMAN et al. [4] gelang es, bei Ratten durch einmalige Behandlung mit Nickelcarbonyl Lungencarcinome zu erzeugen (Abb. 52).

Literatur

[1] HUEPER, W. C.: Cancer Res. **11**, 257 (1951).
[2] HUEPER, W. C.: Texas Rep. Biol. Med. **10**, 167 (1952).
[3] HUEPER, W. C.: J. Nat. Cancer Inst. **16**, 55 (1955).
[4] SUNDERMAN, F. W., A. J. DONNELLY, B. WEST and J. F. KINCAID: Arch. Indust. Health **29**, 36 (1959).

F. Zink und Zinksalze

Die carcinogenen Eigenschaften von Zinkverbindungen sind sehr umstritten. Es wurden nämlich in fast allen Fällen nur bei jungen Hähnen Teratome der Hoden beobachtet, nachdem vorher Lösungen von Zinksalzen in dieses Organ injiziert worden waren. Mit *Zinknitrat*, das sie in Form 10%iger wäßriger Lösung (0,1 bis 0,2 ml) applizierten, erzielten FABIN und GROMZEVA [4 u. 5] in einigen Fällen Teratome, frühestens 41 Tage nach erfolgter Injektion. Dieselben Autoren [2, 3, 4 u. 5] beobachteten übrigens unter ähnlichen Versuchsanordnungen zwischen 71 und 159 Tagen nach erfolgter Injektion von 10%igen wäßrigen Lösungen von *Zinksulfat* in einigen Fällen Teratome der Hoden. Tumoren gleichen Typs bei Hähnen erzeugten durch Injektion von *Zinkchlorid* MICHALOWSKY [*6* u. *7*] und BAGG [*1*].

Es muß jedoch betont werden, daß die oben beschriebenen Befunde nicht ohne Widerspruch geblieben sind, und z. B. DRUCKREY [*8*] sich hierüber wie folgt äußert: „Zinksalze, die gelegentlich an jungen Hähnchen Teratome der Hoden erzeugt haben, sind nicht carcinogen.“ Abgesehen von diesen umstrittenen Befunden sind Experimente mit anderen Zinksalzen ohne jedes positives Ergebnis geblieben, obgleich deren Wirkung an verschiedenen Tierarten getestet wurde, so z. B. an Ratten, Kaninchen, Katzen, Hühnern, Mäusen, Schweinen und Hunden. Zu den mit negativem Resultat getesteten Salzen zählen Zinkacetat, -carbonat, -citrat, -lactat, -malat und Zinkoxyd. Bereits aus diesen wenigen Daten ist ersichtlich, daß Zink und Zinksalze sich zur experimentellen Erzeugung von Geschwülsten kaum eignen, falls es nicht die spezielle Absicht des Experimentators ist, bei jungen Hähnen Teratome der Hoden zu erzeugen.

Literatur

[*1*] BAGG, H. J.: Amer. J. Cancer **26**, 69 (1936).
[*2*] FABIN, L. J., and K. E. GROMZEVA: Amer. J. Cancer **36**, 233 (1939).
[*3*] FABIN, L. J., and K. E. GROMZEVA Arch. de sci. biol. (Moskau) **56**, 101 (1939).
[*4*] FABIN, L. J., and K. E. GROMZEVA Arch. de sci. biol. (Moskau) **60**, 86 (1940).
[*5*] FABIN, L. J., and K. E. GROMZEVA Virchows Arch. path. Anat. **306**, 578 (1940).
[*6*] MICHALOWSKY, J.: Virchows Arch. path. Anat. **267**, 27 (1928).
[*7*] MICHALOWSKY, J.: Virchows Arch. path. Anat. **274**, 319 (1929).
[*8*] DRUCKREY, H., in: B. FLASCHENTRÄGER u. E. LEHNARTZ: Physiolog. Chemie, II/2, Berlin/Göttingen/Heidelberg: Springer 1959, S. 211.

G. Kobalt

Mit der Erzeugung experimenteller Geschwülste durch Kobalt befaßten sich z. T. dieselben Autoren, die auch die carcinogenen Eigenschaften von Chrom und Chromsalzen untersucht haben. Im Ergebnis von Versuchen, die SCHINZ und UEHLINGER [7] unternahmen, konnten bei Kaninchen sowohl lokale Sarkome als auch multizentrische Adenocarcinome der Lunge mit Metastasen im Peritoneum nachgewiesen werden. Die Autoren implantierten 0,1 bis 0,15 g metallisches Kobalt in die großen Röhrenknochen.

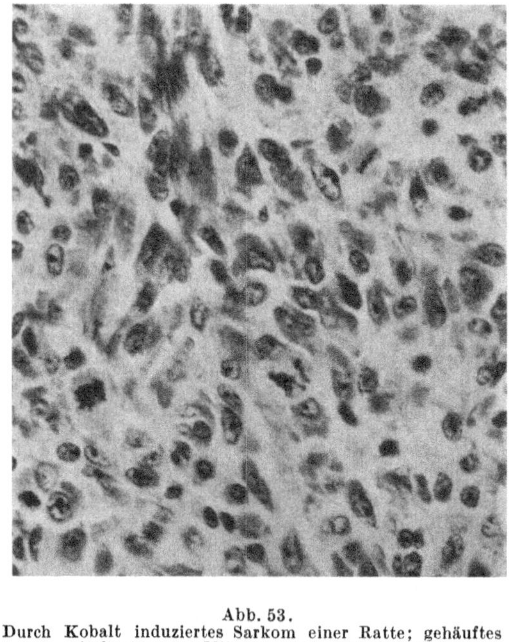

Abb. 53.
Durch Kobalt induziertes Sarkom einer Ratte; gehäuftes Auftreten von Mitosen (nach HEATH [*3*])

Über positive Befunde an Ratten berichtete HEATH [*3*]. Er applizierte pro Tier 28 mg Kobaltpulver, das in 0,4 ml Kükenserum suspendiert wurde, i.m in den Oberschenkel. 5 bis 12 Monate nach der Behandlung entwickelten sich bei 17 von 30 behandelten Tieren Sarkome (Abb. 53). Die Partikelgröße des von HEATH verabreichten Pulvers schwankte zwischen 3,5×3,5 µm bis 12×17 µm.

Es darf zumindest darauf hingewiesen werden, daß Versuche, die von verschiedenen Autoren mit einer Reihe von Kobaltsalzen (Kobaltchlorid, Kobaltfluorid, Kobaltnitrat, Kobaltsulfat) durchgeführt wurden, sämtlich keine carcinogene Wirkungen zeigten. Als Versuchstiere dienten für diese Untersuchungen sowohl Kaninchen und Ratten, aber auch Meerschweinchen und Mäuse [*1*, *2*, *4* bis *6* u. *8*].

Literatur

[*1*] BUCCIERO, M. C., and J. M. ORTEN: Amer. J. Physiol. **154**, 513 (1948).
[*2*] CAJAHO, A.: Folia med. **34**, 8 (1951).
[*3*] HEATH, J. C.: Brit. J. Cancer **10**, 513 (1948).
[*4*] HODGE, H. C., and E. A. MAYNARD: National Nuclear Energy Service Div. VI, Vol. I, **3**, 2321 (1953).
[*5*] MIRONE, L., and W. M. WADE: Amer. J. Physiol. **175**, 11 (1953).
[*6*] ORTEN, J. M., and M. C. BUCCIERO: J. biol. Chemistry **176**, 961 (1948).
[*7*] SCHINZ, H. R., u. E. UEHLINGER: Z. Krebsforsch. **52**, 425 (1942).
[*8*] THOMAS, J. A., et J. P. THIERY: C. R. Séances Soc. Biol. **236**, 1387 (1953).

H. Säuren und Laugen

Über Tumoren nach erfolgter Behandlung der Versuchstiere mit Salzsäure ist in einigen seltenen Fällen berichtet worden. Durch häufig wiederholte Tropfungen der Rückenhaut von Mäusen mit 3- bis 5%iger Salzsäure erzielte z. B. NARAT [*2*] bei 15 von 100 behandelten Mäusen Papillome und Carcinome.

SUNTZEFF et al. [*3*] injizierten insgesamt 8 Mäusen 6mal wöchentlich je 0,25 ml verdünnte Salzsäure unter die Rückenhaut und beobachteten in 4 Fällen Sarkome. Die Mindestlatenzzeit betrug dabei 10,5 Monate.

NARAT [*2*] unternahm entsprechend den Versuchen mit Salzsäure auch Tropfungsversuche mit Kalilauge und erzielte damit bei Mäusen Papillome und Carcinome. Dabei wurde NaOH-Lösung in Konzentrationen zwischen 3 bis 6% angewendet. Innerhalb von 25 bis 46 Wochen traten Tumoren bei 12 von 81 behandelten Tieren auf.

Es muß jedoch besonders an dieser Stelle betont werden, daß die Klassifizierung von Säuren und Basen als Carcinogene sehr unsicher ist, und daß auch DRUCKREY [*1*] die Ansicht vertritt, daß diese Substanzen nicht als chemische Cancerogene anzusehen sind.

Literatur

[*1*] DRUCKREY, H., in: B. FLASCHENTRÄGER u. E. LEHNARTZ: Physiolog. Chemie, II/2, Berlin/Göttingen/Heidelberg: Springer 1959, S. 211.
[*2*] NARAT, J. K.: J. Cancer Res. **9**, 135 (1925).
[*3*] SUNTZEFF, V., R. S. BABCOCK and L. LOEB: Amer. J. Cancer **39**, 56 (1940).

J. Edelmetalle und verschiedene Metalle

Ausgehend davon, daß Edelmetalle und Metalle in Chirurgie und Zahnheilkunde in zunehmendem Maße verwendet werden, prüften OPPENHEIMER et al. [*5*] Silber und mehrere Metalle auf carcinogene Eigenschaften, so z. B. Zinn, Tantal,

Vitallium (eine Legierung aus Chrom, Kobalt und Molybdän) und Edelstahl. Von diesen wurden quadratische Scheiben von 15 mm Durchmesser bei Ratten s.c. in die Abdominalwand implantiert. Die Mindestlatenzzeiten bis zur Tumorentwicklung betrugen etwa 300 Tage, verschiedentlich waren sie auch noch länger. Nach Implantation von Silberscheiben betrug die Tumorrate 32%, bei den Metallen lag sie unter diesem Wert. Bei den auf diese Weise induzierten Tumoren handelte es sich fast ausschließlich um Fibrosarkome.

Auf Grund dieser und weiterer, ähnlicher Befunde, sprach sich OPPENHEIMER für das Existieren von „Edelmetallkrebs" aus. NOTHURFT [*1* bis *4*] konnte demgegenüber in zahlreichen Arbeiten nachweisen, daß in Versuchen, wie den oben beschriebenen, Edelmetalle lediglich als Fremdkörper wirken, und diese Wirkung keine Beziehung zu den chemischen Eigenschaften des Metalls bzw. Edelmetalls aufweist. Er konnte durch s.c. und i.p. Implantation von 17 mm großen Rundscheiben aus Gold, Silber und Platin bei Versuchstieren zahlreiche Sarkome erzeugen, wobei keine Unterschiede zwischen den Wirkungen der einzelnen Edelmetalle auftraten. Gleiche Ergebnisse erzielte NOTHURFT auch nach Implantation entsprechend geformter Scheiben aus Kunststoffen und Elfenbein. Wurden an Stelle von Scheibchen kleinere Schnipsel derselben Edelmetalle implantiert, so traten in keinem Falle Sarkome auf. Auf Grund dieser Befunde vertritt der Autor die Ansicht, daß Edelmetalle nur als Fremdkörper bei bestimmter Formgebung carcinogen wirken, und er wendet sich entschieden gegen die von OPPENHEIMER u. a. Autoren vertretene Ansicht, daß auch Edelmetalle als chemisch wirksame Carcinogene anzusehen sind.

Literatur

[*1*] NOTHURFT, H.: Naturwiss. **42**, 75 (1955).
[*2*] NOTHURFT, H.: Sonderband z. Strahlentherapie **34**, 14 (1955).
[*3*] NOTHURFT, H.: Strahlentherapie **100**, 192 (1956).
[*4*] NOTHURFT, H.: Naturwiss. **45**, 549 (1958).
[*5*] OPPENHEIMER, B. S., E. T. OPPENHEIMER, J. DAMISHEWSKY and A. P. STOUT: Cancer Res. **16**, 429 (1956)

K. Thoriumdioxyd

Als letzte carcinogene Verbindung sei das Thoriumdioxyd genannt, obgleich es auf Grund seiner radioaktiven Eigenschaften (vorwiegend α-Strahler) zusammen mit Uran und verschiedenen Isotopen zu den physikalischen Carcinogenen zu rechnen ist. Es wird trotzdem erwähnt, weil positiv verlaufene Tierversuche mit Thoriumdioxyd besondere Aufmerksamkeit verdienen. Es ist nämlich zu etwa 20 bis 25% Bestandteil des Kontrastmittels „Thorotrast" und wurde längere Zeit hindurch in der Röntgendiagnostik angewandt. Über ursächliche Zusammenhänge zwischen derartiger Behandlungsweise und Tumorentstehung ist in neuer Zeit wiederholte Male berichtet worden [*1* bis *3*]. Die in Tab. 44 dargestellten tierexperimentellen Befunde sind mit Thorotrastpräparaten erzielt worden, deren Thoriumdioxydgehalt zwischen 19 bis 25% betrug.

Tierarten. Die in Tab. 44 dargestellten Befunde, denen eine große Zahl negativ verlaufener Versuche gegenübersteht, veranschaulichen, daß die Ratte am besten auf Behandlung mit Thorotrast reagiert. Positive Resultate an Mäusen zu erzielen, gelang nur wenigen Autoren, und die von VAN MERVENNEE und TEN THIJE [*4*] beschriebenen Befunde an Kaninchen sind die einzigen bei dieser Species. Versuche anderer Autoren mit Kaninchen sowie mit Hunden, Meerschweinchen

Tabelle 44. **Geschwulsterzeugung durch Thorotrast**

Tierart	Dosis und Applikationsweise	Versuchsdauer	Tumorhäufigkeit und Tumortyp	Autor
Ratte	s.c. Injektion von 0,5 ml Thorotrast	14 bis 24 Monate	von 20 behandelten Ratten 6 Tiere mit Tumoren	ROUSSY et al. [5]
Ratte	i. p. 5 bzw. 10 Injektionen zu je 0,5 ml Thorotrast	14 bis 24 Monate	von 30 behandelten Ratten 17 mit Tumoren	ROUSSY et al. [5]
Ratte	s.c. einmalige bzw. 5 Injektionen zu je 0,5 ml Thorotrast	12 bis 17 Monate	von 30 behandelten Ratten 5 mit Sarkomen	ROUSSY et al. [6]
Ratte	s.c. 2 Injektionen zu je 0,3 ml Thorotrast	12 Monate	von 60 behandelten Ratten 42 überlebende nach 12 Monaten, davon 14 mit Tumoren	SELBIE [7]
Ratte	s.c. 30 Injektionen in Abständen von je 2 Tagen je 0,2 ml	13 Monate	von 29 behandelten Ratten 16 mit Tumoren, meist Spindelzellsarkome, z. T. mit Metastasen in Lymphknoten, Lunge, Leber, Niere, Peritoneum und Diaphragma	BOGLIOLO [8]
Ratte	i.p. Injektion von 0,5 bis 5,0 ml Thorotrast	etwa 1 Jahr	von 38 überlebenden Ratten nach 1 Jahr (38 behandelten Tiere) 25 mit Sarkomen	ROUSSY u. GUÉRIN [9]
Ratte	i.p. 5 Injektionen von je 1 ml Thorotrast	12 bis 18 Monate	von 10 behandelten Tieren 4 mit Sarkomen im Peritoneum	ROUSSY et al. [10]
Ratte	s.c. 5 Injektionen von je 1 ml Thorotrast	18 Monate	4 lokale Sarkome bei 5 behandelten Tieren	ROUSSY et al. [10]
Maus	s.c. 2 Injektionen zu je 0,1 ml Thorotrast	14,5 Monate	von 60 behandelten Tieren 2 mit Sarkomen, erstes Sarkom nach 9 Monaten	SELBIE [7]
Kaninchen	i.v., i.p., s.c. und i.m. einmalige Injektion von je 1 bis 18 ml pro kg Körpergewicht	35 Monate	von 14 behandelten Tieren 5 Tiere mit Sarkomen in der Milz, Lungentumoren und Metastasen in Lunge, Leber und Niere	VAN MERVENNE u. TEN THIJE [4]

und Hühnern verliefen trotz Anwendung verschiedener Applikationsweisen ergebnislos.

Dosis und Applikationsweise. Auf Grund der beschriebenen Methoden kann als die am besten geeignete Applikationsweise die s.c. angesehen werden, doch sind auch nach i.p. Injektion z. T. gute Tumorausbeuten erzielt worden. Allgemein wurde die Substanz in Form stabilisierter, wäßriger Lösungen verabreicht.

Latenzzeiten. Die in Tab. 44 vereinigten Daten zeigen deutlich, daß in Versuchen mit Thoriumdioxyd mit langen Latenzzeiten gerechnet werden muß. Betragen sie für Mäuse etwa 1 Jahr, so erstrecken sie sich bei Ratten über Zeiträume von 1 bis 2 Jahren. Derart lange Latenzzeiten gilt es bei der Beurteilung von Geschwülsten des Menschen, als deren Ursache möglicherweise Thortrast in Betracht kommt, zu berücksichtigen. FEINE und LEONHARDT [2] nehmen z. B. für ein durch Thorotrast induziertes Nierenbeckencarcinom der Menschen eine Latenzzeit von 15 Jahren an.

Tumortypen. Unabhängig von der angewandten Applikationsweise sind in Tierversuchen mit Thorotrast fast ausschließlich Sarkome beschrieben worden, die in einigen Fällen in verschiedene Organe metastasierten.

Literatur

[1] BASERGA, R., H. YOKOO and G. C. HENEGAR: Cancer **13**, 1021 (1960).
[2] FEINE, U., u. J. LEONHARD: Z Krebsforsch. **64**, 323 (1961).
[3] SCHREINER. L.: Z. Krebsforsch. **64**, 13 (1961).
[4] VAN MERVENNEE, C. J., and P. A. TEN THIJE,: Nederl. tijdschr. v. geneesk. **83**, 5622 (1939).
[5] ROUSSY, G., C. OBERLING et M. GUERIN: Bull. Acad. méd., Paris, **25** 716 (1936).
[6] ROUSSY, G., C. OBERLING u. M. GUERIN: Strahlentherapie **56**, 160 (1936).
[7] SELBIE, F. R.: Lancet II, 847 (1936).
[8] BEOGLIOLO, L.: Pathologica **30**, 422 (1938).
[9] ROUSSY G., et M. GUERIN: Presse Med. **49**, 761 (1941).
[10] ROUSSY, G., C. OBERLING et M. GUERIN: Bull. Acad. méd., Paris **112**, 809 (1934).

XXVII. Cocarcinogene Substanzen

A. Allgemeiner Teil

Bereits zu jener Zeit, als in der experimentellen Krebsforschung noch Tropfungsversuche mit Teer und Teerbestandteilen im Mittelpunkt der Aufmerksamkeit standen, ist von verschiedenen Autoren darüber berichtet worden, daß es ihnen gelungen sei, mittels thermischer oder mechanischer Reizung eines zuvor mit Teer behandelten Hautfeldes, trotz kürzerer Latenzzeiten, höhere Tumorquoten zu erzielen als bei ausschließlicher Teerbehandlung.

Über Versuche dieser Art berichtete DEELMANN [11] als erster im Jahre 1924. Einige Zeit später gelangten RONDONI und CORBELLINI [30] sowie DIETRICH [13] und DES LIGNERIS [12] zu ähnlichen Ergebnissen, als sie Versuchstiere mit Teer bzw. reinen Kohlenwasserstoffen behandelten und ihnen im Anschluß daran mechanische Verletzungen bzw. Brandwunden beibrachten. In den Jahren von 1941 bis 1945 wurden in dieser Richtung zahlreiche Untersuchungen, vor allem an der Haut des Kaninchens, unternommen, wobei vor allem Arbeiten von ROUS und KIDD [31], MCKENZIE und ROUS [23], FRIEDEWALD und ROUS [14 bis 16], PULLINGER [26 u. 27] sowie RILEY und PETTIGREW [28] zu erwähnen sind. Die oben genannten Autoren beobachteten übereinstimmend, daß nach wenigen Applikationen geringer Mengen von Methylcholanthren eine Cancerisierung durch Ausstanzen bzw. Aufrauhen der Haut und die dadurch ausgelösten regenerativen Proliferationen erreicht werden konnte. Dies trifft besonders für jene Fälle zu, in denen infolge der applizierten unterschwelligen Carcinogendosen ohne zusätzliche Reizwirkung keine Cancerisierung stattgefunden haben würde. ROUS prägte in diesem Zusammenhang die Begriffe „initiating-“ und

„promoting-reaction" im Zuge der Vorstellung einer 2 phasigen Zusammensetzung des Cancerisierungsvorganges.

Einen besonders bedeutungsvollen Fortschritt in dieser Richtung stellten Befunde dar, über die BERENBLUM [*1* u. *2*] berichtete. Ihm war es gelungen nachzuweisen, daß nicht allein die oben genannten Reize mechanischer Art das Entstehen von Geschwülsten fördern und z. T. überhaupt erst realisieren, sondern daß auch Applikation einiger chemischer Substanzen auf vorbehandelte Tiere zu entsprechenden Resultaten führt. BERENBLUM hatte beobachtet, daß durch Behandlung von Versuchstieren mit dem selbst nicht oder nur äußerst schwach carcinogen wirksamen Crotonöl bzw. mit Crotonresin die Anzahl der Tumoren und deren Entwicklungsgeschwindigkeit deutlich erhöht werden konnten, nachdem die Tiere mit carcinogenen Kohlenwasserstoffen vorbehandelt worden waren. Von diesen Befunden ausgehend bezeichnete BERENBLUM diese Wirkung des Crotonöls als „cocarcinogen", d. h. krebsfördernd bzw. krebsauslösend. Demzufolge werden die oben erwähnten physikalischen Reize sowie das Crotonöl und einige weitere Substanzen mit gleichen Eigenschaften heute allgemein „Cocarcinogene" genannt.

Die von BERENBLUM gewonnenen Befunde konnte zunächst MOTTRAM [*24* u. *25*] in mehreren Arbeiten an der Mäusehaut bestätigen. Es gelang ihm ferner die für Arbeiten mit chemischen Carcinogenen bedeutsame Entdeckung, daß es bei chronischer Verabreichung eines Cocarcinogens (Crotonöl) ausreicht, die Versuchstiere einmalig mit einer kleinen Menge carcinogenen Kohlenwasserstoffes vorzubehandeln, um später Geschwülste zu erzeugen. Die Möglichkeiten, die diese Versuchsanordnung bietet, besitzen ganz besondere Bedeutung für Untersuchungen über Fragen des Mechanismus der Carcinogenese.

Es kann hier nicht der Ort sein, näher auf solche theoretische Schlußfolgerungen einzugehen, die aus den Ergebnissen derartiger Versuche gezogen werden konnten und die u. a. dazu führten, den Prozeß der Carcinogenese in 2 Phasen, nämlich in den Initialvorgang und in die Realisierungsphase zu trennen. Unter Initialphase ist dabei der Prozeß des Einwirkens einer carcinogenen Substanz zu verstehen. Das gleiche trifft jedoch auch zu für primäre Einwirkungen andersartiger carcinogener Noxen, wie beispielsweise Strahlen oder Einwirkungen von Fremdkörpern.

Während der Realisierungsphase ist der vorbehandelte Organismus der Einwirkung der allein nicht krebserregenden Reize ausgesetzt, die sich dadurch auszeichnen, daß sie mehr oder weniger starke Regenerationen auslösen.

In Anlehnung an die von FRIEDEWALD und ROUS [*14* u. *15*] geprägten Begriffe werden für diese beiden Perioden die Bezeichnungen „Initialphase" und „Realisierungsphase" gebraucht. Die innerhalb der jeweiligen Phase wirkenden Reize werden als „initiating-" bzw. als „promoting agent" bezeichnet. Eingehende Untersuchungen zum Fragenkomplex der Cocarcinogenese, unter besonderer Berücksichtigung der sich hieraus ergebenden theoretischen Probleme, sind in Arbeiten von BERENBLUM und SHUBIK [*3* bis *10*, *36* u. *37*], SALAMAN et al. [*32* bis *35*], KLEIN [*20* bis *22*], ROE [*29*] und GRAFFI [*17* bis *19*] enthalten.

B. Crotonöl

Als cocarcinogene oder geschwulstrealisierende Reize werden, wie oben dargestellt, solche Noxen bezeichnet, die latente Tumorkeimanlagen in manifeste Geschwülste umwandeln, ohne jedoch selbst deutlich krebserregend zu wirken. Es fehlt diesen Noxen nämlich die spezifische Initialwirkung. Von BUTENANDT [*3*] wurden sie deshalb als „bedingt krebsauslösende Faktoren" bezeichnet.

Einer der wesentlichsten Faktoren des durch derartige Noxen induzierten Realisierungsprozesses scheinen länger währende Proliferationen zu sein, die sich über mehrere Zellgenerationen erstrecken.

Für die Realisierungswirkung des Crotonöls gelten jedoch gewisse, wenngleich nur geringe, Einschränkungen. Da z. B. in Versuchen von GRAFFI [4] bei Versuchstieren nach ausschließlicher Behandlung mit Crotonöl ebenfalls vereinzelte Papillome auftraten, kann angenommen werden, daß auch Crotonöl, neben seiner starken cocarcinogenen Wirkung, eine, allerdings äußerst schwache, Initialwirkung besitzt (Abb. 54). Bestätigt wurden diese Beobachtungen durch Befunde von SELYE [9], die besagen, daß nach s.c. Injektion von Crotonöllösungen bei Ratten Sarkome erzeugt werden können. ROE [7] konnte auch bei Mäusen im Tropfungsversuch mit Crotonöl, das er allerdings in Aceton löste, gutartige Hauttumoren sowie einige Carcinome erzeugen.

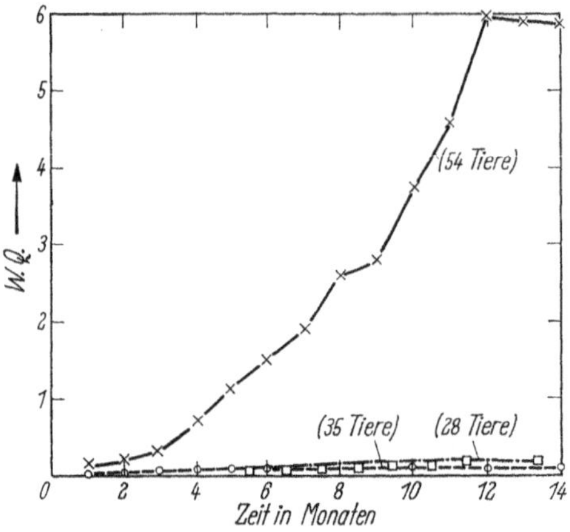

Abb. 54. Vergleich der kombinierten Carcinogen-Crotonölwirkung mit der Wirkung des Carcinogens und des Crotonöls allein (nach GRAFFI [4])
× einmalige Tropfung der Mäusehaut mit 100 µg DMBA[1] (0,2%ige Lösung in Aceton) und laufende, einmal wöchentliche Tropfung der gleichen Hautstelle (Rücken) mit 5%iger Crotonöllösung in Paraffinöl;
○ einmalige Tropfung der Mäusehaut mit 100γ DMBA ohne Crotonölnachbehandlung;
□ laufende, einmal wöchentliche Tropfung mit 5% iger Crotonöllösung ohne Carcinogenvorbehandlung;
WQ Zahl sämtlicher Geschwülste (gut- und bösartige), dividiert durch Anzahl der überlebenden Tiere

Beim Kaninchen konnte GRAFFI [4] selbst bei Anwendung 10%iger Crotonöllösungen in Aceton und lang dauernder Applikation ausschließlich geschwulstrealisierende Wirkungen, jedoch keine carcinogenen Wirkungen beobachten.

Diese sehr schwache carcinogene Wirkung des Crotonöls sollte man in Versuchen zwar bedenken, man kann sie jedoch bei der praktischen Durchführung, vor allem dann, wenn das Cocarcinogen in öliger Lösung angewendet wird, vernachlässigen.

Auf Grund der besonders mit Crotonöl erzielten Befunde wird von sehr vielen Autoren die Ansicht vertreten, daß man beim Prozeß der Geschwulstbildung wenigstens 2 Phasen unterscheiden muß. Diese Phasen sind auch qualitativ voneinander zu unterscheiden. Die erste als Initialvorgang bezeichnete Phase kann im allgemeinen lediglich durch eine echte carcinogene Noxe induziert werden. Für die zweite Phase (Realisierungsphase) ist charakteristisch, daß sie auch durch weitgehend unspezifische Reize, die allein nicht krebserregend wirken, induziert werden kann.

Die in der Abb. 54 dargestellten Kurven veranschaulichen die Zweiphasigkeit der Geschwulstbildung, wie BERENBLUM, MOTTRAM und GRAFFI in Versuchen an der Mäusehaut zeigen konnten. Wurden die Versuchstiere einmalig mit 100 µg 9,10-Dimethyl-1,2-benzanthracen behandelt und daran anschließend wöchentlich einmal mit Crotonöl betropft, so entwickelte innerhalb eines Zeitraumes von einem Jahr jede Maus durchschnittlich 6 Tumoren. Erfolgte dagegen keine Nachbehandlung mit Crotonöl bzw. wurde auf die Vorbehandlung mit dem Carcinogen verzichtet, so war die Tumorquote fast Null.

Bei Arbeiten mit cocarcinogenen Substanzen ist stets zu beachten, daß die durch die primäre Behandlung, z. B. mit Hilfe eines chemischen Carcinogens,

[1] DMBA = 9,10-Dimethyl-1,2-benzanthracen

erzielte initiale Schädigung, die sog. „Tumorkeimanlage", irreversibel ist, wie BERENBLUM und SHUBIK [1], GRAFFI [4] sowie SALAMAN und GWYNN [8] nachweisen konnten. Wie Untersuchungen von BERENBLUM und SHUBIK [1] sowie von GRAFFI [4] ferner ergeben haben, kann durch eine erst mehrere Monate nach der Primärbehandlung beginnende Crotonöltropfung etwa die gleiche Tumorrate er-

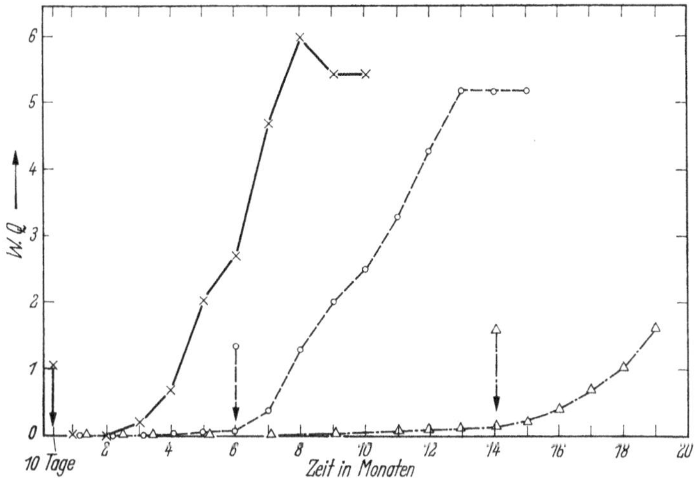

Abb. 55. Crotonölnachbehandlung zu verschiedenen Zeiten nach der einmaligen Tropfung mit DMBA (nach GRAFFI [4])
× einmal 250 µg DMBA und laufende Crotonöltropfung nach 10 Tagen beginnend; ○ einmal 250 µg DMBA und Crotonöl 6 Monate nach der Cancerogentropfung Applikation beginnend; □ einmal 100 µg DMBA und Crotonölnachbehandlung 14 Monate nach der Cancerogenapplikation beginnend. Crotonöltropfung bei sämtlichen Versuchen einmal wöchentlich mit 5%iger Lösung; Pfeile geben den Beginn der Crotonöltropfung für jede Versuchsserie an

zeugt werden, als wenn mit der cocarcinogenen Behandlung unmittelbar nach der Primärbehandlung begonnen wurde. Diese Ergebnisse werden in Abb. 55 veranschaulicht.

Selbst in solchen Fällen, in denen mit der Crotonölnachbehandlung bei Mäusen 14 Monate, bei Kaninchen sogar erst 2 Jahre nach erfolgter Carcinogenapplikation begonnen wurde, gelang es GRAFFI, die vorhandenen latenten Tumorkeimanlagen zu realisieren.

Der Vollständigkeit halber sei erwähnt, daß in Versuchen mit Cocarcinogenen stets berücksichtigt werden muß, daß es für einen erfolgreichen Ausgang der Versuche keinesfalls notwendig ist, daß carcinogene und cocarcinogene Noxen in gleicher Weise am gleichen Organ (z. B. Hauttropfung) appliziert werden. Wie GRAFFI et al. [5], BERENBLUM und HARAN [2] sowie HARAN und BERENBLUM [6] nachgewiesen haben, erfolgt die realisierende Wirkung des Crotonöls nach Hauttropfung auch dann, wenn die Initialbehandlungen mit einem Carcinogen z. B. i.v., oral, rectal oder i.p. vorgenommen worden waren. Das Carcinogen verteilt sich nämlich über den gesamten Organismus und gelangt u. a. auch in die Haut, wo es Tumorkeimanlagen induziert, die dann z. B. durch Crotonöltropfung realisiert werden.

Zur technischen Durchführung von Versuchen mit Crotonöl ist zu bemerken, daß das reine Öl eine viel zu starke Reizwirkung auf die Haut ausübt. Es ist deshalb erforderlich, Crotonöl nur in verdünnter Form anzuwenden. Am zweckmäßigsten für Tropfungsversuche mit Mäusen hat sich dabei reines Paraffinöl als Verdünnungsmittel erwiesen, dem das Crotonöl für Hauttropfung an Mäusen zu 5% zugesetzt wird. Für die schwächer empfindliche Haut des Kaninchens empfiehlt sich dagegen die Anwendung 10%iger Lösungen, wobei eine zusätzlich verstärkende Wirkung dadurch erzielt werden kann, indem man an Stelle von Paraffinöl als Lösungsmittel Aceton verwendet.

Vor Anwendung derart konzentrierter Lösungen in Aceton bei Mäusen muß jedoch gewarnt werden, weil hierbei die Wirkung auf die Haut vergleichbar ist mit derjenigen akut-toxischer Gifte, die bei sonst gleicher Versuchsanordnung meist flächige Totalnekrosen hervorrufen, die bis tief in das Bindegewebe reichen. Bei Mäusen sind bestenfalls 0,1- bis 0,3%ige Crotonöllösungen in Aceton verträglich. Während der Drucklegung dieses Bandes gelang es HECKER et al. [*10*], das Crotonöl systematisch zu fraktionieren und die beiden als wirksam befundenen Fraktionen zu charakterisieren.

C. Tweenverbindungen

Wie umfangreiche Untersuchungen SETÄLÄs et al. [*1* u. *2*] ergaben, existieren neben dem vorwiegend benutzten Crotonöl noch einige weitere Substanzen mit cocarcinogenen Wirkungen, die zudem den Vorteil besitzen, chemisch genau definiert zu sein. Es sind dies verschiedene oberflächenaktive Substanzen, die kommerziell als „Tweens" bezeichnet werden und sich durch verschiedengradige Wasser-Fettlöslichkeit (Hydrophil-Lipophil-Balance: HLB) auszeichnen. Gegenüber Crotonöl besitzen Tweenverbindungen auch den Vorteil, nicht so stark giftig und weniger hautschädigend zu wirken.

Da sich im Verlaufe der Untersuchungen SETÄLÄs deutlich gezeigt hat, daß keinesfalls alle geprüften oberflächenaktiven Substanzen cocarcinogene Eigenschaften besitzen, nimmt SETÄLÄ an, daß die cocarcinogenen Wirkungen, außer von den Fettsäurekomponenten, auch vom Polyoxyäthylenanteil des Moleküls sowie von dessen physikochemischen Eigenschaften abhängen. Wichtig sind in diesem Zusammenhang auch jene Befunde, die besagen, daß zur Erzielung tumorauslösender Wirkungen stets das Gesamtmolekül erforderlich ist, wogegen Molekülbruchstücke keine derartige Wirkung zeigen.

Tabelle 45. Cocarcinogene Tweenverbindungen
(nach SETÄLÄ et al. [*1* u. *2*])

Handelsname	Chemische Bezeichnung	Annäherndes Mol.-Gewicht	Hydrophil-lipophil-Balance	Wasserlöslichkeit S = gelöst D = dispergiert	Stärke der cocarcinogenen Wirkung
Tween 20	Polyoxyäthylen-sorbitan-monolaurat	1226	16,7	S	sehr schwach
Tween 40	Polyoxyäthylen-sorbitan-monopalmitat	1282	15,6	S	stark
Tween 60	Polyoxyäthylen-sorbitan-monostearat	1310	14,9	S	sehr stark
Tween 80	Polyoxyäthylen-sorbitan-monooleat	1308	15,0	S	mäßig
Tween 81	Polyoxyäthylen-sorbitan-monooleat	604	10,0	D	keine
Tween 85	Polyoxyäthylen-sorbitan-trioleat	1837	11,0	D	mäßig bis stark

Cocarcinogene Eigenschaften sind für mehrere Tweenverbindungen nachgewiesen worden (Tab. 45).

Zur praktischen Durchführung von Versuchen mit Tweenderivaten ist zu sagen, daß die Vorbehandlung der Versuchstiere in genau derselben Weise erfolgt wie das in Versuchen mit Crotonöl geschieht. Nach Vorbehandlung der Rückenhaut z. B. der Maus oder der Haut des Kaninchenohres mit einer subcarcinogenen Dosis carcinogener Kohlenwasserstoffe, z. B. 9,10-Dimethyl-1,2-benzanthracen oder 20-Methylcholanthren, wird die betreffende Hautstelle chronisch mit einem der genannten unverdünnten oder mit Wasser verdünnten Tweens nachbehandelt. Auf Grund der vor allem von SETÄLÄ gemachten Beobachtungen kann als Initialbehandlung eine Hauttropfung mit 0,3%igem 9,10-Dimethyl-1,2-benzanthracen oder Methylcholanthren, gelöst in farblosem (nichtfluoreszierendem) Paraffinöl, empfohlen werden. Mit der Nachbehandlung wird zweckmäßigerweise 24 Stunden nach erfolgter Carcinogentropfung begonnen, wobei, verglichen mit Crotonöl, die Behandlungen mit Tween öfter erfolgen müssen, nämlich 2-, 6- oder 12mal wöchentlich. Als das am stärksten wirksame Tweenderivat hat sich Tween 60 erwiesen. Über die Anzahl der durch Behandlung mit verschiedenen Tweens realisierten Tumoren informiert Tab. 46; sie wurde in Anlehnung an SETÄLÄ [*1* u. *2*] zusammengestellt.

Tabelle 46. Tumorauslösende Wirkung einiger Tweenderivate bei wöchentlich sechsmaliger Applikation in unverdünnter Form nach einmaliger Vorbehandlung mit 0,15 mg 9,10-Dimethyl-1,2-benzanthracen bei Mäusen

Name des Derivates	Erster Tumor nach Wochen	Maximale Tumorhäufigkeit in %	Tumoren/Tiere
Tween 60 . .	6	74	112/36
Tween 40 . .	10	58	56/29
Tween 85 . .	6	46	43/21
Tween 80 . .	10	31	36/15
Tween 20 . .	17	2	1/1
Tween 81 . .	—	0	—

Bei Versuchen mit Tween ist ferner zu beachten, daß z. B. bei Tween 60, das als stärkstes dieser Derivate neben Crotonöl am häufigsten zur Tumorrealisierung verwendet wird, die Applikationsfrequenz von sehr entscheidender Bedeutung für das Resultat der Versuche ist. Die Anzahl der Behandlungen ist sogar wichtiger als der Grad der Verdünnung des Cocarcinogens. Nähere Angaben hierzu sind der Tab. 47 zu entnehmen.

Tabelle 47. Abhängigkeit der Tumorauslösung durch Tween 60 von der Applikationshäufigkeit nach Vorbehandlung von Mäusen mit 0,15 mg 9,10-Dimethyl-1,2-benzanthracen
(nach SETÄLÄ et al. [*1* u. *2*])

Konzentration von Tween 60	Behandlungen pro Woche	Erster Tumor nach Wochen	Maximale Tumorhäufigkeit in %	Tumoren/Tiere
100%	2	—	0	112/36
100%	6	6	74	112/36
50%	6	7	55	59/22
50%	12	6	75	136/36
25%	6	9	37	22/13
25%	12	6	80	152/40

Als Anhaltspunkt für Versuche mit Tween 60 am Kaninchenohr mögen folgende Befunde SETÄLÄs et al. dienen: Die Autoren betropften das Kaninchenohr und die Rückenhaut einmalig mit 0,3%iger Lösung von 9,10-Dimethyl-1,2-benzanthracen gelöst in Paraffinöl und behandelten diese Hautstellen mit in Wasser gelöstem (25%igem) Tween 60 nach. Diese Nachbehandlungen erfolgten täglich zweimal und führten innerhalb eines Zeitraumes von 40 Wochen dazu, daß die Versuchstiere an den Ohren große solitäre Papillome und zahlreiche Mikropapillome auf der Rückenhaut entwickelten.

Setälä et al. [*1* u. *2*] untersuchten auch eingehend die morphologischen und histologischen Veränderungen, die in der Mäusehaut nach Behandlung mit Tweenderivaten ablaufen und zur Bildung von Geschwülsten, meist Papillomen, führen. Ihre Befunde besagen, summarisch ausgedrückt, daß die Dicke der Epidermis der mit verschiedenen Tweens behandelten Mäuse im direkten Verhältnis zu den Prozentbeträgen der mit diesen Substanzen realisierten Tumoren steht. Die Dickenzunahme des Dermas war dagegen in sämtlichen Serien etwa gleich und wird deshalb von den Autoren als unspezifisch angesehen. Im einzelnen sind als Folge der cocarcinogenen Wirkungen von Tweens folgende histologischen Veränderungen beschrieben worden: Wie Crotonöl besitzen Tweens bläschenerzeugende und entzündungsauslösende Eigenschaften, die zu Beginn der Nachbehandlung vorherrschen. Danach dominieren parakeratotische Veränderungen, die häufig auch die Follikelmündungen verändern, so daß diese Bilder histologisch superfizeller Folliculitis entsprechen. Als Folge davon werden deformierte Epithelzapfen und fibröse Vernarbungen in den interfollicularen und subepidermalen Zonen beschrieben. Die Zellen der Epidermis sind angeschwollen, besitzen jedoch gleichmäßige Formen. Obwohl intercelluläre Ödeme auftraten, wurden in der Epidermis keine Bläschen gefunden. Stellenweise dominieren intracelluläre Ödeme mit Vakuolisierung und hydropischer Degeneration der Zellen. Mit zunehmender Behandlungsdauer nehmen die Anzeichen für Hautreizung immer mehr ab, doch bestehen in dieser Hinsicht einige Unterschiede zwischen den verschiedenen Tweens. Das am stärksten wirksame Tween 60 reizt die Haut nur gering und wirkt nicht im eigentlichen Sinne destruierend auf sie ein, wie das nach Behandlung mit Tween 85 beobachtet werden kann.

Im Ergebnis der durch diese tumorauslösenden Substanzen verursachte Reaktion entsteht ein wohlorganisiertes, epitheliales Lager. Parakeratotische Schüppchen auf der Hautoberfläche, mäßige Hyperkeratose, Ödemfibroblasten im Derma und meist geringfügige akutentzündliche zellige Infiltrationen vervollständigen das durch Tween erzeugte Krankheitsbild.

D. Andere cocarcinogene Substanzen

Crotonöl und Tween 60 sind zwar die am stärksten wirkenden und deshalb zur experimentellen Tumorerzeugung am häufigsten verwendeten Substanzen, jedoch gibt es außer ihnen noch eine Anzahl weiterer Substanzen, für die cocarcinogene Eigenschaften nachgewiesen werden konnten, doch besitzen sie durchweg schwächere Wirkung.

In den Jahren 1959 und 1960 berichteten Roe [*6*] und Peirce [*7*] darüber, daß eine bis dahin als ungefährlich angesehene und deshalb in der Lebensmittelindustrie häufig verwendete Substanzgruppe ebenfalls cocarcinogene Eigenschaften aufweist. Es handelt sich dabei um Öle, die aus Fruchtschalen verschiedener Citrusarten (Apfelsine, Zitrone, Pampelmuse, Limone) extrahiert werden. Nach einmaliger Vorbehandlung der Rückenhaut von Mäusen mit 0,3 mg 9,10-Dimethyl-1,2-benzanthracen wurden den Tieren wöchentlich einmal je 0,25 ml eines der genannten Citrusöle auf die Rückenhaut getropft. Während die Öle allein nicht krebserregend wirken, traten nach Vorbehandlung mit carcinogenem Kohlenwasserstoff in allen Versuchsgruppen gut- und bösartige Hauttumoren auf.

Die Aufzählung cocarcinogener Reize wäre unvollständig ohne Berücksichtigung der Befunde, die Roe, Salaman und Cohen [*2*] erzielt haben. Das seit langen und häufig diskutierte Problem der krebserregenden Eigenschaften des Tabakrauchs erhielt einen völlig neuen Aspekt, weil diese Autoren nachweisen konnten, daß im Tabakrauch cocarcinogene Faktoren in viel größerem Maße als carcinogene vorhanden sind. In Versuchen an Mäusen, die entsprechend der Standardmethode einmalig mit 0,3 mg 9,10-Dimethyl-1,2-benzanthracen betropft und anschließend dreimal wöchentlich — 40 Wochen lang — mit einer aus Tabakrauchkondensat gewonnenen Phenolfraktion nachbehandelt wurden, diagnostizierten die oben genannten Autoren 65 Hauttumoren bei 30 Versuchstieren. Mäuse, die ausschließlich mit der Phenolfraktion behandelt worden waren, entwickelten keine, Tiere, denen nur 0,3 mg des Carcinogens ohne Nachbehandlung verabreicht worden waren, einige wenige Hauttumoren.

Über schwache cocarcinogene Eigenschaften einiger Äthyl- und Methylester von Fettsäuren unterschiedlicher Kettenlänge berichteten THAYER et al. [*5*]. Nach dreimaliger Vorbehandlung mit jeweils 0,1 mg 3,4-Benzpyren wurden die Mäuse wöchentlich dreimal mit Fettsäuren betropft. Die erzielten Befunde sprechen für gewisse tumorrealisierende Wirkungen, besonders bei einigen Fettsäuren mit 22 C-Atomen, aber auch beim Äthylester der Stearinsäure.

Weiter sollen als Substanzen mit schwachen tumorrealisierenden Eigenschaften zumindest erwähnt werden: Phenol, für das RUSCH et al. [*3*], BOUTWELL et al. [*1*] sowie SALAMAN und GLENDENNING [*4*] cocarcinogene Eigenschaften nachgewiesen haben, sowie Äthanolaminoleat und Proflavin, deren tumorrealisierende Wirkungen ebenfalls von SALAMAN und GLENDENNING [*4*] beschrieben worden sind.

Literatur

A. Allgemeiner Teil

[*1*] BERENBLUM, J.: Cancer Res. **1**, **44** (1941).
[*2*] BERENBLUM, J.: Cancer Res. **1**, 807 (1941).
[*3*] BERENBLUM, J., and R. SCHOENTAL: Cancer Res. **7**, 390 (1947).
[*4*] BERENBLUM, J.: Brit. Med. Bull. **4**, 343 (1947).
[*5*] BERENBLUM, J., and P. SCHUBIK: Brit. J. Cancer **1**, 383 (1947).
[*6*] BERENBLUM, J.: Brit. J. Cancer **1**, 379 (1947).
[*7*] BERENBLUM, J.: Brit. J. Cancer **3**, 384 (1949).
[*8*] BERENBLUM, J.: Brit. J. Cancer **3**, 109 (1949).
[*9*] BERENBLUM, J.: Cancer Res. **14**, 471 (1954).
[*10*] BERENBLUM, J., and N. HARAN: Brit. J. Cancer **9**, 268 (1955).
[*11*] DEELMAN, H. T.: Z. Krebsforsch. **21**, 220 (1924).
[*12*] DES LIGNERIS, M. J. A.: Amer. J. Cancer **40**, 1 (1940).
[*13*] DIETRICH, D.: Z. Krebsforsch. **48**, 187 (1938).
[*14*] FRIEDEWALD, W. F., and P. ROUS: J. exp. Med. **80**, 101 (1944).
[*15*] FRIEDEWALD, W. F.: J. exp. Med. **80**, 127 (1944).
[*16*] FRIEDEWALD, W. F.: J. exp. Med. **91**, 459 (1950).
[*17*] GRAFFI, A.: Z. ges. inn. Med. **7**, 882 (1952).
[*18*] GRAFFI, A.: Abh. Dtsch. Akad. Wiss. Berlin, Kl. med. Wiss. **53**, 1 (1953).
[*19*] GRAFFI, A.: Schweiz. med. Wschr. **83**, 865 (1953).
[*20*] KLEIN, M. J.: J. nat. Cancer Inst. **11**, 843 (1951).
[*21*] KLEIN, M. J.: J. nat. Cancer Inst. **12**, 735 (1952).
[*22*] KLEIN, M. J.: Cancer Res. **13**, 427 (1953).
[*23*] MCKENZIE, J., and P. ROUS: J. exp. Med. **73**, 391 (1941).
[*24*] MOTTRAM, J. C.: J. Path. Bact. **56**, 181 (1944).
[*25*] MOTTRAM, J. C.: J. Path. Bact. **56**, 391 (1944).
[*26*] PULLINGER, B. D.: J. Path. Bact. **55**, 301 (1943).
[*27*] PULLINGER, B. D.: J. Path. Bact. **57**, 477 (1945).
[*28*] RILEY, J., and F. W. PETTIGREW: Brit. J. exp. Path. **26**, 63 (1945).
[*29*] ROE, F. C. J.: Brit. J. Cancer **10**, 61 (1956).
[*30*] RONDONI, P., u. A. CORBELLINI: Tumori **10**, 106 (1936).
[*31*] ROUS, P., and J. G. KIDD: J. exp. Med. **73**, 365 (1941).
[*32*] SALAMAN, M., and R. GWYNN: Brit. J. Cancer **5**, 252 (1951).

[33] SALAMAN, M.: Brit. J. Cancer **6**, 155 (1952).
[34] SALAMAN, M., and F. C. J. ROE: Brit. J. Cancer **10**, 70(56).19
[35] SALAMAN, M.: Brit. J. Cancer **10**, 79 (1956).
[36] SHUBIK, P.: Cancer Res. **10**, 13 (1950).
[37] SHUBIK, P., and A. C. RITCHIE: Cancer Res. **13**, 343 (1953).

B. Crotonöl

[1] BERENBLUM, J., and P. SHUBIK: Brit. J. Cancer **3**, 384 (1949).
[2] BERENBLUM, J., and N. HARAN: Brit. J. Cancer **9**, 268 (1955).
[3] BUTENANDT, A.: Verhandl. dtsch. Ges. inn. Med. **55**, 342 (1949) — Verhandl. dtsch. Ges. Path. **35**, 70 (1951).
[4] GRAFFI, A.: Abh. Dtsch. Akad. Wiss. Berlin, Kl. med. Wiss. **53**, 1 (1953); Urania **14**, 150 (1951).
[5] GRAFFI, A., F. SCHARSACH u. E. HEYER: Naturwiss. **7**, 184 (1955).
[6] HARAN, N., and J. BERENBLUM: Brit. J. Cancer **10**, 57 (1956).
[7] ROE, F. C. J.: Brit. J. Cancer **10**, 61 (1956).
[8] SALAMAN, M., and R. GWYNN: Brit. J. Cancer **5**, 252 (1951).
[9] SELYE, H.: J. nat. Cancer Inst. **15**, 1291 (1955).
[10] HECKER, E., H. JARCZYK, J. G. MEYER, H. BRESHC u. I. BRACHMANN: Z. Krebsforsch. **66**, 478 (1965).

C. Tweenverbindungen

[1] SETÄLÄ, K., H. SETÄLÄ, L. MERENMIES u. P. HOLSTI: Z. Krebsforsch. **61**, 534 (1957).
[2] SETÄLÄ, K., K. DAMMERT, H. SETÄLÄ, L. MERENMIES u. P. HOLSTI: Z. Krebsforsch. **61**, 548 (1957).

D. Andere cocarcinogene Substanzen

[1] BOUTWELL, R. K., D. BOSCH and H. P. RUSH: Cancer Res. **17**, 71 (1957).
[2] ROE, F. C. J., M. SALAMAN and S. COHEN: Brit. J. Cancer **13**, 623 (1959).
[3] RUSCH, H. P., D. BOSCH et R. K. BOUTWELL: Acta unio intern. Cancrum **11**, 699 (1955).
[4] SALAMAN, M. H., and O. M. GLENDENNING: Brit. J. Cancer **11**, 434 (1957).
[5] THAYER, P. S., R. M. HAINER, J. G. MILLER and C. J. KENSLER: Proc. Amer. Assoc. Cancer Res. **3**, 156 (1960).
[6] ROE, F. J. C., and W. E. H. PEIRCE: J. nat. Cancer Inst. **24**, 1389 (1960).
[7] PEIRCE, W. E. H.: Nature **189**, 497 (1961).

GESCHWULSTERZEUGUNG DURCH VIREN

Von

Dr. D. Bierwolf, Dr. habil. H. Bielka und Prof. Dr. A. Graffi

Mit 129 Abbildungen

Einleitung

Die Vorstellung, daß Viren die Ursache von Geschwülsten sein könnten, geht auf Borell zurück, der diese Ansicht 1903 erstmalig ausgesprochen hat. 1908 wurden durch Ellermann und Bang und 1910 durch Rous die ersten Beweise für die Richtigkeit dieser Ansicht erbracht, indem die genannten Autoren bestimmte Hühnerleukosen und Sarkome durch zellfreie Filtrate weiter übertragen konnten. Die zellfreie Übertragbarkeit blieb bis zur Gegenwart das wichtigste Kriterium einer virusbedingten Geschwulst. In der Folge wurden eine Reihe weiterer Tumoren als virusbedingte Erkrankungen erkannt, wie bestimmte Fibrome und Papillome durch Shope 1932 und vor allem der die meisten Mammacarcinome der Maus verursachende Bittner-Faktor, der mit der Milch vom Muttertier auf die Neugeborenen übertragen wird.

Einen ungeahnten Aufschwung erfuhr die Frage der Virusätiologie maligner Tumoren in den letzten 10 Jahren durch die Entdeckung mehrerer Viren, die bei Mäusen und Ratten verschiedene Leukämieformen (lymphatische, myeloische, reticulumzelluläre Typen usw.) verursachen.

Ebenso wichtig war die Entdeckung des Polyomavirus, welches ein besonders breites Wirkungsspektrum sowohl hinsichtlich der Speciesarten (Maus, Ratte, Hamster, Kaninchen, Meerschweinchen) als auch in bezug auf die erzeugten Tumorformen (Parotiscarcinom, innere und subcutane Fibrome und Sarkome, Knochentumoren, Lipome und Lipo-Sarkome usw.) besitzt. Als letzte Entwicklungen dieser Arbeitsrichtung sei noch die Entdeckung der onkogenen Wirkung des sog. Vacuolating-Agens SV 40 durch Eddy erwähnt, das bei Goldhamstern Sarkome erzeugt und mit dem nach neuesten Angaben auch eine Malignisierung menschlicher Zellen in vitro möglich zu sein scheint, sowie Entdeckungen, wonach bestimmte Stämme menschlicher Adenoviren und Grippeviren bei Goldhamstern maligne Tumoren der Lunge und Leber auszulösen vermögen. Die Gesamtheit dieser Ergebnisse löst die durchaus berechtigte Frage aus, ob nicht auch menschliche Tumoren wenigstens z. T. viraler Ätiologie sein könnten. Es gibt einige Beobachtungen, die speziell für menschliche Leukämien diese Ansicht unterstützen, wenn auch anderweitige Beweise noch fehlen. Auch bei der Lymphogranulomatose (Hodgkin) sowie bei der Mycosis fungoides und anderen mehr generalisiert auftretenden Tumorarten ist an eine Virusätiologie zu denken, desgleichen evtl. auch bei Keratoacanthomen der Haut, speziell auf Grund ihres ziemlich plötzlichen Auftretens und der relativ häufigen Spontanheilungen, die an gewöhnliche Warzen und Papillomarten erinnern, bei denen es sich sicher um virale Affektionen handelt. In Zentralafrika sind in letzter Zeit bei verschiedenen Negerpopulationen bestimmte Leukämieformen bei Jugendlichen mit einer regionalen Häufung nachgewiesen worden, so daß auch hier ernstlich mit einem infektiösen Agens als Ursache zu rechnen ist. Bekanntlich haben sehr bedeutende Krebsforscher und Virologen, wie OBERLING, STANLEY, SILBER u. a., schon seit längerer Zeit die allgemeine Virustheorie der malignen Tumoren bei Tier und Mensch vertreten, und in Anbetracht der vorausgehend zitierten Fakten, speziell der großen Zahl echter Virustumoren der verschiedenen Tierarten, bei denen der Virusnachweis auch elektronenmikroskopisch gelungen ist, ist für derartige Konzeptionen auch die erforderliche Grundlage durchaus gegeben. Es sei jedoch nochmals ausdrücklich darauf hingewiesen, daß eindeutige Beweise einer Virusätiologie für alle menschlichen Tumoren bis jetzt ausstehen. Es muß aber auch hervorgehoben werden, daß dieser Beweis unter Umständen nicht sehr leicht zu erbringen ist, d. h. noch schwerer als bei tierischen Tumoren. Die meisten der onkogenen tierischen Viren lassen sich nämlich nur innerhalb der gleichen Species, also nur homolog, durch zellfreie Filtrate von Tier zu Tier weiter übertragen. Fast regelmäßig bereiteten die ersten Passagen der zellfreien Übertragung auch innerhalb der gleichen Species große Schwierigkeiten und gelangen nur in Einzelfällen. Erst im späteren Verlauf einer wiederholten zellfreien Passage stieg die Virulenz des Virus so weit an, daß höhere Erfolgsquoten der Geschwulstauslösung erzielt werden konnten. Weiterhin mußten bei vielen onkogenen Viren, wie den Leukämieviren der Mäuse und Ratten und dem Polyomavirus, ganz besondere Bedingungen der Applikation angewandt werden, um eine Geschwulstbildung im Tierversuch auszulösen und damit das Virus nachzuweisen. Dabei spielte z. B. die Verwendung neugeborener Tiere für die Impfung und eine massive Infektion der Tiere mit dem Virus eine entscheidende Rolle. Alle diese Möglichkeiten zum Nachweis onkogener Viren, vor allem der Versuch einer homologen zellfreien Verimpfung, sind beim Menschen jedoch von vornherein nicht gegeben. Man ist zum Nachweis von Viren in menschlichen Tumoren auf heterologe Impfungsversuche an Mäusen, Goldhamstern usw. angewiesen, und es ist wegen der großen phylogenetischen Differenz von vornherein nicht sehr wahrscheinlich, daß derartige Versuchsanordnungen erfolgreich verlaufen können. Versuche an besonders geeigneten Affen sind sehr langwierig, teuer und schwierig in großer Zahl durchzuführen.

Im ganzen befinden wir uns also in bezug auf die Frage, ob virusbedingte Tiertumoren als adäquate Modelle für menschliche Tumoren betrachtet werden können, in einer noch völlig ungeklärten Situation und in einer viel unsicheren Position, als dies bei den chemisch erzeugten Tumoren (s. Einleitung zu diesem Kapitel) der Fall ist, die beim Menschen sicher vorkommen. Trotzdem glauben wir, daß auch tierische Virustumoren im Hinblick auf menschliche Krebserkrankungen als Versuchsmodelle herangezogen werden sollten. Die wichtigsten Gründe für diese Einstellung sehen wir darin, daß bei Virustumoren bestimmte Fakten und Bedingungen, die zur Möglichkeit einer Diagnostik und therapeutischen Beeinflussung enge Beziehungen haben dürften, wahrscheinlich qualitativ andersartig sind als bei chemisch oder physikalisch induzierten Tumoren. Bei den Virustumoren wissen wir mit Sicherheit, daß die maligne Entartung auf der Infektion der Zellen mit einem exogenen, körperfremden Agens beruht. Damit ist für chemotherapeutische Mittel sowie für immunologische Reaktionen in diagnostischer und therapeutischer Richtung von vornherein ein Angriffspunkt vorhanden, der bei physikalisch und chemisch induzierten Tumoren möglicherweise fehlt, da hier die geschwulstmäßige Entartung wahrscheinlich mehr auf dem Fehlen eines normalen Regulationsfaktors der Zelle und nicht auf dem Hervortreten eines endogenen Ens malignitatis beruhen dürfte. Dieses spiegelt sich auch in dem mit immunologischen Methoden nachweisbaren Antigengehalt der viralen Tumoren wieder, für die praktisch in sämtlichen Fällen für das betreffende Virus jeweils spezifische neue Antigenkomponenten sicher nachgewiesen werden konnten. Dabei scheinen außer Virusantigenen im engeren Sinne neue Zellantigene, die unter der Einwirkung des Virusgenoms von den Zellen gebildet werden, vorhanden zu sein. Bei chemisch und physikalisch induzierten Tumoren ist der Nachweis tumorspezifischer Antigene in den Geschwulstzellen nur vereinzelt gelungen, wobei es sich außerdem meist um tumorindividuelle Antigene handelt, wie im Fall der durch cancerogene Kohlenwasserstoffe induzierten Mäusetumoren, mit denen also keine allgemeinen, viele Individuen umfassende Reaktionen durchführbar sind. Die Virusätiologie eines Tumors würde vor allem auch die Chemotherapie der Geschwülste in ganz andere Bahnen lenken, als dies bei chemisch oder physikalisch induzierten, also wahrscheinlich auf zellulären Mutationen beruhenden Tumoren der Fall ist. Man würde vermutlich mehr darauf abzielen, eine therapeutische Beeinflussung durch eine Schädigungswirkung auf das Virus selbst oder seiner einzelnen Komponenten (Nukleinsäuren, Protein, spez. Antigene) zu erreichen, also Methoden weiterentwickeln, die sich bei der Chemotherapie anderer viraler Erkrankungen bereits als gangbar und wirkungsvoll erwiesen haben, wie z. B. die Verwendung von bestimmten jodsubstituierten Nukleosiden usw. Auch im Hinblick auf aktive prophylaktische Maßnahmen würde ein Virustumor eine viel größere Chance bieten (aktive Immunisierung) als Tumoren nicht viraler Herkunft. In Anbetracht der noch ziemlichen Unzulänglichkeit unserer gegenwärtigen diagnostischen und therapeutischen Möglichkeiten bei den malignen Tumoren des Menschen glauben wir, daß man auch solche Wege einer Weiterentwicklung von Therapie und Diagnostik ins Auge fassen und beschreiten muß, die noch auf einer nicht ganz gesicherten oder sogar völlig hypothetischen Grundlage beruhen. Schließlich befindet sich unsere gesamte Chemotherapie maligner Tumoren in dieser Situation, da ja ein realer biochemischer oder morphologisch-biologischer Angriffspunkt für chemotherapeutische Mittel in der Tumorzelle bis jetzt ebenfalls noch nicht aufgefunden wurde, also vorerst hypothetischen Charakter besitzt. Aus diesen Gründen ist es unserer Ansicht nach also durchaus zu verantworten und zu empfehlen, diagnostische, prophylaktische und vor allem chemotherapeutische und immunotherapeutische Tierversuche mit der Zielsetzung in Angriff zu nehmen, sie eines Tages evtl. auch dem Menschen dienstbar machen zu können auf der Grundlage von Konzeptionen, die noch keine definitive Bestätigung für den Menschen gefunden haben, wie dieses für die Theorie der Virusätiologie der Geschwulstbildung der Fall ist.

Dieser Zielsetzung sollen die nachfolgenden Kapitel unseres Handbuchabschnittes dienen, in denen eine ausführliche Beschreibung der wichtigsten tierischen Virustumoren und onkogenen Viren unter besonderer Berücksichtigung der Methoden zur Erzeugung dieser Geschwulstformen und zur Präparation der betreffenden Virusarten erfolgen soll.

Zur Wahrung der Übersichtlichkeit und einer unbedingt erforderlichen Begrenzung des Materials haben wir aus der Reihe der Virustumoren die wichtigsten und am besten bearbeiteten ausgewählt und wollen an ihnen die Methoden darstellen, mit denen man sicher und zweckmäßig einen Tumor mit dem entsprechenden Virus induzieren kann. Aus der Vielzahl der von den verschiedenen Autoren angewendeten Versuchsanordnungen werden die nach unserer Ansicht und Erfahrung am besten ausgearbeiteten dargestellt. Außerdem werden die entsprechenden Tumoren makroskopisch und mikroskopisch beschrieben sowie die Eigenschaften und die Ultrastruktur des jeweiligen Virus behandelt. Dabei wurde versucht, die einzelnen Kapitel möglichst gleichartig zu gliedern, um dem Leser die Übersicht über den umfangreichen Stoff zu erleichtern.

Eine möglichst genaue Darstellung der Methodik machte es notwendig, aus den Originalarbeiten größere Abschnitte z. T. wörtlich zu übernehmen, ohne jeweils darauf hinzuweisen. Die Literaturangaben wurden ohne Rücksicht auf eine lückenlose Zusammenstellung der jeweiligen Arbeiten über ein spezielles Virus nur zu den angegebenen Methoden und Befunden zitiert, womit jedoch nach unserer Meinung die wichtigsten Arbeiten erfaßt sind.

Weiterhin wurde ganz bewußt auf eine Darstellung theoretischer Schlußfolgerungen aus den Befunden verzichtet, um dem Ziel dieses Werkes, eine Anleitung zu praktischen Arbeiten mit den onkogenen Viren zu geben, gerecht zu werden.

Neben den hier behandelten Tumorviren sind weitere Viren mit Beziehungen zu bestimmten Tumoren bekannt. So muß das LUCKÉsche Nierencarcinom des Frosches, das relativ gut bearbeitet ist, erwähnt werden. Weiterhin wurde für verschiedene Geschwülste der Schafe, Rinder, Pferde und Hunde, so vor allem für Papillome der Riechschleimhaut, eine Virusätiologie wahrscheinlich gemacht. Auch für verschiedene Fischtumoren scheinen Viren von Bedeutung zu sein.

Filtrierbare Tumoren des Huhnes

I. Filtrierbare Sarkome

I. Natürliches Vorkommen und Stämme

Die *filtrierbaren* Hühnersarkome sind die ersten soliden Tumoren, bei denen nach der Entdeckung der zellfreien Übertragbarkeit der Hühnerleukosen (ELLERMANN u. BANG [*1*]) die Übertragung durch zellfreie Filtrate erstmalig nachgewiesen werden konnte.

Bei unter natürlichen Bedingungen in Farmen gehaltenen Hühnern treten Sarkome in einem bestimmten Prozentsatz spontan auf. Genaue quantitative Angaben liegen allerdings nicht vor. Aus derartigen Fällen wurden die in der Tabelle von CLAUDE und MURPHY [*2*] aufgeführten Tumoren bzw. Tumorstämme isoliert und bearbeitet (Tab. 1).

Am besten bekannt und bearbeitet ist das Hühnersarkom Nr. 1 von ROUS [*4*]. 1910 erhielt P. ROUS am Rockefeller-Institut in New York ein „Barred Plymouth Rock“-Huhn im Alter von $1^1/_2$ Jahren, das einen großen Tumor in der rechten Brust aufwies. Mikroskopisch wurde dieser Tumor als Spindelzellsarkom klassifiziert und mit „Chicken-Tumor Nr. 1“ bezeichnet. Er ist heute unter der Bezeichnung „Rous-Sarkom Nr. 1“ bekannt.

Insgesamt wurden von ROUS et al. 45 spontane Hühnertumoren bearbeitet, von denen außer dem Rous-Sarkom Nr. 1 die Tumoren Nr. 7 (Osteochondrosarkom), Nr. 18 (Spindelzellsarkom) und Nr. 38 (Spindelzellsarkom) am bekanntesten sind.

1. Übertragung unter „natürlichen“ Bedingungen

Allgemein wurde für das Rous-Sarkom bzw. für das Rous-Sarkom-Virus (RSV) eine Übertragung von Tier zu Tier durch Kontakt unter den Bedingungen der Haltung in einer Farm nicht angenommen und nachgewiesen, d. h., das Rous-Sarkom wurde als nicht infektiös und nicht contagiös betrachtet.

Tabelle 1. *Transplantable Tumoren des Huhnes* (aus CLAUDE u. MURPHY [2])

Autoren	Bezeichnung	Jahr der Beschreibung	Filtrierbarkeit	Tumortyp
FUJINAMI u. INAMOTO	I	1910	+	Myxosarkom
ROUS	I	1910	+	Spindelzellsarkom
ROUS, MURPHY u. TYTLER	VII	1912	+	Osteochondrosarkom
ROUS u. LANGE	18	1913	+	Intracanaliculäres Sarkom
INAMOTO		1913	?	Myxosarkom
ROUS	38	1914	+	Spindelzellsarkom
LANGE	43	1914	+	Spindelzellsarkom
MUTO		1915	+	Osteochondrosarkom
HAYASHI		1915	+	Fibromyxosarkom
FUJINAMI u. KATO	II	1915	—	Fibrom
PENTIMALLI		1916	+	Sarkom
FUJINAMI u. KATO	III	1916	?	Chondrom
YAMAMOTO		1918	?	Spindelzellsarkom
OSHIMA		1919	?	Sarkom
TEUTSCHLÄNDER	I	1921	+	Sarkom
KUBO		1923	?	Fibrom
ROFFO		1925	—	Rundzellsarkom
PEYRON, THOMAS u. SURMONT		1926	?	Sarkom
BEGG	I	1927	+	Fibrosarkom
BEGG	II	1927	+	Endotheliom
TEUTSCHLÄNDER	II	1929	+	Sarkome
TEUTSCHLÄNDER	III	1929	+	Sarkome
TEUTSCHLÄNDER	IV	1929	+	Sarkome
BAKER		1931	?	Teratomatöser Ovartumor
ANDREWES	RF 4	1932	+	Spindelzellsarkom
ANDREWES	BS 1	1932	+	Spindelzellsarkom
ANDREWES	RF 11	1932	+	Fibrosarkom

BURMESTER, FONTES und WALTER [3], die sich sehr intensiv mit der Kontaktübertragung virusbedingter Hühnertumoren befaßt haben (Lymphomatose, Erythro- und Myeloblastose), konnten jedoch unter den in ihren Zuchten herrschenden Bedingungen eine Kontaktinfektion mit dem RSV feststellen. Als Versuchstiere verwendeten sie einen besonders empfindlichen Stamm von Inzuchttieren der Rasse White Leghorn, Linie 15I, der auf Empfänglichkeit für Lymphomatose selektiert und 18 Jahre in strenger Isolierung gezüchtet wurde. Dieser Stamm spricht in gleichem Maße auch auf das RSV an. Da die Frage der Kontaktübertragung von großer praktischer Bedeutung ist, sowohl bei der Haltung von Hühnern als auch bei Experimenten mit dem Rous-Sarkom, soll hier kurz auf die Bedingungen und methodischen Angaben eingegangen werden, die BURMESTER et al. machen: Die Küken werden in Käfigen mit soliden Wänden (3 × 6 × 4 Fuß) auf einem Drahtgeflecht ($^3/_4$ Zoll Maschendraht), das sich „einen Fuß hoch“ über dem Boden des Käfigs befindet, aufgezogen. Nach etwa 11 Wochen werden sie in größere Käfige umgesetzt. Für die Versuche zur Kontaktübertragung werden nicht mit RSV inoculierte und inoculierte Tiere zusammen aufgezogen.

Zur Testung der Bedeutung des „indirekten Kontakts“ wird 1 Käfig zur Hälfte durch 2 Wände aus $^1/_2$ Zoll Maschendraht geteilt, die $^3/_4$ Zoll voneinander entfernt sind. Diese Anordnung erlaubt freien Austausch von Luft mit den in ihr enthaltenen Partikeln, verhütet aber den direkten Kontakt zwischen inoculierten und nichtinoculierten Tieren. Kontrollen werden im selben Raum, aber in getrennten Käfigen gehalten. Unter diesen Bedingungen konnte eindeutig eine Kontaktübertragung des RSV nachgewiesen werden, die wahrscheinlich auch normalerweise in Hühnerfarmen möglich sein wird. Übertragung erfolgte nur bei direktem Kontakt; bei den durch die Drahtwand getrennten Tieren waren keine positiven Übertragungsbefunde zu verzeichnen.

II. Experimentelle Erzeugung des Krankheitsbildes

1. Zelluläre Übertragung

Die zelluläre Übertragung des Rous-Sarkoms und der übrigen Hühnersarkome wird am zweckmäßigsten in der üblichen Weise der Transplantation vorgenommen. Dazu wird der steril entnommene Tumor mit der Schere oder mit Irismessern fein zerkleinert; die Stückchen sind etwa 1 bis 2 mm^3 und werden dann mit Hilfe eines Trocars in den Brustmuskel oder Beinmuskel implantiert.

Häufig wird bei der Transplantation spontan aufgetretener Geschwülste vom Typ des Rous-Sarkoms Nr. 1 eine gewisse Resistenz gegenüber den Tumorzellen beobachtet. So zeigte sich in den Versuchen von Rous [*4*], daß der Tumor als Transplantat nur bei Tieren anging, die nahe mit dem Huhn verwandt waren, auf dem die Geschwulst entstanden war. Der Angang der transplantierten Stücke war sehr gering, und auch die Zeit zwischen Inoculation und Tumorbildung war relativ lang, sie betrug 35 Tage. Außerdem zeigten nur junge Tiere positive Angänge. Erst nach mehreren Passagen stieg die Wachstumsrate des Tumors an, und es konnte nun auch auf nichtverwandte Tiere der gleichen Rasse (Plymouth Rock) und später auf alle Hühnerrassen und -mischrassen transplantiert werden.

Allerdings sind auch Fälle beschrieben, wo schon in der 1. Generation ein Angang bei Tieren erfolgte, die nicht mit dem Tumorträger verwandt waren. Das Sarkom von Teutschländer [*5*] und Tumor Nr. 18 von Rous sind Beispiele für derartige Tumoren ohne Rassenspezifität.

2. Zellfreie Übertragung

a) Ausgangsgewebe. Zur Herstellung zellfreier Extrakte und Filtrate wird gut wachsendes, nichtnekrotisches Tumorgewebe verwendet. Nekrotische Bezirke finden sich vorwiegend im Zentrum der Geschwulst. Schnell wachsende Tumoren auf jungen Hühnern liefern mehr extrahierbares Virus als langsam wachsende auf alten Tieren. Carr [*6*] verwendet möglichst Gewebe von Tumoren, die etwa 2 Wochen auf dem entsprechenden Tier gewachsen sind.

b) Zur Herstellung zellfreier Extrakte muß das Tumorgewebe zunächst aufgeschlossen werden. Das erfolgt am besten durch Homogenisieren unter Verwendung verschiedenartiger Homogenisatoren (Waring Blendor, Potter-Elvehjem). Jedoch kann ein für den vorliegenden Zweck schon genügender Aufschluß des Gewebes auch durch Mörsern (evtl. mit Quarzsand) erreicht werden. Sämtliche Arbeitsgänge, auch die folgenden, werden möglichst in der Kälte (0 bis 4 °C) ausgeführt.

Als Suspensionsmedien dienen physiologische Salzlösungen, im einfachsten Falle 0,9%ige NaCl-Lösung, jedoch wird vorteilhaft häufig auch gepufferte isotone Salzlösung (Krebs-Ringer-Phosphatlösung, pH 7 bis 7,4) verwendet. Die Suspendierung des Materials kann im Gewichts-Volumenverhältnis 1 : 5 bis 1 : 50 erfolgen; die meisten Autoren verwenden 1 : 10. Nach dem Aufschluß des Tumorgewebes wird das Homogenisat 2- bis 3mal zur Entfernung noch nicht aufgeschlossener Zellkomplexe und intakter Zellen für etwa 10 bis 20 Minuten bei etwa 2000 · g zentrifugiert. Bei vielen Autoren (Rous [7], Lo u. Bang [8], Prince [9]) gelangen die resultierenden Überstände als zellfreie Tumorextrakte zur Applikation.

Zur Erzielung einer weiteren, gesicherten Zellfreiheit erfolgt zweckmäßigerweise eine Filtration der Zentrifugatüberstände durch zelldichte Filter. Hierfür eignen sich Glasfilternutschen mit Sinterglasplatten (Schott G5). Von den meisten Autoren werden jedoch zelldichte Berkefeld-Filter (V, Nr. 3) oder Chamberland-Kerzen verwendet. Die Filter können mit Bacillus prodigiosus oder ähnlichen Keimen auf Zellundurchlässigkeit geprüft werden. Für den Fall, daß der Zentrifugatüberstand filtriert werden soll, ist es zweckmäßig, das Homogenisat mit Hyaluronidase (1 mg/100 ml, 30 bis 60 Minuten Inkubation bei Zimmertemperatur) zu behandeln, da die in vielen Rous-Sarkomen in großem Maße vorhandenen Mucine den Filtrationsprozeß sehr erschweren.

c) Anreicherung und Reinigung des Virus. Von zahlreichen Autoren wurden Versuche zur Anreicherung und Reinigung des RSV unternommen, um möglichst standardisierte und definierte Virussuspensionen zu erhalten, mit denen die Übertragung des Rous-Sarkoms vorgenommen werden konnte (Bryan, Calnan, Moloney [10]; Dmochowski [11 bis 13]; Riley, Calnan, Bryan [14]; Amies u. Carr [15]; Claude [16]; Epstein [17]; Epstein u. Holt [18]). Von den in der Literatur beschriebenen Methoden sei die im folgenden näher dargestellte Technik zur Anreicherung und Reinigung als am besten geeignet empfohlen (Moloney [19]): Eine 6,6%ige Gewebssuspension von 35 g sterilem Tumorgewebe in 0,15 M Kaliumcitratlösung, die 1 mg Hyaluronidase pro 100 ml enthält, wird bei Zimmertemperatur 1 Stunde inkubiert, wobei im Waring Blendor einmal kräftig gemischt wird. Am Ende dieser Einwirkungszeit wird das Material 3 Minuten homogenisiert. Das Homogenisat wird dann von Kernen und größeren Zellfragmenten durch Zentrifugation bei 2300 · g für 20 Minuten (Kühlzentrifuge) befreit. Der Überstand (S_1 in Abb. 1 = „Supernatant" 1) wird bei 0 bis 8 °C sorgfältig abpipettiert, ohne daß das Sediment oder die dünne darüberliegende Fettschicht aufgerührt werden. Die Fraktion S 1 wird dann in gleicher Weise nochmals zentrifugiert, um noch vorhandene größere Zellpartikel von den kleinen Anteilen des Cytoplasmas zu trennen. Der Überstand S 2 wird abpipettiert und zur Abtrennung von Mitochondrienfragmenten und größeren Zellbestandteilen 1 Minute bei 18000 · g in einer Winkelzentrifuge (Servall) zentrifugiert. Der Überstand dieser Zentrifugation (S3) wird dann bei 18000 · g für 1 Stunde zentrifugiert, um die Mikrosomenfraktion abzutrennen. Die resultierende Sedimentfraktion P_1 (P = „pellet") wird in 100 ml ($^1/_4$ des zentrifugierten Volumens) 0,005 M Natrium-Citratlösung (pH 7,5) resuspendiert. Dazu werden 3 mg/ml Protaminsulfat zugegeben und in einem Mixer suspendiert und gemischt. Die Tourenzahl des Mixers soll so gehalten sein, daß das Untermischen von Luft auf ein Minimum reduziert wird. Die Präzipitation des Protamin-Viruskomplexes wird bei 0 bis 8 °C für 30 Minuten in Zentrifugengläsern vorgenommen, die häufig geschüttelt werden. Darauf folgt Zentrifugation bei 2300 · g für 20 Minuten. Der Überstand wird verworfen, das Sediment P2 in 100 ml 0,05 M Na-Citratpuffer (pH 7,5) resuspendiert, wobei der Puffer 1,5 mg Trypsin/100 ml (zweifach kristallisiert mit 50% $MgSO_4$) enthält. Die Suspendierung wird wieder im Mixer vorgenommen. Die Hydrolyse wird 1 Stunde bei Zimmertemperatur durchgeführt. Zur Abtrennung nichtverdauter großer Protaminkomplexe wird 20 Minuten bei 2300 · g zentrifugiert. Der Überstand (S4) wird abgegossen und in der Ultrazentrifuge 1 Stunde bei 40000 · g zentrifugiert, wobei die hochaktive Mikrosomenfraktion sedimentiert wird. Die so gewonnene Fraktion P3 wird in 0,04 M Na-Citratpuffer (pH 6,7) in der erforderlichen

Konzentration (Gramm-Äquivalente/ml) resuspendiert, wozu ein Teflon-Potter-Elvehjem-Homogenisator benutzt wird. Die Fraktion P3 wird zweimal 5 Minuten bei 10000 · g geklärt und die mittleren $^2/_3$ des Überstandes S6 als Endprodukt mit einer Kapillarpipette gewonnen.

Die Viruspräparation kann als Standardpräparat in Mengen von 0,15 ml in Ampullen unter Vacuum eingeschmolzen und über Trockeneis (—50 bis —70 °C) aufbewahrt werden.

Neben dieser Methode sei auf die von EPSTEIN [*17*] und EPSTEIN und HOLT [*18*] mit Fluorocarbon verwiesen.

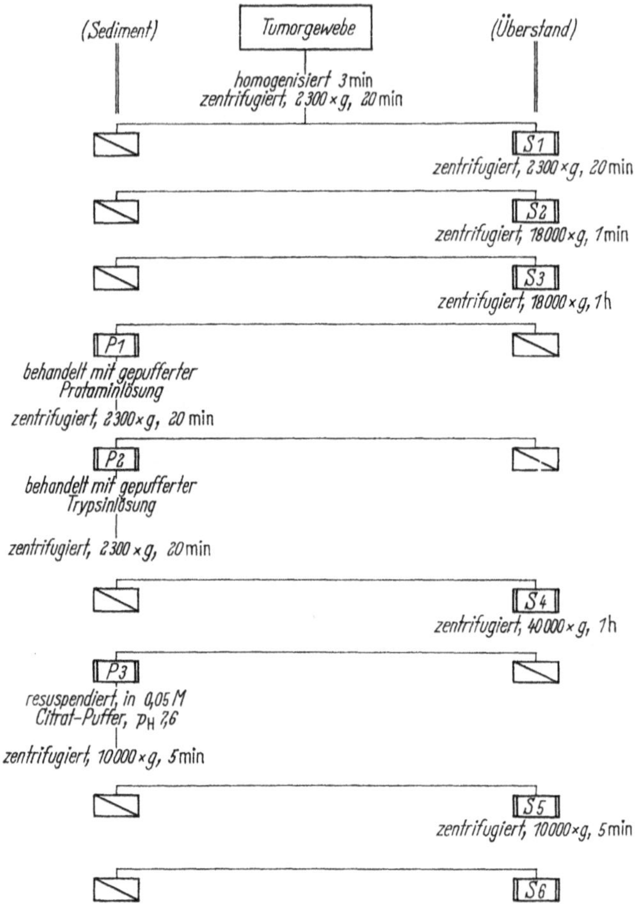

Abb. 1. Schema der partiellen Reinigung des Rous-Sarkomvirus (nach MOLONEY [*19*])

d) Applikationsweise und Dosis. Zur Erzeugung typischer, lokaler Rous-Sarkome empfiehlt sich die i.m. Injektion des Filtrates in den Brust- oder Beinmuskulatur. Je nach Verdünnungsgrad des Extraktes oder Filtrates werden 0,1 bis 2 ml injiziert. Nach unseren eigenen Erfahrungen garantiert die Verabreichung von 0,5 ml 1 : 10-Extrakt einen nahezu 100%igen Übertragungserfolg.

Verschiedene Autoren (BRYAN [*20*]) injizieren die Tumorextrakte und -filtrate auch s.c. in gleichen Dosen mit Erfolg. Bei den beiden genannten Applikationsweisen wird oft dem Inoculum etwas sterile Diatomeenerde (Kieselgur) zugesetzt, um durch eine Reizung des Gewebes am Injektionsort im Sinne der Bildung von Regenerationsgewebe eine vermehrte intrazelluläre Aufnahme des Virus und somit verstärkte Wirkung der zellfreien, virushaltigen Extrakte zu erreichen. Jedoch ist der Zusatz von Kieselgur im Routineversuch nicht erforderlich. Eine weitere Applikationsweise ist die i.v. Injektion des zellfreien Tumormaterials. Sie führt bei jüngeren Tieren und Embryonen in erster Linie zu hämorrhagischen Erkrankungen. Eine genaue Beschreibung dieses Krankheitsbildes erfolgt im Abschnitt III. 4 (S. 264).

Die intracerebrale Injektion wird ebenfalls für das RSV angewendet (Groupé, Rauscher, Levine und Bryan [*21*]). Unter leichter Äthernarkose werden frisch geschlüpften Küken 0,05 ml RSV-Präparation in die rechte Hemisphäre injiziert. Die Autoren konnten eine Vermehrung des RSV im Gehirn der Tiere nachweisen, bei dessen Aufarbeitung (8 Tage nach Inoculation entnommen, bei −70 °C eingefroren, aufgetaut, zermörsert, suspendiert in Salzlösung, zentrifugiert bei 2000 U/min für 10 Minuten) sich erneut ein virushaltiger Extrakt oder ein Filtrat herstellen läßt. Die Küken sterben nach unterschiedlichen Latenzzeiten (8 Tage und später). Die Autoren beobachteten nach der 22. Hirnpassage hämorrhagische Läsionen und Schädigungen in der Leber, aus der sich ebenfalls RSV isolieren ließ. Die genannten Erscheinungen und die Virusausbeute sind abhängig von der injizierten Dosis, ebenso wie die Todesrate eine lineare Beziehung zum log. der Dosis aufweist. Inoculation von 1 bis 1000 · DL_{50} intracerebral ergibt eine relativ gleichförmige Virusausbeute aus Gehirnen verstorbener Küken (Groupé u. Rauscher [*22*]).

Intraperitoneale Injektion wurde von Popken und Baughn [*23*] angewendet. Bei Verwendung 8 Tage alter Küken können aus der Milz größere Mengen Virus isoliert werden. Die Tiere sterben etwa 22 Tage nach der Inoculation.

e) Dosiswirkungs-Beziehungen. Die Zahl der positiv inoculierten Tiere, die Latenzzeit und die Virusausbeute stehen in direkter Beziehung zur injizierten Dosis. Einen etwa 100%igen Angang der Filtrate erreicht man bei Aufarbeitung schnell wachsender, junger Tumoren noch mit einer Verdünnung der Filtrate oder Extrakte von 10^{-4}. Hier zeigen sich große Tumoren schon nach 5 bis 6 Tagen Latenzzeit makroskopisch; mikroskopisch lassen sie sich bereits nach 3 bis 4 Tagen nachweisen. Verdünnungen von 10^{-5} bis 10^{-6} ergaben 75 bis 90% positive Resultate; bei sehr niedrigen Dosen verlängert sich die Latenzzeit auf 12 bis 35 Tage. Die geringste infektiöse Dosis, die je erreicht wurde (Claude [*16*]), betrug bei angereicherten Präparationen $4 \cdot 10^{-13}$ (= etwa 2000 Partikel). Im allgemeinen liegt die Grenzdosis bei 10^{-7} bis 10^{-9}, während auf der Chorioallantoismembran bereits ein Partikel ein Tumorknötchen auslöst.

Die Menge des aus Tumoren extrahierbaren Virus ist in starkem Maße abhängig von der induzierenden Dosis, dem Alter des Tieres und des Tumors. Eine maximale Konzentration an Virus im Tumor konnten Bryan, Calnan und Moloney [*10*] nur mit relativ hohen Dosen induzieren (mehr als 250 „50% Effektive Einheiten“). Es ergibt sich demnach eine direkte Proportionalität zwischen Dosis und Tumorrate und eine umgekehrte zur Latenzzeit.

f) Virusgehalt der Tumoren. In zahlreichen Experimenten und Übertragungsversuchen mit zellfreien Extrakten und Filtraten aus Rous-Sarkom Nr. 1 wurde immer wieder festgestellt, daß die Menge des extrahierbaren Virus von Tumor zu Tumor erheblich schwanken kann. So kann die zellfreie Übertragbarkeit zeitweise völlig verlorengehen, um dann wieder in Erscheinung zu treten. Es ist daher für die passagenweise Übertragung des Tumors von großer praktischer Bedeutung, zu wissen, welche Tumoren die größte Ausbeute an Virus liefern.

Aus Arbeiten von CARR [*6* u. *46*], BATHER [*47* u. *48*], BRYAN, CALNAN und MOLONEY [*10*], BRYAN [*49*] und CALNAN, KVEDAR, BRYAN [*50*] ergibt sich folgende allgemeine Grundregel: *Je jünger das Wirtstier und je jünger der Tumor, desto mehr Virus kann aus dem Tumorgewebe extrahiert werden.* Weiterhin ist zu beachten: Die besten Resultate werden erzielt mit den am stärksten malignen und am schnellsten wachsenden Tumoren. Langsam wachsende und mehr benigne Tumoren liefern wenig oder gar kein Virus. Natürlich existieren Ausnahmen von diesen allgemeinen Regeln. CALNAN, KVEDAR und BRYAN [*50*] haben durch Selektion über zahlreiche Passagen 3 Tumorlinien aus einem Tumor isoliert, die sehr unterschiedliche Wachstumsarten zeigten. Jede Linie in sich

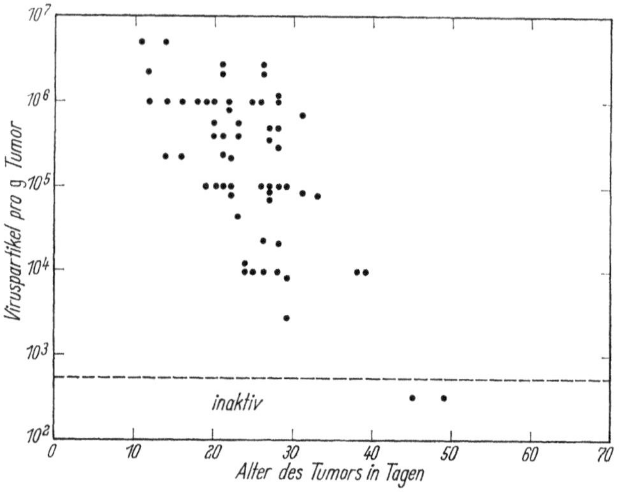

Abb. 2. Extrahierbare Virusmenge pro g Tumor von Tumoren unterschiedlichen Alters (aus CARR [*46*])

hatte eine relativ konstante Rate; die 3 Linien überschnitten sich jedoch nicht, so daß die Extraktionsversuche signifikante Unterschiede lieferten. Mit dieser Kontrolle der Wachstumsrate wurde gefunden, daß bei der am schnellsten wachsenden Tumorlinie A die extrahierbare Virusmenge gleichmäßig hoch bleibt. Bei der zweiten, langsamer wachsenden Tumorlinie B blieb die Variabilität der extrahierbaren Virusmenge ebenfalls innerhalb der Grenzen der Standardabweichung. Bei der am langsamsten wachsenden Linie C zeigte sich eine erhebliche Variabilität der extrahierbaren Virusmenge (Variationsbreite über 10^6 Intervalle). Nach CARR [*46*] hat die Induktionsdosis und die Herkunft des Virusmaterials keinen Einfluß auf den Virusgehalt, was in gewissem Sinne den Angaben von BRYAN, CALNAN und MOLONEY [*10*] widerspricht. Er mißt auch der oben dargestellten Wachstumsrate und der histologischen Struktur der Tumoren keine große Bedeutung zu, während BATHER [*47* u. *48*] ebenfalls die Wachstumsrate des Tumors als Faktor mit einbezieht. Er findet bei 35 Tumoren eine relativ konstante Virusausbeute von $0{,}46 \pm 0{,}14$ mg/g Tumor ($= 1{,}4 \cdot 10^{12}$ Partikel/g). Die Schwankungen der Infektiosität der Extrakte führt er auf Änderungen im Verhältnis von infektiösen zu nichtinfektiösen Einheiten zurück, das sich bei älteren Tumoren zu den nichtinfektiösen hin verschiebt. Gleiche Befunde konnte BATHER auch an Fujinami-Myxosarkomen und MH_2-Endotheliomen erzielen. CARR [*46*] hat 61 Einzeltumoren auf die extrahierbare Virusmenge untersucht. Er kam zu dem Ergebnis, daß Tumoren bis zum 13. Tag nach der Inoculation 10^6 oder mehr „agent particles" pro g Tumor enthielten.

Zwischen dem 14. und 22. Tage lag die extrahierbare Menge darunter, aber nie unter 10^5. Ältere Tumoren zeigten etwa zur Hälfte weniger als 10^5, während nach dem 40. Tag des Tumorwachstums kein aktives Virus mehr extrahierbar war. Trotz des ziemlich heterogenen Materials und der groben Titrationsmethode (dezimale Verdünnungsreihen) liegen die Punkte in Abb. 2 relativ gut beieinander, was tatsächlich auf einen direkten Einfluß des Alters hinweist. In einer späteren Arbeit gibt CARR [*6*] den Wert von einer infektiösen Einheit pro 20 Zellen als extrahierbare Virusmenge an. Aus der gleichen Arbeit soll Tab. 2 wiedergegeben werden, in der die Ergebnisse anderer Autoren dargestellt

Tabelle 2. *Virusgehalt verschiedener Tumoren*
(zusammengestellt nach verschiedenen Autoren von CARR [*6*])

Autor	Jahr	Virustiter [1]
BAKER u. MCINTOSH	1927	$2 \cdot 10^4$ (Rous Nr. 1)
GYE u. PURDY	1931	Werte gewonnen an zahlreichen Tumoren, maximaler Gehalt = $2 \cdot 10^5$ (Rous Nr. 1)
DOERR, BLYER u. SCHMIDT .	1932	$4 \cdot 10^4$ (Rous Nr. 1)
AMIES	1937	$8 \cdot 10^5$ (Rous Nr. 1) $8 \cdot 10^5$ (Fujinami)
ELFORD u. ANDREWES . . .	1935	$2 \cdot 10^4$ (Rous Nr. 1) $2 \cdot 10^4$ (Fujinami)
FRÄNKEL u. MANSON	1937	$2 \cdot 10^4$ (Rous Nr. 1)
POLLARD	1938	10^5 (Rous Nr. 1)
AMIES u. CARR	1939	$4{,}8 \cdot 10^5$ (Rous Nr. 1)
SHEMIN, SPROUL u. JOBLINS .	1940	$4 \cdot 10^5$ (Rous Nr. 1)
CLAUDE u. ROTHEN	1942	$3{,}74 \cdot 10^7$ (Rous Nr. 1)
CARR	1943	Werte gewonnen an 61 Tumoren, Maximalwerte bei jungen Tumoren auf jungen Hühnern, maximale Viruskonzentration: $5 \cdot 10^6$ Viruspartikel pro g (Rous Nr. 1)
CARR	unveröffentlicht	$5 \cdot 10^6$ (Des Ligneris)

[1] Alle Werte sind Maximalwerte, die in den Angaben enthalten waren, umgerechnet pro g Gewebe.

werden. Elektronenmikroskopische Auszählung der Viruspartikel in den Tumorzellen und gleichzeitige Testung der Extrakte aus den entsprechenden Tumoren ergab eine deutliche Übereinstimmung zwischen Partikelzahl und Extraktaktivität. Außerdem ergab sich, daß die Induktionsdosis, mit der der Tumor erzeugt wurde, entscheidend für den Virusgehalt des Tumors ist (HAGUENAU, DALTON u. MOLONEY [*38*]; s. a. Abschnitt Elektronenmikroskopie, S. 278). Diese Angaben würden mit BRYAN, CALNAN und MOLONEY [*10*] übereinstimmen.

Es scheint also doch sowohl das Alter des Tieres, das Alter des Tumors und die Induktionsdosis, mit der der Tumor erzeugt wurde, für den Virusgehalt eines Tumors von Bedeutung zu sein. Außer aus Tumorgewebe läßt sich das RSV auch aus Organen und Blut des Tumorträgers isolieren. HARRIS [*51*] betont aber, daß aus Tumorträgern, deren Tumoren weniger als 28 Tage alt waren, maximal 20 MID („median infective doses") pro g Milzgewebe extrahierbar waren, während der Tumor selbst 10^5 bis 10^7 MID/g lieferte. Das heißt also, daß der Tumor wesentlich besser zur Gewinnung aktiver Extrakte und Filtrate geeignet ist als Organe und Blut.

g) Tiermaterial.

α) *Stämme.* Grundsätzlich eignen sich zur Erzeugung des Rous-Sarkoms nahezu alle Hühnerrassen, wenn man von den anfänglichen Resistenzerscheinungen bei der Transplantation absieht. BRYAN et al. [*20*] verwenden New Hamphire Red, White Plymouth Rock, Barred Plymouth Rock und White Leghorn, Linie 15I. Weiter werden benutzt Rhode Island Red (LOOMIS et al. [*24*]) und Brown Leghorn (CARR [*6*]). Schwierigkeiten können lediglich bei Arbeiten mit neuen Spontantumoren auftreten, bei denen zunächst Tiere von der Rasse des Tumorträgers verwendet werden sollten.

β) *Alter der Tiere.* Nach RILEY, CALNAN und BRYAN [*14*] bestehen keine Unterschiede im Reaktionsvermögen auf das RSV bei Tieren zwischen 3 und 10 Wochen. 4 Tage alte Küken dagegen entwickeln nach längerer Latenzzeit weniger Tumoren. CARR und HARRIS [*25*] dagegen verwenden einen Tag alte Tiere und finden keine wesentlich anderen Werte als bei älteren.

Von anderen Autoren werden ebenfalls die Altersstufen von etwa 2 bis 10 Wochen zur Übertragung verwendet, welche für Übertragungsversuche am geeignetsten erscheinen.

Zu beachten ist, daß bei i.v. Injektion des RSV an frisch geschlüpfte Küken in erster Linie Hämorrhagien entstehen.

γ) *Geschlechtsunterschiede.* In der Literatur finden sich keine Angaben über den Einfluß des Geschlechts auf die Erzeugung von Rous-Sarkomen durch Injektion zellfreier Filtrate oder Extrakte bzw. bei der Transplantation. Unseren eigenen Erfahrungen nach bestehen keine signifikanten Geschlechtsdifferenzen im Hinblick auf den Impferfolg.

δ) *Saisonbedingte Einflüsse.* FRAENKEL [*26*] findet in den 4 Wintermonaten (November bis Februar) einen schlechteren Angang der RSV-Filtrate als in den Legemonaten (März, April, Juli, August), in denen die positiven Angänge viermal so häufig sein sollen. Er führt diese Tatsache auf endocrine Einflüsse zurück. Seine Befunde können durch eigene Untersuchungen bestätigt werden.

III. Krankheitsbild

1. Makroskopisch

a) Rous-Sarkom Nr. 1. (Abb. 3). Der Originaltumor saß als größerer, etwas beweglicher Knoten von 4,8 × 4,1 × 4,1 cm an der rechten Brust im s.c. Bindegewebe. In der Haut fanden sich stellenweise leichte Ulcerationen, über denen trockene, dunkelrote Krusten lagen. Im Schnitt zeigte sich ein durchscheinendes, brüchiges Gewebe um ein Zentrum, das in Koagulationsnekrose begriffen war und dunkelgelbe Farbe aufwies. Das Randgewebe war glänzend, gelblich hell und fein gestreift (nach ROUS [*4*]).

Nach der Transplantation von Tumorstücken in den Brustmuskel zeigt sich schon sehr bald ein deutlicher Knoten. Er ist sehr fest, aber er zeigt keine Kapsel, ist jedoch deutlich vom umgebenden Normalgewebe unterscheidbar. Meist hat die Schnittfläche ein grauweißes, glänzendes Aussehen mit feiner Streifung. Weniger häufig ist der Knoten weich, hellgrau, glasig und brüchig oder sogar gelatinös. Er kann Mucin enthalten. Wird der Tumor größer, so kommt es im Zentrum zu Koagulationsnekrosen und evtl. auch zu Cystenbildungen, die mit Flüssigkeit gefüllt sein können. Der Tumor durchbricht die Muskelfascie, wächst in das umgebende Bindegewebe und in die Haut ein und nimmt häufig die gesamte Brusthälfte ein, wobei das Tier rapide an Gewicht verliert, seine Körpertemperatur absinkt, und es schließlich stirbt.

Loomis und Pratt [24] beschreiben die Entwicklung von Filtrattumoren nach Inoculation in die Flügelmuskulatur wie folgt: Hyperämie und Verdickung am Ort der Inoculation treten 3 bis 4 Tage post inoculationem auf. Durchsichtige

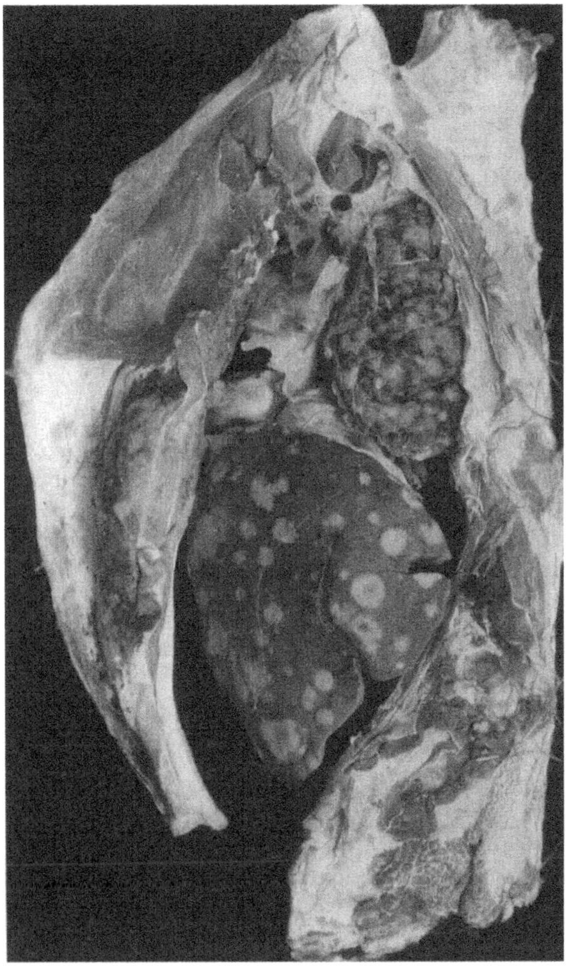

Abb. 3. Rous-Sarkom Nr. 1, 7. Generation. Metastasen einer Geschwulst in der linken Brust. Thorax- und Bauchhöhlenwand sowie die Hälfte des Brusttumors sind entfernt, um die Eingeweide zu zeigen. Die stark vergrößerte Lunge ist mit deutlichen Tumorknötchen besetzt. Die Metastasen in der Leber sind umschrieben und von einer Zone erweiterter Blutgefäße umgeben. Befund 37 Tage nach der Implantation von Sarkomgewebe in den Pectoralis (aus Rous [7])

Bläschen zeigen sich am 4. Tage; am 5. Tage hat die rapid wachsende Geschwulst eine größere Anzahl an Vesiceln ausgebildet, die Mucin enthalten. Bläulich-purpurrote Verfärbung tritt bei etwa 50% der Tumorträger etwa am 10. Tage auf. Zwischen dem 14. und 20. Tage zeigt die gesamte zentrale Fläche des Flügels eine grünliche Pigmentierung; Ulceration der größeren Tumoren ist häufig, die meisten durchbrechen die dorsale Fläche des Flügels. Je nach Infiltration der Flügelmuskulatur beginnt der Flügel etwa am 15. Tage zu hängen. 18 bis

20 Tage nach der Inoculation werden die Tumortiere kachektisch und zeigen Anzeichen von Kranksein. Die frühesten Todesfälle treten etwa am 18. Tage auf, worauf die Mortalität progressiv zwischen 20 und 30 Tagen ansteigt und um 35 Tage 95% erreicht.

Sehr häufig finden sich beim Rous-Sarkom Nr. 1 Metastasen in den Lungen, im Herz und in der Leber (Abb. 3).

b) Hühnertumor VII (Rous, Murphy u. Tytler [*27*]; Tytler [*28*]). Der Originaltumor saß bei einer 1 Jahr alten Plymouth-Rock-Henne am unteren Teil des Brustkiels als irreguläre, glatte, harte Geschwulst, die sich symmetrisch nach beiden Seiten erstreckte.

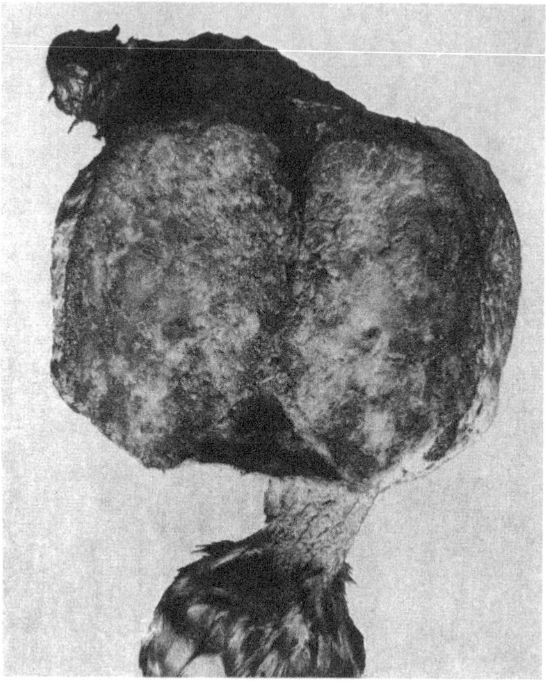

Abb. 4. Großes Osteochondrosarkom (*Hühner-Tumor VII*) im Bein eines Huhnes, induziert durch intramuskuläre Injektion von 4 ml Berkefeld-Filtrat aus Tumor VII (aus Rous u. Murphy [*112*])

Der Tumor war transplantabel, wobei sich die Transplantattumoren nicht vom ursprünglichen Tumor unterschieden. Der im Zentrum des Originaltumors liegende Brustbeinkiel hatte sich in ein spongiöses, rotes, knöcheriges Gewebe umgewandelt. Peripher war der Tumor hart und weiß mit feinen Strängen opaken, fibrösen Gewebes, das mehr durchsichtige, homogene Bezirke voneinander trennte.

Bei der Transplantation treten nach etwa 10 Tagen bis 2 Wochen deutliche, glatte, feste Knoten auf, die sich schnell vergrößern. Die Knoten sind eingekapselt und verdrängen das Nachbargewebe, meist ohne in dieses zu infiltrieren. Die Tumoren führen nur selten zum Tode. Metastasen finden sich relativ selten (nach Tytler [*28*]).

Die mit Filtraten erzeugten Tumoren entsprechen dem beschriebenen Typ (Abb. 4).

c) Hühnertumor 18 (Rous u. Lange [*29*]). Der Primärtumor trat bei einer braunen Leghorn-Henne im Magen auf. Er bestand aus mehreren Knoten, war nicht verkapselt, hob sich jedoch farblich vom umgebenden Gewebe deutlich ab (Abb. 5). Die Leber war vergrößert und zeigte helle Stellen. Am Bein fanden sich feste, weiße, fast blutleere Sekundärknoten, die das Kniegelenk versteiften und in die Markhöhle des Femur einwuchsen.

Die Transplantationstumoren wuchsen auf braunen Leghorn relativ langsam, gingen aber auch auf Plymouth-Rock-Tieren an. Zwei bis drei Wochen nach der Implantation war ein kleiner, fester Knoten entstanden. Der Schnitt zeigte äußerst festes, fein gestreiftes, graues Gewebe, das nahezu blutlos war. Es fanden sich kleine Bezirke mit Nekrosen und Hämorrhagien. Im Laufe der Vergrößerung des Tumors treten mitunter Sekundärtumoren in den Extremitäten auf. Das

Tier wird dann steif, die Extremitäten werden starr. Die Tumorknoten liegen in der Regel in den Muskeln oberhalb oder unterhalb der Kniegelenke und am ersten Gelenk des Flügels unter dessen Oberfläche; hin und wieder finden sie sich auch in Nacken- und Interkostalmuskeln. Diese Sekundärtumoren führen schließlich zum Koma und zum Tode des Tieres.

d) Hühnertumor 38 (Rous [*30*]). Der Tumor trat im s.c. Bindegewebe zwischen Bein und Körper einer Plymouth-Rock-Henne auf. Er war nicht voll-

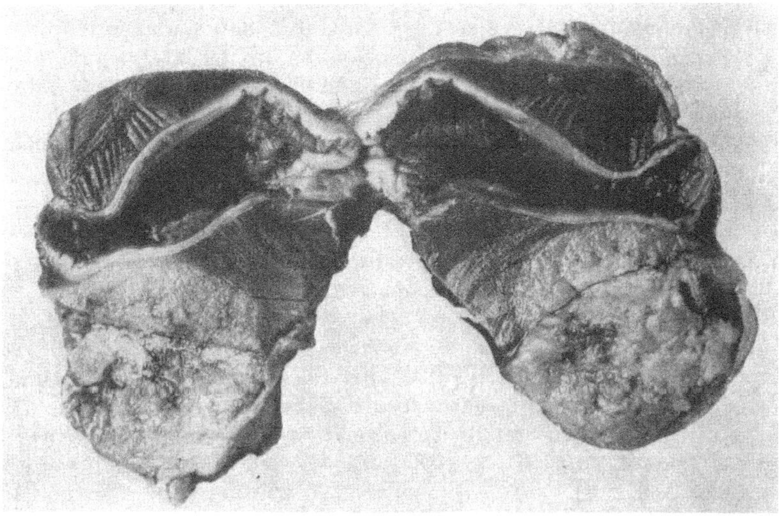

Abb. 5. Hühner-Tumor 18. Sagittalschnitt durch den Primärtumor und den Magen, in dem der Tumor spontan entstanden war (aus Rous u. Lange [*29*])

ständig verkapselt und erstreckte sich zwischen den Beinmuskeln. Im Zentrum befand sich eine Höhle, die etwa 40 cm³ klarer, strohfarbener Flüssigkeit enthielt. Das Tumorgewebe war fein gestreift, weißrosa, ziemlich weich und enthielt viele irreguläre, durchsichtige Bezirke mit Kolliquation. Der Tumor ist transplantabel und filtrierbar.

e) Hühnertumor 43 (Lange [*31*]). Der Tumor trat bei einem Plymouth-Rock-Huhn im Brustmuskel unter loser Anheftung an den Brustbeinkiel auf. Er zeigte keine Kapsel, war fest, grauweiß und von Blutsinus durchzogen. Bei der Transplantation stieg die Malignität erheblich an, und das Gewebe der Tumoren wurde durchsichtiger und brüchiger sowie feucht, bedingt durch eine mucinöse Flüssigkeit. Häufig treten Hämorrhagien in den Tumor hinein auf. Bei resistenteren Tieren dagegen ist die Geschwulst fest, dicht, nodulär und zeigt häufig Verflüssigung, die zu Cysten mit klarer mucinöser Flüssigkeit führt.

Metastasen fanden sich beim Originaltumorträger in Herz und Lungen. In den späteren Transplantationsgenerationen traten sie häufiger auf und waren gewöhnlich in Lungen, Herz und Leber, weniger häufig in Milz und Niere lokalisiert.

f) Myxosarkom von Fujinami und Inamoto [*32*]. Der von den beiden japanischen Autoren beobachtete Tumor war dem Rous-Sarkom Nr. 1 morphologisch sehr ähnlich. Der Primärtumor saß in der Nähe des rechten Flügels einer erwachsenen Henne. Der Tumor ließ sich transplantieren. Fujinami und Inamoto [*33*] geben folgende Beschreibung der Impftumoren: Der Tumor erreicht im höchsten Wachstumsstadium Apfelgröße, ist scharf umschrieben, großknotig, knollig oder flach erhaben. Die Schnittfläche hat rötlichhellgraue Farbe und meist schleimige Beschaffenheit. Diese variiert in ihrem Ausmaß etwas, gibt dem Tumor jedoch sein charakteristisches Aussehen, das sehr dem des Myxoms oder Myxosarkoms des Menschen gleicht. Auf der Schnittfläche lassen sich außerdem verschieden gerichtete Faserzüge erkennen.

Gewisse regressive Veränderungen in sehr variabler Ausdehnung und Stärke werden bei den meisten Tumoren an den mittleren, also ältesten Partien und auch in der Mitte der Außenfläche beobachtet.

g) Endotheliom (MH_2) von Begg [*34*]. Bei einer weißen Leghorn-Henne wurde postmortal ein größerer Tumorknoten in der Ovarregion als Primärtumor gefunden. Die gesamte Peritonealhöhle und die Eingeweide waren besetzt mit Knoten. Die Metastasen waren dem Primärtumor sehr ähnlich; weiche, weiße Massen, von denen die größeren, speziell in der Leber, zentral einen hämorrhagischen Bezirk erkennen ließen.

Bei den zellfrei inoculierten Tieren fanden sich Metastasen vorwiegend in Leber und Milz, jedoch waren mitunter auch die Nieren, das s.c. Gewebe, die Bauchwand und die Lymphknoten beeinträchtigt. Die Tumoren, gleich ob zellulär oder zellfrei erzeugt, führen im allgemeinen innerhalb 4 bis 6 Wochen zum Tode der Tiere.

h) Verschiedene Sarkome. Von verschiedenen Autoren wurden ebenfalls Hühnersarkome beschrieben (s. Tab. 1, S. 247), die transplantabel und filtrierbar sind, im wesentlichen jedoch dem Rous-Sarkom Nr. 1 gleichen (Teutschländer [*5*]). Außerdem treten nach Injektion von Leukosevirus zuweilen Sarkome auf (Oberling u. Guérin [*35*]), die hier nicht behandelt werden sollen.

2. Mikroskopisch

a) Rous-Sarkom Nr. 1 (*Spindelzellsarkom*). Bei dem Rous-Sarkom Nr. 1 handelt es sich histologisch um ein Spindelzellsarkom. Rous [*7*] beschreibt den Tumor histologisch wie folgt: Die Geschwulst besteht fast ausschließlich aus Spindelzellen, die meist in Bündeln angeordnet sind und ein leicht vascularisiertes Netzwerk bilden (Abb. 6a u. b). Es treten vorwiegend Amitosen auf, jedoch sind auch Mitosen relativ häufig anzutreffen. In Degenerationszonen werden kleinere Riesenzellen hin und wieder festgestellt, die durch Kernteilung ohne Cytoplasmatrennung entstehen. Zellgröße und Färbbarkeit der Kerne (groß, vesiculär, oft stabartig und pyknotisch) variieren etwas, jedoch konnten innerhalb von zahlreichen Tumorgenerationen keine Änderungen im histologischen Charakter des Rous-Sarkoms beobachtet werden. Hin und wieder werden bei zellfrei erzeugten Tumoren bezüglich Größe irregulärere Zellen mit stärker invasivem Wachstum festgestellt. Im Brustmuskel sind die quergestreiften Muskelfasern durch Tumorzellen ersetzt. Hier treten ovale Zellen auf, die gegenüber den Spindelzellen weniger differenziert erscheinen. Unter gewissen Umständen werden die Zellen durch eine mucigene Grundsubstanz weit auseinandergedrängt (Abb. 6b). Das Grundbild bleibt jedoch immer das eines Spindelzellsarkoms oder Myxosarkoms (s. a. Abschnitt „Histogenese“). Das histologische Bild kann demnach in Abhängigkeit von verschiedenen Faktoren (Dosis, Alter) relativ stark variieren.

Elektronenmikroskopische Cytologie des Rous-Sarkoms Nr. 1

Claude, Porter und Pickels [*36*] haben erstmalig die Rous-Tumorzelle elektronenmikroskopisch untersucht. Sie züchteten die Zellen auf Formvarfilm und übertrugen diesen dann auf die Objektnetze. Die Zellen wurden in toto durchstrahlt. Cytologische Einzelheiten konnten kaum erkannt werden, jedoch wurden größere Aggregate von 67 bis 84 mμ großen Partikeln (RSV) beobachtet.

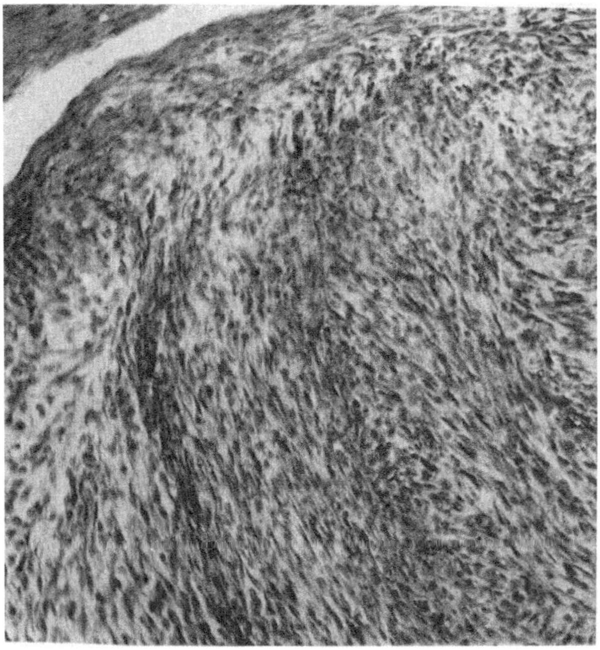

Abb. 6a. Rous-Sarkom Nr. 1. Rand einer Metastase im Muskel des Magens (aus Rous [7])

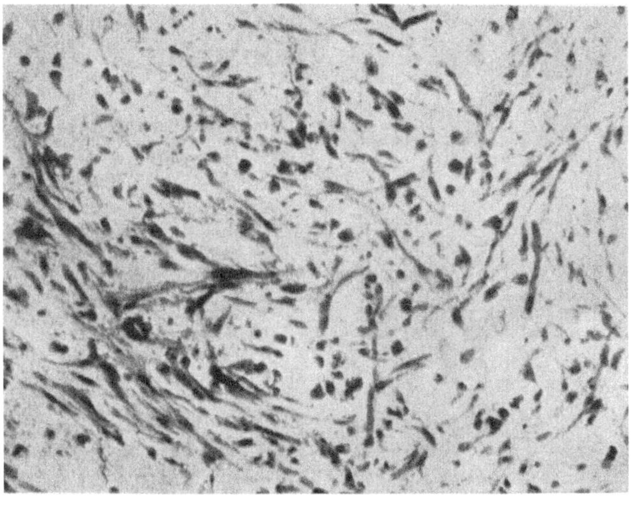

Abb. 6b. Rous-Sarkom Nr. 1. Durch Filtrat erzeugter myxomatöser Tumor (aus Rous [7])

Ultradünnschnitte von Rous-Sarkomzellen wurden von Epstein [37] und Haguenau, Dalton und Moloney [38] untersucht. Letztere beschreiben relativ große Kerne im Verhältnis zum Cytoplasma. Die Nucleoli sind hypertrophiert. In Tumoren, die mit hohen Dosen von Extrakt erzeugt wurden, finden sich im Ergastoplasmasystem erweiterte Spalträume, die mit einem dichten

Präzipitat gefüllt sind. Die Mitochondrien zeigen regelmäßig blasige Veränderungen und Zerfall der inneren Membranen. Die Veränderungen konnten nicht bei Tumoren festgestellt werden, die mit niedrigen Dosen erzeugt wurden.

b) Hühnertumor VII (*Osteochondrosarkom*). TYTLER [*28*] gibt die folgende kurze histologische Charakteristik der Originalgeschwulst (Abb. 7): Die äußeren, jüngeren Zonen werden aus fibroblastenähnlichen Zellen gebildet, die spärlich in einer collagenen Grundsubstanz eingebettet sind. In den tieferen Partien wird dieses Gewebe in Knorpel umgewandelt; seine Zellen nehmen den Charakter

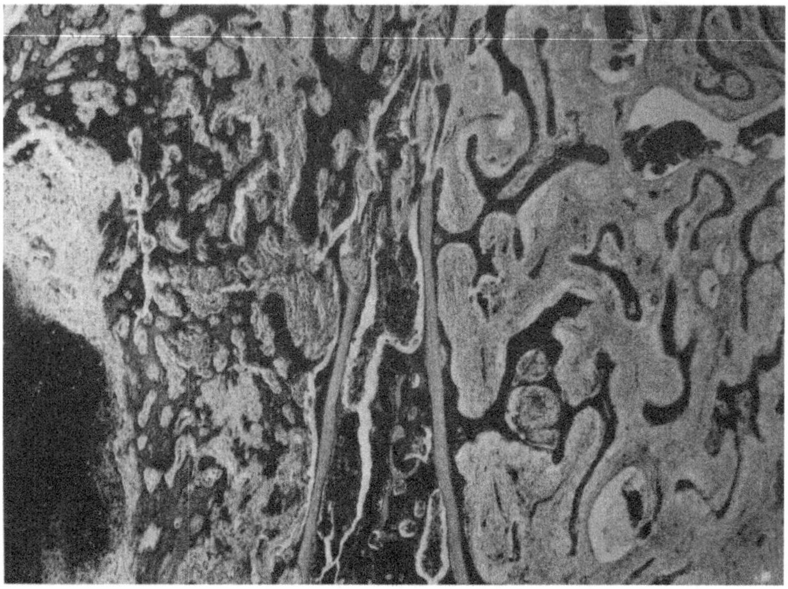

Abb. 7. Hühner-Tumor VII. Schnitt durch den Originaltumor und durch den Kiel des Sternums, der vertikal in der Mitte der Geschwulst liegt und sich in dem spongiösen Knochen verliert. In der linken unteren Ecke liegt eine größere Knorpelmasse, die vom Knochen durch eine Lage osteoiden Gewebes getrennt wird, welches sich praktisch nicht anfärbt (aus TYTLER [*28*])

von Knorpelzellen an, während die Grundsubstanz homogen wird und sich basisch anfärben läßt. Die Geschwulst ist gut abgekapselt und erscheint nahezu stationär. Die Sekundärknoten sind zellreicher und zeigen mehr invasive Tendenz.

In den Transplantationstumoren erfolgt ebenso eine Knorpelbildung wie im Originaltumor. Die Inseln von Knorpel, zunächst isoliert im prächondralen Gewebe, vergrößern sich, werden häufiger und verschmelzen bis auf dünne Stränge von prächondralem Gewebe, die sie noch voneinander trennen. In seinem Innern degeneriert der Knorpel früher oder später.

Der Knorpel wird allmählich in osteoides Gewebe umgewandelt, calcificiert und wird aktiv von Osteoblasten ersetzt; es werden Trabecel gebildet, zwischen denen rotes Knochenmark erscheint. So wird eine irreguläre Masse spongiösen Knochens gebildet. Osteoblasten scheinen bei der Knochenbildung keine Rolle zu spielen. Die Knochenzellen sind von irregulärer Gestalt, jedoch erinnern sie in ihrer Mehrheit sehr an die normalen Knochenkörperchen — flache, scharf gewinkelte, sich dunkel färbende, in scharf begrenzten Hohlräumen liegende Zellen. Die Grundsubstanz ist dunkel und homogen. Die Markhöhlen zeigen große Bluträume, die mit Endothel ausgekleidet und mit roten Blutzellen prall gefüllt sind. Im intervasculären Gewebe werden zahlreiche Spindelzellen beobachtet.

Das bemerkenswerteste Charakteristikum des regressierenden Neoplasmas ist der Ersatz des Tumors durch fibröses Bindegewebe, das wahrscheinlich vom Wirt stammt. Der Tumor wird bei der Regression in kleine, scharf definierte Knötchen unterteilt, die aus Knorpel oder dichtem collagenem Bindegewebe bestehen, das noch lebt. Am Rande dieser Geschwulst befinden sich gut entwickelte Blutgefäße, die gewöhnlich von zahlreichen Lymphocyten umgeben sind. In alten, stationären Tumoren verschwinden Knorpel und prächondrales Gewebe nahezu völlig, zurück bleibt dann ein abgerundeter knöcherner Knoten,

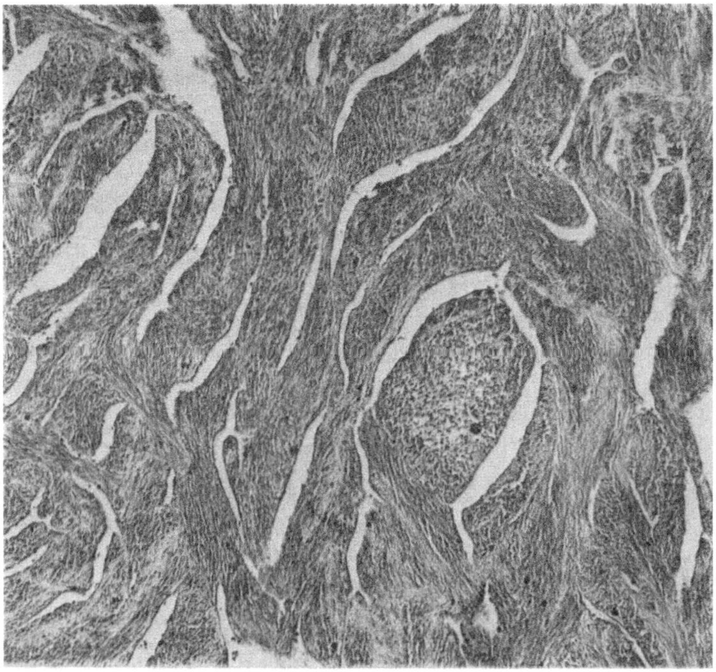

Abb. 8. Hühner-Tumor 18. Transplantat-Tumor im Pectoralis. Die intracanaliculäre Struktur ist gut zu erkennen (aus Rous u. Lange [*29*])

der aus einer glatten äußeren Lamelle oder knöchernen Schale und innen gelegenen spongiösen Trabeceln und rotem Mark besteht.

c) Hühnertumor 18 (*Intracanaliculäres Sarkom*). Die histologische Struktur wurde von Rous und Lange [*29*] beschrieben. Der Primärtumor, der vom Magen ausging, besteht aus Spindelzellgewebe, das irregulär in Inseln gespalten ist (Abb. 8). Zwischen diesen Inseln liegen breite Kanäle, die bis auf einige Blutzellen völlig leer sind und von einer einfachen Endothellage ausgekleidet werden. Mitosen sind ziemlich häufig. Die Vergrößerung des Tumors scheint im wesentlichen auf eine Proliferation zurückzugehen, die mit einer direkten Invasion der normalen Strukturen verbunden ist, die durch Tumorelemente ersetzt werden. Die Sinus sind zum größten Teil mit papillenförmigen Ausstülpungen des Tumors ausgefüllt, die überall von Endothel bedeckt sind.

Die Metastasen in den Muskeln erinnern sehr an den Primärtumor; in einigen Teilen jedoch sind die Sinus selten, und das Gewebe ist praktisch solide. An Transplantationstumoren wurde beobachtet, daß der Hühnertumor 18 mit Strängen proliferierender Zellen in das Wirtsgewebe einwächst und die einzelnen Muskelfasern in eine Anzahl von Fragmenten längs aufspaltet, die dann absorbiert werden. Während dieses Wachstums werden vorhandene Blutspalten vergrößert, es erfolgt ein intracanaliculäres Wachstum in sie hinein, und es resultiert ein Gewebe, das durch Blutsinus unterteilt wird und häufig zu einem großen Teil in den Sinus liegt. Das invasive Wachstum ist sehr ausgeprägt. Knochen wird sehr schnell erodiert. Die Festigkeit des Gewebes geht auf eine größere Menge von Collagen zurück, das oft in dicken Bündeln anzutreffen ist. Die Zellen zeigen eine gewisse Uniformität, variieren jedoch etwas in der Größe. Der Kern ist groß und vesiculär, das Cytoplasma spärlich. Hin und wieder treten gestreckte Zellen auf, mitunter bilden sehr schlanke Zellen lange Stränge, die etwas an glatte Muskelfasern erinnern.

In den späteren Transplantationsgenerationen auf Plymouth-Rock-Hühnern stellte der Tumor ein reines Spindelzellsarkom dar, das nur von wenigen flachen Sinus durchzogen wird.

d) Hühnertumor 38 (*Spindelzellsarkom*). Der von Rous [*30*] beschriebene Tumor besteht aus Strängen gestreckter Spindelzellen mit viel Kollagen. Hin und wieder liegen versprengt im Gewebe Rundzellen. Der Originaltumor ähnelte dem Tumor 18 nicht; durch das mehr solide Wachstum des letzteren in den späteren Generationen und durch das Auftreten von Sinus im Tumor 38 haben sich die beiden Tumoren Nr. 18 und 38 einander so angeglichen, daß sie histologisch nicht mehr unterscheidbar sind.

e) Hühnertumor 43 (*Einfaches Spindelzellsarkom*) (Lange [*39*]. Der Primärtumor setzt sich zum größten Teil aus schlanken Spindelzellen mit etwas irregulärer Gestalt zusammen. Diese zeigen ovale, vesiculäre Kerne, die oft gestreckte oder doppelte Nucleoli enthalten. Mitosen sind ziemlich häufig. Eingestreut in dieses Gewebe sind einige Riesenzellen. Die Gewebsstruktur variiert etwas; an manchen Stellen ist sie kompakt, an anderen locker maschig.

Dieses Bild bleibt ziemlich konstant. Bei den Transplantationstumoren fehlen die Riesenzellen, so daß sich ein einfaches Spindelzellsarkom ergibt. Bei sehr malignen Tumoren wächst das Tumorgewebe nicht nur zwischen die Muskelbündel, sondern es durchbricht auch das Sarkolemm und ersetzt direkt die Muskelsubstanz. So ist der Tumor 43 dem Rous-Sarkom Nr. 1 histologisch sehr ähnlich.

f) Myxosarkom von Fujinami und Inamoto [*32*]. Das histologische Bild ist das eines Sarkoms. Zellreiches Bindegewebe setzt sich aus spindelförmigen Zellen zusammen, zwischen denen schleimige Interzellularsubstanz eingelagert ist. Die Spindelzellen ordnen sich zu Bündeln an, was bei manchen Tumoren zu einem eindeutigen Spindelzellsarkom führt. Bei locker gelagerten Zellbündeln tritt jedoch die schleimige Interzellularsubstanz deutlicher hervor, und das Bild gleicht nahezu völlig dem Myxosarkom des Menschen.

g) Endotheliom (MH_2) von Begg. Murray und Begg [*40*] haben die histologische Struktur dieses Tumors eingehend beschrieben: Das histologische Bild variiert sehr stark und zeigt Übergänge zwischen Ansammlungen von dicht gepackten, großen Rundzellen zu spindelzelligen und polymorphzelligen Bezirken sowie Zonen von Riesenzellkomplexen. Letztere sind besonders an nekrotischen Stellen anzutreffen. Sie umgeben Hohlräume, in denen die Nekrosen bereits resorbiert wurden und ähneln dann dem Epithel eines Drüsenacinus oder -ganges. Die Riesenzellen sind vielkernig, und die Kerne sind identisch mit denen gewöhnlicher Parenchymzellen: rund, polymorph oder spindelförmig. Die Parenchymzellen dieses Tumors sind leicht an ihrem abgeflachten, blassen Kern mit großem Nucleolus zu erkennen. Ähnliche Kerne lassen sich jedoch auch im Sarkolemm der Muskeln beobachten, wenn die Absorption des

Muskelgewebes schon ziemlich weit fortgeschritten ist. Allerdings gleichen diese Parenchymzellen auch ziemlich stark den ebenfalls auftretenden Makrophagen.

An der Peripherie der kleinen Lebermetastasen treten Fortsätze von Tumorzellen zwischen die Leberbälkchen und trennen diese von den Gefäßen. Um die Leberknoten findet sich eine breite Zone von polymorphen Leukocyten.

Bei Transplantationstumoren zeigt sich am voll entwickelten Tumor das Bild eines polymorphzelligen Sarkoms. Häufig treten collagene Cysten auf, die die Gewebemasse unterteilen. Bei langsamem Wachstum tritt deutlich das alveoläre Wachstum hervor. Mitunter kommt es zu angiomatösem Wachstum oder zu einem Intermediärtyp zwischen diesem und dem soliden sarkomatösen.

3. Histogenese

Die Histogenese des Rous-Sarkom Nr. 1 wurde von HADDOW [*41*], LUDFORD [*42*], LEVINE [*43*] und MAUER [*44*] untersucht.

MAUER injizierte 0,5 ml Seitz-Filtrat in die Brustmuskulatur und verfolgte die Veränderungen an der Injektionsstelle. Die Kanüle setzt beim Eindringen in die Muskulatur eine traumatische Verletzung und löst eine reparative Wucherung aus. Diese ähnelt anfänglich vollkommen den Gewebereaktionen, die durch Injektion von nicht sarkomerzeugenden Substanzen (Muskelfiltrat, Alttuberkulin, Bouillon, Stichelung der Muskulatur) hervorgerufen werden können. Während diese gutartigen Wucherungen sich nach wenigen Tagen zurückbilden, wird nach Injektion von Rous-Filtrat eine maligne Entartung der Zellen in den verletzten Gewebsabschnitten beobachtet, die dann infiltrierend zu wachsen beginnen. An der reaktiv-reparativen Wucherung sowie auch der sarkomatösen Wucherung beteiligen sich folgende Gewebselemente: Das adventitielle und endotheliale Gewebe der Gefäße, die Monocyten und Plasmazellen des Blutes, die Muskelzellen und das perimysiale Bindegewebe. Alle diese unterschiedlichen Gewebselemente entdifferenzieren sich zu einem Zelltyp, nämlich einer großen, runden, mit unscharfem Plasmasaum versehenen Zelle, die einen großen, chromatinarmen Kern aufweist und sehr bald in einen spindelförmigen Fibrocyten übergeht. Während der Phase der Umwandlung von der Rundzelle zur Spindelzelle treten auch die ersten malignen Gewebsabschnitte in Erscheinung. Dieser gesamte Prozeß geht multizentrisch vor sich.

Eine neuere Arbeit (LOOMIS u. PRATT [*24*]) befaßt sich ebenfalls mit der Histogenese des Rous-Sarkoms. Hier wird jedoch das virushaltige Filtrat in das s.c. Bindegewebe injiziert, das normalerweise schon reich an Fibroblasten (Fibrocyten) ist. 48 Stunden nach der Inoculation trennen sich die Fibroblasten voneinander und treten deutlicher als Einzelzellen hervor. Das Cytoplasma wird stärker basophil, das Nucleoplasma wird heller, in ihm liegt ein vergrößerter Nucleolus. Nach 72 bis 96 Stunden zeigen die basophilen und vergrößerten Zellen deutlich neoplastischen Charakter (Kerne vergrößert, randständiges Chromatin, ein oder mehrere große Nucleolen). Die Zellen sind in langen, parallelen Reihen Collagenfibrillen angelagert. Es resultiert ein eindeutiges Spindelzellsarkom, das sich stark vergrößert und am 6. Tage das histologische Bild des Rous-Sarkoms Nr. 1 zeigt.

Aus den Studien über die Histogenese des Rous-Sarkoms folgt, daß der vom RSV zur malignen Zelle umgestimmte Zelltyp der Fibroblast oder Fibrocyt ist; jedenfalls folgt das aus der Arbeit von LOOMIS und PRATT [*24*], während MAUER [*44*] monocytäre Zellelemente als den Zelltyp ansieht, der vom RSV infiziert und dann über das Stadium des Fibrocyten zur malignen Sarkomzelle wird.

Die Histogenese der übrigen filtrierbaren Hühnersarkome verläuft sehr ähnlich der des Rous-Sarkoms Nr. 1.

Das Endotheliom von BEGG (MURRAY u. BEGG [*40*]) zeichnet sich durch eine Akkumulation von Lymphocyten an der Injektionsstelle aus. Diese Lymphocyten wandeln sich allmählich um; ihr Cytoplasma vermehrt sich, die Kerne schwellen und werden blasser. Am 9. Tage zeigen sich Aggregationen dieser veränderten Zellen, von denen sich viele mitotisch teilen. Die Interphasenzellen zeigen starke amöboide Beweglichkeit und besitzen vakuolisiertes Cytoplasma. In diesem Stadium wachsen Kapillaren mit verstärkten Wänden in die Aggregationen ein. 13 Tage post inoculationem ist das Kapillarsystem verstärkt. Viele der Endothelzellen zeigen die Charakteristika der Tumorparenchymzellen und weisen zahlreiche Mitosen auf. Die Makrophagen zeigen kaum noch Aktivität, es finden sich keine Mitosen mehr unter ihnen. Viele werden kleiner und färben sich stärker, während andere sich vergrößern und mehr hyalin werden. Schwellung der Endothelzellen führt zur teilweisen Occlusion der Gefäßlumina. Neu entstandene Tumorzellen legen sich an die Kapillarwände an. Aus diesem Stadium entwickelt sich fortlaufend das histologische Bild des Tumors.

4. Besondere Erscheinungsformen (Hämorrhagien) nach Injektion von RSV und Fujinami-Virus

DURAN-REYNALS u. YALES [*45*] untersuchten das Verhalten des Rous-Sarkomvirus und des Fujinami-Virus nach i.v. Injektion an wenige Stunden alte und ältere (8 bis 10 Monate) Tiere. Es wurden Extrakte, Filtrate und partiell gereinigte Viruspräparationen in verschiedenen Dosen, jeweilig 0,5 ml pro $^1/_2$ Minute in die Vena jugularis injiziert. Die Reaktion des Versuchstieres war je nach Alter verschieden. Bei jungen Küken — einem von Virusantikörpern freiem Wirt — entstanden ausschließlich hämorrhagische Läsionen in den Eingeweiden, die innerhalb weniger Tage zum Tode des Tieres führten. Bei Hühnchen traten Tumoren und Hämorrhagien nebeneinander auf, während beim erwachsenen Tier meist nur neoplastische Reaktion erfolgte. Versuche mit dem MH_2-Agens zeigten keine derartige Reaktion. LO u. BANG [*8*] fanden bei Injektion von RSV in das größte Gefäß der Chorioallantoismembran 6 bis 10 Tage alter Hühnerembryonen Hämorrhagien in der Leber, entlang der CAM-Gefäße und/oder im Dottersack. Bei sehr kleinen Virusdosen überlebten die Embryonen mit Hämorrhagien länger, während sie bei hohen Dosen infolge der Läsionen wesentlich früher abstarben. Bei 3 Tage alten Embryonen traten keine Hämorrhagien auf, bei 12 Tage-Embryonen waren sie vermindert.

DURAN-REYNALS u. YALES [*45*] geben folgende Beschreibung des „haemorrhagic disease“:

Makroskopisch: Gleich, ob die Erkrankung allein oder kombiniert mit neoplastischen Veränderungen auftritt, nimmt sie entweder einen akuten Verlauf, bei dem die Tiere innerhalb von 12 Tagen sterben, oder sie verläuft protrahiert, und der Tod tritt erst längere Zeit nach der Injektion ein. Bei der akuten Form zeigt das Tier bis wenige Stunden vor dem Exitus keine Veränderungen im Verhalten, bis dann plötzlich Körpertemperatur und Zahl der Erythrocyten steil abfallen. Bei der Sektion findet sich in der Bauchhöhle Blut, das teils flüssig, teils koaguliert ist. Die Organe sind blaßweißlich mit dunkelroten hämorrhagischen Läsionen. Dabei lassen sich 3 Typen unterscheiden: Umschriebene, erhabene Bläschen (Hämatome), mehr diffuse, flache, kleine petechiale Flecken und letztlich ähnliche, aber größere Blutextravasate. Die Blasen variieren in der Größe von Bruchteilen von Millimetern bis zu einigen Millimetern.

Sie werden stets in Leber und Milz angetroffen, finden sich jedoch weniger häufig in Gonaden, Darm, Pankreas und Nieren und fehlen meist in den anderen Viscera. An der Leber ragen die Blasen aus der Oberfläche hervor, können augenscheinlich leicht aufreißen, und die dadurch bedingte Hämorrhagie führt zum Tode. Mitunter finden sich die Petechien auch in der Haut, im Herz, in den Muskeln, im Periost und in serösen Membranen. Das Zentralnervensystem ist stets frei davon. Bei der protrahierten Form der Erkrankung finden sich relativ häufig gleichzeitig neben den Hämorrhagien neoplastische Herde. Es treten aber ebenfalls die Bläschen und zusätzlich große, blutgefüllte Säcke an den Eingeweiden auf.

Mikroskopisch: 3 bis 5 Tage nach der Inoculation finden sich in Leber und Milz verstreute, kleine Hämorrhagien, wobei sich nur Anzeichen einer Schädigung des Endothels an der Stelle der Ruptur feststellen lassen. Mitunter wird eine leichte Schwellung der Endothelzellen beobachtet. Bei vielen, sehr bald nach der Inoculation sterbenden Tieren finden sich die oben beschriebenen Hämatome („Bläschen") in den Organen. In Leber und Milz sind sie meist mit einer geringen Proliferation der Zellen an den Sinusoiden verbunden (runde Zellen mit klarem Cytoplasma, großem Kern und 1 bis 2 hervortretenden Nucleolen), was jedoch nicht immer der Fall sein muß. In den späteren Stadien sind die hämorrhagischen Läsionen in Zahl und Größe angestiegen. Die proliferierten Zellen in den Sinusoiden können nun als Tumorzellen angesprochen werden, und es zeigt sich eine deutliche Nekrose des Leberparenchyms. Durch eine weitere Entwicklung des neoplastischen Gewebes kann es zum Verschluß größerer Gefäße, speziell in der Leber kommen, was zu einem Infarkt in einem Teil des Organs führt.

Wie schon gesagt, wurden das Rous- und das Fujinami-Virus auf ihre hämorrhagische Wirkung getestet. Das Agens des MH_2-Endothelioms zeigt sie nicht. Inwieweit die zellfreien Filtrate der übrigen Hühnersarkome diese spezifische Wirkung nach i.v. Injektion zeigen, steht nicht fest.

IV. Heterologe Übertragung des Rous-Sarkomvirus

Fujinami und Suzue [*52*] gelang es, das Myxosarkom von Fujinami und Inamoto auf Enten zu transplantieren und Tumoren bei dieser Species auch mit Filtraten zu induzieren, letzteres allerdings unter Zusatz von Kieselgur, Lycopodium u. a., um Granulationsgewebe zu erzeugen. Zellulär konnte der Fujinami-Tumor auch auf Tauben, Wachteln und auf Jawa-Spatzen übertragen werden.

Andrewes [*53* u. *54*] berichtete über erfolgreiche Versuche zur Übertragung des Rous-Sarkoms Nr. 1 sowohl zellulär als auch zellfrei an Fasanen, bei denen sich große Tumoren entwickelten, die schon nach 24 Tagen bei der Mehrzahl der Tiere zum Tode führten. Metastasen traten bei nahezu allen Tieren in den Lungen auf. Die passagenweise Transplantation von Fasan zu Fasan war jedoch äußerst schwierig.

Der Fujinami-Tumor, das RF_4-Spindelzellsarkom von Andrewes, Beggs MH_2-Endotheliom und das Spindelzellsarkom von Baker ließen sich ebenfalls zellulär auf Fasanen übertragen. Andrewes [*54*] konnte bei Fasanen Antikörper gegen das RSV erzeugen und die Tiere auch experimentell immunisieren. Auf Truthühner und Perlhühner konnte das Rous-Sarkom von Des Ligneris [*55*] erfolgreich übertragen werden.

Versuche von DURAN-REYNALS [*56*] haben ergeben, daß das RSV auf Enten übertragbar ist, wenn frisch geschlüpfte, weniger als 24 Stunden alte Entenküken inoculiert werden, und zwar vorzugsweise i.v. Es bilden sich entweder sehr bald (30 Tage) nach der Inoculation Spindelzellsarkome, die dem Rous-Tumor sehr ähnlich sind, oder die Tumoren entstehen erst nach Monaten und sind histologisch sehr unterschiedlich gestaltet (Sarkome, Riesenzellsarkome der Knochen, Lymphoblastome). Bei Versuchen zur weiteren zellfreien Übertragung von Ente zu Ente zeigte sich, daß die sehr schnell erscheinenden Tumoren Filtrate liefern, die bei Enten unwirksam, bei Hühnern aber wirksam waren. Extrakte aus den Tumoren mit langer Latenzzeit erzeugten bei Enten Periostsarkome.

In neueren Arbeiten hat SVOBODA [*57*, *57a* u. *58*] bei Enten durch Injektion von Hühnerblut (intra- oder postembryonale Injektion) eine immunologische Toleranz gegen das RSV erzeugt. Applikation von Rous-Virusmaterial an 8 Tage alte tolerante Enten führte bei 50% der Tiere zu Sarkomen, während diese bei den Kontrollen ausblieben. Die Periode, in der Toleranz gegen RSV erzeugt werden kann, endet etwa 14 bis 17 Tage nach dem Schlüpfen. Tumoren, die auf toleranten Enten entstanden sind, können auf Hühner retransplantiert werden und behalten demnach ihren Hühnercharakter bei.

Auf die theoretischen Probleme der immonologischen Toleranz kann hier nicht eingegangen werden. Man nimmt an, daß das RSV bei Enten die Bildung von Hühnerantigenen hervorruft. Wir wollen nur festhalten, daß die Erzeugung immunologischer Toleranz durch intra- oder postembryonale Injektion von Hühnerblut (frisch oder lyophilisiert) an die heterologe Species dazu dienen kann, die Chance eines positiven Anganges der Transplantate oder Extrakte und Filtrate wesentlich zu erhöhen.

Bemerkenswerte Ergebnisse wurden vorwiegend von sowjetischen und tschechoslowakischen Autoren bei der Übertragung des RSV auf Säugetiere erzielt. SVET-MOLDAVSKY [*59* bis *61*], ZILBER [*62*], SVOBODA und GROZDANOVIČ [*63*] und KRYUKOVA [*64*] fanden nach Injektion von Rous-Sarkomgewebe bzw. Rous-Sarkomextrakt an Rattenembryonen „haemorrhagic disease", entsprechend den bei Hühnchen gemachten Beobachtungen (s. oben).

Gleichzeitig konnte SCHMIDT-RUPPIN [*64a*, *b*] mit einem offenbar sehr aktiven Rous-Virusstamm Sarkome durch Injektion von gefriergetrocknetem Material an Mäuse und Ratten Tumoren bei einem gewissen Prozentsatz der behandelten Tiere erzeugen. Die Tumoren waren z. T. auch gut transplantabel. Eine Rückverimpfung von Maus und Ratte auf Hühner war nur in den ersten Passagen möglich. Mit dem Schmidt-Ruppin-Stamm konnten AHLSTRÖM und FORSBY [*64c*] durch Injektion von fein zerkleinertem Rous-Hühnersarkom an neugeborene Hamster nach 2 Wochen bei fast 100% der Versuchstiere schnell wachsende Sarkome erzeugen. Bei erwachsenen Hamstern war die Latenzzeit auf 2 bis 4 Monate verlängert. Metastasen fanden sich an der Peritonealoberfläche, in den retroperitonealen und mediastinalen Lymphknoten und in den Lungen. Sarkome konnten auch mit Zentrifugatüberständen von Homogenaten induziert werden. Zellfreie Passagen von Hamster zu Hamster waren im Gegensatz zu zellulären Transplantaten negativ, während sie bei Injektion an Hühner wiederum Sarkome induzierten. Mit einem anderen Rous-Virusstamm (Mill Hill) konnten AHLSTRÖM u. JONSSON [*64d*] nur temporäre Geschwülste bei Ratten und Mäusen induzieren, die sehr bald regressierten. Dagegen gelang diesen Autoren (AHLSTRÖM u. JONSSON [*64e*]) mit dem Schmidt-Ruppin-Stamm eine erfolgreiche Übertragung auf Ratten nach einem Monat bei 70% der Tiere; hier traten allerdings bei 30% der Tiere, die als neugeborene behandelt worden waren, s.c. Cysten lymphogenen Ursprungs auf, aus deren Wänden sich z. T. Sarkome entwickelten. Zellfreie Übertragung von Ratte auf Ratte gelang nicht, dagegen war eine Rückimpfung auf Hühner erfolgreich, auch bei Rattentumoren höherer Impfgenerationen. Es gelang außerdem die Induktion von Sarkomen bei Mäusen und Meerschweinchen (Ahlström et al. [*64f*]). Aus den Arbeiten von Ahlström et al. scheint hervorzugehen, daß es bei der heterologen Übertragung des RSV auf Säuger sehr auf den Virusstamm und dessen Aktivität bzw. spezifische Wirkung ankommt.

Zilber [*62*] erzeugte bei Ratten, die normalerweise gegen RSV resistent sind, artifizielle Toleranz durch Injektion von Überstand von Zentrifugaten aus Rous-Tumorextrakten an Embryonen am 16. bis 18. Tage der Schwangerschaft durch die Uteruswand und Embryonalhüllen nach Öffnung der Bauchhöhle. Eine Woche nach der Geburt wurde ein- oder mehrmals s.c. injiziert. 2 bis 3 Wochen danach traten s.c. Cysten bei Ratten auf, die zunächst seröse und später hämorrhagische Flüssigkeit enthielten. Weitere Cysten fanden sich in der Pleura, am Pericard und in der Lunge.

Svet-Moldavsky [*59* bis *61*] fand nach Transplantation von Rous-Sarkomgewebe in Embryonen 6 bis 7 Monate danach Sarkome, die sich auch auf Ratten weiter transplantieren ließen. Svoboda [*65*] konnte nach der Geburt durch Injektion von Rous-Sarkomgewebe an Ratten bei 2 % der Tiere Tumoren erzeugen, die sich auch transplantieren ließen („Rattensarkom XC").

In den Experimenten von Zilber [*62*] traten bei 8 von 157 Ratten Spindelzellsarkome auf. Die Rückgewinnung des RSV aus derartigen Tumoren gelang Svoboda [*65*] nach Röntgenbestrahlung und Zilber [*62*] teilweise nach Röntgen- und UV-Bestrahlung des Sarkomgewebes oder der Extrakte.

Zilber [*62*] konnte außerdem mit ähnlicher Methodik bei Kaninchen mit RSV fibromatöse Knötchen und Hämorrhagien in den Organen erzeugen. Durch Antiserum gegen RSV ließ sich diese Wirkung neutralisieren.

V. Züchtung des Rous-Sarkomvirus

1. Züchtung auf der Chorioallantoismembran (CAM) des Hühnereies (Titrationsversuche)

a) Züchtung. Die ersten Versuche, das RSV auf Hühnerembryonen zu übertragen, wurden von Rous und Murphy [*66*] und Murphy und Rous [*67*] unternommen. Es gelang, im Embryo bzw. auf der CAM mit Zellsuspension oder mit Filtraten typische Rous-Sarkome zu induzieren. Die Bildung von lokalen Tumorknötchen auf der CAM nach Infektion mit RSV wurde später von zahlreichen Autoren zur passagenweisen Züchtung des Virus und vor allem zu Titrationsversuchen benutzt.

So war es als erster Keogh [*68*], der die Züchtung und Titration des RSV auf der CAM des Hühnereies weiterentwickelte. Ihm folgten Rubin [*69*], Prince [*70* bis *72*], Vigier [*73*] und Edlinger [*74* bis *77*].

Die serienweise Züchtung des RSV auf der CAM stellt gegenüber der passagenweisen Haltung in Hühnern einen wesentlichen Vorteil dar, da sie weniger kostspielig und langwierig ist und außerdem eine günstige Möglichkeit zur Titration von Virussuspensionen unbekannten Virusgehaltes bietet.

Die *Methodik* sei hier kurz dargestellt (nach Angaben verschiedener Autoren): 9 bis 12 Tage bebrütete Hühnereier möglichst reiner Inzuchtlinien werden auf gute Vitalität des Embryos geprüft (Durchleuchten!) und die am besten vascularisierte Stelle der CAM auf der Eischale gekennzeichnet. Hier wird mit einer elektrischen Zahnbohrmaschine, die mit einer feinen Schleifscheibe versehen ist, ein Dreieck aus der Eischale herausgeschnitten. Dabei ist sorgfältig darauf zu achten, daß die darunterliegende Schalenmembran und die CAM nicht verletzt werden. Dann wird am stumpfen Pol des Eies mit einer

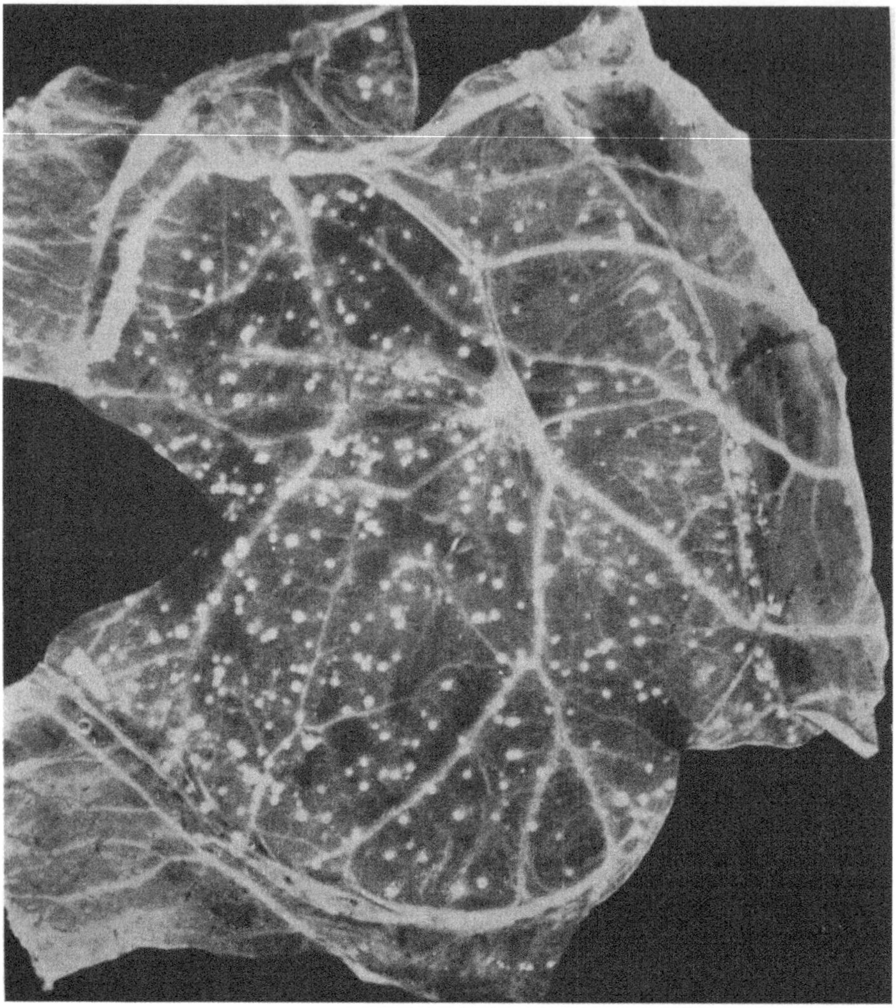

Abb. 9. Chorioallantois-Membran 7 Tage nach der Beimpfung mit etwa 300 PFU von Rous-Sarkom-Virus (aus PRINCE [*70*])

feinen Nadel ein Loch in die Schale gebohrt und so der Luftsack nach außen geöffnet. Trennt man jetzt mit einer Präpariernadel die Schalenmembran vorsichtig auf, so entweicht die Luft aus dem Luftsack, und der Eiinhalt nebst CAM sinkt ab, wobei sich die CAM in einem ziemlich großen Bezirk von der Schale löst und als beimpfbare Fläche zugänglich wird. Nach dem Beimpfen wird das kleine Loch am stumpfen Pol mit Paraffin verschlossen; das Dreieck über der CAM wird mit einem größeren Deckglas abgedeckt, welches mit Paraffin an der Eischale befestigt wird, wobei gleichzeitig darauf geachtet werden muß, daß der luftdichte Verschluß des Eies gewährleistet ist. Sämtliche Manipulationen nach Öffnen der Schale werden möglichst steril ausgeführt.

Die Inoculation erfolgt durch Auftropfen von 0,025 bis 0,1 ml Virussuspension auf die CAM. Eier mit beschädigter CAM werden nicht verwendet. Nach dem Auftropfen wird die Flüssigkeit durch leichtes Drehen der Eier um die Längsachse etwas verteilt. Die Eier werden dann einen Tag im Trockenbrutschrank und danach 6 Tage im Eierbrutschrank (feuchte Atmosphäre!) weiter bebrütet. Am 7. Tage werden die Eier geöffnet, die CAM sorgfältig herauspräpariert und in physiologischer Salzlösung gewaschen. Sie können dann entweder zur Auszählung der Tumorknötchen in Formalin fixiert oder sofort weiter zur Herstellung von Extrakten bzw. Filtraten zur Übertragung auf neue Eier verwendet werden. Im letzteren Falle werden ein oder mehrere Membranen mit sterilem Sand im Mörser unter Zusatz physiologischer Salzlösung (Tyrode, NaCl, PBS) im Verhältnis von etwa 1 : 10 fein zerrieben, zentrifugiert (~ 1000 U/min) und evtl. zellfrei filtriert. Das typische Bild einer mit Tumorknötchen besetzten CAM ist in Abb. 9 dargestellt.

Bei der Aggregation der Viruspartikel in der Suspension bzw. bei ungenügend gleichmäßiger Verteilung der Suspension auf der CAM kommt es leicht zu konfluierenden Tumormassen, die ein Auszählen unmöglich machen. VIGIER [*78*] konnte bei Infektion mit teilweise gereinigten Extrakten oder mit Nährlösung von Gewebskulturen 800 „Pocks" pro Membran getrennt auszählen, während Rohextrakte nur die Hälfte ergaben. Nach Möglichkeit sollen nicht mehr als 150 PFU („Pock forming units") verimpft werden.

b) Histologie der CAM-Tumoren. Histologisch läßt sich zunächst eine Proliferation der ektodermalen Zellen der CAM feststellen. Ab 7. Tag nach der Infektion kommt es jedoch an der Basis der ektodermalen Tumoren auch zur

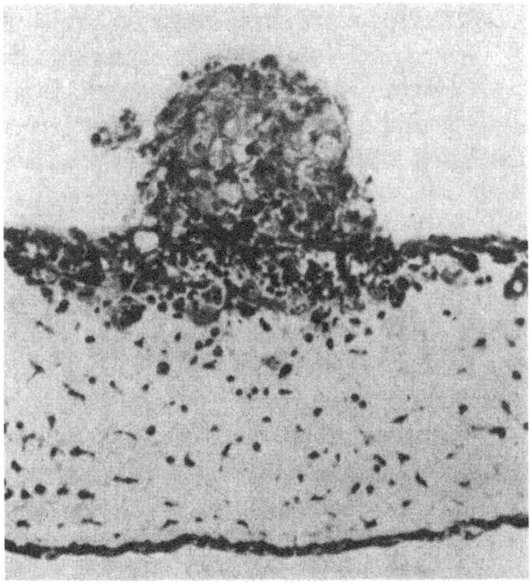

Abb. 10a. Ektodermaler Tumor 6 Tage nach der Infektion der CAM mit Rous-Sarkomvirus (ausRUBIN [*69*])

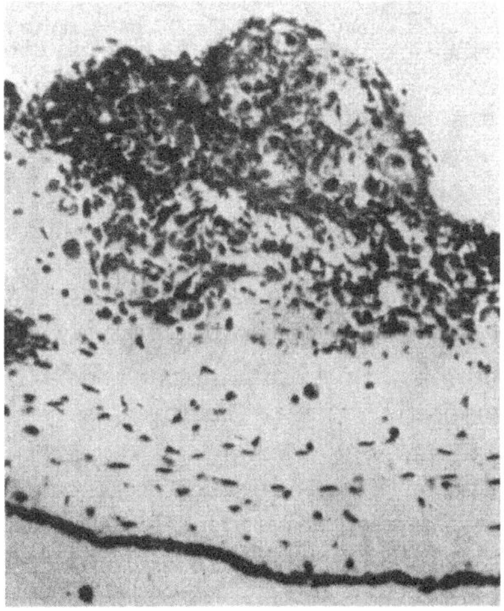

Abb. 10b. Beginnende mesenchymale Proliferation nach der Infektion der CAM mit Rous-Sarkomvirus (aus RUBIN (*69*])

Infektion von Mesodermzellen durch das im Ektoderm produzierte Virus. Es folgt dann auch eine mesodermale Proliferation, so daß die CAM-Tumoren sowohl aus ektodermalen als auch aus mesodermalen Anteilen zusammengesetzt sind (RUBIN [*69*]; s. Abb. 10a und 10b).

c) Titration des RSV auf der CAM. Von allen oben genannten Autoren wurden Versuche zur Titration des RSV auf der CAM durchgeführt. Um gute Mittelwerte zu erhalten, werden pro Titration etwa 5 bis 8 Eier beimpft. Die ausgezählten Werte werden logarithmisch dargestellt und statistisch nach verschiedenen Methoden gesichert. Es ergibt sich aus den gefundenen Werten jeweils eine lineare Beziehung zwischen Virusverdünnung (Dosis) und Zahl der Tumoren („pocks") auf der CAM. Bei sehr hohen Verdünnungen allerdings läßt sich eine Poisson-Verteilung feststellen. Weiterhin läßt sich eine gute Übereinstimmung zwischen der Titration auf der CAM und der Endpunkt-Titrationsmethode von BRYAN [*49*] und EPSTEIN [*79*], die am Tier titriert und die Latenzzeit-Dosis-Beziehungen (s. Dosis-Wirkungs-Beziehungen) verwendet, feststellen. Die Abb. 11 gibt ein Beispiel für die Dosis-Pockzahl-Beziehung auf der CAM.

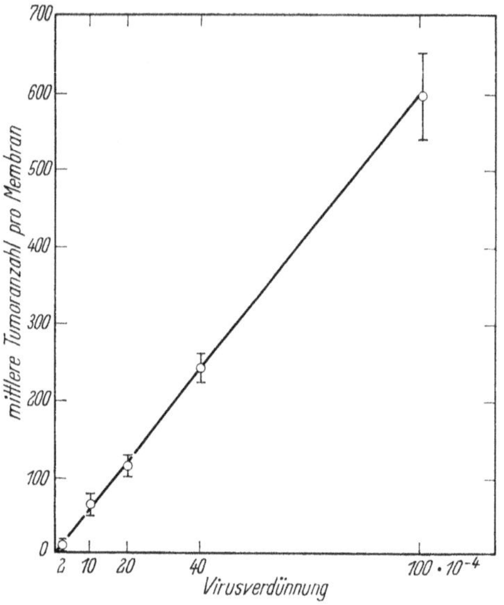

Abb. 11. Beziehung zwischen Viruskonzentration und Zahl der Tumoren auf der CAM (aus RUBIN [*69*])

Somit stellt die Titrationsmethode auf der CAM eine Möglichkeit dar, Virussuspensionen unbekannter Aktivität (Virusgehalt) mit Suspensionen bekannter Aktivität zu vergleichen und damit die unbekannte Suspension zu titrieren. VIGIER [*78*] betont allerdings, daß möglichst partiell gereinigte Extrakte oder virushaltige Nährlösungen von Gewebekulturen verwendet werden sollten, da Rohextrakte aus Tumoren leicht verfälschte Werte infolge Begleitmaterials und Virusaggregation ergeben. Es bleibt weiterhin zu erwähnen, daß innerhalb einer gewissen Anzahl von Eiern stets sog. „non-reactors" auftreten, die resistent gegen die RSV-Infektion sind und deshalb bei der Auswertung vernachlässigt werden müssen.

Aus den Titrationsversuchen ergab sich eine Tatsache von großer theoretischer Bedeutung: Die Poisson-Verteilung bei sehr hohen Verdünnungen läßt darauf schließen, daß ein Viruspartikel oder besser eine infektiöse Einheit (= ein Viruspartikel?) für die Bildung eines Einzeltumorknötchens auf der CAM verantwortlich sein muß. Es kann also angenommen werden, daß ein Tumorknötchen einen Virusklon enthält, was wiederum praktische Bedeutung bei Versuchen zur Feststellung von Eigenschaftsänderungen des Virus besitzt.

EDLINGER [*75*] titrierte auch Zellsuspensionen auf der CAM, die er durch Trypsinierung von CAM-Rous-Tumoren herstellte. Auch hier konnte er eine lineare Beziehung zwischen Zahl der verimpften Zellen und Zahl der entstandenen Tumoren feststellen. Aus derartigen Versuchen konnte weiterhin ermittelt werden, daß das Verhältnis Virus zu pockbildenden Zellen ziemlich konstant ist und etwa dem Verhältnis 1 : 10 entspricht. Weiterhin wurde gefunden, daß bei Verimpfung von Zellsuspensionen „Pocks" auch durch die Proliferation einzelner Tumorzellen entstehen können, was also einer Transplantation gleichkommt. Gleichzeitig entstehen aber auch Tumoren durch das von den Zellen freigesetzte Virus.

2. Züchtung und Titration in der Gewebekultur

a) Züchtung. Versuche zur Züchtung von RSV in der Gewebekultur wurden — ebenso wie bei den Hühnerleukosen — einmal durch Explantation von Rous-Tumorgewebe in die Kultur und zum anderen durch Beimpfung von Kulturen entsprechenden Normalgewebes unternommen. So explantierte CARREL [*80*] Rous-Sarkomgewebe in Plasma-Clot-Kulturen und verfolgte cytologische Veränderungen an den Zellen sowie die Freisetzung von Virus aus den Zellen in die Nährlösung hinein. Plasmakulturen werden hergestellt, indem in einer Carrel-Flasche, in einem Rollertube oder auf einem Deckglas ein Film aus Hühnerplasma und Embryonalextrakt (letzterer läßt das Plasma gerinnen) hergestellt wird, in den vor dem Gerinnen die Gewebeexplantate eingepflanzt werden. Die Kultur erhält zusätzlich ein flüssiges Nährmedium, im einfachsten Falle Tyrode, Pferdeserum und Embryonalextrakt. Die Explantate wachsen dann nach 24 bis 48 Stunden Bebrütung bei 37 °C aus.

In derartigen Kulturen konnte LUDFORD [*42*] normale Hühnerherzfibroblasten mit Fujinami- und Rous-Virusfiltrat infizieren und durch Transplantation der Zellen auf junge Hühner Tumoren erzeugen. Die Nährlösung war negativ. Er schließt aus diesen Versuchen, daß die Fibroblastenzelle den vom RSV transformierten Zelltyp darstellt (s. a. Abschnitt ,,Histogenese").

SANFORD, LIKELY und BRYAN [*81*] konnten durch Beimpfung von Fibroblastenkulturen aus dem s.c. Bindegewebe zeigen, daß in einer Nährlösung von Pferdeserum, gepufferter Salzlösung und Hühnerembryonalextrakt das RSV bei 37,5 °C 4 Tage aktiv bleibt. Während das Virus auf Kulturen unspezifischer Zellen (Mäusezellen) und Hühnermonocyten aus dem Blut nur 11 bis 14 Tage aktiv bleibt, ist eine Fortdauer der Aktivität auf Fibroblastenkulturen über $6^1/_2$ Monate möglich. Das deutet ebenfalls auf eine besondere Spezifität des Virus für Fibroblasten hin.

In den neueren Arbeiten über Züchtung des RSV in der Gewebekultur wird eine modernere Methodik der Gewebezüchtung angewendet: Die Beimpfung von sog. Monolayerkulturen bzw. die Herstellung solcher Kulturen aus Rous-Tumorgewebe. Das Prinzip dieser von DULBECCO und VOGT [*82*] entwickelten Methode besteht darin, daß ein solides Normal- (Totalembryo) oder Tumorgewebe mit einer 0,25%igen Lösung von Trypsin (möglichst Difco-Trypsin) in gepufferter Salzlösung (PBS, Hanks Lösung[1], stets ohne Ca und Mg!) im Magnetrührer aufgeschlossen und in eine Zellsuspension zerlegt wird. Diese wird durch dreimaliges Zentrifugieren bei 800 bis 1000 U/min in PBS gewaschen und das Zellsediment in der Nährlösung (Medium 199, Eagles Medium, inaktiviertes Pferde- oder Kalbsserum und Antibiotika) aufgenommen. Diese auf etwa 500000 Zellen/ml eingestellte Zellsuspension wird in entsprechenden Mengen in Roux-, Demeter-Flaschen, Rollertubes oder Carrel-Flaschen ausgesät. Nach etwa 3 bis 4 Tagen ist ein einheitlicher Rasen von Zellen (Monolayer) auf der Glasfläche ausgewachsen, und die Kultur wird erstmalig mit frischer Nährlösung versehen, was von diesem Zeitpunkt an 2mal wöchentlich erfolgt. Subkulturen werden durch Ablösen des Zellrasens mit 0,125%iger Trypsinlösung in PBS und anschließender Weiterbehandlung wie bei der Originaltrypsinierung angelegt.

Die einzelnen Autoren verwenden z. T. sehr unterschiedliche Nährmedien[2], weshalb hier nicht ein Standardmedium angegeben werden soll. Grundsätzlich

---

[1] Siehe S. 272.

[2] Bezüglich Nährmedien s. Literatur über Gewebszüchtung, besonders R. S. PARKER: Methods of Tissue Culture, 2nd Edit., New York 1950.

sei gesagt, daß sich Hühnerfibroblasten in nahezu allen einschlägigen Medien kultivieren und vermehren lassen.

Die Beimpfung der Kultur erfolgt in den meisten Fällen durch Zusatz von Virus (Filtrat, gereinigte Präparation) zur Nährlösung in der gewünschten Konzentration.

Zusammensetzung der PBS

Teillösung A:		Teillösung B:		Teillösung C:	
NaCl	8,00 g	$Na_2HPO_4 \cdot 2H_2O$	1,15 g	$CaCl_2$ anhydr.	0,1 g
KCl	0,2 g	KH_2PO_4	0,2 g	Aqua tridest. ad	200 ml
$MgCl_2 \cdot 6H_2O$	1,0 g	Aqua tridest. ad	400 ml		
Aqua tridest. ad	400 ml				

Die Lösungen A bis C werden gemischt und filtriert; pH 7,5.

Zusammensetzung der Hanks-Salzlösung

Konzentrierte Vorratslösung A:		Konzentrierte Vorratslösung B:	
NaCl	160 g	$NaHCO_3$	7 g
KCl	8 g	$Na_2HPO_4 \cdot 2H_2O$	1,2 g
$CaCl_2$	2,8 g	KH_2PO_4	1,2 g
$MgSO_4 \cdot 7H_2O$	4,0 g	Glukose	20,0 g
Aqua tridest.	1000 ml	Aqua tridest.	1000 ml

Die fertige Hanks-Lösung enthält 50 ml Konzentrat A, 50 ml Konzentrat B und 900 ml Aqua tridest.

Vigier und Goldé [*83*] haben die Gewebekulturmethode und die CAM-Titration kombiniert angewendet und Studien zur Vermehrung des RSV in der Kultur angestellt. Sie fanden, daß nur ein geringer Teil des zur Beimpfung verwendeten Virus an Zellen adsorbiert wird und daß nur ein geringer Prozentsatz von Zellen zu Virusproduzenten wird. Während der ersten 2 Tage kann kein Virus aus der Kultur gewonnen werden („Eclipse"). Nach dieser Phase kommt es zur Vermehrung des Virus, und zwar schrittweise, wobei jeder Schritt 2 Tage dauert und durch die Infektion neuer Zellen bedingt ist. Die Produktion des Virus liegt während der sog. „Gleichgewichtsphase" (konstantes Verhältnis zwischen Zahl der infektiösen Einheiten und Gesamtzahl der Zellen) etwa bei 10 bis 30 PFU („pock forming unit") pro Zelle pro Tag.

b) Titration des RSV in Monolayerkulturen. Die Titration des Virus in der Gewebekultur selbst ohne gleichzeitige Anwendung der CAM-Titration wurde in erster Linie von Rubin [*69*], Temin und Rubin [*84*] und Rubin [*85*] entwickelt und von zahlreichen anderen Autoren angewendet. Die Methode beruht darauf, daß normale Hühnerfibroblasten in der Gewebekultur durch das RSV morphologisch umgewandelt werden (Temin u. Rubin [*84*]): 2 bis 3 Tage nach der Infektion der Kükenembryonalkultur (Monolayer) erscheinen im Zellrasen abgerundete, refraktile Zellen. Sie haben als Einzelzellen das Aussehen von Mitosezellen, behalten jedoch dieses auch während der Interphase. So entstehen nach 2 bis 3 Tagen in dem Monolayerrasen Gruppen oder Foci von runden, refraktilen Zellen, die leicht von den übrigen Fibroblasten unterschieden werden können. Häufig werden diese Foci durch Übereinanderwachsen der Zellen vielschichtig. In der Mitte des Focus entsteht ein Loch, das von diesen charakteristisch veränderten Zellen umgeben wird. Diese Foci veränderter Zellen können nun zur Titration des Virus benutzt werden, da ihre Zahl in einer beimpften Kultur direkt proportional der Virusdosis ist. Außerdem ist ein Focus als von einem Viruspartikel ausgelöst zu betrachten (Temin u. Rubin [*84*]). Zu hohe Virusdosen ergeben allerdings eine Umwandlung des gesamten Monolayerrasens, was eine Auszählung nicht mehr zuläßt.

Da von diesen Foci erneut Virus produziert wird und in die Nährlösung abgegeben wird, würde dieses Virus neue Foci auslösen und das Ergebnis der Titration verfälschen. TEMIN und RUBIN [*84*] und RUBIN [*85*] wenden deshalb die sog. „Plaque-Methode“ an, wie sie auch bei anderen Viren benutzt wird, z. B. beim Poliomyelitisvirus (MELNICK [*86*]): Mit der Trypsinierungsmethode wird eine Kükenembryozellsuspension hergestellt (4 Millionen Zellen in 10 ml Standardmedium) und in 100 mm-Dmr.-Petri-Schalen ausgesät, die 3 bis 5 Tage bei 37 °C inkubiert werden.

Als Standardmedium dient (RUBIN [*85*]):

Standardmedium		Agarüberschicht	
M 199	8,0 ml	1,8% Agar	2,5 ml
Tryptosephosphatbrühe	1,0 ml	M 199 doppelte Konzentration von Aminosäuren und Vitaminen	2,5 ml
Kälberserum	0,8 ml	Tryptosephosphatbrühe	0,7 ml
Kükenserum	0,2 ml	Kälberserum	0,6 ml
2,8% $NaHCO_3$	0,2 ml	Kükenserum	0,1 ml
		2,8% $NaHCO_3$	0,13 ml

Aus diesen Kulturen werden nach 3 bis 5 Tagen Subkulturen durch Retrypsinierung (s. oben) hergestellt und 200000 bis 300000 Zellen in 3 bis 5 ml Standardmedium in 50 mm-Dmr.-Petri-Schalen ausgesät. Nach Inkubation über Nacht werden die Platten einmal mit M 199 gewaschen und danach mit 0,1 bis 0,8 ml Virus in M 199 (etwa $5 \cdot 10^6$ bis 10^7 FFU/ml = Focus forming unit) beimpft. Nach einer Adsorptionsperiode von 10 Minuten bis 1 Stunde wird mit 5 ml Agar (s. oben) überschichtet und inkubiert. Drei Tage später wird mit 2 ml eine zweite Agarschicht als Nährsubstrat über die erste geschichtet. 5 bis 7 Tage danach werden 3 ml einer 1/20000 Lösung von Neutralrot in Standardmedium hinzugegeben und nach 2 Stunden wieder entfernt, was das Auszählen der Foci wesentlich erleichtert (nach RUBIN [*85*]).

Nach RUBIN [*85*] ließ sich mit dieser Methode feststellen, daß der log der Anzahl infizierter Zellen linear als Funktion des log der Viruskonzentration ansteigt, jedoch nur bis zu einer Virusverdünnung von $> 1:40$, wobei 5 bis 25% der Zellen Infektionszentren (IC) darstellen. Bei weiterer Virusanreicherung steigt die Zahl der IC nicht mehr. Weiterhin konnte gezeigt werden, daß sich das Virus in der Zelle vermehrt. So konnte durch Ausspateln der Zellen erst nach der Virusinfektion, die in der Zellsuspension erfolgte, gezeigt werden, daß 30 Stunden nach der Infektion 60% der Zellen IC sind. Wurde erst 1 bis 2 Tage nach der Infektion mit Agar überschichtet, so überschritt die Zahl der IC die der ausgesäten Zellen, d. h., es bilden sich zu den Primär- auch schon Sekundärfoci.

Diese Plaque-Methode stellt demnach eine ausgezeichnete Möglichkeit dar, neben der CAM-Methode und unabhängig von ihr, das Virus des Rous-Sarkoms zu titrieren und unbekannte mit bekannten Aktivitäten zu vergleichen.

VI. Eigenschaften des Rous-Sarkomvirus

1. Immunologie des Rous-Sarkomvirus

Versuche mit gereinigten Präparationen des Rous-Sarkom I-Virus ergaben Hinweise dafür, daß das Agens zwei verschiedene Antigenkomponenten besitzt (AMIES u. CARR [*15*]; HARRIS [*51*]). Entsprechend lassen sich zwei verschiedene

Antikörper, nämlich Virusantikörper, die in immunen Hühnern auftreten und Anti-Hühner-Antikörper, die bei Kaninchen zusätzlich provoziert werden können, unterscheiden.

Das Rous-Virus löst sowohl homolog (ANDREWES [*87* u. *88*]) als auch heterolog (ROUS, ROBERTSON u. OLIVER [*89*]; GYE u. PURDY [*90*]; MURPHY, STURM, FAVILLI, HOFFMAN u. CLAUDE [*91*]) inaktivierende Antikörper aus, die auch durch Präcipitation und Komplementbindung nachgewiesen werden können. Zwischen den Agentien der verschiedenen Hühnersarkomtypen bestehen immunologisch keine großen Unterschiede ihrer Antigeneigenschaften, indem Antikörper gegen das Virus eines Tumortyps meist auch inaktivierend auf die Agenzien anderer Sarkomtypen wirken (ANDREWES [*88*]). Erschwerend für die Deutung

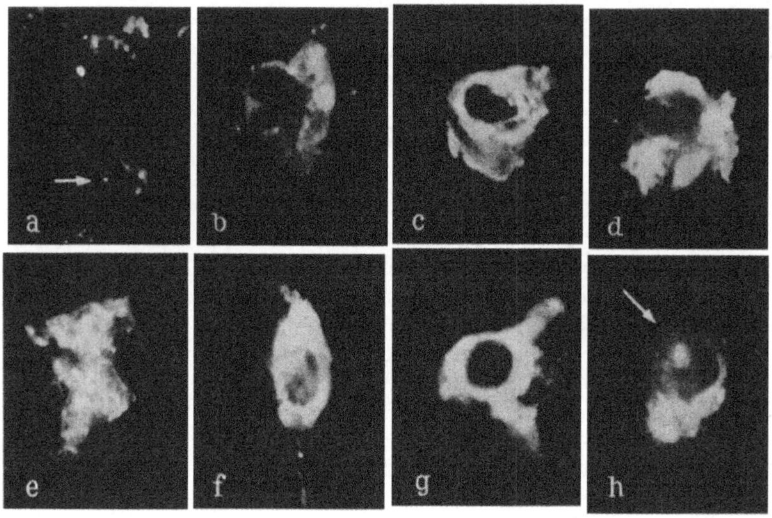

Abb. 12a—h. Intrazelluläre Lokalisation des Rous-Virus-Antigens, nachgewiesen mit fluoreszierenden Antikörpern (aus MELLORS [*97*])
a) Flügeltumor; feinpartikuläre Verteilung des Antigens im Cytoplasma der Sarkomzelle; b) Fein- und grobpartikuläre sowie homogene Verteilung des Antigens im Cytoplasma der Sarkomzelle; c) Virus-Antigen in aggregierten Massen im Cytoplama der Zelle; d) Wie c; e) Implantat in der Lunge. Partikuläre und homogene Anordnung des Antigens im Cytoplasma; f) Plumpe spindelförmige Zelle mit antigenreichem Cytoplasma; g) Wie f, aber bizarr geformte Sarkomzelle; h) Virusantigen in exzentrischem, rundem Fokus im Kern, außerdem im Cytoplasma

der immunologischen Reaktionen ist die Tatsache, daß auch Antikörper gegen normale Gewebe des Huhnes das Rous-Sarkomvirus und die anderen Hühnersarkomagentien inaktivieren (AMIES [*92*]). Dieser Befund wird von verschiedenen Autoren derart gedeutet, daß die Tumoragenzien antigen wirksame Komponenten des normalen Hühnergewebes besitzen (s. oben). Nach RUBIN [*93*] scheint jedoch zwischen der Wirkungsweise der gegen die Viren einerseits und gegen normales Hühnergewebe andererseits gerichteten Antikörper ein grundlegender Unterschied zu bestehen. Danach besitzt Anti-Virus-Antiserum eine spezifische Inaktivierungswirkung, während die Inaktivierung durch Antiserum gegen normales Hühnergewebe darauf zurückgeführt wird, daß es nach Injektion einer Mischung von Virus und Antinormalgewebsserum zu einer Schädigung der Zellen im Impfgebiet durch das Antiserum kommt, wodurch diese ihre Fähigkeit zur Virusvermehrung und malignen Entartung verlieren. Der Nachweis für die Richtigkeit dieser Annahme konnte dadurch erbracht werden, daß das nach Inkubation mit Antiserum vom Antikörper wieder abgetrennte Virus volle Aktivität besitzt.

Neben einer Tumorimmunität durch aktive Immunisierung durch Tumortransplantation (mit regressierenden oder langsam wachsenden Sarkomen) existiert bei Hühnern noch eine gewisse natürliche, angeborene Immunität gegen das Rous-Virus (CARREL [*94*]; ROUS, MCMASTER u. HUDACK [*95*]; AMIES u. CARR [*15*]). Diese natürlichen Antikörper treten bei verschiedenen Hühnerrassen gehäuft auf und sind meist bei älteren Tieren vermehrt, weswegen mit Vorrang Küken und junge Tiere verwendet werden sollen. Diese natürlichen Antikörper werden von verschiedenen Autoren als Auto- bzw. Iso-Antikörper angesehen (gegen gewebseigene, blutfremde Antigene), von anderen als spezifische Antikörper als Produkt einer latenten Verseuchung der Hühner mit sarkomerzeugenden Viren. Bezüglich der intrazellulären Lokalisation des Rous-Sarkomvirusantigens wurden Versuche vor allem von MALMGREN [*96*] und MELLORS [*97*] durchgeführt, wobei die von COONS und KAPLAN [*98*] inaugurierte Methode mit fluoreszierenden Antikörpern zur Lokalisation von Antigenen in Zellen mit Hilfe des Fluoreszenzmikroskops zur Anwendung gelangte. Für diesen Zweck werden zunächst durch Hyperimmunisierung von Küken mit formalinbehandelten Homogenisaten aus Sarkomen durch s.c. Injektion Antiseren gegen das Virus erzeugt. Aus diesen werden die γ-Globuline isoliert. Diese werden mit Fluoresceinisothiocyanat bei einer Proteinkonzentration von 10 bis 20 mg/ml behandelt, die Antikörper auf diese Weise markiert. Das Virusantigen entwickelt sich und ist lokalisiert im Cytoplasma, zeigt bezüglich Verteilung im Plasma, Art der Anordnung und Größe der Antigenareale Differenzen. Gelegentlich konnte mit Hilfe dieser Methodik auch in Zellkernen in geringen Mengen Virusantigen nachgewiesen werden (s. Abb. 12).

2. Chemische Zusammensetzung des Rous-Sarkomvirus

Eine genaue chemische Analyse des Rous-Sarkomagens ist heute noch nicht möglich, da es bisher nicht gelungen ist, das Virus in reiner Form, d. h. frei von anderen zellulären Komponenten darzustellen. Daher sind vor allem in quantitativer Hinsicht nur Näherungswerte möglich, zumal auch aus Kükenembryonen Partikel isoliert werden können, die eine ähnliche chemische Zusammensetzung aufweisen wie für das Rous-Agens angegeben (CLAUDE [*99* bis *101*]). Analysen an angereicherten Viruspräparationen ergaben einen Stickstoffgehalt von 8,6% und einen P-Gehalt von 1,54%; sie wiesen etwa 36,5% Lipoide und 10 bis 15% RNS sowie etwa 50% Proteine auf (CLAUDE [*99* bis *101*]). Es handelt sich danach um ein Liporibonucleoproteid. Auf Grund neuerer Untersuchungen scheint der von CLAUDE angeführte RNS-Gehalt mit 10 bis 15% zu hoch zu sein. BATHER [*102* u. *103*] fand an stark angereicherten Viruspräparationen einen RNS-Gehalt zwischen 0,64 bis 2,12%. Von EPSTEIN und HOLT [*18*] konnte der Nachweis für RNS als Nucleinsäurekomponente des Virus rein qualitativ elektronenmikroskopisch nach Einwirkung von RNase auf Viruspräparationen geführt werden (Abb. 14a u. b; Virusnucleoid). Für die onkogene Wirksamkeit des Virus ist nach bisherigen Untersuchungen die chemisch komplexe Form des Agens Voraussetzung. Das Viruslipoid ist unwirksam und besitzt offensichtlich nur strukturerhaltende Wirkung. Für die Nucleinsäuren aus angereicherten Viruspräparationen konnte eine onkogene Wirkung bis jetzt nicht nachgewiesen werden (BIELKA u. GRAFFI [*104*]).

3. Resistenz des Rous-Sarkomvirus

a) Verhalten gegenüber hohen und tiefen Temperaturen. Beim Erwärmen von Rous-Sarkomextrakten auf 56 °C für 15 Minuten wird das Virus inaktiviert, und auch bei 37 °C über mehrere Stunden findet ein ziemlich rascher Aktivitätsverlust statt (OBERLING u. GUÉRIN [35]; BRYAN, MAVER, MOLONEY, THOMAS u. SELLS [105]). Zusatz von etwa 2% Pferde- oder Kaninchenserum übt auf Filtrate unter diesen Bedingungen einen stabilisierenden Effekt aus.

Gegenüber Einfrieren ist das Virus sowohl im Tumorgewebe selbst wie auch in wäßrigen Extrakten gut haltbar (MILLER u. EGGERS [106]; EPSTEIN [107 u. 108]). Im Gesamtgewebe ist das Agens bei etwa —70 °C über CO_2-Schnee eigenen Erfahrungen nach über viele Monate konservierbar; in zugeschmolzenen Ampullen über CO_2-Schnee bleibt das Agens über 2 Jahre aktiv. In wäßrigen Tumorextrakten im Eisschrank verliert jedoch das Virus innerhalb einer Woche an Aktivität. Wiederholtes Einfrieren und Auftauen von Rous-Sarkomgewebe ist ohne Einfluß auf die Virusaktivität, wenn dabei O_2-Zutritt ausgeschlossen wird (MILLER u. EGGERS [106]).

b) Verhalten gegenüber Glycerin. Besonders gut ist das Virus über längere Zeit im Sarkomgewebe haltbar, wenn das Gewebe in 50%iges Glycerin gebracht wird. Solche Präparationen sind über etwa 4 Wochen (MASCHMANN u. ALBRECHT [109]; ROUS u. MURPHY [110]) haltbar, nach SCHMIDT [111] bei —20 °C sogar über 3 Jahre. Ein gewisser Virulenzverlust ist jedoch in allen diesen Fällen zu verzeichnen.

c) Verhalten gegenüber Trocknung und Gefriertrocknung. Bereits 1911 konnten ROUS und MURPHY [7 u. 112] nachweisen, daß das Rous-Virus im getrockneten und pulverisierten Sarkomgewebe bei Zimmertemperatur über mehrere Monate aktiv bleibt; mit der Zeit tritt allerdings eine fortschreitende Aktivitätsminderung ein. P. R. PEACOCK und A. PEACOCK [113] konnten das Mill-Hill-Endotheliom mit getrockneten Präparationen übertragen, die über 12 Jahre bei 0 °C konserviert worden waren.

Besonders resistent ist das Rous-Agens auch gegenüber Gefriertrocknung sowohl des Sarkomgewebes als auch in Gewebsextrakten (EPSTEIN [107]; CARR u. HARRIS [114]; HARRIS [115]).

Zusammenfassend ergibt sich über die Haltbarkeit des Rous-Sarkomvirus, daß sich dieses besonders gut im frischen und gefriergetrockneten Sarkomgewebe bei tiefen Temperaturen, insbesondere auch bei Aufbewahrung des Tumorgewebes in konzentrierten Glycerinlösungen bei tiefen Temperaturen, konservieren läßt. In Form von zellfreien Extrakten ist das Virus am besten durch Gefriertrocknung zu konservieren, weniger gut bei 0 °C. Dabei ist zu beachten, daß sich hochgereinigte Präparationen im allgemeinen schlechter konservieren lassen als Gesamtextrakte, da verschiedenen Gewebskomponenten offenbar ein konservierender Effekt zukommt (CARR u. HARRIS [114]). Eine gewisse Stabilisierung solcher Präparationen ist möglich durch Zusatz von inaktiviertem Pferde- oder Kaninchenserum (GOTTSCHALK [116]). BRYAN, MOLONEY u. CALNAN [117] fanden, daß partiell gereinigte Viruspräparationen durch Citratzusatz stabilisiert werden können. Wie anschließend noch gezeigt werden wird, ist für eine gute Konservierbarkeit getrockneter oder gefriergetrockneter Extrakte Aufbewahrung unter CO_2-Atmosphäre oder im Vakuum sehr günstig.

4. Verhalten des Rous-Sarkomvirus gegenüber chemischen und physikalischen Einflüssen

a) Sauerstoff. Gegenüber Sauerstoff, Peroxyden und anderen Oxydationsmitteln ist das Rous-Sarkomvirus sensitiv. Auf dieser O_2-Empfindlichkeit beruht zum großen Teil auch der bereits erwähnte Aktivitätsverlust des Virus bei seiner Aufbewahrung. Dies geht u. a. daraus hervor, daß Trocknung und Aufbewahrung von Extrakten unter CO_2 an Stelle von Luft eine bessere Konservierbarkeit des Virus garantiert (SUZUE [118]).

Vermutlich beruht die hohe O_2-Empfindlichkeit des Virus auf dessen hohem Gehalt an SH-Gruppen, die für die Wirkung essentiell sein dürften. So kann durch SH-blockierende Substanzen, wie z. B. p-Chlormercuribenzoat, die Virusaktivität aufgehoben werden (SCHMIDT [*119*]), durch Cystein ist eine Reaktivierung möglich. Cystein übt auch auf durch Oxydation inaktiviertes Virus eine reaktivierende Wirkung aus (MUELLER [*120*]; ENGELBRETH-HOLM u. FREDERIKSEN [*122*]). Auf das Virus in getrockneten Tumorextrakten übt auch KCN eine stabilisierende Wirkung aus (DMOCHOWSKI [*31*]).

b) Wasserstoffionenkonzentration. Das Rous-Sarkomvirus bleibt nach LEWIS und MICHAELIS [*123*] im pH-Bereich 4 bis 12 aktiv, die optimalen Bedingungen für die Aufrechterhaltung der Virusaktivität liegen bei pH 7 bis 7,5 (BRYAN, MAVER, MOLONEY, THOMAS u. SELLS [*105*, *124* u. *125*]); für die Herstellung virushaltiger Extrakte wird dabei Citratpuffer empfohlen. Bei pH 3,6 wird das Virus inaktiviert (SUGIURA u. BENEDICT [*126*]), im alkalischen Bereich bei pH 12, während es bei pH 11,4 noch stabil ist (CLAUDE [*127*]). Zwischen pH 4 und 5 kann das Virus präzipitiert werden, Suspensionen und Lösungen dieser Präzipitate in neutralen Medien zeigen volle Aktivität.

c) Fermente. Gegenüber Trypsin ist das Rous-Virus bei neutraler oder schwach saurer Reaktion, also im Bereich des Wirkungsoptimums, stabil (BAKER u. MCINTOSH [*128*]; FRÄNKEL u. MISLOWITZER [*129*]). Aus diesem Grunde kann Trypsin auch zur Beseitigung unspezifischer Eiweiße bei der Virusanreicherung verwendet werden (MOLONEY [*19*]; AMIES u. CARR [*15*]; POLLARD [*130*]; CARR u. HARRIS [*25*]). Gleiches gilt für die Behandlung mit Hyaluronidase. Auch gegenüber einer Behandlung mit RNase und DNase ist das Virus in Gesamtsarkomextrakten und angereicherten Viruspräparationen stabil (BIELKA u. GRAFFI [*104*]). Daraus ergibt sich, daß die Nucleinsäurekomponente des Virus in geschützter Form vorliegt, sicher durch den Protein- und Lipoidanteil. Pflanzliche Lipase und Urease sowie Amylase beeinflussen die Aktivität des Virus im wesentlichen verständlicherweise ebenfalls nicht (SUGIURA [*131*]).

d) Lipolytische Agenzien. Verschiedene Agenzien, die eine Affinität zu Lipoiden aufweisen, führen zu einer sehr starken bis völligen Inaktivierung des Rous-Virus innerhalb von Minuten. Dies gilt für Saponin und Desoxycholat (zit. nach OBERLING u. GUÉRIN [*35*]; BIELKA u. GRAFFI [*132*]) sowie Äther (GRAFFI u. BIELKA [*133*]).

e) Strahlen. Nach Experimenten von LACASSAGNE und NYKA [*134*] ist das Rous-Virus gegenüber Röntgenstrahlen sehr stabil; es wird erst durch $6 \cdot 10^6$ R zerstört, während die Zellen des Rous-Sarkoms bereits durch 1000 bis 6000 R abgetötet werden (MISZURSKI, PIKOWSKI, GOLDHABER u. DOLJANSKI [*135*]).

Gegenüber UV-Strahlen ist das Rous-Sarkomvirus labil und wird inaktiviert (CLAUDE [*136*]; CLAUDE u. ROTHEN [*137*]; OTA u. YOKOI [*138*]; STURM, GATES u. STURM [*139*]). Besonders stark inaktivierend wirken die Spektralanteile um 250 bis 260 mμ. Das Zerstörungsspektrum entspricht damit dem Absorptionsspektrum gereinigter Viruspräparationen (CLAUDE [*101*]). Die Inaktivierung des Virus durch UV-Strahlen um 2600 Å spricht für die essentielle Bedeutung von Nucleinsäuren für die onkogene Wirkung des Virus. Dies wird unterstützt durch den Befund, wonach Infektiosität und RNS-Gehalt von Viruspräparationen parallel verlaufen (BATHER [*102* u. *103*]; CASELLI [*140*]).

Ultrakurzwellenbehandlung (etwa 3000 m/sec) führte zu keiner Inaktivierung des Rous-Virus, wenn Überwärmung des Virusmaterials ausgeschlossen wurde (EPSTEIN u. COOK [*141*]).

VII. Elektronenmikroskopische Darstellung des Rous-Sarkomvirus

Das RSV wurde als erstes onkogenes Virus im Elektronenmikroskop nachgewiesen von CLAUDE, PORTER und PICKELS [36], die Rous-Tumorzellen auf

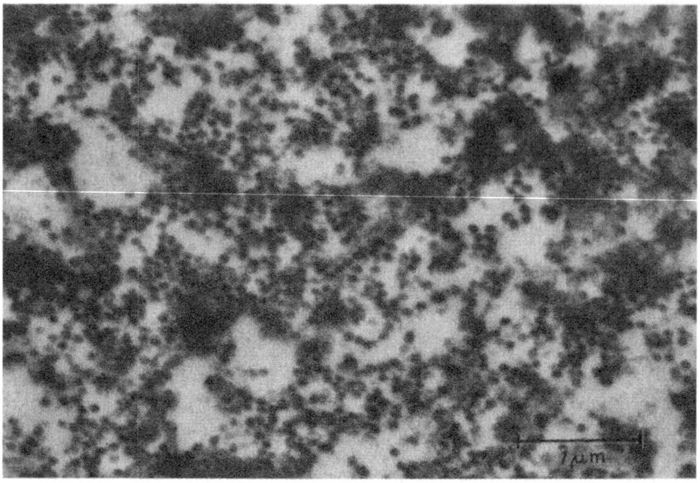

Abb. 13. Elektronenmikroskopische Aufnahme eines Schnittes durch die partikelhaltige Zone eines Sediments aus einer gereinigten Virussuspension von RSV, das aus Ei-Tumoren (CAM) durch siebenmalige Behandlung mit Fluorocarbon präpariert wurde. Zentrifugation der Suspension bei 105000 g für 1 Std. führte zur Sedimentation aller vorhandenen geformten Strukturen, die, wie das Bild zeigt, aus einheitlichen sphärischen Partikeln von etwa 75 µm Durchmesser bestehen. Permanganat-Fixierung, Metacrylateinbettung; 17000 × (Original von EPSTEIN)

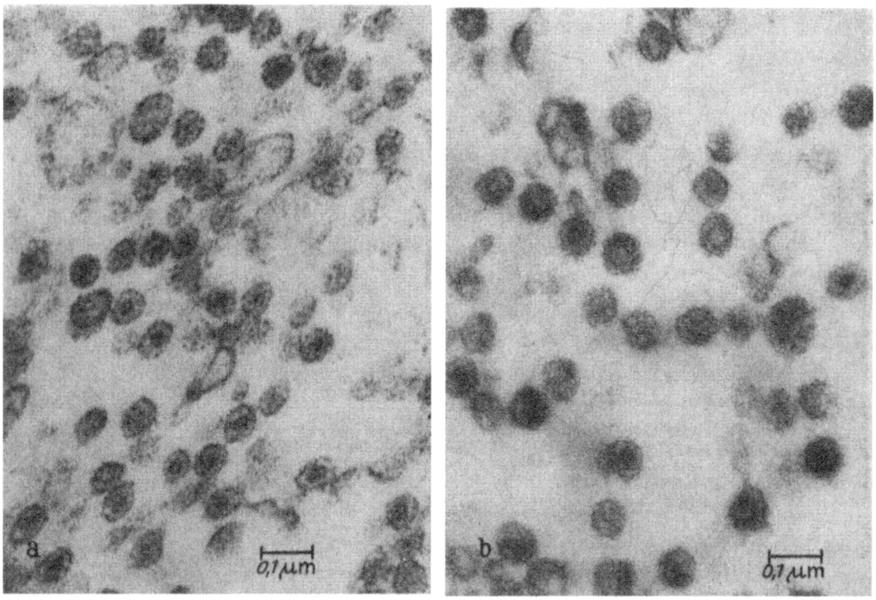

Abb. 14a. Rous-Virus-Partikel im Dünnschnitt. Die Partikel wurden 2 Std. bei 37 °C in einem enzymfreien Kontrollmedium inkubiert, bevor sie eingebettet wurden. Obwohl die Partikel etwas extrahiert erscheinen, kann ihr elektronendichtes Nucleoid noch deutlich unterschieden werden. Permanganat-Fixierung, Metacrylateinbettung; 70000 × (Original von EPSTEIN)

Abb. 14b. Rous-Virus-Partikel 2 Std. bei 37 °C mit Ribonuklease (0,1 Gew.-%) vor der Einbettung inkubiert. Die Nucleoide sind durch die Einwirkung des spezifischen Enzyms abgebaut, was darauf hinweist, daß sie Nucleinsäure vom Ribosetyp enthalten. Die Partikel sind durch die Behandlung etwas gequollen. Permanganat-Fixierung, Metacrylateinbettung; 70000 × (Original von EPSTEIN)

Formvarfilm kultivierten und in toto mikroskopierten. In den Zellen fanden sich Aggregate von elektronendichten Partikeln von 700 bis 1000 Å. Diese Befunde wurden später mit gleicher Methodik von OBERLING, BERNHARD, GUÉRIN und HAREL [*142*], BERNHARD und OBERLING [*143*] und EPSTEIN [*144*] bestätigt und vervollständigt.

Nach Einführung der Ultradünnschnittechnik wurde auch die Feinstruktur des RSV sehr bald untersucht und beschrieben. Erwähnt seien besonders die

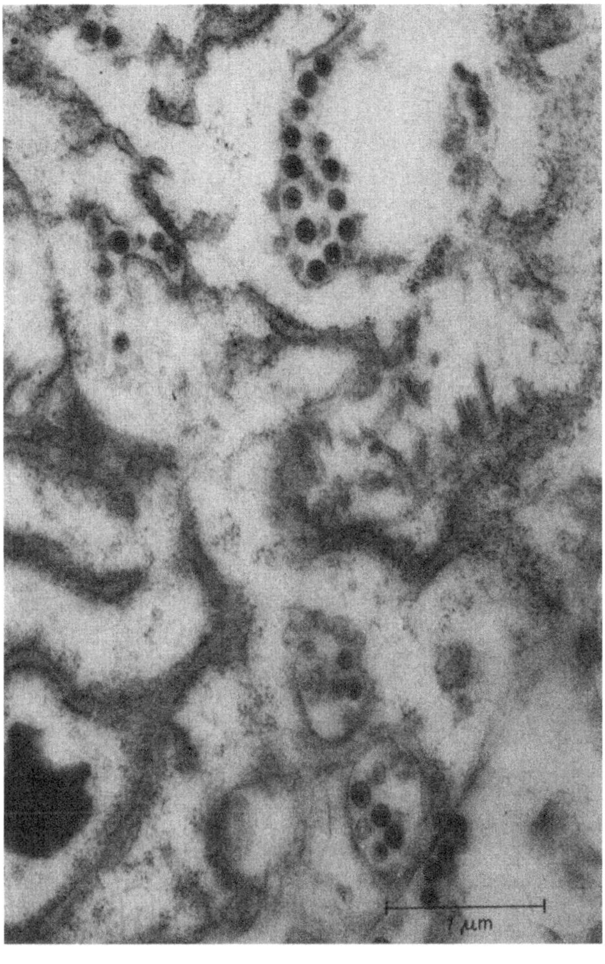

Abb. 15. Intrazelluläre Lokalisation des RSV in cytoplasmatischen Vakuolen eines Spontantumors 21500 × (Original von BERNHARD)

Arbeiten von GAYLORD [*145*], EPSTEIN [*146*], BERNHARD et al. [*147*], OBERLING, BERNHARD und VIGIER [*148*], HAGUENAU, DALTON und MOLONEY [*38*] und EPSTEIN [*17*].

Im Ultradünnschnitt stellt sich das Rous-Virus als rundes Partikel dar, das ein zentrales Nucleoid von 300 bis 400 Å aufweist. Letzteres wird von einer helleren Zone und außen von zwei konzentrischen Membranen umgeben (Abb. 14 u. 16). Der Gesamtdurchmesser beträgt 700 bis 800 Å. Das Nucleoid enthält RNS, wie EPSTEIN und HOLT [*18*] durch Behandlung der Partikel in gereinigten Ultrazentrifugaten mit RNase nachweisen konnten (Abb. 13 u. 14a, b). EPSTEIN [*37*] fand in einer unter 50 bis einer unter 3000 Tumorzellen Viruspartikel. Sie sind in intracytoplasmatischen Vakuolen oder außerhalb der Zelle an der Zellmembran und im Extrazellularraum lokalisiert (Abb. 15). BERNHARD, OBERLING und VIGIER [*149*] fanden im Cytoplasma diffuse granuläre Areale, die als inkomplette Virusformen aufgefaßt wurden. Von FEBVRE, HAGUENAU und ARNOULT [*150*] wurden im Kern infizierter Gewebekulturzellen granuläre Massen beobachtet, die evtl. mit der Virusbildung im Zusammenhang stehen und eine intranucleäre Phase der Entwicklung des Virus darstellen.

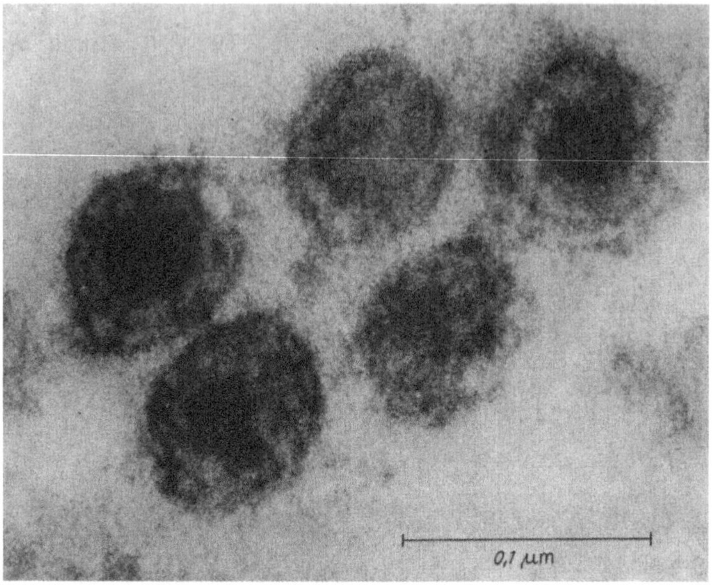

Abb. 16. Rous-Virus-Partikel bei starker Vergrößerung. Mit $Pb(OH)_2$ kontrastiert. Deutliche Darstellung von Doppelmembran und Nucleoid. 340000 × (Original von BERNHARD)

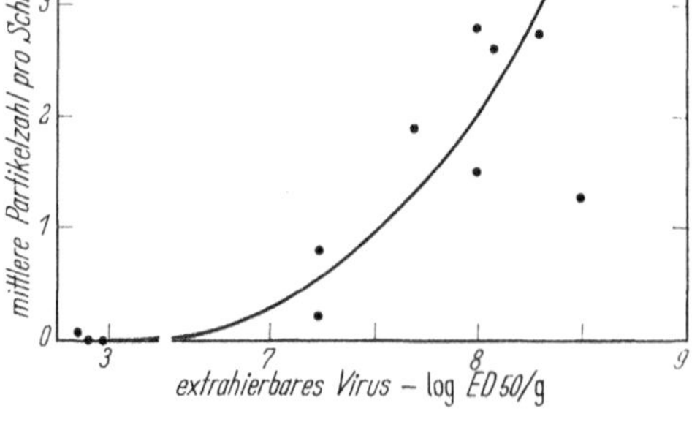

Abb. 17. Beziehung zwischen mittlerer Virus-Partikelzahl pro Ultradünnschnitt einer Zelle und Menge des extrahierbaren Virus (nach HAGUENAU et al. [*38*])

MANNWEILER und BERNHARD [*151*] konnten für das Fujinami-Myxosarkom ganz ähnliche Partikel mit gleicher Lokalisation im Gewebe nachweisen. Für das Endotheliom von BEGG wurden Partikel ähnlicher Struktur, jedoch mit größeren Dimensionen (1100 Å), von ROUILLER, HAGUENAU, GOLDÉ und LACOUR [*152*] beschrieben. DOURMASHKIN und SIMONS [*153*] untersuchten das RSV mit der „negative-staining-method" (s. Abschnitt: Elektronenmikroskopie des Polyomavirus). Sie konnten

Andeutungen einer Substruktur (Capsomerenstruktur) nachweisen und die an Schnittpräparaten gewonnenen Ergebnisse im wesentlichen bestätigen. HAGUENAU, DALTON und MOLONEY [38] konnten mit Hilfe des Elektronenmikroskops quantitative Ergebnisse über das Vorkommen des RSV in den Tumorzellen gewinnen und diese in direkte Beziehung zur Induktionsdosis und zur Aktivität der aus diesen Tumoren gewonnenen Filtrate setzen. Die Zahl der Partikel variiert sehr stark, je nachdem, ob der Tumor durch eine hohe oder durch eine niedere Virusdosis induziert wurde. Bei mit hohen Dosen induzierten Tumoren fanden sich pro Schnitt 1,6 bis 5,9 Partikel (nur positive Zellen berücksichtigt). Die Zahl der positiven Schnitte variierte von 16 bis 94,5%. Vom Schnitt auf die räumliche Zelle extrapoliert bedeutet das etwa den 200fachen Wert der im Schnitt gefundenen Zahl. Da im Schnitt 70 bis 95% positive Zellen gefunden wurden, sind wahrscheinlich in allen Zellen Viruspartikel vorhanden. Wurden Extrakte aus den Tumoren am Tier getestet, so ergab sich eine sehr deutliche Übereinstimmung zwischen hohem Virusgehalt und hoher Aktivität der Extrakte oder Filtrate bzw. niedrige Aktivität bei niederen Partikelzahlen in Tumoren, die mit niederen Dosen induziert wurden (Abb. 17).

Diese Befunde lassen mit großer Wahrscheinlichkeit den Schluß zu, daß es sich bei den in den Tumoren nachgewiesenen Partikeln um das causale Agens des Rous-Tumors, also das RSV, handelt. Außerdem ergibt sich gleichzeitig die im Vergleich zu den toxisch-nekrotisierenden Viren sehr niedrige Zahl von Viruspartikeln pro Zelle, die für alle onkogenen RNS-Viren charakteristisch zu sein scheint.

In einer neueren Arbeit konnten HEINE et al. [154] nachweisen, daß das Rous-Sarkomvirus — wie verschiedene Leukämieviren — an der Zellmembran aufgebaut und abgeschnürt wird.

Literatur

[1] ELLERMANN, V., u. O. BANG: Z. Bakteriol. Parasitenkunde, Abt. I, **46**, 595 (1908).
[2] CLAUDE, A., and J. B. MURPHY: Physiol. Rev. **13**, 246 (1933).
[3] BURMESTER, B. R., A. K. FONTES and W. G. WALTER: J. nat. Cancer Inst. **25**, 307 (1960).
[4] ROUS, P.: J. exp. Med. **12**, 696 (1910).
[5] TEUTSCHLAENDER, O.: Beitr. path. Anat. **69**, 489 (1921).
[6] CARR, J. G.: Proc. Roy. Soc. **62**, 243 (1947).
[7] ROUS, P.: J. exp. Med. **13**, 397 (1911).
[8] LO, W. H. Y., and F. B. BANG: Bull. Johns Hopkins Hosp. **97**, 227 u. 238 (1955).
[9] PRINCE, A. M.: J. nat. Cancer Inst. **20**, 147 (1958).
[10] BRYAN, W. R., D. CALNAN and J. B. MOLONEY: J. nat. Cancer Inst. **16**, 317 (1955).
[11] DMOCHOWSKI, L.: J. nat. Cancer Inst. **9**, 57 (1948).
[12] DMOCHOWSKI, L.: J. nat. Cancer Inst. **9**, 69 (1948).
[13] DMOCHOWSKI, L.: J. nat. Cancer Inst. **9**, 73 (1948).
[14] RILEY, V. T., D. CALNAN and W. R. BRYAN: J. nat. Cancer Inst. **7**, 93 (1946).
[15] AMIES, C. R., and J. G. CARR: J. Path. Bact. **49**, 497 (1939).
[16] CLAUDE, A.: J. exp. Med. **66**, 59 (1937).
[17] EPSTEIN, M. A.: Brit. J. Cancer **12**, 248 (1958).
[18] EPSTEIN, M. A. and S. D. HOLT: Brit. J. Cancer **12**, 363 (1958).
[19] MOLONEY, J. B.: J. nat.Cancer Inst. **16**, 877 (1956).
[20] BRYAN, W. R.: J. nat. Cancer Inst. **6**, 225 (1946).
[21] GROUPÉ, V., F. J. RAUSCHER, A. S. LEVINE and W. R. BRYAN: J. nat. Cancer Inst. **16**, 865 (1956).
[22] GROUPÉ, V., and F. J. RAUSCHER: J. nat. Cancer Inst. **18**, 507 (1957).
[23] POPKEN, F. E., and C. O. BAUGHN: J. nat. Cancer Inst. **26**, 305 (1961).
[24] LOOMIS, L. N., and A. W. PRATT: J. nat. Cancer Inst. **17**, 101 (1956).
[25] CARR, J. G., and R. J. C. HARRIS: Brit. J. Cancer **5**, 83 (1951).
[26] FRAENKEL, E.: Z. Krebsforsch. **32**, 167 (1930).
[27] ROUS, P., J. B. MURPHY and W. H. TYTLER: J. Amer. Med. Assoc. **58**, 1751 (1912).

[28] Tytler, W. H.: J. exp. Med. **17**, 466 (1913).
[29] Rous, P., and L. B. Lange: J. exp. Med. **18**, 79 (1913).
[30] Rous, P.: J. exp. Med. **19**, 570 (1914).
[31] Lange, L. B.: J. exp. Med. **19**, 577 (1914).
[32] Fujinami, A., and K. Inamoto: III. Jap. Med. Congr., Osaka, April 1910.
[33] Fujinami, A., and K. Inamoto: Z. Krebsforsch. **14**, 94 (1914).
[34] Begg, A. M.: Lancet **1**, 912 (1927).
[35] Oberling, Ch., and M. Guérin: Adv. Cancer Res. **2**, 353 (1954).
[36] Claude, A., K. R. Porter and E. G. Pickels: Cancer Res. **7**, 421 (1947).
[37] Epstein, M. A.: Nature **178**, 45 (1956).
[38] Haguenau, F., A. J. Dalton and J. B. Moloney: J. nat Cancer Inst. **20**, 633 (1958).
[39] Lange, L. B.: J. exp. Med. **19**, 119 (1914).
[40] Murray, J. A., and A. M. Begg: Sci. Rep. Imp. Cancer Res. Fund. **9**, 1 (1930).
[41] Haddow, A.: J. Path. Bact. **37**, 149 (1933).
[42] Ludford, R. J.: Amer. J. Cancer **31**, 414 (1937).
[43] Levine, M.: Amer. J. Cancer **36**, 276, 386, 581; **37**, 61 (1939).
[44] Mauer, G.: Z. Krebsforsch. **48**, 58 (1938).
[45] Duran-Reynals, F., and J. Yale: J. Biol. Med. **13**, 77 (1940).
[46] Carr, J. G.: Brit. J. exp. Path. **34**, 133 (1943).
[47] Bather, R.: Brit. J. Cancer **7**, 492 (1953).
[48] Bather, R.: Brit. J. Cancer **8**, 545 (1954).
[49] Bryan, W. R.: J. nat. Cancer Inst. **16**, 843 (1956).
[50] Calnan, D., J. R. Kvedar and W. R. Bryan: J. nat. Cancer Inst. **19**, 941 (1957).
[51] Harris, J. C.: Adv. Cancer Res. **1**, 233 (1953).
[52] Fujinami, A., and K. Suzue: Trans. Jap. Pathol. Soc. **18**, 616 (1928).
[53] Andrewes, C. H.: J. Path. Bact. **35**, 407 (1932).
[54] Andrewes, C. H.: J. Path. Bact. **27**, 17 (1933).
[55] Des Ligneris, M. J. A.: Amer. J. Cancer **16**, 307 (1932).
[56] Duran-Reynals, F.: Cancer Res. **2**, 343 (1942).
[57] Svoboda, J.: Folia biol. **6**, 21 (1960).
[57a] Svoboda, J.: Folia biol. **6**, 96 (1960).
[58] Svoboda, J.: Experientia **17**, 274 (1961).
[59] Svet-Moldavsky, G. J.: Nature **180**, 1299 (1957).
[60] Svet-Moldavsky, G. J.: Acta virologica **2**, 1 (1958).
[61] Svet-Moldavsky, G. J.: Nature **182**, 4647, 1452 (1958).
[62] Zilber, L. A.: J. nat. Cancer Inst. **26**, 1295 (1961).
[63] Svoboda, J., u. J. Grozdanovič: Folia biol. **5**, 46 (1959).
[64] Kryukova, I. N.: Vopr. Onkol. **4**, 486 (1959).
[64a] Schmidt-Ruppin, H. K.: Krebsforsch. u. Krebsbekämpfung **3**, 26 (1959).
[64b] Schmidt-Ruppin, K. H.: Vortrag am Chester Beatty Research Institut, Juli 1962 u. persönliche Mitteilung.
[64c] Ahlström, C. G., and N. Forsby: J. exp. Med. **115**, 839 (1962).
[64d] Ahlström, C. G., and N. Jonsson: Acta Path. Microbiol. Scand. **54**, 136 (1962).
[64e] Ahlström, C. G., and N. Jonsson: Acta Path. Microbiol. Scand. **54**, 145 (1962).
[64f] Ahlström, C. G., N. Jonsson and N. Forsby: Acta Path. Microbiol. Scand. Suppl. **154**, 127 (1962).
[65] Svoboda, J.: Folia biol. **7**, 46 (1961).
[66] Rous, P., and J. B. Murphy: J. Amer. Med. Assoc. **56**, 741 (1911).
[67] Murphy, J. B., and P. Rous: J. exp. Med. **15**, 119 (1912).
[68] Keogh, E. V.: Brit. J. exp. Path. **19**, 1 (1938).
[69] Rubin, H.: Ann. New York Acad. Sci. **68**, 459 (1957).
[70] Prince, A. M.: J. nat. Cancer Inst. **20**, 147 (1958).
[71] Prince, A. M.: J. nat. Cancer Inst. **20**, 843 (1958).
[72] Prince, A. M.: Virology **5**, 435 (1958).
[73] Vigier, P.: Ann. Assoc. Franç. Cancer **45**, 460 (1958).
[74] Edlinger, E.: Naturwiss. **44**, 641 (1957).
[75] Edlinger, E.: Acta biol. med. german. **1**, 486 (1958).
[76] Edlinger, E.: Neoplasma **6**, 138 (1959).
[77] Edlinger, E.: Abh. Dtsch. Akad. Wiss. Berlin, Kl. Med. 3, 255 (1960).
[78] Vigier, P.: Virology **8**, 41 (1959).
[79] Epstein, M. A.: Brit. J. Cancer **10**, 33 (1956).
[80] Carrel, A.: J. exp. Med. **43**, 647 (1926).
[81] Sanford, K., G. D. Likely and W. R. Bryan: J. nat. Cancer Inst. **12**, 1317 (1952).
[82] Dulbecco, R., u. M. Vogt: J. exp. Med. **99**, 167 (1954).
[83] Vigier, P., and A. Goldé: Virology **8**, 60 (1959).

[84] TEMIN, H. M., and H. RUBIN: Virology 6, 669 (1958).
[85] RUBIN, H.: Virology 10, 29 (1960).
[86] MELNICK, J.: Ann. New York Acad. Sci. 61, 754 (1955).
[87] ANDREWES, C. H: J. Path. Bact. 34, 91 (1931).
[88] ANDREWES, C. H: J. Path. Bact. 37, 2, (1933).
[89] ROUS, P., O. H. ROBERTSON and J. OLIVER: J. exp. Med. 29, 305 (1919).
[90] GYE, E. W., and W. J. PURDY: Arch. exp. Path. 190, 92 (1938).
[91] MURPHY, J. B., E. STURM, G. FAVILLI, D. C. HOFFMAN and A. CLAUDE: J. exp. Med. 56, 117 (1932).
[92] AMIES, C. R.: J. Path. Bact. 44, 141 (1937).
[93] RUBIN, H.: Virology 2, 545 (1956).
[94] CARREL, A.: C. R. Séances Soc. Biol. 93, 10 (1925).
[95] ROUS, P., P. D. MCMASTER and S. S. HUDACK: J. exp. Med. 61, 657 (1935).
[96] MALMGREN, R.: J. nat. Cancer Inst. 24, 995 (1960).
[97] MELLORS, R. C.: Cancer Res. 20, 744 (1960).
[98] COONS, A. H., and M. H. KAPLAN: J. exp. Med. 91, 1 (1950).
[99] CLAUDE, A.: Proc. Soc. exp. Biol. Med. 39, 398 (1938).
[100] CLAUDE, A.: Science 91, 77 (1940).
[101] CLAUDE, A.: Science 90, 231 (1939).
[102] BATHER, R.: Brit. J. Cancer 11, 611 (1957).
[103] BATHER, R.: Brit. J. Cancer 12, 256 (1958).
[104] BIELKA, H., u. A. GRAFFI: Naturwiss. 45, 320 (1958).
[105] BRYAN, W. R., M. E. MAVER, J. B. MOLONEY, M. THOMAS and M. SELLS: J. nat. Cancer Inst. 10, 647 (1949).
[106] MILLER, J. K., and H. E. EGGERS: Amer. J. Cancer 23, 94 (1935).
[107] EPSTEIN, M. A.: Brit. J. Cancer 5, 317 (1951).
[108] EPSTEIN, M. A.: Brit. J. Cancer 6, 254 (1952).
[109] MASCHMANN, E., u. B. ALBRECHT: Hoppe-Seylers Z. Physiol. Chem. 196, 241 (1933).
[110] ROUS, P., and J. B. MURPHY: J. exp. Med. 17, 219 (1913).
[111] SCHMIDT, F.: Krebs, Virus u. Induktor, Akademie-Verlag, Berlin, 475 (1960).
[112] ROUS, P., and J. B. MURPHY: J. exp. Med. 19, 53 (1914).
[113] PEACOCK, P. R., and A. PEACOCK: Brit. J. Cancer 7, 220 (1953).
[114] CARR, J., and R. HARRIS: Brit. J. Cancer 5, 95 (1951).
[115] HARRIS, R.: Vacuum 1, 11 (1951).
[116] GOTTSCHALK, R. G.: Cancer Res. 6, 270 (1946).
[117] BRYAN, W. R., J. B. MOLONEY and D. CALNAN: J. nat. Cancer Inst. 15, 315 (1954).
[118] SUZUE, K.: Trans. Jap. Pathol. Soc. 17, 503 (1927).
[119] SCHMIDT, F.: Z. Krebsforsch. 61, 527 (1957).
[120] MUELLER, J. H.: J. exp. Med. 48, 343 (1928).
[121] MUELLER, J. H.: Science 68, 88 (1928).
[122] ENGELBRETH-HOLM, J., and O. FREDERIKSEN: Acta Path. microbiol. Scand. Suppl. 37, 138 (1938).
[123] LEWIS, M. R., and L. MICHAELIS: Bull. Johns Hopkins Hosp. 43, 92 (1928).
[124] BRYAN, W. R., M. E. MAVER and J. B. MOLONEY: J. nat. Cancer Inst. 11, 269 (1950).
[125] BRYAN, W. R., M. E. MAVER, J. B. MOLONEY, M. THOMAS and M. SELLS: J. nat. Cancer Inst. 11, 929 (1951).
[126] SUGIURA, K., and R. S. BENEDICT: J. Cancer Res. 11, 164 (1927).
[127] CLAUDE, A.: Amer. J. Cancer 30, 742 (1937).
[128] BAKER, S. L., and J. MCINTOSH: Brit. J. exp. Path. 8, 257 (1927).
[129] FRÄNKEL, E., u. E. MISLOWITZER: Z. Krebsforsch. 31, 178 (1930).
[130] POLLARD, A.: Brit. J. exp. Path. 20, 429 (1939).
[131] SUGIURA, K.: Proc. Soc. exp. Biol. Med. 29, 459 (1932).
[132] BIELKA, H., u. A. GRAFFI: Naturwiss. 46, 404 (1959).
[133] GRAFFI, A., u. H. BIELKA: Acta biol. med. german 3, 511 (1959).
[134] LACASSAGNE, A., et W. NYKA: C. R. Séances Soc. Biol. 128, 1038 (1938).
[135] MISZURSKI, B., M. PIKOWSKI, G. GOLDHABER and L. DOLJANSKI: Cancer Res. 5, 422 (1945).
[136] CLAUDE, A.: J. exp. Med. 61, 27 (1935).
[137] CLAUDE, A., and A. ROTHEN: J. exp. Med. 71, 619 (1940).
[138] OTA, Z., and T. YOKOI: Trans. Jap. Pathol. Soc. 21, 802 (1931).
[139] STURM, E., F. D. GATES and J. B. STURM: J. exp. Med. 55, 441 (1932).
[140] CASELLI, P.: Tumori 39, 125 (1953).
[141] EPSTEIN, M. A., and H. F. COOK: Brit. J. Cancer 5, 244 (1951).
[142] OBERLING, CH, W. BERNHARD, M. GUERIN et J. HAREL: Bull. Assoc. franç. cancer 37, 97 (1950).

[143] BERNHARD, W., et CH. OBERLING: Bull. Assoc. franç. cancer 40, 178 (1953).
[144] EPSTEIN, M. A.: Nature 176, 784 (1955).
[145] GAYLORD, W. H.: Cancer Res. 15, 80 (1955).
[146] EPSTEIN, M. A.: Brit. J. Cancer 11, 268 (1956).
[147] BERNHARD, W., A. DONTCHEFF, CH. OBERLING et P. VIGIER: Bull. du Cancer 40, 311 (1953).
[148] OBERLING, CH., W. BERNHARD et P. VIGIER: Nature 180, 386 (1957).
[149] BERNHARD, W., CH. OBERLING et P. L. VIGIER: Bull. Assoc. franç. cancer 43, 407 (1956).
[150] FEBVRE, H. L., F. HAGUENAU and J. ARNOULT: Rep. Columbus Meeting of the Electron Microscopy Soc. of Amer., 1959.
[151] MANNWEILER, K., et W. BERNHARD: Bull. Assoc. franç. cancer 45, 223 (1958).
[152] ROUILLER, C., F. HAGUENAU, A. GOLDÉ et F. LACOUR: Bull. Assoc. franç. cancer 43, 10 (1956).
[153] DOURMASHKIN, R. R., u. P. J. SIMONS: J. Ultrastr. Res. 5, 505 (1961).
[154] HEINE, U., G. DE THÉ, H. ISHIGURO and J. W. BEARD: J. nat. Cancer Inst. 29, 211 (1962).

II. Leukosen

A. Myeloblastose

I. Spontanes (natürliches) Vorkommen

Angaben über das spontane Auftreten der Myeloblastose in Hühnerpopulationen finden sich in der Literatur praktisch nicht. Sie scheint — im Gegensatz zur Lymphomatose — sporadisch-endemisch zu sein, also nicht im Sinne einer Infektionskrankheit in Erscheinung zu treten. Die Stämme, die in früheren Arbeiten und in der neueren Literatur bearbeitet wurden, sind entweder aus einzelnen spontanen Fällen von Myeloblastose hervorgegangen, oder sie wurden aus Mischerkrankungen mit Erythroblastose und Lymphomatose herausgezüchtet, und zwar durch fortlaufende Übertragung von Tier zu Tier auf Hühnerinzuchtlinien.

II. Die wichtigsten Myeloblastosestämme

Der am besten bearbeitete und heute noch existierende Myeloblastose-Virus-Stamm ist der BAI-A-Stamm von BEARD et al., Duke Hospital, School of Medicine, Durham, N. C. USA. Er wurde ursprünglich von HALL, BEAN und POLLARD [1] aus einem Fall von Neurolymphomatose isoliert. JOHNSON [2] hat mit Gesamtblut diesen Stamm übertragen und gehalten und in seinen Ansätzen Erythroblastose, Granuloblastose (Myeloblastose) und verschiedene Formen von Neurolymphomatose erhalten. JOHNSON brachte 1949 diesen BAI-A-Stamm nach Durham, wo er seitdem als reiner Myeloblastosestamm gehalten wurde, und zwar über 150 aufeinanderfolgende Passagen an insgesamt etwa 100000 Hühnern. ELLERMANN und BANG [3] fanden neben den übrigen Leukoseformen auch myeloblastische Veränderungen, die sie jedoch nie allein erzeugen konnten. Die von FURTH et al. [4 bis 8] bearbeiteten Stämme sowie auch die von ENGELBRETH-HOLM [9 bis 12] in Kopenhagen gehaltenen Leukoselinien sind Mischerkrankungen Erythroblastose, Lymphomatose mit einhergehender Sarkombildung.

III. Experimentelle Erzeugung des Krankheitsbildes

1. Zelluläre Übertragung

ELLERMANN und BANG [3] benutzten für die Impfung gesunder Tiere mit leukämischem Material Gewebsstücke von Leber, Milz und Knochenmark der erkrankten Hühner und zerrieben diese mit 0,9%iger NaCl-Lösung im sterilen Mörser. Die gewonnenen Suspensionen wurden i.v., s.c. und i.p. (meist diese 3 Applikationsarten gleichzeitig) in Dosen von 2 bis 6 ml injiziert. Die Organe wurden entweder einzeln oder gemischt verarbeitet. FURTH [4] verwendete zur Transplantation ebenfalls Organsuspensionen, Gesamtblut oder Blutzellen der erkrankten Hühner.

Als *Standardmethode* sei die von BEARD et al. angewendete empfohlen und deshalb hier ausführlicher dargestellt:

a) Übertragung mit Gesamtblut. Die Spendertiere werden an Hand der Myeloblasten im zirkulierenden Blut oder der ATPase-Reaktion im Plasma ausgewählt (s. unter „Verlauf und Kontrolle der Krankheit"). Danach wird das Blut von mehreren Küken durch Herzpunktion entnommen und gesammelt. Als Anticoagulanz dient Heparin im Verhältnis von 1 ml Heparin auf ein Gesamtvolumen von 10 ml Blut. Zur Entfernung von Blutgerinseln wird das Gesamtblut durch einige Lagen Gaze filtriert und dann sofort in Eiswasser gekühlt. Bei Verwendung von Gesamtblut werden dann Verdünnungsstufen mit steriler BSA-Simm-Lösung (s. unten) oder Tyrode (pH 7,4 bis 7,8) hergestellt. Alle Verdünnungen enthalten 1 ml Heparin pro 100 ml. Dieses verdünnte Gesamtblut wird in Mengen von 0,1 ml i.v. in die Flügelvene 3 Tage alter Küken injiziert (s. Tab. 1).

b) Übertragung mit gewaschenen Blutzellen. Sollen Blutzellen ohne Plasma zur Übertragung verwendet werden, so wird das eisgekühlte Gesamtblut (s. oben) in der Kälte in 50 ml-Glaszentrifugenröhrchen 20 Minuten bei 600 · g zentrifugiert. Nach Abpipettieren des Plasmas werden die Zellen im 9fachen Volumen BSA-Simm-Lösung resuspendiert und in 250 ml-Glasröhrchen abermals zentrifugiert, und zwar 10 Minuten bei 700 · g. Dieser Waschprozeß wird 6mal wiederholt. Die gewaschenen Zellen werden dann mit BSA-Simm-Lösung auf das Ausgangsvolumen verdünnt.

Zur Ermittlung der Dosis-Wirkungs-Beziehungen werden Verdünnungsstufen von 1×10^{-1} bis 10^{-9} hergestellt, die bis zur Verwendung gut gekühlt werden. Zellzählungen zur Kontrolle der Zellzahl werden in Zählkammern (Neubauer-Kammer) vorgenommen. Die Inoculation erfolgt wie beim Gesamtblut i.v. (Flügelvene) mit 0,1 ml suspendierter, gewaschener Zellen.

Zusammensetzung der Simm-Lösung

NaCl	8,00 g	$MgCl_2 \cdot 6H_2O$	0,203 g
KCl	0,20 g	$NaHCO_3$	1,01 g
$CaCl_2 \cdot 2H_2O$	0,147 g	Na_2HPO_4	0,213 g

BSA-Simm-Lösung: 5% Rinderserum-Albumin in Simm-Lösung
(5,0 ml Rinderserum-Albumin zu 95 ml Salzlösung)

Die mit dem Gesamtblut und mit den gewaschenen Zellen erzielbaren Ergebnisse sind in Tab. 3 dargestellt. Es ergibt sich eine lineare Beziehung zwischen dem log der Zellzahl und der induzierten Häufigkeit an Erkrankungen. Allerdings ist bei der Verwendung von Gesamtblut und Zellen eine Differenzierung

Tabelle 3. *Beziehung zwischen Dosis und positiven Befunden nach Applikation von Gesamtblut und gewaschenen Zellen der Myeloblastose*

Injektionsmaterial	Log Dosis [ml]														
	−1	−1,3	−2	−2,3	−3	−3,3	−4	−4,3	−5	−5,3	−6	−6,3	−7	−8	−9
	Prozentsatz positiver Befunde														
Gesamtblut	— •	83,06	—	69,82	—	58,92	—	60,37	—	40,80	—	35,20	—	—	—
	98,70	—	79,55	—	67,42	—	53,93	—	50,00	—	43,18	—	34,83	10,34	—
gewaschene Zellen	71,26	—	—	—	60,00	—	—	—	28,41	—	—	—	—	—	—
	54,43	—	—	—	57,69	—	—	—	33,33	—	29,66	—	16,95	4,24	1,68
	58,75	—	—	—	56,25	—	—	—	34,18	—	29,17	—	22,50	22,02	13,45
	75,00	—	63,64	—	50,56	—	41,86	—	28,74	—	—	—	—	—	—

zwischen der Viruswirkung auf normale, noch nicht infizierte Zellen und der Transplantation bereits infizierter Zellen nicht möglich.

2. Zellfreie Übertragung

a) Zellfreies Blutplasma. Ellermann und Bang [*3*] haben erstmalig die Übertragung mit zellfreiem Material vorgenommen. Sie zentrifugierten die bei der Transplantation verwendete Organsuspension und filtrierten den Überstand anschließend durch Infusorienerde. Von fünf inoculierten Tieren erkrankten zwei an Leukämie. Furth und Miller [*8*] verwendeten dagegen filtriertes Blutplasma an Myeloblastose und Erythroblastose erkrankter Hühner. Sie zentrifugierten die Blutzellen aus dem Plasma ab und filtrierten dieses durch Kieselgur oder Membranfilter. Dabei wurde festgestellt, daß durch die Filtration die Infektiosität des Plasmas gegenüber unfiltriertem Plasma etwas zurückgeht, was sich in einer Verlängerung der Latenzzeit äußert. Beim Vergleich der Wirksamkeit von Zellsuspensionen und zellfreiem Plasma ergab sich als kleinste wirksame Zelldosis, die noch positive Anhänge zeigte, 0,00001 ml, während sie bei Plasma bei 0,0000001 ml lag. Allerdings verlängerte sich bei kleineren Dosen von Plasma die Latenzzeit stärker als bei kleinen Dosen an Zellsuspensionen.

Beard et al. [*13*] übertragen die Myeloblastose fast ausschließlich mit zellfreiem, meist auch filtriertem Plasma. Nach der Blutentnahme wird das heparinisierte Blut 15 Minuten bei 2000 · g zentrifugiert und das Verhältnis von Plasma zu Zellen (Volumen in Zentrifugenröhrchen) festgestellt. Das Plasma wird abpipettiert und erneut 15 Minuten bei 3000 · g in der Kälte zentrifugiert. Danach kann das Plasma entweder sofort injiziert oder zur Sicherung der absoluten Zellfreiheit durch Celit und Selas-O2-Porzellanfilterkerzen (0,85 μ Porenweite) filtriert werden. Verdünnungen werden mit BSA-Simm-Lösung hergestellt, und zwar unmittelbar vor der Inoculation. Es werden 0,1 ml in die Flügelvene appliziert.

b) Übertragung mit angereichertem Virusmaterial. Mit dem ATPase-Test (s. S. 293) wird das zellfreie Plasma auf Aktivität geprüft und in 15 ml-Zelluloidröhrchen 45 bis 60 Minuten bei 20000 · g in einer Kühlzentrifuge zentrifugiert. Nach Abgießen des überstehenden Plasmas werden die Gefäßwände mit einem Gazetupfer getrocknet und der Bodensatz („pellet") in 2 ml Ca-freier Ringerlösung resuspendiert. Diese Suspension wird dann in 5 ml-Zelluloidröhrchen 10 Minuten bei 3000 U/min zentrifugiert. Der opaleszierende, virushaltige Überstand wird von dem kaum sichtbaren Sediment abpipettiert. Diese angereicherte Virussuspension wird entsprechend verdünnt und in Dosen von 0,1 ml i.v. Küken injiziert. Will man angereicherte, gereinigte Viruspräparationen verwenden, so benutzt man nach BEARD et al. [*14*] folgende Methodik: Mit dem ATPase-Test auf hohe Aktivität geprüfte Plasmen werden vereinigt, nachdem in der schon beschriebenen Weise die Zellen entfernt und das Plasma filtriert wurde. Das gemischte Plasma wird dann in einer Ultrazentrifuge bei 20000 · g für 60 Minuten zentrifugiert. Der Überstand wird verworfen und der Bodensatz in 5,5 ml Simm-Lösung resuspendiert (pH 7,3). Danach wird niedertourig bei 2300 · g für 15 Minuten zentrifugiert. Der Überstand wird abgenommen, verdünnt und erneut bei 15000 · g für 30 Minuten in der Ultrazentrifuge sedimentiert. Dieser Überstand wird verworfen, die Sedimente werden in 1,0 ml einer 0,07 M NH_4Cl-NH_4OH-Pufferlösung aufgenommen (pH 7,3). Die Suspension wird niedertourig zentrifugiert, der Überstand auf 15 ml aufgefüllt und abermals ultrazentrifugiert. Diese alternierende hoch- und niedertourige Zentrifugation wird 3- bis 4mal wiederholt und das Endsediment in 0,5 ml NH_4Cl-NH_4OH-Pufferlösung aufgenommen. Diese Lösung ist etwa 175fach konzentrierter als das Ausgangsplasma, und in ihr lassen sich im Elektronenmikroskop Viruspartikel nachweisen (s. Abschnitt „Elektronenmikroskopie").

c) Applikationsweise und Dosis. Die Inoculation der zur Übertragung der Krankheit dienenden Präparationen wird von BEARD et al. stets in die Flügelvene vorgenommen. ELLERMANN und BANG [*3*] benutzten auch die s.c., i.p. und i.m. Applikationsweise.

BEARD injiziert bei etwa 72 Stunden alten Küken, die vorher mit einer Lampe gut gewärmt werden, in die Flügelvene. Dazu wird der Flügel über der Vene mit Mineralöl eingepinselt, so daß das Gefäß im durchscheinenden Licht gut zu erkennen ist. Zur Injektion werden gut geschliffene Kanülen Nr. 27 und 1 ml Tuberkulinspritzen verwendet. Als Injektionsdosis wird stets 0,1 ml angegeben. Der i.v. Injektionsweg wurde in Testexperimenten als der wirksamste ermittelt (ECKERT, BEARD u. BEARD [*14a*]). 0,1 ml Plasma oder Verdünnungen von Plasma mit BSA-Simm-Lösung wurden verschiedenartig appliziert, wie aus Tab. 4 ersichtlich ist.

Unterschiede in der Art der Erkrankung ließen sich bei den unterschiedlichen Applikationsweisen nicht feststellen, dagegen ist der Grad der Ansprechbarkeit bzw. der Resistenz gegenüber dem Virus sehr unterschiedlich.

Tabelle 4. *Reaktion 3 Tage alter Küken auf das Myeloblastosevirus bei unterschiedlicher Applikationsweise* (aus ECKERT, BEARD u. BEARD [*14a*])

Inoculationsweg[1]	Log Dosis [ml Plasma]	Korrigierte Tierzahl	Mittlere Latenzzeit [Tage]	Gesamtpositive Tiere [%]
i.p.	−1	37	10,8	100
i.med. . . .	−1	37	11,9	78,4
i.p.	−1	32	15,0	59,4
s.c.	−1	38	17,1	65,8
i.v.	−3	35	18,1	77,1
i.med. . . .	−3	36	18,9	77,8
i.p.	−3	34	27,0	20,6
s.c.	−3	39	28,8	23,1

[1] i.v. = intravenös; i.med. = Markkanal der Tibia; i.p. = intraperitoneal; s.c. = subcutanes Bindegewebe

Tabelle 5. *Dosis-Wirkungs-Beziehung des Myeloblastosevirus* (aus ECKERT, BEARD u. BEARD [*15*])

Latenzzeit [Tage]	Log Dosis [ml Plasma]					
	− 4,5	− 3,8	− 3,1	− 2,4	− 1,7	− 1,0
20	—	—	—	—	3	13
23	—	—	—	—	8	13
27	—	—	3	3	17	10
30	1	1	3	3	12	12
34	2	4	9	8	9	7
37	3	7	12	8	13	10
41	5	9	7	12	1	4
44	3	4	2	8	5	3
48	2	5	5	6	2	6
51	5	2	1	2	1	1
55	1	1	1	1	1	—
58	1	2	—	—	—	1
62	1	2	1	—	—	—
64	—	—	—	4	—	—
69	—	—	1	1	—	—
72	—	—	1	—	—	1
positive Tiere	24	37	46	56	72	81
korrigierte Tierzahl	115	119	119	116	116	116
% positive Tiere	20,8	31,1	38,7	48,3	62,1	69,8

d) Dosis-Wirkungs-Beziehungen. Ausgedehnte Untersuchungen wurden von BEARD und seiner Arbeitsgruppe der Dosis-Wirkungs-Beziehung unter Verwendung von unterschiedlichen Plasma- (Virus-) Dosen in gleichen Volumina (0,1 ml) gewidmet (ECKERT, BEARD u. BEARD [*15* u. *16*]). Es wurde dabei

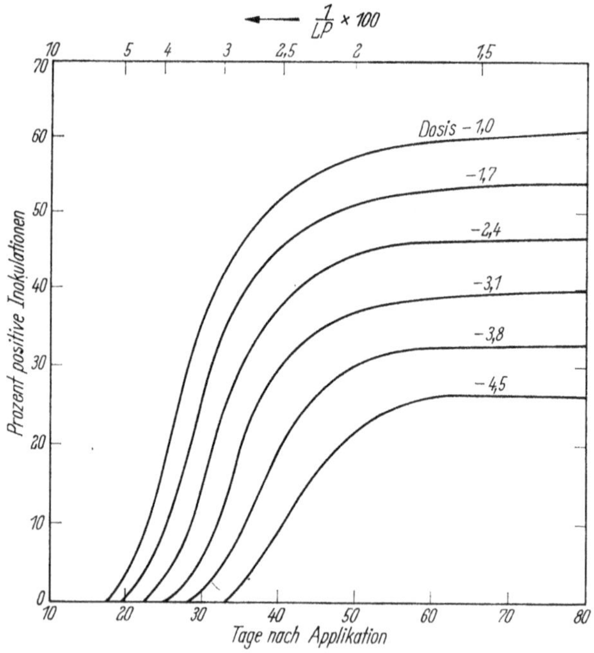

Abb. 18. Beziehungen zwischen Häufigkeit positiver Befunde, Latenzzeit und Dosis (aus ECKERT, BEARD u. BEARD [*15*])

sowohl die Latenzzeit bis zur Ausprägung der Krankheit als auch der Prozentsatz der positiven Befunde bei größeren Tierzahlen geprüft. Die Resultate sind in Tab. 5 und Abb. 18 dargestellt. Es läßt sich daraus entnehmen, daß eine Verminderung der Dosis zu einer Verlängerung der Latenzzeit bei nur geringem Abfall der Häufigkeit positiver Befunde führt. Es besteht also eine direkte Beziehung zwischen dem log der Dosis und dem log der Latenzzeit im Sinne einer Zunahme der Latenzzeit mit Abnahme der Dosis, während gleichzeitig die Häufigkeit der positiven Befunde in der gleichen Größenordnung bleibt.

Diese Beziehung gibt einen praktischen und genauen Maßstab für die Bestimmung des Virusgehaltes einer Plasmapräparation (Titration!), andererseits ist dadurch eine Aussage über die Resistenz und Empfänglichkeit eines unbekannten Tiermaterials bei Prüfung mit bekanntem Virusgehalt möglich.

e) Tiermaterial

α) Zur Übertragung geeignete Stämme. Bei Verwendung verschiedener Inzuchtlinien von Hühnern lassen sich nach ECKERT, BEARD und BEARD [*17*] recht unterschiedliche Ansprechbarkeit und Resistenz gegenüber dem Myeloblastosevirus feststellen.

Getestet wurden Rote New Hampshire (Nickol Stamm), White Leghorns (Regional Poultry Research Lab. East Lansing, Michigan), 6 verschiedene Inzuchtlinien White Leghorns (Farm Bureau), Dembro White Leghorns. Die Resultate sind in Tab. 6 wiedergegeben.

Tabelle 6. *Unterschiedliche Ansprechbarkeit drei verschiedener Hühnerrassen auf das Myeloblastosevirus* (aus ECKERT, BEARD u. BEARD [*17*])

Hühner-Inzuchtlinien	Log Dosis [ml Plasma]	Korrigierte Tierzahl	Mittlere Latenzzeit [Tage]	Positive Tiere [%]
New Hampshire	−1	79	1,522	64,6
	−2	79	1,627	55,7
	−3	77	1,922	37,7
Linie 6 (White Leghorns)	−1	89	1,039	100
	−2	88	1,141	98,9
	−3	100	1,233	100
Linie 15 (White Leghorns)	−1	86	1,103	100
	−2	81	1,152	100
	−3	84	1,281	98,8

Die Autoren geben folgende Klassifizierung der von ihnen auf beste Eignung getesteten Stämme:

Weiße Leghorn, Linie 15, am besten geeignet; dazu auch Linien 6 und 9. Sie zeigen eine relativ hohe Homogenität in der Reaktion gegenüber dem Virus. Linie 14 ist ebenfalls sehr empfindlich, aber sehr heterogen in bezug auf Faktoren, die die natürliche Resistenz beeinflussen.

New Hampshire sind sowohl heterogen als auch resistent. Dembro White Leghorns zeigen noch höhere Resistenz, sind jedoch in der Homogenität der Reaktion der Linie 14 der Weißen Leghorn vergleichbar.

β) Individuelle Variabilität. Innerhalb eines Inzuchtstammes lassen sich ebenfalls unterschiedliche Reaktionen der einzelnen Individuen feststellen (ECKERT, SHARP, BEARD u. BEARD [*18*]). Durch Auszählung der Viruspartikelzahl im Elektronenmikroskop (s. Abschnitt ,,Elektronenmikroskopie") wurden 24 Plasmaproben verglichen. Bei 20 Proben ergab sich eine Variationsbreite von $0{,}1 \cdot 10^9$ bis $7{,}2 \cdot 10^9$ Einheiten pro ml. Die Zahl der primitiven Zellen in den gleichen Blutproben, von denen auch das Plasma gewonnen wurde, schwankte zwischen $6 \cdot 10^7$ bis $135 \cdot 10^7$ Zellen pro ml. Tab. 7 gibt die Werte für mehrere Blut- und Plasmaproben wieder.

Der unterschiedliche Gehalt der Plasmaproben an Viruspartikeln ist abhängig von der Latenzzeit (Zeit zwischen Inoculation und Entbluten des Tieres). Das Plasma von Tieren, bei denen erst nach längerer Latenzzeit (25 bis 40 Tage) eine deutliche Ausprägung des Krankheitsbildes erfolgt, ist in seiner Infektiosität stark gemindert und gibt in den angewendeten Dosisbereichen keine Reaktion mehr, was wahrscheinlich durch eine verstärkte Immunreaktion bedingt ist. Es ließ sich keine direkte Proportionalität zwischen der Zahl der primitiven

Tabelle 7. *Variabilität des Gehalts an primitiven Blutzellen (Myeloblasten) und Viruspartikeln in Blut und Plasma vier verschiedener Versuchstiere* (aus ECKERT, SHARP, BEARD u. BEARD [*18*])

Spendertier	IIB[1] [Tage]	IPB[2] [Tage]	Primitive Zellen pro ml ($\cdot 10^7$)	Viruspartikel pro ml ($\cdot 10^9$)
K 235 . . .	42	8	53	1,03
K 337 . . .	42	12	34	3,49
K 831 . . .	42	12	70	4,97
K 701 . . .	42	8	75	6,5

[1] Intervall zwischen Inoculation und Entbluten des Tieres.
[2] Intervall zwischen erstem positivem Blutausstrich und Entbluten des Tieres.

Zellen und der Infektiosität des Plasmas, d. h. also dem Virusgehalt feststellen, im Gegensatz zu der ausgesprochenen Proportionalität zwischen Infektiosität, Partikelzahl und ATPase-Reaktion (s. unten).

γ) *Alter der Tiere.* Altersunterschiede in der Ansprechbarkeit der Tiere auf das Virus bestehen ebenfalls (BEARD et al. [*14*]). Getestet wurden mit derselben Viruspräparation Weiße Leghorn, Linie 15, im Alter von 3, 10, 17 und 24 Tagen. Die Resultate sind in Tab. 8 dargestellt. Die gesamte getestete Gruppe zeigt einen Anstieg der natürlichen Resistenz innerhalb von 21 Tagen auf das 22- bis 66fache der Werte bei 3 Tage alten Tieren. Gleiche Verhältnisse gelten sehr wahrscheinlich auch für das einzelne Individuum. Das bedeutet also, daß 1 bis 3 Tage alte Tiere am besten für die Übertragung der Myeloblastose mit zellfreiem Plasma geeignet sind. Von BALUDA und JAMIESON [*19*] wird das Myeloblastosevirus an Kükenembryonen appliziert. Die Injektion erfolgt nach Öffnen der Schale in die Allantoisvene in Mengen von 0,05 ml bei 11 Tage bebrüteten Embryonen. Die Tiere schlüpfen normal und werden dann 7 bis 8 Monate gehalten. Bei hohen Virusdosen (hoher Virusgehalt der Präparation, $1{,}3 \cdot 10^6$ infektiöse Einheiten) entwickeln die Tiere 4 Tage nach dem Schlüpfen eindeutige, charakteristische Myeloblastosen. Bei anderen Hühnchen treten später außerdem akute Anämien (meist Erythroblastosen), viscerale Lymphomatosen, Nierentumoren (ähnlich denen von CARR [*20*]), Ovarialtumoren und Osteopetrosen (s. Abschnitt Lymphomatose) und seltener neurale Lymphomatosen auf.

Laut Angaben der Autoren soll die Applikation an Embryonen eine empfindlichere Methode zum Testen von Viruspräparationen des Myeloblastosevirus darstellen. Weiterhin soll für die verschiedenen Tumoren ein Virustyp verantwortlich sein, da sich aus den Dosis-Wirkungs-Beziehungen ergibt, daß eine infektiöse Einheit für die Erzeugung eines der genannten Krankheitsbilder ausreicht.

Tabelle 8. *Die Reaktion von Küken unterschiedlichen Alters auf i.v. Inoculation des Myeloblastosevirus* (aus BEARD et al. [*14*])

Alter der Tiere [Tage]	Log Dosis [ml Plasma]	Korrigierte Tierzahl	Mittlere Latenzzeit [Tage]	Gesamtpositive Tiere [%]
3	−1	40	12,9	95,0
10	−1	46	15,2	67,4
17	−1	48	15,8	50,0
24	−1	44	18,0	18,2
3	−2	36	17,2	61,1
10	−2	43	18,5	48,8
17	−2	44	19,1	34,1
24	−2	42	R[1]	2,4
3	−3	36	21,3	63,9
10	−3	38	23,7	44,7
17	−3	40	25,7	12,5
24	−3	43	R[1]	0,0
3	−4	39	25,7	51,3
3	−5	35	32,7	25,7
3	−6	38	36,6	26,3

[1] R = abnormale Reaktion auf Grund hoher Resistenz

Zu diesen Versuchen ist zu bemerken, daß hier der BAI-A-Stamm verwendet wurde, mit dem die BEARDsche Arbeitsgruppe reine Myeloblastosen erzeugt, der aber im Laboratorium von BURMESTER et al. [*21*] auch bei Injektion in 3 Tage alte Küken in die verschiedenen Krankheitsbilder aufspaltet. BALUDA und JAMIESON haben ihr Virusmaterial von BURMESTER erhalten.

δ) *Geschlechtsunterschiede* bestehen bezüglich Ansprechbarkeit auf das Myeloblastosevirus nicht.

IV. Krankheitsbild

1. Kontrolle des Krankheitsverlaufs

a) Äußere Anzeichen des Verlaufs. Die ersten Anzeichen der Erkrankung machen sich in einer Blässe des Kammes bemerkbar. Die Federn werden struppig, es stellen sich Muskelschwäche und Gewichtsabnahme ein. Der Hals ist zurückgezogen, die Augen geschlossen. Das Blut zeigt ein blasses Aussehen, ist wäßrig und gerinnt schwer. Letztere Tatsache geht auf eine Abnahme der Blutplättchen zurück. Die Krankheit kann protrahiert chronisch mit einer graduell ansteigenden Anämie verlaufen. Andererseits kann die Erkrankung akuten Verlauf nehmen; sie tritt plötzlich auf, wobei die Hühner noch ein relativ normales Verhalten zeigen. Sie sterben dann sehr schnell innerhalb weniger Tage, ohne daß sie wesentliche Krankheitssymptome zeigen.

Leber und Milz zeigen sich bei der Autopsie vergrößert mit rotbrauner Farbe und teilweise mit weißlichen Flecken. Mitunter finden sich Hämorrhagien in das s.c. Gewebe und in die Mucosa der Eingeweide (nach GROSS [*22*]).

b) Hämatokritbestimmung. Zur Hämatokritbestimmung wird das Blut an Myeloblastose erkrankter Hühner niedertourig (600 · g) zentrifugiert und der Anteil an roten und weißen Blutzellen sowie der Plasmaanteil bestimmt. Abb. 19 zeigt die Höhe der „weißen Schicht“ (Myeloblasten) im Vergleich zu Normalblut und zur Erythroblastose.

c) Differentialblutbild. Ab 16. Tag nach der Inoculation werden 2mal wöchentlich, später täglich, von den Versuchstieren Blutausstriche angefertigt. Dazu wird der Flügel über der Vene mit 70%igem Alkohol gereinigt, das Gefäß mit einer sterilen Nadel punktiert; in der üblichen Weise werden Blutausstriche angefertigt. Letztere werden nach WRIGHT oder MAY-GRÜNWALD-GIEMSA gefärbt.

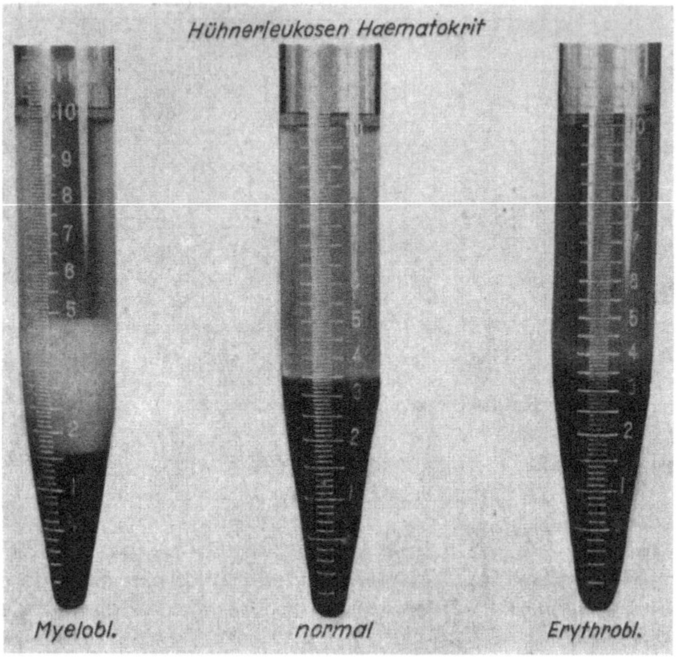

Abb. 19. Hämatokritbestimmung. Links: Myeloblastose; mitte: normal; rechts: Erythroblastose (Original von BEARD)

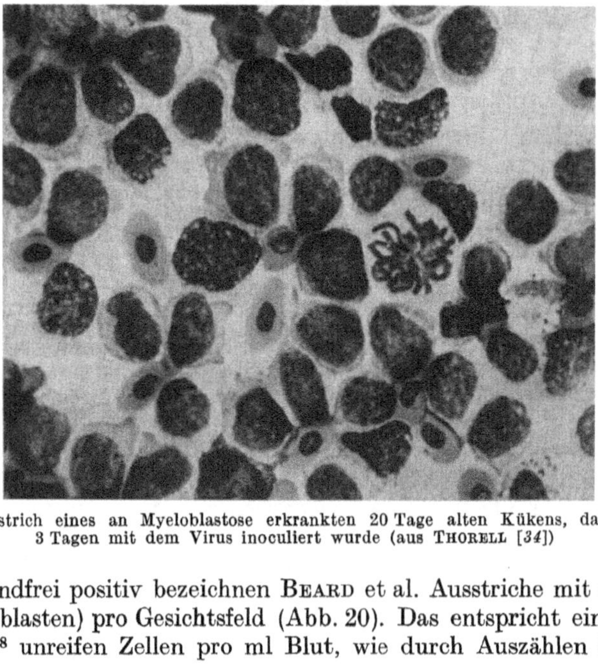

Abb. 20. Blutausstrich eines an Myeloblastose erkrankten 20 Tage alten Kükens, das im Alter von 3 Tagen mit dem Virus inoculiert wurde (aus THORELL [34])

Als einwandfrei positiv bezeichnen BEARD et al. Ausstriche mit 8 primitiven Zellen (Myeloblasten) pro Gesichtsfeld (Abb. 20). Das entspricht einer Zahl von $5 \cdot 10^7$ bis 10^8 unreifen Zellen pro ml Blut, wie durch Auszählen in der Zählkammer festgestellt wurde. Zwei aufeinanderfolgende positive Ausstriche werden als Indikator für einen positiven Impferfolg gewertet.

Die ersten Myeloblasten treten schon etwa 9 Tage nach der Infektion im peripheren Blut auf. Ein Teil der Tiere stirbt bereits am 12. Tage nach der Inoculation hoher Dosen, während der Tod sonst etwa 17 Tage nach der Inoculation eintritt.

d) ATPase-Bestimmungen. Für die Messung der ATPase-Aktivität der Hühnerleukoseviren stehen mehrere Methoden und methodische Varianten zur Verfügung, von denen nachfolgend einige beschrieben werden.

α) *ATPase-Bestimmung an Hand der Messung des freigesetzten anorganischen Phosphats* (MOMMAERTS, ECKERT, D. BEARD, SHARP u. J. W. BEARD [*23*]): 1,8 ml Plasma oder Virusanreicherung werden mit 1,8 ml ATP-Lösung (3 mg/ml) gemischt und das pH mit NaOH auf 7,2 gebracht. Zu verschiedenen Zeiten nach dem Mischen werden 0,4 ml des Reaktionsgemisches zu 4,6 ml n $HClO_4$ gegeben und das Proteinpräcipitat durch Zentrifugation entfernt. Im Überstand wird gegen einen entsprechenden Kontrollwert die Zunahme an anorganischem Phosphat bestimmt, z. B. nach BERENBLUM und CHAIN [*24*] oder FISKE und SUBBAROW [*25*].

β) *Elektrotitrimetrische Bestimmung* (MOMMAERTS et al. [*26* u. *27*], GREEN u. BEARD [*28*]): 0,2 ml 1,0 M $CaCl_2$-Lösung und 0,04 bis 0,2 ml leukämisches Plasma bzw. suspendierte Virusanreicherung werden mit Ca^{2+} freier Ringerlösung auf 19 ml aufgefüllt. Anschließend wird für 3 Minuten bei 30 °C inkubiert und danach 1,0 ml ATP-Lösung (4 mg Di-Na-ATP/ml) zugegeben. Der Verlauf und das Ausmaß der Dephosphorylierung werden elektrotitrimetrisch mit einer Glaselektrode bei pH 8 als Bezugswert gemessen, wobei 6mal je 0,05 ml 0,01 n KOH zugegeben werden. Daraus läßt sich das freigesetzte Phosphat pro Volumeneinheit Plasma oder Viruspräparation berechnen.

Eine Modifikation dieses Verfahrens wird von GREEN und BEARD angegeben [*28*]: Das ATP (300 mg in 50 ml) wird in einer Salzlösung folgender Zusammensetzung gelöst: 0,05 M KCl, 0,05 M NaCl, 0,04 M $CaCl_2$, 0,04 M $MgCl_2$; pH mit 0,1 n KOH auf pH 7 einstellen. Ein evtl. Niederschlag stört die Reaktion und Bestimmung nicht. Die Lösung wird bei −18 °C aufbewahrt. Eine bestimmte Menge Plasma bzw. Virussuspension (z. B. 0,2 ml) wird mit obiger Salzlösung (ohne ATP!) auf ein Volumen von 24 ml gebracht, anschließend bei 30 °C inkubiert, das pH mit 0,01 n KOH auf 7 gebracht und die Reaktion gestartet durch Zugabe von 1 ml kalter ATP-Lösung (in oben angeführter Salzlösung). Es werden 0,01 bis 0,02 ml KOH zugegeben, um das Reaktionsgemisch schwach alkalisch zu machen. Als Nullpunkt des Reaktionsbeginns wird der Zeitpunkt gewählt, zu dem die Anzeigenadel des pH-Meters pH 7 passiert. Als Ausmaß der Reaktion wird die Zeit gewertet, während derer das pH durch wiederholte Zugaben geringer Volumina 0,01 n KOH auf den Nullpunkt zurückgeführt werden kann. Das Ausmaß der Reaktion (ATPase-Aktivität) kann in Säureäquivalenten als Funktion der Zeit ausgedrückt werden.

γ) *Mikro-ATPase-Bestimmungen.*

γ_1) Nach MOMMAERTS, BEARD und BEARD [*29*] und GREEN, BEARD, ECKERT und BEARD [*29a*]: Folgende *Indikatorlösung* wird hergestellt: Zu 40 ml einer Salzlösung, die 0,05 M KCl, 0,05 M NaCl, 0,04 M $CaCl_2$ und 0,04 M $MgCl_2$ enthält, werden 10 ml 0,04%ige Bromthymolblaulösung gegeben, der pH auf 8,2 eingestellt und 150 mg K_2- oder Na_2-ATP darin gelöst. Es ist ratsam, diese Indikatorlösung in 3 ml-Portionen bei −18 °C einzufrieren; in diesem Zustand ist die Lösung mehrere Monate haltbar.

Bestimmungen: In ein langes, schmales Röhrchen werden zunächst 3 bis 5 mm^3 Plasma gegeben, danach 0,12 ml Indikatorlösung zupipettiert. Das Gemisch wird geschüttelt und die Zeit registriert, die notwendig ist, die Farbe einer Testlösung von Bromthymolblau bei pH 6,6 zu erreichen.

In Versuchen von MOMMAERTS et al. [*29*] wurden folgende Reaktionszeiten ermittelt.

	Insgesamt	Reaktionszeiten			
		< 5′	< 10′	< 15′	< 15′
Anzahl der Plasmen .	1128	176	215	184	553
%	100	16	19	16	49

Der Reaktionsablauf kann auch elektrotitrimetrisch verfolgt werden: 0,05 bis 0,2 ml Plasma und 0,02 ml 1,0 M $CaCl_2$-Lösung werden mit Ca^{2+}-freier Ringerlösung auf 19 ml aufgefüllt, anschließend wird für 3 Minuten bei 30 °C inkubiert und 1 ml ATP-Lösung (4 mg Na_2-ATP/ml) pH 9 zugegeben. Die Reaktion wird elektrotitrimetrisch nach GREEN und MOMMAERTS [*30*] wie oben beschrieben verfolgt, unter Zugabe von 0,05 ml-Volumina 0,01 n KOH in einer Gesamtmenge von 0,3 ml; Indexpunkt = pH 8.

γ_2) Photometrische Mikrobestimmung nach BEAUDREAU und BECKER [*31*]: *Stammlösungen:* 0,5 M NaCl-Lösung, 0,5 M $MgCl_2$-Lösung, 0,06 M $NaHCO_3$-Lösung, 1,41 ml Phenolrotlösung. Als *Substrat* dient kristallisiertes Dinatrium-ATP. *Farbstandard:* 10 ml Phenolrotstammlösung werden mit 0,1 M Phosphatpuffer, pH 7,5, auf 100 ml verdünnt. Präparation der *Substrat-Indikator-Lösung:* 10 ml 0,5 M NaCl-Lösung und 10 ml Phenolrotstammlösung werden mit Aqua dest. auf 70 ml aufgefüllt; dazu werden 300 mg ATP gegeben. Unter Rühren werden anschließend 8,0 ml $MgCl_2$-Stammlösung gegeben und das pH mit 0,2 n NaOH auf etwa 7 gebracht; danach werden noch 0,8 ml $NaHCO_3$-Stammlösung hinzugefügt, das pH mit NaOH auf 7,5 gebracht und das Gesamte mit Aqua dest. auf 100 ml aufgefüllt. Diese Substrat-Indikator-Lösung ist bei −20 °C mehrere Tage haltbar.

Bestimmung: Die Enzymaktivität wird durch Veränderung der Extinktion der Substrat-Indikator-Lösung bei 550 nm gemessen, indem es unter dem Einfluß der Virus-ATPase durch Freisetzung von anorganischem Phosphat zu einer pH-Verschiebung und damit zu einer Extinktionsänderung der Substrat-Indikator-Lösung kommt. Die Substrat-Indikator-Lösung wird gegen den Farbstandard, der eine Extinktion von etwa 1,25 aufweist, bei einer Extinktion von 0,500 geprüft. Danach werden etwa 50 mm^3 Plasma bzw. Virussuspension zugegeben, geschüttelt und die Abnahme der Extinktion verfolgt. Als Reaktionseinheit wird die Zeit in Sekunden gewertet, während derer die Extinktion linear mit der Zeit von 0,350 auf 0,300 abfällt; dies entspricht einer pH-Änderung von 7,29 auf 7,26. Die Reaktionszeit wird in Beziehung gesetzt zu einer mit einem Virus- (Enzym-) Standard erhaltenen Reaktionszeit. Die Bestimmungen werden bei 22 bis 27 °C durchgeführt.

2. Histopathologie und Pathogenese der Myeloblastose

Eine Beschreibung der cytologisch-hämatologischen Charakteristika wird von BURMESTER [*32*] gegeben. (Normale Blutwerte s. Erythroblastose, S. 315, Tab. 14.) Blutausstriche, gefärbt nach WRIGHT; Tupfpräparate von Leber, Milz, Herz, Niere und Knochenmark, gefärbt nach MAY-GRÜNWALD-GIEMSA und Gewebsschnitte (fixiert Formol-Zenker) von Leber, Milz und Knochenmark, gefärbt mit Ehrlich-Hämatoxylin und Triosin, bzw. mit Azur-II-Eosin, dienten zur cytologisch-hämatologischen Analyse.

Die ausgeprägteste und in vielen Fällen einzige pathologische Veränderung zeigt sich im Blut und Knochenmark. Im Blut herrschen undifferenzierte, mittlere bis große, mononucleäre, agranuläre, basophile Zellen vor (Myeloblasten, Abb. 20). Es können allerdings auch Myelocyten in größeren Zahlen auftreten, von denen die meisten basophile, andere jedoch auch eosinophile Granula enthalten. Bei fortgeschrittener Vermehrung der unreifen Zellen der myelocytären Reihe kommt es zu einer Überschwemmung des zirkulierenden Blutes mit diesen Zellen (bis zu 60% aller Blutzellen) und zur Verdrängung der Erythrocyten

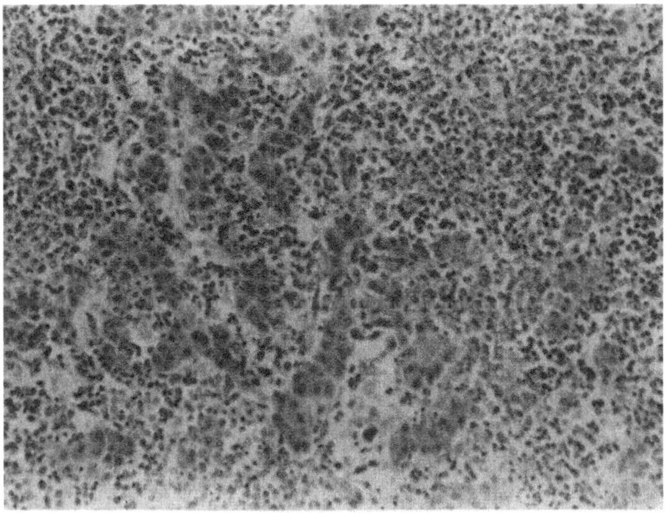

Abb. 21. Myeloblastische Infiltrationen in der Leber (Original von BEARD)

im Knochenmark und im Blutstrom und damit zur Anämie. Das hyperplastische Knochenmark der langen Röhrenknochen ist statt gelblich weich und dunkelrot mit „rauchigem" Aussehen. Der größte Teil des Marks wird von Nestern proliferierender Hämocytoblasten oder früher Myeloblasten eingenommen, wodurch die Sinus zu engen Spalten reduziert werden. Es werden nur wenige differenzierte Zellen der myelocytären oder erythrocytären Reihe im Mark gefunden, und das Verhältnis der einzelnen Zellformen in den Sinus ist dem im strömenden Blut ähnlich.

In den Organen manifestiert sich die Myeloblastose je nach Dauer und Intensität etwas variabel. Immer finden sich jedoch in den Organgefäßen leukämische Zellen in größerer Zahl. Bei fortgeschrittenen Fällen ist die Leber vergrößert und hat ein dunkelrotes bis graues Aussehen mit hellen Flecken. Die Lebergefäße (Kapillaren und Sinusoide) sind durch leukämisches Blut merklich erweitert, was in einigen Fällen zur Atrophie des Lebergewebes führt (Abb. 21). Ausgedehnte perivasculäre Infiltrate mit undifferenzierten leukämischen Zellen und Myelocyten werden sehr häufig angetroffen. Herz, Niere und Milz zeigen in fortgeschrittenen Fällen ausgedehnte Leukostase und z. T. zusätzliche Infiltrationen des Myocards und des Parenchyms der Niere und der Milz.

Eine besondere Wirkung des Virus der Myeloblastose ist die Induktion von Tumoren in der Niere nach i.v. Injektion. Diese Nierentumoren wurden von THORELL [*33* u. *34*] durch i.v. Injektion von Myeloblastosevirus an 2 Wochen

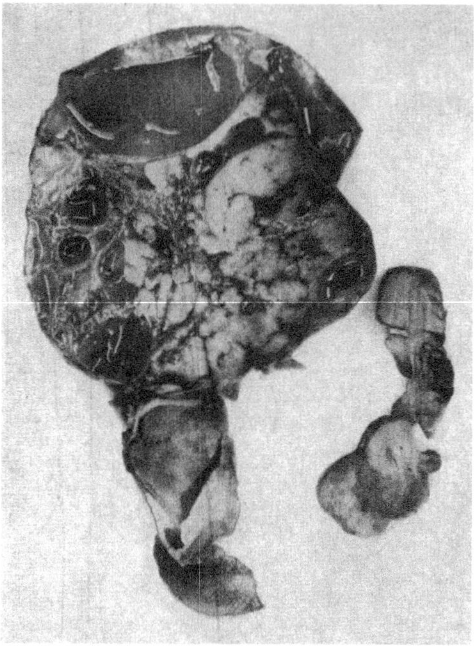

Abb. 22a. Nierentumor eines 8 Wochen alten Hühnchens, das im Alter von 2 Wochen intravenös mit Myeloblastose-Virus inoculiert wurde (aus THORELL [33])

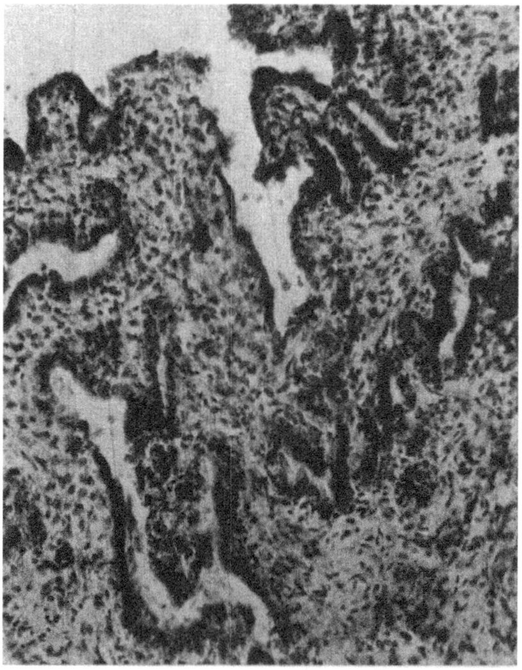

Abb. 22b. Mikroskopisches Bild eines mit Myeloblastose-Virus induzierten Nierentumors (Adenosarkom) (aus THORELL [33])

alte Küken erzeugt und als Adenosarkom von wechselnder histologischer Struktur (Differenzierung der epithelialen und mesenchymalen Anteile) beschrieben. Abb. 22a und b zeigen einen derartigen Nierentumor. Aus den Tumoren ließ sich das Virus reisolieren und zellfrei auf Hühner übertragen, wo es erneut Leukämien und Nierentumoren induzierte.

WALTER und BURMESTER [35], zitiert nach DMOCHOWSKI et al. [36], erzeugten mit dem BAI-A-Myeloblastosevirus Nierentumoren (Nephroblastome) und transplantierten sie (mit Tumorhomogenaten). Diese Transplantattumoren lieferten bei zellfreier Aufarbeitung Filtrate, die bei Hühnern in hohem Prozentsatz Myeloblastose erzeugten, daneben aber auch viscerale Lymphomatose und Osteopetrose induzierten. Die Filtrate wurden in Dosen von log — 1,5 und — 2,5 ml i.v. 14 Tage alten Hühnchen appliziert. Die Tumoren treten nach etwa 160 Tagen auf. DMOCHOWSKI et al. [36] haben diese Nephroblastome histologisch und elektronenmikroskopisch untersucht: Es handelt sich um embryonale Nephrome, die dem WILMS-Tumor des Menschen vergleichbar sind. Die Differenzierung von Stroma und Epithel variiert etwas, und es finden sich Bezirke von Knorpel und Knochen. Die histologische Struktur wechselt von Tumor zu Tumor etwas und erinnert sowohl an Adenocarcinome als auch an Adenosarkome.

ISHIGURO, SOMMER, BEARD, HEINE, DE THÉ und BEARD [36a], sowie HEINE, DE THÉ, ISHIGURO, SOMMER, BEARD und BEARD [*59*] haben den Nephroblastomen ausführliche histologische und elektronenmikroskopische Untersuchungen gewidmet und stellten fest, daß die Tumoren ein Gemisch aus verschiedenen Gewebsanteilen darstellen: Adenomatöse Strukturen, die an Abschnitte des normalen Nephrons erinnern, Sarkome der mesenchymalen Elemente in verschiedenen Stadien der Differenzierung, Ablagerungen von Knorpel und osteoidem Gewebe sowie teilweise epitheliale Keratinisierung. Die verschiedenen Gewebskomponenten sind das Ergebnis einer Serie von Prozessen, die, parallel verlaufend, zu voneinander unabhängiger Differenzierung primitiver mesenchymaler Elemente führen, die ursprünglich von nephrogenen Elementen als Reste in der postembryonalen Niere stammen.

V. Chemische Eigenschaften des Myeloblastosevirus

1. Enzymatische Aktivität

Eine der interessantesten Eigenschaften des Myeloblastosevirus ist seine Fähigkeit, ATP zu spalten, d. h. der Besitz einer ATPase. Die Methode zur Testung (Bestimmung) derselben, sowohl im leukämischen Gesamtblut und Serum, wie auch in Virusanreicherungen wurde bereits auf S. 293 näher beschrieben. Zahlreiche Experimente ergaben eine Parallelität zwischen infektiöser Wirkung und ATPase-Wirkung der Viruspartikeln, d. h., beide Effekte gehören derselben partikulären Komponente des Blutes leukämischer Hühner, nämlich den Viruspartikeln an. So besteht eine enge Proportionalität zwischen Partikelgehalt leukämischer Blutseren und somit der infektiösen Wirkung und dem Ausmaß der ATP-Spaltung durch solche Blutproben (GREEN u. ECKERT et al. [*26, 37* u. *38*]). Auch in Experimenten in der Gewebekultur wurde eine direkte Beziehung zwischen ATPase-Aktivität der Kulturflüssigkeiten und der direkt ausgezählten Viruspartikelzahl festgestellt (BEAUDREAU et al. [*39*]). In weiteren Versuchen konnte nachgewiesen werden, daß infektiöse und ATP-dephosphorylierende Wirksamkeit der gleichen elektrophoretischen Fraktion angehören [*38* u. *40*]. Gleiche Resultate wurden bei Experimenten mit der Ultrazentrifuge erhalten; die Enzymaktivität war an Partikel gleicher Sedimentationskonstante gebunden wie die infektiöse Wirksamkeit, die sich auch im anschließenden Versuch im elektrischen Feld (Elektrophorese) nicht trennen ließen [*38* u. *40*]. Aus diesen Versuchsresultaten ergibt sich eindeutig, daß das Enzym, welches vom ATP die terminale Phosphatgruppe abspaltet, ein Teil oder eine Funktion der infektiösen, partikulären Viruskomponente ist (s. auch Abschn. Elektronenmikroskopie, S. 303). In späteren Versuchen konnte von GREEN und BEARD [*41*] nachgewiesen werden, daß das Virus der Hühnermyeloblastose auch die Fähigkeit besitzt, Inosintriphosphat zu dephosphorylieren, d. h. die terminale Phosphatgruppe abzuspalten. Das Ausmaß der Enzymwirkung ist vergleichbar dem der ATP-Spaltung. Das Enzym besitzt seine stärkste Wirksamkeit bei pH 7,2 und wird vor allem durch bivalente Ionen (Ca^{2+}, Mg^{2+}) stimuliert.

2. Resistenz des Virus

Das Virus der Myeloblastose ist sowohl im Plasma wie auch in Suspension angereicherter Präparationen bei -15 °C und $+3$ °C über 1 bis 2 Wochen beträchtlich stabil, wird jedoch bei 37 °C und in stärkerem Maße bei 46 bis 56 °C innerhalb weniger Stunden bzw. Minuten zerstört (GREEN u. BEARD [*41*]) (siehe auch S. 319). Im Gegensatz zur infektiösen Wirkung ist die ATPase des Virus gegenüber Wärme weniger empfindlich, wird jedoch bei 56 °C innerhalb einer Stunde stark inaktiviert.

Zur Konservierung des Virus eignet sich die Gefriertrocknung wie auch die Aufbewahrung in Glycerin, da das Virus beiden Einwirkungen gegenüber beträchtlich stabil ist (FURTH [*6* u. *7*]; JARMAI [*42*]). Sehr widerstandsfähig ist das Myeloblastosevirus auch gegenüber Röntgenstrahlen (JARMAI, STENSZKY u. FARKAS [*43*]). Das pH-Optimum sowohl der leukämogenen Wirksamkeit des Virus wie auch der ATP-Spaltung liegt bei 7, die infektiöse Wirkung bleibt erhalten im pH-Bereich von 6 bis 9 (ECKERT, GREEN, SHARP, BEARD u. BEARD [*44*]). Das Virus ist gegenüber Sauerstoff sehr empfindlich und wird in leukämischen Seren bei Durchleiten von Sauerstoff völlig inaktiviert. Durch Cystein ist eine Reaktivierung möglich, wenn die Inaktivierung noch nicht vollständig ist (ENGELBRETH-HOLM u. FREDERIKSEN [*45*]).

3. Chemische Zusammensetzung

Mit Hilfe verschiedener Mikromethoden gelang BONAR und BEARD [*46*] sowie BEARD, BONAR, BEAUDREAU, BECKER u. BEARD [*47*] die chemische Analyse des Virus der Hühnermyeloblastose, welche die in nachstehender Tabelle 9 aufgeführte Zusammensetzung zeigt.

Tabelle 9. *Chemische Zusammensetzung des Virus der Myeloblastose (in % vom Trockengewicht)*

N	P	Lipoide	RNS	DNS
9,9	1,27	35	2,17	0,1

Besonders hingewiesen sei auf den RNS-Gehalt dieses Virus, während DNS praktisch nicht nachweisbar ist. Der in bezug auf den in der Nukleinsäure enthaltenen Phosphor erhöhte P-Gehalt des Virus deutet darauf hin, daß ein großer Teil der Lipoide dem Typ der Phospholipoide angehören dürfte. Die Resultate stehen in guter Übereinstimmung mit der chemischen Zusammensetzung anderer tier- und menschenpathogener Viren.

VI. Immunologie der Myeloblastose

Versuche zur immunologischen Charakterisierung des Myeloblastosevirus (ECKERT, SHARP, GREEN, BEARD [*48*]) haben 3 Antigene ergeben, die eng mit dem partikulären Virus gekoppelt sind oder sogar als Bestandteile des Virus selbst aufgefaßt werden müssen:

1. Ein virusspezifisches Antigen, das im homologen Wirt (Huhn) wirksam wird,
2. ein Antigen, das immunologisch wie normales Hühnergewebe wirkt,
3. eine Komponente, die in ihrer Wirkung und in ihrem Charakter dem FORSSMAN-Antigen entspricht.

Diese 3 Antigene lassen sich bei der fraktionierten Zentrifugation mit dem Virus aus dem Plasma und aus Gewebssuspensionen isolieren. Physikalisch lassen sich bei der Sedimentation und bei der Elektrophorese diese Antigene nicht von den Viruspartikeln trennen und unterscheiden.

Das Virus läßt sich demzufolge mit Antiseren gegen diese Antigene inaktivieren und präzipitieren. Antivirale Immunkörper von Kaninchen und Küken neutralisieren die Viruswirkung. Mit Homogenat normalen Kükengewebes und

Kükennormalserum bei Kaninchen erzeugte Immunsera waren in dieser Hinsicht voll wirksam. FORSSMAN-Antikörper von Kaninchen gegen Homogenat normalen Meerschweinchennierengewebes waren in ihrer Wirkung etwas geringer. Die virusneutralisierende Aktivität und komplementbindende Kapazität von Kaninchenimmunsera gegen das Myeloblastosevirus ließ sich an normales Küken-

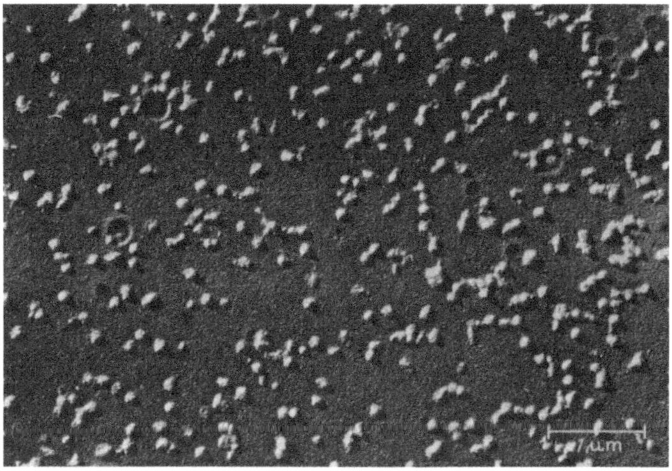

Abb. 23a. Myeloblastose-Virus aus dem Plasma. Schrägbedampfung; 13000 × (Original von SHARP)

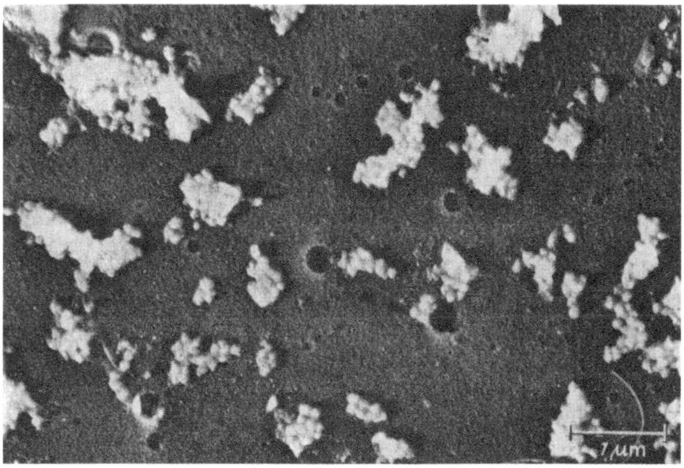

Abb. 23b. Myeloblastose-Virus präzipitiert mit Anti-Myeloblastose-Virus-Kükenimmunserum; 13000 × (Original von SHARP)

gewebe adsorbieren. Ebenso war die Auslösung der virusneutralisierenden Wirkung der FORSSMAN-Antikörper durch Adsorption an Erythrocyten des Schafs in FORSSMAN-Antiserum möglich.

Antivirales Immunserum von Küken präzipitiert die Viruspartikel des Plasmas und der Viruskonzentrate und mit ihnen die Antigene für normales Kükengewebe und FORSSMAN-Antigen, was elektronenmikroskopisch nachgewiesen werden konnte (Abb. 23a, b). Zu diesen beschriebenen Befunden sei die angewendete *Methodik* kurz dargestellt:

1. Gewinnung der Antigene

a) Gewinnung von virusspezifischem Antigen. Als Quelle für dieses Antigen dienen Plasma oder Konzentrate des Virus (Ultrazentrifugate).

b) Gewinnung von Kükengewebsantigen. Als Antigen zur Gewinnung von Immunsera dienen Homogenate eines Gemisches von Leber- und Milzgewebe normaler, 1 bis 2 Monate alter New-Hampshire- oder White-Leghorn-Hühner, Linie 15. Leber und Milz werden in Ca-freier Ringer-Lösung zur Entfernung des Blutes gewaschen und im gekühlten Mörser mit Sand in Ca-freier Ringer-Lösung zerrieben. Die Gewebssuspension wird mit Ca-freier Ringer-Lösung auf 10% verdünnt und sofort bei 600 · g für 10 Minuten zentrifugiert. Der trübe, visköse Überstand wird als Antigen injiziert.

c) Forssman-Antigen wird in gleicher Weise aus Meerschweinchennierengewebe hergestellt wie Kükengewebsantigen.

2. Herstellung von Immunseren

Antivirale Immunsera werden bei Kaninchen, Mäusen, Meerschweinchen und Küken hergestellt.

Eine Virusanreicherung wird zu 0,5 ml (1 ml entspricht im Virusgehalt 10 ml Plasma) viermal im Abstand von 3 Tagen erwachsenen Kaninchen und Meerschweinchen i.p. injiziert.

Erwachsene Mäuse erhalten einmal 0,25 ml des Konzentrats. Sieben bis vierzehn Tage nach der letzten Injektion wird Blut zur Serumgewinnung entnommen.

Kükenimmunserum wird bei 3 bis 4 Monate alten Weißen Leghornhühnchen erzeugt. Bei der ersten Injektion erhalten diese angereichertes, 17 Tage mit 0,1%igem Formalin behandeltes Virus, darauf drei i.v. Injektionen von je 1 ml Viruskonzentrat und 8 Wochen später drei weitere Injektionen von je 1 ml hochaktivem, unbehandeltem Plasma erkrankter Tiere.

Zur Gewinnung von Seren mit hohem Antikörpertiter (Hyperimmunisierung) (Eckert, Sharp, Beard, Green u. Beard [*49*]) der Hühner wurde folgende Methodik angewendet: Das Virus wird einmal hochtourig sedimentiert und in $^1/_{10}$ Volumen der ursprünglichen Plasmamenge Ca-freier Ringer-Lösung resuspendiert. Das Plasma enthält etwa 1,5 mg hydratisiertes Virus pro ml, demzufolge erfolgt Anreicherung auf 15 mg. Drei Monate alte Leghornküken (Linie 15) werden 3mal wöchentlich i.v. mit 0,1 ml Konzentrat geimpft, das 5fach mit Ringer-Lösung verdünnt und 20 Tage bei 3 °C mit 0,1% Formalin behandelt wurde. Die Dosis entspricht etwa 3 mg hydratisiertem Virus.

Drei Wochen nach der ersten Injektion erhalten die Küken 1 ml unbehandeltes Plasma mit hohem Virusgehalt, 2 Monate später, wenn die Küken nicht erkrankt sind, zwei weitere Injektionen in einem Intervall von 3 Tagen jeweils 1,0 ml Plasma. Zehn bis sechzehn Tage nach der letzten Injektion wird das Serum gewonnen. Die gewonnenen Sera werden in Mengen von 1 ml bei −15 °C ohne Konservierungsmittel aufbewahrt, außer Mäuseserum, das in Schmelzpunktröhrchen bei gleichen Bedingungen zu 5 λ-Mengen aufbewahrt wird.

3. Testmethoden

a) Komplementbindung. Zur Antigentitration wird eine Reihe von 2fachen Verdünnungen der Viruskonzentrate, des normalen Kükenserums (oder Plasmas) oder der Extrakte normalen Kükengewebes hergestellt, in 10 λ-Volumina aufgeteilt und in 5 × 100 mm Röhrchen gefüllt. Hierzu werden 20 λ eines Gemisches aus 3 λ Immunserum und eine zur Lysis von 90% der Testzellen genügende

Menge Meerschweinchenkomplement zugesetzt. Das Gemisch wird über Nacht im Eisbad inkubiert und danach eine Suspension sensitivierter Schafszellen (1,2 · 10^8 Zellen/ml) in jedes Röhrchen gegeben. Darauffolgend wird 30 Minuten bei 37 °C inkubiert und die intakten roten Blutzellen abzentrifugiert. Nach Verdünnung des abpipettierten Überstandes auf Mengen von 2 ml wird die Hämolyse mit dem Beckman-Spektrophotometer gemessen. Die Titration der komplementbindenden Kapazität des Serums wird in derselben Weise ausgeführt unter Benutzung der optimalen Antigenmengen und 2facher Serumverdünnungen.

Alle Immunsera werden unmittelbar vor der Verwendung 30 Minuten auf 56 °C erhitzt. Sämtliche Proben, außer denen zur FORSSMAN-Antigentitration, werden zur Entfernung der FORSSMAN-Antikörper mit roten Blutzellen des Schafes versetzt.

b) Neutralisationstest. Für den Neutralisationstest wird das Virus aus filtriertem Plasma oder aus Anreicherungspräparaten entnommen. Inaktivierte Antisera (30 Minuten bei 56 °C und Adsorption an Schafszellen) werden mit Virus vermischt und dabei die Virusaktivität neutralisiert. Um die Restaktivität zu messen, werden die Virusserumgemische zu 0,1 ml 3 Tage alten Küken i.v. injiziert und die positiven Befunde mit der Latenzzeitanalyse ausgewertet.

c) Präzipitation. Die Präzipitation des Virus wird nur mit Küken-Antivirusserum durchgeführt, und zwar werden 0,1 ml Viruskonzentrat, 0,2 ml 15%iges NaCl und 0,1 ml Kükenserum versetzt, 2 Stunden bei 37 °C inkubiert und dann über Nacht kalt aufbewahrt.

4. Natürliche Immunität

Eine natürliche Immunität bzw. Resistenz bestimmter Hühnerrassen gegen das Myeloblastosevirus scheint vorzuliegen, wie vor allem aus den Untersuchungen über die Ansprechbarkeit verschiedener Inzuchtlinien (s. „Tiermaterial") hervorgeht. Diese natürliche Immunität ist in erster Linie begründet durch das Auftreten von Antikörpern bei Hühnern, die eine leichtere Erkrankung überstanden haben.

VII. Züchtung des Myeloblastosevirus in der Gewebekultur

Die Versuche zur Züchtung des Myeloblastosevirus in der Gewebskultur gliedern sich in 2 Phasen: Zuerst wurde versucht, die virusproduzierenden Myeloblasten aus dem strömenden Blut zu isolieren und in die Kultur zu nehmen. In der 2. Phase stellte man Kulturen aus normalem Knochenmark der Hühner her und beimpfte diese mit einer Virussuspension, um den Transformationsprozeß von der normalen zur leukämischen, virusproduzierenden Zelle in vitro verfolgen zu können.

Erste Versuchsanordnung (BEAUDREAU, BECKER, SHARP, PAINTER u. BEARD [*39*]): In der üblichen Weise geimpfte und ausgewählte Tiere dienen als Spender für die Blutzellen und das Virus. Die Zellen werden abzentrifugiert, die weiße Schicht (Abb. 19) über den Erythrocyten (2 bis 3 ml) abpipettiert und in 10 ml Gey's Salzlösung resuspendiert. Durch Zentrifugation bei niederer Tourenzahl werden die Zellen 3- bis 4mal in Salzlösung gewaschen. Das Endsediment wird in Nährlösung aufgenommen (0,05 bis 0,1 ml Zellmasse auf 5 ml Nährlösung = etwa 2,5 bis 5 · 10^7 Zellen pro ml Nährlösung). Diese Zellsuspension wird in 5 ml-Volumina in 50 ml-Erlenmeyer-Kölbchen bei 37 °C inkubiert und 70- bis 80mal pro Minute in einem Rotationsschüttler bewegt. In Intervallen von 1 bis

6 Tagen werden die Zellen aus der Nährlösung herauszentrifugiert und in frischem Medium resuspendiert. Die Virusfreisetzung in diesen Suspensionskulturen wird mit dem Mikro-ATPase-Test (s. S. 293) und mit der direkten Partikelzählung im Elektronenmikroskop (s. S. 303) verfolgt. Außerdem wird die Nährlösung im Tierversuch getestet und titriert (Latenzzeit-Dosis-Beziehung).

Diese Züchtungsversuche haben ergeben, daß die aus dem Blutstrom isolierten Zellen etwa 6 Monate in der Kultur gehalten werden können und auch dort Virus produzieren. Die Virusfreisetzung ist jedoch in starkem Maße abhängig von der Serumkonzentration (50% Hühnerserum) in der Nährlösung. Die größte Virusproduktion erfolgt in der ersten Zeit der Kultivierung (2. bis 12. Tag), wo etwa 31 Partikel pro Zelle pro Stunde (1500 Partikel pro Zelle in 48 Stunden) in die Nährlösung abgegeben werden. Danach fällt in den meisten Kulturen die Partikelzahl erheblich ab. Die Zellvermehrung selbst bleibt relativ konstant.

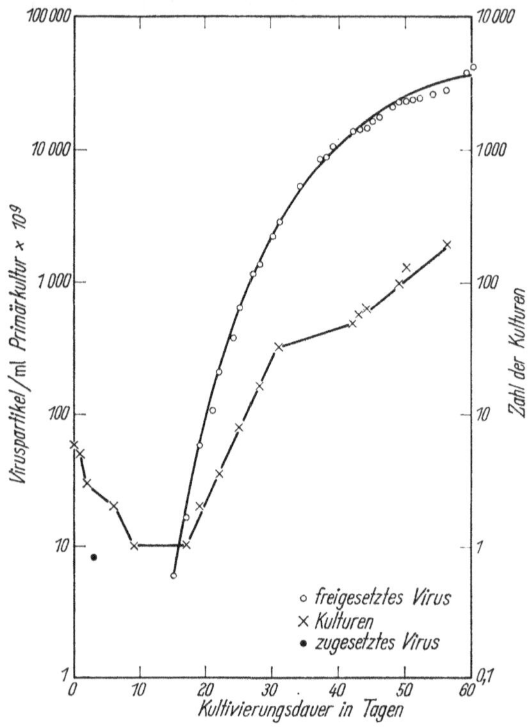

Abb. 24. Beziehung zwischen Zellvermehrung und Virusfreisetzung in vitro (aus BEAUDREAU, BECKER, BONAR, WALLBANK, BEARD u. BEARD [*50*])

Zweite Versuchsanordnung (BEAUDREAU, BECKER, BONAR, WALLBANK, BEARD u. BEARD [*50*] u. BECKER et al. [*50a*]): Knochenmark Weißer Leghornhühner (Linie 15) wird bei jungen Tieren von 10 bis 15 Individuen, bei älteren von 2 bis 3 Tieren gewonnen. Femur und Tibia werden längs gespalten, das Knochenmark herausgeschabt und die Zellen in 50 bis 100 ml Medium 199 suspendiert. Größere Zellkonglomerate werden gut pipettiert, um die Zellen voneinander zu lösen. Bei 150 · g für 10 Minuten zentrifugiert trennen sich die Zellen von Fett und anderem Gewebe. Die Zellen werden in Medium 199 in einer Konzentration von 0,04 ml Zellen pro ml suspendiert und zu 5 ml Suspension in 50 ml-Erlenmeyer-Kölbchen angesetzt. Darauf wird bei 37 °C auf dem Schüttler inkubiert und, wie oben beschrieben, gefüttert. Am 3. Tage der Kultivierung werden die Zellen mit Virus infiziert. Dazu werden alle Kulturen gesammelt, sedimentiert und neu suspendiert (0,04 ml Zellvolumen pro 1 ml Nährlösung). Die neuen 5 ml-Kulturen erhalten filtriertes, virushaltiges Plasma in unterschiedlichen Mengen (meist 0,1 ml). Zunächst kommt es nicht zur Zellvermehrung, sondern zu Zerfall der Zellen. Erst nach etwa 12 bis 20 Tagen beginnt eine Zellvermehrung (in erster Linie Myeloblasten), die progressiv ist und auch zur Virusfreisetzung führt. Ausmaß der Zellvermehrung und der Virusfreisetzung variieren in den einzelnen Versuchsserien relativ stark.

Von großer Bedeutung für die erfolgreiche Züchtung der Leukämiezellen (sowohl primär aus dem Blut gewonnener als auch aus normalem Knochenmark transfomierter) und des Myeloblastosevirus ist die Zusammensetzung der Nährlösung. Für beide Versuchsanordnungen dient am besten Medium 199 (synthetisches, im Handel erhältliches Nährmedium), 50% Kükenserum, Antibiotika und Folsäure in einer Konzentration von 0,01 und 0,02 mg/100 ml Nährlösung. Die Folsäure ist unbedingt erforderlich, wenn eine gute Zellvermehrung und Virusfreisetzung erzielt werden soll. Ebenso ist Serumzusatz zu 50% Bedingung für eine erfolgreiche Züchtung, was sich auch dadurch nachweisen ließ, daß sich bei 20% Serumzusatz in den Zellen elektronenmikroskopisch keine eindeutigen Virusvorstufen nachweisen ließen, während diese im Medium mit 50% Serumzusatz sofort auftraten.

Aus den Züchtungsversuchen geht hervor, daß in einigen, sich über lange Zeit hinweg exponentiell vermehrenden Kulturen von Myeloblasten die Freisetzung des Virus in konstanten Mengen erfolgt, wenn man die Zahl der Partikel pro Zelle und pro Zeiteinheit betrachtet.

Weiterhin zeigte sich, daß sich Myeloblasten aus dem zirkulierenden Blut über lange Zeit (2 Jahre) in Kultur halten lassen und Zellen aus dem Knochenmark, die in vitro durch das Virus transformiert wurden, sich grundsätzlich gleich verhalten, was sich auch morphologisch ausdrückt (s. Abschnitt „Elektronenmikroskopie").

Die Generationszeit der Kulturen variiert von 7,5 bis 7,7 Tagen und das Ausmaß der Virusfreisetzung von etwa 5 bis 40 Partikel pro Zelle pro Stunde. Die Variabilität der Virusfreisetzung geht nicht parallel der Zellvermehrung, d. h. die Prozesse der Virussynthese und die des Zellwachstums variieren unabhängig voneinander (Abb. 24).

VIII. Elektronenmikroskopische Darstellung des Myeloblastosevirus

Elektronenmikroskopisch konnte das Virus der Myeloblastose ebenfalls von der Arbeitsgruppe um Beard nachgewiesen werden. Wie schon mehrmals erwähnt, benutzen sie schräg bedampfte Viruspräparationen zur Auszählung der Viruspartikel in einer Plasmaprobe oder Virusanreicherung sowie zum Nachweis der Präzipitation des Virus durch Immunseren (Abb. 23a, b). Zu diesen Zwecken wird 1 ml Plasma bzw. Viruskonzentrat bei 16500 · g 30 Minuten zentrifugiert. Am Boden des Zentrifugenröhrchens liegt eine kleine Agarplatte, auf die die Viruspartikel aufzentrifugiert werden. Der Überstand wird abpipettiert, man läßt die restliche Flüssigkeit von der Agarplatte aufsaugen und fixiert dann mit OsO_4-Dämpfen. Auf die Oberfläche wird ein Collodiumfilm geschichtet, der dann abgezogen wird und in dem die Viruspartikel haften. Nach Übertragung des Films auf die Trägernetze wird mit Metall bedampft und anschließend mikroskopiert (Sharp u. Beard [*51*]).

Die Partikel des Myeloblastosevirus zeigen in diesen Bildern meist sphärische Gestalt; ihr Durchmesser beträgt 100 bis 120 mμ. Durch Sedimentationsversuche wurden 144 mμ ermittelt. Durchschnittlich werden in den Plasmaproben $2 \cdot 10^9$ Partikel pro 1 ml Plasma ermittelt, sie können in Einzelfällen bis zu $2 \cdot 10^{12}$ Partikel pro ml ansteigen.

Außerdem wurden Ultradünnschnitte von Myeloblasten verschiedener Herkunft (zirkulierendes Blut, Knochenmark, Gewebekultur) untersucht (Bonar, Parson, Beaudreau, Becker u. Beard [*52*]; Parson, Beaudreau, Becker, Bonar u. Beard [*53*]; Haddad, Bonar, Beaudreau, Becker u. Beard [*54*]; Bonar, Weinstein, Sommer, Beard u. Beard [*55*]).

Das Virus findet sich in Myeloblasten aus dem zirkulierenden Blut und aus dem Knochenmark erkrankter Tiere relativ selten. Ebenso ist sein Nachweis in Myeloblasten aus der Gewebskultur mit 20% Serum in der Nährlösung relativ

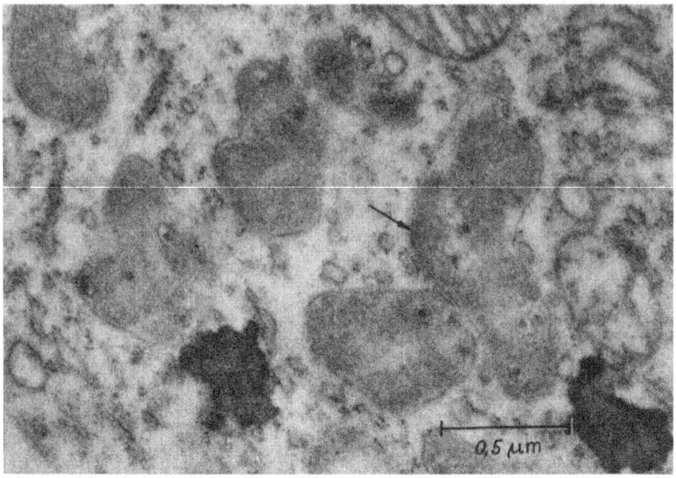

Abb. 25. Mit Myeloblastose-Virus infizierter Myeloblast nach 2tägiger in vitro-Züchtung. Darstellung der *gray bodies* (Pfeil); 35500 × (Original von BONAR et al.)

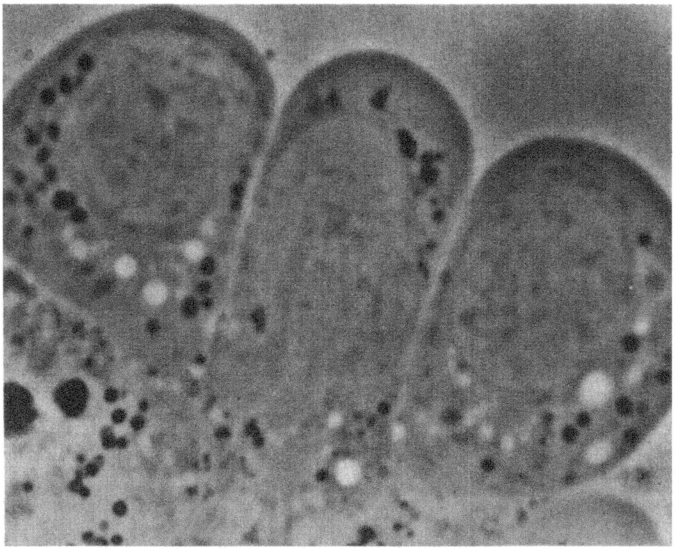

Abb. 26. Myeloblasten nach 18stündiger Kultivierung in vitro (Phasenkontrast). Die dunklen Punkte im Cytoplasma stellen die *gray bodies* (Viroplasmen) dar (Original von BEARD et al.)

schwierig. In Kulturen dagegen, deren Nährlösung 50% Serum enthält (s. Abschnitt „Züchtung in der Gewebekultur"), lassen sich in Myeloblasten nach zweitägiger Kultivierung charakteristische Veränderungen nachweisen: geschwollene Mitochondrien und osmiophile Körper unterschiedlicher Größe und variierende Feinstruktur, die sog. „gray bodies". In diesen Körpern finden sich neben Resten von Mitochondrien-Cristae Viruspartikel. In Myeloblasten nach 2 bis 4 Wochen Kultivierung finden sich Partikel im Cytoplasma mit voll entwickelter Feinstruktur. Auch in den Myeloblasten aus dem zirkulierenden Blut lassen sich, wenn auch seltener, „gray bodies" nachweisen. Die beschriebenen Strukturen sind in Abb. 25 deutlich zu erkennen. Bezüglich ihrer Beziehung zur Virusentwicklung in der Zelle nahmen BEARD et al. an, daß die „gray bodies" auch in der normalen Zelle als Mitochondrienvorstufen auftreten; im malignen Myeloblasten sollen sie sich dagegen nicht zu Mitochondrien, sondern zu Virusbildungsstätten entwickeln. Nach Ausreifung der Viruspartikel in diesen Körpern

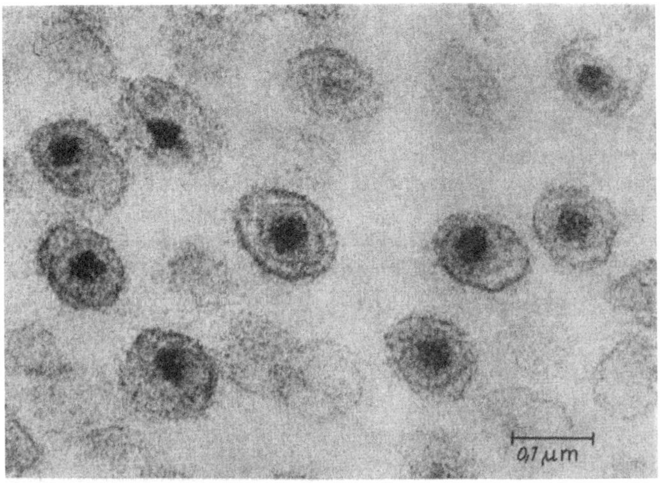

Abb. 27. Ultradünnschnitt des Myeloblastosevirus in einer gereinigten Präparation (Zentrifugation in Ringer-Lösung und Wasser). OsO_4-Fixierung, Bleihydroxyd-Färbung; 110000× (Original von BONAR et al.)

soll eine Ausschleusung dieser Gebilde aus der Zelle erfolgen, wodurch die Viruspartikel in den Extracellularraum gelangen, wo sie sich ebenfalls in relativ großer Zahl finden. Die „gray bodies" oder „Viroplasten" ließen sich auch im Phasenkontrastmikroskop und nach Behandlung mit Wachstein-Meisel-Reagenz (histochemischer Nachweis von ATPase) in den Myeloblasten darstellen (Abb. 26). DMOCHOWSKI, BURMESTER und WALTER [*56*] konnten in den Zellen aus myeloblastisch infiltrierten Organen ebenfalls cytoplasmatische Einschlüsse, ähnlich den „gray bodies", und die typischen Viruspartikel nachweisen.

HEINE et al. [*60*] konnten allerdings neuerdings zeigen, daß die „gray bodies" wohl nur aus Material bestehen, das aus dem extracellulären Raum aufgenommen wird (Phagocytose). Goldkolloid, das der Nährlösung von Myeloblastenkulturen zugesetzt wurde, sammelt sich gemeinsam mit Viruspartikeln in diesem Bezirk an. Demnach können die „gray bodies" wohl nicht mehr als Virusbildungsstätten angesehen werden.

Die Viruspartikel (Abb. 27) haben einen Durchmesser von 75 bis 80 mµ. Ihre Feinstruktur wurde an Dünnschnitten sedimentierten Virus aus Plasma infizierter Hühner (BERNHARD, BONAR, BEARD u. BEARD [*57*]) sowie an den Partikeln in Gewebsschnitten und Schnitten von Myeloblasten aufgeklärt. Sie weisen ein zentrales Nucleoid (30 bis 40 mµ), das RNS-haltig ist, und zwei konzentrische Außenmembranen auf. Diese Ultrastruktur des Myeloblastosevirus stimmt praktisch völlig mit der des Erythroblastosevirus überein (s. S. 323), wie auch mit der Negativkontrastmethode gezeigt werden konnte [*58*].

In den durch Myeloblastosevirus induzierten Nierentumoren konnten Dmochowski, Grey, Burmester und Walter [*36*] und Heine et al. [*59*] ebenfalls Viruspartikel nachweisen, die in cytoplasmatischen Einschlüssen (ähnlich denen in Myeloblasten) und in cytoplasmatischen Vakuolen sowie außerhalb der Zelle auftreten. Sie haben einen Durchmesser von 625 bis 850 Å bei intracellulärer und von 1000 Å bei extracellulärer Lokalisation. Die Ultrastruktur (Nucleoid und Außenmembran) entspricht dem Myeloblastosevirus. Im Cytoplasma finden sich Bezirke dichteren Materials, in denen sich Viruspartikel formieren (Viroplasmen).

Heine et al. [*59*] stellten fest, daß das Myeloblastosevirus in allen Typen der Nierentumorzellen ebenfalls an der Zellmembran gebildet und abgeschnürt wird.

Die Arbeitsgruppe von Beard zeigte außerdem, daß die Viruspartikel auch an Pankreaszellmembranen und Leberzellmembranen erkrankter Tiere gebildet wird (Heine, de Thé, Beard u. Beard [*61*]; de Thé, Ishiguro, Beard u. Beard [*62*]). de Thé, Ishiguro, Heine, Beard und Beard [*63*] gelang mit Hilfe der Technik der elektronenmikroskopischen Histochemie auch der Nachweis der ATPase-Aktivität an der Oberfläche der Viruspartikel und der Zellen, an denen letztere gebildet werden.

Literatur

[*1*] Hall, J. W., C. W. Bean and M. Pollard: Amer. J. Vet. Res. **2**, 272 (1941).
[*2*] Johnson, E. P.: Va. Agric. Expect. Stat. Techn. Bull. **76**, 3 (1941).
[*3*] Ellermann, V., and O. Bang: Cent. J. Bact., Abt. 1 (Orig.) **46**, 595 (1908).
[*4*] Furth, J.: J. exp. Med. **53**, 243 (1930).
[*5*] Furth, J.: Proc. Soc. exp. Biol. Med. **28**, 985 (1931).
[*6*] Furth, J.: J. exp. Med. **55**, 495 (1932).
[*7*] Furth, J.: J. exp. Med. **55**, 465 (1932).
[*8*] Furth, J., and H. K. Miller: J. exp. Med. **55**, 479 (1932).
[*9*] Engelbreth-Holm, J., u. A. Rothe-Meyer: Acta path. microbiol. Scand. **9**, 293 (1932).
[*10*] Engelbreth-Holm, J., u. A. Rothe-Meyer: Z. Immunitätsforsch. **74**, 347 (1932).
[*11*] Engelbreth-Holm, J., A. Rothe-Meyer u. E. Uhl: Acta path. microbiol. Scand. **12**, 491 (1935).
[*12*] Engelbreth-Holm, J.: Klin. Wschr. **14**, 1677 (1935).
[*13*] Eckert, E. A., D. Beard and J. W. Beard: Cancer Res. **11**, 245 (1951).
[*14*] Beard, D., E. A. Eckert, T. Z. Csáky, D. G. Sharp and J. W. Beard: Proc. Soc. exp. Biol. Med. **75**, 533 (1950).
[*14a*] Eckert, E.A., D. Beard and J. W. Beard: J. nat. Cancer Inst. **15**, 1195 (1955).
[*15*] Eckert, E. A., D. Beard and J. W. Beard: J. nat. Cancer Inst. **12**, 447 (1951).
[*16*] Eckert, E. A., D. Beard and J. W. Beard: J. nat. Cancer Inst. **14**, 1055 (1954).
[*17*] Eckert, E. A., D. Beard and J. W. Beard: J. nat. Cancer Inst. **14**, 1067 (1954).
[*18*] Eckert, E. A., G. D. Sharp, D. Beard and J. W. Beard: J. nat. Cancer Inst. **13**, 533 (1952).
[*19*] Baluda, M. A., and P. P. Jamieson: Virology **14**, 33 (1961).
[*20*] Carr, J. G.: Brit. J. Cancer **10**, 379 (1956).
[*21*] Burmester, B. R., W. G. Walter, M. A. Gross and A. K. Fontes: J. nat. Cancer Inst. **23**, 277 (1959).
[*22*] Gross, L.: Oncogenic Viruses, Pergamon Press, Oxford, London, New York, Paris, 1961.
[*23*] Mommaerts, E. B., E. A. Eckert, D. Beard, D. S. Sharp and J. W. Beard: Proc. Soc. exp. Biol. Med. **79**, 450 (1952).
[*24*] Berenblum, J., and E. Chain: Biochem. J. **32**, 295 (1938).
[*25*] Fiske, Ch., and Y. Subbarrow: J. biol. Chemistry **66**, 375 (1926).
[*26*] Mommaerts, E. B., D. G. Sharp, E. A. Eckert, D. Beard and J. W. Beard: J. nat. Cancer Inst. **14**, 1011 (1954).

[27] GREEN, J., and E. B. MOMMAERTS: J. biol. Chemistry **202**, 541 (1953).
[28] GREEN, J., and J. W. BEARD: J. nat. Cancer Inst. **15**, 1217 (1955).
[29] MOMMAERTS, E. B., D. BEARD and J. W. BEARD: Proc. Soc. exp. Biol. Med. **83**, 479 (1953).
[29a] GREEN, J., D. BEARD, E. A. ECKERT and J. W. BEARD: Proc. Soc. exp. Biol. Med. **85**, 406 (1954).
[30] GREEN, J., and E. B. MOMMAERTS: J. biol. Chemistry **202**, 541 (1953).
[31] BEAUDREAU, G. S., and C. BECKER: J. nat. Cancer Inst. **20**, 339 (1958).
[32] BURMESTER, B. R.: J. nat. Cancer Inst. **13**, 1181 (1953).
[33] THORELL, B.: Zbl. allg. Path. **98**, 314 (1958).
[34] THORELL, B.: VII. Intern. Congress Intern. Soc. Haematol., Rome, Sept. 1958.
[35] WALTER, W. G., and B. R. BURMESTER: zitiert nach [36].
[36] DMOCHOWSKI, L., C. E. GREY, B. R. BURMESTER and W. G. WALTER: Texas Rep. Biol. Med. **19**, 544 (1961).
[36a] ISHIGURO, H., J. R. SOMMER, D. BEARD, U. HEINE, G. DE THÉ and J. W. BEARD: J. nat. Cancer Inst. **29**, 1 (1962).
[37] GREEN, J., and J. W. BEARD: J. nat. Cancer Inst. **15**, 1217 (1955).
[38] ECKERT, E. A., E. B. SHARP, E. B. MOMMAERTS, R. H. REEVE, D. BEARD and J. W. BEARD: J. nat. Cancer Inst. **14**, 1039 (1954).
[39] BEAUDREAU, G. S., C. BECKER, D. G. SHARP, J. C. PAINTER and J. W. BEARD: J. nat. Cancer Inst. **20**, 351 (1958).
[40] MOMMAERTS, E. B., D. G. SHARP, E. A. ECKERT, J. W. BEARD and D. BEARD: J. nat. Cancer Inst. **16**, 1027 (1954).
[41] GREEN, J., and J. W. BEARD: J. nat. Cancer Inst. **16**, 163 (1955).
[42] JARMAI, K.: Arch. wiss. prakt. Tierheilk. **62**, 113 (1930/31).
[43] JARMAI, K., T. STENSZKY u. L. FARKAS: Arch. wiss. prakt. Tierheilk. **65**, 46 (1932).
[44] ECKERT, E. A., J. GREEN, D. G. SHARP, D. BEARD and J. W. BEARD: J. nat. Cancer Inst. **15**, 1209 (1955).
[45] ENGELBRETH-HOLM, J., u. O. FREDERIKSEN: Acta path. mikrobiol. Scand. **37**, 138 (1938).
[46] BONAR, R. A., and J. W. BEARD: J. nat. Cancer Inst. **23**, 183 (1959).
[47] BEARD, J. W., A. R. BONAR, G. S. BEAUDREAU, C. BECKER and D. BEARD: VII. Intern. Congr. Biochem., Vienna, Symp. 8/3 (1958).
[48] ECKERT, E. A., D. G. SHARP, D. BEARD, J. GREEN and J. W. BEARD: J. nat. Cancer Inst. **16**, 593 (1955).
[49] ECKERT, E. A., D. G. SHARP, J. W. BEARD, J. GREEN and D. BEARD: Proc. Soc. exp. Biol. Med. **88**, 181 (1955).
[50] BEAUDREAU, G. S., C. BECKER, A. R. BONAR, D. WALLBANK, D. BEARD and J. W. BEARD: J. nat. Cancer Inst. **24**, 395 (1960).
[50a] BECKER, C., G. S. BEAUDREAU, W. CASTLE, B. W. GIBSON, D. BEARD and J. W. BEARD: J. nat. Cancer Inst. **29**, 455 (1962).
[51] SHARP, D. G., J. W. BEARD and D. BEARD: Proc. Soc. exp. Biol. Med. **81**, 75 (1952).
[52] BONAR, R. A., D. F. PARSON, G. S. BEAUDREAU, C. BECKER and J. W. BEARD: J. nat. Cancer Inst. **23**, 199 (1959).
[53] PARSON, D. F., G. S. BEAUDREAU, C. BECKER, R. A. BONAR and J. W. BEARD: Acta un. intern. cancer **15**, 826 (1959).
[54] HADDAD, M. N., R. A. BONAR, G. S. BEAUDREAU, C. BECKER and J. W. BEARD: J. nat. Cancer Inst. **24**, 971 (1960).
[55] BONAR, R. A., D. WEINSTEIN, J. R. SOMMER, D. BEARD and J. W. BEARD: Symp. „Phenomena of the tumor viruses“, N.Y., March 1960.
[56] DMOCHOWSKI, L., B. R. BURMESTER and W. G. WALTER: Proc. Soc. exp. Biol. Med. **98**, 666 (1958).
[57] BERNHARD, W., A. R. BONAR, D. BEARD and J. W. BEARD: Proc. Soc. exp. Biol. Med. **97**, 48 (1958).
[58] BONAR, R. A., U. HEINE, D. BEARD and J. W. BEARD: J. nat. Cancer Inst. **30**, 949 (1963).
[59] HEINE, U., G. DE THÉ, H. ISHIGURO, J. R. SOMMER, D. BEARD and J. W. BEARD: J. nat. Cancer Inst. **29**, 41 (1962).
[60] HEINE, U., C. BECKER, R. A. BONAR and J. W. BEARD: J. nat. Cancer Inst. **31**, 731 (1963).
[61] HEINE, U., G. DE THÉ, D. BEARD and J. W. BEARD: J. nat. Cancer Inst. **30**, 817 (1963).
[62] THÉ, G. DE, W. ISHIGURO, D. BEARD and J. W. BEARD: J. nat. Cancer Inst. **31**, 717 (1963).
[63] THÉ, G. DE, W. ISHIGURO, U. HEINE, D. BEARD and J. W. BEARD: J. nat. Cancer Inst. **30**, 1267 (1963).

B. Erythroblastose

I. Spontanes (natürliches) Vorkommen

Die Erythroblastose tritt, ähnlich der Myeloblastose (s. S. 284), sporadisch spontan auf. Die bearbeiteten Erythroblastosestämme nehmen ihren Ursprung in vereinzelten Spontanfällen oder aus Mischerkrankungen. Letztere treten als Erythromyeloblastosen unter den Hühnern in Farmen häufiger auf. Nicht selten ist die Erythroblastose mit visceraler Lymphomatose vergesellschaftet.

II. Die wichtigsten Erythroblastosestämme

Parallel zur Myeloblastose wird von der BEARDschen Arbeitsgruppe in Durham der Stamm „R" der Erythroblastose bearbeitet und gehalten. Er stammt ursprünglich von ENGELBRETH-HOLM aus Kopenhagen.

Mischstämme mit Myeloblastose und Lymphomatose sind von ELLERMANN und BANG [*1*], ENGELBRETH-HOLM [*2* bis *5*] (Stamm „ES 4", Stamm „R"), und FURTH [*6* bis *10*] beschrieben worden. Aus ihnen wurden teilweise reine Stämme durch Übertragung unter konstanten Versuchsbedingungen herausgezüchtet (z. B. „R"-Stamm von BEARD). BURMESTER et al. [*11* bis *13*] beschreiben Lymphomatosestämme (RPL 12, 16, 18, 19, 20, 21, 23), die neben der hauptsächlich auftretenden Lymphomatose (viscerale Form) und anderen Neoplasmen auch erythroblastische Veränderungen zeigen, die jedoch im wesentlichen — abgesehen von Differenzen im zeitlichen Verlauf und in der Pathogenese — mit dem „R"-Stamm übereinstimmen.

III. Experimentelle Erzeugung des Krankheitsbildes

1. Zelluläre Übertragung

Für die Übertragung der Erythroblastose mit cellulärem Material wird die gleiche Methodik angewendet wie bei der Myeloblastose. Es sei deshalb auf den entsprechenden Abschnitt im Kapitel über Myeloblastose verwiesen. Die zu transplantierenden Gewebe sind Blutzellen sowie Knochenmark oder Milz. Die zelluläre Übertragung wird jedoch von der BEARDschen Arbeitsgruppe nicht angewendet. Sie überführen den „R"-Stamm nur mit Blutplasma (s. folgenden Abschnitt).

2. Zellfreie Übertragung

a) Virushaltiges Blutplasma. Als Standardmethode sei hier die von ECKERT et al. [*14*] beschrieben, die seit Jahren in dem Laboratorium von BEARD erfolgreich angewendet wird.

Die Spendertiere für virushaltiges Plasma werden an Hand von Blutausstrichen ausgewählt, die täglich von erkrankten Tieren hergestellt werden. Mit fortschreitender Erkrankung steigt der Gehalt an Erythroblasten (s. Abschnitt Cytologie) im strömenden Blut stark an. Kurz vor dem Eintritt des Todes wird Herzpunktion oder Punktion der Sagittalsinus (bei jüngeren Hühnern) vorgenommen und das Blut gewonnen. Als Anticoagulanz dient kristallines Heparin (Heparin-Natrium, 1 bis 2 mg/ml Blut, 100 Einheiten pro mg, in einer

Konzentration von 50 mg/ml Ca-freier Ringer- oder Simm-Lösung und 0,1 ml dieser Lösung pro 10 ml Blut).

Die einzelnen Blutproben werden gekühlt und getrennt bei 1500 · g für 20 Minuten zentrifugiert. Mitunter wird auch bei 1000 · g für 10 Minuten vorzentrifugiert und dann erst bei 1500 · g. Das Plasma wird mit feinen Pipetten abgesaugt und, falls erforderlich, bei —15 °C aufbewahrt. Zur Verimpfung werden die einzelnen Proben aufgetaut und mehrere Einzelplasmen vereinigt, um ein geeignetes Volumen zu erhalten, welches dann zuvor noch einmal bei 1500 · g für 20 Minuten zentrifugiert wird. Der Plasma-„Pool" wird dann durch Celit und durch 2-inch-Selas-Filter-Kerzen filtriert. Eventuell erforderliche Verdünnungen werden mit BSA-Simm Lösung (s. S. 285) vorgenommen. Diese Präparation wird in Mengen von 0,1 ml i.v. 3 bis 12 Tage alten Küken injiziert.

b) Angereichertes Virusmaterial. Für bestimmte Zwecke ist eine Anreicherung des Virus erforderlich. Dazu wird das Plasma eines oder mehrerer Küken, das auf oben beschriebenem Wege gewonnen wurde, bei 16400 · g für 60 Minuten zentrifugiert und der Bodensatz in kleinen Volumina (5 bis 25% des Ausgangsvolumens) Simm-Lösung, die 0,001 M Phosphat, pH 7,0, enthält, resuspendiert. Diese Suspension kann noch einmal für 5 Minuten bei 7000 · g zentrifugiert werden, um evtl. aggregiertes Material abzutrennen.

Der Gehalt der Plasmaproben an Viruspartikeln kann entsprechend der bei der Myeloblastose angewendeten Methodik mit Hilfe der Auszählung elektronenmikroskopischer Aufnahmen ermittelt werden. Durch Aufbringen eines Plasmatropfens oder Aufzentrifugieren der Partikel auf eine Agaroberfläche (s. Abschnitt „Elektronenmikroskopie") können die Partikel im Elektronenmikroskop direkt ausgezählt werden.

Bei der Erythroblastose ergab sich mit dieser Methodik, daß gegenüber der Myeloblastose der Gehalt an Virus bei den einzelnen Plasmaproben wesentlich geringer ist. So konnten Sharp, Beard und Beard [*15*] 10^8 bis 10^{10} Partikel auszählen. Als Maximum werden $2 \cdot 10^{12}$ Partikel angegeben.

c) Applikationsweise und Dosis. Als geeignetste Applikationsweise ergibt sich aus Testversuchen von Beaudreau, Bonar, Beard und Beard [*16*] die Injektion in die Flügelvene. Erfolgreich getestet wurden außerdem intramedulläre (Knochenmark der Tibia), i.p., s.c. und i.m. Applikationen.

Die unterschiedliche Ansprechbarkeit der Tiere auf die Art der Applikation ist in Tab. 10 dargestellt. Aus dieser Tabelle ergibt sich eine abgestufte Wirksam-

Tabelle 10. *Unterschiedliche Reaktion 10 Tage alter Küken auf das Erythroblastosevirus in Abhängigkeit von der Applikationsweise* (nach Beaudreau et al. [*16*])

Applikationsweise	Log Dosis [ml Plasma]	Korrigierte Tierzahl	Mittlere Latenzzeit [Tage]	Positive Befunde [%]
i.v.	—1,69	30	8,6	100
i.med.[1]	—1,69	28	9,08	100
i.m.	—1,69	30	10,3	100
i.p.	—1,69	30	11,9	96,6
s.c.	—1,69	29	12,9	93,1
i.v.	—2,69	30	9,44	100
i.v.	—3,69	30	11,3	86,6
i.med.[1]	—3,69	26	11,5	100
i.m.	—3,69	31	12,9	93,6
i.p.	—3,69	30	14,8	70
s.c.	—3,69	30	17,1	60
i.v.	—4,69	29	13,0	100

[1] in das Knochenmark der Tibia

keit von der i.v. zu den übrigen Injektionen in der Weise, daß die i.v. Applikation jeweils um den Faktor 1,1, 22,1, 393 und 1400 wirksamer ist als i.med., i.musc., i.p. und s.c. Es liegen hier praktisch die gleichen Verhältnisse vor wie bei der Myeloblastose.

d) Dosis-Wirkungs-Beziehungen. Die Dosis-Wirkungs-Beziehungen wurden von ECKERT, BEARD und BEARD [*14*] untersucht und sollen in Tab. 11 und 12 dargestellt werden. Es läßt sich aus den beiden Tabellen ohne Schwierigkeit eine lineare Beziehung zwischen der Latenzzeit und der Dosis (mittlerer log Latenzzeit/log Dosis) ableiten.

Tabelle 11. *Abhängigkeit der Wirkung des Erythroblastosevirus von der Virus-Dosis* (nach ECKERT et al. [*14*])

Log Dosis [ml Plasma]	Korrigierte Tierzahl	Log der mittleren Latenzzeit [Tage]	Positive Befunde [%]
−7	27	—	0
−6	29	—	13,8
−5	28	1,223	39,3
−4	29	1,112	89,7
−3	25	1,061	96,0
−2	29	1,021	100
−1	29	0,952	100

Tabelle 12. *Zeitliche Verteilung des Auftretens von Leukämien nach Applikation verschiedener Virusdosen* (*im gleichen Experiment wie in Tab.* 11) (nach ECKERT et al. [*14*])

Latenzzeit		Log Dosis [ml Plasma]						
Tage	Log Tage	−7	−6	−5	−4	−3	−2	−1
3	0,477	1	—	1	—	—	1	—
4	0,602	—	—	—	—	—	—	—
5	0,699	1	—	—	—	1	—	—
6	0,778	1	—	—	—	1	—	—
7	0,845	—	—	—	1	1	—	2
8	0,903	—	1	1	—	1	2	1
9	0,954	—	—	—	—	—	1	11
10	1,000	—	—	—	—	1	4	10
11	1,041	—	—	—	4	9	13	4
12	1,079	—	—	—	3	6	5	1
13	1,114	—	—	1	6	7	2	—
14	1,146	—	—	2	10	—	2	—
15	1,176	—	1	2	1	1	—	—
16	1,204	—	—	2	—	—	—	—
17	1,230	—	—	1	1	—	—	—
18	1,255	—	—	—	—	—	—	—
19	1,279	—	—	1	—	—	—	—
20	1,301	—	—	1	1	—	—	—
21	1,322	—	—	—	—	—	—	—
22	1,342	—	2	—	—	—	—	—
23	1,362	—	—	—	—	—	—	—
24	1,380	—	—	—	—	—	—	—
25	1,398	—	—	1	—	—	—	—
26	1,415	—	1	—	—	—	—	—
Gesamttierzahl		30	30	30	30	30	30	30
korrigierte Tierzahl		27	29	28	29	25	29	29
Zahl der positiven Tiere		0	4	11	26	24	29	29
= %		0	13,8	39,3	89,7	96,0	100	100

e) Tiermaterial

α) *Zur Übertragung geeignete Stämme.* Zur Haltung und Übertragung der Erythroblastose werden Weiße-Leghorn-Hühner, Inzuchtlinie 15, verwendet (s. a. unter Myeloblastose). „White-Plymouth-Rock-Hühner" sind gegenüber dem Virus sehr resistent. Es ergibt sich hier, ebenso wie bei der Myeloblastose, eine strenge Abhängigkeit der Wirtsreaktion auf das Virus von der genetischen Konstitution.

β) *Individuelle Variabilität.* Wie bei der Myeloblastose läßt sich auch bei der Erythroblastose eine individuelle Variabilität in der Reaktion auf das Virus feststellen. Der gegenüber der Myeloblastose ohnedies geringere Gehalt der Plasmaproben an Viruspartikeln zeigt unterschiedliche Werte. Insgesamt scheinen die Verhältnisse ähnlich gelagert zu sein wie bei der Myeloblastose (s. dort).

γ) *Alter der Tiere.* Im Gegensatz zur Myeloblastose spielt bei der Erythroblastose das Alter der Tiere bei Übertragungsversuchen keine wesentliche Rolle. 2 Monate alte Hühner sind nicht unterschiedlich von 3 Tage alten Küken in ihrer Reaktion auf das Virus. Beaudreau, Bonar, Beard und Beard [*16*] haben sogar einen leichten Anstieg der Ansprechbarkeit mit dem Alter der Empfängertiere feststellen können. Tab. 13 zeigt die gewonnenen Resultate.

Tabelle 13. *Reaktion von Küken unterschiedlichen Alters auf i.v. Injektion des Erythroblastosevirus* (nach Beaudreau et al. [*16*])

Alter der Tiere [Tage]	Log Dosis [ml Plasma]	Korrigierte Tierzahl	Mittlere Latenzzeit [Tage]	Positive Befunde [%]
7	10^{-1}	30	8,04	96,6
21	10^{-1}	31	7,3	96,8
35	10^{-1}	28	7,62	89,3
49	10^{-1}	30	6,92	100
63	10^{-1}	29	7,32	86,2
77	10^{-1}	30	6,63	100
7	10^{-2}	30	9,66	93,3
21	10^{-2}	29	9,56	96,6
35	10^{-2}	30	9,14	100
49	10^{-2}	30	8,45	100
63	10^{-2}	30	8,7	90
77	10^{-2}	30	8,4	100
7	10^{-3}	30	11,3	93,3
21	10^{-3}	30	10,8	96,6
35	10^{-3}	30	10,8	93,3
49	10^{-3}	30	9,95	96,6
63	10^{-3}	30	10,3	93,3
77	10^{-3}	30	9,9	96,6
7	10^{-4}	30	12,7	96,6
7	10^{-5}	30	14,9	79,3

Die Tatsache, daß mit steigendem Alter die Empfänglichkeit gegenüber dem Erythroblastosevirus wächst, stellt für experimentelles Arbeiten einen wesentlichen Vorteil dar, da mit größeren Tieren gearbeitet werden kann, die demzufolge mehr Plasma liefern. Außerdem muß bei Experimenten mit größeren Tierzahlen das Alter der Einzeltiere nicht unbedingt einheitlich sein. Verwendet werden meist Tiere im Alter von etwa 40 Tagen.

δ) *Geschlechtsunterschiede.* Soweit aus der Literatur ersichtlich ist, sind keine Unterschiede im Verhalten der beiden Geschlechter gegenüber dem Erythroblastosevirus zu ermitteln gewesen.

IV. Krankheitsbild

1. Kontrolle des Krankheitsverlaufs

a) Äußere Anzeichen der Krankheit. Im Verhalten der Tiere lassen sich während der Ausbildung des Krankheitsbildes der Erythroblastose häufig keinerlei Anzeichen feststellen. Die Tiere sterben plötzlich etwa 9 Tage (bei Dosis 10^{-1} ml) nach der Injektion; andere dagegen zeigen Schwäche der Flügel und Beine, können nicht mehr stehen und sterben, nachdem kurz vorher Atembeschwerden aufgetreten sind.

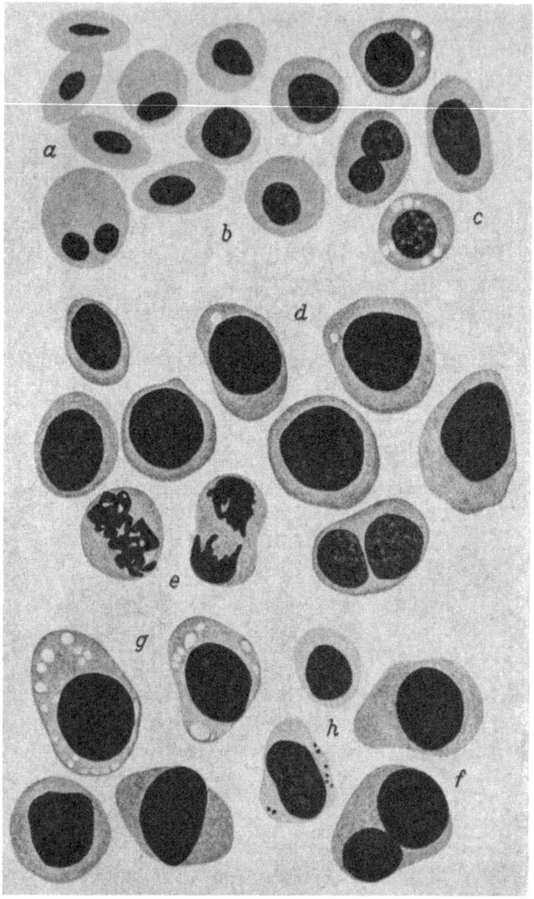

Abb. 28. Darstellung der im Verlauf der Erythroblastose auftretenden Zellformen (aus FURTH [*39*]) *a* Erythrocyten; *b* polychrome Erythrocyten; *c* polychrome Erythroblasten; *d* lymphoide Erythroblasten; *e* Mitosen; *f* lymphoide Zellen; *g* lymphoide Zellen mit Vakuolen; *h* kleine Lymphocyten

FURTH [7] gibt folgende Beschreibung des Krankheitsbildes:

Die ersten Anzeichen der Krankheit werden 13 bis 124 Tage nach der Inoculation (durchschnittlich 47 Tage) beobachtet. In den meisten Fällen macht sich eine leichte Blässe der Tiere bemerkbar, die aber sonst noch aktiv sind und einen straffen Brustmuskel zeigen. In einigen Fällen jedoch ist der Kamm rot, und nur die routinemäßige Untersuchung des Blutes zeigt die Erkrankung an. Viele der Tiere sterben kurz nach dem Manifestwerden der Erythroblastose trotz guten Allgemeinzustandes, während andere stark an Gewicht verlieren und extrem abmagern. Die Dauer der Erkrankung beträgt etwa 19 Tage.

b) Hämatokritbestimmung. Zur Bestimmung der Hämatokritwerte wird auf den entsprechenden Absatz im Kapitel „Myeloblastose" (S. 291) sowie auf Abb. 19 verwiesen. Wie aus dieser Abbildung ersichtlich ist, ist der Anteil der roten Blutelemente etwas erhöht gegenüber dem normalen Wert, und es zeigt sich eine deutliche Schicht von weißlich-rötlicher Farbe, die von den vermehrt im Blute auftretenden Erythroblasten herrührt.

c) Differentialblutbild. An Hand von täglichen Blutausstrichen (Herstellung und Färbung s. Myeloblastose) wird der Verlauf der Änderungen des Blutbildes während der Ausbildung der Erythroblastose kontrolliert.

Die ersten Anzeichen der Erythroblastose zeigen sich im Anstieg der Zahl polychromer Erythrocyten, die z. T. gegenüber normalen Erythrocyten eine leichte Basophilie des Cytoplasmas zeigen, ohne daß Änderungen der Zellform und der Kernstruktur auftreten. Einige dieser Zellen können bei jungen Küken auch schon vor der Virusinoculation auftreten.

24 bis 48 Stunden nach der Inoculation des Virus steigt ihre Zahl jedoch erheblich an, und es treten Abnormalitäten der Zellform, der Kernstruktur und der Basophilie des Cytoplasmas auf. Die meisten Zellen nehmen eine sphärische Gestalt an, der Kern rundet sich ab, und das Kernmaterial lockert sich auf, wodurch eine Vergrößerung des Kernvolumens bedingt ist.

In diesem Stadium und im weiteren Verlauf erfolgt ein vermehrtes Auftreten von polychromen Erythrocyten, danach polychromen Erythroblasten

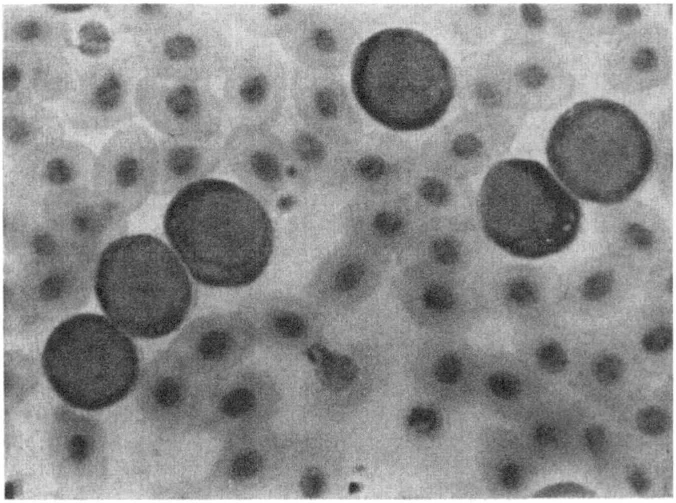

Abb. 29. Blutausstrich bei Erythroblastose; Darstellung der Erythroblasten (Original von BEARD)

und schließlich der für die Erythroblastose charakteristischen großen Erythroblasten. Während der Periode des Auftretens dieser intermediären Zellen erfolgen „Schübe" von kleinen sphärischen Zellen (ungefähr Querdurchmesser der Erythrocyten) mit sehr wenig Cytoplasma und großen, kaum strukturierten basophilen Kernen. Innerhalb von 24 Stunden verschwinden diese Zellen wieder aus dem peripheren Blut, und das Bild wird dann von den größeren Erythroblasten und „lymphoiden" Zellen beherrscht. Letztere zeigen mitunter Vakuolen, basophiles Cytoplasma und häufig Mitosen (Beschreibung nach ECKERT, BEARD u. BEARD [*14*]). Die auftretenden Zellformen sind in der Abb. 28 dargestellt, die einer Arbeit von FURTH [*39*] entnommen wurde. Abb. 29 zeigt einen Blutausstrich mit den charakteristischen großen Erythroblasten.

Gegenüber der Myeloblastose erreicht die Zahl der primitiven Zellen bei der Erythroblastose nicht so ausgesprochen hohe Werte. Bei hohen Dosen treten die Erythroblasten nach 72 Stunden, sonst im Durchschnitt nach 6 Tagen auf.

Die zeitliche Verteilung im Auftreten der einzelnen Zellformen während des Krankheitsverlaufs ergibt sich aus der Abb. 30.

Zur Auswertung großer Zahlen von Versuchstieren, z. B. für Titrationsversuche, ist das Differentialblutbild weitaus schlechter geeignet als bei der Myeloblastose, da bei der Erythroblastose die Zahl der primitiven Zellen, wie schon gesagt, erheblich geringer ist und nicht immer als genauer Indikator für den Grad der Erkrankung des Knochenmarks, der Milz und Leber angesehen werden kann. Selbst bei geringen Zahlen von Erythroblasten oder sogar polychromen Erythrocyten im Blutbild kann plötzlich der Tod des Tieres eintreten.

Deshalb verwenden BEARD et al. für derartige Versuche mit großen Tierzahlen den Tod des Tieres als eindeutig positives Merkmal der Infektion. Die Zeit von der Inoculation bis zum Tode ist — wie oben dargelegt — wesentlich von der Virusmenge abhängig.

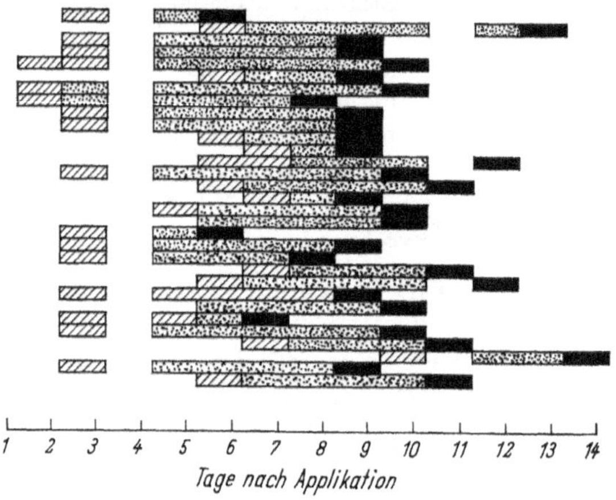

Abb. 30. Schematische Darstellung des zeitlich verschiedenen Auftretens der charakteristischen Zellformen bei der Erythroblastose (aus ECKERT, BEARD u. BEARD [14]). Schraffiert = polychrome Erythrocyten, punktiert = Erythroblasten, schwarz = Eintreten des Todes. Werte gewonnen an 31 Küken, die intravenös mit 0,1 ml Plasma inokuliert wurden; Blutausstriche täglich, außer sonntags = 4. und 11. Tag

d) ATPase-Bestimmung. Für die Bestimmung der ATPase-Aktivität des Erythroblastosevirus eignen sich die gleichen Methoden wie für das Myeloblastosevirus angeführt (s. S. 293).

BONAR et al. [*17*] geben darüber hinaus speziell für das Erythroblastosevirus folgende Methoden an:

1. Zu 1 ml Inkubationsmedium (0,04 M $MgCl_2$ + 0,05 M NaCl + 0,05 M Tris-(hydroxymethyl)-aminomethan, pH 7,2) werden 0,6 mg Na_2-ATP gegeben und 0,2 µl leukämisches bzw. 100 µl Normalplasma zugefügt. Nach der Inkubation (30°, 30 Minuten) wird mit Perchlorsäure (Endkonzentration 0,6 m) deproteinisiert, zentrifugiert und in 0,8 ml anorganisches Phosphat bestimmt. Es können damit nach FISKE-SUBBAROW etwa 2 bis 15 µg anorganisches Phosphat erfaßt werden.

2. Die Mikrobestimmung benötigt folgenden Ansatz: Zu 0,075 ml Inkubationsmedium mit 15 µg Na_2-ATP werden 0,003 µl leukämisches bzw. 1 µl Normalplasma gegeben. (Das Inkubationsmedium enthält als protektives Agens noch 300 µg Serumalbumin.) Nach der Inkubation (30 °C für 30 Minuten) werden die Versuchsröhrchen auf Eis gekühlt und mit 0,3 n Perchlorsäure deproteinisiert. Vom proteinfreien Überstand werden 50 µl zur Bestimmung des anorganischen Phosphats nach SCHAFFER et al. [*18*] abgenommen. Es können etwa 0,01 bis 0,25 µg Phosphor bestimmt werden.

Es muß jedoch hervorgehoben werden, daß die ATPase für das Virus der Erythroblastose viel weniger charakteristisch als für das Myeloblastosevirus ist. Seine Aktivität ist bei ersterem 30- bis 40mal schwächer als beim Myeloblastosevirus, weshalb die ATPase-Reaktion im Blutplasma keine sicheren Rückschlüsse auf Virusgehalt gestattet. Den hämatologischen Methoden und der elektronenmikroskopischen Virusauszählung ist allenfalls der Vorrang zu geben.

2. Histopathologie und Pathogenese der Erythroblastose

Die Darstellung des histologischen Bildes, wie es sich im Blutausstrich manifestiert, wurde bereits im Abschnitt „Differentialblutbild" gegeben.

Ergänzend seien hier noch die Untersuchungsergebnisse von PONTÉN [*19*] wiedergegeben: Sein Virusmaterial stammt von ENGELBRETH-HOLM in Kopenhagen, ist also im Ursprung gleich dem der BEARDschen Arbeitsgruppe.

Pontén gibt folgende Normalwerte für das Blut von „White-Leghorn“-Hühnern an, die in Tab. 14 dargestellt sind.

Tabelle 14. *Normale Blutwerte 18 Tage alter Weißer Leghornhühner* (aus Pontén [*19*])

Rote Blutzellen ·10⁶		Weiße Blutzellen ·10⁴		Thrombocyten ·10⁴		Hämoglobin g%	
Mittelwert	Schwankung	Mittelwert	Schwankung	Mittelwert	Schwankung	Mittelwert	Schwankung
1,95	1,55 bis 2,35	2,5	1,3 bis 3,7	2,6	2,1 bis 3,1	7,6	5,6 bis 9,6

Pontén untersuchte eine große Anzahl von Normalblutbildern von Tieren im Alter zwischen 1 bis 6 Wochen und konnte keine Erythroblasten feststellen. Deshalb gilt für ihn ein Erythroblast unter 1500 Zellen als pathologisch. Bezüglich der polychromen Erythrocyten gibt er als höchsten Normalwert 0,4% an und bezeichnet 0,5% bereits als pathologisch. Pontén unterteilt den Ablauf der hämatologisch-histologischen Veränderungen in 3 Phasen:

I. „silent phase“, ohne morphologische Veränderungen,

II. „medullary phase“, Erythroblastenproliferation im Knochenmark,

III. „extramedullary or leucemic phase“, Erythroblasteninvasion im Blut und in den Organen.

Er unterscheidet weiterhin wie Beard 3 Typen roter Blutzellen:

I. polychromatische Erythrocyten,

II. polychromatische Erythroblasten,

III. Erythroblasten, die den Hämocytoblasten, Megaloblasten und Proerythroblasten entsprechen.

Das zeitliche Auftreten der einzelnen Zellformen im Blutbild ist in den Kurven der Abb. 31 dargestellt.

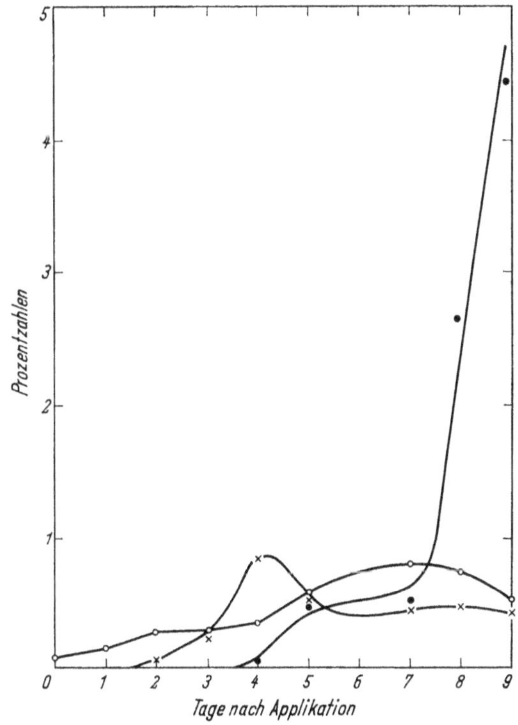

Abb. 31. Mittlere Prozentzahlen von Erythrocytenvorstufen im Differentialblutbild von 12 Küken (aus Pontén [*19*])
Offene Kreise = polychrome Erythrocyten, Kreuze = reife Erythroblasten (Typ II und III), geschlossene Kreise = unreife Erythroblasten

Die Veränderungen des Knochenmarks, der Leber und der Milz während der Histopathogenese werden von Pontén und Thorell [*20*] beschrieben. Die ersten Anzeichen treten am 3. Tage nach der Injektion des Virus auf: Kleine lokalisierte Proliferationsherde entlang der Sinusoide im Knochenmark (Abb. 32a u. b). Im Zentrum der Sinusoide, die von einer Lage von Leukämiezellen

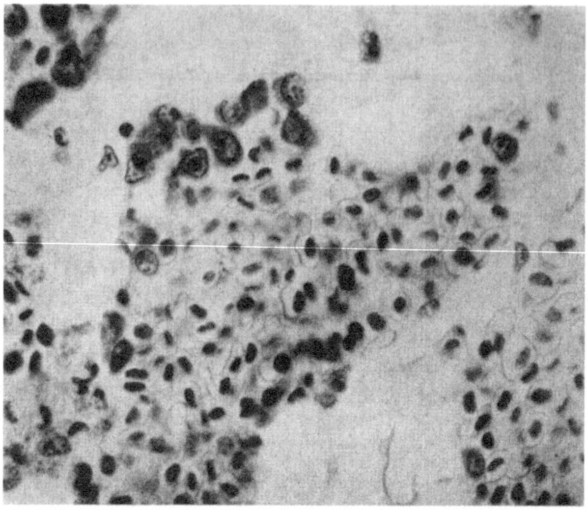

Abb. 32a. Sinusoid im Küken-Knochenmark, 3. Tag nach der Injektion von Erythroblastose-Virus. Intersinusoidale, proliferierende Leukämiezellen; 500 × (aus PONTÉN u. THORELL [20])

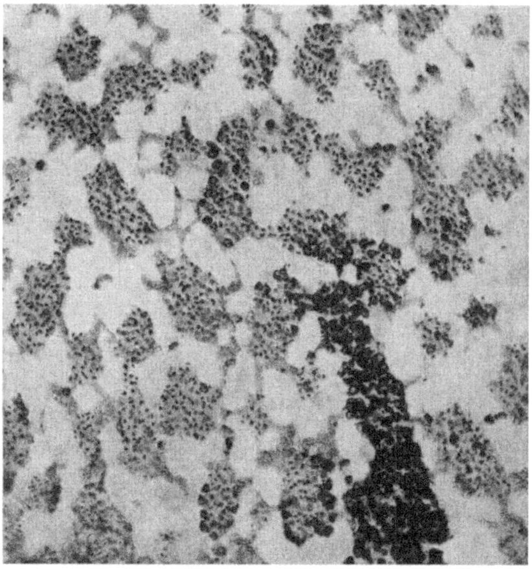

Abb. 32b. Küken-Knochenmark am 5. Tag nach der Virusinjektion. Sinusoidaler Focus proliferierender Leukämiezellen; 100 × (aus PONTÉN u. THORELL [20])

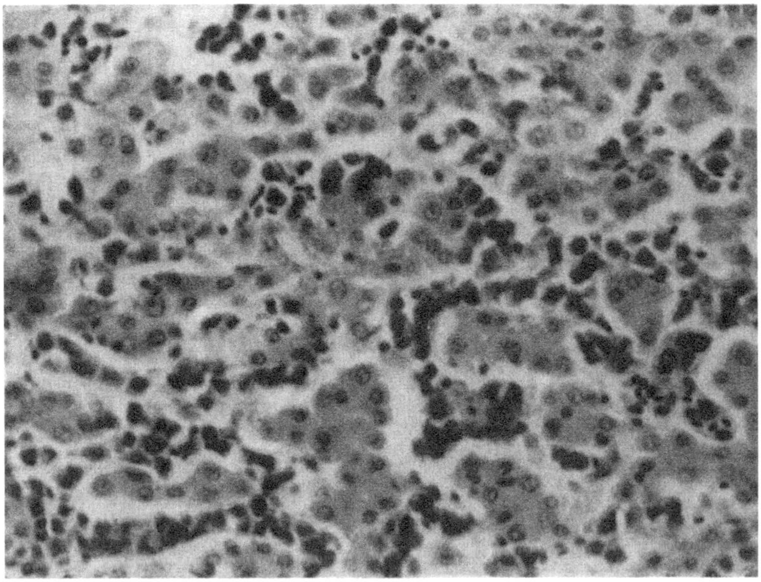

Abb. 33a. Erythroblastische Infiltration der Leber (Original von BEARD)

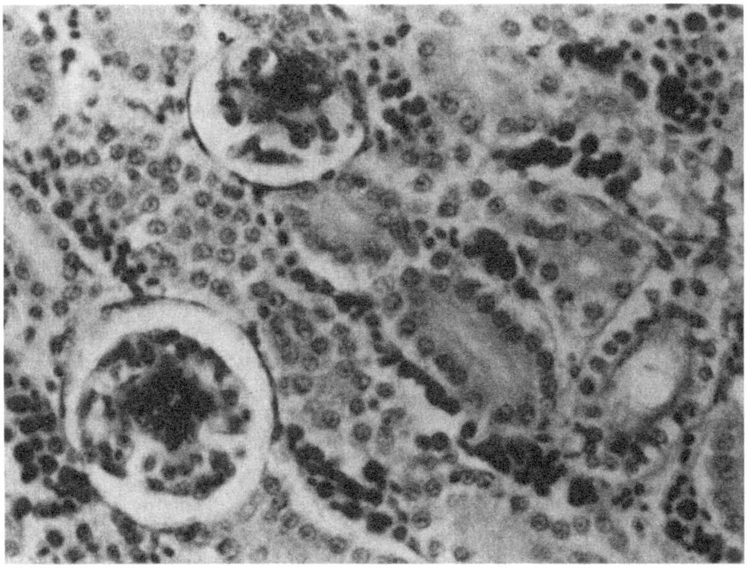

Abb. 33b. Erythroblastische Infiltration der Niere (Original von BEARD)

umgeben sind, liegen reife Erythrocyten, die später verschwinden. Der Sinusoid ist dann nur noch von Leukämiezellen eingenommen. Während zu diesem Zeitpunkt nur lokale Herde derartiger Veränderungen im Knochenmark in Erscheinung treten, dehnt sich am 5. bis 7. Tage nach der Inokulation der leukämische Prozeß sehr schnell aus, bis durch Vergrößerung der Proliferationsherde das gesamte Mark von Leukämiezellen eingenommen wird (8. Tag). Zu diesem Zeitpunkt sind die Trabeculae völlig zusammengepreßt und die Granulopoese damit völlig verhindert. Die Veränderungen in der Leber treten später auf als die im Mark. Erst am 7. Tag nach der Inokulation finden sich 27% leukämische Zellen. Gleichzeitig treten diese auch im peripheren Blut auf. Danach steigt der Prozentsatz sehr schnell auf 50% an. Die erythroblastischen Zellen finden sich in den Lebercapillaren, und es kommt teilweise zur Druckatrophie der Leberbälkchen (Abb. 33a).

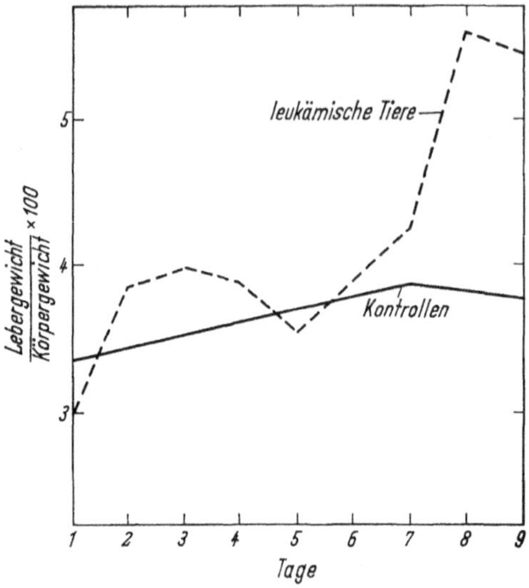

Abb. 34a. Lebergewicht in % des Gesamtkörpergewichts während der Ausbildung der Erythroblastose (aus PONTÉN [19])

Gleichzeitig steigt das Gewicht der Leber um etwa 50% des Normalwertes an (Abb. 34a). Gleiche Verhältnisse liegen in der Milz vor. Die ersten leukämischen Zellen treten am 6. bis 7. Tage auf, und das Gewicht kann auf das 3fache ansteigen (Abb. 34b). Niere (Abb. 33b) und Nebenniere können ebenfalls im wechselnden Ausmaß leukämisch infiltriert sein, ebenso wie Lunge und Herz. In den Muskeln treten häufig Hämorrhagien auf.

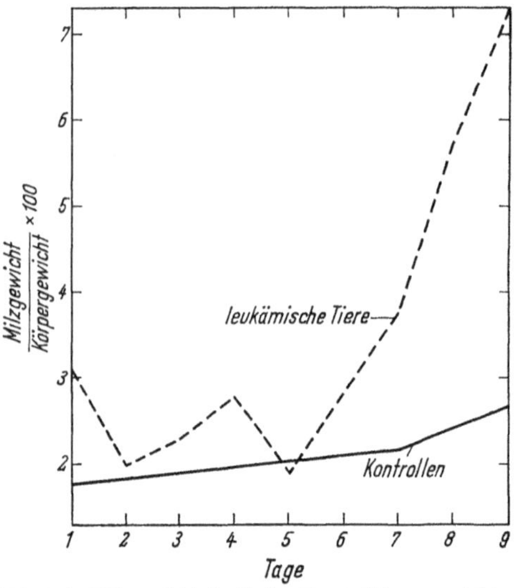

Abb. 34b. Milzgewicht in % des Gesamtkörpergewichts während der Ausbildung der Erythroblastose (aus PONTÉN [19])

CARR [21] fand beim ES4-Stamm von ENGELBRETH-HOLM eine spezielle Wirkung des Erythroblastosevirus auf die Niere. Bei i.m. Verimpfung von Zellen oder zellfreien Extrakten aus Organen leukämischer Tiere wurden Sarkome erzeugt. Bei gleicher Versuchsanordnung, aber bei Verwendung von Tieren im Alter unter 2 Wochen, entstehen nach 25 bis 30 Tagen Nierentumoren und Leukämien und z. T. auch lokale Sarkome. Bei den Nierentumoren handelt es sich um cystische, papillomatöse Adenocarcinome. Auch bei direkter Injektion in die Niere entstehen Nierentumoren.

V. Chemische Eigenschaften des Virus der Erythroblastose

1. Enzymatische Aktivität

Wie für das Myeloblastosevirus bereits beschrieben, wurde auch das Virus der Erythroblastose auf seine Fähigkeit, ATP zu spalten, untersucht. Entsprechende Versuche ergaben, daß Erythroblastoseplasma eine etwas höhere ATPase-Aktivität besitzt als normales Plasma. Fraktionierungsversuche zeigten, daß über die Hälfte der ATPase-Wirkung an Partikel gebunden ist, die kleiner als das Erythroblastosevirus sind und daher diesem nicht zukommen.

Quantitative Untersuchungen ergaben, daß pro 10^{10} Viruspartikel im Mittel 0,08 µg P pro Minute freigesetzt werden. Gegenüber dem Myeloblastosevirus, für welches für 10^{10} Myeloblastosepartikel eine P-Freisetzung von 2,86 µg P pro Minute festgestellt wurde, ist die ATPase-Wirksamkeit des Erythroblastosevirus wesentlich geringer.

Das pH-Optimum der ATPase-Wirkung liegt zwischen 7 und 8; in Gegenwart von 0,04 M $MgCl_2$ und 0,05 M NaCl haben $CaCl_2$ und KCl keinen weiteren stimulierenden Einfluß auf die ATPase-Aktivität.

2. Resistenz des Virus

a) Verhalten gegenüber verschiedenen pH-Werten. Das Virus der Hühnererythroblastose ist im allgemeinen stabil im pH-Bereich von 5 bis 8,7 mit einem Maximum bei etwa 7. Die pH-Stabilität zeigt innerhalb gewisser Grenzen eine Abhängigkeit von der Temperatur und der Zeit. Bei 2 °C beispielsweise erweist sich das Virus für eine Zeitdauer von 1 Stunde auch bei pH 9,6 stabil und auch bei pH 3,5 bleiben noch 10% seiner Aktivität erhalten, während bei einem pH von 4 für 24 oder 72 Stunden die Aktivität des Virus praktisch restlos zerstört wird (Restaktivität weniger als 0,01%).

b) Verhalten gegenüber verschiedenen Temperaturen (Tab. 15). Die Wärmestabilität des Virus der Erythroblastose wurde bei 56, 51, 46, 37, 25, 2, −22

Tabelle 15. *Reaktionskonstanten der Inaktivierung der Virusaktivitäten (Erythro- und Myeloblastose) bei verschiedenen Temperaturen* (nach BONAR et al. [*25*])

Temperatur [°C]	Reaktionskonstante k	
	Erythroblastose [min^{-1}]	Myeloblastose [min^{-1}]
−78	0	—
−22	$7{,}8 \cdot 10^{-6}$	—
−15	—	$1{,}2 \cdot 10^{-4}$
2	$3{,}6 \cdot 10^{-5}$	—
3	—	$1{,}2 \cdot 10^{-4}$
25	$2{,}5 \cdot 10^{-4}$	—
37	$1{,}6 \cdot 10^{-3}$	$2{,}8 \cdot 10^{-3}$
46	$1{,}4 \cdot 10^{-2}$	$1{,}4 \cdot 10^{-2}$
51	$8{,}0 \cdot 10^{-2}$	$7{,}8 \cdot 10^{-2}$
56	1,17	0,78

und bei −78 °C untersucht. Die Zeiten, während derer die Aktivität auf 10% abfiel, betrugen 2, 28 und 150 Minuten bei 56, 51 bzw. 46 °C, 24 Stunden bei 37 °C, etwa 6 Tage bei 25 °C, während bei −22 °C innerhalb von 40 Tagen nur ein sehr geringer Verlust der infektiösen Wirkung eintrat. Bei −78 °C bleibt die Aktivität über mehrere Monate bis Jahre konstant (BURMESTER [*22*]).

Bei allen Temperaturen erfolgte die Inaktivierung als eine Reaktion erster Ordnung.

c) Verhalten gegenüber Trocknung, Glycerin und Sauerstoff. Durch Vakuumtrocknung bleibt das Virus über einen Zeitraum von etwa 7 Wochen erhalten, unter Glycerin bei 0 °C über etwa 3 Monate (FURTH [*8*]). Das Leukosevirus wird durch intensive Sauerstoffeinwirkung inaktiviert, HCN und Cystein üben einen Schutzeffekt auf das Virus gegenüber Sauerstoff aus (FREDERIKSEN u. ENGELBRETH-HOLM [*23* u. *24*]).

Aus den unter b) und c) angeführten Befunden resultiert, daß eine Konservierung des Leukosevirus am besten durch Einfrieren des leukämischen Blutplasmas bei — 78 °C möglich ist. Weniger gut eignet sich die Aufbewahrung bei 0 °C in Glycerin, noch schlechter die Trocknung.

VI. Immunologie der Erythroblastose

1. Herstellung von Immunseren

Zur Herstellung der Immunseren wird auf Abschn. VI/2 im Kapitel „Myeloblastose" verwiesen (s. S. 300).

Die Erzeugung eines Antiserums gegen formalininaktiviertes Erythroblastosevirus sei kurz beschrieben: Blut wird auf die übliche Weise durch Herzpunktion gewonnen, die Zellen durch wiederholte Zentrifugation bei niedriger Tourenzahl abgetrennt und das Plasma 60 Minuten bei 20000 · g zentrifugiert. Das sedimentierte Virus wird in Ca-freier Ringer-Lösung in 25facher Konzentration gegenüber dem Plasmaausgangsvolumen aufgenommen. Dieser Suspension wird Formalin in Ca-freier Ringer-Lösung zugesetzt, bis eine Viruskonzentration von etwa 10- bis 20fach erreicht wird und 0,1% Formalin enthalten ist. Nach 3wöchiger Aufbewahrung im Kühlschrank wird diese Vaccine 6,5 Monate alten White-Leghorn-Hühnern i.p. injiziert; jeweils 1,0 ml 2mal an aufeinanderfolgenden Tagen. Eine Woche später werden 3 Injektionen von 2,0 ml vorgenommen. Nach Verlauf einer Woche werden abermals 2,0, 2,5 und 2,5 ml gegeben. Die Tiere zeigen keine Anzeichen von Erythroblastose und werden 11 Tage nach der letzten Injektion entblutet. Die gewonnenen Seren werden bei — 22 °C aufbewahrt (nach BEARD, BEAUDREAU, BONAR, SHARP u. BEARD [*26*]).

2. Testmethoden: Neutralisation und Präzipitation

Beide Vorgänge werden in gleicher Weise ausgeführt wie bei der Myeloblastose (s. S. 300). Eine Kontrolle der Präzipitation des Virus erfolgt elektronenmikroskopisch durch Aufzentrifugieren auf Agar und Herstellung von Pseudoreplica (Abb. 35a u. 35b).

3. Antigeneigenschaften

Wie das Myeloblastosevirus besitzt auch das Erythroblastosevirus Antigeneigenschaften; es wird durch entsprechende Antiseren neutralisiert bzw. präzipitiert, wobei die Infektiosität des Plasmas stark gemindert oder aufgehoben wird. Das bedeutet demnach, daß die Antigeneigenschaften eng an das Virus gekoppelt bzw. als seine Bestandteile aufgefaßt werden müssen.

Es läßt sich 1. ein virusspezifisches Antigen feststellen (BEARD et al. [*26*]), das im homologen Wirt (Huhn) wirksam wird;

2. ein Antigen, das immunologisch als normales Hühnergewebe wirkt.

Im Gegensatz zum Myeloblastosevirus fehlt das 3. Antigen, das dem FORSSMAN-Antigen entsprechen würde.

4. Immunologische Beziehungen zum Myeloblastosevirus

Trotz des fehlenden FORSSMAN-Antigens besteht eine gewisse immunologische Beziehung beider Leukoseviren insofern, als Anti-Myeloblastose-Immunserum

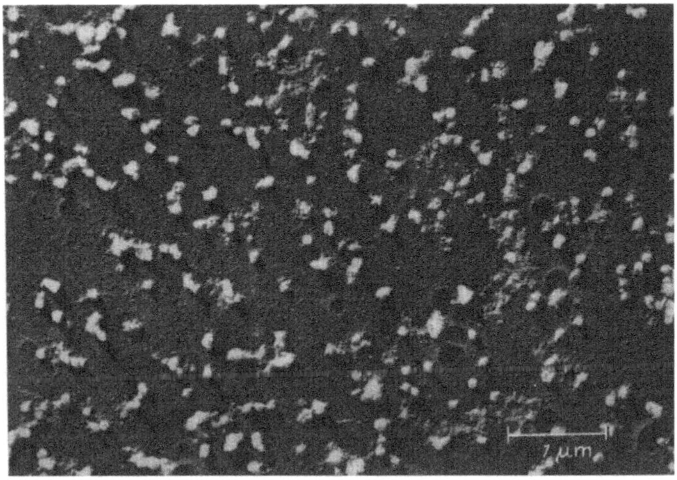

Abb. 35a. Erythroblastosevirus aus dem Plasma. Schräg bedampft; 13000 × (Original von SHARP)

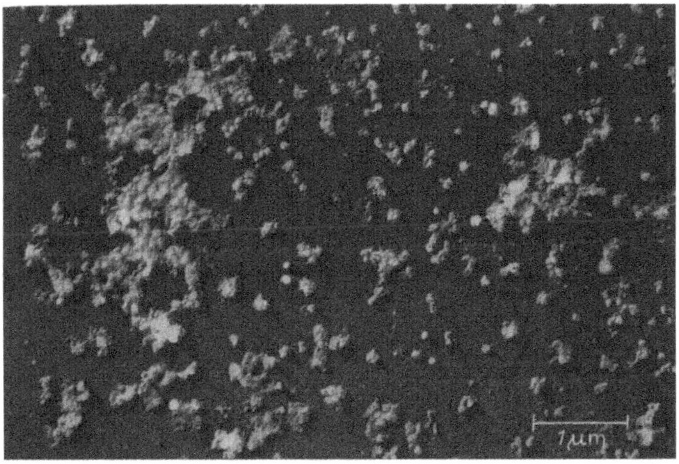

Abb. 35b. Erythroblastosevirus präzipitiert mit Anti-Erythroblastose-Küken-Immunserum. Schräg bedampft (Original von SHARP)

von Kaninchen das Erythroblastosevirus neutralisiert. Die präzipitierende Wirkung eines Anti-Myeloblastose-Immunserums des Huhnes war beim Erythroblastosevirus geringer als beim Myeloblastosevirus; ebenso ist Anti-Erythroblastose-Serum beim Myeloblastosevirus kaum wirksam (BEARD et al. [*26*]).

5. Natürliche Immunität

Aus der unterschiedlichen Ansprechbarkeit verschiedener Hühnerrassen gegenüber dem Erythroblastosevirus kann auf eine natürliche Resistenz der Tiere geschlossen werden. Spontanheilungen bei Erythroblastosehühnern führen zu einer erworbenen Immunität der Tiere, die nicht reinfizierbar sind und wahrscheinlich auch keine Virusträger darstellen, da sie kein infektiöses Plasma liefern.

VII. Züchtung des Erythroblastosevirus in der Gewebekultur

Für die Züchtung des Erythroblastosevirus in vitro wird von der BEARDschen Arbeitsgruppe die gleiche Methodik angewendet wie für das Myeloblastosevirus (HEINE, BEAUDREAU, BECKER, BEARD u. BEARD [*27*]).

Da das Blut an Erythroblastose erkrankter Hühner nur relativ wenig Erythroblasten enthält (nicht mehr als $5 \cdot 10^5$ Zellen/ml), wird von mehreren Hühnern Blut durch Herzpunktion in üblicher Weise entnommen und 10 Minuten bei $150 \cdot g$ zentrifugiert. Das Plasma wird abpipettiert und die Erythroblastenschicht, die zahlreiche Erythrocyten enthält, abgenommen. Letztere wird im Plasma desselben Tieres resuspendiert und abermals 10 Minuten bei $150 \cdot g$ zentrifugiert, um den größten Teil der Erythrocyten abzutrennen. Die Erythroblastenschicht, die noch etwa 20% rote Zellen enthält, wird nun in Nährmedium suspendiert.

Angelegt werden etwa $2 \cdot 10^8$ Erythroblasten in 5,0 ml Medium in 50 ml-Erlenmeyer-Kölbchen, die mit Gummistopfen verschlossen und auf einem Schüttler bei 37 °C inkubiert werden. Das Nährmedium wird in Abständen von 2 bis 3 Tagen erneuert.

Nur in wenigen Kulturen kommt es zu einer Zellvermehrung, die das Anlegen von Subkulturen gestattet. Erst wenn das Zellvolumen in einer Kultur 0,08 ml erreicht ($\sim 1,5 \cdot 10^8$ Erythroblasten pro Kultur) wird eine Subkultur angelegt, wobei 0,04 ml Zellsediment pro 5,0 ml Kulturflüssigkeit angesetzt werden.

Tabelle 16. *Virusfreisetzung durch Erythroblasten in der Gewebskultur über 86 Tage* (nach HEINE et al. [*27*])

Tage	Infektiöse Viruspartikel/ ml Nährlösung [$\cdot 10^9$]
0 bis 2	34,7
2 bis 4	114,5
4 bis 6	34,7
6 bis 8	160,7
8 bis 12	27,1
12 bis 16	5,1
16 bis 20	4,9
20 bis 24	0,9
24 bis 28	0,6
28 bis 32	0,2
32 bis 36	0,4
36 bis 40	0,1
40 bis 44	0,01
44 bis 48	0,01
48 bis 52	0,006
52 bis 56	0,01
56 bis 60	0,004
60 bis 64	0,03
64 bis 68	0,03
68 bis 72	0,03
72 bis 76	0,003
76 bis 80	0,03
80 bis 86	0,02

Das Nährmedium besteht aus 50% normalem Hühnerserum in Medium 199, dem 0,5% Glucose zugesetzt werden. Nur in diesem Medium kommt es zu einer guten Zellvermehrung und Virusfreisetzung, bei 20% Serumzusatz gehen beide stark zurück.

So konnte über 125 Tage eine Virusfreisetzung in Erythroblastenkulturen erzielt werden. Tab. 16 zeigt die Werte für eine Kultur über 86 Tage.

Die Freisetzung von Virus verläuft demnach von einem ziemlich hohen Wert am Anfang zu niedrigeren Werten gegen Ende der Kulturperiode. Aus den gewonnenen Ergebnissen und Werten schätzen die Autoren folgenden Durchschnittswert: 20 bis 70 Partikel/lebende Zelle/Stunde in der 1. Phase der Kultivierung und etwa 1 Partikel/lebende Zelle/Stunde in den späteren Stadien.

Mit den Nährmedien ließen sich eindeutige und typische Erythroblastosen mit den gleichen Dosiswirkungskurven erzeugen wie mit virushaltigen Plasmaproben, was einen weiteren Beweis für die Vermehrung des Erythroblastosevirus unter den angewendeten Kulturbedingungen darstellt.

Ganz ähnliche Befunde wurden von LAGERLÖF [*28* bis *30*] beschrieben.

VIII. Elektronenmikroskopische Darstellung des Erythroblastosevirus

Das Erythroblastosevirus wurde zunächst in metallbedampften Präparaten nachgewiesen (BEARD et al. [*31*]) und als Partikel von 102 mμ Durchmesser beschrieben (Abb. 35a).

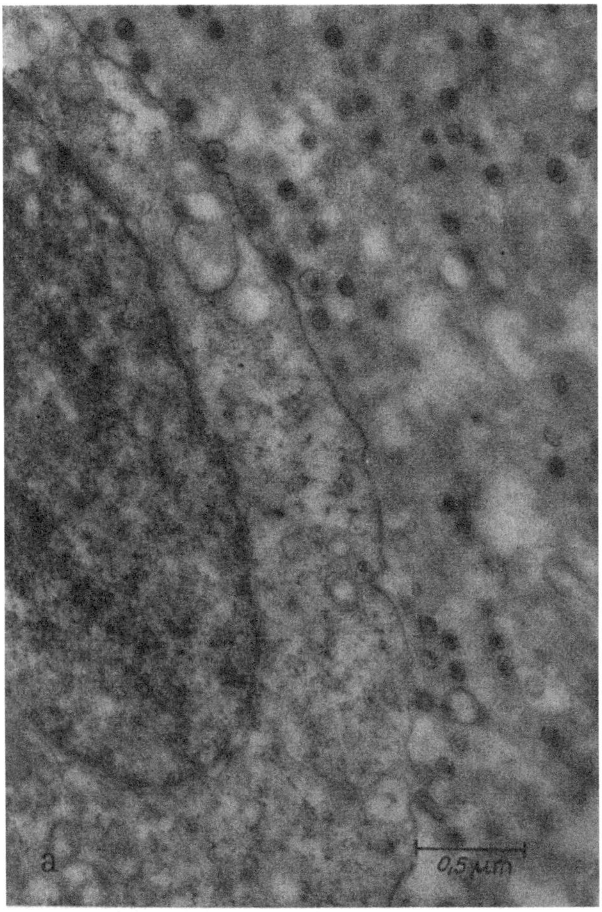

Abb. 36a. Erythroblastosevirus in der 2. Gewebekultur-Passage. Lokalisation im extrazellulären Raum. 30000 × (Original von HEINE u. BEARD)

Intracelluläre Erythroblastoseviren wurden erstmalig von BENEDETTI, BERNHARD und OBERLING [*32*] in Retikulumzellen der leukämischen Milz und später auch in Erythroblasten und im Knochenmark leukämischer Hühner nachgewiesen (BENEDETTI u. BERNHARD [33]; IWAKATA [34] u. IWAKATA u. AMANO [35]). DMOCHOWSKI, GREY, BURMESTER und FONTES [36] untersuchten das Virus des „R"- und des „R PL-12"-Stammes und beschreiben in den infizierten Zellen osmiophile Körper, ähnlich den „gray bodies" von BONAR et al. [37] bei der Myeloblastose. In diesen osmiophilen Körpern finden sich Entwicklungs-

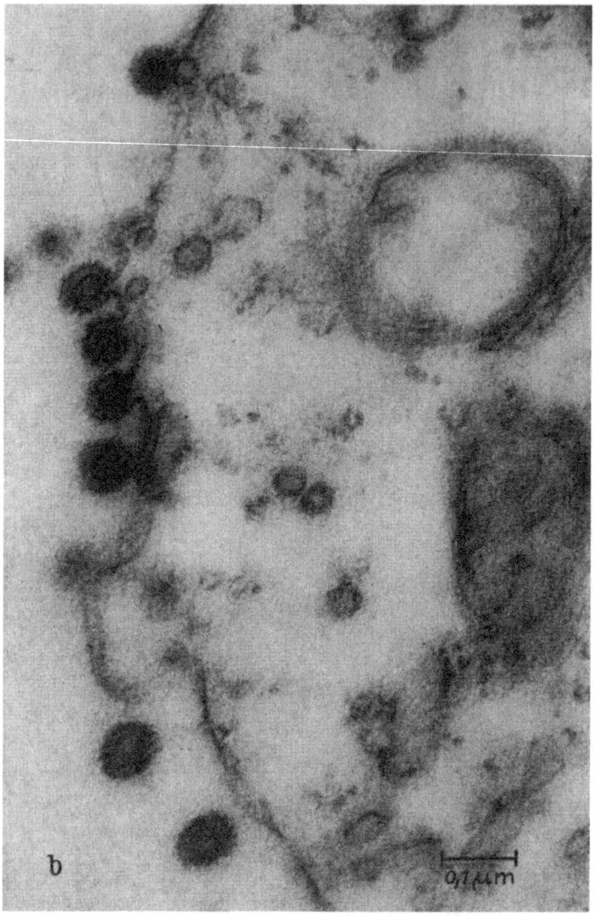

Abb. 36b. Erythroblastosevirus in der 7. Gewebekultur-Passage. Bildung des Virus an der Zellmembran. 100000 × (Original von HEINE u. BEARD)

stufen von Viruspartikeln. Die Partikel sind außerdem frei im Cytoplasma verstreut und liegen im extracellulären Raum. Für das „R"-Stamm-Partikel geben sie 600 bis 760 Å an, für das „R PL-12"-Partikel 650 bis 830 Å. Von BERNHARD, BONAR, BEARD und BEARD [38] wurde das Erythroblastosevirus elektronenmikroskopisch in Zentrifugaten aus Plasma leukämischer Hühner, woraus es in relativ reiner Form gewonnen werden kann, gezeigt.

Eindeutige Ergebnisse über die Lokalisation und Bildung des Virus in der leukämischen Zelle (Erythroblast) wurden erst an Erythroblastengewebskulturen gewonnen. Erythroblasten in den Geweben und im zirkulierenden Blut enthalten sehr selten Virus. Im Knochenmark und in der Milz enthalten zahlreiche Zellen mit Makrophagencharakter sowie Retikulum- und Endothelzellen große Mengen von Virus in vacuolären Strukturen (HEINE, BEAUDREAU, BECKER, BEARD u. BEARD [27]). HEINE et al. konnten zeigen, daß in den Erythroblasten aus der Gewebskultur zwar die Virusmenge nicht erhöht ist, doch ließ sich nachweisen, daß die in den Vakuolen innerhalb der Zelle gelagerten Partikel phagozytierte Elemente sind, die in Vakuolen eingeschlossen wurden. An der Zellmembran

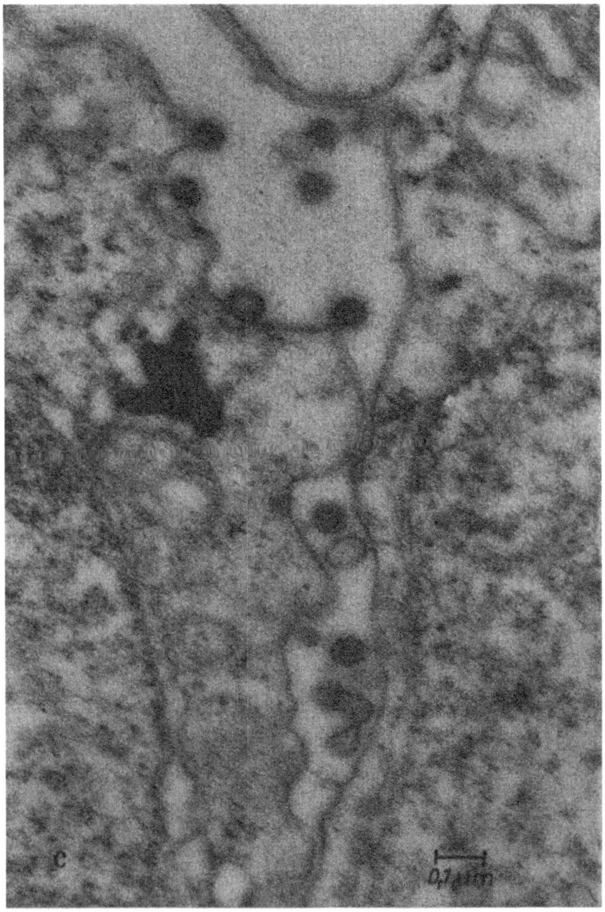

Abb. 36c. Erythroblastosevirus, 2. Gewebekultur-Passage. Bildung des Virus an der Zellmembran. 60000 × (Original von HEINE u. BEARD)

finden sich Vorstülpungen, in denen Viruspartikel ohne Nucleoid zu erkennen sind (doppelt konturierte Ringe). Die Reifung des Partikels und die Bildung des Nucleoids soll außerhalb der Zelle erfolgen (Abb. 36a, b, c). Im Extrazellularraum finden sich größere Mengen von Viruspartikeln die — ebenso wie die Partikel in den intrazellulären Vakuolen — stets eine doppelt konturierte Außenmembran und ein zentrales Nucleoid aufweisen (Abb. 36b). Messungen ergaben für die „unreifen" Partikel und den größten Teil der Partikel mit Nucleoid etwa 800 Å, einige Partikel mit Nucleoid dagegen hatten einen Durchmesser von 1200 bis 1600 Å.

Im Gegensatz zu den Befunden von DMOCHOWSKI et al. [36] konnten HEINE et al. [27] keine Anzeichen einer Virussynthese in Mitochondrien und anderen Strukturen der Zelle finden.

Literatur

[1] Ellermann, V., u. O. Bang: Z. Bakteriol. Parasitenkunde **46**, 595 (1908).
[2] Engelbreth-Holm, J., u. A. Rothe-Meyer: Acta path. microbiol. Scand. **9**, 293 (1932).
[3] Engelbreth-Holm, J., u. A. Rothe-Meyer: Z. Immunitätsforsch. **74**, 347 (1932).
[4] Engelbreth-Holm, J., A. Rothe-Meyer u. E. Uhl: Acta path. microbiol. Scand. **12**, 491 (1935).
[5] Engelbreth-Holm, J.: Klin. Wschr. **14**, 1677 (1935).
[6] Furth, J.: J. exp. Med. **53**, 243 (1930).
[7] Furth, J.: Proc. Soc. exp. Biol. Med. **28**, 985 (1931).
[8] Furth, J.: J. exp. Med. **55**, 495 (1932).
[9] Furth, J.: J. exp. Med. **55**, 465 (1932).
[10] Furth, J., and H. K. Miller: J. exp. Med. **55**, 475 (1932).
[11] Burmester, B. R., and C. V. Prickett: Cancer Res. **5**, 652 (1945).
[12] Burmester, B. R., and E. M. Denington: Cancer Res. **7**, 779 (1947).
[13] Burmester, B. R., A. K. Fontes, N. F. Waters, W. R. Bryan and V. Groupe: Poultry Sci. **39**, 199 (1960).
[14] Eckert, E. A., D. Beard and J. W. Beard: J. nat. Cancer Inst. **16**, 1099 (1956).
[15] Sharp, D. G., D. Beard and J. W. Beard: Proc. Soc. exp. Biol. Med. **90**, 168 (1955).
[16] Beaudreau, G. S., R. A. Bonar, D. Beard and J. W. Beard: J. nat. Cancer Inst. **17**, 91 (1956).
[17] Bonar, R. A., G. S. Beaudreau, D. G. Sharp, D. Beard and J. W. Beard: J. nat. Cancer Inst. **19**, 909 (1957).
[18] Schaffer, F. L., J. Long and P. L. Kirk: Analyt. Chem. **25** (1953).
[19] Pontén, J.: Acta path. microbiol. Scand. **47**, 81 (1959).
[20] Pontén, J., and B. Thorell: J. nat. Cancer Inst. **18**, 443 (1957).
[21] Carr, J. G.: Brit. J. Cancer **10**, 375 (1956).
[22] Burmester, B. R.: Cancer Res. **10**, 708 (1950).
[23] Frederiksen, O., u. J. Engelbreth-Holm: Acta path. microbiol. Scand. **38**, 49 (1938).
[24] Frederiksen, O., u. J. Engelbreth-Holm: Acta path. microbiol. Scand. **37**, 138 (1938).
[25] Bonar, R. A., D. Beard, G. S. Beaudreau, D. G. Sharp and J. W. Beard: J. nat. Cancer Inst. **18**, 831 (1957).
[26] Beard, D., G. S. Beaudreau, R. A. Bonar, D. C. Sharp and J. W. Beard: J. nat. Cancer Inst. **18**, 231 (1957).
[27] Heine, U., G. S. Beaudreau, C. Becker, D. Beard and J. W. Beard: J. nat. Cancer Inst. **26**, 359 (1961).
[28] Lagerlöf, B.: Acta path. microbiol. Scand. **49**, 347 (1960).
[29] Lagerlöf, B.: Acta path. microbiol. Scand. **49**, 438 (1960).
[30] Lagerlöf, B.: Acta path. microbiol. Scand. **49**, 467 (1960).
[31] Beard, J. W., D. G. Sharp and E. A. Eckert: Advanc. Virus Res. **3**, 149 (1955).
[32] Benedetti, E. L., W. Bernhard et Ch. Oberling: C. R. Acad. Sci [Paris] **242**, 2891 (1956).
[33] Benedetti, E. L., and W. Bernhard: J. Ultrastr. Res. **1**, 309 (1958).
[34] Iwakata, S.: Ann. Rep. Inst. Virus Res. **1**, 221 (1958).
[35] Iwakata, S., and S. Amano: Acta Haematol. Jap. **21**, 154 (1958).
[36] Dmochowski, L., C. E. Grey, B. R. Burmester and A. K. Fontes: Proc. Soc. exp. Biol. Med. **98**, 662 (1958).
[37] Bonar, R. A., D. F. Parsons, C. S. Beaudreau, C. Becker and J. W. Beard: J. nat. Cancer Inst. **23**, 199 (1959).
[38] Bernhard, W., R. A. Bonar, D. Beard and J. W. Beard: Proc. Soc. exp. Biol. Med. **99**, 48 (1958).
[39] Furth, J.: Arch. Pathol. **12**, 1 (1931).

C. Lymphomatose

I. Spontanes Vorkommen und Übertragung unter natürlichen Bedingungen

Im Gegensatz zu den beiden anderen Leukosen (Myeloblastose und Erythroblastose) handelt es sich bei der Lymphomatose um eine Erkrankung, die unter natürlichen Bedingungen sehr häufig spontan auftritt und in den Geflügelzuchten zu erheblichen Ausfällen an Tieren führt; in den USA wird der jährliche Verlust auf 60 Millionen Dollar geschätzt.

Die Lymphomatose zeigt kein einheitliches Krankheitsbild, sondern tritt hauptsächlich in 3 Formen in Erscheinung: viscerale Lymphomatose („big liver disease"), oculare Lymphomatose („gray eye disease"), Neurolymphomatose („range paralysis"). Relativ häufig tritt in mit Lymphomatose belasteten Hühnerzuchten daneben auch Osteopetrose und seltener Hämangiomatose auf, deren Viren entweder mit dem Lymphomatosevirus identisch oder sehr nahe verwandt und mit ihm vergesellschaftet sind. Die einzelnen Formen der Lymphomatose sollen weiter unten näher besprochen werden.

Recht häufig tritt neben der Lymphomatose auch die Erythroblastose auf, die anfangs auch als i.v. Form der Lymphomatose angesehen wurde. In Experimenten mit dem Lymphomatosevirus scheint das Auftreten der Erythroblastose von der Dosis und der Überlebenszeit der Tiere abhängig zu sein, wie auch umgekehrt bei Experimenten mit Myeloblastose- und Erythroblastosevirus unter bestimmten Bedingungen die Lymphomatose mit ihren Erscheinungsformen auftreten kann (Burmester, Walter, Gross u. Fontes [*1*]).

Bei Untersuchungen über das spontane Auftreten der Lymphomatose kam man zu folgenden Ergebnissen: Olson und Bullis [*2*] fanden bei 1781 Hühnern aus drei verschiedenen Farmen, daß 56% aller Neoplasmen als lymphoide Leukosen anzusprechen seien. Goss [*3*] fand bei 7408 Tieren 19,5% Neoplasmen, davon 90% Leukosen, in erster Linie Lymphomatosen. Hutt, Cole und Bruckner [*4*] bezeichneten 95% aller Neoplasmen als Lymphomatosen. Burmester und Denington [*5*] fanden bei einer Inzuchtlinie über 7 Jahre folgende Verteilung der einzelnen Formen der Lymphomatose: viscerale Lymphomatose 25%, Neurolymphomatose 10%, oculare Lymphomatose weniger als 1%, Osteopetrose sehr selten.

Waters und Prickett [*6*] haben 14 Inzuchtlinien über 6 Jahre beobachtet und auf spontan auftretende Lymphomatose untersucht. Die Ergebnisse sind in Tab. 17 wiedergegeben.

Tabelle 17. *Aufgliederung der verschiedenen Lymphomatosearten bei 14 verschiedenen Inzuchtlinien von Weißen Leghornhühnern (Alter etwa 600 Tage)* (nach Waters u. Prickett [*6*])

Jahr	Tierzahl	Prozentsatz der Sterblichkeit aus Lymphomatosen					
		viscerale	neurale	oculare	neural-viscerale	visceral-oculare	neural-oculare
1939	93	7,5	3,2	3,2	1,1	0,0	0,0
1940	216	19,0	4,6	0,5	0,9	0,0	0,0
1941	515	26,2	7,2	0,4	2,1	0,8	0,0
1942	794	24,2	4,0	0,6	1,5	0,4	0,0
1943	949	23,9	10,3	0,6	3,1	0,3	0,4
1944	690	20,6	9,6	0,3	2,2	0,1	0,0

Danach treten im Durchschnitt 24,4% viscerale, 9,8% neurale und 1% okulare Lymphomatosen auf. Neurale Formen entwickeln sich in den ersten 300 Lebenstagen, viscerale nach 30 Tagen mit konstantem Anstieg in der darauffolgenden Zeit und oculare treten vereinzelt nach 120 Lebenstagen auf.

Waters [*7*] hat über 10 Jahre die Todesursachen bei 3432 Tieren untersucht und gibt eine Sterberate von 60,6% an, davon sind 30,8% Lymphomatosefälle.

Burmester [*8* bis *10*] hat den Mechanismus der natürlichen Übertragung der Lymphomatose eingehend studiert und kommt zu folgenden Ergebnissen, die sich in erster Linie auf die viscerale Lymphomatose beziehen: Ein erheblicher Prozentsatz der Hennen einer Hühnerzucht ist mit dem Lymphomatosevirus infiziert, jedoch kommt es bei ihnen nicht zur Ausbildung des Krankheitsbildes, und die Tiere bleiben über längere Zeit gesund. Sie scheiden jedoch das Virus in Speichel und Fäcalien aus und übertragen es auch auf die Eier (Abb. 37). So enthielten Eier von 16 unter 17 Hennen eines für Lymphomatose empfindlichen Stammes das Virus im Embryo (getestet durch Injektion von Embryonalleberextrakt in normale Küken), während eine von 5 Hennen eines lymphomatoseresistenten Stammes das Virus auf die Eier überträgt.

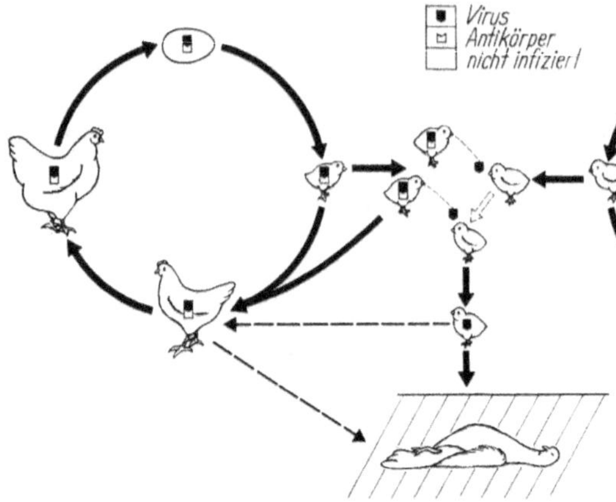

Abb. 37. Übertragung des Virus der visceralen Lymphomatose unter natürlichen Bedingungen (aus BURMESTER [*10*])

Junge Hennen übertragen signifikant mehr Virus auf das Ei als ältere. Allerdings entwickeln Nachkommen von Hennen mit relativ hoher Virusübertragung auf das Ei weniger Lymphomatosen als solche mit geringer. Diese Tatsache wird erklärt durch die gleichzeitige Übertragung von Antikörpern auf das Ei, da Hennen mit latenter Lymphomatosevirusinfektion zirkulierende Antikörper besitzen und der Nachkommenschaft gleichzeitig einen Schutz gegen das Virus verleihen. In Stämmen mit fehlender Infektion mit Lymphomatosevirus fehlen natürlich auch diese Antikörper, wodurch die Küken dann schneller der Krankheit anheimfallen. Als weitere Infektionswege unter natürlichen Bedingungen werden genannt: Fäces und Speichel, mit denen das Virus von infizierten Tieren ausgeschieden wird und z. B. auch in das Trinkwasser gelangt, das eine bedeutende Infektionsquelle darstellt. Orale und nasale Waschungen von spontanen und induzierten Fällen mit visceraler Lymphomatose erzeugten bei Inokulation in gesunde Tiere bei 65 bis 73% viscerale Lymphomatose innerhalb 270 Tagen (BURMESTER u. GENTRY [*11*]). Daraus folgt, daß bei Experimenten mit Lymphomatosevirus auf äußerst peinliche Sauberkeit in den Zuchtboxen und auf exakte Trennung von infizierten Tieren und Kontrollen geachtet werden muß. Von den Autoren (BURMESTER et al.) werden deshalb besondere Zuchtkäfige und -gehege empfohlen.

II. Lymphomatosestämme

Neben den von ELLERMANN und BANG [*12*] beschriebenen Fällen von lymphoider Leukose, die gemischt mit Erythro- und Myeloblastose auftraten, wurden von verschiedenen Autoren Leukosestämme beschrieben, die in erster

Linie Lymphomatosen darstellten: FURTH [13] berichtet über einen spontanen Fall, von dem sein „strain 2" ausgeht. Bei Übertragung mit zellfreien Filtraten zeigen die Tiere eine Anreicherung von großen Lymphocyten im Blut und in zahlreichen Organen sowie die Bildung von Tumorknoten, die vorwiegend aus Zellen lymphoiden Charakters bestehen. Außerdem treten in diesem Stamm jedoch auch Erythro- und Myeloblastosen sowie Endotheliome auf.

OLSON [14] beschreibt einen transplantablen lymphoiden Tumor, weist jedoch keine zellfreie Übertragung nach.

Erst BURMESTER, PRICKETT und BELDING [15] und BURMESTER und COTTRAL [16] haben für den Olson-Tumor die zellfreie Übertragbarkeit nachweisen können. Sie haben diesen Tumor passagenweise transplantiert und bezeichnen ihn als RPL 12-Stamm (Regional Poultry Laboratories).

Dieselben Autoren (BURMESTER u. PRICKETT [17], BURMESTER [18]) haben aus spontan in ihrer Zucht aufgetretenen Fällen von Lymphomatose weitere Stämme durch passagenweise zelluläre und zellfreie Übertragung isoliert: RPL 18, 19, 20, 21 und 23, die im wesentlichen mit RPL 12 übereinstimmen.

Von zehn transplantablen lymphoiden Tumorstämmen der Arbeitsgruppe um BURMESTER enthalten sieben ein nachweisbares filtrierbares Agens. Diese 7 Stämme haben zahlreiche Eigenschaften gemeinsam: Alle induzieren viscerale Lymphomatose und Erythroblastose (in älteren Arbeiten als i.v. Lymphomatose bezeichnet). Bei 5 der 7 Stämme trat im ersten Testversuch sofort Erythroblastose neben einigen visceralen Lymphomatosen auf. RPL 18 zeigte die meisten Erythroblastosen in der 1. Filtratpassage und RPL 12 in der 7. Passage. Bei RPL 19 verlor sich allmählich die viscerale Lymphomatose, und es erfolgte gleichzeitig ein Anstieg der Erythroblastose.

1929 gaben PAPPENHEIMER, DUNN und CONE [19] eine ausführliche Beschreibung der Neurolymphomatose, die bei den übrigen Autoren relativ selten neben der visceralen Lymphomatose auftritt. Ein Neurolymphomatosestamm existiert jedoch nicht, obwohl DE OME [20] über positive Erfolge bei der Übertragung dieser Lymphomatoseform berichtete. Allerdings konnten andere Autoren die Neurolymphomatose nicht passagenweise übertragen.

BURMESTER, WALTER, GROSS und FONTES [1] haben in letzter Zeit den Erythroblastosestamm „R" und den Myeloblastosestamm „BAI-A" von BEARD auf ihre „Reinheit" untersucht und festgestellt, daß auch diese beiden Virusstämme unter geeigneten Versuchsbedingungen (genügend lange Überlebenszeit der Tiere bei Injektion kleinerer Dosen, — dadurch werden Erythro- und Myeloblastose überstanden) viscerale Lymphomatose und Osteopetrose sowie Nierenadenosarkome verursachen.

III. Experimentelle Erzeugung des Krankheitsbildes

1. Zelluläre Übertragung

Die Transplantation von Tumorstücken wird in üblicher Weise mit einem Trocar vorgenommen.

Besser geeignet erscheint die Zerkleinerung des Tumorgewebes mit einem Mörser, die Suspension des Zellmaterials mit Ringer-Lösung, physiologischer NaCl-Lösung, Tyrode-Lösung oder einer anderen beliebigen Salzlösung und darauffolgende Injektion von 0,5 ml i.m. in 10 bis 15tägige Hühnchen (nach OLSON [14]).

BURMESTER [*18*] zerkleinert Tumorgewebe oder lymphomatöse Organe (Leber) in einem Mörser oder Mixer (evtl. auch durch feines Netz pressen), suspendiert in 4 Teilen 0,95%iger NaCl-Lösung, filtriert durch eine Lage steriler Gaze und inoculiert in Dosen von 0,1 bis 0,5 ml i.p.

FURTH und BREEDIS [*13*] übertragen mit Gesamtblut und Emulsion von Tumorzellen und injizieren i.v.

PAPPENHEIMER, DUNN und CONE [*19*] übertragen die Neurolymphomatose zellulär mit Suspensionen von Gehirn, Rückenmark, Spinalganglien und Nerven paralytischer Hühner (in 0,85%iger NaCl-Lösung) durch subdurale Injektion von 0,1 ml Zellsuspension.

2. Zellfreie Übertragung

a) Zellfreie Filtrate. BURMESTER [*5*] und seine Arbeitsgruppe arbeiten bei der zellfreien Übertragung der Lymphomatose (Angaben beziehen sich fast ausschließlich auf viscerale Form) mit folgender Methodik:

Homogenisieren der Tumorgewebe oder lymphomatöser Organe (in erster Linie Leber) in einem Waring Blendor für 20 Minuten mit 7 bis 9 Teilen 0,95%iger NaCl-Lösung, die 0,03 M PO_4-Puffer enthält (pH 7,4). Die Suspension wird 20 Minuten bei 2600 bis 4000 U/min zentrifugiert und der Überstand durch Seitz-S1-Filter oder Mandler-Filterkerzen filtriert.

Zur Übertragung mit zellfreiem Blutplasma werden nach Herzpunktion (Heparinisierte Spritze; 0,1 Vol. Heparinlösung, Konzentration 0,4 g pro 100 ml 0,85%iger NaCl-Lösung) die Zellen abzentrifugiert und das Plasma durch Seitz-S1 oder Jenkins-Fisher-Filter filtriert. Zur Filtration eignen sich auch Glasfilterfritten (Schott-G5).

b) Virusanreicherung. Das zellfreie Filtrat oder das zellfreie Blutplasma wird zu gleichen Teilen mit Aqua dest. (oder Salzlösung) verdünnt und 3 Stunden bei 19000 U/min (27000 · g) zentrifugiert. Die Sedimente werden in $^1/_8$ des Ausgangsvolumens resuspendiert und zur Inokulation verwendet (BURMESTER [*18a*]).

Zellfreie Übertragung der Neurolymphomatose erfolgt durch Mörsern von Gehirn, Rückenmark und Ganglien in Tyrode-Lösung (pH 7,8), anschließender niedertouriger Zentrifugation und Filtration des Überstandes durch Berkefeld-Filter. Die Injektion erfolgt ebenfalls subdural in Dosen von 0,1 ml in neugeborene Küken (PAPPENHEIMER et al. [*19*]).

c) Applikationsweise und Dosis; Alter der Versuchstiere. BURMESTER et al. injizieren in erster Linie i.p. Bei Vergleichsexperimenten mit konstanter Dosis und verschiedenen Inoculationsweisen kamen BURMESTER, GROSS, WALTER und FONTES [*21*] und BURMESTER, FONTES und WALTER [*22*] zu folgenden Ergebnissen. Bei einer Dosis von 0,2 ml Filtrat aus lymphomatöser Leber (bzw. 0,05 ml bei Injektion in die Tibia) wurden folgende Inoculationswege getestet: intravenös (Flügelvene), intramedullär (Tibia), i.p., intracerebral, i.m. (Pectoralis minor), s.c. (Pectoralis-Bereich), nasal (durch Inspiration), oral (unter der Zunge). Da beim RPL-12-Stamm, mit dem dieser Test ausgeführt wurde, gleichermaßen Erythroblastose und Lymphomatose auftreten, lassen sich die Ergebnisse bezüglich des Inoculationsweges nur relativ schwer auswerten. Aus Tab. 18 ergibt sich, daß für die experimentelle Übertragung der visceralen Lymphomatose folgende Inoculationswege recht gut geeignet sind: intraperitoneal, intracranial, i.v. und auch s.c.

Bezüglich der *Dosis* lassen sich folgende allgemeinen Grundzüge aus den Ergebnissen von BURMESTER et al. ablesen: Bei relativ hohen Dosen tritt

Tabelle 18. *Einfluß der Inoculationsweise auf die Sterblichkeit an Erythroblastose und visceraler Lymphomatose* (nach BURMESTER, GROSS, WALTER u. FONTES [*21*])

Inoculationsweise	Tierzahl	Reaktion			
		Erythroblastose		viscerale Lymphomatose	
		Zahl	%	Zahl	%
	Mittlerer log der Dosis in ml = −2,0				
intraperitoneal	77	58	84,1	5	50,0
tracheal	80	17	23,3	41	83,7
Luftweg	76	5	6,6	43	64,2
	Mittlerer log der Dosis in ml = −3,6				
intramedullär	139	60	46,2	30	45,5
intravenös	146	51	37,8	36	50,0
intraperitoneal	146	44	32,6	47	52,2
intracranial	142	36	26,5	56	58,3
intramuskulär	146	35	25,6	41	47,7
subcutan	143	23	17,3	63	63,6
nasal	147	2	1,4	20	14,7

in erster Linie Erythroblastose auf, während bei niedrigeren Dosen Lymphomatose und Osteopetrose zur Ausbildung gelangen. Hier kann im Zusammenhang mit der Applikationsweise gesagt werden, daß bei den unter natürlichen

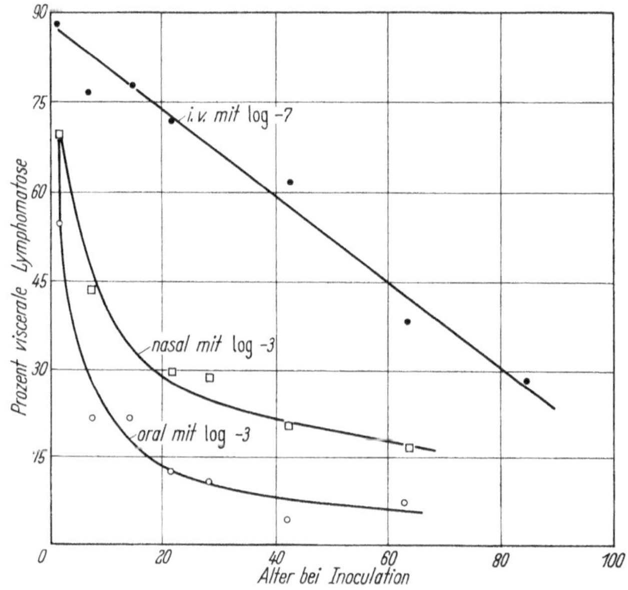

Abb. 38. Sterblichkeit infolge visceraler Lymphomatose nach Inokulation mit RPL-12-Virus bei verschiedenen Applikationsweisen und Tieren unterschiedlichen Alters (aus BURMESTER, FONTES u. WALTER [*22*])

Bedingungen in Frage kommenden Infektionspforten (nasalaerogen und oral) relativ viel Virus verlorengeht, bevor es zu den Zellen gelangt, die auf das Virus ansprechen. Auf diese Weise wird die Dosis des wirksamen Virus stark herabgesetzt, und es tritt in erster Linie viscerale Lymphomatose auf, während Erythroblastose fast völlig fehlt.

Als dritter Faktor geht in diese Versuche bezüglich Dosis und Applikationsweg das *Alter der Tiere* ein. Bei großen Dosen und i.v. Applikationsweise, wobei zunächst Erythroblastose auftritt, steigt die Sensitivität der Tiere zunächst in den ersten 2 bis 3 Wochen leicht an und fällt dann bis 12 Wochen hin konstant ab. Ein stärkerer Abfall ist bei i.p. Inoculation zu beobachten. Bei niedrigen Dosen und i.v. Applikation tritt primär viscerale Lymphomatose auf, und die Sensitivität fällt vom ersten Tage an etwa in gleichem Maße ab wie bei hohen Dosen. Bei oraler und nasaler Applikation, bei der primär viscerale Lymphomatose auftritt, fällt die Ansprechbarkeit in den ersten 2 bis 3 Wochen sehr schnell ab.

Die Beziehungen zwischen Alter und Dosis bei i.v. Applikation des Virus sind in Tab. 19 und Abb. 38 zusammengestellt. Die äußerste rechte Spalte zeigt gleichzeitig die DL_{50} für viscerale Lymphomatose.

Tabelle 19. *Reaktion von Küken unterschiedlichen Alters auf i.v. Injektion des RPL-12-Virus* (nach BURMESTER, FONTES u. WALTER [22])

Alter bei Inoculation [Tage]	Log Dosis [ml]	Tierzahl	% Positive			
			Erythroblastose	viscerale Lymphomatose	Osteopetrose	DL_{50} V. L.
1	−6	48	30	81	6	−9,1
	−7	47	2	78	9	
	−8	50	7	92	12	
	−9	50	0	58	0	
	−10	47	0	30	0	
7	−6	48	9	83	0	−8,3
	−7	49	0	85	2	
	−8	49	0	51	2	
	−9	49	0	33	0	
	−10	49	0	30	0	
14	−6	49	0	84	2	−8,4
	−7	46	7	82	0	
	−8	49	2	58	2	
	−9	49	0	56	0	
	−10	50	0	15	0	
21	−6	50	7	74	0	−8,0
	−7	48	7	89	0	
	−8	49	0	42	0	
	−9	50	0	15	0	
	−10	49	0	18	0	
42	−6	49	4	85	2	−7,5
	−7	47	2	66	0	
	−8	50	2	29	0	
	−9	48	0	10	0	
63	−5	50	0	70	0	−6,5
	−6	49	0	71	0	
	−7	49	2	42	0	
84	−5	50	4	73	0	−6,0
	−6	50	0	50	0	

Zur Osteopetrose muß gesagt werden, daß sie nicht von allen Viruspräparationen in gleichem Maße induziert wird. Sie scheint von verschiedenen RPL-Stämmen in unterschiedlichem Maße ausgelöst zu werden.

Das Auftreten von Erythroblastose und visceraler Lymphomatose ist relativ gut zeitlich voneinander abgegrenzt. In den Dosis-Wirkungs-Experimenten ergab sich, daß die Tiere an Erythroblastose nach weniger als 100 Tagen, mit einem Maximum von Todesfällen um 50 Tage sterbe. Viscerale Lymphomatose dagegenn führt nach einer Zeitspanne von 100 Tagen zum Tode, mit einem Maximum bei 150 Tagen. Allerdings variieren diese Daten von Stamm zu Stamm etwas.

d) Tiermaterial. Bezüglich des Alters der Tiere wurden schon im vorangehenden Abschnitt die Ergebnisse besprochen.

Die unterschiedliche Ansprechbarkeit verschiedener Inzuchtlinien von Hühnern wurde von BURMESTER, FONTES, WATERS, BRYAN und GROUPÉ [*23*] untersucht. In dem Test zur Ermittlung der Empfindlichkeit mehrerer auf Resistenz und Susceptibilität gegenüber Lymphomatose über 17 Jahre ingezüchteter Linien (Inzuchtkoeffizient 90 bis 94%) wurden alle Tiere mit 0,2 ml eines Filtrates aus lymphomatöser Leber des Stammes RPL-12 i.p. inoculiert. Es ergab sich, daß eine Schwankungsbreite in der Ansprechbarkeit auf das Lymphomatosevirus von 2 bis 90% unter experimentellen Bedingungen besteht. Unter natürlichen Bedingungen wurde nur ein Maximum von 24% erreicht.

Geschlechtsunterschiede bestehen insofern, als bei nicht inokulierten, also unter Kontaktinfektion stehenden Tieren, viscerale Lymphomatose zweimal häufiger bei Hennen als bei Hähnen auftritt. Dieser Unterschied wird bei experimenteller Inoculation mit Blut von erkrankten Tieren insignifikant. Allerdings sind auch hier die Ovarien dreimal häufiger befallen als die Testes (BURMESTER [*24*]). 1945 beschrieben BURMESTER und NELSON [*25*], daß kastrierte Männchen eine größere Häufigkeit an visceraler Lymphomatose als normale Hähne der gleichen Zucht aufwiesen. Ebenso verhält es sich bei kastrierten Hennen, allerdings nicht signifikant. Hähne und Kapaune, die mit männlichem Hormon behandelt wurden, hatten eine signifikant niedrigere Rate an visceraler Lymphomatose als unbehandelte. Es scheint, daß das männliche Hormon die Resistenz von Hähnen und Kapaunen gegen das Lymphomatosevirus steigert.

Laut BURMESTER und GENTRY [*26*] sollen die Hennen mehr viscerale Lymphomatose, die Hähne dagegen mehr Osteopetrose ausbilden.

IV. Krankheitsbild

1. Viscerale Lymphomatose

a) Makroskopisch. OLSON [*14*] beschreibt den ursprünglichen lymphoiden Tumor, aus dem dann von BURMESTER et al. der Stamm RPL 12 abgeleitet wurde, wie folgt: Das Tier war stark abgemagert. Die Leber war vergrößert und zeigte eine Anzahl grauweißer Tumorknoten (einige Millimeter bis 2,5 cm im Durchmesser). Die Milz war bezüglich Größe und Farbe normal, zeigte jedoch ebenfalls 4 Tumorknötchen, ähnlich denen in der Leber. Dorsal der Kloake saß eine Tumormasse von 4,5 cm Durchmesser bestehend, aus weichem Gewebe. Das Knochenmark im distalen Ende des rechten Femurs war durch eine Masse grauen Tumorgewebes ersetzt, das des rechten Femurs war rotbraun und hyperplastisch.

GROSS, BURMESTER und WALTER [*27*] geben eine detaillierte Beschreibung der makroskopischen Läsionen der visceralen Lymphomatose des RPL-12-Stammes. Diese Neoplasmen entstehen multizentrisch sowohl extra- als auch intramedullär. Leber, Milz und Knochenmark sind immer betroffen, die Nieren weniger häufig und nicht im gleichen Ausmaß wie erstere (Abb. 39a u. b). Tumorbildungen in den Gonaden (speziell Ovarien) stehen in der Häufigkeit als nächste nach den Nieren, die Bursa Fabricii ist weniger häufig tumorös. Hin und wieder finden sich Tumoren in der Darmwand, im Myocard, in den Skelettmuskeln, im s.c. Bindegewebe und in der Lunge. Das zentrale und das periphere Nervensystem zeigen nur äußerst selten Tumoren.

Tabelle 20. *Prozentuale Verteilung der Tumoren auf verschiedene Organe nach Injektion von zellfreiem Lymphomatose-Material* (nach BURMESTER [*16*])

Passage Nr.	Zahl der Fälle	Leber	Milz	Niere	Gonaden	Herz	Proventrikel	Peritoneum
1	11	100	82	73	18	9	9	9
2	28	97	82	53	25	7	4	0
3	51	100	73	39	24	4	4	0
4	15	100	80	80	27	20	0	0
5	5	100	80	80	20	0	0	0
6	17	100	88	76	12	18	0	6
Gesamt:	127	99	79	57	22	9	3	2

BURMESTER und COTTRAL [*16*] erhielten bei zellfreier Übertragung die in Tab. 20 gezeigten Werte der Tumorbildung in den Organen. Erkrankte Tiere sind schwächlich und zeigen einen schlechten Allgemeinzustand. Die vergrößerte Leber ist als massiges Organ tastbar (Abb. 39a u. b).

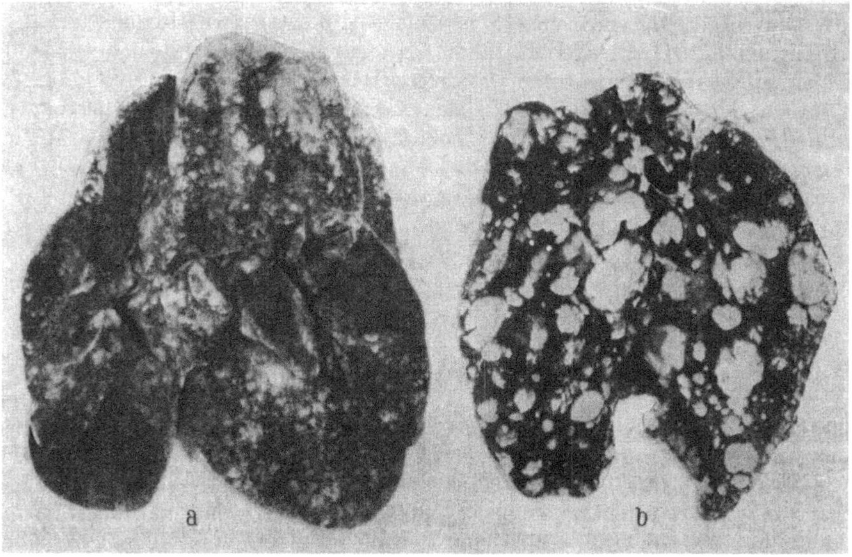

Abb. 39a u. b. Makroskopisches Erscheinungsbild der Lebern bei visceraler Lymphomatose (aus BURMESTER, PRICKETT u. BELDING [*15*])
a) Stark vergrößerte Leber, die mit einer Vielzahl kleinerer Tumorfoci durchsetzt ist, wodurch das Leberparenchym fast völlig verdrängt wird; b) weniger stark vergrößerte Leber, die noduläre Tumorbildungen in geringerer Zahl aufweist, die durch normales Leberparenchym voneinander getrennt werden

b) Mikroskopisch. Die meisten Läsionen entstehen multizentrisch und zeigen focale Anordnung. Diese Herde wachsen invasiv und destruktiv in das normale Gewebe ein (Abb. 40a u. b).

Der vorherrschende Zelltyp bei allen visceralen Lymphomatosen, gleich welcher Herkunft (zellulär, zellfrei), zeigt eine große Uniformität, und zwar eine sehr unreife Form aus der lymphocytären Entwicklungsreihe. Eine Übereinstimmung in der genauen Definition scheint nicht erzielt zu sein, denn es werden die verschiedensten Benennungen gegeben: Lymphoide Zelle, Hämocytoblast, Reticulolymphocyt, Prolymphoblast.

Gross, Burmester und Walter [27] beschreiben den von ihnen gefundenen Zelltyp recht eingehend: In Schnitten ist zu erkennen, daß die neoplastischen Zellen in massiven Ansammlungen wachsen, was einen Verlust der individuellen Zellgrenzen bewirkt. Das Cytoplasma ist etwas weniger basophil als das des Proerythroblasten, außerdem liegt eine etwas andere Kern-Plasma-Relation vor als bei diesen. Die Kerne sind vesiculär, da sich das Chromatin zu einigen größeren Brocken zusammenlagert. Es treten auffällig acidophile Nucleoli auf, die häufig so deutlich hervortreten, daß sie Einschlußkörper vortäuschen.

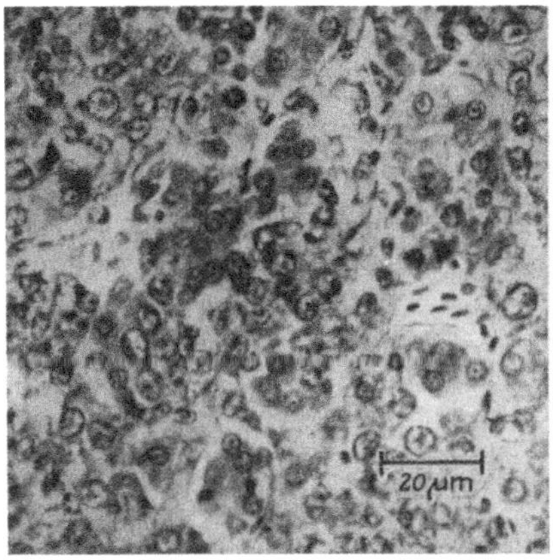

Abb. 40a. Histologisches Bild der Leber bei spontaner visceraler Lymphomatose. Hoher Grad von Anaplasie; im Zentrum Reste des Leberparenchyms (aus Gross, Burmester u. Walter [27])

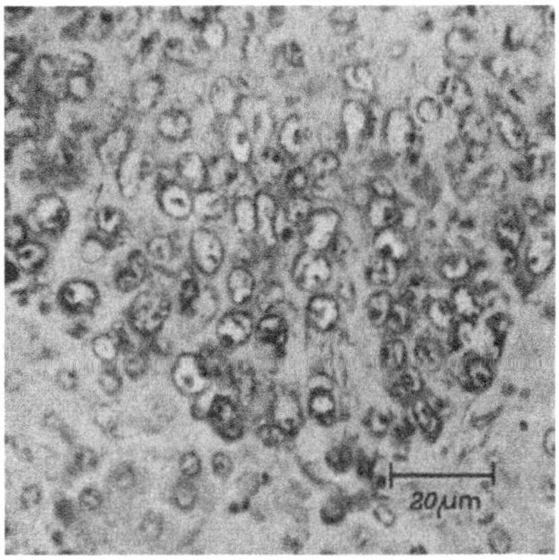

Abb. 40b. Leber bei visceraler Lymphomatose. Invasives Wachstum eines extravasculären Neoplasmas (aus Gross, Burmester u. Walter [27])

Die Zellen variieren relativ stark im Aussehen, besonders in Form und Größe, befinden sich offensichtlich jedoch alle im gleichen unreifen Stadium. In der Leber finden sich diese Zellen stets extravasculär und extrasinusoidal. Die Autoren bezeichnen sie als Hämocytoblasten.

Bei Organtupfpräparaten zeigt sich ebenfalls eine erhebliche Variabilität der Zellen. In den ovoiden bis sphärischen Kernen ist das Chromatin lockerer, die Nucleoli nicht so deutlich. Grundsätzlich gleichen sich spontan auftretende und induzierte Tumoren. Bei den spontan vorkommenden jedoch finden sich Übergangsstadien von fast noch als benigne zu bezeichnenden Tumoren zu solchen mit hoher Malignität, jedoch treten immer die gleichen unreifen lymphoiden Zellen auf. Bei Erkrankung an visceraler Lymphomatose kann ein leukämisches Stadium eintreten. In einem kleinen Teil der stärker malignen Freilandfälle und auch bei RPL-12-Tieren wurde ein solcher leukämischer Zustand beobachtet. Es treten dann Hämocytoblasten im zirkulierenden Blut auf. Die sonstige Ausbildung der Tumoren unterscheidet sich nicht von den leukämischen Fällen. Sehr häufig treten im Blute unreife Zellen der erythrocytären Reihe (Erythroblasten) und thromboide Zellen auf, die eine Frühdiagnose der visceralen Lymphomatose aus dem zirkulierenden Blut verhindern; sie müssen der Ausbildung erythroblastischer Reaktionen zugeschrieben werden. Allerdings betonen die Autoren, daß sie niemals Erythroblastose und viscerale Lymphomatose bei einem Tier gleichzeitig beobachtet haben.

2. Neurolymphomatose (*range paralysis*)

a) Makroskopisch. Eine Beschreibung dieses Krankheitsbildes wurde von PAPPENHEIMER, DUNN und CONE [*19*] gegeben: Die ersten Anzeichen der Erkrankung zeigen sich in einseitigem Hängen des Flügels, Koordinationsstörungen beim Laufen, darauffolgendem lahmendem oder hinkendem Gang und schließlich eintretender völliger Bewegungsunfähigkeit. Gewöhnlich liegen die Tiere auf der Seite, die die stärkere Paralyse zeigt, und die Mobilitätsstörungen zeigen sich zuerst unilateral oder letztlich auf einer Seite stärker ausgeprägt. In den frühen Stadien der Erkrankung liegt Muskelatrophie vor; wenn die Hühner über längere Zeit hilflos sind, kommt der Verfall in extreme Stadien, da sie auch unfähig sind, Futter aufzunehmen.

Dauer und Verlauf der Erkrankung variieren sehr stark. Bei individueller Fütterung der hilflosen Tiere können sie relativ lange überleben. Selten kommt es jedoch zur Wiedergesundung bzw. zu Perioden einer Besserung des Zustandes der Tiere. Ebenso tritt aber auch plötzlich der Tod ein. Anzeichen der Erkrankung können auch innerhalb weniger Stunden auftreten.

Die Neurolymphomatose tritt meist epidemisch innerhalb einer Farm auf, befällt jüngere Tiere (bis zu 18 Monaten) und kann bis zu 60% Verluste bewirken.

Makroskopische Befunde an den Organen beziehen sich vor allem auf die Spinalganglien, die meist einseitig vergrößert und leicht gelblich gefärbt sind. Gehirn und Rückenmark zeigen keine Veränderungen; dagegen sind die peripheren Nerven, speziell die des Plexus brachialis und des Ischias verdickt, durchsichtig und gelblich gefärbt. Mitunter werden auch kleine Hämorrhagien beobachtet.

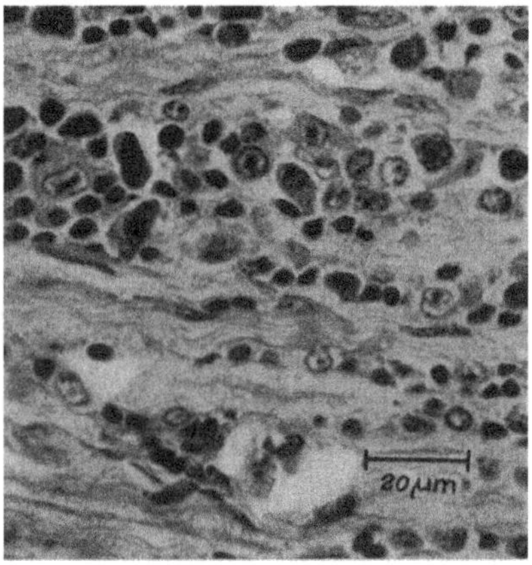

Abb. 41. Spontane Neurolymphomatose. Histologisches Bild des abdominalen Vagus. Chronische diffuse entzündliche Reaktion mit Plasmazellen, monocytären Makrophagen und verschiedenen differenzierten lymphocytären Zellen (aus GROSS, BURMESTER u. WALTER [27])

b) Mikroskopisch. (PAPPENHEIMER et al. [*19*]). Deutliche Veränderungen finden sich im Gehirn, Rückenmark, Spinalganglien, Spinalnervenwurzeln („spinal nerve roots“) und peripheren Nerven; ihre Intensität wechselt von Tier zu Tier.

Die schwersten Veränderungen finden sich in den peripheren Nerven und den Nervenwurzeln. Es liegt eine Infiltration kleinerer und größerer mononucleärer Zellen zwischen den Nervenfasern vor, die die einzelnen Fasern voneinander trennt. Diese Erscheinung ist von Ödemen wechselnder Intensität begleitet (Abb. 41).

Die Infiltration ist zeitweise so stark, daß das gesamte Nervengewebe verdrängt ist. Meist sind die Zellen jedoch lose in einzelnen Arealen angeordnet.

Degenerative Veränderungen an den Nervenfasern selbst variieren von Fall zu Fall und sind von Ausmaß und Intensität der zellulären Infiltration abhängig. In vielen Fällen ist die lymphocytäre Infiltration so spärlich, daß mit den gewöhnlichen Färbemethoden keine Degeneration der Nervenfasern zu erkennen ist. Beim anderen Extrem sind viele der Fasern völlig verschwunden, und es findet sich statt dessen ein vacuoläres, schaumiges Gewebe, das häufig mit koagulierter

Ödemflüssigkeit angefüllt ist und freies Fett bzw. fetthaltige Phagocyten enthält, die teilweise von den geschwollenen Nervenscheidenzellen abstammen. Die Myelinscheiden sind kollabiert, und es zeigt sich eine fortgeschrittene Degeneration. Hin und wieder scheint eine Proliferation der spindelförmigen Scheidenzellen vorzuliegen, unter denen Mitosen beobachtet werden können. Selbst im fortgeschrittenen Stadium der degenerativen Veränderungen kann die Persistenz der Neuroaxone in den infiltrierten Nerven mit Silbercarbonat nachgewiesen werden, wodurch sich wohl erklärt, daß auch in fortgeschrittenen Stadien die Paralyse nicht vollständig ist.

Die kleineren Formen der infiltrierenden Zellen scheinen mit Lymphocyten identisch zu sein. In den nodulären Ansammlungen an den Nervenfasern ist das Zentrum aus etwas größeren Elementen mit mehr bläschenförmigen Kernen zusammengesetzt, und Mitosen sind relativ häufig. Zusätzlich zu den vorherrschenden Lymphocyten finden sich zahlreiche Zellen mit deutlicher basophilem Cytoplasma, peripher angeordnetem Chromatin und einem perinucleären Spalt. Diese Zellen erinnern sehr an die Plasmazellen der Säugetiere. Außerdem sind große mononucleäre Zellen mit vacuolärem Cytoplasma nachweisbar, die den mit Fett angefüllten Phagocyten entsprechen, die sich von den Zellen der SCHWANNschen Scheide herleiten.

Zusätzlich zu den regionalen Infiltrationen an Nervenwurzeln finden sich im Rückenmark focale Akkumulationen von Wanderzellen, meist in der weißen Substanz, jedoch in einigen Fällen auch in der zentralen grauen. Diese „submiliaren Noduli“ scheinen auf die Nachbarschaft kleinerer Blutgefäße beschränkt zu sein. Diese Zellen sind wahrscheinlich eindeutige Lymphocyten, teilweise Zellen mit helleren, weniger sphärischen und etwas größeren Kernen, deren Herkunft nicht eindeutig festgelegt werden kann (evtl. mobile Gliaelemente). Ein sehr konstantes Charakteristikum dieser Noduli ist das Vorkommen von sphärischen, stark gefärbten Chromatinpartikeln variierender Größe und Form, die zwischen den intakten Kernen eingestreut und von einer helleren Zone umgeben sind. PAPPENHEIMER et al. nehmen eine Ausschleusung aus dem Kern an. Nach unserer Meinung handelt es sich hier um Einschlußkörper („inclusion bodies“), die mit der Virussynthese in der Zelle im Zusammenhang stehen, wie dies ja von zahlreichen anderen Viren bekannt ist (s. z. B. Shope-Fibrom).

Degenerative Veränderungen in den Ganglienzellen werden nur bei sehr massiver lymphomatöser Infiltration beobachtet. Die Veränderungen im Gehirn der meisten Hühner beziehen sich auf focale Läsionen im Cerebrum, Cerebellum, im Thalamus opticus und in der Pons. Es handelt sich entweder um kompaktere perivasculäre Ringe aus kleinen, stark gefärbten lymphoiden Zellen oder um submiliare Noduli aus lymphoiden Zellen und helleren Elementen, wie die in der weißen Substanz des Marks auftretenden. In den Meningen finden sich nur selten Infiltrationen.

Die sympathischen Nerven und Ganglien sind in den meisten Fällen in gleicher Weise befallen wie die übrigen Teile des Nervensystems.

In den visceralen Organen finden sich häufig Veränderungen, die denen bei der visceralen Lymphomatose entsprechen.

3. Oculare Lymphomatose

Diese Form der Lymphomatose manifestiert sich in einer teilweisen oder vollständigen Erblindung der Tiere. Die lebenden Tiere zeigen eine Farbänderung des Auges von Gelbbraun nach Blaugrau (PAPPENHEIMER, DUNN u. CONE [*19*]). Mikroskopisch zeigt sich eine Verdickung der Iris, die ödematös und mit Wanderzellen infiltriert ist. Letztere stellen 2 Typen dar: Kleine, stark färbbare lymphoide Zellen mit wenig Cytoplasma und größere, mononucleäre, die an die Plasmazellen der Säuger erinnern. Der Kern liegt exzentrisch, und das Plasma ist basophil. Diese größeren Zellen sind in kompakten Aggregationen anzutreffen, die in erster Linie nahe der vorderen Oberfläche liegen. Mitunter werden auch eosinophile polymorphkernige Zellen gefunden. Leichte Ödeme und ein granuläres Coagulum sind nachweisbar; in der vorderen Augenkammer finden sich verschiedene Typen von mononucleären Zellen.

4. Osteopetrose

Wie schon erwähnt, ist die Osteopetrose unter natürlichen Bedingungen zwar weit verbreitet, kommt jedoch in Einzelzuchten nicht allzu häufig vor. Unter experimentellen Bedingungen kann sie mit Erythroblastose, visceraler

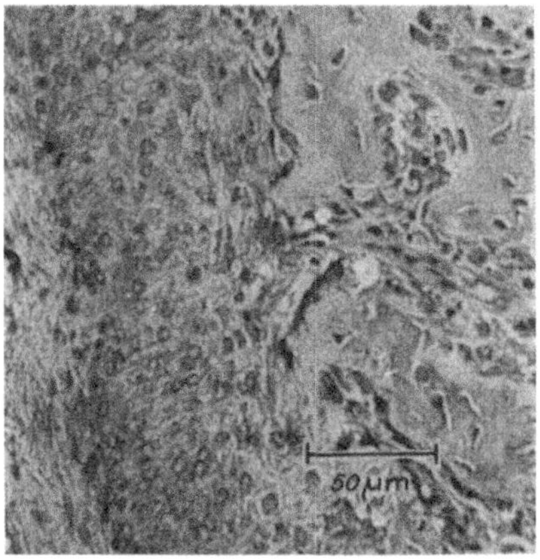

Abb. 42a. Osteopetrose; Femur. Initialphase: Zunahme der Zahl und Größe der Zellen in den tieferen Lagen des Periosts und in den HAVERSschen Kanälen (aus GROSS [27])

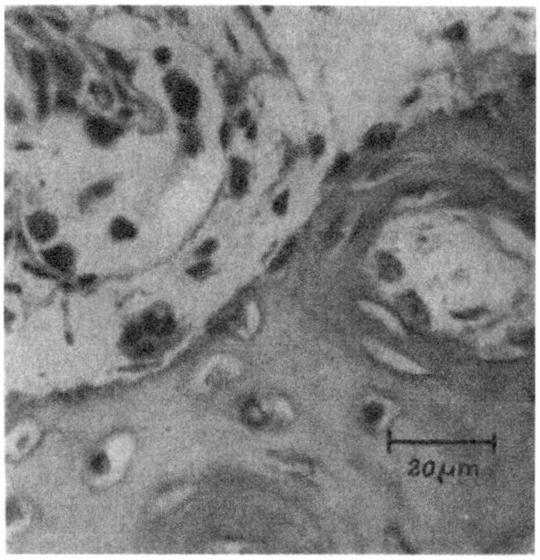

Abb. 42b. Osteopetrose; Femur. Frühes osteogenes Stadium: Mineralisierung eines neuen knorpeligen Abschnittes (dichtere Bezirke); auftreten von Osteoblasten und Osteoclasten (aus GROSS [27])

Lymphomatose und Hämangiomatose vergesellschaftet sein. Ihre Häufigkeit variiert von Virusstamm zu Virusstamm etwas, sie bleibt jedoch im pathologischen Bild relativ gleichartig.

Für den RPL-12-Stamm der visceralen Lymphomatose beschreiben GROSS, BURMESTER und WALTER [27] die Osteopetrose in ihrem pathologischen Erscheinungbild wie folgt: In der frühen Phase der Osteopetrose ohne Komplikationen zeigen die Tiere ein anämisches Bild und gedeihen schlecht. Viele erleiden Beinbrüche, und alle langen Knochen können bei der Nekropsie leicht zerbrochen werden.

Mikroskopisch bestehen die ersten sichtbaren Veränderungen in einem Anwachsen der Größe und Zahl der Zellen in der tieferen Lage des Periosts, dem Endost und in den HAVERSschen Kanälen (Abb. 42a). Diese Proliferation schreitet schnell fort und nimmt neoplastischen Charakter an, was durch die teilweise Auflösung des kompakten Knochens deutlich wird.

Obwohl das erkrankte Tier in diesem Stadium infolge von Sekundärinfektionen und Unterernährung, welche durch Lähmungen bedingt sind, sehr schlechten Allgemeinzustand zeigt, läßt der lytische Prozeß nach, und es kommt zu einer neuen Phase endochondraler Osteogenese (z. T. parallel zur Lyse). Neues Knorpelgewebe wird in den durch Lyse entstandenen Hohlräumen abgelagert und eine darauffolgende Mineralisierung resultiert in der Bildung von Knochen mit einem unvollkommenen Lamellensystem. Dieser Regenerationsprozeß schreitet gut voran und wird zum deutlichsten Merkmal der Osteopetrose, obwohl er vom Standpunkt der Pathogenese wahrscheinlich als sekundär angesehen werden muß (Abb. 42b).

Die Läsionen sind auf die Diaphyse der Knochen beschränkt, welche hart und dick werden (Abb. 43) („marble bone" = „Marmorknochen"); die Markhöhle ist teilweise oder völlig verschwunden. Tiere mit diesem hypertrophen Typ der Erkrankung scheinen nicht so stark in Mitleidenschaft gezogen zu sein (Lähmungen, Ernährungsstörungen) wie solche in der frühen Phase der Erkrankung.

Eine interessante und häufige Schädigung, die dieses Syndrom begleitet, ist eine bemerkenswert atrophische und fibröse Milz und mitunter eine cirrhotische Leber. Die Beziehung zwischen diesen Organschädigungen und den Veränderungen am Knochen ist noch nicht geklärt. Filtrate aus Organen von Tieren, die nur Osteopetrose zeigen, induzieren etwa mit gleicher Häufigkeit viscerale Lymphomatose und Osteopetrose wie solche von Tieren mit visceralen Tumoren.

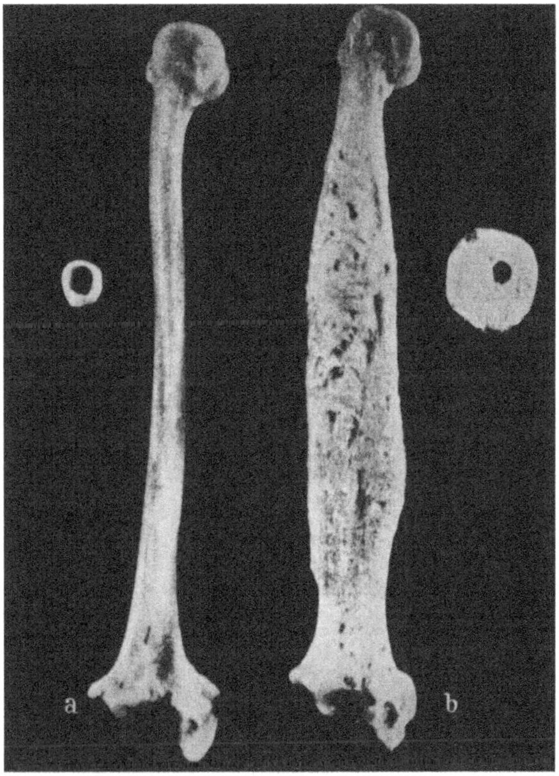

Abb. 43a u. b. Erscheinungsbild der langen Röhrenknochen bei Osteopetrose (aus BURMESTER, PRICKETT u. BELDING [15]). a) normal; b) pathologisch

5. Hämangiomatose

In einigen Passagen der Stämme RPL 12 und RPL 19 (GROSS et al. [27]) tritt entweder allein oder gemeinsam mit Erythroblastose und/oder Osteopetrose die Hämangiomatose auf. Sie äußert sich in kleinen, scharf umschriebenen, dunkelroten Tumorknoten auf den serösen Oberflächen von abdominalen Viscera, Luftsäcken und des Peritoneums. Die Noduli sind gemischt kavernöse und capillare Hämangiome. Häufig finden sich lineare Hämorrhagien in der quergestreiften Muskulatur.

V. Eigenschaften und Resistenz des Lymphomatosevirus

Über die verschiedenen Eigenschaften des Virus der Hühnerlymphomatose, vor allem über den chemischen Aufbau, wissen wir insgesamt gesehen noch recht wenig. Das Virus ist gegenüber tiefen Temperaturen stabil und kann so durch Tieffrieren der leukämischen Gewebe (je nach Art der Lokalisation verschieden) gut konserviert werden. Wie die meisten anderen onkogenen Viren ist auch das Lymphomatosevirus instabil gegenüber Erwärmen; es ist daher erforderlich, die Präparation virushaltiger Extrakte unter schonenden Temperaturbedingungen vorzunehmen, d. h. möglichst in Kältelaboratorien (BURMESTER [*31*]). Die Aktivität des Virus wird weiter durch Formalinbehandlung und UV-Strahlen zerstört, es ist dagegen beträchtlich stabil gegenüber Röntgenstrahlen (BURMESTER [*31*]). Auch durch Trocknung sowie durch wiederholtes Einfrieren und Auftauen tritt eine Verminderung der Virusaktivität ein (OLSON [*32* u. *33*]).

VI. Immunologie der Lymphomatose

Eine Resistenz der Tiere gegen die Infektion mit dem Lymphomatosevirus läßt sich nach überstandener Infektion und nach experimenteller Immunisierung nachweisen. BURMESTER [*28*] hat zur Klärung dieser Erscheinung eine Hyperimmunisierung vorgenommen, indem er lebendes Virus des RPL 12-Stammes zur Immunisierung verwendete. Zweieinhalb Jahre alte Hennen erhielten in der ersten Woche des Versuches jeden zweiten Tag 0,1 ml Viruspräparation i.v., in den nächsten 3 Wochen 3mal wöchentlich 1 ml i.v. sowie noch einmal 1 ml i.v. 10 Tage nach der letzten Injektion. Die Eier der so immunisierten Hennen wurden sowohl vor Beginn der Injektionen als auch danach (7 Tage nach der letzten Injektion für 6 Wochen) gesammelt und ausgebrütet. Die Küken erhielten dann 0,2 ml drei verschiedener Viruspräparationen i.p., die einer Dosis von 10^{-3}, 10^{-5} und 10^{-7} g Tumor entsprachen. Die Tiere wurden 200 Tage gehalten, in der ersten Zeit in Isolierkäfigen, später in Gemeinschaftsgehegen.

Die Ergebnisse in Tab. 21 zeigen, daß eine deutliche Resistenz bei Tieren vorliegt, die von immunisierten Hühnern abstammen.

Tabelle 21. *Reaktion auf Injektion von Lymphomatosevirus bei Küken aus Eiern, die von Hennen vor und nach Hyperimmunisierung mit dem Lymphomatosevirus gelegt wurden* (nach BURMESTER [*28*])

Küken aus Eiern, die gelegt wurden	Virusdosis [äquivalent g Tumor]								
	10^{-3}			10^{-5}			10^{-7}		
	Tierzahl	% viscerale Lymphomatose	mittleres Alter bei Tod	Tierzahl	% viscerale Lymphomatose	mittleres Alter bei Tod	Tierzahl	% viscerale Lymphomatose	mittleres Alter bei Tod
vor Hyperimmunisierung	64	70,3	64,4	60	56,7	111,6	63	41,3	137,6
nach Hyperimmunisierung	39	12,8	109,4	37	5,4	192,0	37	2,7	190,0

Wird zur Immunisierung nicht aktives, sondern Formalin- oder β-Propiolacton-behandeltes Virus verwendet (BURMESTER, WALTER u. FONTES [*29*]), so ergibt sich ebenfalls eine Immunität der Nachkommen, die allerdings etwas niedriger liegt als bei Immunisierung mit lebendem Virus. Auch die Häufigkeit der Osteopetrose nimmt signifikant ab.

Bei Versuchen zur in vitro- und in vivo-Neutralisation des Virus wurde die gleiche Immunisierungstechnik angewendet (BURMESTER [*30*]). Normales Serum wird 6 Tage vor Beginn der Immunisierung gewonnen.

Immunseren für den in vitro-Test werden von einem Huhn 4 Tage nach der letzten Injektionsserie abgenommen. Für die in vivo-Versuche erfolgt 2 Monate später eine zweite Serie von Injektionen mit aktivem Virusmaterial i.m. Sechs Wochen danach wird das Immunserum für die in vivo-Experimente gesammelt.

Blut zur Serumgewinnung wird durch Herzpunktion entnommen, zentrifugiert, das gewonnene Serum in Flaschen abgefüllt und bei —37 °C aufbewahrt.

Der in vitro-Neutralisationstest erfolgt mit Antigen- und Antiserumverdünnungen (Verdünnung mit Simm-Salzlösung, 1,5% Rinderalbumin). Alle Seren werden vorher bei 56 °C für 30 Minuten inaktiviert. 1 ml Serum wird zu 9 ml Viruspräparation im Eisbad hinzugefügt. Die Injektion erfolgt i.p. 2 bis 3 Stunden nach der Mischung an Eintagsküken. Pro Injektion werden 0,2 ml Filtrat entsprechend 10^{-3}, 10^{-5}, 10^{-7} und 10^{-9} g lymphomatöser Leber appliziert.

Für die in vivo-Neutralisation werden den Tieren am ersten Tage 0,2 ml Serum i.p., am zweiten Tage 1 ml s.c., am dritten Tage 0,5 ml s.c. injiziert. Am dritten Tag wird gleichzeitig Virus injiziert (0,2 ml entsprechend 10^{-3}, 10^{-5}, 10^{-7} und 10^{-9} g Tumor). Die Ergebnisse sind in den Tab. 22 und 23 dargestellt. Es zeigt sich, daß Antikörper produziert werden, die die Viruswirkung neutralisieren und bei Küken nach Injektion eine passive Immunität erzeugen. BURMESTER [*30*] gibt auf Grund der Verlängerung der Latenzzeit einen ungefähren Wert für den Grad der Neutralisation des Virus an: Zusatz von Immunserum zum Virus bei einer Dosis von log — 3 kommt einer Verdünnung des Virus von etwa 1 : 1000 gleich, d. h., es werden 99,9% des Virus neutralisiert.

Tabelle 22. *In vitro-Neutralisation des Lymphomatosevirus durch spezifisches Antiserum* (nach BURMESTER [*30*])

	Log Dosis [ml]	Korrigierte Tierzahl	% viscerale Lymphomatosen nach				Latenzzeit [Tage]
			112 Tagen	140 Tagen	168 Tagen	201 Tagen	
Normal-serum .	—3	40,7	61,5	66,4	69,8	71,3	81,0
	—5	35	17,1	31,4	37,2	60,0	138,2
	—7	36,1	8,3	24,9	33,3	36,0	129,5
	—9	39,4	0	0	2,5	12,7	191,8
Immun-serum .	—3	35,2	11,3	22,7	56,9	76,8	148,0
	—5	40,1	2,5	2,5	5,0	25,0	172,5
	—7	39	0	2,6	5,1	5,1	149,0
	—9	39	0	0	0	0	—
Immun-serum . .	0	38	0	0	0	0	—

Tabelle 23. *In vivo-Neutralisation des Lymphomatosevirus durch spezifisches Antiserum* (nach BURMESTER [*30*])

	Log Dosis [ml]	Korrigierte Tierzahl	% viscerale Lymphomatose nach 201 Tagen	Latenzzeit [Tage]
0	—3	20,9	47,8	92,7
	—5	22,1	13,6	144,8
	—7	22,2	13,6	171,3
Normalserum . . .	—3	20,7	63,8	83,1
	—5	21,4	14,0	157,1
	—7	23,4	14,0	144,3
Immunserum . . .	—3	23,5	12,7	188,0
	—5	23,3	0	—
	—7	22,9	0	—
Nichtinokulierte Kontrollen		38,2	0	—

VII. Züchtung des Lymphomatosevirus

1. Im Hühnerei

Gentry und Burmester [*34*] inokulierten das Lymphomatosevirus in den Dottersack von Hühnerembryonen, die aus einer lymphomatosefreien Hühnerinzuchtlinie stammten. Filtrate aus dem embryonalen Material (7 Tage nach Inokulation der Embryonen) induzierten nach Injektion in einen Tag alte Küken 65, 75 und 80% viscerale Lymphomatose.

Diese Methode der serienweisen Haltung des Lymphomatosevirus im Hühnerei stellt gegenüber der Haltung im Tier eine vereinfachte und weniger kostspielige Stammhaltung dar.

2. In der Gewebekultur

Fontes, Burmester, Walter und Iseler [*35*], Sharpless, Defendi und Cox [*36*] und Defendi und Sharpless [*37*] berichteten über die Kultivierung des RPL-12-Lymphomatosevirus in der Gewebekultur.

Von Burmester, Sharpless und Fontes [*38*] wurde dann allerdings nachgewiesen, daß das in diesen Versuchen gezüchtete Virus nicht das RPL-12-Lymphomatosevirus darstellte, sondern ein unbekanntes Virus, das aus den lymphomatösen Organen isoliert wurde.

Trotzdem sei hier kurz die Methodik dargestellt, die von den erstgenannten Autoren angewendet wurde, da sie evtl. dazu dienen kann, das Lymphomatosevirus zu züchten: Hühnerembryonalleber von 16 Tage alten Embryonen wird zerkleinert und mit 85%igem Trypsin aufgeschlossen. Die Zellen werden mit BSS (= Balanced Salt Solution) gewaschen und niedertourig zentrifugiert. Das Zellsediment wird in Nährmedium (30% Pferdeserum, 70% Medium 199) aufgenommen, und zwar 500000 Zellen pro 1 ml Medium. Diese Zellsuspension wird in Röhrchen angesetzt und 2 Tage bei 37 °C inkubiert. Das Medium wird dann durch 100% M 199 ersetzt und die Kulturen mit Virusfiltrat aus lymphomatösen Organen oder mit virushaltiger Nährlösung beimpft.

Total-Hühnerembryo-Kulturen werden in gleicher Weise hergestellt und in einem etwas abgewandelten Eagle-Medium inkubiert (+10% Pferdeserum). Nach 24 Stunden Inkubation bei 37 °C wird das Medium durch 100% M 199 ersetzt und die Kulturen mit Virus beimpft.

Mit den Nährlösungen der Kulturen weniger aufeinanderfolgender Passagen konnte viscerale Lymphomatose oder Erythroblastose bei Hühnern induziert werden (3. Passage: 13 von 25 mit Lymphomatose, 2 mit Erythroblastose). Spätere Passagen waren unwirksam.

An den beimpften Kulturen zeigen sich cytopathische Veränderungen, und zwar intranucleäre Einschlußkörper, deren Auftreten und Größe von der Induktionsdosis abhängig ist. Cytochemisch lassen sich diese „inclusion bodies“ als DNS-haltig charakterisieren. Sie bestehen aus einem dichten zentralen Körper, der von einem chromophoben Hof und einem äußeren basophilen Ring umgeben wird. Nach Behandlung mit DNase sind die Einschlüsse Feulgen-negativ. Versuche mit ^{3}H-Thymidin ergaben, daß die in ihnen enthaltene DNS de novo entsteht und nicht von der chromosomalen DNS abstammt (Defendi u. Kritchewsky [*39*]). An mit dem Virus infizierten Embryonen zeigten die Lebern ebenfalls diese charakteristischen Einschlußkörper.

Es sei nochmals darauf hingewiesen, daß es sich bei dem gezüchteten Virus mit dem cytopathogenen Effekt nicht um das RPL-12-Lymphomatosevirus handelt. Die Ergebnisse wurden jedoch dargestellt, weil bei Versuchen zur

Kultivierung des Lymphomatosevirus ein evtl. latent in den lymphomatösen Organen vorhandenes Virus jeweils wieder zu diesen Erscheinungen führen kann.

VIII. Elektronenmikroskopische Darstellung des Lymphomatosevirus

DAVIES und SHARPLESS [*40*] konnten in der Nährlösung mit RPL-12-Virus infizierter Gewebekulturen sphärische Partikel von etwa 900 Å Durchmesser nachweisen. Wie aus dem Abschnitt über die Züchtung des Lymphomatosevirus in der Gewebekultur hervorgeht, handelt es sich jedoch dabei mit großer Wahrscheinlichkeit nicht um das Lymphomatosevirus.

DMOCHOWSKI, GREY und BURMESTER [*41*] und DMOCHOWSKI, GREY, BURMESTER und GROSS [*42*] fanden in Tumorzellen der Milz an visceraler Lymphomatose erkrankter Tiere (Stamm RPL 12) Veränderungen an den Mitochondrien, am endoplasmatischen Retikulum und an der Zellmembran, während der Kern normales Aussehen zeigte. Diese Beobachtung deutet ebenfalls darauf hin, daß die von DEFENDI und SHARPLESS [*37*] lichtmikroskopisch beschriebenen intranucleären Einschlußkörper in den Gewebskulturzellen und Leberzellen von infizierten Embryonen nicht dem Lymphomatosevirus zuzuschreiben sind.

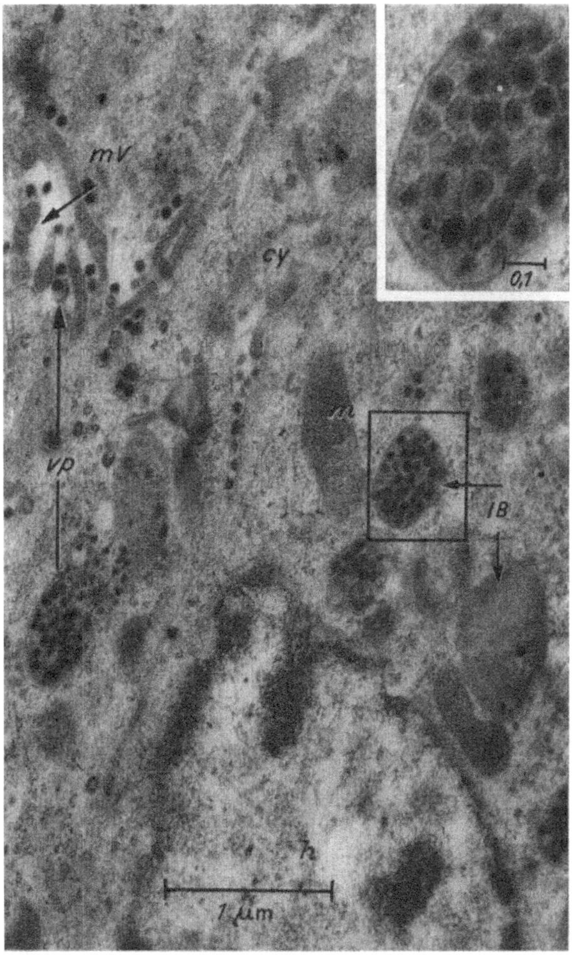

Abb. 44. Elektronenmikroskopische Aufnahme eines Ultradünnschnittes der Milz eines an visceraler Lymphomatose erkrankten Huhnes. Dargestellt sind ein Teil des Kernes (*n*), Cytoplasma (*cy*) mit Mitochondrien (*m*) und Einschlußkörpern (*IB*), von denen einige Viruspartikel (*vp*) enthalten. Microvilli (*mv*) sind ebenfalls zu erkennen. 24000 ×. Rechts oben stärkere Vergrößerung (64000 ×) eines Einschlußkörpers mit Viruspartikeln (*vp*). (Original von DMOCHOWSKI, GREY u. BURMESTER)

DMOCHOWSKI et al. [*41* u. *42*] fanden im Cytoplasma der Tumorzellen Einschlüsse, die Viruspartikel enthalten (Abb. 44). Die vacuolenartigen Einschlüsse zeigen mitunter doppelte Membranen und Reste von Cristae mitochondriales, was an einen mitochondrialen Ursprung denken läßt. Viruspartikel fanden sich außerdem verstreut im Extrazellularraum.

Diese Veränderungen sowie die Viruspartikel ließen sich etwa in einer unter 50 Tumorzellen nachweisen.

Die Viruspartikel bestehen aus einem dichten RNS-haltigen Zentrum (Nucleoid), einer helleren Zone und einer begrenzenden Außenmembran. Ihre Größe variiert von 64 bis 82 mμ mit einem Mittelwert von 72 mμ, wobei das Nucleoid etwa 30 mμ mißt. Ganz ähnliche Partikel wurden von BURMESTER, DMOCHOWSKI und GREY (unveröffentlicht, zitiert nach DMOCHOWSKI [*43*]) in Milz- und Knochenmarkszellen von Hühnchen mit Neurolymphomatose nachgewiesen.

Literatur

[*1*] BURMESTER, B. R., W. G. WALTER, M. A. GROSS and A. K. FONTES: J. nat. Cancer Inst. **23**, 277 (1959).
[*2*] OLSON, C., and K. L. BULLIS: Mass. Agr. exp. Stat. Bull. 391 (1942).
[*3*] GOSS, L. J.: Cornell Vet. **30**, 75 (1940).
[*4*] HUTT, F. B., R. K. COLE and H. J. BRUCKNER: Poultry Sci. **20**, 514 (1941).
[*5*] BURMESTER, B. R., and E. M. DENINGTON: Cancer Res. **7**, 779 (1947).
[*6*] WATERS, N. F., and C. O. PRICKETT: Poultry Sci. **25**, 501 (1946).
[*7*] WATERS, N. F.: Poultry Sci. **30**, 531 (1951).
[*8*] BURMESTER, B. R.: Poultry Sci. **25**, 1089 (1945).
[*9*] BURMESTER, B. R.: Texas Rep. Biol. Med. **15**, 540 (1957).
[*10*] BURMESTER, B. R.: Ann. New York Acad. Sci. **68**, 487 (1957).
[*11*] BURMESTER, B. R.: Poultry Sci. **33**, 836 (1954).
[*12*] ELLERMANN, V., u. O. BANG: Z. Bakteriol. Parasitenkunde, Abt. I, Orig. **46**, 595 (1908).
[*13*] FURTH, J., and C. BREEDIS: J. exp. Med. **58**, 253 (1933).
[*14*] OLSON, C.: Cancer Res. **1**, 384 (1941).
[*15*] BURMESTER, B. R., C. O. PRICKETT and T. C. BELDING: Cancer Res. **6**, 189 (1946).
[*16*] BURMESTER, B. R. and G. E. COTTRAL: Cancer Res. **7**, 669 (1947).
[*17*] BURMESTER, B. R., and C. O. PRICKETT: Cancer Res. **5**, 652 (1945).
[*18*] BURMESTER, B. R.: Cancer Res. **7**, 786 (1947).
[*18a*] BURMESTER, B. R.: Poultry Sci. **26**, 215 (1947).
[*19*] PAPPENHEIMER, A. M., L. C. DUNN and V. CONE: J. exp. Med. **49**, 63 (1929).
[*20*] DE OME, K. B.: Proc. Amer. Assoc. Cancer Res. **2**, 196 (1957).
[*21*] BURMESTER, B. R., M. A. GROSS, W. G. WALTER and A. FONTES: J. nat. Cancer Inst. **22**, 103 (1959).
[*22*] BURMESTER, B. R., A. FONTES and W. G. WALTER: J. nat. Cancer Inst. **24**, 1423 (1960).
[*23*] BURMESTER, B. R., A. K. FONTES, N. F. WATERS, W. R. BRYAN and V. GROUPÉ: Poultry Sci. **39**, 199 (1960).
[*24*] BURMESTER, B. R.: Poultry Sci. **24**, 469 (1945).
[*25*] BURMESTER, B. R., and N. M. NELSON: Poultry Sci. **24**, 509 (1945).
[*26*] BURMESTER, B. R., and R. F. GENTRY: Poultry Sci. **35**, 17 (1956).
[*27*] GROSS, M. A., B. R. BURMESTER and W. G. WALTER: J. nat. Cancer Inst. **22**, 82 (1959).
[*28*] BURMESTER, B. R.: Proc. Soc. exp. Biol. Med. **88**, 153 (1955).
[*29*] BURMESTER, B. R., W. G. WALTER and A. K. FONTES: Poultry Sci. **36**, 79 (1957).
[*30*] BURMESTER, B. R.: Proc. Soc. exp. Biol. Med. **90**, 284 (1955).
[*31*] BURMESTER, B. R.: Ann. New York Acad. Sci. **54**, 992 (1952).
[*32*] OLSON, C.: Ann. J. Vet. Res. **6**, 103 (1945).
[*33*] OLSON, C.: Cornell Vet. **36**, 41 (1946).
[*34*] GENTRY, R. F., and B. R. BURMESTER: Science **34**, 669 (1955).
[*35*] FONTES, A. K., B. R. BURMESTER, W. G. WALTER and P. E. ISELER: Proc. Soc. exp. Biol. Med. **97**, 854 (1958).
[*36*] SHARPLESS, G. R., V. DEFENDI and H. R. COX: Proc. Soc. exp. Biol. Med. **97**, 755 (1958).
[*37*] DEFENDI, V., and G. R. SHARPLESS: J. nat. Cancer Inst. **21**, 925 (1958).
[*38*] BURMESTER, B. R., G. R. SHARPLESS and A. FONTES: J. nat. Cancer Inst. **24**, 1443 (1960).
[*39*] DEFENDI, V., and D. KRITCHEWSKY: J. Biophys. Biochem. Cytol. **7**, 201 (1960).
[*40*] DAVIES, M. C., and G. R. SHARPLESS: Cancer Res. **19**, 233 (1959).
[*41*] DMOCHOWSKI, L., C. E. GREY and B. R. BURMESTER: Acta Un. int. Cancr. **15**, 780 (1959).
[*42*] DMOCHOWSKI, L., C. E. GREY, B. R. BURMESTER and M. A. GROSS: Proc. Soc. exp. Biol. Med. **100**, 514 (1959).
[*43*] DMOCHOWSKI, L.: Cancer Res. **20**, 978 (1960).

Beziehungen der verschiedenen Tumorviren des Huhnes zueinander

Aus Abb. 45 (Beard [1]) ist zu entnehmen, welche Formen von Hühnerleukosen nebeneinander vorkommen können. Dabei stellt sich die Frage, ob ein causales Agens für alle Formen anzunehmen ist, oder ob es sich um verschiedene, untereinander verwandte Viren einer größeren Gruppe handelt.

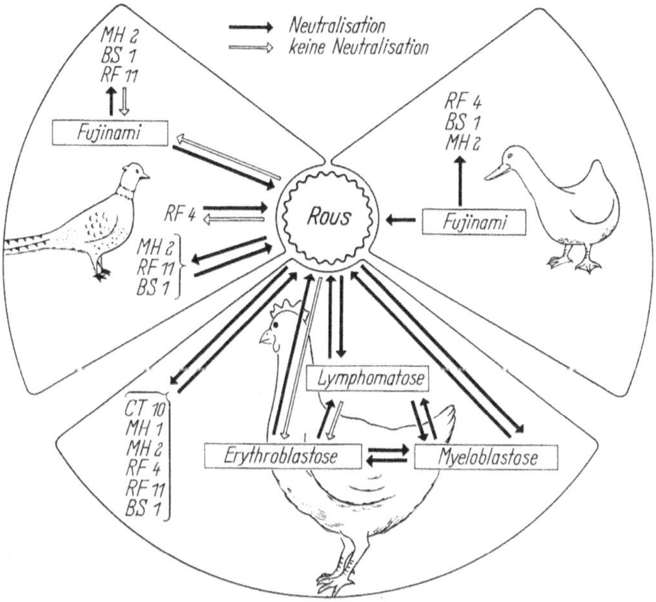

Abb. 45. Die wichtigsten nebeneinander vorkommenden Formen des Hühnerleukosekomplexes (nach Beard [1])

Diese Frage ist bis heute noch nicht eindeutig zu beantworten, zumal Burmester et al. [2] auch mit den „reinen“ Myelo- und Erythroblastosestämmen

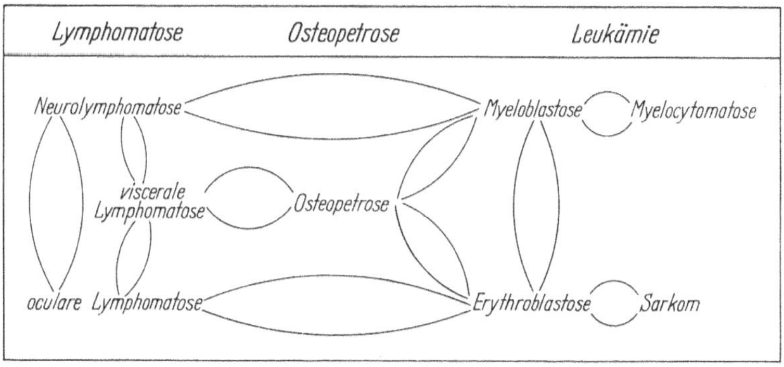

Abb. 46. Immunologische Beziehungen der Hühnertumorviren untereinander (nach Beard [1])

von Beard die verschiedenen Krankheitsbilder der Leukosegruppe erzeugen konnten. Weiterhin gelang den Autoren dieser Arbeitsgruppe die Induktion von Lymphomatose mit dem Rous-Virus (Burmester und Walter [3]). Schon lange vorher wurde von den verschiedensten Autoren über Erzeugung von soliden Sarkomen mit Leukosevirus berichtet (OBERLING u. GUERIN [4]).

Serologische Cross-Reaktionen zwischen Leukose- und Sarkomviren des Huhnes haben ebenfalls Anhaltspunkte für gewisse verwandtschaftliche Beziehungen der einzelnen Viren untereinander ergeben (siehe Abb. 46 nach (BEARD [1]).

Eine eindeutige Entscheidung war auf Grund der bisherigen Ergebnisse jedoch noch nicht möglich. Dieses Problem sollte auch nur kurz aufgezeigt werden. Es kann im Rahmen dieser Abhandlung nicht ausführlicher dargestellt werden, da es in erster Linie von theoretischem Interesse ist.

Literatur

[1] BEARD, J. W.: Ann. New York Acad. Sci. 68, 473 (1957).
[2] BURMESTER, B. R., W. G. WALTER, M. A. GROSS and A. K. FONTES: J. nat. Cancer Inst. 23, 277 (1959).
[3] BURMESTER, B. R., and W. G. WALTER: J. nat. Cancer Inst. 26, 511 (1961).
[4] OBERLING, CH., and M. GUERIN: Adv. Cancer Res. 2, 353 (1954).

Filtrierbare Tumoren des Kaninchens

III. Shope-Fibrom

I. Natürliches Vorkommen

1931 wurden von SHOPE bei einem Kaninchen der Cottontailrasse multiple Geschwülste im s.c. Gewebe beobachtet. In seiner 1932 erschienenen Originalarbeit (SHOPE [1]) beschrieb SHOPE diese Tumoren näher hinsichtlich ihrer Morphologie, Histologie und experimentellen Übertragung. Noch im gleichen Jahr erfolgte in einer weiteren Arbeit [2] eine Beschreibung einiger Eigenschaften des causalen Agens, woraus sich Hinweise auf die Virusätiologie dieser Tumoren ergaben. Seit dieser Zeit werden diese Shope-Fibrome in vielen Geschwulstlaboratorien der Welt durch zelluläre oder zellfreie Passagen fortgeführt.

Das Kaninchenfibrom tritt spontan relativ häufig bei Cottontails auf. In erster Linie finden sich diese Tiere in weiten Gebieten der USA, besonders aber in New Jersey, im Staate New York und im Mittleren Westen. Bei Hauskaninchen sind spontane Fibrome nicht bekannt geworden.

II. Experimentelle Erzeugung des Krankheitsbildes

1. Zelluläre Übertragung

Die zelluläre Übertragung der Fibrome erfolgt mit der üblichen Impftechnik durch Stückchenimpfung mit Hilfe von Trocaren. Beste Impferfolge sind möglich mit Gewebsstückchen junger, aktiv wachsender Tumoren. Als Transplantationsort eignet sich das s.c. Gewebe, mit Abstand besser aber die intratestikuläre Impfung nach BROWN und PEARCE [3 u. 4]. Das Wachstum im Hoden liefert vor allem Geschwülste, die reich an infektiösem Agens sind, während das Wachstum im s.c. Gewebe langsamer erfolgt und Tumoren mit geringeren infektiösen

Titern ergibt. Die Latenzzeit der Tumorentstehung beträgt etwa 4 Tage. Für die zellulären Serientransplantationen eignen sich Cottontail- und Hauskaninchen.

2. Zellfreie Übertragung

Als Ausgangsgewebe werden primär virusinduzierte oder auch transplantable, intratestikulär oder s.c. wachsende Geschwülste verwendet. Von letzteren eignen sich am besten 6 bis 9 Tage alte Tumoren. Im Blut von Fibromtieren läßt sich das Virus nicht nachweisen.

Das Geschwulstgewebe wird homogenisiert und im Gewichtsvolumen-Verhältnis von 1 : 20 in physiologischer Salzlösung (pH 7,3) suspendiert. Das Homogenisat wird in einer Laborzentrifuge für etwa 20 bis 15 Minuten bei 2000 · g zentrifugiert. Der Überstand wird durch Berkefeld-Filter der Typen N oder V filtriert.

Zur Injektion gelangen 1 bis 2 ml s.c. oder 0,2 bis 1 ml intratestikulär. Wie für die zelluläre Transplantation dargestellt, eignet sich auch für die zellfreie Übertragung das Hodengewebe am besten. Nach s.c. Injektion entstehen meist nur kleinere und langsamer wachsende Geschwülste als nach intratestikulärer Applikation der Filtrate. Die Latenzzeit der Geschwulstgenese nach Injektion zellfreier Extrakte beträgt etwa 6 Tage, jedoch konnten auch noch aus 21 bis 35 Tage alten testikulären Geschwülsten aktive Extrakte gewonnen werden. Nach i.m. Injektion werden nur gelegentlich positive Resultate erhalten, intracutane, i.v., intracerebrale und i.p. Injektion sind ohne Erfolg. KIRCHSTEIN et al. [*5*] erhielten bei neugeborenen Kaninchen proliferative Veränderungen des Bronchialepithels und des fibromuskulären Gewebes der Bronchien nach intratrachealer Applikation von Fibromvirus.

3. Übertragung durch Insekten

KILHAM und WOKE [*6*] und KILHAM und DALMAT [*7*] hatten erste Untersuchungen zur Übertragung des Shope-Fibromvirus durch Insekten vorgenommen. Eine sehr ausführliche Arbeit von DALMAT und STANTON [*8*] beschäftigt sich mit dem gleichen Thema. Diese Autoren setzten Moskitos (Aedes aegypti), die vorher kein Blut erhalten hatten, in mit Gaze verschlossenen Glaszylindern auf die Fibrome und in gleicher Weise nach 2 oder mehr Tagen auf gesunde Kaninchen. Außerdem wurden von mehreren Insekten Extrakte der Mundpartien hergestellt und diese normalen Kaninchen s.c. injiziert. Dabei ergaben sich interessante Befunde hinsichtlich des Virusgehaltes der Fibrome. Fibrome bei erwachsenen Hauskaninchen (erzeugt durch Standardviruspräparate) sind nicht infektiös für Moskitos. Dagegen sind die Fibrome erwachsener Cottontails und junger Hauskaninchen (Säuglinge) nach 24 Tagen (Mittelwert) bei Cottontails und nach 17 Tagen bei jungen Hauskaninchen durch Moskitos übertragbar.

DALMAT und STANTON konnten zeigen, daß diese unterschiedliche Infektiosität der Fibrome für die getesteten Insekten in sehr engem Zusammenhang mit der Histogenese bzw. dem Auftreten von Einschlußkörpern in den Fibrom- und Epithelzellen steht (s. Abschnitt „Histogenese", S. 351). Die für Moskitos infektiösen Fibrome bei Cottontails enthalten eindeutige Einschlußkörper, während diese bei den adulten Hauskaninchen fehlen. Nichtinfektiöse Fibrome bei den ersten Gruppen zeigen ebenfalls keine Einschlüsse, was auf eine enge Beziehung dieser Inclusionen zur Virussynthese hinweist, wie durch die elektronenmikroskopischen Befunde bestätigt werden konnte (s. Abschnitt „Elektronenmikroskopie", S. 356).

Durch Röntgenbestrahlung konnten nichtinfektiöse in infektiöse Fibrome umgewandelt werden (DALMAT u. STANTON [*8*]).

III. Krankheitsbild

1. Makroskopisch

Die ersten von SHOPE [1] untersuchten Fibrome waren an den Läufen eines Cottontailkaninchens lokalisiert. Sie waren eiförmig und maßen 1,5 × 2 cm. Die Tumoren saßen s.c., die Hautoberfläche über ihnen war völlig intakt (Abb. 47).

Im Durchschnitt zeigten die Tumoren ein weißes, festes, feuchtes Aussehen und waren frei von nekrotischen Bezirken. Der Allgemeinzustand des Tieres war gut, Metastasen fanden sich nicht. Auch experimentell induzierte Tumoren erzeugen weder bei Cottontails noch bei Hauskaninchen Anzeichen von Krank-

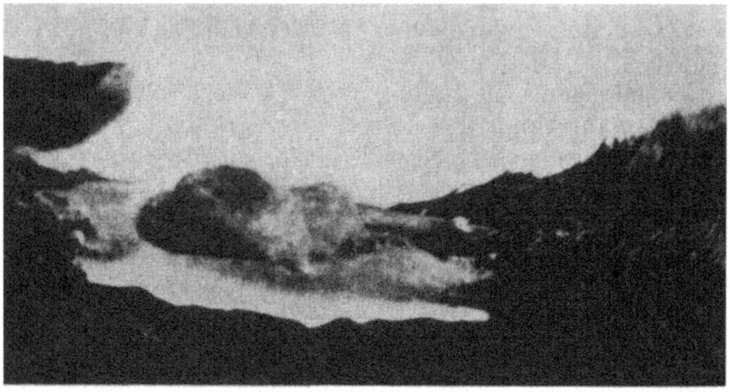

Abb. 47. Subcutaner Tumor am Rücken 11 Tage nach der Inoculation (aus SHOPE [1])

sein, sie führen nicht zum Tode. Eine Ausnahme besteht allerdings insofern, als junge Hauskaninchen häufig 3 bis 4 Wochen nach Infektion mit dem Virus sterben.

Nach s.c. Implantation von Tumorgewebe zeigt sich am 3. bis 5. Tage eine deutliche Verdickung, die am 4. Tage noch mehr hervortritt. Danach stellt sich bis zum 10. bis 12. Tage ein progressives und rapides Wachstum ein, das zur schnellen Vergrößerung des Tumors führt. Das darüberliegende Epithel ist straff. Der Tumor erreicht meist eine Größe von 4 bis 6 cm und eine Höhe von 1,2 bis 2 cm; er wächst in die Tiefe, ohne sich wesentlich lateral zu vergrößern.

Nach Erreichen seines Größenmaximums am 10. bis 12. Tage bleibt der Tumor mitunter 10 bis 15 Tage unverändert erhalten, meist jedoch setzt nach 2 bis 3 Tagen eine schnelle Regression ein, die nach etwa 35 Tagen abgeschlossen ist. Häufig kommt es dabei zu Nekrose des Epithels.

Bei intratestikulärer Implantation kommt es am 3. bis 5. Tage zu leichter Vergrößerung des Testikels, die sich in den folgenden Tagen fortsetzt. Im Gegensatz zum s.c. Tumor setzt der intratestikuläre sein Wachstum bis etwa zum 20. Tage nach der Implantation fort und führt zur 3 bis 5fachen Vergrößerung des Hodens. Dieser ist hart, und an seiner Oberfläche sind kleinere feste Noduli, besonders am oberen Pol, tastbar. Scrotum und Tunicae sind häufig verdickt und ödematös und lassen nicht selten erbsengroße, harte Noduli palpabel werden. Mitunter verlagert sich der inoculierte Hoden in die Bauchhöhle zurück.

Bei der Autopsie zeigt der Hoden 15 bis 20 Tage nach der Inokulation irregulär lobuläre Gestalt und ist 7 bis 8 × 2 bis 3 cm groß. Tunicae, Testikel und Scrotum sind häufig miteinander verklebt und zeigen zusätzlich kleine weiße Tumorknötchen. Im Schnitt zeigt der Hodentumor Bezirke mit Koagulationsnekrosen und Hämorrhagien. Der Hodentumor behält seine Maximalgröße länger bei als der s.c. Tumor — bis zu 40 Tagen und länger. Allerdings kommt es dann auch zur Regression und zur Atrophie des Hodens, mitunter auch zu trockener Gangrän des Scrotums.

Mit Filtraten erzeugte Tumoren zeigen bei s.c. Inokulation nicht die Größe der Transplantattumoren und bestehen vorwiegend aus einzelnen Gruppen von kleinen, festen, kugeligen Knoten. Diese regressieren sehr schnell.

Die filtratinduzierten Hodentumoren dagegen lassen sich nicht von den Transplantationstumoren unterscheiden. Bei Filtratanwendung treten die Tumoren etwa 2 Tage später auf als bei zellulärer Transplantation.

Dalmat und Stanton [*8*] verglichen die Entwicklung der Fibrome bei Cottontails, erwachsenen Hauskaninchen und Hauskaninchensäuglingen. Sie fanden bei den Cottontails maximale Entwicklung und höchsten Virustiter (Infektiosität in Verdünnungen von 10^{-6} bis 10^{-7}) etwa 3 Wochen nach der Inokulation einer Suspension von Tumorgewebe, das bei —20 °C aufbewahrt wurde. Bei erwachsenen Hauskaninchen wird das gleiche Stadium bereits nach 10 bis 12 Tagen erreicht, die Tumoren regressieren hier aber bereits 2 bis 3 Wochen nach der Inokulation, während sie bei den Cottontails 3 bis 7 Monate und teilweise länger erhalten bleiben. Bei den Hauskaninchensäuglingen wird innerhalb 10 Tagen das Stadium des höchsten Virustiters und der Ausbildung der Fibrome erreicht, die sie den Geschwülsten bei den Adulten angleicht. Es setzt jedoch keine Regression ein, und die Tiere sterben etwa 3 bis 4 Wochen nach der Inoculation.

2. Mikroskopisch

Die Originaltumoren zeigten folgende histologische Charakteristika (Shope [*1*]):

Die Hauptmasse des Tumors wird von Bindegewebszellen gebildet, die z. T. als Fibroblasten anzusprechen sind und neben großen, runden oder ovalen Kernen spärlich Cytoplasma aufweisen. Die meisten Zellen entsprechen jedoch dem kleinen Bindegewebstyp mit wenig Cytoplasma und spindelförmigen Kernen (Abb. 48); Mitosen sind spärlich. Die Zellen sind dicht gelagert, meist mit den Längsachsen im rechten Winkel zur Tumorbasis. Interzellularfibrillen sind reichlich vorhanden und zeigen vorwiegend collagenen Charakter. An der Basis des Tumors liegen dicht gepackte Lymphocyten. Das verdickte Epithel über dem Tumor zeigt bulböse Massen von Epithelzellen, die sich von der Epidermis in die Tumormasse hinein erstrecken. Viele der Epidermiszellen und der bulbären Fortsätze sind stark vergrößert, die Kerne sind fahl und vesiculär. Das Cytoplasma ist vakuolisiert und von einer granulären, eosinophilen Masse eingenommen, in der sich häufig noch ein deutlich umgrenzter, runder, eosinophiler Einschlußkörper findet (s. Abschnitt „Histogenese"). Derartige Zellen sind sehr häufig.

Subcutane Transplantationstumoren zeigen im Prinzip das gleiche histologische Bild. Sie bestehen aus an Fibroblasten erinnernden Bindegewebszellen, die Spindelform oder Polygonalgestalt besitzen. Die runden oder ovalen Kerne enthalten stark färbbare Chromatinbrocken. Mitosen sind nicht allzu häufig anzutreffen. Interzelluläre Collagenfibrillen treten hier ebenfalls auf. In der Tumormasse finden sich Wanderzellen, große Eosinophile und Lymphocyten. An der Basis der Tumoren zeigt sich deutliche Lymphocyteninfiltration, während unter dem Epithel größere Mengen von eosinophilen und neutrophilen Leukocyten auftreten.

Das Epithel selbst zeigt nicht die beim Originaltumor auftretenden Degenerationserscheinungen. Es ist jedoch häufig ödematös und zeigt Bläschenbildung.

In älteren, regressierenden Tumoren tritt Lympho- und Leukocyteninfiltration in vermehrtem Maße auf. Intramuskuläre Transplantattumoren zeigen die gleiche

Struktur. Auch die testikulären Transplantattumoren sind vom Zelltyp her den s.c. gleich, zeigen jedoch kompaktere und irregulärere Struktur. Die Tumorzellen bilden Stränge zwischen den Samenkanälchen, die in den meisten Fällen Koagulationsnekrose aufweisen. An anderen Stellen bilden sie Knötchen aus

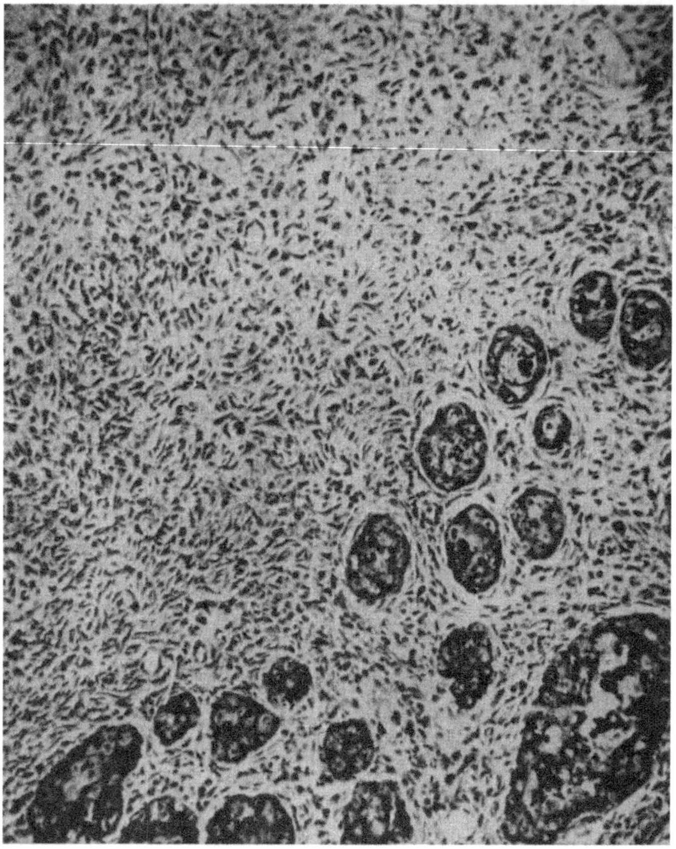

Abb. 48. Histologisches Bild eines spontanen Cottontail-Fibroms. In das Tumorgewebe ragen Einstülpungen der Epidermis hinein (aus SHOPE [*1*])

lose angeordneten Fibroblasten aller Größen und Formen. Mitosen und vielkernige Zellen sind häufiger anzutreffen als in den s.c. Tumoren.

In allen Schnitten finden sich Nekroseherde, Collagenfibrillen, Lymphocyten und Eosinophile. Leukocyten werden stets auch an den Nekrosen angetroffen. Auch die regressierenden Testikeltumoren zeigen Leukocyteninfiltration.

3. Maligne Umwandlung der Fibrome

ANDREWES und AHLSTRÖM [*9*] und AHLSTRÖM und ANDREWES [*10*] konnten durch Behandlung der Kaninchen vor oder gleichzeitig mit der Virusapplikation mit Benzpyren, Methylcholanthren und Dimethyl-Dibenzanthrazen Fibrosarkome erzeugen, die transplantabel waren.

DURAN-REYNALS [*11* u. *12*] beobachtete nach Inokulation des Shope-Fibromvirus an neugeborenen Kaninchen neben generalisierten Entzündungen und generalisierten Fibromen metastasierende Sarkome, die zum Tode der Tiere führten. Diese sarkomatogene Wirkung des Fibromvirus bei jungen Tieren ist sehr von der Virusdosis und vom Alter der Tiere abhängig.

Harel und Constantin [*13*] konnten mit hohen Dosen von Cortison bei vorheriger oder gleichzeitiger Verabreichung mit dem Virus ebenfalls Sarkome (Myxo- und Fibromyxosarkome) erzeugen.

4. Histogenese

Von Kilham und Fisher [*14*] wurde die Pathogenese des Fibroms bei Cottontailkaninchen untersucht. Im Zusammenhang mit den Übertragungsversuchen durch Insekten haben Dalmat und Stanton [*8*] die Histogenese des Fibroms vergleichend bei Cottontails, bei jungen Hauskaninchen (Säuglingen) und bei erwachsenen Hauskaninchen untersucht. Sie unterscheiden folgende Phasen im Reaktionsablauf der Zellen auf das Fibromvirus (Abb. 49).

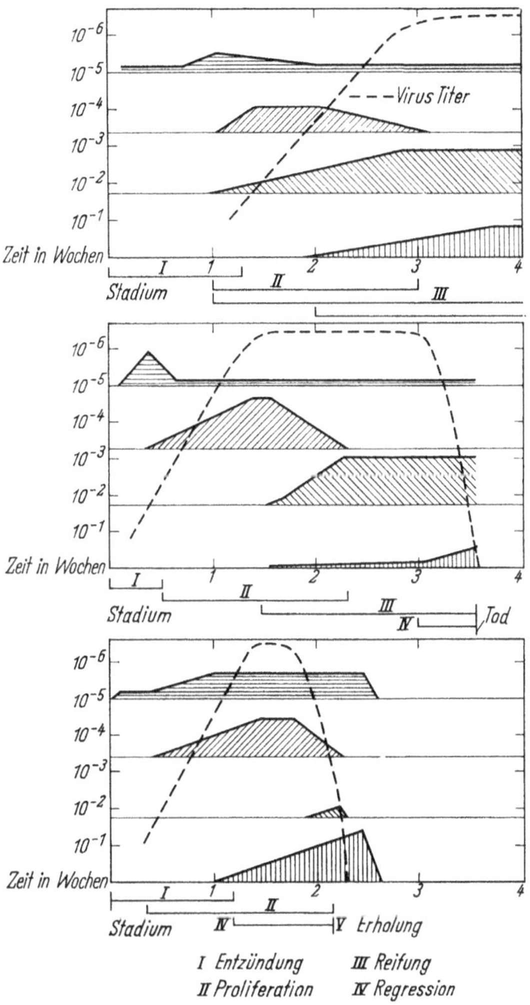

Abb. 49. Darstellung der Reaktion des Bindegewebes auf intradermale Injektionen von Standard-Fibrom-Suspensionen (10^{-4} Infektionstiter) bei Cottontails, Säuglingen von Hauskaninchen und erwachsenen Hauskaninchen (aus Dalmat u. Stanton [*8*])

Akutes entzündliches Stadium (Stadium I): Die früheste erkennbare Reaktion besteht in einer lokalen Exsudation und Zellenanhäufung im Corium. Es findet sich wenig zelluläre Nekrose, aber wechselnder Grad von Infiltration mit polymorphkernigen Leukocyten sowie Hyperämie. Die Gewebsreaktion ist ein gewöhnlicher Entzündungsprozeß, hervorgerufen durch unspezifische Schädigung. Fibromzellen lassen sich demzufolge auch nicht nachweisen. Stadium I (akute Entzündung) beginnt bei Hauskaninchensäuglingen am frühesten und ist hier auch gegenüber den beiden anderen Gruppen intensiver in seinem Ablauf, geht aber nach Beginn der Proliferation von Fibromzellen innerhalb der ersten Tage zurück, während sich bei den beiden adulten Gruppen (Cottontails, Hauskaninchen) die entzündliche Reaktion mit der Bildung eines Granulationsgewebes überschneidet, das auch später neben dem Fibrom erhalten bleibt.

Proliferatives Stadium (Stadium II): Kleine Herde proliferierender Zellen, offensichtlich von undifferenziertem Mesenchym stammend, entstehen in den Bezirken entzündlicher Reaktion. In der frühen Phase des proliferativen Stadiums sind die Zellen herdweise um kleine Blutgefäße und Haarfollikel angeordnet, nehmen aber bald den gesamten betroffenen Bezirk ein. Die proliferierenden Zellen sind sternförmig gestaltet, mit strangförmigen cytoplasmatischen Fortsätzen und gestreckten Kernen. Das Cytoplasma ist spärlich ausgebildet, obwohl einige Zellen schaumige Vacuolen enthalten, die in Zusammenhang mit der Bildung einer ausgedehnten interzellulären Matrix aus mucoidem Material zu entstehen scheinen. Weder die Vacuolen noch die Interzellularsubstanz ließen sich mit den angewendeten Methoden anfärben. In der Matrix liegen verstreut argentophile Fibrillen.

In diesem Stadium erstreckt sich die Läsion bereits durch den Panniculus carnosus abwärts und nimmt die gesamte Dicke des s.c. Gewebes ein. Es bilden sich tumorähnliche Massen.

Dieses Proliferationsstadium ist bei den Cottontails weniger ausgeprägt und tritt später auf als bei den jungen und erwachsenen Hauskaninchen, bleibt aber länger bestehen, gewöhnlich noch während der 2. und 3. Woche nach der Inokulation. Zu diesem Zeitpunkt ist bei den Hauskaninchensäuglingen bereits das Reifungsstadium eingetreten, und bei den erwachsenen Hauskaninchen regressiert die Geschwulst schon.

Reifungsstadium (Stadium III): Infolge der Vermehrung der Fibromzellen und der Vergrößerung des Cytoplasmavolumens bilden sich größere, kompakte Geschwülste heraus. Viele Zellen befinden sich in Mitose. Die Zellen erscheinen mehr fibroblastenähnlich, da sie reichlich acidophiles Cytoplasma und gestreckte Kerne aufweisen, die parallel zur Längsachse der Zellen orientiert sind. Bei den größeren Läsionen ist der Panniculus carnosus zerstört, und der darunterliegende Skelettmuskel kann mit einbezogen sein. Die zunehmende Zellzahl und -größe engt die mucoide Matrix, die für das Proliferationsstadium charakteristisch war, erheblich ein. In diesem Stadium macht die Geschwulst den Eindruck eines echten Neoplasmas.

Dieser Reifegrad der Fibromzellen wurde selten in Läsionen erwachsener Hauskaninchen gefunden und dann meist nur in den letzten Tagen vor der völligen Regression. Obwohl Stadium III bei den Hauskaninchensäuglingen später einsetzt als bei den erwachsenen Cottontails, geht die Entwicklung schneller vor sich, so daß alle Fibromzellen etwa 1 Woche vor denen der Cottontailläsionen das Stadium ihrer größten Reife und Ausbildung erreicht haben.

Regression (Stadium IV): Die Geschwulst regressiert aus dem Zentrum heraus, wo Fibromzellen herdweise der Nekrose anheimfallen. Unabhängig davon und meist noch vorher setzt an der Peripherie des Fibroms die Ausbildung einer Granulationszone ein. Der Rand des Fibroms zeigt verschiedene Grade von Infiltration mit mononucleären Zellen; es treten Makrophagen auf. Sie enthalten Mineraleinschlüsse und Zelltrümmer, und einige verschmelzen zu Riesenzellen.

Diese am Rande des Fibroms ablaufende granulomatöse Reaktion bedeutet bei erwachsenen Cottontails und Hauskaninchen den Endpunkt der Fibromentwicklung. Bei den jungen Hauskaninchen dagegen fehlt diese Randzone, und die Fibromzellen können weiter in das s.c. Bindegewebe infiltrieren. Mitunter finden sich Metastasen in regionären Lymphknoten, in den Lungen, der Leber und den Nieren. Gewöhnlich kommt es in 3 bis 4 Wochen zum Tode.

Restitutionsphase (Stadium V): Die nekrotische Zellmasse wird durch die ulcerierende Oberfläche ausgestoßen oder resorbisrt. Das zurückbleibende Gewebe besteht in den meisten Fällen aus der Granulationszone. Häufig bleibt nach der Regression eine sekundäre epidermale Cyste über längere Zeit erhalten, die aber keine zellulären Bestandteile des Fibroms mehr enthält.

Parallel zu diesen Veränderungen am Inoculationsort, die zum Fibrom führen, läuft die Bildung von Einschlußkörpern im Cytoplasma, die schon in der Beschreibung des histologischen Bildes von SHOPE [1] erwähnt wurden und die inzwischen von zahlreichen Autoren zum Gegenstand eingehender Untersuchungen gemacht wurden. DALMAT und STANTON [8] verfolgten deren Bildung während der Histogenese. Im Stadium I (entzündliche Reaktion) läßt sich mit Schiff-Reagenz keine Einschlußkörpersubstanz in den Zellen nachweisen. Während des Proliferationsstadiums enthalten die sternförmigen Zellen spärlich im Plasma verstreute Schiff-positive Granula, die weniger als 1 μm groß sind. Ältere Läsionen enthalten mehr Granula, die so schnell an Zahl zunehmen, daß schließlich das gesamte Plasma der proliferierenden Zellen damit angefüllt ist.

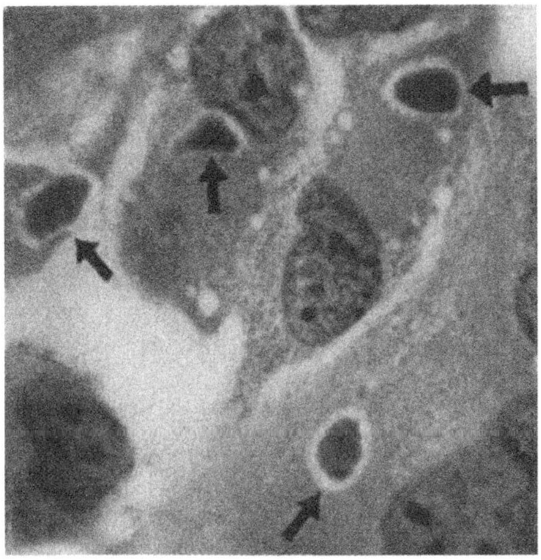

Abb. 50. Intracytoplasmatische Einschlußkörper in mit Fibromvirus beimpften Gewebekulturzellen (aus KILHAM [27])

Während der Reifungsphase steigt die Zahl der Granula weiter, jedoch lagern sie sich jetzt zu größeren Einschlußkörpern zusammen, die mitunter bis zu 18 μm messen können und von hellen Höfen umgeben sind (Abb. 50).

Die älteren Fibrome enthalten mehr und größere Einschlüsse als die jüngeren Geschwülste. Die Bildung der Einschlußkörper geht demnach parallel mit der Bildung bzw. Reifung der Fibromzelle. Einschlußkörper in den Epithelzellen sind größer und zeigen nicht die deutliche PAS-Affinität.

Elektronenmikroskopische Untersuchungen an Gewebskulturen, die mit Fibromvirus beimpft waren, konnten ebenfalls den Nachweis erbringen, daß die Bildung der „inclusion bodies" eng mit der intrazellulären Virussynthese gekoppelt ist (FEBVRE, HAREL u. ARNOULT [15]; BERNHARD et al. [16]; s. auch Abschnitt *Elektronenmikroskopie*, S. 356).

IV. Eigenschaften des Fibromvirus

1. Chemische Zusammensetzung

Über die chemischen Eigenschaften des Fibromvirus ist bisher sehr wenig bekannt. Bezüglich der Frage nach der Nucleinsäurekomponente können nur einige Rückschlüsse aus histochemischen Untersuchungen während der Virusneubildung im Gewebe gezogen werden. Danach dürfte am Aufbau des Virus RNS beteiligt sein, wahrscheinlich ist aber auch DNS zumindest an der Synthese des Virus in der Zelle beteiligt. Inwieweit neben Proteinen evtl. auch noch Lipoide am Aufbau dieses sehr großen Virus beteiligt sind, wurde bislang noch nicht geklärt.

2. Resistenz des Virus

a) Verhalten gegenüber verschiedenen Temperaturen. Das Fibromvirus ist hitzelabil; es wird bei 55 °C sehr schnell zerstört (HYDE [17]).

Gegenüber tiefen Temperaturen ist das Virus sehr stabil und läßt sich daher unter diesen Bedingungen gut konservieren, und zwar sowohl durch Gefriertrocknung als auch in Glycerin, wenn Fibromgewebe in 50%igem Glycerin im Eisschrank aufbewahrt wird. In dieser Form war das Virus über 86 Tage ohne Aktivitätsverlust konservierbar (SHOPE [*2*]).

b) Verhalten gegenüber verschiedenen H-Ionenkonzentrationen. Mit Viruspräparationen in Form von Zellfiltraten in physiologischen Salzlösungen lassen sich bei pH-Werten um den Neutralpunkt gute Resultate erzielen. Bei pH 4,6 wird das Virus inaktiviert.

V. Immunologie des Shope-Fibroms

Dem Fibromvirus kommt spezifische Antigenwirkung zu (SHOPE [*2*]). Kaninchen mit regressierenden s.c. oder intratestikulären Tumoren sind resistent gegenüber Reinfektionen. Zur Erzeugung von Immunität ist jedoch vorausgegangenes Tumorwachstum notwendig, da Virusapplikation ohne nachfolgende Tumorbildung keine Resistenz hervorruft. Im Blut resistenter Tiere lassen sich neutralisierende Antikörper nachweisen. Der Titer an komplementbindenden Antikörpern ist meist schwächer und geht meist eher zurück als der der neutralisierenden Antikörper (VAN ROOYEN [*18*]). Die Entstehung von Antikörpern erfolgt sehr schnell; sie treten bereits 24 Stunden nach Virusapplikation auf. Eine Übertragung der Immunität von Muttertieren auf Nachkommen scheint nicht zu erfolgen (HYDE u. GARDNER [*19*]).

VI. Beziehungen zwischen Fibrom- und Myxomvirus

Bei der Myxomatose handelt es sich um eine weitere virusinduzierte Krankheit bei Kaninchen, die sich in ödemartigen lokalen Schwellungen am Ort der Applikation, den Augen, Ohren, an der Nase und am Mund sowie dem äußeren Genitale äußert. Die Krankheit ist übertragbar durch alle möglichen Applikationsweisen, ist kontagiös und verläuft in allen Fällen tödlich.

Für gewisse Beziehungen der Viren der Myxomatose und des Fibroms ergeben sich Hinweise verschiedener Art. Insbesondere sind es immunologische Aspekte, die für eine immunochemische Verwandtschaft beider Viren sprechen. Kaninchen mit regressierenden und ausgeheilten Fibromen sind nicht nur, wie bereits oben erwähnt, resistent gegen Fibromvirus, sondern auch immun gegenüber Myxomatoseinfektion. Im Gegensatz zu erfolgreichen Versuchen mit Fibromvirus konnten jedoch im Blut von Kaninchen mit regressierten Tumoren keine das Myxomvirus inaktivierenden Antikörper nachgewiesen werden. Wenn dagegen Kaninchen, deren Fibrome regressiert waren, mit Myxomvirus infiziert wurden, so bildeten sich im Serum dieser Tiere Myxomvirus neutralisierende Antikörper, die in vitro zu einer Inaktivierung des Myxomvirus führten. Bei Tieren, die eine Myxomatose überlebt hatten, ließen sich im Blut Antikörper sowohl gegen das Myxomatose- als auch gegen das Fibromvirus nachweisen (HAREL u. CONSTANTIN [*20*]).

Ein weiterer Hinweis auf Beziehungen beider Virustypen ergibt sich aus der Tatsache, daß die durch diese Viren erzeugten Krankheitsbilder unter gewissen Bedingungen große Ähnlichkeiten aufweisen können. So zeigen die nach Myxomvirusinfektion auftretenden Gewebsalterationen oft mehr neoplastische als entzündliche Aspekte. Andererseits weisen Fibrome, vor allem in frühen Entwicklungsstadien, schwammige Konsistenz der lokalen Schwellungen auf. Weiterhin treten in den Epithelschichten über Fibromen von Cottontailkaninchen oft eosinophile cytoplasmatische Einschlußkörper auf, die in den Epithelzellen über myxomatösen Schwellungen regelmäßig vorhanden sind. Für ein Verwandtschaftsverhältnis beider Viren spricht auch der Befund, daß bei neugeborenen Kaninchen nach Applikation großer Mengen Fibromvirus nekrotisierende Entzündungen auftreten und diese Tiere meist auch sterben, ähnlich wie bei der Myxomatose. Kleinere Virusmengen dagegen wirken praktisch nur lokal unter Bildung von Sarkomatosen und Fibromen. Duran-Reynals [*11*] konnte zeigen, daß es durch das gleiche Virus, je nach Empfindlichkeit der Wirtstiere und Intensität der Viruswirkung, einerseits zu Nekrosen und Entzündungen, andererseits zu verschiedenen Abstufungen gesteigerter Wachstumstätigkeit im Sinne einer Geschwulst kommen kann.

Ein weiterer wichtiger Hinweis auf enge Beziehungen des Fibrom- und des Myxomatosevirus ergibt sich aus folgenden Befunden. Hitzeinaktiviertes Myxomvirus (60 bis 75 °C) kann durch Hinzufügen von aktivem Fibromvirus reaktiviert werden (Berry u. Dedrick [*21* u. *22*]; Smith [*23*]). Dieser Transformationsversuch ist sowohl in vitro wie auch in vivo möglich (Berry [*24*]; Smith [*23*]). Bei der transformierenden Komponente scheint es sich um DNS zu handeln. Auch in vitro scheint eine Virustransformation möglich zu sein (Kilham [*25*]).

VII. Züchtung des Virus in der Gewebekultur

Verschiedene Autoren haben versucht, daß Shope-Fibromvirus in der Gewebekultur zu halten und zu vermehren, und zwar auf normalen Kaninchenzellen.

Faulkner und Andrewes [*26*] führten die ersten derartigen Versuche aus. 1956 gelang es Kilham [*27*], das Fibromvirus in der Kultur über 14 Passagen zu vermehren und Titer bis 10^{-4} zu erreichen. Letzterer stieg über die Passagen hin laufend an, bis die Kulturen in Degeneration übergingen (Bauer u. Constantin [*28*]; Constantin et al. [*29*]; Constantin u. Febvre [*29a*]). Febvre et al. [*15*] und Constantin und Febvre [*30*] haben sich in den letzten Jahren mit der Züchtung des Virus, mit seiner Entwicklung in der Gewebekulturzelle im Zusammenhang mit der Bildung von Einschlußkörpern beschäftigt.

Aus der Arbeit von Febvre et al. [*15*] sei hier kurz die Methodik der Kultivierung des Shope-Fibromvirus wiedergegeben, die, z. T. etwas abgewandelt, in den meisten Untersuchungen der französischen Arbeitsgruppe zur Anwendung kommt: Es werden Monolayer-Kulturen von normalen Kaninchentestes verwendet (Trypsinmethode nach Dulbecco u. Vogt [*31*], s. a. Kapitel „Hühnersarkome" und „Polyoma-Virus"). Der Zellrasen wird aus Fibroblasten und Epithelzellen gebildet. Subkulturen werden durch Retrypsinierung hergestellt. Als Nährmedium dient ein Gemisch aus Lactalbuminhydrolysat (0,5%) und Hefeextrakt (0,1%) in Earle-Salzlösung. Meist werden noch 10% inaktiviertes Pferdeserum und 5% Kälberembryoextrakt zugesetzt. Der Serumgehalt kann für längere Kulturdauer auf 2% herabgesetzt werden. Auch vollsynthetische Medien (M 199) mit Pferdeserumzusatz eignen sich zur Züchtung des Fibromvirus.

Es werden etwa 1 bis 10 infektiöse Viruseinheiten pro Zelle verimpft, und zwar an Zellen, die mit Trypsin abgelöst und in neuem Medium oder gepufferter Salzlösung resuspendiert wurden. Das Virus bleibt etwa 30 Minuten bei 37 °C mit den Zellen in Kontakt, wobei letztere mit einem Magnetrührer gut bewegt werden. Die nach dieser Kontaktzeit nicht an die Zelle adsorbierten Viruspartikel können durch Waschen mit Antivirusserum neutralisiert werden. Die Zellen werden dann abermals in Flaschen ausgesät (etwa 5 bis 10 Mill. Zellen pro Flasche) und kultiviert.

Nachdem HAREL [*32*] das Shope-Fibromvirus auf der Nickhaut junger Kaninchen titrieren konnte und den Vermehrungscyclus aufklärte, wurde auch in vitro an Kaninchenfibroblastenkulturen der Vermehrungszyklus studiert (Literatur s. oben). Aus den in vivo-Studien hatte sich ergeben (HAREL [*32*]), daß etwa 90 bis 120 Minuten nach der Infektion das Virus nicht mehr nachweisbar ist. Diese „Eclipse“ dauert etwa 4 bis 5 Stunden und wird gefolgt von einer Phase, die durch aktive, exponentielle Vermehrung über 40 bis 60 Stunden charakterisiert ist. In dieser Phase können Titer bis zu 10^7 bis 10^8, teilweise bis 10^9 DL_{50} (titriert an der Nickhaut) erreicht werden. Im Prinzip gelten diese Befunde auch in vitro, lediglich die Dauer der Eclipse verlängert sich in der Kultur auf 8 Stunden; der Virustiter stieg bis zum 4. bis 5. Tage nach der Infektion an, sank dann aber am 8. Tage rapide ab, da es zur massenweisen Lyse der infizierten Zellen kam.

Gleichzeitig wurde die Bildung virusspezifischer Antigene in der Kultur im Zusammenhang mit der Virusbildung und -vermehrung verfolgt. Mit dem Auftreten der ersten Einschlußkörpersubstanz (s. Abschnitt „Elektronenmikroskopie“) ist das Erscheinen eines löslichen Virusantigens gekoppelt. Von EDLINGER et al. [*33*] wurden 2 Antigenkomponenten nachgewiesen, von denen sich die eine durch Zentrifugation bei $40000 \cdot g$ über 2 Stunden sedimentieren ließ und dem Viruspartikel entsprach (korpusculäres Antigen), während das zweite Antigen im Überstand verblieb und als lösliches Antigen bezeichnet wurde. Letzteres ist an die Substanz der Feulgen-positiven Einschlußkörper gekoppelt und tritt mit deren Ausbildung in Erscheinung, wie aus Tab. 24 hervorgeht.

Tabelle 24. *Zeitlicher Verlauf des Auftretens von Einschlußkörpern und Antigenen in der Fibromvirus-infizierten Gewebekultur* (nach HAREL [*34*])

(A.C. = korpusculäres Antigen, A.S. = lösliches Antigen)

Vermehrungscyclus	Antigene	Einschlußkörper im elektronenmikroskopischen Bild
1. Teil der Eclipse (bis 5 Stunden nach der Infektion)	A. C.: 0 A. S.: 0	0
2. Teil der Eclipse (5 bis 8 Stunden nach der Infektion)	A. C.: 0 A. S.: +	Einzelne diffuse Viroplasmamassen
Beginn der exponentiellen Vermehrungsphase (9 Stunden nach der Infektion)	A. C.: 0 A. S.: ++	Auftreten der ersten einzelnen Viruspartikel in den Viroplasmen
Exponentielle Phase (9 bis 18 Stunden nach der Infektion)	A. C.: + A. S.: ++	Eindeutige, reife Viruspartikel

VIII. Elektronenmikroskopische Darstellung des Fibromvirus

LLOYD und KAHLER [*35*] stellten das Fibromvirus in metallbedampften Präparationen dar. Die Aufklärung der Substruktur des Virus und seiner Entwicklung in der Zelle wurde in erster Linie von der französischen Arbeitsgruppe unternommen. BERNHARD, BAUER et al. [*16*] untersuchten Ultradünnschnitte von Fibromen und aus diesen entwickelten Sarkomen. Darauf folgten elektronenmikroskopische Arbeiten an Gewebskulturen, die sich vor allem mit der intrazellulären Entwicklung der Viruspartikel befaßten (FEBVRE et al. [15]). Wie sich schon aus den lichtmikroskopischen Befunden an Gewebekulturen ergab (CONSTANTIN et al. [29]; CONSTANTIN u. FEBVRE [30]), bilden sich im Cytoplasma in Kernnähe Feulgen-positive Bezirke 4 Stunden nach der Infektion (1. Hälfte der Eclipse), die sich allmählich in pyroninpositive Bezirke umwandeln. Es handelt sich zunächst um DNS-haltiges, später um RNS-haltiges Material.

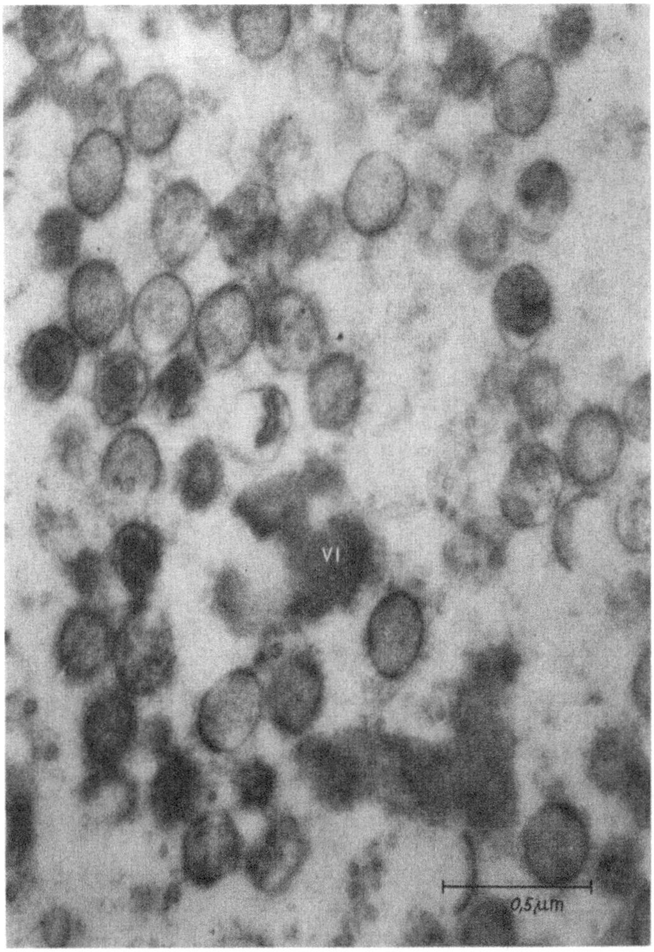

Abb. 51. SHOPEsches Fibromvirus. Unreife Viruspartikel im Zytoplasma neben Viroplasma (*vi*). 40000 ×. (Original von BERNHARD)

Die theoretisch äußerst interessanten Schlußfolgerungen aus dieser Tatsache können hier nicht näher behandelt werden (DNS-RNS-Matrizen-Funktion) (CONSTANTIN u. FEBVRE [29 u. 30]). Im elektronenmikroskopischen Bild stellen sich diese Bezirke mit Feulgen-positiver Reaktion als feingranuläres Material dar, das zunächst „unstrukturiert“ erscheint. 8 bis 10 Stunden post infectionem jedoch bilden sich in diesen Bezirken (Viroplasmen) Virusvorstufen heraus, die zunächst von einfachen Membranen umgeben sind (Abb. 51) und in denen sich das feingranuläre Viroplasmamaterial zu dichterem Material, dem späteren Nucleoid, zu kondensieren scheint. Allmählich erhalten die Partikel doppelte und z. T. auch mehrfache Membranen (etwa 24 Stunden nach der Infektion), und die Zahl der Partikel nimmt zu (FEBVRE et al. [*15*]). Diese Viroplasmen konnten auch in der paranukleären Region von Fibromtumorzellen (BERNHARD et al. [**16**]) nachgewiesen werden, in denen sich Virusvorstufen und auch reife Viruspartikel finden.

Die reifen Viruspartikel (Abb. 52) haben einen Gesamtdurchmesser von 2200 Å und zeigen 2 bis 4 Außenhüllen (BERNHARD [*36*]), die ein reticuläres

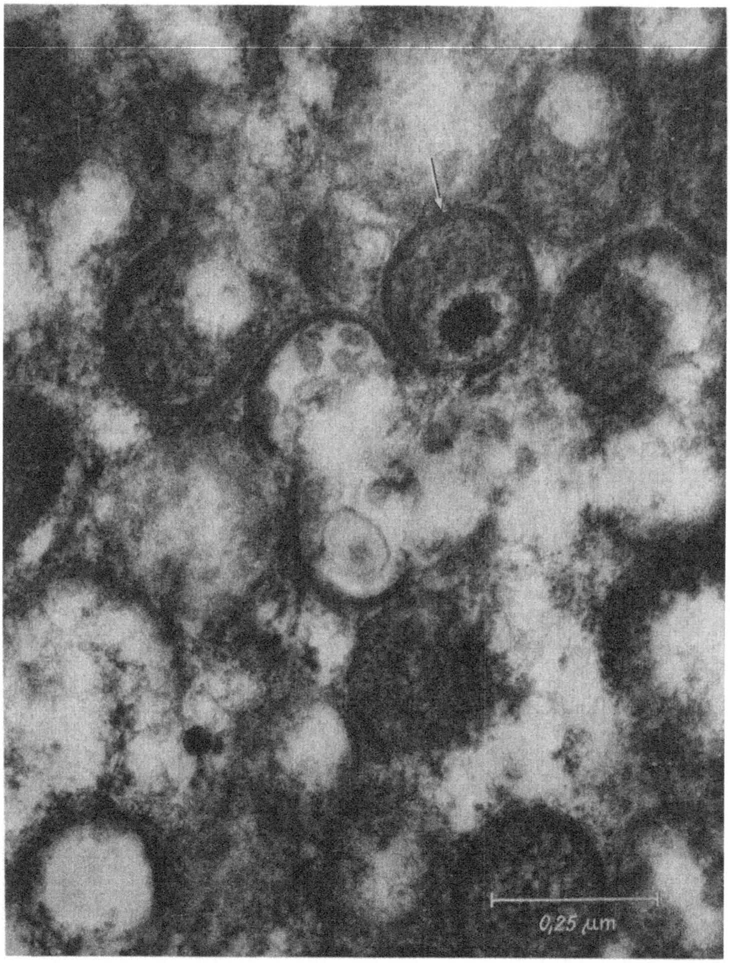

Abb. 52. SHOPEsches Fibromvirus in Tumorgewebe, 10 Tage nach der Infektion. Bleihydroxydfärbung. Bei Pfeil: Reifes Viruspartikel mit Nukleoid. 92000 ×. (Original von BERNHARD)

Material umgeben, in das das Nucleoid, umgeben von einem hellen Hof, eingebettet ist. Das Nucleoidmaterial ist filamentös strukturiert und stärker kontrastiert als das übrige retikuläre Material innerhalb des Partikels und enthält RNS. Außerhalb der Zelle zeigen sich die Viruspartikel häufig zusammengedrückt zu Rechteckformen („brickshape = Backstein-Form"), die jedoch die Strukturelemente der runden, intracellulären Formen noch erkennen lassen. Die Struktur und die Entwicklung des Shope-Fibromvirus ordnet dieses größte bekannte

Tumorvirus eindeutig in die Gruppe der ,,Pox"-Viren ein, womit sich ebenfalls deutliche verwandtschaftliche Beziehungen zum Myxomatosevirus ergeben, auf die ja schon hingewiesen wurde.

Literatur

[1] SHOPE, E.: J. exp. Med. **56**, 793 (1932).
[2] SHOPE, E.: J. exp. Med. **56**, 803 (1932).
[3] BROWN, W. H., and L. PEARCE: J. exp. Med. **37**, 799 (1932).
[4] BROWN, W. H., and L. PEARCE: J. exp. Med. **37**, 811 (1932).
[5] KIRCHSTEIN, R. L., A. S. RABSON and L. KILHAM: Cancer Res. **18**, 1240 (1958).
[6] KILHAM, L., and P. A. WOKE: Proc. Soc. exp. Biol. Med. **83**, 296 (1953).
[7] KILHAM, L., and H. T. DALMAT: Amer. J. Hyg. **61**, 45 (1955).
[8] DALMAT, H. T., and M. F. STANTON: J. nat. Cancer Inst. **22**, 593 (1959).
[9] ANDREWES, C. H., and C. G. AHLSTRÖM: J. Path. Bact. **47**, 87 (1938).
[10] AHLSTRÖM, C. G., and C. H. ANDREWES: J. Path. Bact. **47**, 65 (1938).
[11] DURAN-REYNALS, F.: Yale J. Biol. **13**, 99 (1940).
[12] DURAN-REYNALS, F.: Cancer Res. **5**, 25 (1945).
[13] HAREL, J., and T. CONSTANTIN: Bull. Cancer **41**, 482 (1954).
[14] KILHAM, L., E. R. FISCHER: Amer. J. Hyg. **59**, 104 (1954).
[15] FEBVRE, H., J. HAREL and J. ARNOULT: Bull. Cancer **44**, 92 (1957).
[16] BERNHARD, W., A. BAUER, H. HAREL and CH. OBERLING: Bull. Cancer **41**, 423 (1955).
[17] HYDE, K. E.: Amer. J. Hyg. **23**, 278 (1936).
[18] v. ROOYEN, C. E.: Brit. J. exp. Path. **19**, 156 (1938).
[19] HYDE, R. R., and R. E. GARDNER: Amer. J. Hyg., Suppl. **30**, 57 (1939).
[20] HAREL, J., and T. CONSTANTIN: J. exp. Med. **63**, 43 (1936).
[21] BERRY, G. P., and H. M. DEDRICK: J. Bact. **31**, 50 (1936).
[22] BERRY, G. P., and H. M. DEDRICK: J. Bact. **32**, 356 (1936).
[23] SMITH, M. H. D.: Ann. New York Acad. Sci. **54**, 1141 (1952).
[24] BERRY, G. P.: Proc. Amer. Philosoph. Soc. **77**, 473 (1937).
[25] KILHAM, L.: Proc. Soc. exp. Biol. Med. **95**, 59 (1957).
[26] FAULKNER, G. H., and C. H. ANDREWES: Brit. J. exp. Path. **16**, 271 (1935).
[27] KILHAM, L.: Proc. Soc. exp. Biol. Med. **92**, 739 (1956).
[28] BAUER, A., et T. CONSTANTIN: C. R. Séances Soc. Biol. **150**, 246 (1956).
[29] CONSTANTIN, T., H. FEBVRE et J. HAREL: C. R. Séances Soc. Biol. **150** 114 (1956).
[29a] CONSTANTIN, T., et H. FEBVRE: C. R. Séances Soc. Biol. **150**, 114 (1956).
[30] CONSTANTIN, T., et H. FEBVRE: C. R. Acad. Sci. [Paris] **246**, 332 (1958).
[31] DULBECCO, R., and M. VOGT: J. exp. Med. **99**, 167 (1954).
[32] HAREL, J.: C. R. Séances Soc. Biol. **150**, 135 (1956).
[33] EDLINGER, E., J. HAREL et L. HAREL: C. R. Séances Soc. Biol. **150**, 252 (1956).
[34] HAREL, J.: Abhandl. Dtsch. Akad. Wiss. Berlin, Kl. Med. **1960/3**, S. 243.
[35] LLOYD, B. J., and H. KAHLER: J. nat. Cancer Inst. **15**, 991 (1955).
[36] BERNHARD, W.: Cancer Res. **20**, 712 (1960).

IV. Shope-Papillom

I. Spontanes Vorkommen

Spontan treten virusbedingte Papillome bei wilden Cottontailkaninchen auf, die vor allem in verschiedenen Staaten der USA vorkommen. SHOPE [1] berichtete 1933, daß von 75 Cottontailkaninchen aus dem Staate Kansas 11 mit Warzen gefunden wurden. Bei unseren domestizierten Kaninchen treten derartige Papillome spontan praktisch nicht auf.

II. Experimentelle Erzeugung des Krankheitsbildes

1. Zelluläre Übertragung

Die zelluläre Übertragungsweise wird beim Papillom praktisch nicht angewendet, da sich die zellfreie Passage des Virus als besser geeignet erwiesen hat. Zelluläre Übertragung wurde jedoch für Papillome angewendet, die sekundär carcinomatös umgewandelt und zu Plattenepithelcarcinomen geworden waren, aus denen sich kein Virus mehr isolieren ließ.

Bei diesen aus Papillomen entstandenen Plattenepithelcarcinomen handelt es sich um die VX-Tumoren von SMITH et al. [*2*] und ROUS et al. [*3*]. ROUS und BEARD [*4* bis *6*] entnahmen aus den mit Shope-Virus erzeugten Papillomen kleine Stückchen und implantierten sie mit einer Kanüle in die Extremitätenmuskulatur oder in innere Organe von Kaninchen, wo sie invasiv wuchsen und sich in Plattenepithelcarcinome umwandelten, die sich passagenweise auf Wild- und Hauskaninchen übertragen ließen (VX2-Tumoren). Zur Transplantation wird das Gewebe fein zerschnitten, in Lock-Lösung oder in physiologischer Kochsalzlösung (häufig unter Zusatz von Kaninchenserum 1 : 20) suspendiert und in Mengen von 0,3 bis 0,5 ml in die Muskulatur beider Vorderextremitäten noch säugender Jungkaninchen injiziert.

Häufig kommt es auch spontan zur Umwandlung von Papillomen zu Carcinomen bei Hauskaninchen (nach 4 bis 9 Monaten zu 75%) und Cottontails (nach mehr als 6 Monaten zu 25%). Auch aus diesen spontan malignisierenden Papillomen kann vom Zeitpunkt der Umwandlung an kein Virus mehr isoliert werden, weshalb sie zellulär übertragen werden müssen.

Zur weiteren Charakterisierung der VX-Tumoren s. a. Abschnitt *Krankheitsbild*, S. 362.

2. Zellfreie Übertragung

a) Ausgangsgewebe. Als Ausgangsgewebe zur Herstellung wirksamer, virushaltiger Extrakte eignen sich nur Papillome von Kaninchen der Cottontailrasse, da nur in diesen Virus in aktiver Form und genügender Menge enthalten ist. Aus induzierten Papillomen von Hauskaninchen sowie aus Carcinomen von Cottontailkaninchen, die sich z. T. aus den Papillomen entwickeln, läßt sich infektiöses Virusmaterial nur in sehr wenigen Fällen gewinnen (FRIEDEWALD u. KIDD [*7*]; ROUS et al. [*3*]; KIDD [*8*]; ROUS u. KIDD [*9*]; NARTSISSOW [*10*]). Jedoch läßt sich mit immunologischen Methoden das dem Virus entsprechende Antigen in diesen Geschwülsten noch nachweisen (KIDD [*11* u. *12*]; NOYES u. MELLORS [*13*]; MELLORS [*14*]); s. a. Abschnitt „Immunologie“, S. 367.

b) Extraktbereitung. Frisches oder in kaltem Glycerin konserviertes Warzenmaterial von Cottontailkaninchen wird homogenisiert. Dazu finden die üblichen Homogenisatorentypen Verwendung. Im einfachsten Falle genügt es auch, das Gewebe in einem Mörser mit sterilem Sand gründlich zu zerreiben. Als Homogenisationsmedium wird eine physiologische Salzlösung verwendet; es werden Homogenisate im End-Gewichts-Volumen-Verhältnis von etwa 1 : 20 bis 1 : 30 hergestellt. Das Homogenisat wird dann 1 bis 2 mal für je etwa 10 Minuten bei etwa 1500 · g zentrifugiert. Der Überstand kann bereits zur Applikation gelangen. Zur Sicherung absoluter Zellfreiheit empfiehlt es sich, den ziemlich klaren Überstand durch zelldichte Filter zu filtrieren. Dazu eignen sich Berkefeld-Filter der Typen V, N und W, weniger gut dagegen Seitz-Filter. Zur Prüfung der Zelldichte der Filter kann den zu filtrierenden Extrakten eine Suspension von B. prodigiosus (1 ml auf 20 ml Filtrat) zugesetzt und das Filtrat bakteriologisch geprüft werden.

c) Applikationsweise der Extrakte. Entsprechend dem natürlichen Vorkommen der Papillome ist die optimalste Applikationsweise das Einbringen der Viruspräparation in die Haut, die vorher scarifiziert werden muß, um positive Resultate zu erhalten. Im Falle der intradermalen Injektion der Papillomfiltrate mit Hilfe einer Injektionsspritze genügt die durch das Einstechen gesetzte Verletzung der Haut, um in dieser die notwendigen Bedingungen für einen positiven Impferfolg zu schaffen.

Intravenöse Injektion der Viruspräparationen führt nur dann zu positiven Erfolgen, wenn gleichzeitig die Haut durch Scarification verletzt wird; es kommt unter diesen Bedingungen zur Warzenbildung im scarifizierten Areal. Allerdings ist die Latenzperiode bei dieser Art der Applikation etwa 3mal länger als bei direkter intradermaler Injektion des Materials, wo sie etwa 6 bis 10 Tage beträgt. Intraperitoneale, s.c., intratestikuläre und intracerebrale Injektion aktiven Virusmaterials ist wirkungslos.

Neben der intradermalen Injektion ist besonders gut geeignet die Auftragung der Viruspräparationen auf scarifizierte Areale der Haut, indem die infektiöse Suspension auf die geschädigte Haut aufgetropft und mit einem Spatel oder mit Gummifingerlingen in die Haut eingerieben wird. Die geringste infektiöse Dosis beträgt bei dieser Versuchsanordnung etwa $50 \cdot 10^6$ Partikel (NEURATH et al. [*15*]). Diese Dosis kann stark reduziert werden, und zwar auf etwa 2 bis $5 \cdot 10^3$ Partikel, wenn die scarifizierte Haut nach Einreiben des Virusmaterials mit paraffingetränkter Gaze abgedeckt wird (FRIEDEWALD [*16*]).

Die Scarification der zuvor rasierten Haut erfolgt am zweckmäßigsten mit sterilisiertem, feinem Sandpapier oder aber durch Einstechen mit einer Nadel. Bei der ersten Art der Scarification kommt es nach Auftragen der Viruspräparation zur Bildung konfluierender massiver Warzenareale. Wird dagegen die Haut durch einzelne Nadelstiche verletzt, so kommt es zu einzelnen, getrennten Warzenbildungen.

Die Scarificationen werden am Rücken oder an den Flanken gesetzt.

d) Tiermaterial. Wie bereits erwähnt, läßt sich aktives Virusmaterial nur aus Papillomen von Cottontailkaninchen isolieren. Will man also durch zellfreie Übertragung passagenweise aktives Virusmaterial erhalten, so ist die Anwendung von Tieren dieser Rasse notwendig. Abgesehen davon eignen sich zur Erzeugung von Papillomen mit der zuvor geschilderten Methodik praktisch alle domestizierten Kaninchenrassen, wobei insbesondere Tiere mit dunklem Fell gut ansprechen.

Im Hinblick auf die Altersabhängigkeit sind am besten junge, ausgewachsene Tiere geeignet (ROUS et al. [*18*]). Embryonale Kaninchenhaut ist unempfindlich, reagiert jedoch ebenfalls mit Geschwulstbildung, wenn das Virus in utero intradermal injiziert wird (FISCHER u. SYVERTON [*19*]).

3. Übertragung durch Insekten

DALMAT [*17*] untersuchte die Frage der Übertragung des Papillomvirus durch Insekten, was für die natürliche Verbreitung des Virus von wesentlicher Bedeutung ist. Der Autor setzte Moskitos (Aedes aegypti und Anopheles quadrimaculatus), die zuvor kein Blut saugen konnten, 30 Minuten auf die Papillome (in Glaszylindern, die zum Papillom hin geöffnet waren), so daß sie Nahrung aufnehmen konnten. Extrakte aus den Mundpartien der Insekten induzierten nach Einreiben in die scarifizierte Haut von Cottontails echte Papillome. Infizierte Moskitos sind ebenfalls in der Lage, beim Stich und beim Blutsaugen das Papillomvirus auf gesunde Kaninchen zu übertragen.

III. Krankheitsbild

1. Makroskopisch

Das makroskopische Krankheitsbild des Papilloms (Abb. 53) wurde von SHOPE [*1*] etwa wie folgt beschrieben. Die Cottontailkaninchen zeigen keine Beeinträchtigung ihres Allgemeinbefindens durch das Papillom. Die Zahl der Warzen variiert bei den beobachteten Spontanfällen zwischen 1 bis 10 pro Tier, mitunter ist ihre Zahl jedoch wesentlich höher. Die Warzen sind im allgemeinen an den Schenkelinnenseiten, am Abdomen oder auf dem Nacken und den Schultern lokalisiert. Die Einzelwarzen sind etwa 1 bis 1,5 cm hoch und haben einen durch-

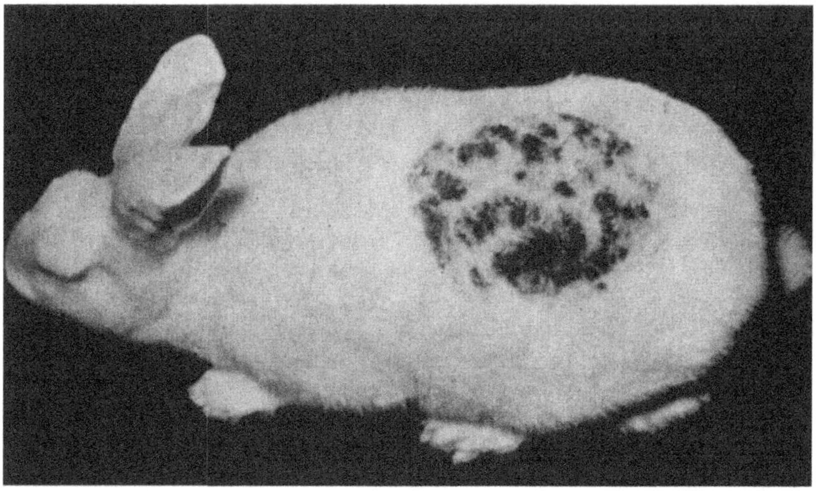

Abb. 53. Papillome bei einem Hauskaninchen nach Applikation von Shope-Papillom-Virus

schnittlichen Durchmesser von 0,5 bis 1 cm. Ihre Farbe ist grauschwarz, sie sind keratinisiert und ihre Oberfläche ist rissig. Im Schnitt zeigen sie im Zentrum fleischige Beschaffenheit, während die äußeren Teile grauschwarz und keratinisiert sind. Die Warzen sitzen relativ locker auf der Haut und hinterlassen nach ihrer Ablösung eine blutende Fläche, die meist ohne Komplikationen heilt oder an der sich eine neue Warze entwickelt.

Wie schon erwähnt, wandeln sich sowohl spontane als auch experimentell induzierte Papillome relativ häufig nach längerer Zeit (4 bis 9 Monate) in Plattenepithelcarcinome um, die dann konfluierende Tumoren darstellen.

ROUS und BEARD [*4*] konnten auch durch Transplantation benigne Papillome in invasiv wachsende, maligne Plattenepithelcarcinome umwandeln (VX-Tumor). ROUS und BEARD [*6*], SYVERTON [*20*], SYVERTON und BERRY [*21*] und SYVERTON et al. [*22*] konnten ebenfalls die spontane Umwandlung der experimentell erzeugten und der spontan entstandenen Papillome in Plattenepithelcarcinome nachweisen, wenn die Tiere lange genug (6 bis 12 Monate) gehalten wurden.

2. Histopathologie und Histogenese

In der Originalarbeit von SHOPE [*1*] beschreibt HURST die Histopathologie der Papillome, die hier wiedergegeben werden soll:

Die Geschwülste bestehen aus einer Anzahl von dicht aneinandergelagerten, sich verzweigenden filiformen Fortsätzen der Epidermis mit sehr dichten Bindegewebskernen (Abb. 54). Diese Anordnung läßt auf ein multizentrisches Wachstum schließen, aus dem ein Druck der Gewebsmassen nach den Seiten resultiert. An den Rändern wölbt sich daher die Geschwulst über die benachbarte normale Haut hinweg. Der Übergang an der Grenze zwischen normalem Epithel und der Geschwulst ist relativ abrupt in einer schmalen Zone mit Verdickung der Epithellagen. Im Bezirk neuer Warzen sind die Keimzellen des Stratum Malpighii höher und schmaler als normalerweise, was zu einem palisadenförmigen Aus-

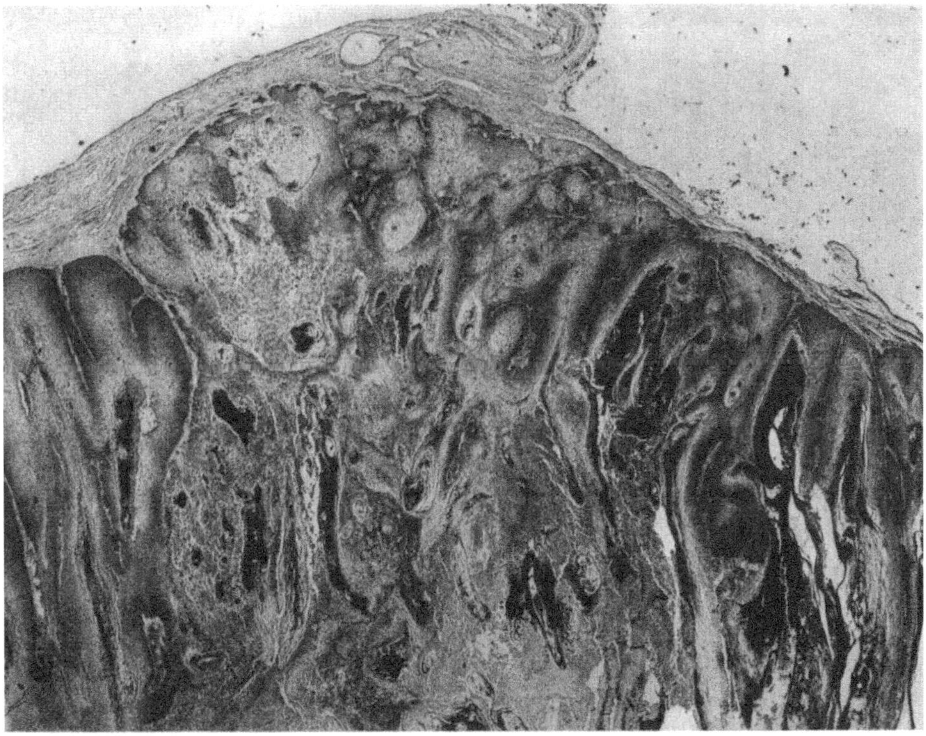

Abb. 54. Teil eines Shope-Papilloms, das bei einem wilden Cottontailkaninchen unter natürlichen Bedingungen entstanden war. Es sind nur die zentralen Partien der Geschwulst gezeigt, von denen sich ein frühes Carcinom in die Tiefe erstreckt. Charakteristisches Papillomgewebe liegt zu beiden Seiten der carcinomatös umgewandelten Anteile. Das über der Geschwulst liegende keratinisierte Gewebe ist entfernt worden (Original von Rous)

sehen führt. Mitosen sind immer und meist zahlreich vorhanden und finden sich auch in Lagen, die 4 oder 5 Zellagen vom Corium entfernt sind. Melanin ist wesentlich reichlicher vorhanden als in der umgebenden Haut. Die polygonale Zellschicht ist in der Tiefe erheblich angewachsen, ebenso wie das Stratum granulosum; die Zellen variieren sehr in ihrer Größe, und es finden sich unter ihnen Riesenzellen mit stark vesiculären Kernen in variierender Zahl. Das Stratum granulosum geht mehr oder weniger abrupt in das Stratum corneum über, das oft unvollständig keratinisiert ist und Reste von Zellgrenzen mit pyknotischen Kernen zeigt. In vielen Fällen zeigen die Spitzen der Warzen nekrotische Beschaffenheit. Es kann zu lokalen Entzündungen kommen. Auch in der Haut neben den Warzen deutet das Auftreten von Lymphocyten, Plasmazellen und polymorphkernigen Leukocyten im s.c. Gewebe auf leichte Entzündungen hin.

Experimentell erzeugte Warzen zeigen am 7. Tage nach der Inoculation (am 10. Tage treten die ersten makroskopischen Läsionen auf) eine leichte Verdickung des Epithels. Am 9. Tage finden sich eindeutige, lokalisierte Verdickungen, die sich zum größten Teil aus sich schnell teilenden Zellen zusammensetzen, die sich aber nur wenig von normalen Epithelzellen unterscheiden. Obwohl sich diese Bezirke etwas über die Hautoberfläche erheben, erstrecken sich die Zellmassen mehr in das darunterliegende Corium, während sie sich seitlich unter das normale Epithel schieben. 5 Tage nachdem die Warzen makroskopisch sichtbar geworden sind, zeigt der histologische Schnitt eine kontinuier-

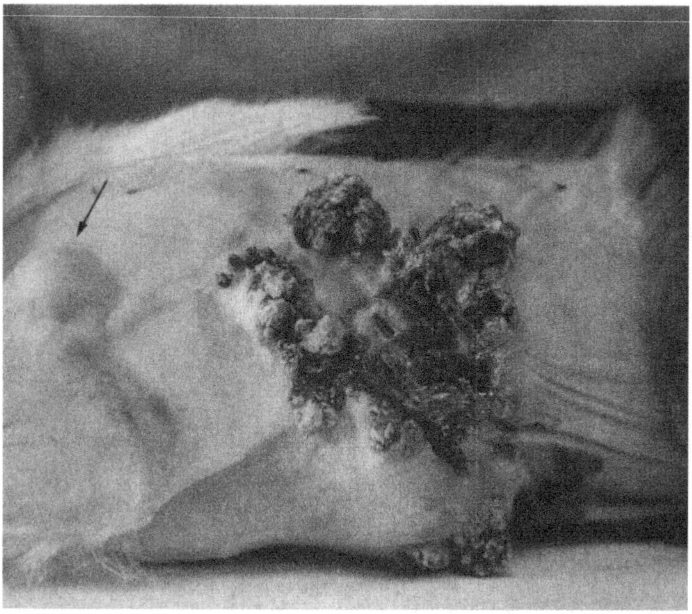

Abb. 55. Ulcerierendes Carcinom (im Zentrum), das sich aus einem von sechs mit Shope-Papillom-Virus bei einem Hauskaninchen induzierten Papillomen entwickelt hat. Metastasen im regionalen Lymphknoten (Pfeil) (Original von Rous [*6*])

liche Fläche verdickter Epidermis. Mitosen treten auch außerhalb des Stratum germinativum auf, und zwar in Zellen, die Keratohyalingranula enthalten. Die neu entstehenden Zellen beginnen zu keratinisieren. Die Warzen erheben sich mehr und mehr als Papillen über die Oberfläche. Die Polygonalzellen variieren stärker in der Größe, Keratinisierung ist weniger vollkommen, es tritt übermäßige Pigmentierung ein, und die experimentell erzeugten Papillome gleichen sich völlig den spontanen Geschwülsten an. Unterschiede zwischen Papillomen bei Wild- und Hauskaninchen wurden nicht festgestellt.

Die Abb. 54 zeigt die histologische Struktur eines Shope-Papilloms mit Übergängen in ein Plattenepithelcarcinom.

Abb. 55 stellt ein in Umwandlung begriffenes Papillom dar, das mit Shope-Virus experimentell erzeugt wurde. Das Carcinom hat bereits Metastasen im regionalen Lymphknoten gebildet, was auf seine Malignität hinweist.

Smith et al. [*2*] und Rous et al. [*3*] haben eine Serie derartiger Plattenepithelcarcinome untersucht und serienweise über mehrere Passagen gehalten (VX 2,

VX 3, VX 4, VX 6). In allen Fällen handelt es sich um invasiv wachsende, transplantable Plattenepithelcarcinome, die z. T. keine Anzeichen ihrer Abstammung von Papillomen mehr zeigen (Abb. 56). VX 3 z. B. zerstört nach Transplantation in die Muskeln der Extremitäten den Femur, metastasiert in die Lymphknoten und führt häufig innerhalb weniger Wochen zum Tode der Tumor-

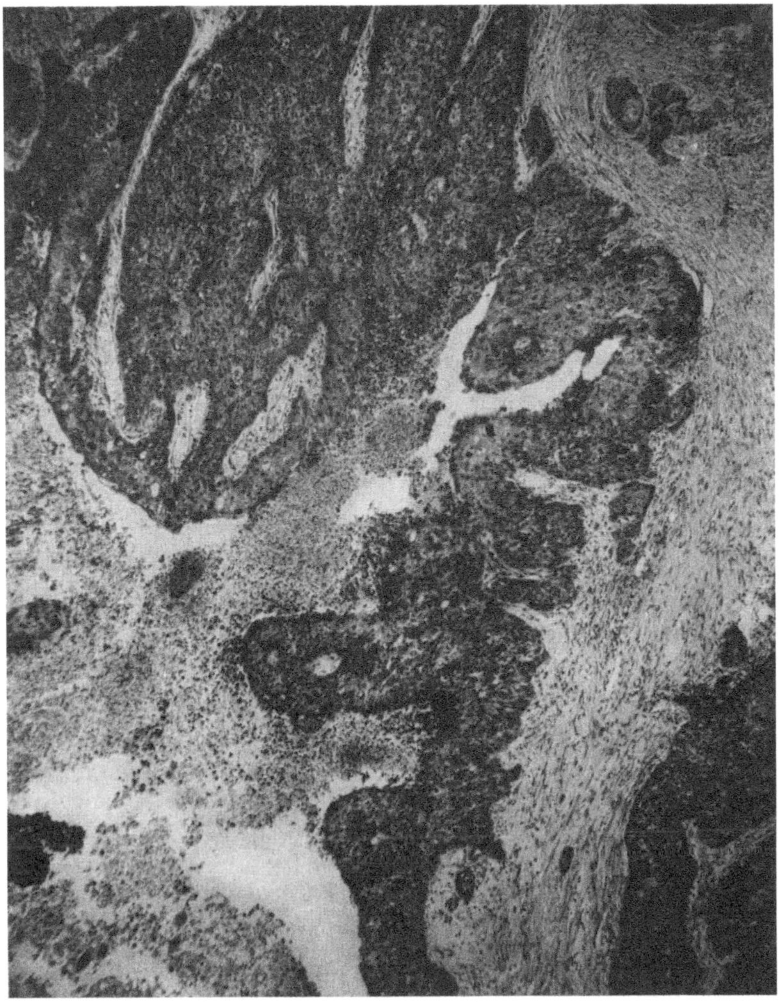

Abb. 56. VX-2-Carcinom, Transplantattumor im Beinmuskel. Es ist keine Ähnlichkeit mit dem Shope-Papillom mehr zu erkennen (Original von Rous)

träger. Auch VX 6 zeigt destruktives Wachstum in den Extremitätenknochen und führt zum Lahmen der Tiere.

Aus keinem der untersuchten Carcinome konnte Virus in nennenswerter Menge extrahiert werden. In den Tumorträgern lassen sich auch keine virusneutralisierenden Antikörper mehr nachweisen, wenn sie über mehrere Passagen gehaltene Carcinome trugen.

IV. Eigenschaften des Papillomvirus

1. Chemische Zusammensetzung

Da das Virus des Kaninchenpapilloms in ziemlich reiner Form gewonnen werden kann, ist eine genauere chemische Analyse desselben möglich. Danach beträgt der N-Gehalt 15% und der Lipoidgehalt 1,46% (TAYLOR et al. [*26*]). Neben Proteinen, in deren Hydrolysaten sich wenigstens 18 Aminosäuren nachweisen ließen (KNIGHT [*27*]), und Lipoiden weist das Papillomvirus 12% DNS auf (WATSON u. LITTLEFIELD [*28*]). Das Molekulargewicht der DNS beträgt 4,9 bis $5{,}5 \cdot 10^6$. Aus dem DNS-Gehalt sowie dem Molgewicht des kompletten Virus ($= 47 \cdot 10^6$) und dem der DNS ergibt sich, daß jedes Viruspartikel ein DNS-Molekül besitzt, welches doppelsträngig ist und Ringstruktur aufweist. ITO [*29*] gelang der Nachweis, daß die aus dem Papillomvirus isolierte DNS onkogene Wirkung besitzt; es konnten damit in signifikantem Ausmaß bei Kaninchen, deren Haut vorher in üblicher Weise scarifiziert worden war, Papillome erzeugt werden.

Eine genauere Darstellung der Chemie des Shope-Papillomvirus erfolgte von GREENSTEIN [*30*].

2. Konservierbarkeit des Papillomvirus

Das Shopesche Papillomvirus läßt sich am besten über viele Jahre konservieren, wenn Papillommaterial in etwa 50%igem Glycerin bei 0 °C aufbewahrt wird (SHOPE [*1*]; FISCHER u. GREEN [*31*]). Auch virushaltige wäßrige Extrakte und Filtrate aus Papillomen bleiben für 2 bis 4 Wochen bei 0 °C aktiv.

3. Verhalten des Virus gegenüber chemischen und physikalischen Einflüssen

Das Shope-Papillomvirus bleibt im pH-Bereich 4,2 bis 7,2 infektiös (BEARD u. WYCKOFF [*32*]). Behandlung mit Trypsin führt zu einer Inaktivierung des Virus (TAVAT u. LADENIG [*33*]).

Im Vergleich zu anderen onkogenen Viren ist das Papillomagens ziemlich stabil gegenüber Erwärmen. Erhitzen für 30 Minuten auf 67 °C wird ohne wesentlichen Aktivitätsverlust vertragen; erst Temperaturen von 70 °C führen zu einer kompletten Inaktivierung (SHOPE [*1*]). Gegenüber Röntgenstrahlen ist das Papillomvirus sehr stabil (LACASSAGNE [*34*]; SYVERTON, BERRY u. WARREN [*35*] u. [*36*]), es wird erst durch 25000000 R abgetötet. Auch gegenüber UV-Strahlen ist das Papillomvirus sehr resistent (KIDD [*11*]).

4. Anreicherung des Virus

Versuche zur Anreicherung des Papillomvirus wurden vor allem von BEARD, BRYAN und WYCKOFF [*37*], BEARD und WYCKOFF [*38*] sowie BRYAN und BEARD [*39*] durchgeführt. Warzen von Cottontailkaninchen werden in physiologischen Salzlösungen durch Homogenisieren extrahiert. Zur Abtrennung von Zellkomponenten werden die Extrakte zunächst bei $7000 \cdot g$ zentrifugiert oder durch Celit filtritiert. Die Zentrifugatüberstände bzw. Filtrate werden dann bei $40000 \cdot g$ für 1 Stunde zentrifugiert. Das Virussediment wird in 0,05 M Phosphatpuffer, pH 6,5, aufgenommen. Aus spontanen Papillomen können etwa 1 mg Virusprotein pro Gramm Gewebe isoliert werden, wobei 0,5 mg 10^{12} Viruspartikeln entsprechen. Die geringste infektiöse Dosis beträgt etwa $50 \cdot 10^6$ Partikel.

Im elektronenmikroskopischen Bild (Abb. 58, S. 369) besteht dieses Protein praktisch nur aus Viruspartikeln.

V. Immunologie des Shope-Papilloms

Nach Untersuchungen von SHOPE gibt es sowohl bei wilden, als auch domestizierten Kaninchen keine natürliche Immunität gegen das Papillomvirus. Spontan regressierende Papillome erzeugen jedoch Immunität gegen eine Reinfektion, das Serum solcher Tiere enthält aber keine virusneutralisierenden Antikörper. Andererseits enthalten die Seren von wilden und domestizierten Kaninchen mit spontanen oder experimentell erzeugten Papillomen Antikörper, die das Virus in zellfreien Präparationen neutralisieren (gleiche Teile infektiöser Suspension und Serum werden gemischt und für 17 Stunden bei 0 °C inkubiert). Auf die Gegenwart dieser Antikörper im Serum papillomtragender Tiere ist auch der Befund zurückzuführen, daß Zweitinfektionen von Kaninchen mit Warzen in den meisten Fällen negativ verlaufen und nur in wenigen Fällen einige wenige Papillome mit stark erhöhter Latenzzeit auftreten. Diese Antikörper treten etwa 2 bis 4 Wochen nach der Erstinjektion auf. Die Injektion von Virusmaterial zur Immunisierung darf nicht intracutan erfolgen, da es sonst zur Papillombildung kommt. Nach SHOPE [*23*] genügen zur Immunisierung 2 i.p. Injektionen von infektiösen oder nichtinfektiösen Papillomsuspensionen.

Das Shope-Papillomvirus ist immunologisch nicht mit dem Shope-Fibromvirus verwandt, da bei Papillom-immunen Tieren mit Fibromvirus Fibrome erzeugt werden können und umgekehrt bei Fibrom-immunen Tieren Papillome (SHOPE [*1*]).

Es wurde bereits mehrfach erwähnt, daß aktives Virus nur aus den Papillomen von Cottontailkaninchen gewonnen werden kann, nicht dagegen aus den Warzen domestizierter Tiere und den aus den Papillomen entstandenen Carcinomen der Cottontailkaninchen (ROUS u. KIDD [*9*]; KIDD [*11*]). In beiden Fällen läßt sich jedoch noch mit serologischen Methoden das dem Virus entsprechende Antigen nachweisen (s. unten). Im Verlauf von Transplantationspassagen verschwindet dann auch das Virusantigen aus diesen Geschwülsten (KIDD [*11*] u. [*12*]).

Intrazelluläre Lokalisation des Shope-Papillomvirusantigens

Untersuchungen zur Frage der Lokalisation des Papillomvirusantigens in der Zelle wurden vor allem von MELLORS [*14* u. *24*] durchgeführt, und zwar nach COONS mit Hilfe fluoreszierender Antikörper (COONS u. KAPLAN [*25*]).

Präparation markierter Antikörper: Antiseren mit einem Neutralisationstiter von 10^2 bis 10^4 werden von Kaninchen mit großen Papillomen oder von Kaninchen der Rasse Neu-Seeland erhalten, die 8 bis 10 Wochen alte Transplantate des VX 7-Carcinoms tragen. Aus diesen Seren wird die γ-Globulinfraktion mit den in der Serumproteinchemie üblichen Fraktionierungsmethoden isoliert und diese bei einer Eiweißkonzentration von 10 bis 20 mg/ml mit Fluoresceinisothiocyanat konjugiert. Mit derartig markierten Antikörpern behandelte Gewebsschnitte werden mit einem Fluoreszenzmikroskop untersucht. Im Hinblick auf die Immunspezifität ist es wichtig, entsprechende Kontrollen mitzuführen, indem Schnitte zunächst mit nichtmarkierten Antiseren behandelt werden; bei nachträglicher Inkubation mit markierten Antikörpern unterbleibt eine Markierung der Virusantigene mit fluoreszierenden Antikörpern.

Derartige Versuche ergaben folgende Resultate zur Frage der *intrazellulären Viruslokalisierung:* Das Virus ist nur im Zellkern nachweisbar, und zwar meist ausschließlich in Kernen der keratinisierten und keratohyalinen Schichten, dagegen nicht oder selten in nur ganz geringen Mengen in Zellkernen der proliferierenden Schichten (Abb. 57). Während die Virus-DNS hauptsächlich in den Zellen der proliferierenden Papillomschichten gebildet werden dürfte, wird danach das Virusprotein nur in den differenzierten Zellen des Tumors synthetisiert. Cottontailpapillome und Papillome von Hauskaninchen unterscheiden sich im wesentlichen nur in quantitativer Hinsicht, indem bei letzteren wesentlich weniger Virusantigen nachweisbar ist. Von den untersuchten transplantablen VX-Carcinomen ließ sich beim Tumor VX 7 noch Virusantigen im Kern der Geschwulstzellen nachweisen, wenn auch in geringeren Mengen und in weniger Zellen als bei primär virusinduzierten Papillomen. Die Antigen-enthaltenden

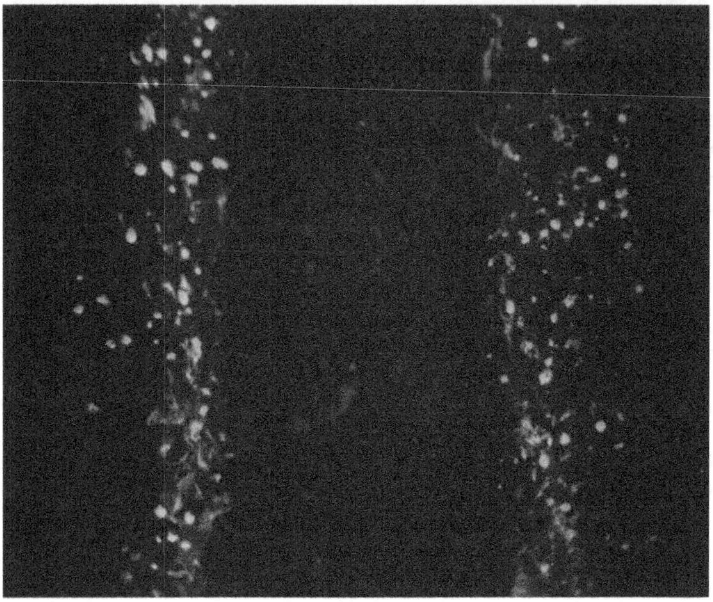

Abb. 57. Shope-Papillom. Gefrierschnitt eines bei einem Wildkaninchen spontan aufgetretenen Papilloms, gefärbt mit Fluorescein-gekoppelten Kaninchenantikörpern gegen Shope-Virus-Antigen (leuchtend weiße runde und ovale Bezirke im Bild entsprechen apfelgrünen im Fluoreszenzmikroskop). Virusantigene sind in den Kernen und Kernresten der keratinisierten Epithelzellen lokalisiert und fehlen in den proliferierenden Epithelzellen. Das keratinisierte Epithel ist in zwei vertikalen Bändern mit leuchtend weißen Bezirken (Virusantigen) angeordnet. Das Keratin im Zytoplasma einiger Epithelzellen ist grau (blau im Mikroskop) infolge von Autofluoreszenz. Das benachbarte nicht keratinisierte Epithel zeigt kein Virusantigen und ist nicht sichtbar. 250 × (Original von Mellors)

Kerne sind mitunter vergrößert und bläschenförmig, hyperchromatisch oder pyknotisch degeneriert. Der Nachweis des Virusantigens in diesem transplantablen Tumor geht parallel mit dem Befund, daß im Serum von Kaninchen mit VX 7-Transplantationstumoren Papillomvirus-neutralisierende Antikörper auftreten.

Im Gegensatz zum Tumor VX 7 konnte in den Zellen des transplantablen Papilloms VX 2 Virusantigen nicht nachgewiesen werden. Bei Kaninchen mit VX 2-Transplantattumoren treten im Serum auch keine inaktivierenden Antikörper auf.

VI. Elektronenmikroskopische Darstellung des Shope-Papillomvirus

Das Shope-Papillomvirus wurde zuerst in metallbedampften Präparaten von hochgereinigten Virusanreicherungen elektronenmikroskopisch dargestellt (Sharp et al. [*40* u. *41*]; Kahler u. Lloyd [*42*]). Es zeigten sich sphärische Partikel von 44 mμ (Sharp et al.) bzw. 46,9 mμ als mittlere Größenordnung (Kahler et al. [*42*]).

In Schnittpräparaten von in Glycerin konservierten Papillomen (MOORE STONE, SHOPE u. GELBER [*43*]) und von frischem Papillommaterial (STONE, SHOPE u. MOORE [*44*]) konnte das Virus ebenfalls nachgewiesen und seine Bildung und Entwicklung teilweise aufgeklärt werden. In den Ultradünnschnitten stellt

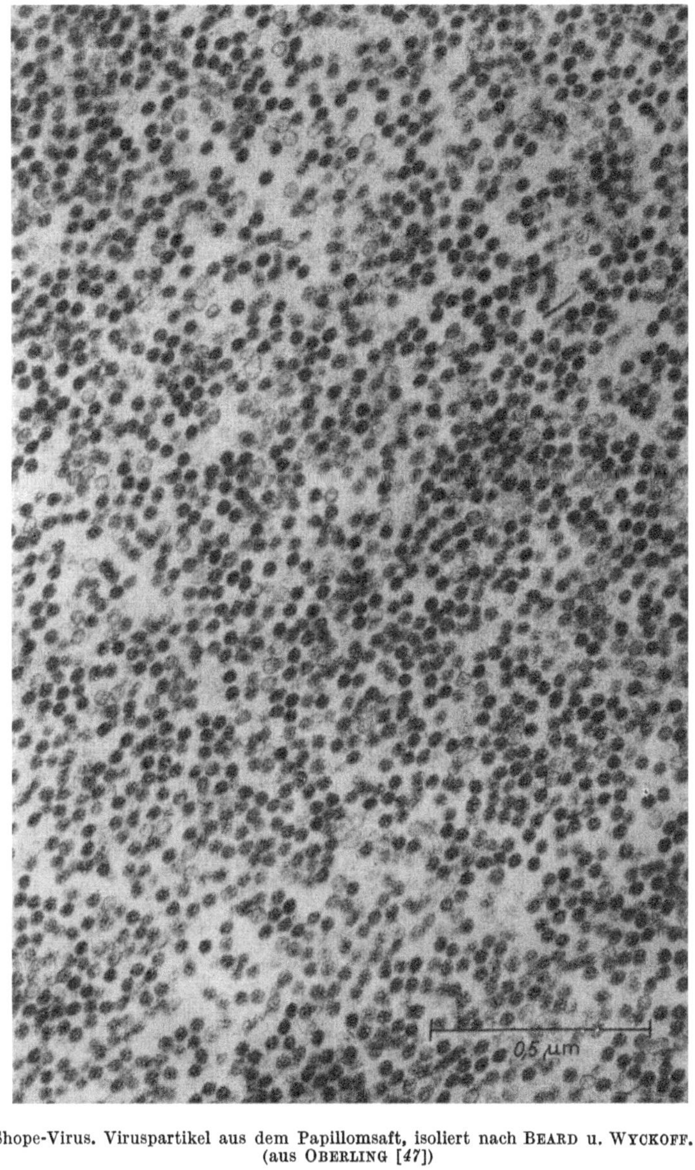

Abb. 58. Shope-Virus. Viruspartikel aus dem Papillomsaft, isoliert nach BEARD u. WYCKOFF. 60000 ×
(aus OBERLING [*47*])

sich das Virus des Shope-Papilloms als dichtes, kompaktes, rundes Partikelchen von etwa 33 mμ Durchmesser ohne sichtbare Innenstruktur dar.

Die ersten morphologischen Anzeichen der Virusvermehrung lassen sich im Nucleolus der Zellen des unteren Stratum spinosum nachweisen. Die Nucleoli sind hier dichter, und in ihnen liegen scharf umgrenzte Aggregate von feingranulärem Material. Die Kerne, in denen sich diese Merkmale finden lassen, sind etwas vergrößert und zeigen teilweise Randständigkeit des Chromatins. Das Cytoplasma und seine Organellen dagegen sind normal ausgebildet. In den mehr peripher gelegenen Zellen enthalten die feingranulären Bezirke des Nucleolus deutlich voneinander getrennte dunkle Körperchen von etwa 33 mμ, die von einer helleren Zone umgeben sind und in einem feinen Netzwerk liegen. Im übrigen Kern und im Cytoplasma finden sich in diesem Stadium dagegen keine reifen Partikel. Noch weiter zur Tumoroberfläche hin nehmen die Viruspartikel nicht nur die Nucleolusregion ein, sondern sind über den gesamten Kern verteilt, der jetzt deutlich randständiges Chromatin zeigt. Die Zellen nahe der Oberfläche enthalten zahlreiche große und dichte Keratohyalingranula und zeigen nur noch wenig normales Cytoplasma. Einige Zellen enthalten Kerne, die stark vergrößert sind und zahllose Viruspartikel enthalten. Die Kernmembranen sind irregulär verdickt durch dichte Reste von Chromatin. An der Papillomoberfläche erscheinen Zellen, deren Kerne dicht mit Viruspartikeln vollgepackt sind. In einigen Fällen nehmen die Viruspartikel eine regelmäßige Ordnung in Komplexen verschiedener Größe an. Die Kernmembranen sind meist nicht mehr nachweisbar, und Ansammlungen von Viruspartikeln werden von dicken Keratinhüllen eingeschlossen (Beschreibung nach Stone et al. [*44*]). Mitunter erscheinen in den Virusmassen auch filamentöse Elemente gleichen Durchmessers und unterschiedlicher Länge. Ultradünnschnitte des gereinigten Papillomvirus aus spontanen Cottontailpapillomen isoliert waren Gegenstand von elektronenmikroskopischen Untersuchungen von Haguenau, Bonar, Beard und Beard [*45*]. Die Präparationen bestanden praktisch ausschließlich aus Viruspartikeln, die eine mit Uranylacetat und Bleihydroxyd stark färbbare Innenstruktur (feinfädige oder granuläre Masse) als größter Teil des Partikels besitzen. Neben diesen kompakten Formen (26 bis 29 mμ Durchmesser) finden sich zahlreiche leere ringförmige Strukturen (*ghosts*) deren Bedeutung noch nicht geklärt werden konnte, die aber auch bei anderen Tumorviren nachgewiesen werden konnten. Abb. 58 zeigt ein nach Beard und Wyckoff [*38*] aus dem Papillomsaft gewonnene Viruspräparation (*schweres Protein*), in der die beschriebenen Partikel deutlich zu erkennen sind.

In anderen Untersuchungen (Williams, Kass u. Knight [*46*]) wurden mit der sog. *negative staining method* (Aufsprühen einer Suspension von Viruspartikeln in Phosphorwolframsäure auf die elektronenmikroskopische Trägerfolie) eine Substruktur der Viruspartikel nachgewiesen, die der des Polyomavirus sehr ähnlich ist (s. dort).

Literatur

[*1*] Shope, R. E.: J. exp. Med. **58**, 607 (1933).
[*2*] Smith, W. E., J. G. Kidd and P. Rous: J. exp. Med. **95**, 299 (1952).
[*3*] Rous, P., J. G. Kidd and W. E. Smith: J. exp. Med. **96**, 159 (1952).
[*4*] Rous, P., and J. W. Beard: J. exp. Med. **60**, 701 (1934).
[*5*] Rous, P., and J. W. Beard: J. exp. Med. **60**, 741 (1934).
[*6*] Rous, P., and J. W. Beard: J. exp. Med. **62**, 523 (1935).
[*7*] Friedewald, W. F., and J. G. Kidd: J. exp. Med. **79**, 591 (1944).
[*8*] Kidd, J. G.: J. exp. Med. **68**, 733 (1938).
[*9*] Rous, P., and J. G. Kidd: J. exp. Med. **71**, 787 (1940).
[*10*] Nartsissow, N. V.: in ,,Pathogenesis and Immunology of Tumors, pp. 258. Pergamon Press, 1959.
[*11*] Kidd, J. G.: Proc. Soc. exp. Biol. Med. **35**, 612 (1937).
[*12*] Kidd, J. G.: Proc. Soc. exp. Biol. Med. **38**, 292 (1938).
[*13*] Noyes, W. F., and R. C. Mellors: J. exp. Med. **106**, 555 (1957).
[*14*] Mellors, R. C.: Cancer Res. **20**, 744 (1960).
[*15*] Neurath, H., G. R. Cooper, D. G. Sharp, A. R. Taylor, D. Beard and J. W. Beard: J. biol. Chemistry **140**, 293 (1941).

[16] FRIEDEWALD, W. F.: J. exp. Med. **80**, 65 (1944).
[17] DALMAT, H.: J. exp. Med. **108**, 9 (1958).
[18] ROUS, P., J. W. BEARD and J. G. KIDD: J. exp. Med. **64**, 401 (1936).
[19] FISCHER, G., and J. T. SYVERTON: Cancer Res. **11**, 737 (1951).
[20] SYVERTON, J. T.: Ann. New York Acad. Sci. **54**, 1126 (1952).
[21] SYVERTON, J. T., and G. P. BERRY: Proc. Soc. exp. Biol. Med. **33**, 399 (1935).
[22] SYVERTON, J. T., H. E. DASCOMB, E. B. WELLS, J. KOOMEN and G. P. BERRY: Cancer Res. **10**,, 440 (1955).
[23] SHOPE R. E.: J. exp. Med. **65**, 219 (1937).
[24] MELLORS, R. C.: Fed. Proc. **17**, 714 (1958).
[25] COONS, A. H., and M. H. KAPLAN: J. exp. Med. **91**, 1 (1950).
[26] TAYLOR, A. R., O. G. SHARP, D. BEARD and J. W. BEARD: J. Infect. Dis. **71**, 110 (1942).
[27] KNIGHT, C. A.: Proc. Soc. exp. Biol. Med. **75**, 843 (1950).
[28] WATSON, J. D., and J. W. LITTLEFIELD: J. Mol. Biol. **2**, 161 (1960).
[29] ITO, Y.: Virology **12**, 596 (1960).
[30] GREENSTEIN, J. P.: Advances Prot. Chemistry **1**, (1944).
[31] FISCHER, G. R., and R. G. GREEN: Proc. Soc. exp. Biol. Med. **64**, 452 (1947).
[32] BEARD, J. W., and R. W. G. WYCKOFF: J. biol. Chemistry **123**, 461 (1938).
[33] TAVAT, S., u. P. LADENIG: Verh. 4. Internat. Kongr. Path. **2**, 227 (1939).
[34] LACASSAGNE, A.: C. R. Séances Soc. Biol. **123**, 736 (1936).
[35] SYVERTON, J. F., G. P. BERRY and S. L. WARREN: J. exp. Med. **74**, 223 (1941).
[36] SYVERTON, J. F., G. P. BERRY and S. L. WARREN: J. biol. Chemistry **147**, 223 (1948).
[37] BEARD, J. W., W. R. BRYAN and R. W. G. WYCKOFF: J. Infect. Dis. **65**, 43 (1939).
[38] BEARD, J. W., and W. R. WYCKOFF: Science **85**, 201 (1937).
[39] BRYAN, W. R., and J. W. BEARD: J. nat. Cancer Inst. **1**, 607 (1940).
[40] SHARP, D. G., A. R. TAYLOR, D. BEARD and J. W. BEARD: Proc. Soc. exp. Biol. Med. **50**, 205 (1942).
[41] SHARP, D. G., A. R. TAYLOR, A. E. HOOK and J. W. BEARD: Proc. Soc. exp. Biol. Med. **61**, 259 (1946).
[42] KAHLER, H., and B. J. LLOYD: J. nat. Cancer Inst. **12**, 1167 (1952).
[43] MOORE, D. H., R. S. STONE, R. E. SHOPE and D. GELBER: Proc. Soc. exp. Biol. Med. **101**, 575 (1959).
[44] STONE, R. S., R. E. SHOPE and D. H. MOORE: J. exp. Med. **110**, 543 (1959).
[45] HAGUENAU, F., R. A. BONAR, D. BEARD and J. W. BEARD: J. nat. Cancer Inst. **24**, 873 (1960).
[46] WILLIAMS, R. C., S. J. KASS and C. A. KNIGHT: Virology **12**, 48 (1960).
[47] OBERLING, Ch.: Abhandl. Dtsch. Akad. Wiss. Berlin, Kl. Med. 1960/3, S. 211.

Filtrierbare Tumoren der Maus

V. Mammacarcinom der Maus (Milchfaktor)

Bei der Entstehung und Auslösung des Brustkrebses der Maus handelt es sich um ein äußerst komplexes und noch nicht völlig geklärtes Geschehen. Als auslösender Faktor ist sehr wahrscheinlich der Milchfaktor (Bittner-Virus) anzusehen, der aber auch nur zur Wirkung kommt, wenn gleichzeitig eine entsprechende genetische und hormonelle Konstitution des Tieres vorliegt. Andererseits ist bekannt, daß Mammacarcinome auch bei Abwesenheit des Virus entstehen können, so z. B. allein durch hormonelle Stimulation (s. Beitrag DONTENWILL, dieses Handbuch) sowie auch durch Einwirkung von cancerogenen Kohlenwasserstoffen. Im vorliegenden Kapitel soll in erster Linie auf die Bedingungen eingegangen werden, unter denen das Virus von Tier zu Tier übertragen werden kann und welche Methoden dabei angewendet werden müssen. Dabei können z. B. zahlreiche genetische Experimente zur Ermittlung der Mammatumorrate bei Hybriden nicht näher besprochen werden.

I. Natürliches Vorkommen

Über das spontane Vorkommen von Mammacarcinomen bei wilden Mäusen ist nur sehr wenig bekannt. LOMBARD [1] zitiert Befunde von RATCLIFF [5], wonach im Zoologischen Garten von Philadelphia 2% aller verstorbenen weiblichen Nagetiere Mammacarcinome aufwiesen, davon waren nur 2 Mäuse. Weiterhin wird vom selben Autor ein Befund von ANDERVONT zitiert, der in einer kleinen Zuchtkolonie von wilden Hausmäusen 3% Mammacarcinome beobachten konnte. Die spontane Brustkrebsquote scheint demnach bei wilden Mäusen sehr niedrig zu sein.

Genaue Angaben über das spontane Vorkommen von Mammacarcinomen bei Mäusen lassen sich praktisch nur an Inzuchtstämmen gewinnen, deren Schaffung durch STRONG, LITTLE und MACDOWELL einen wesentlichen Fortschritt in der Erforschung des Brustkrebses und der Tumoren der Maus überhaupt darstellte.

In Tab. 25 sind die wichtigsten Mäuseinzuchtstämme mit ihren Spontanraten für Mammacarcinome zusammengestellt.

Tabelle 25. *Die wichtigsten Mäuseinzuchtstämme und ihre Spontanquoten an Mammacarcinomen und Leukämien* (aus GROSS [2])

Stamm	Farbe	Mamma-Ca [%]	Leukämie [%]	Stamm zuerst gezüchtet von
A	albino	90	1	STRONG
AK	albino	1	85	FURTH
BALB	albino	2	15	BAGG
CBA.	black agouti	3	1	STRONG
C3H	black agouti	90	1	STRONG
C57 Brown	non-agouti brown	4	5	LITTLE
C57 Black . . .	black	1	5	LITTLE
C58	black	1	85	MACDOWELL
DBA/2.	non-agouti dilute brown	60	30	LITTLE
I	dilute-brown pie-black pin-eyed	1	5	STRONG
R III	albino	75	3	DOBROVOLSKAIA-ZAVADSKAIA
Swiss	albino	15 bis 20	5 bis 11	LYNCH
Agnes Bluhm[1] .	albino	10 bis 15	~1	AGNES BLUHM

[1] Eigene Befunde.

Bezüglich Tab. 25 muß bemerkt werden, daß die Werte bei verschiedenen Sublinien der aufgeführten Stämme relativ stark voneinander abweichen. Deshalb sollte man stets Tiere derselben Sublinie als Kontrollgruppe verwenden, um die tatsächliche Spontanrate genau ermitteln zu können. Außerdem kann durch Kreuzung zweier verschiedener Stämme oder Sublinien die Spontanquote erheblich verändert werden, weshalb unbedingt reines Inzuchtmaterial verwendet werden muß, wenn die Experimente quantitativ auswertbar sein sollen.

Aus der Tab. 25 ergibt sich, daß besonders 2 Inzuchtstämme von Mäusen spontan mit hoher Mammacarcinomrate belastet sind: Der C3H-Stamm, bei dem 90% der Weibchen mittleren Alters Brustdrüsenkrebs entwickeln. Als zweiter Stamm fällt der A-Stamm auf, bei dem die Weibchen zu 90% belastet sind. Das Alter der Tiere bei Auftreten der Carcinome liegt bei 8 bis 12 Monate im Durchschnitt, die frühesten Tumoren erscheinen nach 5 bis 6 Monaten.

II. Übertragungsweisen

A. Natürliche Übertragung

1. Milch

Die Übertragung des Mammacarcinomvirus auf die Jungen mit der Milch wurde erstmalig von Bittner [3, 4] nachgewiesen und von Bittner selbst und zahlreichen anderen Autoren bestätigt. Schon 1918 hatten Lathrop und Loeb [5] einen mütterlichen Einfluß bei Kreuzungsexperimenten mit Stämmen hoher und niederer Mammatumorquote festgestellt. Dieser *extrachromosomale mütterliche Einfluß* ergab sich weiterhin aus Experimenten des Staff of the Rosoe B. Jackson Memorial Laboratory in Bar Harbor, Maine [6], wo ebenfalls Stämme mit hoher und niedriger Spontanquote im Cross-Testgeprüft wurden.

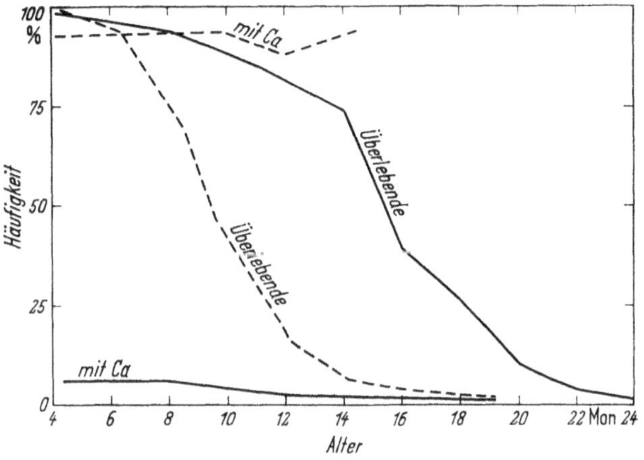

Abb. 59. Einfluß von Ammenaufzucht auf die Häufigkeit von Mammacarcinomen und die Überlebenszeit bei C3H-Mäusen (aus Bittner [10)]
- - - ohne Amme; ——— mit Amme

Die Klärung brachte dann Bittner mit seiner oben zitierten Arbeit. 3 Würfe seines mit 88% Mammatumoren belasteten A-Stammes entfernte er 24 Stunden nach der Geburt von ihren Müttern und ließ sie von Ammen seines X-Stammes (CBA-Stamm von Strong) aufziehen (= *foster nursing*). Von 9 Tieren entwickelten 3 Tumoren der Brustdrüsen, was also eine wesentliche Senkung der Häufigkeit bedeutete. Außerdem zeigten auch die Nachkommen dieser von Ammen aufgezogenen Tiere eine deutlich niedrigere Spontanrate. In weiteren Experimenten mit größeren Tierzahlen unter Verwendung von C57 Black- und X-Ammen konnte die Spontanquote des A-Stamme auf 8% gegenüber 92% bei Kontrollen gesenkt werden (Bittner [7 bis 9]). Der Effekt des *foster nursing* durch C57 Bl-Ammen auf die Brusttumorrate und Überlebenszeit bei C3H(Z)-Mäusen und ihren Nachkommen geht deutlich aus Abb. 59 hervor. Dabei stellt Bittner [10] ausdrücklich fest, daß die Ansprechbarkeit auf das Virus auch weiterhin erhalten bleibt, d. h. die Tiere reinfizierbar sind (s. a. unter *Genetische Faktoren*, S. 382).

Die Experimente mit Ammenaufzucht haben ergeben, daß schon mit dem ersten Säugen genügend Milch aufgenommen wird, um die Jungen in einem gewissen Prozentsatz zu infizieren. Werden die Jungen sofort nach der Geburt von den Müttern getrennt, so treten z. B. immer noch bei 3 von 15 Tieren Mammacarcinome auf (Andervont [11]). Verbleiben die C3H-Jungen noch 17 Stunden bei ihren eigenen Müttern, so fällt auch hier die Tumorhäufigkeit von 100 auf 25%, dagegen treten nach Verbleib von 42 Stunden 63% Mammacarcinome auf. Aus diesen Versuchen geht allerdings auch hervor, daß die erste sezernierte Milch weniger Virus enthält, als die während der eigentlichen Lactationsperiode, obwohl bei längerem Verbleiben bei der Mutter natürlich auch eine höhere Dosis aufgenommen wird (Andervont u. McEleney [12]). Nach Haagensen und RANDALL [*13*] genügen schon 0,2 ml Milch zur Induktion von Tumoren. Die sicherste Methode, die Jungen vor der Infektion zu schützen, besteht in der künstlichen Entnahme der Jungen aus dem Uterus (Kaiserschnitt) kurz vor der Geburt und Aufzucht durch Ammen eines Stammes mit niederer Spontanquote (C57 Black). So konnte ANDERVONT [*11*] alle Jungen frei von Mammacarcinomen aufziehen.

Weitere eindeutige Beweise für die Übertragung des Mammacarcinomvirus mit der Milch wurden auch dadurch erbracht, daß Tiere aus Stämmen mit niedriger Spontanquote für Mammacarcinom durch *foster nursing* mit Ammen aus hochbelasteten Stämmen zu Nachkommen führte, die ebenfalls hohe Tumorquoten aufwiesen. So konnten Sublinien von Stämmen gezüchtet werden, die frei von Mammacarcinomen sind, obwohl der eigentliche Stamm hoch belastet ist [z. B. C3H und C3H(f)] und umgekehrt (BITTNER [*8*, *9* u. *14*]; ANDERVONT [*11* u. *15* bis *19*]).

Es stellte sich dabei auch heraus, daß nicht alle durch Ammen eines niedrig belasteten Stammes aufgezogenen Tiere völlig frei von Mammacarcinomen bleiben und im umgekehrten Falle nicht alle mit virushaltiger Milch gesäugten Tiere von Stämmen mit niedriger Quote Mammatumoren entwickeln. Für den ersten Fall ergibt sich ein weiterer Mechanismus, der auch ohne Milchfaktor zu relativ hoher Spontanquote führen kann. Zum anderen Fall sei gesagt, daß nicht alle Stämme in gleicher Weise auf das Virus ansprechen. Zu beiden Punkten sei auf den Abschnitt *Zusätzliche Faktoren, Hormone und Genetische Faktoren* verwiesen

Weiterhin muß gesagt werden, daß auch Tiere, die selbst keine Mammatumoren entwickeln, den Milchfaktor auf ihre Nachkommen übertragen können, d. h., das Agens kann über mehrere Generationen weitergegeben werden, ohne daß hohe Tumorquoten resultieren. Dies trifft häufig für Tiere zu, die selbst nicht gut auf das Virus ansprechen (z. B. Hybriden).

Die Fähigkeit, das Virus mit der Milch auf die Nachkommen zu übertragen, variiert von Stamm zu Stamm relativ stark. Am wenigsten ausgeprägt ist dies bei C57-Black-Tieren, wo es nach künstlicher Einführung durch *foster nursing* schon in den ersten Generation wieder verlorengeht.

Aus den zahlreichen, bei weitem nicht vollständig zitierten Arbeiten über die Übertragung des Mammatumoragens (MTA) geht zusammenfassend hervor, daß das Agens mit der Milch auf die Nachkommen übertragen wird. Durch Ammenaufzucht mit Tieren aus niedrigbelasteten Stämmen kann dieser Einfluß durch die Milch weitgehend ausgeschaltet werden.

2. Sperma

Werden Weibchen eines Stammes mit niedriger Mammacarcinomhäufigkeit, jedoch mit genetischer und hormoneller Disposition für eine Viruswirkung (z. B. BALB/c) mit Männchen eines hochbelasteten Stammes gekreuzt (z. B. C3H), so zeigen teilweise die Weibchen selbst oder ihre Nachkommen ein vermehrtes Auftreten von Tumoren bis zu 60% (ANDERVONT [*18*]). Dieser Befund von ANDERVONT wurde später in zahlreichen Arbeiten bestätigt: BITTNER [*19a* u. *20* bis *24*]; ANDERVONT und DUNN [*25*]; DMOCHOWSKI [*26*]; MÜHLBOCK [*27*, *28*] und andere.

Aus all diesen Arbeiten geht hervor, daß das Männchen mit dem Sperma das MTA auf die Weibchen übertragen kann. Die Männchen entwickeln z. T. selbst Tumoren, in denen sich das Agens jedoch sehr selten nachweisen läßt. Auch die Weibchen, bei denen keine Tumoren entstehen, übertragen das MTA mit der Milch auf ihre Nachkommen, bei denen dann in manchen Fällen bis zu 90% Tumoren auftreten. Auch in diesen Tumoren kann nur in sehr wenigen Fällen das Agens mit dem biologischen Test nachgewiesen werden.

Die Fähigkeit zur Übertragung des MTA durch das Sperma ist bei den einzelnen Inzuchtstämmen sehr unterschiedlich; so sind die weiblichen Nachkommen von BALB/c-Müttern, die mit C3H, DBA/2- und R III-Männchen angepaart wurden, bei den Kreuzungen mit C3H-Männchen höher mit Mammatumoren belastet als bei den übrigen Kreuzungen. Auch die Ansprechbarkeit der Weibchen auf das mit dem Sperma übertragene Agens scheint von Stamm zu Stamm zu variieren.

Von Andervont und Dunn [*25*] wurde dann allerdings festgestellt, daß bei Kreuzungen von BALB/c-Weibchen (niedrige Spontanquote) mit MTA-freien (durch *foster nursing*) C3H-Männchen die hybriden Nachkommen ebenfalls zu 60% Mammatumoren aufwiesen, also in gleicher Höhe wie bei virustragenden Männchen. Diese Beobachtungen konnten auch von Bittner u. a. bestätigt werden. Auch hier muß ein Mechanismus angenommen werden, der in Abwesenheit des MTA zu Mammacarcinomen führen kann.

Zusammenfassend sei gesagt, daß bei Experimenten mit dem Mammacarcinomvirus stets die Möglichkeit einer Übertragung des Virus durch das Sperma des Männchens in Rechnung gestellt werden muß.

B. Experimentelle Übertragung

1. Zelluläre Übertragung

Die zelluläre Übertragung der Mamacarcinome erfolgt in der üblichen Weise. Das Tumorgewebe wird fein zerkleinert und mit Hilfe eines Trocars intramuskulär oder subcutan auf Mäuse möglichst des gleichen Stammes transplantiert.

Diese Methodik wird angewandt zur Erhaltung des Tumorstammes durch lokale Applikation eines Tumorbreies, wodurch es zur Ausbildung entsprechend lokalisierter Geschwülste nach kurzer Zeit kommt.

2. Zellfreie Übertragung

a) Extrakte und Filtrate aus Tumoren. Als Ausgangsgewebe für Tumorextrakte und -filtrate eignen sich sowohl die spontan auftretenden, die induzierten als auch die zellulär passagenweise transplantierten Mammacarcinome. Dabei haben sich zellfreie Präparationen aus spontanen Carcinomen als wirksamer (höherer Virusgehalt) erwiesen als solche aus transplantierten, besonders wenn diese schon über mehrere Generationen gehalten wurden.

Das steril entnommene Tumorgewebe wird zunächst in einem Mörser (evtl. mit Quarzsand) fein zermörsert oder in einem der gebräuchlichen Homogenisatoren (Potter-Elvehjem, Waring-Blendor) homogenisiert, und zwar in 0,9%iger NaCl-Lösung, Ringer-Lösung, Phosphatpufferlösung (pH 7,0), 0,25 M Saccharoselösung oder Aqua dest., so daß eine 10 bis 25%ige Suspension entsteht. Die Verwendung von Aqua dest. statt Salzlösung soll eine höhere Virusausbeute ergeben (Passey u. Dmochowski [*29*]; Bittner [*30*]; Bittner et al. [*31*]). Von den meisten Autoren werden jedoch physiologische Salzlösungen verwendet, was auf Grund der Erfahrungen mit anderen Tumorviren wesentlich geeigneter erscheint.

Die Suspension wird dann etwa 10 bis 30 Minuten bei niedriger Tourenzahl zentrifugiert (1500 · g, 3500 U/min). Der Überstand kann direkt an die Versuchstiere verspritzt werden. Zur Sicherung der Zellfreiheit ist es jedoch empfehlenswert, ihn entweder 30 bis 90 Minuten bei 18000 · g zu zentrifugieren oder durch bakteriendichte Filter (Seitz-Filter, Berkefeld-N-Filter, Mandler-Kerzen, Glasfilternutschen von Schott, G 5) zu filtrieren und dann das Filtrat zu injizieren.

Häufig enthält die Suspension nach dem Homogenisieren viel fetthaltige Substanzen, die durch Vorzentrifugieren bei 600 bis 800 · g abgetrennt werden können BITTNER [*32* u. *19a*]; BITTNER u. IMAGAWA [*33*]; ANDERVONT u. BRYAN [*34*]; ANDERVONT [*35*]; BRYAN et al. [*36*]; PASSEY u. DMOCHOWSKI [*29*]; DMOCHOWSKI [*26*]; HESTON [*37*]).

Der Gehalt der verschiedenen Tumoren an Virus ist sehr unterschiedlich und kann innerhalb eines Stammes, ja sogar innerhalb eines Wurfes, sehr stark variieren. DMOCHOWSKI [*38*] konnte aus 17 von 23 Mammacarcinomen aktives MTA isolieren. Es scheint, daß jüngere Tumoren mehr Virus enthalten als ältere. Das Alter des Tieres ist ebenfalls als bestimmender Faktor für den Virusgehalt eines Mammacarcinoms von Bedeutung, ebenso die histologische Struktur. Außerdem deuten die Ergebnisse darauf hin, daß unterhalb eines gewissen Grenzwertes der Virusgehalt nicht mehr in Extrakten erfaßbar ist (DMOCHOWSKI [*38*]).

b) Extrakte aus normalen Organen. Praktisch alle Gewebe von Weibchen und Männchen eines mit Mammacarcinom belasteten Stammes enthalten das MTA in mehr oder weniger hoher Konzentration (BITTNER [*39*]).

Die Herstellung der Organextrakte erfolgt methodisch in gleicher Weise wie die der Tumorextrakte [s. unter a)]. Von den Autoren werden folgende Organe verwendet: Lactierende Mamma (Virusgehalt teilweise höher als in den Mammacarcinomen), Milz, Thymus, HARDERsche Drüse, Leber (BITTNER [*40*]); außerdem Lungen, Nieren, Herz (DMOCHOWSKI [*41*]); Sperma aus der Cauda epididymidis (MÜHLBOCK [*27*]). Die Placenta enthält ebenfalls das MTA, während Embryonen frei davon sind (BITTNER [*39*]). Außerdem sei noch das Blut erwähnt, in dem sich das MTA ebenfalls in variierender Menge findet. Es scheint hier besonders an die zellulären Elemente gebunden zu sein (BITTNER [*40*]), weshalb zur Übertragung mit Blut stets Gesamtblut verwendet werden sollte. Der Gehalt an MTA ist jedoch gegenüber Extrakten von Tumoren und lactierenden Mammae relativ gering, so daß sich Blut weniger gut zur Übertragung des MTA eignet (DMOCHOWSKI [*42*]).

Die extrahierbare Virusmenge variiert von Organ zu Organ, von Tier zu Tier und von Stamm zu Stamm relativ stark.

Das Virus kann an Erythrozyten agensfreier Stämme aus dem Serum virushaltiger Tiere adsorbiert werden (BITTNER [*40*]).

c) Applikationsweise und Dosis bei Übertragung mit zellfreien Extrakten und Filtraten aus Tumoren und Organen. Die Tumor- und Organextrakte bzw -filtrate können *oral* verabreicht werden: Die orale Applikation erfolgt am besten mit einer Tuberkulinspritze, die mit einer gebogenen, stumpfen Kanüle (Nr. 22) versehen ist. Die verfütterte Menge pro Tier beträgt 0,2 bis 0,4 ml, wobei bei der letzteren Dosis im Abstand von 2 Stunden jeweils 0,2 ml verabreicht werden. Die Jungen werden 1 bis 2 Stunden vor der Fütterung von ihren Müttern getrennt und nach der Behandlung zu ihnen zurückgesetzt (ANDERVONT [*35*]; ANDERVONT u. BRYAN [*34*]; BRYAN et al. [*36*]). Von BEGG [*43*] wird auch *intranasal* inoculiert. Als wirksamer hat sich für Routineexperimente die *intraperitoneale* Injektion erwiesen (ANDERVONT u. BRYAN [*34*]). Hier werden 0,1 bis 0,5 ml Extrakt oder Filtrat injiziert (BITTNER et al. [*31*]; ANDERVONT u. DUNN [*44*]). Von verschiedenen Autoren wird auch in etwa gleichen Dosen *subcutan* injiziert.

Bei Testung zur Ermittlung der wirksamen Dosis (BITTNER [*45*]; BARNUM u. HUSEBY [*46*]) hat sich ergeben, daß Verdünnungen bis zu 10^{-6} Gramm-Äquivalenten Tumorgewebe bei i.p. Injektion noch Mammacarcinome induzieren.

Die Werte für die DL_{50} liegen bei 10^{-4} bis 10^{-5} Gramm-Äquivalenten. Wie schon erwähnt, läßt sich aus lactierender Mamma von agenstragenden Tieren mehr aktives Virus isolieren als aus Tumoren. Nach BITTNER [*40* u. *47* bis *49*] lassen sich mit Verdünnungsstufen von 10^{-4} Gramm-Äquivalenten bei erwachsenen Tieren höhere Tumorhäufigkeiten erzielen als mit 10^{-1} und 10^{-2} (s. Tab. 26, S. 380), was von DMOCHOWSKI [*42*] auf die stärkere Verdünnung autolytischer Enzyme zurückgeführt wird. Möglicherweise ist auch eine stärkere immunologische Abwehrreaktion dafür verantwortlich, zumal diese quantitative Beziehung nur bei erwachsenen Tieren vorhanden ist.

d) Übertragung mit der Milch. Wie schon oben erwähnt, wird das Mammatumoragens vor allem mit der Milch auf die Nachkommen übertragen. Diese Tatsache kann zur kontrollierten, experimentellen Erzeugung von Mammacarcinomen ausgenutzt werden: 7 bis 10 Tage alte Mäuse von Müttern eines mit niedriger Mammatumorquote belasteten Stammes werden Ammen aus einem Stamm mit hoher Spontanquote zum Säugen übergeben und erhalten auf diese Weise das MTA übertragen. Als Empfängertiere können natürlich nur Tiere eines agensfreien, aber ansprechbaren Stammes (z. B. C57 Black) verwendet werden. Soll auch die Menge der aufgenommenen Milch quantitativ erfaßt werden, so muß eine künstliche Gewinnung und Verfütterung der Milch erfolgen, die auf verschiedene Weise vorgenommen werden kann: 10 bis 15 Tage nach Beginn der Lactation werden die Würfe von agenstragenden Müttern (z. B. C3H, R III) entfernt, die Weibchen tags darauf getötet und aus dem entnommenen Mammagewebe die Milch ausgepreßt (2 bis 3 ml/♀) (ANDERVONT [*50*]). Sollen die Mütter am Leben erhalten werden, so kann die Milch auch durch vorsichtiges Pressen der Mammae mit den Fingern am lebenden Tier gewonnen werden, wobei allerdings die Milchmenge wesentlich geringer ist. Dagegen kann mit speziell konstruierten Melkmaschinen (s. Originalliteratur bei KAHLER [*51*]; COX u. MUELLER [*52*]; TEMPLE u. KON [*53*]; MUELLER [*54*]) Milch in Mengen von 0,5 bis 1,5 ml gewonnen werden. Als günstigsten Zeitpunkt zur Milchgewinnung geben HAAGENSEN und RANDALL [*13*] den 7. bis 10. Tag der Lactationsperiode an. GRAFF et al. [*55*] verwenden nur Tiere mit dem 2. oder 3. Wurf, da hier die größte Menge Milch gewonnen werden kann. Jede Maus kann nur einmal pro Lactation gemolken werden (mit Melkmaschine), da es an den Warzen zu Schädigungen kommt. Als weitere Quelle für virushaltige Milch wird von verschiedenen Autoren (PASSEY et al. [*56*]) Milch aus dem Magen von 5 Tage alten Mäusen entnommen, die $^1/_2$ Stunde nach dem Säugen getötet wurden.

Die Milch kann entweder unbehandelt oder fraktioniert verwendet werden, MOORE [*57a*] gewinnt die Milch mit einer Milchpumpe und zentrifugiert sie in eisgekühlten Zentrifugengläsern bei 1500 U/min für 1 Stunde. Die Milch wird dann mit einer Spritze mit langer Kanüle entnommen, wobei die sahnige Oberschicht und ein kleines Sediment im Röhrchen belassen werden. Nach der Filtration wird mit Tyrode verdünnt, der 2% Serum von C57-Mäusen und 1000 Einheiten/ml Penicillin G zugesetzt sind. Das Serum wird zugesetzt, um die verwendeten Glasgefäße auszukleiden und so eine Adsorption des Agens bei höheren Verdünnungen zu verhindern. Die im Tierexperiment applizierten Verdünnungsstufen betragen 10^{-2}, 10^{-5}, 10^{-7} und 10^{-9}, wobei mit allen Verdünnungen Tumoren erzeugt werden, in größerer Zahl jedoch mit den höher konzentrierten Suspensionen.

HEIDELBERGER et al. [*57*] trennen zunächst durch niedertourige Zentrifugation in der Kälte das Fett ab. Die Milch wird dann 1 Stunde bei 10000 U/min in der Kühlzentrifuge zentrifugiert. Das weiße Sediment (Kaseinfraktion) wird mit Salzlösung, die 0,05 M CaCl und 1:10000 Merthiolat enthält, gewaschen und im gleichen Lösungsmittel aufgenommen.

Applikationsweise bei Übertragung mit Milch. Die Milch wird am besten oral verabreicht, und zwar an Neugeborene bis 10 Tage alte Mäuse eines auf das Agens ansprechenden Inzuchtstammes, die 1 Stunde vorher von den Müttern getrennt wurden. Die Fütterung kann mit einer Pipette in Form von Tropfen erfolgen, die auf die Zungenspitze der Säuglinge gesetzt werden. Die Fütterungsfrequenz liegt bei 1 Stunde und wird je nach erforderlicher Dosis über entsprechende Zeit durchgeführt. In der übrigen Zeit saugen die Jungen bei ihren eigenen, agensfreien Müttern (z. B. C57 Black) (nach HAAGENSEN u. RANDALL [*13*]).

Eine genaue Dosierung erreicht ANDERVONT [*50*]. Er füttert mit einer Tuberkulinspritze, die mit einer gebogenen, stumpfen Kanüle Nr. 22 versehen ist. Verabreicht werden 0,1 bis 0,8 ml (aus Mammagewebe ausgepreßte Milch) bzw. 0,2 ml (gemolkene Milch) als einmalige Gabe, 2mal am Tage (jeweils 0,2 ml) oder über 2 Tage verteilt (pro Tag 2mal je 0,2 ml, insgesamt 0,8 ml). Mit dieser Dosis erzielt ANDERVONT bei C57-Tieren mit C3H-Milch 77 bis 100% Mammacarcinome. Der Autor injiziert die Milch auch s.c. in Dosen von 0,15 bis 0,5 ml, je nach Alter der Tiere.

Aus verschiedenen Arbeiten (z. B. BITTNER [*58*]) ergibt sich, daß das Mammatumorvirus von verschiedenen Mäusestämmen bei Übertragung durch die Milch in *foster-nursing*-Experimenten unterschiedliche Aktivität zeigen kann. Das bedeutet, daß evtl. Virusstämme mit etwas verschiedener Aktivität existieren. So konnten u. a. HUMMEL und LITTLE [*59*] folgende Ergebnisse erzielen: Wurden BALB/c-Weibchen gleicher Abstammung (Inzuchtlinie) von C3H-, A-, DBA- und R III-Müttern im Alter von 3 bis 4 Wochen gesäugt und dann sehr schnell hintereinander mit BALB/c-Männchen angepaart (*force-breeding*), so ergaben sich bei ihren Nachkommen unterschiedliche Tumorhäufigkeiten in Abhängigkeit vom Ammenstamm.

e) Übertragung mit angereicherten, gereinigten Viruspräparationen. Als Ausgangsmaterial für angereicherte MTA-Präparationen dient einmal Tumorhomogenat und zum anderen Milch.

Anreicherung des MTA aus Tumorhomogenaten allein durch Zentrifugation ohne Abtrennung von Zellbestandteilen hat ergeben, daß das Virus in erster Linie mit der kleinen Mikrosomenfraktion sedimentiert, wenn Gravitationsfelder von etwa 100000 · g bis 120000 · g angewendet werden (VISSCHER et al. [*60*]; DMOCHOWSKI u. HAAGENSEN [*61*]; PASSEY et al. [*62, 63*]). Allerdings konnte auch bei Anwendung schwächerer Felder eine vollständige Sedimentation der Viruspartikel mit der größeren Mikrosomenfraktion erzielt werden. So sedimentierte ANDERVONT [*35*] bei 62000 · g, BARNUM und HUSEBY [*46*] nur bei 23000 · g. Diese unterschiedlichen Resultate mögen auf der Verwendung sehr differenter Ausgangsgewebe beruhen. Außerdem ergibt sich aus neueren Untersuchungen, daß wahrscheinlich 2 Partikelgrößen vorliegen und außerdem ein *Inhibitor* (MOORE [*57a*]). Durch unterschiedliche Reinigungsmethoden können die beiden Partikelgrößen in verschiedenem Ausmaß sedimentiert werden. Aus diesen Gründen erscheint für quantitative Experimente folgende Methodik der Anreicherung und Reinigung des MTA aus Tumorextrakten am besten geeignet (MOORE [*57a*]). Ein typisches Experiment soll hier wörtlich wiedergegeben werden:

5,5 g Gewebe eines spontanen Mammacarcinoms werden zerkleinert und in 40 ml einer Lösung von 0,15 M NaCl, 0,02 M Natriumphosphat, 0,2 M Saccharose (pH 7,4) und 20 ml *Freon 113* oder *Genetron 226* (CF_2—CCl_2F, Dichte 1,6), beides Fluorocarbonpräparate, homogenisiert. Die Homogenisation erfolgt in einem Homogenisator bei 45000 U/min für 2 Minuten bei 0 bis 5 °C. Das Homogenat wird dann bei 300 · g für 1 Stunde zentrifugiert, wobei sich das Fluorocarbon (*Freon*) als gelatinöse Lage absetzt. Der wäßrige Überstand, in dem das Virus enthalten ist, wird abgenommen, mit der Hälfte seines Volumens *Freon* bei 300 · g 5 Minuten zentrifugiert. Dieser Prozeß wird 5 bis 6 mal wiederholt, bis der Überstand wasserklar bleibt. Nach der letzten niedertourigen Zentrifugation wird der Überstand 20 Minuten bei 3000 · g zentrifugiert, wobei sich noch *Freon*-Reste absetzen. Im wasserklaren Überstand sind die Viruspartikel enthalten, die nun bei 100000 · g für 2 Stunden sedimentiert werden.

Das kleine, weiße Sediment kann nun in physiologischer Salzlösung aufgenommen und Tieren appliziert werden, oder es wird in OsO_4-Lösung für elektronenmikroskopische Zwecke fixiert (s. dort, S. 394).

Die gleiche Methode kann auch für Kulturmedium von Gewebskulturen und für Milch angewendet werden, obwohl bei letzterer kein so hoher Reinheitsgrad erzielt werden kann wie bei Tumorhomogenisaten.

Teilweise Sedimentation des Agens aus der Milch konnte von Bryan et al. [*36*] durch Ultrazentrifugation eines durch fraktionierte Vorzentrifugation gewonnenen Überstandes bei 60000 · g erzielt werden.

Eine Auftrennung der Milch in einzelne Fraktionen und anschließende Ultrazentrifugation führt zu besseren Ergebnissen (Graff et al. [*55*]): 25 mg kristallines Chymotrypsin (etwa 40% $MgSO_4$) in 25 ml einer 0,1 m Phosphatpufferlösung (pH 7,4) werden zu 250 ml Milch hinzugefügt. Diese Mischung wird 10 Minuten bei 37 °C inkubiert, wobei das Kasein koaguliert. Die vollständige Koagulation zeigt sich durch die Abtrennung einer klaren, strohfarbenen Molke. Das Material wird gekühlt und bei 700 · g 10 Minuten zentrifugiert, um die restlose Abtrennung des Kaseins zu erreichen. Die überstehende Molke wird abpipettiert und einer Ultrazentrifugation bei 40000 U/min (= 120000 · g) für 30 Minuten unterzogen. Der Überstand wird dekantiert und das Sediment in kleinen Volumina Phosphatpuffer aufgenommen. Darauf wird diese Suspension erneut niedertourig und anschließend hochtourig zentrifugiert.

Die besten Resultate hinsichtlich Reinheit der Viruspräparation haben sich ergeben, wenn die Milch 2 Stunden mit Chymotrypsin (Ansatz s. oben) bei 37 °C im Wasserbad inkubiert und dann über Nacht im Kälteraum belassen wurde. Dabei löst sich das Kasein, und es entsteht eine klare, opaleszierende Flüssigkeit, die dann, wie oben beschrieben, in 2 Cyclen zentrifugiert wird (alternierend nieder- und hochtourig).

Außerdem kann auch die oben beschriebene Fluorocarbonmethode (Moore [*57a*]) zur Gewinnung angereicherter gereinigter Viruspräparationen aus Milch angewendet werden.

Nach Untersuchungen von Moore [*57a*] besteht die aus Milch isolierte Viruspräparation aus mehreren Fraktionen, von denen eine als *Inhibitor* angesprochen wird. Nähere Angaben sind dem Abschnitt *Eigenschaften, des Mammatumorvirus* S. 392, zu entnehmen.

f) Tiermaterial

α) *Stämme.* Als Material zur Erzeugung der Mammacarcinome eignen sich alle Mäuseinzuchtstämme, die gut auf das MTA ansprechen. Zweckmäßig ist die Verwendung von Tieren aus Stämmen mit hoher spontaner Mammatumorrate, die durch *foster nursing* MTA-frei gemacht werden, trotzdem aber ihre hohe Ansprechbarkeit für das Virus behalten.

Häufig läßt sich auch durch Kreuzung zweier verschiedener Inzuchtstämme mit relativ niedriger Ansprechbarkeit Tiermaterial mit hoher Empfindlichkeit erzeugen (s. auch Abschnitt *Genetische Faktoren*, S. 382). Ein Beispiel soll dies verdeutlichen: Werden Tiere des C57-Black-Stammes und des I-Stammes (beide niedrige spontane Tumorhäufigkeit) von Ammen eines Stammes mit hoher Tumorrate gesäugt, so zeigen sie 14 bzw. 17% Tumoren. Hybriden aus Kreuzungen von C57 Bl-♀ × I-♂ dagegen zeigen bei *foster nursing* durch gleiche Ammen eine Tumorhäufigkeit von 71% (ANDERVONT [*15*]). So wurden von verschiedenen Autoren (besonders BITTNER) Nachkommen aus zahlreichen Kreuzungstypen getestet und eine Abhängigkeit der Ansprechbarkeit auf das Virus von der genetischen Konstitution ermittelt. Dabei wurde auch festgestellt, daß die Tumorhäufigkeit bei unbehandelten Nachkommen von behandelten Müttern nicht von der Virusdosis abhängig ist, die die Mütter erhalten haben, sondern allein von der genetischen Konstitution (BITTNER [*47*], Tab. 26).

Tabelle 26. *Tumorhäufigkeit bei unbehandelten Nachkommen von Müttern, die mit verschiedenen Virusdosen behandelt wurden* (nach BITTNER [*47*], vereinfacht)

♀♀	♂♂	Applizierte Dosis [g-Äquivalente]	Tierzahl	Tumoren [%]	Mittlere Überlebenszeit	
					mit Tumor	ohne Tumor
Zb	Ax	$5 \cdot 10^{-2}$	23	91	315	729
Zb	Ax	10^{-3}	30	80	347	674
Zb	Ax	10^{-4}	42	86	287	649
Ax	Zb	$5 \cdot 10^{-2}$	9	22	264	716
Ax	Zb	10^{-3}	23	70	321	712
Ax	Zb	10^{-4}	36	56	305	682
Zb	I	$5 \cdot 10^{-2}$	35	89	225	702
Zb	I	10^{-3}	41	73	294	563
Zb	I	10^{-4}	43	72	292	611
Ax	I	$5 \cdot 10^{-2}$	33	30	335	693
Ax	I	10^{-3}	22	59	293	660
Ax	I	10^{-4}	0			
F_1	Zb	$5 \cdot 10^{-2}$	91	91	338	564
F_1	Zb	10^{-3}	75	87	310	443
F_1	Zb	10^{-4}	77	87	350	587
F_1	Ax	$5 \cdot 10^{-2}$	63	87	380	391
F_1	Ax	10^{-3}	84	76	335	559
F_1	Ax	10^{-4}	69	70	364	557

Zb = C3H, agensfrei; Ax = A, agensfrei; I = Männchen des I-Stammes mit geringer Ansprechbarkeit auf das MTA.

Die verschiedenen Kreuzungstypen können hier nicht dargestellt werden. Es soll nur allgemein betont werden, daß bei Übertragungsexperimenten mit dem MTA möglichst reines Inzuchtmaterial verwendet werden muß, von dem die genetische Konstitution und Ansprechbarkeit auf das Virus bekannt ist. Dies sind in erster Linie die durch Ammenaufzucht vom MTA befreiten Tiere der Stämme A, C3H, R III, DBA u. a. Als besonders geeignet für quantitative Experimente hebt ANDERVONT [*50*] die Hybriden von I-♀ × C3H-♂ hervor, da sie eine besonders hohe Empfindlichkeit gegenüber dem Virus aufweisen, (85%) wenn sie von C3H-Müttern gesäugt werden. Die I-Mutter selbst überträgt das Agens nicht auf die Hybriden, weshalb die eigentliche Aufzucht bei den eigenen Müttern erfolgen kann.

β) Alter der Tiere. Relativ gleichförmige Ergebnisse bezüglich Tumorausbeute lassen sich mit neugeborenen, 7 bis 14 Tage alten (ANDERVONT [*35*]; BRYAN et al. [*36*]) und 20 bis 30 Tage alten Tieren nach Injektion von zellfreien Extrakten erzielen. Bei älteren Tieren (Tab. 27) zeigt sich eine höhere Wirksamkeit stärker verdünnter Präparationen (BITTNER [*47, 48*]).

Bei der Übertragung mit gemolkener Milch stellte ANDERVONT [*50*] folgende Altersunterschiede in der Ansprechbarkeit fest: Bei s.c. Injektion von 0,15 bis

0,25 ml Milch in agensfreie C3H-Mäuse (*foster nursed*) im Alter von 12 bis 23 Tagen traten bei 11 von 16 Tieren Mammacarcinome auf. Wurden 30 bis 57 Tage alten Tieren 0,5 ml Milch s.c. injiziert, so hatten 2 von 14 Tieren Tumoren, bei Verabreichung von 0,5 bis 1 ml Milch an 3,5 bis 4 Monate alte Mäuse mittels Magensonde traten nur bei 1 von 12 bzw. 2 von 12 Tieren Tumoren auf. Allerdings sind auch hier die Ergebnisse abhängig von der genetischen Konstitution des Tiermaterials. Es kann also bezüglich des Alters festgehalten werden, daß zur Induktion von Mammacarcinomen mit MTA-haltigen Extrakten Tiere im Alter von 1 bis 30 Tagen am besten geeignet sind.

Tabelle 27. *Tumorhäufigkeit bei Tieren unterschiedlicher genetischer Konstitution und unterschiedlichen Alters nach Applikation verschiedener Virusdosen (nach* BITTNER *[47])*

Stamm	Alter bei Injektion [Tage]	Applizierte Dosis [g-Äquivalente]	Tierzahl	Tumoren [%]	Mittlere Überlebenszeit	
					mit Tumor	ohne Tumor
Ax	141 bis 149	$5 \cdot 10^{-2}$	13	15	302	578
Ax	141 bis 149	10^{-3}	10	0		620
Ax	141 bis 149	10^{-4}	10	0		588
Zb	139 bis 153	$5 \cdot 10^{-2}$	11	0		592
Zb	141 bis 154	10^{-3}	10	0		544
Zb	133 bis 154	10^{-4}	10	0		554
F_1	144 bis 153	$5 \cdot 10^{-2}$	16	6	706	766
F_1	147 bis 153	10^{-3}	10	20	780	720
F_1	147 bis 153	10^{-4}	9	33	557	733
ZBC . . .	140 bis 147	$5 \cdot 10^{-2}$	46	24	478	658
ZBC . . .	140 bis 147	10^{-3}	42	19	399	644
ZBC . . .	140 bis 147	10^{-4}	41	34	493	612
ZBC . . .	22 bis 24	$5 \cdot 10^{-2}$	37	89	325	431
ZBC . . .	22 bis 24	10^{-3}	47	94	345	576
ZBC . . .	22 bis 24	10^{-4}	45	96	328	455

Ax = A, agensfrei; Zb = C3H, agensfrei; F_1 = Ax × Zb; ZBC = (Ax × Zb) F_1 ♀ × Zb ♂.

Bei älteren Tieren lassen sich zwar ebenfalls Tumoren erzeugen, jedoch in wesentlich geringerem Prozentsatz. In älteren Arbeiten (BITTNER [*40*]; DMOCHOWSKI [*64* u. *42*]) wird die wiederholte Injektion großer Dosen zur Überwindung der Resistenz erwachsener Tiere empfohlen, was aber durch die oben zitierten Arbeiten über höhere Wirksamkeit geringerer Dosen widerlegt sein dürfte.

γ) Geschlecht der Tiere. Zur Erzeugung von Mammacarcinomen werden fast ausschließlich weibliche Tiere verwendet, da bei den Männchen die Entwicklung des Mammagewebes hormonell unterdrückt ist und bei unbehandelten Männchen nur selten Tumoren entstehen. Sollten diese jedoch verwendet werden, so müssen sie kastriert und mit Östrogen behandelt werden, um den hormonellen Block für die Entwicklung der Milchdrüsen zu überwinden (s. auch Abschnitt *Hormonelle Faktoren*, S. 385).

C. Bedeutung zusätzlicher Faktoren bei der Übertragung des MTA

In diesem Abschnitt soll auf 2 weitere Faktoren hingewiesen werden, die neben dem Virus für die Entstehung von Mammacarcinomen im Sinne causaler Faktoren von entscheidender Bedeutung sind: 1. Die genetisch fixierte Susceptibilität (Disposition der Brustdrüse zur malignen Entartung, wahrscheinlich auch Voraussetzung für Mammatumorerzeugung durch Hormone bei Abwesenheit des MTA) und 2. eine erblich festgelegte hormonelle Disposition, die genetisch nicht mit dem Gen oder den Genen für die Ansprechbarkeit auf das Virus gekoppelt ist.

Erst das Zusammenwirken dieser 3 Faktoren führt zur Ausbildung der Mammatumoren. Allerdings treten Mammatumoren auch bei Fehlen des MTA auf und sind dann nur durch hormonelle Einflüsse bedingt.[1] Das MTA jedoch kann nur bei Tieren wirksam werden, die die entsprechende Ausstattung mit den Genen für Susceptibilität und hormonelle Stimulation besitzen. Der Einfluß dieser beiden zusätzlichen Faktoren soll im folgenden kurz dargestellt werden.

Drittens soll in diesem Abschnitt auf zusätzliche Faktoren hingewiesen werden, die in erster Linie in der Haltung der Tiere (Fütterung) verankert sind.

1. Genetische Faktoren

Genetische Faktoren beeinflussen die Entstehung von Mammacarcinomen insofern, als die Ansprechbarkeit der Tiere verschiedener Inzuchtstämme von Mäusen auf das MTA erblich fixiert ist und demzufolge sowohl von Weibchen als auch von Männchen übertragen wird. Wird die Tumorhäufigkeit der spontan belasteten Stämme durch Eliminierung des MTA herabgesetzt (*foster nursing*), so bleibt die Ansprechbarkeit (Susceptibilität) auf das Virus trotzdem erhalten und kann in Kreuzungen weiter vererbt und ausgetauscht werden. Genetische Untersuchungen haben ergeben, daß es sich wahrscheinlich um ein einfach dominantes Merkmal handelt, jedoch deuten andere Ergebnisse auf multiple Faktoren hin (Bittner [*65*, *66* u. *58*]). In einem Falle konnte die Kopplung des

Tabelle 28. *Entwicklung von Mammacarcinomen bei „breeding" Weibchen des A- und B- (C57 Black-) Stammes und deren Nachkommen bei Anwesenheit des MTA* (nach Bittner [*66*])

Stamm oder Generation	Tierzahl	Tumoren [%]	Mittleres Alter in Tagen	
			mit Tumor	ohne Tumor
A	972	95	286	426
B (C57 Black)	98	18	420	518
ABF_1 (A ♀ × B ♂)	123	94	336	369
BAF_1 (B ♀ × A ♂)	111	90	346	568
Gesamt F_1	234	92	341	490
ABF_2	277	77	397	535
BAF_2	114	69	452	632
Gesamt F_2	391	75	412	570
ABF_3	339	67	378	545
BAF_3	278	66	388	577
Gesamt F_3	617	67	383	559
F_2-Mütter mit Carcinomen	508	71	380	557
F_2-Mütter ohne Carcinome	109	46	401	565
ABF_1-BBC (ABF_1 ♀ × B ♂)	311	60	426	626
ABF_2-BBC (ABF_2 ♀ × B ♂)	283	51	437	679
F_2-Mütter mit Carcinomen	223	63	435	637
F_2-Mütter ohne Carcinome	60	5	480	715

ABF_1-Hybriden von A-Müttern gesäugt; BAF_1-Hybriden von A-Ammen gesäugt; F_2-Nachkommen von ihren eigenen Müttern gesäugt usw.

[1] Bezüglich dieser Tumoren mit rein hormoneller Causalität sei auf den Beitrag von H. Dontenwill in diesem Handbuch verwiesen.

Susceptibilitätsgens mit dem Gen für braune Farbe des Felles nachgewiesen werden (BITTNER [67]).

Bei Stämmen, die gegen das MTA resistent sind, fehlt demnach der genetische Faktor für Susceptibilität, der durch Kreuzung mit Tieren eines nichtresistenten Stammes eingeführt werden kann. Wie aus Tab. 28 hervorgeht, können dann bei den Nachkommen wesentlich höhere Spontanquoten für Mammacarcinome beobachtet werden, als bei dem einen elterlichen Stamm mit niedriger Spontanquote. Gleichzeitig zeigt diese Tabelle auch die Aufspaltung der Susceptibilitätsgene bis zur 3. Generation, wobei wieder resistente Tiere herausgezüchtet werden, die auch das MTA in niedrigem Prozentsatz auf die Nachkommen übertragen. Aus dieser Aufspaltung sind auch die unterschiedlichen Tumorhäufigkeiten bei Sublinien verschiedener hoch belasteter Stämme zu erklären. Gleichzeitig deuten diese Subliniendifferenzen auf multiple Gene für die Ansprechbarkeit hin. Ein Beispiel für die verschiedenen Mammatumorraten ist in Tab. 29 für den C3H-Stamm gegeben.

Aus diesen Ergebnissen folgt für die Praxis, daß für Experimente mit dem Mammacarcinomvirus stets Kontrollen aus der gleichen Sublinie verwendet werden müssen.

Tabelle 29. *Häufigkeit an Mammatumoren bei Sublinien des C3H-Stammes: Andervont* (HBA), *Heston* (WEH) *und Bittner* (JJB) (nach BITTNER [58])

Sublinie	Untersucht als	Tierzahl	Tumoren [%]	Tumoralter [Tage]	Autor
HBA	breeding	1588	91	258	ANDERVONT
	virginal	350	97	312	
HBA	breeding	1553	92	243	ANDERVONT
	virginal	346	93	339	(F_{28} bis F_{46})
WEH . . .	breeding	419	97	234	HESTON et al.
	virginal	46	100	318	
WEH . . .	breeding	155	93	255	BOOT u. MÜHL-
	force-breeding	28	82	209	BOCK
	virginal	117	79	305	
HBA	breeding	136	91	228	BITTNER
	virginal	112	93	348	
JJB	breeding	200	78	321	BITTNER
JJB	breeding	227	89	336	BITTNER
					(F_{23} bis F_{36})
	breeding	164	90	303	BITTNER
					(F_{37} bis F_{44})
	breeding	214	97	267	BITTNER
					(F_{45} bis F_{51})
JJB	breeding	224	95	273	BITTNER u. HU-
	virginal	92	63	399	SEBY (F_{52} bis F_{57})
JJB	breeding	54	94	272	BITTNER
	force-breeding	30	80	310	
	breeding	87	93	370	
	12 Tage gesäugt	47	74	263	
	force-breeding	48	81	234	
JJB	breeding	599	97	272	BITTNER
	virginal	54	87	386	
JJB	breeding	80	93	321	BITTNER
fosternursing durch A . .	virginal	78	72	397	

Neben der genetisch fixierten Susceptibilität ließ sich ein weiterer erblicher Faktor nachweisen, der für die Entwicklung von Mammatumoren bei Anwesenheit des MTA erforderlich ist: Der erbliche hormonelle Einfluß auf die Mammadrüsengewebe. Dabei handelt es sich um verschiedene Hormonkomplexe, die getrennt vererbt werden; ein hormonelles System, das die Bildung von Mammacarcinomen begünstigt, ein anderes, das als Hemmfaktor wirkt.

Diese hormonellen Einflüsse sind genetisch nicht mit der Susceptibilität gekoppelt, sondern vererben sich getrennt. So können resistente Stämme in Kreuzungen die Gene für die hormonellen Einflüsse weitergeben, während bei ihnen trotz Ausstattung mit diesen Genen der Milchfaktor nicht zur Wirkung kommt. Andererseits können bei Stämmen mit vorhandenen Genen für Susceptibilität, aber fehlenden Faktoren für die hormonellen Einflüsse Mammacarcinome durch Applikation von Hypophysenhormonen, Östrogenen usw. (s. Abschnitt *Hormonelle Faktoren*) erzeugt werden, wenn das MTA vorhanden ist. Auf diese Weise ist auch in genetischen Untersuchungen eine Unterscheidung beider Genkomplexe möglich. Ein Beispiel für die Übertragung des genetischen Komplexes für die hormonellen Einflüsse in Kreuzungsexperimenten ist in Tab. 30 dargestellt. Da sich der hormonelle Einfluß besonders auf die Entwicklung der Mammagewebe auswirkt und diese für die Wirkung des MTA zugänglich macht, sind in der Tab. 30 die Daten für virginelle Weibchen ausschlaggebend. Beim A-Stamm zeigen virginelle Weibchen nur 4% Tumoren gegenüber 84% bei *breeding* Weibchen. Werden A-Weibchen mit Z(C3H)-Männchen gekreuzt, so steigt bei den virginellen Weibchen die Tumorquote auf 89% an, was zu erwarten ist, denn der Z-Stamm zeigt eine hohe Spontanrate, besitzt also sowohl die Gene für Susceptibilität als auch die für die hormonellen Faktoren. Der I-Stamm dagegen ist resistent; trotzdem übertragen die Männchen die Gene für hormonelle Stimulation, und bei Kreuzung mit A-Weibchen steigt die Tumorhäufigkeit bei den virginellen Weibchen auf 72% an. Werden die Hybriden untereinander oder mit Elterntieren der entsprechenden Stämme gekreuzt, so erfolgt wieder eine genetische Aufspaltung und damit Senkung der Spontanquote bei den Nachkommen. Die Ergebnisse der Tab. 30 deuten weiterhin darauf hin, daß das von C3H-Männchen übertragene Gen für hormonelle Einflüsse nicht identisch ist mit dem von I-Männchen übertragenen (Kreuzungen A × Z und A × J zeigen unterschiedliche Tumorhäufigkeiten). Ganz ähnliche Befunde bezüglich der Susceptibilitätsgene deuten darauf hin, daß auch für diesen Genkomplex unterschiedliche Gene bei den einzelnen Inzuchtstämmen angenommen werden müssen (Bittner [*58*]). Aus zahlreichen Experimenten kann geschlossen werden, daß es sich auch bei dem erblichen Faktor für die hormonellen Einflüsse z. T. um ein dominantes Gen handelt, andererseits aber auch hier multiple Faktoren eine Rolle spielen (Bittner [*58*]). Außer diesen genetisch fixierten stimulierenden Hormoneinflüssen wurde für den NH- und den JK-Stamm ein ebenfalls erbliches Hormonsystem nachgewiesen, das jedoch nicht stimulierenden Einfluß auf die Mammagewebe nimmt, sondern hemmend auf die Ausbildung von Mammatumoren wirkt (Bittner [*38* u. *68*]).

Von Heston et al. [*69* u. *70*] wird außer diesen genetischen Faktoren für Susceptibilität und hormonelle Ausstattung der Tiere eine durch multiple genetische Faktoren fixierte Kontrolle der Vermehrung und Übertragung des MTA angenommen. Ein weiterer genetischer Faktor könnte evtl. die unterschiedliche Ansprechbarkeit agensfreier Weibchen eines Stammes auf das durch Sperma übertragene MTA bedingen (Bittner [*58*]).

Bezüglich der genetischen Faktoren, die für die Entstehung von Mammacarcinomen von ausschlaggebender Bedeutung sind, kann also zusammenfassend gesagt werden, daß eine völlige Klärung noch nicht erzielt werden konnte. Verallgemeinernd kann jedoch festgestellt werden, daß für die virusbedingten Mammacarcinome außer dem MTA eine *genetisch fixierte Susceptibilität* und ein genetisch festgelegtes *hormonelles Muster* bei den Tieren vorliegen muß, damit Tumoren entstehen. Fehlt einer dieser 3 Faktoren (einschließlich MTA), so ist die Spontanquote sehr niedrig oder gleich Null (z. B. bei Stamm I). Durch ein äußerst kompliziertes Zusammenwirken und durch Überschneidung dieser 3 Faktoren kommt es zur Induktion von Mammatumoren, weshalb die Untersuchung der Kausalität dieser Geschwülste und der Rolle des MTA bei dieser Kausalität äußerst schwierig ist.

Weiter kompliziert wird diese Problematik durch die Tatsache, daß auch bei Fehlen des MTA Mammatumoren spontan entstehen und experimentell induziert werden können. Eine ausführliche Darstellung der Tumorentstehung durch bestimmte genetische und züchterische Konstellation wird im Beitrag von DONTENWILL dieses Handbuches gegeben.

2. Hormonelle Faktoren

Bezüglich der genetischen Fixierung der hormonellen Einflüsse auf die Entstehung von Mammatumoren sei auf den vorangehenden Abschnitt verwiesen.

Bei den hormonellen Faktoren selbst handelt es sich in erster Linie um diejenigen, die die Ausbildung und Entwicklung der Mammadrusen steuern. So zeigten LATHROP und LOEB [*72*[schon 1916, daß Ovarektomie bei Tieren bis zu 6 Wochen zu einem sehr deutlichen Abfall der Mammatumorrate und zur Verlängerung der Latenzzeit führt. Dieser Einfluß wird auch durch die Tatsache bestätigt, daß bei verschiedenen Mäusestämmen (z. B. A-Stamm) virginelle Weibchen eine wesentlich niedrigere Tumorhäufigkeit zeigen als *breeding* Weibchen (s. a. Tab. 30). Hier fehlt die stimulierende Wirkung der durch die Schwangerschaft verstärkt produzierten Hormone. Weiterhin zeigte MURRAY [*73* u. *74*] das Auftreten von Mammatumoren bei Männchen nach Implantation von Ovarien. In gleicher Richtung liegen Befunde von LACASSAGNE [*75*], der durch Behandlung von normalen und kastrierten Männchen mit Östrogenen beim R III-Stamm nach 5 bis 6 Monaten Mammacarcinome erzeugen konnte. Ganz ähnliche Befunde

Tabelle 30. *Häufigkeit an Mammatumoren der Stämme A, Z(C3H) und I und deren Hybriden* (nach BITTNER [*71*])

Stamm oder Generation	Kreuzungen	„breeding" Weibchen				Virginelle Weibchen			
		Zahl	Tumoren [%]	mittleres Alter [Tage]		Zahl	Tumoren [%]	mittleres Alter [Tage]	
				mit Tumoren	ohne Tumoren			mit Tumoren	ohne Tumoren
A	A ♀ × A ♂	569	84	330	387	111	4	450	573
Z(C3H) . . .	Z ♀ × Z ♂	858	95	278	322	153	66	404	499
I	I ♀ × I ♂	53	0		463	0			
AZF$_1$	A ♀ × Z ♂	85	94	320	414	121	89	468	601
AZF$_2$ . . .	AZF$_1$ ♀ × AZF$_1$ ♂	116	83	337	367	153	62	468	683
AZF$_1$—ABC$_1$	AZF$_1$ ♀ × A ♂	22	91	328	626	22	41	500	706
AZF$_1$—ABC$_2$	AZF$_1$ABC$_1$ × A ♂	19	89	389	549	159	19	498	640
AIF$_1$	A ♀ × I ♂	97	95	224	389	50	72	451	681
AIF$_2$	AIF$_1$ ♀ × AIF$_1$ ♂	82	68	302	549	155	30	469	676
AIF$_1$—ABC$_1$	AIF$_1$ ♀ × A ♂	23	78	314	609	80	16	540	681
AIF$_1$—IBC$_1$	AIF$_1$ ♀ × I ♂	25	56	274	631	84	44	482	715

konnten an kastrierten Männchen durch Östrogeninjektion erhalten werden, wobei durch die Blockierung der antagonistischen Wirkung der männlichen Hormone eine Tumorrate von 72% resultierte (MÜHLBOCK [*28*]).

Außer der Wirkung von Östrogenen auf die Entwicklung von Mammatumoren sind auch die Hypophysenhormone von Bedeutung, mit denen auch bei Tieren ohne MTA Mammacarcinome erzeugt werden können. Durch s.c. Implantation von Hypophysen an Agens-freie Tiere verschiedener Stämme, die eine genetische Disposition für Mammacarcinome aufweisen (C3Hf, DBAf, SLLf, CBAf, 0_{20}, C57Bl und deren Hybriden), wurden in relativ hohen Prozentsätzen Tumoren induziert (MÜHLBOCK u. BOOT [*76*]).

In verschiedenen Arbeiten bis in die letzten Jahre hinein wird dem sog. *force breeding* eine stimulierende Wirkung zugeschrieben, die die Tumorrate erhöht. Dabei werden die Jungen relativ früh von der Mutter getrennt und diese sofort wieder angepaart, um eine möglichst hohe Wurfzahl pro Weibchen zu erzielen (6 bis 8 Würfe). Auf Grund dieser häufigen Schwangerschaft wird eine stärkere hormonelle Stimulation der Mamma erzielt, was wiederum zu einem Anstieg der Mammacarcinomquote bei diesen Müttern mit hoher Wurfzahl führt.

In diesem Zusammenhang soll auch auf den sog. *functional test* von BAGG [*78*] sowie BAGG und JACKSEN [*77*] hingewiesen werden, mit dem Tiere aus einem belasteten Inzuchtmaterial zu einer besonders schnellen Ausbildung von Mammatumoren veranlaßt werden können. Die Jungen werden sofort nach der Geburt von den Müttern getrennt und diese möglichst bald wieder gepaart. Dabei kommt es einmal zum hormonellen Stimulus und außerdem zur Stagnation von Milch in den Drüsengeweben. Es resultiert dann eine Verkürzung der Latenzzeit, denn die Tumoren treten schon nach 4 bis 6 Monaten auf. Man kann also relativ junge, noch fertile Tumorträger zu genetischen und zu Übertragungsexperimenten erhalten.

Diese beiden Methoden zur Erhöhung der spontanen Mammatumorquote werden in einer neueren Arbeit von BITTNER [*79*] in Frage gestellt. Bei einem Vergleich von normal *breeding* und *force breeding* Weibchen der Stämme Z(C3H), D_2(DBA/2) mit Agens-freien Zb-Tieren sowie $(Ax \times Zb)F_1$-Tieren konnten keine Unterschiede zwischen normal *breeding* und *force breeding* Tieren festgestellt werden. Außerdem konnte auch schon früher (BITTNER [*80*]) nachgewiesen werden, daß beim *functional test* eine Stagnation der Milch in der Drüse nicht erfolgt, da die Milchproduktion erst durch das Säugen der Jungen angeregt und auch aufrechterhalten wird. Demzufolge ist die von BAGG aufgestellte Theorie sowie der gesamte *functional test* anzuzweifeln. Sie wurden hier jedoch erwähnt, da sie regelmäßig in der Literatur über das Mammacarcinom anzutreffen sind.

Allerdings wird von anderen Autoren (MÜHLBOCK [*81*]) betont, daß die Zahl der Schwangerschaften einen gewissen Einfluß auf die Entstehung von Mammatumoren besitzt, da hier ein erhöhter hormoneller Stimulus auf die Brustdrüse vorhanden ist.

Soweit sich aus der Literatur entnehmen läßt, sind die hormonellen Faktoren in ihrer Einflußnahme auf die Entstehung von Mammatumoren außerordentlich komplexer Natur und variieren von Stamm zu Stamm sowie innerhalb der Stämme von Sublinie zu Sublinie relativ stark, wodurch sich auch die z. T. recht unterschiedlichen Ergebnisse der einzelnen Arbeitskreise erklären.

Diese sehr unvollständige Übersicht über die hormonellen Faktoren bei der Entstehung der Mammacarcinome soll nur einen kurzen Hinweis darstellen. Eine detaillierte Darstellung wird in diesem Handbuch im Beitrag von DONTENWILL gegeben.

3. Fütterung

Von verschiedenen Autoren wird über eine Senkung der spontanen Mammatumorquote durch Herabsetzung der Futteraufnahme berichtet. Es scheint dabei ohne Bedeutung zu sein, welche Anteile der Nahrung herabgesetzt werden, sondern die Verminderung der Gesamtkalorienzahl allein ist ausschlaggebend. Eine Reduktion der Futteraufnahme um 30% führt schon zu einer deutlichen Senkung der Tumorhäufigkeit (TANNENBAUM [*82* bis *84*]; TANNENBAUM u. SILVERSTON [*85*]).

VISCHER et al. [*86*] erzielten bei virginellen Weibchen des C3H-Stammes durch Einschränkung der Kalorienzahl (Proteine, Vitamine und Salze konstant, Verminderung von Kohlenhydraten und Fetten) um $^1/_3$ eine Senkung der Tumorhäufigkeit von 67% auf Null. Praktisch gleiche Ergebnisse erhielten WHITE et al. [*87*], die durch Einschränkung der Kalorienzahl um 50% bei essentiell gleicher Zusammensetzung der Nahrung bei C3H-Tieren die Tumorhäufigkeit von 97% auf 12,5% bei virginellen und auf 18% bei *breeding* Weibchen senken konnten.

Eine Erklärung für diesen Einfluß der Nahrungsmenge auf die Tumorrate kann man vorläufig noch nicht geben, bestimmte Ergebnisse deuten aber darauf hin, daß es sich um Veränderungen im Hormonhaushalt und um einen Einfluß auf Wachstums- und Entwicklungsprozesse handelt, die langsamer ablaufen als beim Normaltier.

Aus diesen Angaben folgt für praktisches Arbeiten mit dem Mammacarcinomvirus der Maus, daß Kontroll- und Versuchstiere unter gleichen Fütterungs- und Umweltsbedingungen gehalten werden müssen.

III. Krankheitsbild

1. Makroskopisch

Die Lokalisation der Mammatumoren entspricht der normalen Verteilung des Milchdrüsengewebes in den Milchleisten, wie aus Abb. 60 hervorgeht. Danach finden sich 5 Paare von Milchdrüsen, die symmetrisch ventral und lateral angeordnet sind. Mammatumoren können an jeder beliebigen Stelle dieser Milchleisten entstehen, finden sich aber am häufigsten an den Stellen größerer Ansammlungen von Drüsengewebe (nach DUNN [*88*]).

Nach APOLANT (1906; zitiert nach DUNN [*88*]) waren bei 276 Tumoren folgende Lokalisationen zu verzeichnen: 42% an der Thoraxwand — gewöhnlich in der Axilla, manchmal bis zur Abdomenmitte reichend — 25% am Abdomen, 16% neben der Vulva, die manchmal auf die Oberseite der Extremität wuchsen, 31% in der Cervicalregion zwischen Thorax und Glandula submaxillaris. Nur 6 Tumoren fanden sich dorsal. Im Material von DUNN fanden sich unter 936 Tumoren 7,5% in der Cervicalregion, 59% am Thorax und oberen Abdomen und 33,5% am unteren Abdomen oder Perineum.

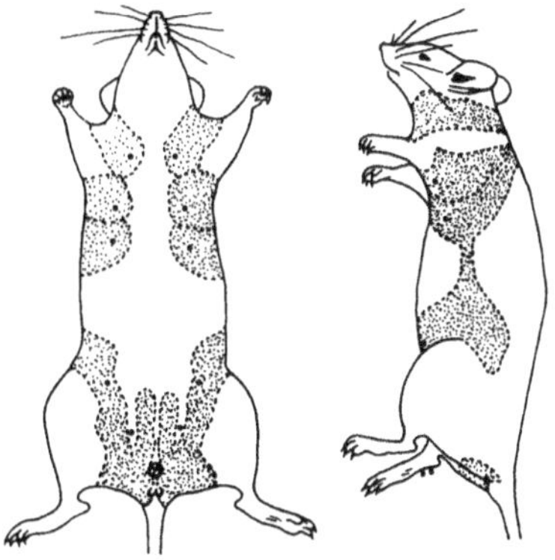

Abb. 60. Schematische Darstellung der maximalen Ausdehnung des Mamma-Drüsen-Systems der Maus in ventraler und lateraler Ansicht (aus DUNN [*88*])

Abb. 61 zeigt eine Maus mit Mammacarcinom. Extrem kleine Tumoren sind durch Palpieren feststellbar. Sie sind fest, frei beweglich und gut umschrieben. Haut und andere Gewebe sind nicht mit ihnen verwachsen. Erst wenn sie eine entsprechende Größe erreichen und äußerliche Ulceration, Blutungen und Ausstoßung nekrotischen Gewebes auftreten, kommt es zu Verklebungen und Verwachsungen. Häufig tritt der Tod infolge der erheblichen Größe der Tumoren ein, die das Tier in der Bewegung und Futteraufnahme behindern. Meist kommt es auch zu sekundären Infektionen.

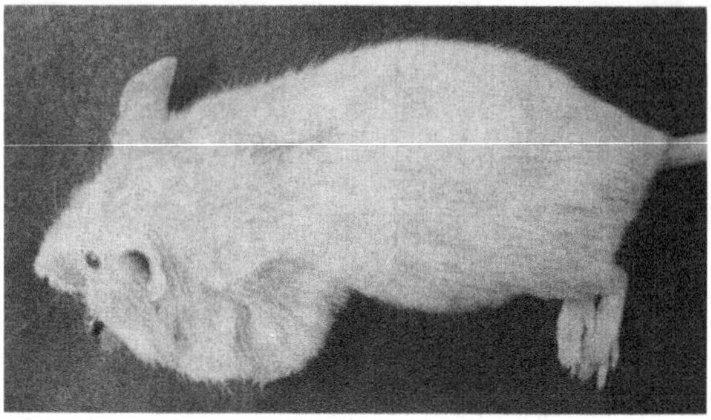

Abb. 61
Makroskopisches Bild eines Mammacarcinoms bei der Maus

Auf der Schnittfläche zeigen die kleinen Tumoren eine weiche Konsistenz und grauweiße Farbe. Sie haben eine undeutliche Kapsel und können gewöhnlich leicht aus dem umgebenden Gewebe herausgeschält werden. Größere Tumoren enthalten häufig größere Cysten und hämorrhagische Bezirke. Nekrotische Bezirke treten häufig auf, und die Tumoren sind infolge entzündlicher Prozesse mit den umgebenden Geweben verbunden, wobei sich nicht selten infiltratives Wachstum beobachten läßt. Metastasen werden in der Lunge und seltener in anderen inneren Organen gefunden (Beschreibung nach Dunn [*88*]).

2. Mikroskopisch

a) Gesamtpräparate. Die Struktur der Mammadrüsen kann einmal in aufgehellten, angefärbten Totalpräparaten und zum anderen in üblichen histologischen Schnitten untersucht werden. Erstere werden vor allem angefertigt, um Veränderungen der Drüsenstrukturen (Sprossung von hyperplastischen Noduli) feststellen zu können. Nach Huseby und Bittner [*89*] werden derartige Totalpräparate in folgender Weise hergestellt:

Die Haut wird dorsal aufgeschnitten und sorgfältig, ohne Verletzung der anhaftenden Mammagewebe, abgelöst. Sie wird dann auf Paraffin aufgespannt und mit Bouin-Lösung überschichtet. Nach 8 bis 24 Stunden Fixierung wird die Haut ausgewaschen (unter fließendem Wasser 8 bis 24 Stunden), anschließend werden die Mammadrüsen unter einem Binokular von der Haut abgetrennt. Die Drüsen werden in steigenden Alkoholstufen entwässert und das Fett in Xylol herausgelöst. Nach Zurückführung der Präparate durch Alkoholstufen in Wasser wird in Mayer-Hämalaun gefärbt und anschließend wieder in 80% igen Alkohol übergeführt. Auf dieser Stufe werden die Drüsen vom größten Teil des Bindegewebes befreit und danach in HCl-Alkohol differenziert. Durch darauffolgende Behandlung mit 0,5% iger Lösung von NH_4OH in 70% igem Alkohol färben sich die Präparate erneut blau und werden dann abermals entwässert, in Methylsalicylat aufgehellt und unter Deckgläsern in einem Einbettungsmittel (Clarid, Kanadabalsam) eingeschlossen.

An derartigen Präparaten wurden in älteren Arbeiten Studien über anomale Proliferationen an den Drüsen angestellt. Huseby und Bittner [*89*] konnten beim Vergleich der Drüsen von Mammatumor-belasteten Tieren und Tieren mit niedriger Spontanquote feststellen, daß das Auftreten von zusätzlichen lateralen Sprossungen an den größeren Drüsengängen unabhängig von der Anwesenheit des Milchfaktors ist. Für die seitlichen Sprossungen ist in erster Linie die erbliche hormonelle Stimulation verantwortlich zu machen.

Für die Genese der Mammacarcinome jedoch sind die sog. *hyperplastischen Noduli* in den Endverzweigungen der Drüsenbäume von größerer Bedeutung. Derartige praecanceröse Noduli konnten nur in Drüsenpräparaten von Tieren beobachtet werden, die sowohl das MTA, die erbliche Disposition zur malignen Entartung der Drüse (Susceptibilität) und die erbliche hormonelle Stimulation besitzen, also bei allen Stämmen mit hoher Spontanquote. Ein dritter Typ von Veränderungen in den Drüsen besteht in entzündlichen Noduli, deren Genese nicht in Abhängigkeit von einem der 3 Faktoren für die Mammatumorentstehung steht.

PULLINGER [*90*] konnte die Bildung der hyperplastischen Noduli durch Applikation von Östrogenen auslösen. In einer späteren Arbeit betont PULLINGER [*91*], daß eine Beziehung zwischen MTA und hyperplastischen Noduli bei R III-Tieren nur bei jungen Weibchen (weniger als 12 Monate alt) besteht. Bei älteren Weibchen ist eine direkte Korrelation nicht mehr vorhanden.

Die Abhängigkeit der hyperplastischen Noduli von der Anwesenheit des MTA ist in letzter Zeit sehr problematisch geworden, da sowohl bei MTA-freien als auch bei MTA-haltigen Tieren in diesen Noduli Viruspartikel elektronenmikroskopisch nachgewiesen werden konnten, d. h., daß die Noduli auch bei *virusfreien* Stämmen auftreten und Virus enthalten (PITELKA et al. [*92*]; PITELKA et al. [*93*]; JONES [*94*]; MÜHLBOCK [*81*]). Bei der Transplantation hyperplastischer Noduli in die Fettpolster junger Tiere (DE OME et al. [*95*]) entstanden mehr Tumoren und diese nach kürzerer Zeit bei Noduli von Agens-haltigen Tieren als bei solchen von Agens-freien (DE OME [*96*]). Andererseits wird auch in den neueren Arbeiten auf eine direkte Hormonabhängigkeit der Noduli geschlossen (NANDI [*97*]; NANDI et al. [*98*]). Die bezüglich der hyperplastischen Noduli gewonnenen Kenntnisse reichen vorläufig nicht aus, um eine Entscheidung über ihre Ursache und ihre Beziehung zur Krebsbildung zu fällen. Es soll also zusammenfassend festgestellt werden, daß in Totalpräparaten der Mammadrüsen bei den einzelnen Inzuchtstämmen in unterschiedlichem Maße praeneoplastische (hyperplastische) Noduli angetroffen werden, die in den meisten Fällen bei Vorhandensein der 3 Bedingungen für das Mammacarcinom (MTA, genetische Susceptibilität und genetische hormonelle Stimulation) zu Mammatumoren führen. Sie können in beschränktem Umfange zur Frühdiagnose von Mammatumoren dienen, wenn genau kontrollierte Versuchsbedingungen (Tiere gleicher genetischer Konstitution und gleichen Alters) eingehalten werden, da ihr Auftreten von mehreren sich überschneidenden Faktoren abhängig zu sein scheint.

b) Histologie. Die histologische Struktur der Mammatumoren (Abb. 62) variiert außerordentlich stark, und zwar in Abhängigkeit von der genetischen Konstitution der Tiere (DMOCHOWSKI [*38*]; MÜHLBOCK [*81*]).

APOLANT [*94a*] (zitiert nach DUNN [*88*]) gliedert die Mammatumoren in folgende histologische Typen:

Adenome: Adenoma simplex; Cystadenoma simplex; Adenoma cysticum hemorrhagicum; Cystadenoma papilliferum.

Carcinome: Carcinoma simplex alveolare; Cystocarcinoma hemorrhagicum; Carcinoma papillare.

Eine neuere Klassifizierung der Mammatumoren nach histologischen Gesichtspunkten wird von ANDERVONT und DUNN [*95a* u. *96a*] vorgenommen und später auch von anderen Autoren übernommen (HESTON et al. [*70*]).

Obwohl eine starke Variabilität in der histologischen Struktur vorliegt, lassen sich doch die meisten Tumoren in folgende Gruppen aufteilen und in das daraus folgende System einordnen (ANDERVONT u. DUNN [*95a*]).

1. Adenocarcinome. Dieser Typ von Tumoren kommt vorwiegend bei Tieren vor, die das Mammatumorvirus enthalten. Diese Tumoren sind gewöhnlich aus großen Bezirken von kleinen glandulären oder tubulären Strukturen mit kuboiden Epithelzellen aufgebaut, was auf eine Proliferation der Drüsenacini hinweist. Die Drüsenlumina sind sehr klein und leer, oder sie enthalten kleinere Mengen von Sekret und erinnern dann an die Follikel der Schilddrüse.

Diese Gruppe der Adenocarcinome läßt sich noch einmal in Untergruppen aufgliedern, die relativ gleichförmige histologische Merkmale aufweisen (nach ANDERVONT u. DUNN [*96a*]; HESTON [*70*]):

Adenocarcinom Typ A: Diese Tumoren bestehen in erster Linie aus kleinen Acini mit gut ausgebildeten Lumina und zeigen demnach eine glanduläre Struktur.

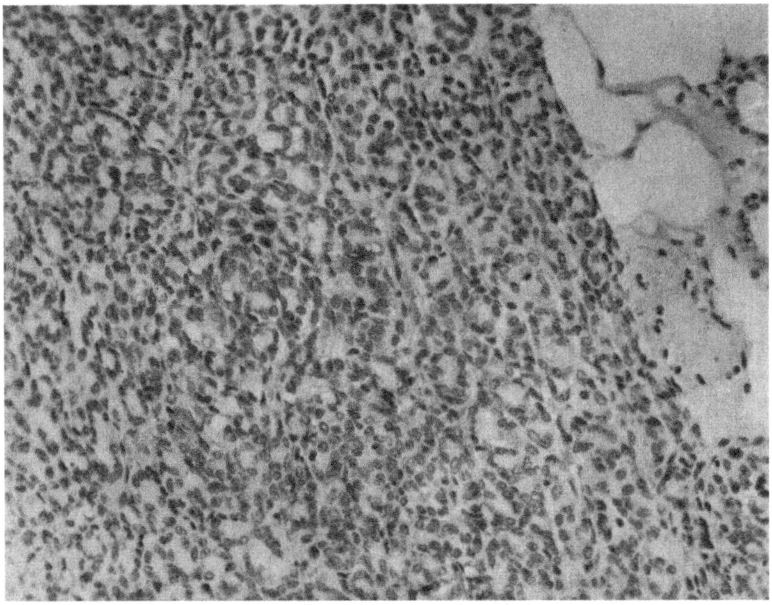

Abb. 62. Histologisches Bild eines spontanen Mammacarcinoms einer AB-Maus

Adenocarcinom Typ B: Die glanduläre Struktur ist ebenfalls noch zu erkennen, jedoch ist der Aufbau nicht so gleichförmig wie bei A. Es treten cystische Erweiterungen, papilläre Auswüchse, erweiterte Gefäßspalten und Bezirke aus soliden Zellansammlungen ohne Lumina auf.

Laut HESTON et al. [*70*] bilden diese Adenocarcinome Typ A und B die Mehrheit der Tumoren bei Mäusen mit dem MTA. Hier treten sie innerhalb des ersten Lebensjahres auf. Einige Tumoren dieses Typs erscheinen auch bei Tieren ohne MTA, dann jedoch erst im späteren Lebensalter.

Adenocarcinom Typ C: Diese Tumoren zeigen im Prinzip die gleiche Struktur wie A und B, jedoch ist hier das Auftreten von kleinen Cysten oder Spalten charakteristisch, die von einer einfachen Lage niedriger, schmaler Epithelzellen ausgekleidet sind. An diese Epithelzellen legen sich dicht fusiforme Zellen an, die wahrscheinlich vom Muskelgewebe abstammen. Sie erscheinen entweder einzeln oder in Lagen im anliegenden Stroma, das oft einen ödematösen Eindruck macht.

Dieser Typ C tritt in erster Linie bei Mäusen ohne Agens im hohen Alter auf.

Adenocarcinom Typ D oder Adenoacanthom: Hier treten größere Bezirke mit epidermoider Struktur auf, weshalb diese Tumoren auch als *keratinisierte*

Tumoren bezeichnet werden. Es handelt sich demnach um eine Proliferation von Epithelzellen, die zu Strukturen führt, die an Plattenepithelcarcinome erinnern.

Dieser Typ D erscheint fast ausschließlich bei Tieren im Alter über 1 Jahr, meist ohne Agens.

2. Carcinosarkome. Hier treten Epithelzellen und Spindelzellen nebeneinander auf, wobei die Epithelzellen häufig gestreckt erscheinen. Dieser Tumortyp tritt besonders häufig nach Behandlung mit cancerogenen Kohlenwasserstoffen (Methylcholanthren) auf.

3. Sarkome. Hier erscheinen ineinandergreifende Bündel von Spindelzellen. Das Bild entspricht dem eines typischen Sarkoms. Die Sarkome der Mamma scheinen sich aus den Carcinosarkomen zu entwickeln, zumal bei längerer Transplantation der letzteren reine Sarkome entstehen können (z. B. Tumor S 37). Dieser Typ erscheint ebenfalls vorwiegend nach Applikation von Methylcholanthren.

4. Gemischte Mammatumoren. In diese Kategorie werden Tumoren eingeordnet, die nicht in die vorher besprochenen Gruppen eingefügt werden können. Sie bestehen aus verschiedenen Gewebeanteilen, die in die maligne Proliferation einbezogen sind. Immer lassen sich jedoch die Tumoren als Mammatumoren ansprechen.

Wenn in der Besprechung der Tumortypen darauf hingewiesen wurde, daß verschiedene Typen vorwiegend bei Tieren mit Mammatumorvirus auftreten, so ist zu betonen, daß dies nicht eine causale Erklärung sein soll. Es ist keine qualitative, sondern lediglich eine quantitative Korrelation, die zwischen dem MTA und einem bestimmten Tumortyp vorliegt. Grundsätzlich können alle Typen bei Tieren mit und ohne MTA auftreten. Bei Tieren mit dem Virus überwiegen jedoch die Adenocarcinome Typ A und B.

In den Epithelzellen der Tumoren wurden von GUERIN [*97a* u. *98a*] runde oder ovale Einschlußkörper von 2 bis 8 μm nachgewiesen, die sich mit Hämatoxilin-Eosin hellrot anfärben. Die Einschlüsse finden sich in erster Linie im Golgifeld und entsprechen wahrscheinlich den elektronenmikroskopisch nachgewiesenen Ansammlungen von Viruspartikeln in dieser Zone (s. Abschnitt Elektronenmikroskopie, S. 394).

Bezüglich der *Histogenese* der Mammatumoren läßt sich feststellen, daß die Bedingungen der Entwicklung zum Tumor infolge der großen Variabilität der histologischen Struktur schwer zu erfassen sind. BONSER [*99*] betont, daß am häufigsten und zeitlich am frühesten das intraacinöse Carcinom auftritt, seltener dagegen das intraductuläre Carcinom. Einem extraacinösen, infiltrierenden Carcinom geht stets ein intraacinöses Stadium voraus. Auf die Bedeutung der hyperplastischen Noduli als präcanceröse Stadien wurde schon weiter oben eingegangen. Eine ausführliche Untersuchung von Mammatumoren bei hybriden Mäusen von FOULDS [*100*] hat als Ausgangspunkt für die Entwicklung der Mammatumoren sog. Plaques hyperplastischen Gewebes ergeben. Derartige Bildungen wurden jedoch von anderen Autoren nicht beobachtet und sind evtl. durch die genetische Konstitution der Tiere bedingt.

IV. Züchtung des Mammatumorvirus in vitro

1. Im Hühnerei

Von BITTNER et al. [*31*] konnte das MTA über 12 Tage im Embryo kultiviert und vermehrt werden. Wurde 5 Tage alten Embryonen 0,25 ml 1:10-Filtrat aus lactierender Mamma in den Dottersack inoculiert, so ließen sich nach 12 Tagen mit Filtraten (1:3 in Locke-Lösung) aus Dotter bei 6 von 18 inoculierten Mäusen Mammatumoren induzieren. Über ähnliche Ergebnisse berichteten GUERIN und VIGIER [*101*]. DMOCHOWSKI [*102*] konnte keine positiven Resultate bei der Kultivierung des Agens in Hühnerembryonen erzielen.

2. In der Gewebekultur

Von PORTER und THOMPSON [*103*] wurden Mammaepithelien in vitro für elektronenmikroskopische Untersuchungen kultiviert.

Versuche zur Infektion von Organkulturen aus normalem Mammagewebe und von Gewebekulturen normaler Mamma blieben erfolglos. Dagegen ließen sich in Kulturen von neoplastischem Mammagewebe elektronenmikroskopisch Viruspartikel in wesentlich höherer Zahl nachweisen als in spontanen Tumoren des gleichen Stammes (R III) (LASFARGUES et al. [*104*].

Die angewendete Kulturmethode für neoplastische Mammagewebe ist folgende (nach MOORE [*57a*]): Das Tumorgewebe wird steril entnommen, in Simm-Salzlösung gewaschen und in kleine Fragmente zerschnitten. Diese Stücke werden dann in Hühnerplasma entweder in Deckglaskulturen oder in Rollerröhrchen angelegt (s. auch Gewebekultur des Rous-Sarkomvirus, S. 271). Als Nährlösung dient eine Mischung aus 3 Teilen menschlichem Plazentarserum (oder Pferdeserum), 3 Teilen Kälberserumultrafiltrat, 3 Teilen Simm-Lösung und 1 Teil Hühnerembryonalextrakt. Mediumwechsel erfolgt im Abstand von 2 bis 3 Tagen. Nach 2 bis 3 Tagen wächst konzentrisch um das explantierte Gewebsstück eine Epithellage aus. Bei Tumoren mit größeren fibrösen Anteilen erscheinen auch Fibroblasten, die jedoch das Wachstum des Epithels nicht beeinflussen, sondern in getrennten Abschnitten auswachsen. Nach 10 bis 12 Tagen ist das Maximum des Wachstums erreicht, und es kommt zur Lyse und Ablösung der Zellfläche. Die Nährlösung derartiger Kulturen zeigt Virusaktivität im Tierversuch, und aus ihr läßt sich das MTA durch hochtourige Zentrifugation sedimentieren.

Elektronenmikroskopische Studien an diesen Kulturen ergaben, wie bereits oben erwähnt, einen wesentlich höheren Virusgehalt als in den Spontantumoren.

Von PIKOVSKI [*105*] wurde außerdem über eine Kultivierung und Vermehrung des MTA in Hühnerfibroblastenkulturen berichtet.

V. Eigenschaften des Mammatumorvirus

1. Resistenz des Virus

Das Mammacarcinomagens ist gegenüber höheren Temperaturen empfindlich und wird bei 56 bis 60 °C inaktiviert; schon mehrstündiges Stehen bei 37 °C führt zu einer Inaktivierung. In der Milch bleibt das Agens bei +10 °C einige Wochen in aktiver Form erhalten. Gegenüber tiefen Temperaturen (—72 bis —80 °C) ist das Virus stabil und kann in dieser Form konserviert werden (BITTNER [*106*, *107* u. *108*]; ANDERVONT u. BRYAN [*34*]), jedoch nur mangelhaft durch Trocknung. In 50%igem Glycerin ist das Virus gut haltbar, ebenso läßt es sich durch Lyophilisation in aktiver Form erhalten (ANDERVONT u. BRYAN [*34*]). Das Mammacarcinomvirus ist stabil im pH-Bereich 5,5 bis 10,2; es wird bei pH 5,5 durch Behandlung mit Salmin präzipitiert.

Gegenüber proteolytischen Enzymen ist das Agens beträchtlich stabil, wodurch die Möglichkeit einer Übertragung und Infektion mit der Muttermilch auf resorptivem Wege erklärbar wird.

2. Größe und partikuläre Natur

Das Mammacarcinomagens der Maus läßt sich durch SEITZ-Filter und BERKEFELD-N-Filterkerzen filtrieren. Seine partikuläre Natur ergibt sich aus der Tatsache, daß es durch Ultrazentrifugation für 90 Minuten bei 23000 · g oder für 1 Stunde bei 60000 bis 110000 · g sedimentiert werden kann, unter letzteren Bedingungen quantitativ (GRAFF et al. *55*]; PASSEY et al. [*56* u. *62*]; BARNUM et al. [*109*]; BARNUM [*46*]; BRYAN et al. [*36*]; PASSEY et al. [*29*]; PORTER u. THOMPSON [*103*]).

Über die Größe der Teilchen waren allerdings auf Grund dieser Versuche die Autoren unterschiedlicher Auffassungen, und es wurden Werte zwischen 20 und 180 mμ angegeben. Diese unterschiedlichen Werte lassen sich möglicherweise wenigstens z. T. damit erklären, daß das Virus verschiedene Entwicklungsstadien durchläuft, die u. a. durch unterschiedliche Größen definiert sind und elektronenmikroskopisch bestimmte Größen zwischen 50 und 100 mμ umfassen. MOORE [*57a*] fand in Diffusionsexperimenten, daß in wirksamen Präparationen zwei aktive Partikelfraktionen unterschiedlicher Größe vorkommen, nämlich von 20 bis 30 mμ und etwa 100 mμ. Das größere Agens dürfte identisch sein mit den elektronenmikroskopisch festgestellten komplexen Viruspartikeln, während die kleineren Partikel dem inneren Kern oder Nucleoid des Virus entsprechen und die Nucleinsäurekomponente darstellen dürften. Mit Hilfe der Diffusionsversuche konnte weiterhin der Nachweis eines Inhibitors des Virus in der Milch mit einer Partikelgröße von 40 bis 60 mμ erbracht werden. Die Größe der wirksamen Partikel wurde weiterhin durch Deutronenbestrahlungen unterschiedlicher Dosis zu ermitteln versucht; es ergaben sich ebenfalls wirksame Partikelgrößen von etwa 30 und 100 mμ, wobei der Inhibitor eine stärkere Empfindlichkeit gegenüber der Bestrahlung aufwies als die wirksamen Viruspartikel.

3. Antigene Wirkung

Wie die anderen onkogenen Viren besitzt auch das Mammacarcinomvirus Antigenwirkung. Nach Injektion von Viruspräparationen in Kaninchen, Meerschweinchen oder Ratten kommt es zur Bildung spezifischer Antikörper, durch die das Mammacarcinomvirus neutralisiert wird (ANDERVONT u. BRYAN [*34*]; GREEN et al. [*110*]; IMAGAWA et al. [*111* u. *112*]; BITTNER u. IMAGAWA [*33*]). Antikörper gegen das Mammacarcinom besitzen auch komplementbindende Eigenschaften (HEIDELBERGER et al. [*57*]). Neben einer in vitro-Neutralisierung wird das Virus auch in vivo inaktiviert, wenn Antiserum vor der Virusapplikation injiziert wird. Im Gegensatz zur heterologen Antikörperbildung ist die Bildung von Antikörpern bei der Maus noch umstritten (GORER u. LAW [*113*]; DMOCHOWSKI u. PASSEY [*114*]). Das Mammacarcinomagens unterscheidet sich immunologisch von normalen Zellbestandteilen, da es durch Antiseren gegen diese nicht inaktiviert wird.

VI. Immunologie des Mammatumorvirus

Injektion von zellfreien Tumorextrakten, Filtraten und angereicherten Viruspräparationen führt bei Kaninchen, Ratten und Meerschweinchen zur Antikörperbildung gegen das Virus. Immunseren der genannten Tiere neutralisieren die onkogene Wirkung des Virus in vitro und verhindern die Tumorbildung bei einem hohen Prozentsatz der Mäuse, wenn sie vor dem Virus appliziert werden

(ANDERVONT u. BRYAN [*34*]; GREEN et al. [*110*]; GREEN u. BITTNER [*115*]; BITTNER [*40*]; HEIDELBERGER et al. [*57*]). Applikation von Immunseren an Tiere, die das Virus vorher mit der Milch von der Mutter aufgenommen haben, hat keinen Effekt auf die Tumorausbildung (BITTNER [*49*]). Antikörper gegen Extrakte aus normalem, virushaltigem Mammagewebe zeigen gleiche neutralisierende Wirkung wie solche gegen Extrakte aus Tumoren, weshalb beide Gewebe als Antigene zur Antikörperbildung benutzt werden können (BITTNER u. IMAGAWA [*33*]).

Die antigenen Eigenschaften des Virus werden durch fortlaufende Passagen in hybriden Mäusen geändert, da Antiseren gegen Extrakte aus transplantierten Tumoren auf Hybriden (z. B. $Y \times ZbF_1$, agensfrei) das Agens in Extrakten aus den gleichen Tumoren auf den entsprechenden Inzuchtlinien [A und Z(C3H)] nicht neutralisieren. Dagegen sind Antikörper gegen das Virus aus Tumoren von den Inzuchttieren wirksam gegen das Virus aus Tumoren von den Hybriden. Das heißt, das Virus ändert seine antigenen Eigenschaften, wenn der Tumor auf Tieren unterschiedlicher genetischer Konstitution passagenweise transplantiert wird (BITTNER u. IMAGAWA [*33*]; BITTNER [*58* u. *23*]; BITTNER et al. [*116*]).

Antiseren gegen Mammatumorgewebe zeigen bei Mischung mit einer Zellsuspension von Tumorzellen eine cytotoxische Wirkung auf diese Zellen (IMAGAWA et al. [*111*]). Gleiche cytotoxische Wirkung zeigen die Antiseren auch auf Zellen von Mammatumoren in der Gewebekultur (IMAGAWA et al. [*117*]).

Eine Immunität von tumortragenden Mäusen nach operativer Entfernung des Mammacarcinoms besteht insofern nicht, als sich aus vorher nicht erkrankten Brustdrüsen des gleichen Tieres neue Tumoren entwickelten (HACKMANN [*118*]). Außerdem ließen sich im Blut keine zirkulierenden Antikörper gegen das MTA bei Tumortieren nachweisen (GORER u. LAW [*113*]).

Es kann also festgestellt werden, daß das Mammatumorvirus antigene Eigenschaften besitzt, die zur Antikörperbildung bei Kaninchen, Ratten und Meerschweinchen, jedoch nicht bei Mäusen führen.

VII. Elektronenmikroskopische Darstellung des Mammatumorvirus

In den ersten elektronenmikroskopischen Untersuchungen an Mammatumorzellen, die in vitro kultiviert wurden, konnten virusähnliche Partikel nachgewiesen werden. Da es sich nicht um Ultradünnschnitte handelte, war eine Strukturanalyse der Partikel nicht möglich (PORTER u. THOMPSON [*103*]).

In schrägbedampften Präparationen aus Ultrazentrifugaten von Milch und Tumorextrakten wurden runde Partikel nachgewiesen, die als das Mammatumorvirus angesprochen wurden, da sie in entsprechenden Präparaten aus normaler Milch und normalen Gewebsextrakten fehlten (GRAFF [*118a*]; PASSEY et al. [*56*]).

Die ersten Untersuchungen an Ultradünnschnitten von Mammatumoren zeigten im Cytoplasma und teilweise im Kern virusähnliche Partikel von 140 bis 180 mμ (KINOSITA et al. [*119*]). Den ersten sicheren Nachweis erbrachte DMOCHOWSKI [*120*] in Ultradünnschnitten, in denen er Viruspartikel im Cytoplasma und in den Interzellularspalten beobachtete. Darauf folgten dann mehrere Arbeiten von BERNHARD et al. sowie anderen Arbeitsgruppen, die sich mit der Lokalisation, Bildung und Struktur des Virus beschäftigten (s. unten).

In den Mammatumorzellen werden nahezu regelmäßig paranucleäre Einschlüsse im Golgi-Feld gefunden, die sich auch lichtoptisch nachweisen lassen (s. Abschnitt *Mikroskopisches Krankheitsbild*, S. 388). Elektronenmikroskopisch bestehen diese Einschlüsse aus Viruspartikeln von 50 bis 70 mμ Durchmesser. Sie stellen osmiophile Ringe mit doppelter Kontur und hellem Zentrum dar (Abb. 63), die von BERNHARD als A-Partikel bezeichnet werden und in ähnlicher Form auch bei den Leukämien der Maus auftreten (BERNHARD et al. [*121* u. *122*]; BERNHARD [*123* u. *124*]). Neben diesen A-Partikeln mit vorwiegend intrazellulärer Lokalisation tritt ein zweiter, größerer Partikeltyp in Erscheinung, der vorwiegend extrazellulär gelagert ist und einen Durchmesser von 70 bis 140 mμ (Mittel 105 mμ) aufweist. Diese von BERNHARD als Typ B bezeichneten Viruspartikel bestehen aus einem meist exzentrisch gelegenen Nucleoid, das von einer dünnen, einfachen Membran umgeben wird. Nach außen folgt eine hellere Zone, die wiederum von einer dickeren, einfachen oder doppelten Hülle umschlossen wird (Abb. 64). Der Typ B findet sich fast ausschließlich in Interzellularspalten oder in intrazellulären Vakuolen. Gleiche Viruspartikel wurden auch von BANG et al. [*125*, *126*] in spontanen und induzierten Mammatumoren nachgewiesen. PITELKA et al. [*92*] konnten sie auch in den hyperplastischen Noduli von virushaltigen C3H/He CRGL-Mäusen nachweisen.

Von BERNHARD et al. wird eine Ausschleusung des Virus aus der Zelle über sog. Mikrovilli angenommen und mit elektronenmikroskopischen Aufnahmen belegt (Abb. 65). Dabei wandern die A-Partikel an die Oberfläche der Zelle, deren Zellmembran sich vorwölbt und einen Mikrovillus bildet, der sich abschnürt und dabei die äußere Hülle des Viruspartikels bildet, wodurch der B-Typ entsteht. Letzterer wird als die infektiöse Form des Mammatumorvirus angesehen.

Von anderen Autoren werden allerdings auch die größeren B-Partikel im Cytoplasma beobachtet (DMOCHOWSKI [*120*, *26*, *127* u. *128*]), und es wird angenommen, daß sie sich schon im Cytoplasma bilden (PITELKA et al. [*92*]). AMANO und ICHIKAWA [*129*] beschreiben außerdem die Bildung von B-Partikeln an der Zellmembran ohne Beteiligung von A-Partikeln. Gleiche Befunde konnten auch MOORE et al. [*57a*] an Mammatumorzellen in der Gewebskultur machen. Sie fanden ebenfalls keine Beziehung der A-Partikel zu den B-Partikeln bei der Bildung an der Zellmembran. Sie nehmen an, daß die A-Partikel als unspezifische Zellreaktion aufzufassen sind (LASFARGUES et al. [*130*]). Diese Autoren schließen weiterhin aus ihren Diffusions- und Deutronen-Bestrahlungs-Experimenten (s. S. 393), daß der kleine, ebenfalls infektiöse Partikeltyp (20 bis 35 mμ) mit dem RNS-haltigen Nucleoid der B-Partikel identisch ist, während die größeren Partikel von 100 mμ dem B-Partikel selbst entsprechen. Letzterer konnte von ihnen auch in großer Zahl in Gewebekulturen von Mammatumoren und in gereinigten Präparationen aus virushaltiger Milch nachgewiesen werden.

Ebenfalls in angereicherten Präparationen aus Mäusemilch wiesen DMOCHOWSKI et al. [*131*] B-Partikel in großer Zahl nach. Auch in Gewebskulturen über 90 Passagen waren in Untersuchungen der Gruppe um DMOCHOWSKI et al. [*132*] die charakteristischen Viruspartikel nachweisbar.

Eine quantitative Korrelation zwischen Partikelzahl und tumorinduzierender Wirkung von Extrakten, ähnlich wie beim Rous-Virus, war bisher nicht möglich. Die Partikelzahl schwankt auch in den Tumoren sehr stark (BERNHARD u. GUÉRIN [*133*]). Außerdem fanden sich die charakteristischen Partikel auch in 33% der Tumoren von angeblich agensfreien Stämmen (DMOCHOWSKI [*26*]) sowie in praelactierendem Mammagewebe solcher virusfreier Tiere (PITELKA et al. [*92*]). Gegen letzteren Befund steht wiederum der von HOLLMAN [*134*], der in lactierendem Mammagewebe von virushaltigen Tieren keine Viruspartikel nachweisen konnte.

Es muß also weiteren, sehr exakten quantitativen Experimenten vorbehalten bleiben, hier Klarheit über die Rolle des Mammatumorvirus zu schaffen. Mit

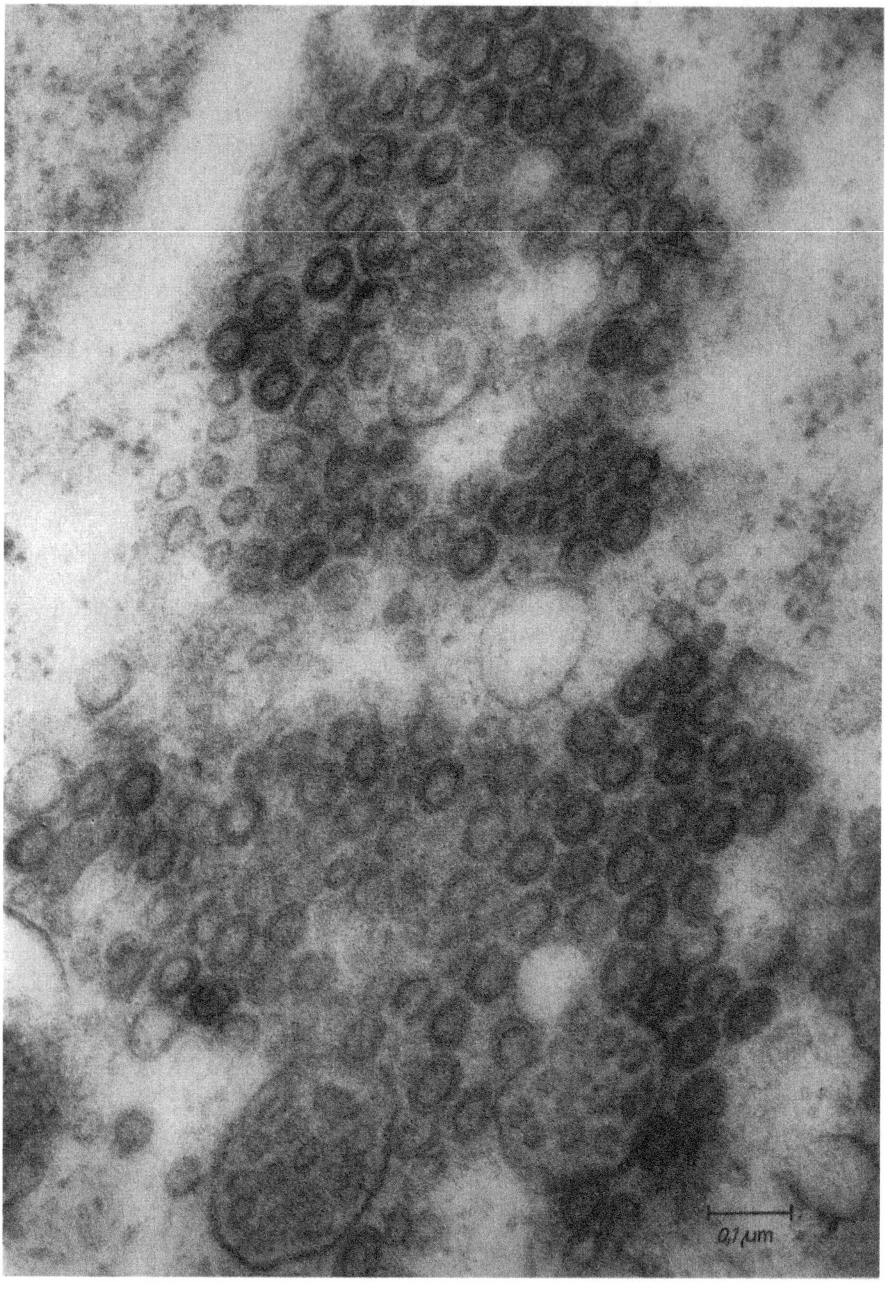

Abb. 63. Intrazellulärer Einschluß bei einem spontanen Mammacarcinom einer C3H-Maus. Ansammlung von Viruspartikeln des Typs A. 110000 × (Original von BERNHARD)

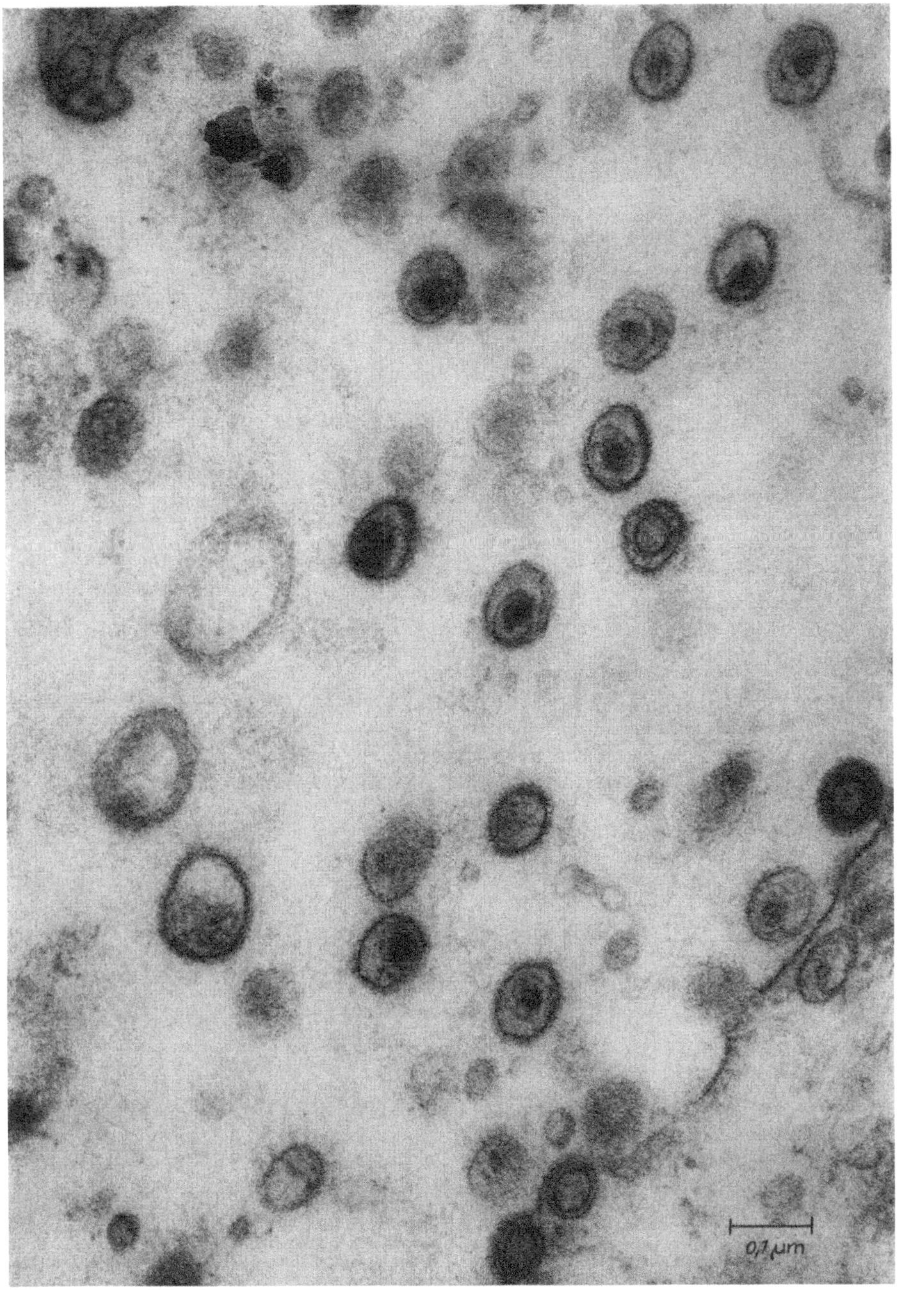

Abb. 64. Milchfaktor im extrazellulären Raum bei einem spontanen Mammacarcinom einer C3H-Maus. Partikel des Typs B. 110000 × (Original von BERNHARD)

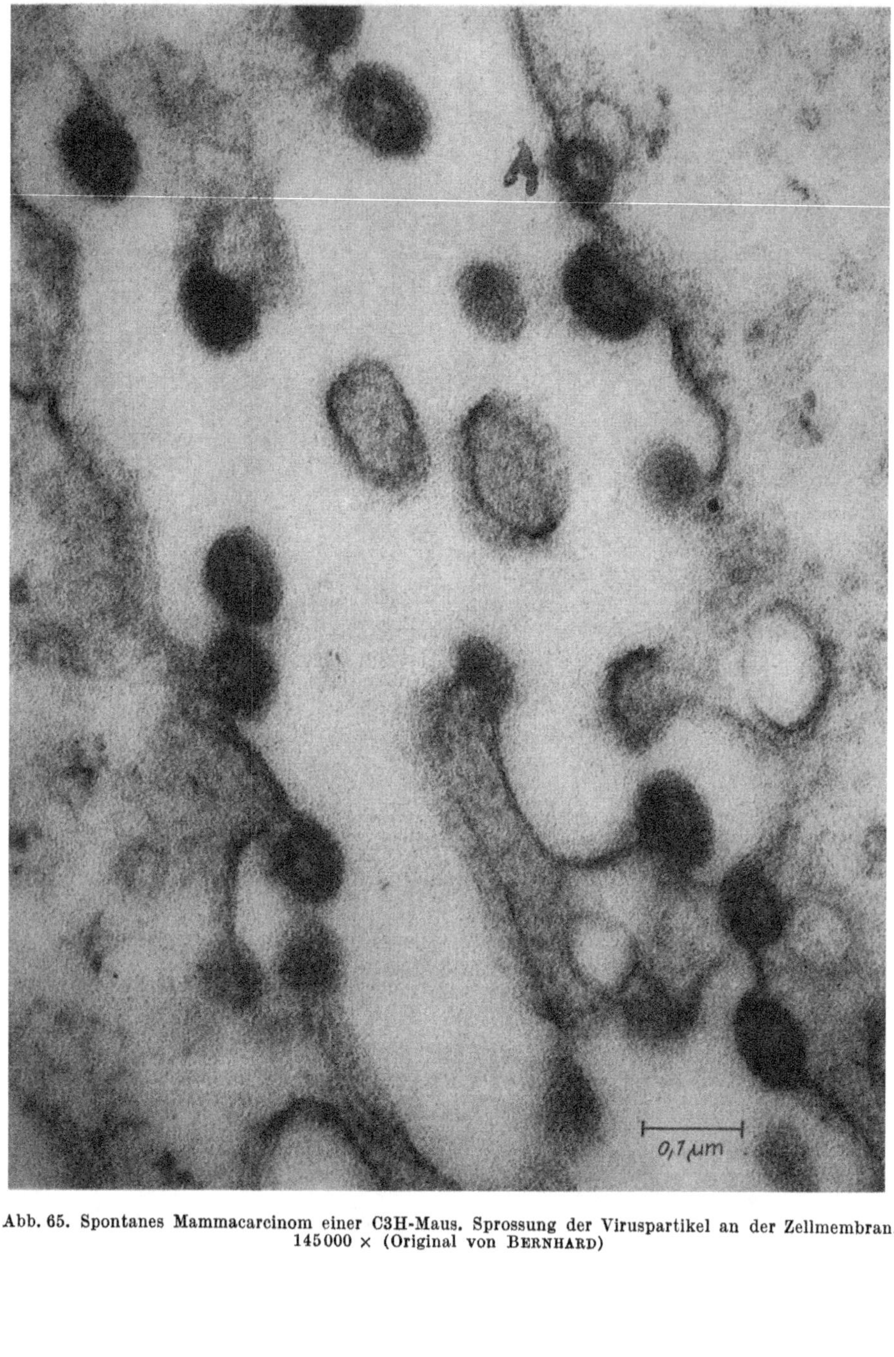

Abb. 65. Spontanes Mammacarcinom einer C3H-Maus. Sprossung der Viruspartikel an der Zellmembran. 145000 × (Original von BERNHARD)

großer Wahrscheinlichkeit können jedoch die von BERNHARD, DMOCHOWSKI und anderen beschriebenen Viruspartikel als das Mammatumorvirus (Bittner-Virus) angesehen werden.

Literatur

[1] LOMBARD, S.: Proc. II. Internat. Sympos. Mammary Cancer, Perugia, 605 (1957).
[2] GROSS, L.: Oncogenic Viruses, Pergamon-Press (1961).
[3] BITTNER, J. J.: Science **84**, 162 (1936).
[4] BITTNER, J. J.: Amer. J. Cancer **30**, 530 (1937).
[5] LATHROP, A. E. C., and L. LOEB: J. exp. Med. **28**, 475 (1918).
[6] JACKSON, R. B.: Science **78**, 465 (1933).
[7] BITTNER, J. J.: Publ. Health. Rep. **54**, 1642 (1939).
[8] BITTNER, J. J.: Proc. Soc. exp. Biol. Med. **45**, 805 (1940).
[9] BITTNER, J. J.: J. nat. Cancer Inst. **1**, 155 (1940).
[10] BITTNER, J. J.: Cancer Res. **3**, 441 (1943).
[11] ANDERVONT, H. B.: J. nat. Cancer Inst. **2**, 13 (1941).
[12] ANDERVONT, H. B., and W. J. MCELENEY: Publ. Health Rep. **54**, 1597 (1959).
[13] HAAGENSEN, C. D., and H. T. RANDALL: Cancer Res. **5**, 352 (1945).
[14] BITTNER, J. J.: Amer. J. Cancer **35**, 90 (1939).
[15] ANDERVONT, H. B.: J. nat. Cancer Inst. **1**, 147 (1940).
[16] ANDERVONT, H. B.: J. nat. Cancer Inst. **1**, 737 (1941).
[17] ANDERVONT, H. B.: J. nat. Cancer Inst. **2**, 397 (1942).
[18] ANDERVONT, H. B.: J. nat. Cancer Inst. **3**, 359 (1943).
[19] ANDERVONT, H. B.: J. nat. Cancer Inst. **5**, 383 (1945).
[19a] BITTNER, J. J.: Cancer Res. **12**, 387 (1952).
[20] BITTNER, J. J.: Proc. Soc. exp. Biol. Med. **86**, 698 (1954).
[21] BITTNER, J. J.: Ann. New York Acad. Sci. **68**, 636 (1957).
[22] BITTNER, J. J.: Amer. Assoc. Cancer Res. **2**, 188 (1957).
[23] BITTNER, J. J.: Acta Un. int. Cancr. **15**, 729 (1959).
[24] BITTNER, J. J.: J. nat. Cancer Inst. **25**, 177 (1960).
[25] ANDERVONT, H. B., and T. B. DUNN: J. nat. Cancer Inst. **14**, 317 (1953).
[26] DMOCHOWSKI, L.: Acta Un. int. Cancr. **12**, 582 (1956).
[27] MÜHLBOCK, O.: J. nat. Cancer Inst. **10**, 861 (1950).
[28] MÜHLBOCK, O.: J. nat. Cancer Inst. **12**, 819 (1952).
[29] PASSEY, E. D., and L. DMOCHOWSKI: Nature **160**, 565 (1947).
[30] BITTNER, J. J.: Amer. Assoc. Adv. Sci. Res. Conf. Cancer, Washington, pp. 80 (1945).
[31] BITTNER, J. J., C. A. EVANS and B. G. GREEN: Science **101**, 95 (1945).
[32] BITTNER, J. J.: Science **95**, 461 (1942).
[33] BITTNER, J. J., and D. T. IMAGAWA: Cancer Res. **15**, 464 (1955).
[34] ANDERVONT, H. B., and W. R. BRYAN: J. nat. Cancer Inst. **5**, 143 (1944).
[35] ANDERVONT, H. B.: J. nat. Cancer Inst. **5**, 391 (1944).
[36] BRYAN, W. R., H. KAHLER, B. SHIMKIN and H. B. ANDERVONT: J. nat. Cancer Inst. **2**, 451 (1941).
[37] HESTON, W. E.: Brit. J. Cancer **2**, 87 (1947).
[38] DMOCHOWSKI, L.: Brit. J. Cancer **7**, 73 (1953).
[39] BITTNER, J. J.: Texas Rep. Biol. Med. **10**, 161 (1952).
[40] BITTNER, J. J.: Ann. New York Acad. Sci. **49**, 69 (1947).
[41] DMOCHOWSKI, L.: Brit. J. Cancer **3**, 525 (1949).
[42] DMOCHOWSKI, L.: Adv. Cancer Res. **1**, 103 (1953).
[43] BEGG, A. M.: Brit. J. Cancer **3**, 88 (1949).
[44] ANDERVONT, H. B., and T. B. DUNN: J. nat. Cancer Inst. **9**, 89 (1948).
[45] BITTNER, J. J.: Proc. Soc. exp. Biol. Med. **59**, 43 (1945).
[46] BARNUM, C. P., and R. A. HUSEBY: Cancer Res. **10**, 523 (1950).
[47] BITTNER, J. J.: Cancer Res. **16**, 1038 (1956).
[48] BITTNER, J. J.: J. nat. Cancer Inst. **3**, 309 (1942).
[49] BITTNER, J. J.: Harvey Lextures XLII, 221 (1946).
[50] ANDERVONT, H. B.: J. nat. Cancer Inst. **3**, 309 (1942).
[51] KAHLER, H.: J. nat. Cancer Inst. **2**, 457 (1942).
[52] COX, W. H., and A. J. MUELLER: J. Nutrion **13**, 244 (1947).
[53] TEMPLE, P. L., and S. K. KON: Biochem. J. **31**, 2197 (1937).
[54] MUELLER, A. J.: J. Labor u. Clinical Med. **24**, 426 (1939).
[55] GRAFF, S., D. H. MOORE, W. M. STANLEY, H. T. RANDALL and C. D. HAAGENSEN: Cancer **2**, 755 (1949).

[*56*] PASSEY, R. D., L. DMOCHOWSKI, R. REED and W. T. ASTBURY: Biochim. biophysica Acta **4**, 391 (1950).
[*57*] HEIDELBERGER, M., S. GRAFF and C. D. HAAGENSEN: J. exp. Med. **95**, 333 (1952).
[*57a*] MOORE, D. H.: Berliner Symposion über Fragen der Carcinogenese, in Abh. Dtsch. Akad. Wiss., Kl. f. Med. Akademie-Verlag [Berlin] **3**, 300 (1960).
[*58*] BITTNER, J. J.: Ann. New York Acad. Sci **71**, 943 (1958).
[*59*] HUMMEL, K. P., and C. C. LITTLE: J. nat. Cancer Inst. **23**, 813 (1959).
[*60*] VISSCHER, M. B., R. G. GREEN and J. J. BITTNER: Proc. Soc. exp. Biol. Med. **49**, 94 (1942).
[*61*] DMOCHOWSKI, L., and C. D. HAAGENSEN: Acta Un. int. Cancr. **11**, 646 (1955).
[*62*] PASSEY, R. D., L. DMOCHOWSKI, W. T. ASTBURY, R. REED and P. JOHNSON: Nature **165**, 107 (1950).
[*63*] PASSEY, R. D., L. DMOCHOWSKI, W. T. ASTBURY, R. REED and P. JOHNSON: Acta Un. int. Cancr. **7**, 299 (1951).
[*64*] DMOCHOWSKI, L.: Brit. J. Cancer **2**, 94 (1948).
[*65*] BITTNER, J. J.: Cancer Res. **2**, 540 (1942).
[*66*] BITTNER, J. J.: Cancer Res. **4**, 159 (1944).
[*67*] BITTNER, J. J.: Cancer Res. **4**, 779 (1944).
[*68*] BITTNER, J. J.: J. nat. Cancer Inst. **21**, 631 (1958).
[*69*] HESTON, W. E., M. E. DERLINGER and H. B. ANDERVONT: J. nat. Cancer Inst. **5**, 289 (1945).
[*70*] HESTON, W. E., M. K. DERLINGER and T. B. DUNN: J. nat. Cancer Inst. **16**, 1309 (1956).
[*71*] BITTNER, J. J.: Cancer Res. **12**, 594 (1952).
[*72*] LATHROP, A. E. C., and L. LOEB: J. Cancer Res. **1**, 1 (1916).
[*73*] MURRAY, W. S.: Science **66**, 600 (1927).
[*74*] MURRAY, W. S.: J. Cancer Res. **12**, 18 (1928).
[*75*] LACASSAGNE, A.: C. R. Séances Acad. Sci. **195**, 630 (1932).
[*76*] MÜHLBOCK, O., and L. M. BOOT: Cancer Res. **19**, 402 (1959).
[*77*] BAGG, H. J., and J. JACKSEN: Amer. J. Cancer **30**, 539 (1937).
[*78*] BAGG, H. J.: Amer. J. Cancer **37**, 542 (1936).
[*79*] BITTNER, J. J.: J. nat. Cancer Inst. **26**, 1043 (1961).
[*80*] BITTNER, J. J.: Cancer Res. **8**, 625 (1948).
[*81*] MÜHLBOCK, O.: Adv. Cancer Res. **4**, 371 (1956).
[*82*] TANNENBAUM, A.: Amer. J. Cancer **38**, 335 (1940).
[*83*] TANNENBAUM, A.: Cancer Res. **2**, 460 (1942).
[*84*] TANNENBAUM, A.: Cancer Res. **2**, 468 (1942).
[*85*] TANNENBAUM, A., and H. SILVERSTON: Cancer Res. **13**, 532 (1953).
[*86*] VISSCHER, B., Z. B. BALL, R. H. BARNES and J. SIVERTSEN: Surgery **11**, 48 (1942).
[*87*] WHITE, F. R., J. WHITE, G. B. MIDER, M. G. KELLY and W. E. HESTON: J. nat. Cancer Inst. **5**, 43 (1944).
[*88*] DUNN, T. B.: Amer. Assoc. Adv. Sci. **22**, 13 (1945).
[*89*] HUSEBY, R. A., and J. J. BITTNER: Cancer Res. **6**, 240 (1946).
[*90*] PULLINGER, D. B.: Brit. J. Cancer **1**, 177 (1947).
[*91*] PULLINGER, D. B.: Brit. J. Cancer **6**, 69 (1952).
[*92*] PITELKA, D., H. A. BERN, K. B. DE OME, C. SCHOOLEY and S. R. WELLINGS: J. nat. Cancer Inst. **20**, 541 (1958).
[*93*] PITELKA, D., K. B. DE OME and H. A. BERN: J. nat. Cancer Inst. **25**, 753 (1960).
[*94*] JONES, E. E.: Acta Un. int. Cancr. **7**, 263 (1951).
[*94a*] APOLANT, H. B.: Arb. a. d. Königl. Inst. f. Exper. Ther., Frankfurt/Main **1**, 7 (1906).
[*95*] DE OME, K. B., L. J. FAULKIN, H. A. BERN and P. B. BLAIR: Cancer Res. **19** 515 (1959).
[*95a*] ANDERVONT, H. B., and T. B. DUNN: J. nat. Cancer Inst. **10**, 895 (1950).
[*96*] DE OME, K. B.: Fed. Proc. **21**, 15 (1962).
[*96a*] ANDERVONT, H. B., and T. B. DUNN: J. nat. Cancer Inst. **10**, 11 (1950).
[*97*] NANDI, S.: J. nat. Cancer Inst. **27**, 187 (1961).
[*97a*] GUÉRIN, M.: Bull. Cancer **42**, 14 (1955).
[*98*] NANDI, S., H. A. BERN et K. B. DE Ome: Acta Un. int. Cancr. **16**, 211 (1960).
[*98a*] GUÉRIN, M.: Bull. Cancer **43**, 23 (1956).
[*99*] BONSER, G. M.: J. Pathol. Bact. **57**, 413 (1945).
[*100*] FOULDS, L.: J. nat. Cancer Inst. **17**, 701, 713, 755, 783 (1956).
[*101*] GUÉRIN, M., et P. VIGIER: Bull. Cancer **42**, 145 (1955).
[*102*] DMOCHOWSKI, L.: Internat. Sympos. Mammary Cancer, Perugia, 667 (1957).
[*103*] PORTER, K. R., and H. P. THOMPSON: J. exp. Med. **88**, 15 (1948).
[*104*] LASFARGUES, E., M. R. MURRAY and D. H. MOORE: Internat. Sympos. Mammary Cancer, Perugia, 665 (1957).

[105] PIKOVSKI, M. A.: J. nat. Cancer Inst. **13**, 1275 (1953).
[106] BITTNER, J. J., and D. T. IMAGAWA: Cancer Res. **10**, 739 (1950).
[107] BITTNER, J. J.: Cancer Res. **18**, 706 (1958).
[108] BITTNER, J. J.: Science **93**, 527 (1941).
[109] BARNUM, C. P., Z. B. BALL and J. J. BITTNER: Cancer Res. **6**, 499 (1946).
[110] GREEN, R. G., M. M. MOOSEY and J. J. BITTNER: Proc. Soc. exp. Biol. Med. **61**, 115 (1946).
[111] IMAGAWA, D. T., J. J. BITTNER and J. T. SILVERTON: Cancer Res. **10**, 226 (1950).
[112] IMAGAWA, D. T., R. G. GREEN and O. HALVORSON: Proc. Soc. exp. Biol. Med. **68**, 162 (1948).
[113] GORER, P., and L. LAW: Brit. J. Cancer **3**, 90 (1949).
[114] DMOCHOWSKI, L., and R. D. PASSEY: Ann. New York Acad. Sci. **54**, 1036 (1952).
[115] GREEN, W. R., and J. J. BITTNER: Cancer Res. **6**, 499 (1946).
[116] BITTNER, J. J., H. M. HIRSCH, J. D. ROSS and R. GABRIELSON: Cancer Res. **19**, 918 (1959).
[117] IMAGAWA, D. T., J. T. SILVERTON and J. J. BITTNER: Cancer Res. **14**, 8 (1954).
[118] HACKMANN, CH.: Z. Krebsforsch. **57**. 454 (1951).
[118a] GRAFF, S., D. H. MOORE, W. M. STANLEY, H. T. RANDALL, L. DMOCHOWSKI, W. T. ASTBURY, R. REED and P. JOHNSON: Nature **165**, 107 (1950).
[119] KINOSITA, R., J. O. ERICKSON, D. M. ARMEN, M. DOLCH and J. P. WARD: Exper. Cell Res. **4**, 353 (1953).
[120] DMOCHOWSKI, L.: J. nat. Cancer Inst. **15**, 785 (1954).
[121] BERNHARD, W., A. BAUER, M. GUÉRIN et CH. OBERLING: Bull. Cancer **42**, 163 (1955).
[122] BERNHARD, W., M. GUÉRIN et CH. OBERLING: Acta Un. int. Cancr. **12**, 544 (1956).
[123] BERNHARD, W.: Cancer Res. **18**, 491 (1958).
[124] BERNHARD, W.: Cancer Res. **20**, 712 (1960).
[125] BANG, F. B., H. B. ANDERVONT and J. VELLISTO: Bull. John Hopkins Hosp. **98**, 287 (1956).
[126] BANG, F. B., J. VELLISTO and R. LIBERT: Bull. John Hopkins Hosp. **98**, 255 (1956).
[127] DMOCHOWSKI, L.: Cancer **1**, 214 (1957).
[128] DMOCHOWSKI, L.: Cancer Res. **20**, 977 (1960).
[129] AMANO, S., and Y. ICHIKAWA: Acta Path. Japan **9**, 455 (1959).
[130] LASFARGUES, Y., D. H. MOORE, M. R. MURRAY and C. D. HAAGENSEN: J. Biophys. Biochem. Cytol. **5**, 93 (1959).
[131] DMOCHOWSKI, L., C. E. GREY, L. O. PEARSON, O. N. WARD, R. B. HURLBERT, A. C. GRIFFIN and A. L. BRESSON: Proc. Soc. exp. Biol. Med. **102**, 174 (1959).
[132] SYKES, J. A., J. ANGERMANN and L. DMOCHOWSKI: Proc. Amer. Assoc. Cancer Res. **3**, 157 (1960).
[133] BERNHARD, W., and M. GUÉRIN: Proc. II. Internat. Symp. Mammary Cancer, Perugia 627 (1957).
[134] HOLLMANN, K. H., J. Ultrastr. Res. **2**, 423 (1959).

Leukämien der Maus

Spontanes Vorkommen und Stämme

Genaue Angaben über das Vorkommen von Leukämien bei Wildmäusen liegen nicht vor. Soweit bekannt, scheint die Spontanquote relativ niedrig zu sein.

Dagegen sind genaue Daten über spontanes Auftreten von Leukämien bei Inzuchtstämmen von Mäusen bekannt, die in den verschiedensten Laboratorien gehalten werden. Praktisch treten in allen Mäusestämmen Leukämien mit wechselnder Häufigkeit und unterschiedlichem hämatologischem Typus auf.

In Tab. 25 im Kapitel über das Mammacarcinom der Maus (S. 372) sind die wichtigsten bekannten Inzuchtstämme der Maus mit ihren Spontanquoten für Mammacarcinom und Leukämie zusammengestellt.

Die von Gross angegebenen Daten sind nur Näherungswerte, da die Stämme in den einzelnen Laboratorien, in denen sie gehalten werden, etwas unterschiedliche Spontanquoten zeigen. Der BALB/c-Stamm z. B. hat in einigen Laboratorien eine spontane Leukämierate von $<5\%$, in anderen dagegen bis zu 35%. Für den C3H-Stamm findet Gross 0,5% spontane Leukämien, während ein anderer Unterstamm (Nat. Cancer Institute) 5% aufweist. In der Tabelle treten besonders 2 Stämme hervor, die sich durch eine hohe Leukämiequote (bis zu 90%) auszeichnen. Es sind dies der C58 Black-Stamm (McDowell u. Richter [*1*]) und der Ak-Stamm (Furth, Seibold u. Rathborne [*2*]).

Beim Stamm C58 sind die meisten Leukämien als lymphatische zu charakterisieren. Myeloische Leukämien treten sehr selten auf (z. B. 6 von 543). Ursprünglich wurde dieser Stamm für genetische Zwecke entwickelt; wurde jedoch dann zu einem Leukämiestamm, der in erster Linie für Experimente mit dieser Krankheitsform verwendet wurde und wird. Gross [*3*] gibt für den C58-Stamm unter den Bedingungen seiner Zucht eine Mindestlatenzzeit von $5^1/_2$ Monaten bei Weibchen und $6^1/_2$ Monaten bei Männchen an. Dabei entwickeln 108 von 132 (82%) nach $5^1/_2$ bis $18^1/_2$ Monaten (Mittel = 9 Monate) Leukämien. Es handelt sich fast ausschließlich um lymphatische Leukämien.

Der Ak-Stamm wurde von Furth auf Leukämie ingezüchtet und zeigte dabei eine Spontanquote bis 70%. Dieser Stamm wurde dann von zahlreichen Laboratorien übernommen und auch verschieden bezeichnet; z. B. AKR oder RIL [*4*]. Bei Gross wurde der Ak-Stamm mit Ak-n bezeichnet. So bedeuten die Symbole AKR, AkR, RIF und Ak-n, daß diese Sublinien auf den Ak-Stamm von Furth zurückgehen. Trotzdem haben sich die Spontanquoten bei den Sublinien etwas voneinander entfernt und variieren bei Weibchen von 71 bis 85% (mitunter bis 90%), bei Männchen 52 bis 77%. Bei Gross liegt die Spontanquote für Weibchen bei 94% mit einer mittleren Latenzzeit von 8,6 Monaten (Gross [*5*]).

Die spontane Leukämiequote des von Graffi et al. verwendeten Agnes Bluhm- (AB-) Stammes beträgt 0,15%.

Bei Mäuseinzuchtstämmen mit niedriger spontaner Leukämierate kann durch Ganzkörperbestrahlung mit Röntgenstrahlen die Leukämiehäufigkeit wesentlich erhöht werden (Kaplan u. Brown [*6*]). Diese strahleninduzierten Leukämien sind ebenfalls zellfrei übertragbar, und zwar mit gleicher Methodik wie die übrigen Leukämien (Gross [*7*]; Gross et al. [*8*].

VI. Lymphatische Leukämie von Gross
(Ak-Leukämie)

I. Experimentelle Erzeugung des Krankheitsbildes

1. Zelluläre Übertragung

Die ersten zellulären Transplantationen von lymphatischen Leukämien bei C58-Mäusen wurden von Richter und McDowell [*9* bis *12*] unternommen. Furth und Stumia [*13*] transplantierten Ak-Leukämien von Tier zu Tier des gleichen Stammes. GROSS [*14* u. *15*] inoculierten Zellsuspensionen von Ak-Leukämien an C3H- und C57-Black-Neugeborene und Jungtiere. GROSS beschreibt die zur zellulären Transplantation dienende *Technik*, die in seinem Laboratorium angewendet wird, wie folgt (GROSS [*16*]): Das leukämische Tier wird mit Äther getötet, und es werden Stücke von Leber, Milz, Mesenterial- und Mediastinal-, sowie peripheren Lymphknoten steril entnommen. Die Stücke werden auf steriler Gaze gewogen, fein zerschnitten und in einem sterilen Mörser zerkleinert. Dazu wird 0,85%ige sterile NaCl-Lösung im Verhältnis 1:20 hinzugefügt. Es wird etwa 3 Minuten gemörsert und die erhaltene Zellsuspension durch ein steriles Tuchfilter filtriert, um größere Zellfragmente zurückzuhalten. Die feine, homogene Zellsuspension wird bakteriologisch auf Sterilität geprüft (24 Stunden bei 37 °C in Tryptosephosphatbrühe), wobei die Zellsuspension in Eis bei 0 °C aufbewahrt wird. Hier bleiben die Leukämiezellen 3 bis 4 Tage am Leben und behalten ihre Transplantabilität. Bei 37 °C werden die Zellen dagegen innerhalb 6 bis 8 Stunden inaktiviert.

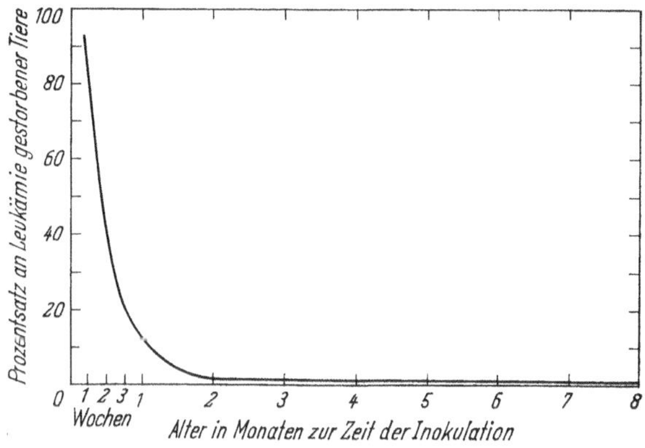

Abb. 66
Einfluß des Alters auf die Ansprechbarkeit von C3H-Mäusen auf subcutane Inoculation mit AK-Leukämie (aus GROSS [*15*])

Die 20%ige Zellsuspension wird in Mengen von 0,10 bis 0,25 ml mit einer Tuberkulinspritze injiziert. Die Haut wird an der Injektionsstelle vorher mit 95%igem Alkohol gesäubert. In Routineexperimenten werden junge, ausgewachsene Mäuse (4 bis 6 Wochen alt) verwendet, und zwar für Ak-Leukämien Tiere des Ak-Stammes; obwohl die Transplantation auch auf C3H, C57-Black und andere Stämme möglich ist. Leukämien entwickeln sich nach 10 bis 15 Tagen. Die Zellsuspension kann erheblich verdünnt werden, und zwar auf 10^{-4} und mehr, allerdings verlängert sich mit fallender Dosis die Latenzzeit.

Außer dieser Methodik wird von verschiedenen anderen Autoren auch mit Gewebsstücken transplantiert. Auch kann außer der i.p. Injektion die etwas wirksamere i.v. Applikation angewendet werden, die aber bei der Maus schwieriger ist.

Bei den Transplantationsexperimenten mit der Ak-Leukämie stellte GROSS [*15*] fest, daß der Prozentsatz der positiven Angänge sehr stark vom Alter der Tiere abhängig ist. Im Alter bis zu 16 Stunden zeigen neugeborene C3H-Mäuse praktisch 100%igen Angang der Transplantate. Diese Reaktionsfähigkeit fällt mit zunehmendem Alter, bis die Tiere mit 21 Tagen praktisch resistent gegen die Implantation von Ak-Leukämiezellen sind. Bei Verwendung von C57-Black-Tieren fällt diese Reaktionsfähigkeit noch steiler ab.

Abb. 66 gibt in einer Kurve die Altersabhängigkeit beim Angang von Ak-Leukämiezellen auf C3H-Mäusen wieder. Die Resistenz erwachsener C3H-Tiere gegen die Implantation von Leukämiematerial kann durch hohe Dosen überwunden werden (2 bis 5 ml Zellsuspension i.p.). Zellsuspensionen aus *spontanen* Leukämien des Ak-Stammes führen nur bei Ak-Mäusen zu Leukämien, während sie bei erwachsenen Tieren fremder Stämme unwirksam bleiben. Erst nach

100 bis 200 Passagen auf Ak-Tieren gelingt die Transplantation auch auf anderen Stämmen. Es sei also festgehalten, daß zur Transplantation der Ak-Leukämie auf andere Stämme (C3H, C57-Black usw.) neugeborene Tiere verwendet werden müssen.

Bei der s.c. Transplantation von Leukämiezellen des Ak-Stammes entsteht zunächst ein lokaler Tumor an der Implantationsstelle etwa 7 bis 12 Tage nach der Inokulation. Erst einige Tage danach entwickelt sich eine generalisierte Leukämie.

2. Zellfreie Übertragung

Nachdem von verschiedenen Autoren die zellfreie Übertragung der Leukämie der Maus ohne Erfolg durchgeführt worden war (Richter u. McDowell [*11*]; Furth, Seibold u. Rathborne [*2*]; Engelbreth-Holm u. Frederiksen [*17*]; Engelbreth-Holm [*18*]) konnte Gross [*19*] erstmalig die zellfreie Übertragbarkeit der lymphatischen Ak-Leukämie und der C58-Leukämie nachweisen (Gross [*3*]). Bestätigt wurden diese Befunde dann von Wooley und Small [*20*]; Furth, Buffet, Banasiewicz-Rodriguez und Upton [*21*]; Dulaney et al. [*22* u. *23*]; Hays und Beck [*24*] sowie von verschiedenen anderen Autoren. Im Laufe der Jahre gelang es ihm, aus einer spontanen Ak-Leukämie einen hochaktiven Virusstamm zu isolieren und durch fortlaufende Tierpassagen auf Ak-Mäusen zu halten und weiter zu aktivieren = *A-Stamm* (Gross [*25*]). Mit diesem Virusmaterial wurden die meisten der im folgenden beschriebenen Methoden und Ergebnisse erarbeitet.

a) Ausgangsgewebe. Als Ausgangsgewebe zur Herstellung zellfreier, virushaltiger Extrakte und Filtrate eignen sich verschiedene Gewebe leukämischer Tiere.

α) *Blutplasma.* Das Blut wird durch Herzpunktion gewonnen, mit einigen Tropfen Heparinlösung versetzt (Anticoagulanz) und die Zellen abzentrifugiert. Die Plasmen von verschiedenen Tieren werden vereinigt, mit steriler physiologischer NaCl-Lösung auf 5 bis 10% verdünnt und schließlich durch Selas 02-Filterkerzen filtriert. Das gewonnene Plasma wird neugeborenen oder saugenden C3H-Mäusen injiziert (Gross [*26*]).

β) *Leukämisch infiltrierte Organe.* Alle leukämisch infiltrierten Organe können zur Extrakt- und Filtratherstellung verwendet werden: Leber, Milz, Thymus, Mesenteriallymphknoten und periphere Lymphknoten (Abb. 68 u. 69). Der Gehalt an Virus in diesen Organen ist in Tab. 31 dargestellt; in Tab. 32 ist die Wirksamkeit von zellfreiem Plasma und Organfiltraten verglichen.

Bezüglich der Übertragung mit virushaltigem Blutplasma sei bemerkt, daß die Versuche mit *Passage A*-Virus vorgenommen wurden. Bei weniger aktivem Leukämiematerial und vor allem auch bei der Übertragung spontaner Leukämien

Tabelle 31. *Wirksamkeit zellfreier Filtrate aus Organen leukämischer Mäuse, die im Alter von $1^1/_2$ bis $4^1/_2$ Tagen mit „Passage A“-Virus inoculiert wurden* (aus Gross [*26*])

Verwendete Organe	Tierzahl	Zahl der Leukämien	[%] Leukämien	Mittleres Alter bei Auftreten der Leukämien (Monate)
Thymus	11	11	100	3
Mesenterial-Lymphknoten	9	9	100	3
Milz	11	11	100	3
Leber	5	5	100	3
Periphere Lymphknoten	8	8	100	3

Tabelle 32. *Vergleich zwischen Virusaktivität von Plasmafiltraten und Organfiltraten von Tieren, die im Alter von 2 bis 5 Tagen mit „Passage A"-Virus inoculiert wurden* (aus GROSS [*26*])

	Tierzahl	Zahl der Leukämien	Leukämien [%]	Mittleres Alter bei Auftreten der Leukämien [Monate]
Plasmafiltrat . . .	103	82	80	3,6
Organfiltrat	106	98	92	2,8

zeigt das Plasma nicht einen derart hohen Virusgehalt, weshalb zur Extrakt- und Filtratherstellung besser die genannten Organe als Ausgangsgewebe verwendet werden. Außerdem ist mit Organen eine größere Menge Filtrat zu erzielen. Als Spendertiere können Mäuse mit spontanen, transplantierten oder virusinduzierten Leukämien dienen. Jüngere Tiere mit Leukämien sind besser geeignet als alte. Am besten geeignet sind jedoch C3H-Tiere mit Passage A-induzierten Leukämien.

Im Gegensatz zu GROSS [*26*] konnten SCHWARTZ, SCHOOLMAN und SZANTO [*27*]; SCHOOLMAN, SPURRIER, SCHWARTZ und SZANTO [*28*] sowie SCHWARTZ, SCHOOLMAN, SPURRIER und YATES [*29*] das leukämogene Agens auch in den Gehirnen von leukämischen Ak-, Swiss-, DBA und C3HeB-Mäusen nachweisen. Filtrate aus dem Gehirn induzierten Leukämien, während solche aus leukämischen Organen inaktiv waren. Das pathologische Bild dieser Swiss-Mausleukämie differiert allerdings etwas von dem der Ak-Leukämie, indem in erster Linie Hepatosplenomegalie, weniger jedoch Vergrößerung der Lymphknoten auftritt. Von verschiedenen Autoren wird das *Schwartz-Virus* als nicht identisch mit dem Ak-Virus angenommen (s. auch S. 483).

b) Herstellung der Extrakte und Filtrate. Wie bei der zellulären Übertragung wird das leukämische Gewebe in einem sterilen Mörser mit 0,85%iger NaCl-Lösung (im Verhältnis 1:20) zerrieben und eine Zellsuspension hergestellt. Diese wird zunächst bei 3000 U/min und 0 °C für 15 Minuten zentrifugiert. Der Überstand wird in einem anderen Röhrchen bei 0 °C 5 Minuten bei 9500 U/min (7000 · g) zentrifugiert. Der hier resultierende Überstand wird entweder durch Berkefeld-N- oder Selas-02 -oder -03-Filterkerzen filtriert (20 bis 25 mm Hg). Jedes Filter wird vor und nach der Filtration mit Escherichia coli auf Undurchlässigkeit für Zellen getestet. Meist werden die Extrakte vor der Filtration mit 0,5 bis 1 ml einer 1:2000-Verdünnung einer frischen Boullionkultur von E. coli gemischt und dann auf Sterilität geprüft. Die Filtrate werden sofort injiziert. Sie können jedoch auch 24 bis 48 Stunden in Eis aufbewahrt werden (GROSS [*16*]).

Bei Verzicht auf eine absolute Zellfreiheit können die gewonnenen Zellsuspensionen nach zweimaliger Zentrifugation (3000 U/min für je 15 Minuten) direkt verspritzt werden. Die Extrakte zeigen eine höhere Aktivität als Filtrate, da beim Filtrieren ein Teil des Virus im Filter adsorbiert wird (Tab. 36).

c) Applikationsweise und Dosis. Von GROSS wird in erster Linie i.p. und s.c. injiziert, wobei die i.p. Inoculation etwas wirksamer ist als die s.c. (Tab. 37). Mitunter wird auch intracranial appliziert. Die i.v. Inoculation (Schwanzvene) wird von GROSS nicht angewendet, ist aber aus eigenen Erfahrungen mit der myeloischen Leukämie (s. dort) ebenfalls wirksam. KASSEL und ROTTINO [*30*] injizieren 0,03 bis 0,05 ml i.v. in die Vena facialis anterior neugeborener Tiere. Die Autoren stellen sich zu diesem Zweck Mikronadeln aus Glaskapillaren her, die am Ende 100 mμ Durchmesser aufweisen (Technik s. Literatur). Die Vene wird durch Bestreichen der Haut hinter dem Auge mit Mineralöl im auffallenden Licht sichtbar gemacht. Die Injektion wird unter einem Binokular vorgenommen.

Die injizierte Filtratmenge liegt bei 0,1 bis 0,2 ml. Die Einstichstelle wird bei neugeborenen und saugenden Tieren sauber abgerieben und die Tiere anschließend sofort zur Mutter zurückgesetzt (nähere Angaben über Applikationstechnik s. *Myeloische Leukämie*, S. 444).

d) Dosis-Wirkungs-Beziehungen. Untersuchungen über die Dosis-Wirkungs-Beziehungen wurden von GROSS [*26*] am *Passage A*-Virus gemacht. Dazu wurden serienmäßige Verdünnungen von Filtraten aus Organen hergestellt (Tab. 33) und 1 bis 15 Tage alten C3H-Mäusen (Bittner-Linie) inoculiert.

Tabelle 33. *Abhängigkeit der Leukämiehäufigkeit von der Verdünnung des zellfreien Filtrates bei Inoculation 1 bis 15 Tage alter C3H-Mäuse* (nach GROSS [*26*])

Filtrat-verdünnung	Tierzahl	Zahl der Leukämien	Leukämien [%]	Mittleres Alter bei Auftreten der Leukämien [Monate]
1:5	123	95	77	3,8
10^{-1}	47	31	66	4,6
10^{-2}	79	59	75	4,5
10^{-3}	148	60	41	5,8
10^{-4}	93	29	31	7,0
10^{-5}	75	8	11	8,7
10^{-6}	56	3	5	4,5

Es ergibt sich daraus eine direkte Abhängigkeit der Leukämiehäufigkeit und der Latenzzeit von der inoculierten Virusdosis. Mit steigender Dosis verkürzt sich die Latenzzeit, und die Leukämiehäufigkeit nimmt zu.

e) Variabilität der Aktivität zellfreier Extrakte und Filtrate (Aktivierung des Virus durch Tierpassagen). Bei Ak-Leukämien (spontan und induziert bei C3H-Mäusen) ließ sich eine relativ starke Variabilität der Aktivität der Filtrate feststellen. In einer Serie von 70 Filtraten, bei denen jedes von einem anderen Ak-Spendertier stammte, waren 18 völlig ohne leukämogene Wirkung (GROSS [*31*]). Andere Extrakte dagegen waren aktiv und induzierten nach Inoculation an neugeborene C3H- und C57-Brown-Mäuse Leukämien. Bei Inoculation in 2 bis 12 Tage alte C3H-Mäuse entstanden einige Leukämien, jedoch erst nach einer Latenzzeit von 14 Monaten. Mitunter hatten dagegen leukämische Extrakte aus spontanen Ak-Leukämien eine starke leukämogene Wirkung nach 3 bis 6 Monaten, wenn sie an 1 bis 7 Tage alte C3H-Mäuse appliziert wurden. So ist es niemals möglich gewesen, den Grad der leukämogenen Wirkung vorauszusehen (GROSS [*16*]). Ähnliche Befunde bezüglich der Aktivität leukämischer Extrakte und Filtrate wurden auch von WOOLEY und SMALL [*20*] gemacht.

GROSS hat in Anbetracht dieser Variabilität der Filtrate versucht, einen Virusstamm zu schaffen, der eine gleichmäßig hohe leukämogene Wirkung zeigt. Gruppen von Würfen von C3H-Mäusen wurden mit zellfreien leukämischen Extrakten von verschiedenen Spendern inoculiert. Unter den sich bei diesen Tieren entwickelnden Leukämien wurden jeweils nur die mit der kürzesten Latenzzeit wieder zur Herstellung neuer Filtrate benutzt. So wurde über mehrere Passagen verfahren und damit eine Reihe von Stämmen selektiert. Einer davon stammte von einer spontanen Ak-Leukämie und hatte eine sehr starke leukämogene Wirkung, der schon mehrmals erwähnte *Passage A*-Stamm. Filtrate dieses Leukämiestammes erzeugten akute, generalisierte, lymphatische Leukämien, bei den meisten der inoculierten Tiere schon nach $3^1/_2$ Monaten (GROSS [*25*]). Das Passage A-Virus wurde auch von anderen Autoren in Experimenten mit Leukämien verwendet. So von KASSEL und ROTTINO [*30*], KASSEL, BURTON, FRIEDMAN und ROTTINO [*31a*], die i.v. injizierten und ebenfalls Leukämiehäufigkeiten von 80 bis 100% fanden, bei einer Latenzzeit von etwa 5 Monaten. LEVINTHAL, BUFFETT und FURTH [*32*] fanden mit Passage A-Virus 59% Leukämien nach 5 Monaten. In verschiedenen anderen Laboratorien wurden mit dem A-Virus gleiche Ergebnisse erzielt. Von JULLIEN und RUDALI [*33*] wurde eine sehr ähnliche Methode angewendet. Sie verwendeten zellfreien Leukämieextrakt eines Ak-Tieres und induzierten bei Ak-Mäusen und (AkR × R IIIf)F_1-Hybriden Leukämien. Diese wurden über zahlreiche Passagen zellfrei auf Mäuse der gleichen Stämme übertragen und damit der mit *Passage G* bezeichnete Virusstamm herausgezüchtet. Filtrate dieses Stammes erzeugen nach Applikation an neugeborene Ak-Mäuse 100% Leukämien nach einer Latenzzeit von 2 bis 3 Monaten.

f) Anreicherung des leukämogenen Agens. Zellfreie Filtrate von spontanen Ak-Leukämien oder von induzierten C3H-Leukämien werden in einer Ultrazentrifuge bei 40000 U/min (~125000 · g) für 30 Minuten zentrifugiert. Das Sediment induziert bei Inoculation an C3H-Mäuse Leukämien (GROSS [*31*]).

Aus den Ultrazentrifugationsversuchen ging hervor, daß es sich um partikuläre Komponenten handelt. Nach Zentrifugation bei 40000 U/min für 7 Minuten sedimentierten 100 mμ-Partikel, nach 15 Minuten 70 mμ-Partikel und nach 30 Minuten 50 mμ-Partikel. Daraus wurde geschlossen, daß es sich bei dem leukämogenen Agens um Partikel von 50 bis 70 mμ Durchmesser handelt (s. auch Abschnitt *Elektronenmikroskopie*, S. 418). Eine weitere Anreicherungsmethode für Leukämievirus wird im Abschnitt über die lymphatische Leukämie von MOLONEY, S. 422, beschrieben.

g) Tiermaterial.

α) *Stämme* (genetische Konstitution). Als Ausgangsgewebe diente bei den Versuchen von GROSS leukämisches Material von Tieren des Ak-Stammes. Da dieser Stamm jedoch eine spontane Leukämiequote von 85% aufweist, müssen für Übertragungsversuche (sowohl zellulär als auch zellfrei) Tiere aus Stämmen mit weit niedrigerer Spontanrate verwendet werden. Ebenso verhält es sich mit Leukämien von C57-Mäusen, bei denen ebenfalls 85% Leukämien spontan auftreten. GROSS verwendet in erster Linie C3H-Tiere für seine Übertragungsexperimente, da dieser Stamm nur mit 1% spontan belastet ist, aber bei dem trotzdem experimentell Leukämien induziert werden können. Außerdem werden C57 Brown/cd-, A-, BALB/c-Mäuse verwendet. Bei Verwendung von C3H-Tieren stellte sich eine teilweise recht erhebliche Differenz in der Ansprechbarkeit gegenüber dem Leukämievirus bei verschiedenen Sublinien des C3H-Stammes heraus. So konnten LAW, DUNN und BOYLE [*34*] an einer Sublinie des C3H-Stammes, die im National Cancer Institute gehalten wurde, nur 5% Leukämien mit Filtraten von Ak-Tieren induzieren, während GROSS [*35*] bei seiner Sublinie 28% Leukämien erzielen konnte.

Von GROSS werden 2 Sublinien des C3H-Stammes verwendet, nämlich C3H-Mäuse des Bittner-Stammes, der ursprünglich auf STRONG zurückgeht und mit 90% Mammacarcinomen spontan belastet ist. Aus dieser Gruppe wurde durch Aufzucht mit Ammen (*foster nursing*) eine Parallellinie gezogen, die frei von Bittner-Virus ist und mit C3H(f) bezeichnet wurde.

Als zweite Sublinie dient die ebenfalls milchfaktorfreie C3H-Linie von ANDERVONT, die mit An bezeichnet wird. Diese von GROSS verwendeten C3H-Tiere [C3H, C3H(f) und An] zeigten bei Verwendung von Leukämiefiltraten aus spontanen Ak- oder induzierten C3H-Leukämien keine unterschiedliche Ansprechbarkeit. Mit *Passage A*-Virus allerdings zeigte sich, daß die Bittner-Sublinie etwas empfindlicher war als die Andervont-Linie (98% nach 3 Monaten gegenüber 70% nach 3,9 Monaten mit gleichen Filtraten (GROSS [*16*]). Weiterhin stellte sich heraus, daß C3H(f)-Tiere (frei von Milchfaktor) mit höherer Leukämiehäufigkeit auf Filtrate von Ak-Leukämien reagieren als C3H-Tiere (mit Milchfaktor; C3H(f) = 35%, C3H = 24% (Gross [*31*]).

Neben den genannten Sublinien des C3H-Stammes eignen sich nahezu ebenso gut für die Übertragung von Ak-Leukämien Tiere des C57-Brown-Stammes, Sublinie cd (Gross [*36*]). Tiere der Stämme BALB/C und A sowie die schon erwähnte Sublinie des C3H-Stammes im National Cancer Institut eignen sich weniger gut, da sie weniger empfindlich auf das Ak-Leukämievirus reagieren (Gross [*26*]). Bei Testversuchen mit dem *Passage A*-Virus, das ja auf C3H-Mäusen der Bittner-Sublinie passagiert wurde, zeigte sich eine relativ starke Stammspezifität, die in diesem Ausmaß bei den Filtraten aus spontanen Ak- und induzierten C3H- und C57-Leukämien nicht vorhanden war. C3H/An-Tiere sprechen weniger gut auf das *Passage A*-Virus an als C3H und C3H(f)-Tiere (beide auch mit C3H/Bi bezeichnet). Weiterhin erwiesen sich Tiere des Swiss-(NIH-) und des I-Stammes weniger gut auf *Passage A*-Virus ansprechbar, als die C3H und C57 Brown/cd-Mäuse (Gross [*26*]). Die Ergebnisse dieser Untersuchungen sind in den Tab. 34 und 35 zusammengefaßt, die gleichzeitig die Unterschiede zwischen Extrakten aus Ak-Leukämien und *Passage A*-Filtraten zeigen.

Tabelle 34. *Ansprechbarkeit neugeborener (weniger als 16 Stunden alter) Mäuse verschiedener Stämme auf Inoculation mit zellfreien Ak-Leukämie-Extrakten* (nach Gross [*26*])

Stamm	Ak-Leukämie-Extrakte				Kontrollen			
	Tierzahl	Zahl der Leukämien	% Leukämien	Latenzzeit [Monate]	Tierzahl	Zahl der Leukämien	% Leukämien	Latenzzeit [Monate]
C3H/Bi. . .	328[1]	92	28	10	166	2	1	17
C57BR/cd .	113	45	40	10	89	0	0	0
C57 Black .	44	17	39	17	0	—	—	—
BALB/c . .	98	16	18	16	57	4	7	22
A	28	3	11	15	14	0	0	0
C3H/An . .	162[1]	7	4	14	45	0	0	0

[1] Tiere wurden mit zellfreien Filtraten inoculiert.

Tabelle 35. *Ergebnisse der Inoculation von „Passage A"-Leukämiefiltraten an neugeborene*[1] *und saugende (3 bis 6 Tage alte) Mäuse verschiedener Stämme* (nach Gross [*26*])

Stamm	Nr. der Passage	Tierzahl	Leukämiezahl	Leukämien [%]	Latenzzeit [Monate]
C3H/Bi. . .	19	267	262	98	3,3
C57BR/cd .	16 bis 18	93	87	94	3,6
Swiss . . .	10 bis 13	46	13	28	4,3
C3H/An[1] . .	8 bis 11	33	4	12	3,5
A[1]	2 bis 3	19	2	11	17
I[1]	7 bis 11	31	7	22,5	11

Die Übertragung der Ak-Leukämie innerhalb des Ak-Stammes wurde von Rudali, Duplan und Latarjet [*37* u. *38*] vorgenommen. Als Versuchstiere verwendeten sie an Stelle der C3H-Tiere neugeborene Mäuse des Ak-Stammes, denen sie die zellfreien Ak-Leukämieextrakte inoculierten. Dabei stieg die Leukämiehäufigkeit gegenüber der Spontanrate von 84% (270 Tage Latenzzeit) auf 90% (135 Tage Latenzzeit) an. Damit konnte also eine sehr große Ausbeute an Leukämiematerial für experimentelle Zwecke erzielt werden. Außerdem wurde so ein *Passage G*-Stamm (analog zum *Passage A*-Stamm von Gross) isoliert.

Tabelle 36. *Wirkung leukämischer Extrakte (Zentrifugate und Filtrate) aus „Passage A"-Leukämien nach Applikation an neugeborene (weniger als 16 Stunden alte) C3H-Mäuse* (nach GROSS [*40*])

Passage Nr.	Inokulation mit:	Tierzahl	Zahl der Leukämien	Leukämien [%]	Mittleres Alter bei Auftreten der Leukämien [Monate]
8	Filtrat	64	23	36	4
	Zentrifugat	32	28	88	3,5
9	Filtrat	120	73	61	4
	Zentrifugat	12	12	100	3,5
10	Filtrat	126	79	63	3,6
Gesamt:	Filtrat	310	175	56	3,9
	Zentrifugat	44	40	91	3,5

Tabelle 37. *Wirkung leukämischer Filtrate des „Passage A"-Virusstammes bei C3H-Mäusen unterschiedlichen Alters nach der Geburt (ab 16 Stunden)* (nach GROSS [*40*])

Alter bei Inoculation [Tage]	Inoculationsweise	Tierzahl	Zahl der Leukämien	Leukämien [%]	Mittleres Alter bei Auftreten der Leukämien [Monate]
16 Stunden < 1	s.c.	34	21	62	
	i.p.	3	3	100	
		37	24	65	3,3
1 < 2	s.c.	54	40	74	
	i.p.	13	13	100	
		67	53	79	3,6
2 < 4	s.c.	58	26	68	
	i.p.	34	31	91	
		72	57	79	3,3
4 < 7	s.c.	8	5	62	
	i.p.	56	49	87	
		64	54	84	3,4
7 < 10	s.c.	3	3	100	
	i.p.	26	25	96	
		29	28	97	3,6
10 < 14	i.p.	35	27	77	3,7
Gesamt 16 Stunden < 14	s.c.	137	95	69	
	i.p.	167	148	89	
		304	243	80	
14 < 21	i.p.	28	9	39	
Erwachsene (Mittel 51)	i.p.	94	35	37	
	i.cranial	28	10	36	
		122	45	37	8,8

β) *Alter der Tiere.* Bis zur Entwicklung des Passage A-Stammes war für eine erfolgreiche Übertragung der Leukämie des Ak-Stammes (und auch des C58-Stammes) die Verwendung von neugeborenen Tieren (jünger als 16 Stunden) Voraussetzung. Saugende Tiere (2 bis 12 Tage alt) entwickelten zwar Leukämien, jedoch in weitaus geringerem Prozentsatz und nach wesentlich längerer Latenzzeit.

Mit der Entwicklung des Passage A-Stammes ergab sich eine neue Altersabhängigkeit der Induktion von Leukämien durch Extrakte und Filtrate. Mit diesem hochaktiven Virus können auch saugende C3H-Mäuse im Alter von 1 bis 14 Tagen erfolgreich inoculiert werden und ergeben bis zu 100% Leukämien innerhalb von 3 bis 4 Monaten. Weiterhin zeigte sich, daß auch ausgewachsene C3H-Jungtiere auf das Passage A-Virus ansprechen (etwa 37% nach 7 Monaten), während sie auf Extrakte und Filtrate aus gewöhnlichen spontanen und induzierten Leukämien nur sehr selten eine Reaktion zeigen (GROSS [*39*]). Zu bemerken wäre noch, daß leukämische Filtrate bei neugeborenen Tieren (weniger als 16 Stunden alt) außer Leukämien auch Parotistumoren erzeugen, während sie bei Inoculation in saugende Tiere (1 bis 14 Tage alt) keine derartige Wirkung zeigen. Bezüglich der zusätzlichen Erzeugung von Parotis- und anderen Tumoren siehe auch Abschnitt *Krankheitsbild* und Kapitel über *Parotistumor-Polyoma-Virus*, S. 485.

Tab. 35, 36 u. 37 zeigen die Abhängigkeit der Filtrat- und Extraktwirkung vom Alter der behandelten Tiere bei Verwendung des Passage A-Stammes.

γ) *Einfluß des Geschlechts.* GROSS [*31*] fand in mehreren Experimenten eine etwas höhere Ansprechbarkeit der C3H-Weibchen als der Männchen auf leukämische Filtrate. Die Tab. 38 gibt ein Beispiel für die Unterschiede zwischen Weibchen und Männchen in einem Experiment mit großer Tierzahl.

Tabelle 38. *Einfluß des Geschlechts auf die Ansprechbarkeit von C3H- und C3H(f)-Mäusen, die als neugeborene Tiere mit Ak-Leukämiefiltraten geimpft wurden* (nach GROSS [*31*], vereinfacht)

Stamm	Geschlecht	Tierzahl	Zahl der Leukämien	Leukämien [%]	Mittleres Alter bei Auftreten der Leukämie [Monate]
C3H . .	♀	90	22	24	9
	♂	53	10	19	12
C3H(f) .	♀	111	39	35	11
	♂	74	21	28	9
Gesamt:	♀	201	61	30	10
Gesamt:	♂	127	31	24	10

Bei spontanen Leukämien wurde von COLE und FURTH [*41*] eine höhere Spontanquote bei Ak-Weibchen (71%) als bei Ak-Männchen (67%) beobachtet. Außerdem entwickelten sich die Leukämien früher bei den Weibchen als bei den Männchen. Gleiche Befunde wurden von LAW [*42*] für den C58-Stamm berichtet. RUDALI, DESORMEAUX und JULIARD [*43*] fanden beim AkR-Stamm 83% spontane Leukämien bei Weibchen und nur 65% bei Männchen.

h) Bedeutung zusätzlicher Faktoren für die Entwicklung spontaner und induzierter Leukämien.

α) *Gonadektomie.* Die spontane Leukämiequote konnte von RUDALI, DESORMEAUX und JULIAR [*43*] durch Ovarektomie bei Weibchen des AkR-Stammes von 83 auf 67% erniedrigt und durch Exstirpation der Testes bei AkR-Männchen von 65 auf 84% erhöht werden. Ähnliche Befunde wurden vorher von MCENDY, BOON und FURTH [*44*] sowie MURPHY [*45*] bei Ak-Mäusen gemacht. Letzterer alledings fand zwar bei kastrierten Männchen eine erhöhte Spontanquote, bei kastrierten Weibchen jedoch keinen Effekt. Testosteron erniedrigte die Spontanrate bei kastrierten Weibchen erheblich. LAW [*42*] konnte sehr ähnliche Befunde bei C58-Tieren erheben.

β) Thymektomie. Bei der Ausbildung spontaner und induzierter Leukämien ist der Thymus von wesentlicher Bedeutung. Thymektomie führt zu einer deutlichen Senkung der spontanen Leukämierate. MCENDY, BOON und FURTH [*44*] konnten erstmalig diesen Effekt bei Ak-Mäusen nachweisen. Entfernung des Thymus im Alter von 1 bis 2 Monaten reduzierte die Spontanquote bei Männchen von 61 auf 11 und bei Weibchen von 77 auf 8%. LAW und MILLER [*46* u. *47*] konnten diese Befunde an RIL und C58-Mäusen bestätigen (Senkung von 83 auf 15% bei RIL- und von 91 auf 35% bei C58-Tieren). Die Nachkommen von im Alter von 3 Wochen thymektomierten Tieren des Ak-Stammes dagegen zeigen die gleiche spontane Leukämiehäufigkeit wie die Nachkommen unbehandelter Tiere (GROSS [*26*]).

Bei induzierten Leukämien ergaben sich folgende Einflüsse der Thymektomie auf die Ausbildung der Erkrankung (vorwiegend mit Passage A-Virus getestet) (GROSS [*48*]; LEVINTHAL, BUFFETT u. FURTH [*32*]; MILLER [*49* u. *50*]): Entfernung des Thymus bei Tieren im Alter von etwa 55 Tagen und Virusapplikation einige Tage danach verhindert die Entwicklung der Leukämie bei allen mit Passage A-Virus behandelten C3H-Tieren (GROSS [*51*]). Wird das Virus vor oder gleichzeitig mit der Thymektomie appliziert, so ist der Effekt nicht so ausgeprägt, aber trotzdem signifikant. Subcutane Implantation von homologem Thymus stellt die Ansprechbarkeit auf das A-Virus wieder her, auch wenn sie erst längere Zeit danach erfolgt (GROSS [*51*]; MILLER [*50*, *52* u. *53*]). Das Leukämievirus läßt sich in thymektomierten Tieren passagenweise übertragen, ohne daß Leukämien entstehen (MILLER [*54*]).

Bei den thymektomierten Tieren stellte sich ein überraschender Effekt ein, wenn sie über eine Zeit beobachtet wurden, die die Latenzzeit der normalerweise bei ihnen auftretenden lymphatischen Leukämie überschritt. C3H-Mäuse, die als Neugeborene mit A-Virus inoculiert und darauf thymektomiert wurden, blieben zunächst völlig gesund bis zum Alter von etwa 12 bis 16 Monaten. Dann jedoch entwickelten sie myeloische Leukämien (teilweise Chloroleukämien) in einem gewissen Prozentsatz (z. B. 14%). Dieser Effekt war etwas unerwartet und kann noch nicht völlig erklärt werden. Die myeloischen Leukämien lassen sich zellulär auf C3H-Mäuse transplantieren, wo sie über einige Generationen den myeloischen Charakter beibehalten, dann aber zum größten Teil in lymphatische übergehen. Zellfreie Übertragung der myeloischen Leukämien bei C3H-Mäusen (neugeborene oder saugende) führt nach $2^1/_2$ bis $3^1/_2$ Monaten in erster Linie zu lymphatischen Leukämien (31 von 120), während nur wenige myeloische auftreten (4 von 120) (GROSS [*26*]).

Technik der Thymektomie (GROSS [*48*]): Die Entfernung des Thymus wird unter aseptischen Bedingungen unter leichter Nembutal-Äther-Anästhesie durchgeführt. Nach dem Hautschnitt wird der obere Teil des Sternums freigelegt und das Manubrium sterni entlang der Mittellinie längs aufgespalten (etwa 3 bis 4 mm). Die auf dem Mediastinum liegende Fascie wird mit einer Augenpinzette vorsichtig angehoben und eine kleine Öffnung (3 bis 4 mm) hineingeschnitten, um den Thymus sichtbar werden zu lassen. Beide Lobi des Thymus werden dann mit einer kleinen Glaspipette vorsichtig aufgesaugt und die Wunde oberflächlich mit Seide vernäht. Die Sterblichkeit infolge dieser Operation liegt bei 10 bis 20%.

γ) Splenektomie. Die Entfernung der Milz vor oder nach der Applikation von Passage A-Virus bewirkt bei C3H-Mäusen (Alter z. Z. der Splenektomie etwa 4 Wochen) nur eine geringe Senkung der Leukämiezahl (68% nach 5 Monaten), die aber gegenüber der bei Thymektomie sehr gering ist. Es scheint lediglich der Leukämietyp in ganz vereinzelten Fällen beeinflußt zu werden (Auftreten einzelner myeloischer Formen) (GROSS [*16*]).

δ) *Umweltfaktoren.* Die Ansprechbarkeit erwachsener C3H-Tiere auf das Passage A-Virus ließ sich durch Haltung bei +4 °C erniedrigen, und zwar auf 25% gegenüber Kontrolltieren mit 67%, die bei +20 °C gehalten wurden. Die Spontanrate von Ak-Tieren allerdings ließ sich mit der gleichen Versuchsanordnung nicht beeinflussen (GROSS [*26*]).

Nach SAXTON, BOON und FURTH [*55*] führt Minimalfütterung (Unterernährung) bei Ak-Mäusen zu Sterilität der Tiere und zu einer Senkung der spontanen Leukämierate von 65 auf 10%. Dieser Effekt wird auf hormonelle Faktoren zurückgeführt.

i) Vertikale Übertragung des Leukämievirus (Epidemiologie). Nachdem von verschiedenen Autoren (FURTH, COLE u. BOON [*56*]; BARNES u. COLE [*57*]; GROSS [*16*]) nachgewiesen wurde, daß das Leukämieagens nicht wie das Bittner-Virus mit der Milch übertragen wird, wurden Versuche zur Ermittlung der Übertragung durch den Embryo unternommen.

Junge, trächtige Ak- oder C58-Weibchen (etwa 2 Monate alt) wurden operiert und die normalen Embryonen entnommen. Von letzteren wurden Zellsuspensionen oder zellfreie Extrakte hergestellt und an neugeborene C3H- oder C57 Brown/cd-Mäuse appliziert. Bei Verwendung von Zellsuspensionen von Ak-Embryonen traten bei 12 von 57 (= 21%) Tieren im durchschnittlichen Alter von 14 Monaten Leukämien auf. Bei Applikation zellfreien Extraktes aus Embryonen entwickelten sich bei 10 von 35 nach etwa 11 Monaten Speicheldrüsencarcinome [s. Kapitel *Parotistumor* (*Polyoma*)-*Agens*] und 2 Leukämien. Ebenso verhielten sich C58-Embryonen: Zellfreie Extrakte führten bei 6 von 21 C57 Brown/cd-Mäusen (= 28%) bzw. 6 von 63 C3H-Tieren (= 10%) zu Leukämien. Präparationen aus normalen C3H- und C57-Embryonen waren wirkungslos.

Diese Ergebnisse (GROSS [*19*, *58* bis *60* u. 16]) haben demnach bewiesen, daß das Leukämieagens in den Embryonen spontan belasteter Stämme vorhanden ist und von Generation zu Generation weitergegeben wird, wodurch sich auch z. T. erklärt, daß bestimmte Mäusestämme spontane Leukämiequoten aufweisen, während andere gar nicht oder nur gering belastet sind. Hinzu kommt natürlich eine gewisse genetische und hormonelle Konstitution, die die Tiere eines Stammes ansprechbar gegenüber dem Virus macht oder eine Resistenz bewirkt.

Die vertikale Übertragung konnte nicht nur bei spontanen Leukämien, sondern auch bei induzierten nachgeweisen werden. So ist das Ak-Leukämieagens nach Inoculation in neugeborene C3H-Mäuse auch in den Nachkommengenerationen dieser Mäuse nachweisbar, obwohl diese nicht mehr behandelt wurden (Abb. 67). Allerdings war die Leukämiequote bei den Nachkommen inoculierter C3H-Mäuse sehr niedrig, jedoch signifikant gegenüber der Spontanrate von 0,5%. In einigen Experimenten konnten jedoch auch höhere Spontanraten bei F_1-Tieren beobachtet werden (GROSS [*58* u. *61*]). Die Herauszüchtung eines mit Leukämie belasteten C3H-Stammes war jedoch nicht möglich.

Diese Ergebnisse mit induzierten Leukämien, bei denen Virusmaterial aus gewöhnlichen Ak-Leukämien verwendet wurde, konnten mit dem Passage A-Virus, das eine wesentlich höhere Aktivität zeigt, erweitert und ausgebaut werden (GROSS, zit. nach [*16*]). Neugeborene C3H-Tiere wurden mit A-Virus inoculiert und sofort danach angepaart. Die unbehandelten Nachkommen zeigten praktisch alle nach 4 bis $5^1/_2$ Monaten Leukämien. Wurde nur die Mutter behandelt, der Vater jedoch nicht, so entwickelten die meisten der F_1-Tiere Leukämien, während im umgekehrten Experiment (Vater behandelt,

Mutter nicht) die Leukämiezahl sehr niedrig war und verlängerte Latenzzeiten auftraten.

Diese Experimente zur vertikalen Übertragung des Leukämieagens haben demnach ergeben, daß das Virus von Generation zu Generation wahrscheinlich

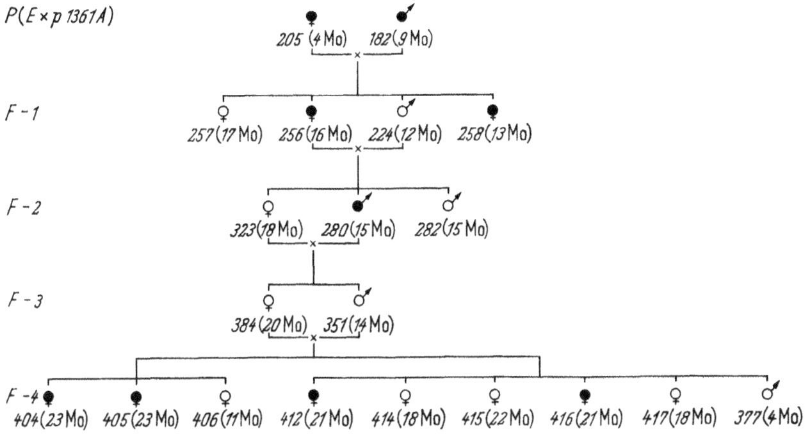

Abb. 67. Übertragung des Leukämievirus von GROSS über mehrere Generationen. Gefüllte Zeichen = Leukämien (aus GROSS [61])

durch Infektion des Eies im mütterlichen Organismus oder durch intrauterine Infektion des Embryos übertragen wird.

k) Heterologe Übertragung auf Ratten. Mit Passage A-Virus konnte Gross [62] durch Applikation an neugeborene Sprague-Dawley-Ratten bei 8 von 11 Tieren (= 73%) nach 3 bis 4 Monaten Leukämien erzeugen. Es traten 3 Lymphosarkome, 3 generalisierte Leukämien und 2 akute Stammzelleukämien auf. Die Leukämien sind von Ratte auf Ratte passagenweise übertragbar (0,5 ml Filtrat i.p.). Dabei wurden 89% Leukämien nach 2 Monaten beobachtet. DMOCHOWSKI, GROSS und PADGETT [62a] konnten in diesen Rattenleukämien elektronenmikroskopsich Viruspartikel nachweisen.

II. Krankheitsbild

1. Makroskopisch

Bei s.c., zellulärer Transplantation entwickelt sich zunächst an der Inoculationsstelle nach einigen Tagen (9 bis 12 Tage) ein s.c. Tumor. Kurze Zeit danach sind in den Achselhöhlen und Leistenbeugen erbsengroße Lymphknoten tastbar. Das Abdomen zeigt sich geschwollen, und Milz und Leber sind als stark vergrößerte Organe tastbar. Nach Auftreten dieser Anzeichen der Leukämie tritt der Tod innerhalb kurzer Zeit (etwa 48 Stunden) ein. Die Zeit bis zum Auftreten des s.c. Tumors und der Lymphknotenvergrößerung variiert etwas mit dem Alter der inoculierten Tiere.

Bei der Autopsie werden erheblich vergrößerte periphere Lymphknoten, vergrößerte Leber und Milz sowie vergrößerte Mesenterial- und Mediastinallymphknoten und Thymustumoren angetroffen (Abb. 68 und 69).

Dieses typisch leukämische Bild zeigt sich auch bei spontanen Ak- und bei filtratinduzierten C3H- und C57 Brown-Leukämien. Bei voll ausgebildeten

Leukämien fällt ein großes Thymus-Lymphosarkom ins Auge; weiterhin vergrößerte, längliche Mesenteriallymphknoten, vergrößerte Leber und Milz sowie große periphere Lymphknoten in der Leiste, in den Achselhöhlen und in der Halsregion. Häufig entwickelt sich das Thymuslymphosarkom so schnell, daß

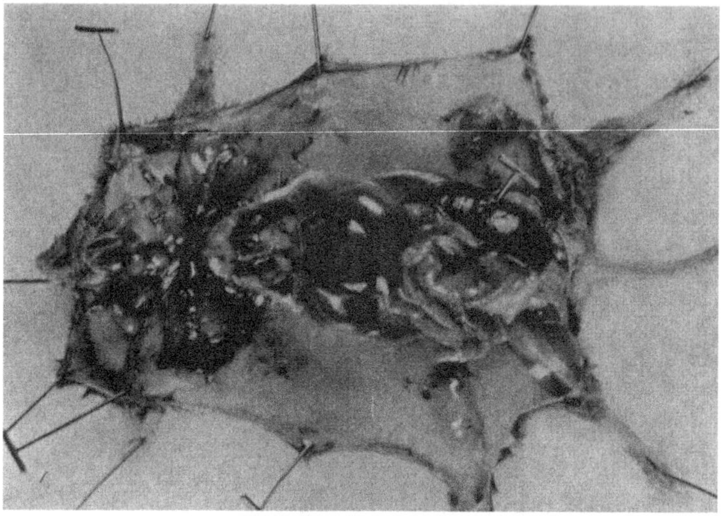

Abb. 69. Leukämie bei einer C3H(f)-Maus im Alter von $8^1/_2$ Monaten nach Inoculation mit Zellsuspension aus normalen AK-Embryonen (aus Gross [*60*])

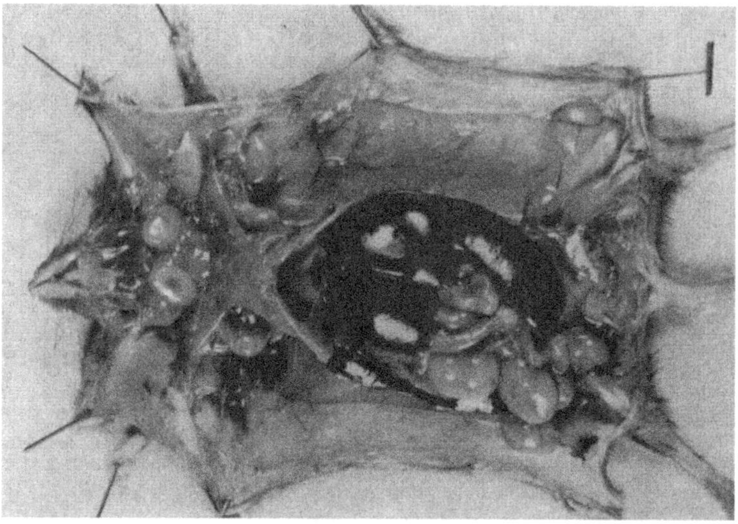

Abb. 68. Leukämie bei einer C3H(f)-Maus im Alter von 9 Monaten nach Inoculation von AK-Leukämie-Extrakt (aus Gross [*60*])

es die gesamte Brusthöhle ausfüllt und zum Tode der Tiere führt, bevor die übrigen Symptome der Leukämie in Erscheinung treten können.

Zu bemerken wäre nur, daß bei zellfrei induzierten Leukämien nach wesentlich längerer Latenzzeit die genannten Symptome auftreten als bei zellulär induzierten. Es sei an dieser Stelle darauf hingewiesen, daß Gross bei all seinen Versuchen zur *zellfreien* Übertragung außer Leukämien auch stets in wechselndem Prozentsatz Parotistumoren und s.c. Tumoren (Sarkome) beobachtete. Extrakte und

Filtrate aus diesen Tumoren erzeugen abermals Leukämien, Parotistumoren und Sarkome. Abb. 70 gibt diese Beziehungen wieder. Es handelt sich bei dem tumorinduzierenden Agens um das Parotistumor-(Polyoma)-Virus, das in einem der nächsten Kapitel ausführlich besprochen wird.

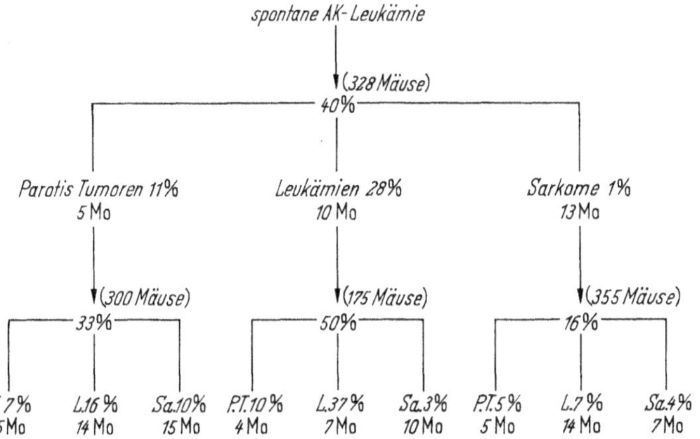

Abb. 70. Onkogenes Spektrum von Leukämiefiltraten aus GROSS-Leukämien (aus GROSS [71]) *PT* Parotistumoren; *L* Leukämien; *Sa* Sarkome

2. Mikroskopisch

Blutausstriche von leukämischen Tieren (entnommen aus Schwanz oder Herz) zeigen in der Terminalphase in den meisten Fällen das typische Bild einer lymphatischen Leukämie (Abb. 71). Es treten vermehrt weiße Zellen auf (30000 bis

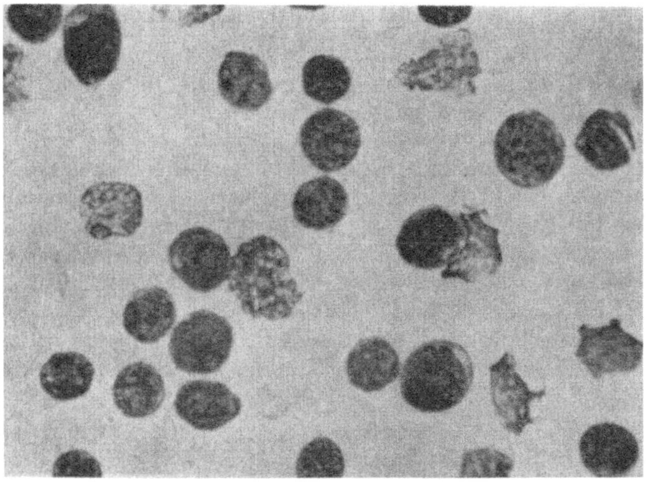

Abb. 71. Blutausstrich einer leukämischen C3H(f)-Maus. Weiße Zellen: 496000, davon 88% Lymphocyten und 12% Lymphoblasten (aus GROSS [60])

150000/ml, in schweren Fällen bis 300000/ml). Im Differentialblutbild treten unter diesen weißen Zellen besonders unreife Lymphoblasten und weitere unreife Zellformen aus der lymphocytären Reihe in Erscheinung. Mitunter läßt sich jedoch aus dem peripheren Blutbild nicht deutlich auf eine Leukämie schließen, da es kaum zum Anstieg der Leukocytenwerte kommt. Fast immer bildet sich jedoch eine Anämie aus. Im Knochenmark finden sich stets unreife Zellen der lymphocytären Reihe, in erster Linie Lymphoblasten.

Die s.c. Tumoren nach zellulärer Transplantation stellen histologisch solide Tumormassen aus undifferenzierten Zellen dar, deren Kerne alle Anzeichen einer hohen Teilungsaktivität aufweisen. Leber, Milz, Niere und teilweise auch andere Organe zeigen bei allen Leukämien deutliche Infiltration mit leukämischen Zellen der lymphocytären Reihe, ebenso natürlich die stark vergößerten Lymphknoten.

III. Züchtung in vitro

Versuche zur Züchtung des Virus der lymphatischen Leukämie (Passage A-Virus) werden z. Z. von GROSS, DREYFUSS und MOORE durchgeführt (nach Angaben von GROSS [*16*]). Gewebskulturen von normalen C3H-Embryonen (Monolayer-Kulturen) werden mit Passage A-Virus beimpft. Ein cytopathogener Effekt tritt nicht auf. Die Nährlösungen vom 16. und 24. Tag einer Primärkultur sowie vom 8. bis 32. Tag einer Subkultur induzierten bei den meisten der inoculierten neugeborenen C3H-Mäuse lymphatische Leukämien. Es traten zwei myeloische Leukämien sowie eine akute lymphatische mit 1200000 weißen Zellen pro ml Blut (davon 99% Stemzellen) auf.

Das Virus konnte bisher nur auf C3H-, nicht dagegen auf Swiss-Embryozellen gezüchtet werden.

IV. Immunologie der lymphatischen Leukämie

1. Antigeneigenschaften des Leukämieagens

Inoculation von Passage A-Virus in Kaninchen und Meerschweinchen bewirkt bei diesen die Produktion von antiviralen Immunkörpern, d. h., das Leukämieagens besitzt antigene Eigenschaften (GROSS [*7*]).

Die Kaninchen und Meerschweinchen erhalten im Abstand von 7 bis 10 Tagen 6 bis 8 i.p. Injektionen von Passage A-Filtraten aus C3H-Tieren. Die Tiere werden 7 bis 10 Tage nach der letzten Injektion entblutet, das Serum gewonnen und bei 56 °C 30 Minuten inaktiviert (frische, nichtinaktivierte Normalsera üben einen unspezifischen Neutralisationseffekt auf das Leukämieagens aus).

Die unverdünnten Immunseren werden dann 1:1 mit frisch präpariertem Passage A-Filtrat gemischt und 30 bis 60 Minuten bei Zimmertemperatur (+22 °C) und anschließend 2 bis 20 Stunden bei 0 °C aufbewahrt, um dann saugenden C3H-Mäusen inoculiert zu werden. Die Ergebnisse sind in Tab. 39 dargestellt.

Tabelle 39. *In vitro-Neutralisation von „Passage A"-Virus mit inaktiviertem Meerschweinchen- und Kaninchen-Immunserum und Normalserum* (nach GROSS [*7*])

	Passage A-Leukämie Immunserum		Normalserum		Kontrollen Leukämiefiltrat[1]	
	Tierzahl	Leukämie [%]	Tierzahl	Leukämie [%]	Tierzahl	Leukämie [%]
Kaninchenserum	25	8	14	71	32	74
Meerschweinchenserum	44	34	17	41	54	78

[1] Verdünnt 1:1 mit physiol. Salzlösung.

Wie sich ergibt, ist die neutralisierende Wirkung von Kaninchen-Immunserum deutlicher als die von Meerschweinchen-Immunserum, obwohl auch bei ersteren nicht sämtliches Virus inaktiviert wird.

2. Hämagglutinierende Wirkung von Leukämiefiltraten

Von GROSS [*63*] wurde über die agglutinierende Wirkung von Leukämiefiltraten auf Mäuseerythrocyten berichtet. Diese Wirkung zeigten jedoch nur Filtrate, die vorher für $^1/_2$ Stunde auf 55 °C erhitzt wurden. Passage A-Filtrate agglutinierten in Verdünnung bis 1:160 und teilweise mehr.

Die agglutinierende Wirkung konnte vom Leukämievirus durch Ultrazentrifugation für 45 Minuten bei 40000 U/min abgetrennt werden, wobei sie im Überstand blieb. Sie konnte weiterhin durch spezifisches Kaninchenantiserum neutralisiert werden, das in hohem Maße auch die leukämogene Wirkung von A-Virus neutralisiert.

Allerdings konnte keine Übereinstimmung zwischen leukämogener Aktivität (getestet vor Erhitzen) der Filtrate und agglutinierender Wirkung festgestellt werden (GROSS [*26*]).

V. Chemische und physikalische Eigenschaften des Gross-Leukämievirus

Resistenz des Virus

Das Virus der lymphatischen Mäuseleukämie wird durch Erwärmen für 30 Minuten auf 50 bis 55 °C inaktiviert. Bei 0 °C bleibt das Virus über 48 Stunden voll aktiv. Bei —70 °C über Trockeneis kann das Virus über mehrere Monate ohne Aktivitätsverlust konserviert werden. Auch durch Lyophilisation sowie durch Aufbewahrung in 50%igem Glycerin ist eine Konservierung möglich, jedoch mit einem graduellen Aktivitätsverlust. Durch Behandlung mit Äthyläther wird das Virus zerstört.

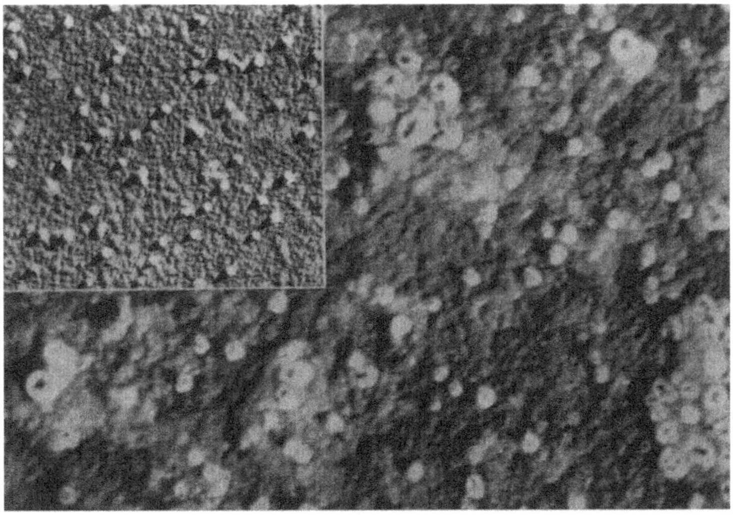

Abb. 72. Virus der GROSS-Leukämie. Elektronenmikroskopische Aufnahme eines schrägbedampften Präparates (aus GROSS [*3*])

VI. Elektronenmikroskopische Darstellung des Virus der lymphatischen Leukämie

In Filtraten aus bei C3H-Mäusen induzierten Ak-Leukämien konnten an schrägbedampften Präparationen sphärische Partikel von 30 bis 70 mμ nachgewiesen werden (Gross [3], Abb. 72).

Ultradünnschnitte ermöglichten die nähere Charakterisierung des Leukämievirus. In Organen von 9 unter 16 Tieren mit spontanen Leukämien aus verschie-

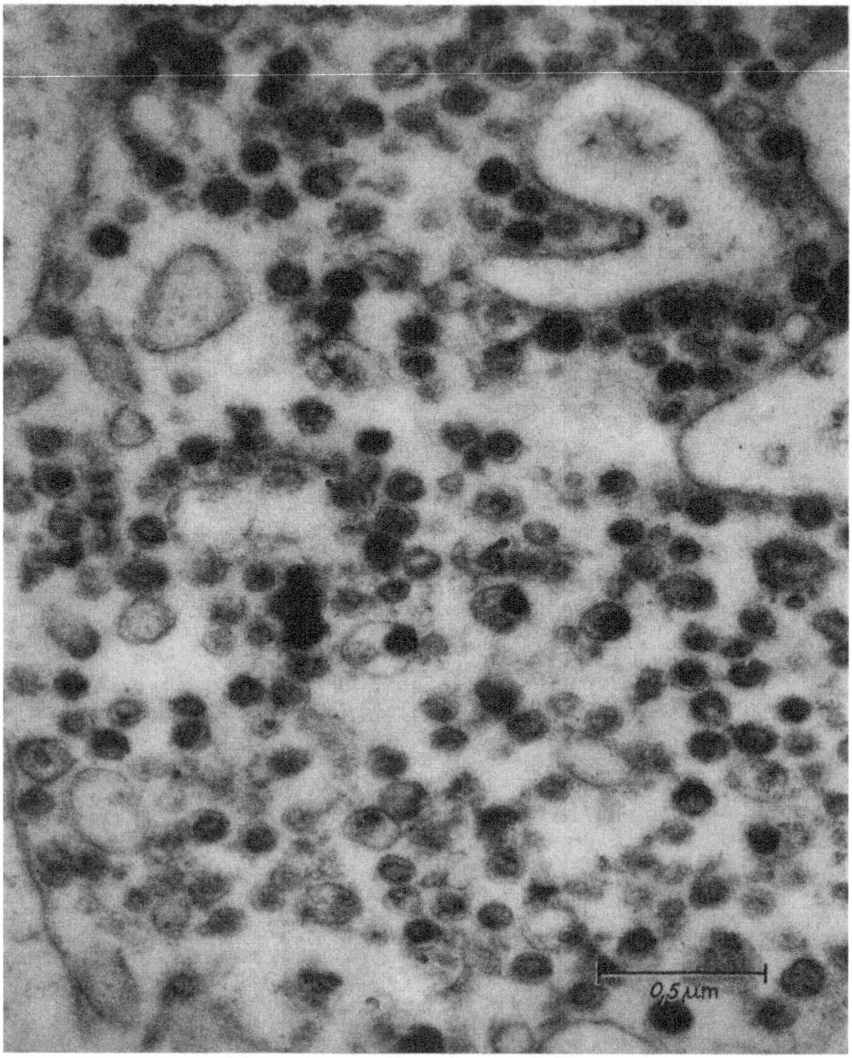

Abb. 73. Retikulumzelle der Milz bei einer lymphatischen Leukämie der AK-Maus. Viruspartikel vom Typ C (aus Oberling [73])

denen Inzuchtstämmen (AkR, XVIII) wurden Viruspartikel nachgewiesen, die meist in Interzellularspalten und an der Zellmembran lokalisiert waren (Abb. 73). Selten fanden sich die Partikel im Cytoplasma der Zellen (Bernhard u. Guérin [64]). Die Viruspartikel lassen sich auf Grund ihrer Ultrastruktur in drei morphologisch abgrenzbare Gruppen einordnen:

Typ A: Partikel von 75 mμ Durchmesser, doppelte Membran, ohne Nucleoid. Sie entsprechen dem Typ A des Bittner-Virus, sind jedoch nicht, wie beim Mammacarcinom, im Cytoplasma, sondern an der Zellmembran und in den Inerzellularspalten lokalisiert.

Typ B: Partikel von 80 bis 110 mμ Durchmesser, einfache äußere Membran, exzentrisch gelagertes, dichtes Nucleoid von 30 bis 40 mμ Durchmesser. Diese Partikel ähneln sehr den extrazellulär lokalisierten B-Partikeln des Mammacarcinoms.

Typ C: 60 bis 150 mμ Durchmesser, äußere Membran umschließt ein weniger dichtes, aber großes Nucleoid, dessen Außenzone elektronendichter ist als das

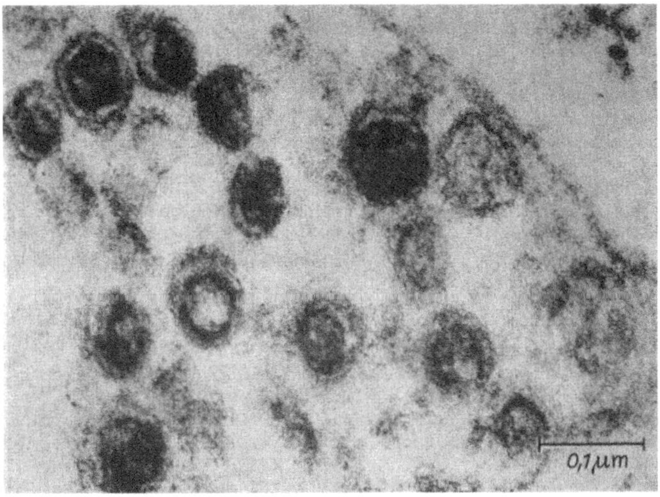

Abb. 74. Viruspartikel Typ C bei starker Vergrößerung (aus BERNHARD [72])

Zentrum (Abb. 74). Dieser extrazellulär gelagerte Partikeltyp findet sich am häufigsten.

Bei spontanen Ak- und C58-Leukämien beschreiben DMOCHOWSKI und GREY [*65*] Partikel gleicher Struktur. Ganz ähnliche Partikel von 80 bis 85 mμ wurden bei lymphatischen Leukämien verschiedener Mäusestämme und in Lymphosarkomen der Maus von AMANO, ICHIKAWA und IWAKATA [*66*] beschrieben.

Mit Ak-Leukämiefiltraten und Passage A-Filtrat bei C3H- und C57 Brown-Mäusen induzierte Leukämien zeigen in Ultradünnschnitten von Leber, Milz, Thymus, peripheren und Halslymphknoten die gleichen Partikel (DMOCHOWSKI u. GREY [*65*, *67*, *68*]; BERNHARD u. GROSS [*69*]).

DALTON, LAW, MOLONEY und MANAKER [*70*] finden die Viruspartikel außerdem in intracytoplasmatischen Kanälchen von Megakaryocyten des Knochenmarkes und der Milz. Es lassen sich auch die drei unterschiedlichen Partikeltypen nachweisen, allerdings in etwas kleineren Dimensionen: A-Typ: 75 mμ; B-Typ: 80 bis 110 mμ; C-Typ: 60 bis 150 mμ. Die Partikel sind auch hier vorwiegend extrazellulär und an der Zellmembran, wo sie gebildet werden, selten im Cytoplasma lokalisiert. Gegenüber den spontanen Leukämien, bei denen der Typ C vorherrscht, treten bei den induzierten C3H- und C57 Brown-Leukämien in erster Linie A-Partikel auf. Außerdem läßt sich in den Zellen der leukämisch infiltrierten Organe vacuolisiertes Cytoplasma (Zerfall der Ergastoplasmamembranen) und Degeneration der Mitochondrien (Einlagerung granulären, osmiophilen Materials) feststellen.

Literatur

[1] McDowell, C., and M. N. Richter: Arch. Path. **20**, 709 (1935).
[2] Furth, J., H. R. Seibold and R. R. Rathborne: Amer. J. Cancer **19**, 521 (1933).
[3] Gross, L.: Cancer **9**, 778 (1956).
[4] Lynch, C. J.: J. nat. Cancer Inst. **15**, 161 (1954).
[5] Gross, L.: Brit. Med. J. **2**, 1 (1958).
[6] Kaplan, H. S., and M. B. Brown: J. nat. Cancer Inst. **13**, 185 (1952).
[7] Gross, L.: Proc. Soc. exp. Biol. Med. **100**, 102 (1959).
[8] Gross, L., B. Roswit, E. R. Mada, Y. Dreyfuss and L. A. Moore: Cancer Res. **9**, 316 (1959).
[9] Richter, M. N., and E. C. McDowell: Proc. Soc. exp. Biol. Med. **26**, 362 (1929).
[10] Richter, M. N., and E. C. McDowell: J. exp. Med. **51**, 659 (1930).
[11] Richter, M. N., and E. C. McDowell: J. exp. Med. **57**, 1 (1933).
[12] Richter, M. N., and E. C. McDowell: Physiol. Rev. **15**, 509 (1935).
[13] Furth, J., and M. Stumia: J. exp. Med. **53**, 715 (1931).
[14] Gross, L.: Proc. Soc. exp. Biol. Med. **73**, 246 (1950).
[15] Gross, L.: Cancer **3**, 1073 (1950).
[16] Gross, L.: „Oncogenic Viruses", Pergamon Press (1961).
[17] Engelbreth-Holm, J., u. O. Frederiksen: Acta path. microbiol. Scand. Suppl. **37**, 145 (1938).
[18] Engelbreth-Holm, J.: Oliver und Boyd, Publ. 245 (1942).
[19] Gross, L.: Proc. Soc. exp. Biol. Med. **76**, 27 (1951).
[20] Wooley, G. W., and M. C. Small: Cancer **9**, 1102 (1956).
[21] Furth, J., R. F. Buffett, M. Banasiewicz-Rodriguez and A. C. Upton: Proc. Soc. exp. Biol. Med. **93**, 165 (1956).
[22] Dulaney, A. D.: Proc. Amer. Assoc. Cancer Res. **2**, 197 (1957).
[23] Dulaney, A. D.: Cancer Res. **17**, 809 (1957).
[24] Hays, E. F., and W. S. Beck: Cancer Res. **18**, 676 (1958).
[25] Gross, L.: Proc. Soc. exp. Biol. Med. **94**, 767 (1957).
[26] Gross, L.: Acta Haematol. **23**, 259 (1960).
[27] Schwartz, S. O., H. M. Schoolman and P. B. Szanto: Cancer Res. **16**, 556 (1956).
[28] Schoolman, H. M., W. Spurrier, S. O. Schwartz and P. B. Szanto: Blood **12**, 694 (1957).
[29] Schwartz, S. O., H. M. Schoolman, W. Spurrier and L. Yates: Proc. Soc. exp. Biol. Med. **98**, 397 (1958).
[30] Kassel, R., and A. Rottino: Cancer Res. **19**, 155 (1959).
[31] Gross, L.: Ann. New York Acad. Sci. **98**, 501 (1957).
[31a] Kassel, R., L. Burton, F. Friedman and A. Rottino: Proc. Soc. exp. Biol. Med. **101**, 201 (1959).
[32] Levinthal, J. D., R. F. Buffett and J. Furth: Proc. Soc. exp. Biol. Med. **100, 610** (1959).
[33] Jullien, P., et G. Rudali: C. R. Acad. Sci [Paris] **250**, 1588 (1960).
[34] Law, L. W., T. B. Dunn and P. J. Boyle: J. nat. Cancer Inst. **16**, 495 (1955).
[35] Gross, L.: Proc. Soc. exp. Biol. Med. **78**, 64 (1955).
[36] Gross, L.: Proc. Soc. exp. Biol. Med. **86**, 734 (1954).
[37] Rudali, G., J. F. Duplan et R. Larajet: C. R. Acad. Sci. [Paris] **242**, 837 (1956).
[38] Rudali, G., J. F. Duplan et R. Larajet: Bull. cancer **44**, 440 (1957).
[39] Gross, L.: Cancer Res. **18**, 371 (1958).
[40] Gross, L.: Proc. Soc. exp. Biol. Med. **97**, 300 (1958).
[41] Cole, R., and J. Furth: Cancer Res. **1**, 957 (1941).
[42] Law, L. W.: J. nat. Cancer Inst. **8**, 157 (1947).
[43] Rudali, G., B. Desormeaux et L. Juliard: Bull. cancer **43**, 445 (1956).
[44] McEndy, D. P., M. C. Boon and J. Furth: Cancer Res. **4**, 377 (1944).
[45] Murphy, J. B.: Cancer Res. **4**, 622 (1944).
[46] Law, L. W., and J. H. Miller: Cancer Res. **10**, 230 (1950).
[47] Law, L. W., and J. H. Miller: J. nat. Cancer Inst. **11**, 253 (1950).
[48] Gross, L.: Proc. Soc. exp. Biol. Med. **100** 325 (1959).
[49] Miller, J. F.: Nature **183**, 1069 (1959).
[50] Miller, J. F.: Nature **184**, 1809 (1959).
[51] Gross, L.: Proc. Soc. exp. Biol. Med. **103**, 509 (1959).
[52] Miller, J. F.: Brit. J. Cancer **14**, 83 (1960).
[53] Miller, J. F.: Brit. J. Cancer **14**, 93 (1960).
[54] Miller, J. F.: Nature **187**, 703 (1960).
[55] Saxton, J. A., M. C. Boon and J. Furth: Cancer Res. **4**, 401 (1944).

[56] FURTH, J., R. K. COLE and M. C. BOON: Cancer Res. 2, 280 (1942).
[57] BARNES, W. A., and K. R. COLE: Cancer Res. 1, 99 (1941).
[58] GROSS, L.: Proc. Soc. exp. Biol. Med. 78, 342 (1951).
[59] GROSS, L.: Acta Haematol. 12, 12 (1955).
[60] GROSS, L.: Ann. New York Acad. Sci. 54, 1184 (1952).
[61] GROSS, L.: Acta Haematol. 13, 23 (1955).
[62] GROSS, L.: Proc. Soc. exp. Biol. Med. 106, 890 (1961).
[62a] DMOCHOWSKI, L., L. GROSS and F. PADGETT: Proc. Soc. exp. Biol. Med. 110, 504 (1962).
[63] GROSS, L.: Proc. Soc. exp. Biol. Med. 101, 113 (1959).
[64] BERNHARD, W., et M. GUÉRIN: C. R. Acad. Sci. [Paris] 247, 1802 (1958).
[65] DMOCHOWSKI, L., and C. E. GREY: Texas Rep. Biol. Med. 15, 704 (1957).
[66] AMANO, S., Y. ICHAKAWA and S. IWAKATA: Acta Path. Jap. 8, 615 (1958).
[67] DMOCHOWSKI, L., and C. E. GREY: Ann. New York Acad. Sci 68, 559 (1957).
[68] DMOCHOWSKI, L., and E. C. GREY: Blood 13, 1017 (1958).
[69] BERNHARD, W., et L. GROSS: C. R. Acad. Sci. [Paris] 248, 160 (1959).
[70] DALTON, A. J., L. W. LAW, J. B. MOLONEY and R. A. MANAKER: J. nat. Cancer Inst. 27, 747 (1961).
[71] GROSS, L.: Ann. New York Acad. Sci. 68, 501 (1957).
[72] BERNHARD, W.: Cancer Res. 20, 712 (1960).
[73] OBERLING, CH.: Berliner Symp. über Fragen der Carcinogenese, Berlin: Akademie-Verlag 1960, S. 211.

VII. Lymphatische Leukämie von Moloney

Im Gegensatz zu GROSS ging MOLONEY bei seinen Versuchen zur zellfreien Übertragung der Leukämie der Maus nicht von spontan auftretenden Leukämien aus, sondern er stellte Extrakte aus dem Mäusesarkom *S 37* her (s. auch Abschnitt *Myeloische Leukämie*, S. 442), mit denen er bei BALB/c-Mäusen und Mäusen anderer Stämme sowie bei Ratten lymphatische Leukämien induzieren konnte. Die dabei angewendete Methodik stellt eine der modernsten in der experimentellen Leukämieerzeugung dar, da MOLONEY erst in den letzten beiden Jahren diese Experimente durchführte und auf den Erfahrungen zahlreicher anderer Autoren sowie auf seinen eigenen, am Rous-Virus gewonnenen, aufbauen konnte.

I. Experimentelle Erzeugung des Krankheitsbildes

1. Zelluläre Übertragung

Die zelluläre Transplantation erfolgt mit Zellsuspensionen, die aus leukämischen Organen (Milz, Leber, Thymus und Lymphknoten) durch Mörsern oder Homogenisieren mit physiologischer Salzlösung hergestellt werden.

Die Inoculation erfolgt i.p. Geeignet sind Mäuse des entsprechenden Stammes. Erwachsene Tiere entwickeln zu 100% Leukämien innerhalb 1 bis 2 Wochen.

Bezüglich der Technik der zellulären Transplantation s. auch unter *Gross-Leukämie*, S. 402.

2. Zellfreie Übertragung

a) Ausgangsgewebe. Primär diente als Ausgangsgewebe Sarkom 37 (S 37), das im Laboratorium von MOLONEY auf 1 Monat alte BALB/c-Mäuse transplantiert und auf diesem Stamm passagenweise gehalten wurde. Als Ausgangsgewebe für die serienweise zellfreie Übertragung eignen sich am besten:

1. Leukämische Lymphknoten, Milz und Leber von Mäusen, die als Neugeborene mit zellfreien Extrakten aus S 37 inoculiert wurden;

2. die gleichen Organe von Tieren, die mit Zellsuspensionen aus Organen leukämischer Tiere inoculiert wurden.

3. Blutplasma leukämischer Ratten, die mit angereicherten Viruspräparationen inoculiert wurden. Die aus Organen extrahierbare Virusmenge wurde in vergleichenden Experimenten mit Leber, Milz und Lymphknoten getestet. Gleich gut geeignet sind danach Milz und Lymphknoten; Leber dagegen weniger gut. Hoch aktives und relativ reines Virusmaterial läßt sich am besten aus dem Blut bzw. dem Blutplasma leukämischer Ratten gewinnen (MOLONEY [*1*, *1a* u. *2*]).

b) Herstellung der zellfreien Extrakte und Filtrate und Anreicherung des Virus. Grundsätzlich kann für die Moloney-Leukämie die gleiche Methodik angewendet werden, wie sie auch für die Gross-Leukämie Verwendung findet. MOLONEY [*1*] hat jedoch auf Grund seiner Erfahrung mit dem Rous-Virus (s. dort) die dort verwendete Technik sofort bei seinen Arbeiten mit der Leukämie angewendet und konnte Viruspräparationen mit relativ hoher Aktivität erzielen. Deshalb sei seine Methodik hier ausführlicher dargestellt.

Das Ausgangsgewebe (S 37, Leber, Milz und Lymphknoten in gleichen Mengen) wird zunächst zu einer 10%igen Zellsuspension in 0,153 M (ungefähr isotonisch) Kaliumcitrat, das 1,5 mg Hyaluronidase auf 100 ml enthält, verarbeitet. Das Gewebe wird eine Stunde bei Zimmertemperatur belassen und gelegentlich geschüttelt, um die Hyaluronidase einwirken zu lassen. Danach wird das Material im Potter-Elvehjem-Homogenisator oder im Waring-Blendor homogenisiert, wobei möglichst wenig Luft untergemischt werden darf. Das Homogenat wird danach 20 Minuten bei 2300 · g zentrifugiert, um Kerne und Zellfragmente abzutrennen. Der Überstand (Ü) wird vorsichtig abpipettiert (Sediment und Fettlage an der Oberfläche nicht mit aufnehmen!) und dient als Ausgangsmaterial für die Filtratherstellung oder für das Anreicherungsverfahren (s. Schema, S. 423).

Verfahren A: Zur weiteren Abtrennung noch verbliebener Reste von Zellfragmenten wird nochmals 20 Minuten bei 2300 · g zentrifugiert. Der Überstand ($Ü_2$) wird abpipettiert und bei 10000 · g 1 Minute zentrifugiert, um Mitochondrienfragmente und Partikelaggregationen abzutrennen. Zur Ausscheidung kleinerer partikulärer Komponenten wird der Überstand ($Ü_3$) eine Stunde bei 30000 · g zentrifugiert und das resultierende Sediment (S_1), in dem das aktive Virus enthalten ist, wird dann in 0,05 M Natriumcitratpuffer pH 6,8 aufgenommen. Die Puffermenge beträgt etwa das 2fache der Endkonzentration in g-Äquivalenten pro ml. Suspendiert wird im Potter-Elvehjem; anschließend wird bei 5000 · g 8 Minuten zentrifugiert. Das mittlere Drittel des Überstandes ($Ü_4$) wird mit einer Kapillarpipette abgenommen und in Eis aufbewahrt; der Bodensatz wird im verbleibenden Überstand, der mit Puffer auf die erforderliche Endkonzentration ergänzt wird, abermals wie oben resuspendiert und bei 5000 · g 8 Minuten zentrifugiert. Der Überstand ($Ü_5$) aus dieser Zentrifugation wird mit $Ü_4$ vereinigt und dient als Injektionsmaterial, da er das aktive Virus in angereicherter Form enthält.

Verfahren B: Der Überstand ($Ü_1$) wird zunächst zur Abtrennung größerer Gewebsbestandteile durch ein großporiges Selas XFF-Filter filtriert. Das Filtrat wird mit Escherichia coli vesetzt und 5fach mit 0,153 M Kaliumcitrat verdünnt. Anschließend erfolgt Filtration durch Mandler-, Berkefeld- oder Selas (02)-Kerzen. Das Filtrat wird bakteriologisch in Bouillon geprüft, um absolute Zellfreiheit zu garantieren. Dieses Filtrat kann entweder direkt Tieren injiziert werden oder weiter angereichert werden. Dazu wird bei 30000 bis 80000 · g 1 Stunde ultrazentrifugiert, wobei 50000 · g zur Sedimentierung des Virus aus-

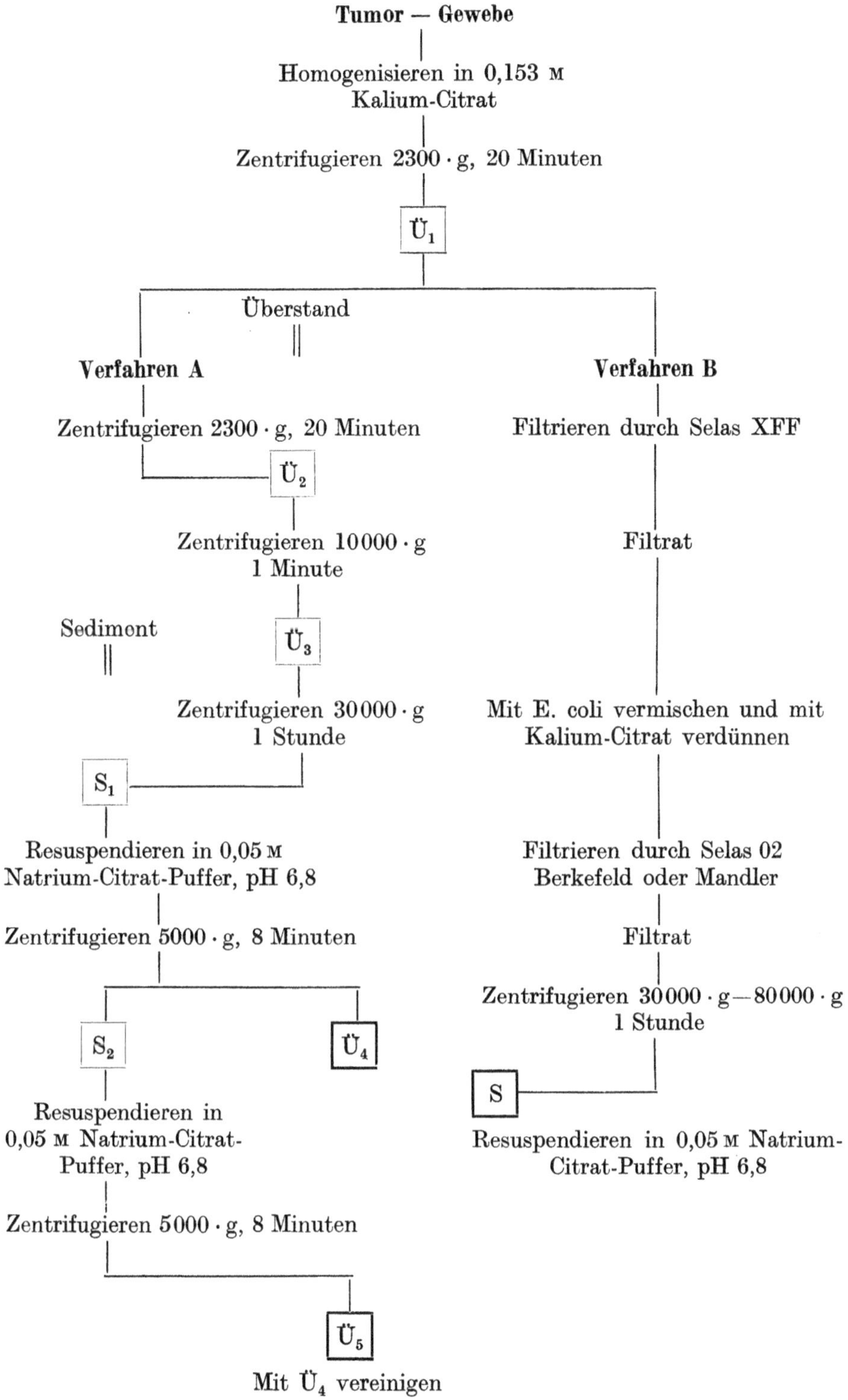

Schema: Verlauf der Extrakt- und Filtratherstellung und des Anreicherungsverfahrens für MOLONEY-Virus. (Erläuterungen s. Text; aus MOLONEY [*1*])

reichend sind. Das Sediment (S) wird im Potter-Elvehjem in 0,05 M Natriumcitrat pH 6,8 in der erforderlichen Endkonzentration (g-Äquivalente/ml) resuspendiert.

Nach einer neueren Arbeit von MOLONEY [2] wird Blusplasma von leukämischen Ratten, die mit dem Virus inokuliert wurden, als besonders reich an freien Viruspartikeln beschrieben. Zur Gewinnung des Virus aus dem Plasma wird folgende Methodik angewendet:

Aus der Abdominalaorta werden nach cervicaler Dislokation etwa 5 bis 8 ml Blut gewonnen, das sofort mit der gleichen Menge 0,306 M (etwa 2mal isosmolar) Kaliumcitrat + 3,0 mg Hyaluronidase pro 100 ml gemischt wird. Die Mischung bleibt etwa 1 Stunde bei Zimmertemperatur unter gelegentlichem Schütteln stehen. Danach wird bei 1200 · g 15 Minuten zentrifugiert und der Überstand vorsichtig abpipettiert. Zur völligen Abtrennung von Zellresten wird bei 2400 · g 20 Minuten nachzentrifugiert. Zur Sedimentierung aggregierter partikulärer Anteile erfolgt anschließend Zentrifugation bei 10000 · g für 2 Minuten. Danach wird das Virus 1 Stunde bei 30000 · g sedimentiert. Das Sediment wird in 0,05 M Natriumcitratpuffer (pH 6,8) in der erforderlichen Konzentration (g-Äquivalent pro ml) im Potter-Elvehjem sorgfältig resuspendiert.

Die so gewonnenen Viruspräparationen aus dem Blut von Ratten erwiesen sich im elektronenmikroskopischen Bild als sehr einheitliche Fraktion, die kaum mit nichtviralen Zellbestandteilen verunreinigt war (Abb. 82, S. 438). Außerdem zeigten sie gegenüber den aus leukämischen Organen gewonnenen Präparationen eine 10fach höhere Aktivität bezüglich leukämogener Wirkung. Sie bieten daher ein ausgezeichnetes Material für biochemische, physikalische und biologische Untersuchungen am Virus selbst.

c) Applikationsweise und Dosis. Als Inoculationswege eignen sich gleich gut s.c., intracerebral, i.p., i.v. oder auch oral. Unabhängig von der Applikationsweise entsteht stets eine generalisierte Leukämie ohne lokale Tumorbildungen.

Bei kurz vorher von der Mutter getrennten und bei erwachsenen Mäusen eignet sich die i.v. Injektion am besten, da sie die meisten positiven Resultate ergibt und die Tiere bereits 1 Monat früher an Leukämie sterben als bei den anderen Applikationsweisen. Obwohl das Virus auch bei oraler Applikation wirksam wird, ließ sich keine horizontale Übertragung (innerhalb einer Generation) feststellen.

Die Injektionsmenge (Dosis) beträgt 0,1 bis 0,2 ml Viruskonzentrat oder Filtrat.

d) Dosis-Wirkungs-Beziehungen. Aus Experimenten mit stufenweisen Verdünnungen des Viruskonzentrats ergibt sich, daß die Zahl der positiven Angänge (Leukämien) mit steigender Dosis ebenfalls zunimmt, während die Latenzzeit sich im gleichen Maße verkürzt (Tab. 40 u. 41).

Tabelle 40. *Abhängigkeit der Leukämiehäufigkeit und der Latenzzeit von der Virusdosis (angereicherte Präparation aus Lymphknoten)* (nach MOLONEY [1])

log Verdünnung	Zahl der Positiven / Zahl der Inoculierten	Leukämien [%]	Mittlere Latenzzeit bis zum Tod [Monate]
10^0	19/19	100	2,9
10^{-1}	46/46	100	3,0
10^{-2}	43/43	100	3,4
10^{-3}	37/37	100	4,0
10^{-4}	32/39	82	4,1

Bei Ratten ergaben sich gleiche Verhältnisse, wenn durch Tierpassagen aktiviertes Virus [s. unter e)] verwendet wurde (Tab. 41).

Tabelle 41. *Serienmäßige Passage des Leukämievirus bei Ratten und Mäusen. Abhängigkeit der Leukämiehäufigkeit und der Latenzzeit von der Virusdosis. Steigerung der Aktivität von Passage 1 zu 2* (nach Moloney [*2*])

Passage Nr.	Ratten				BABL/c-Mäuse			
	log Verdünnung	Zahl der Positiven / Zahl der Inoculierten	Leukämien [%]	mittlere Latenzzeit [Wochen]	log Verdünnung	Zahl der Positiven / Zahl der Inoculierten	Leukämien [%]	mittlere Latenzzeit [Wochen]
1	10^{0}	11/11	100,0	13,6	10^{0}	10/10	100,0	17,2
	10^{-1}	16/16	100,0	14,1	10^{-1}	5/5	100,0	18,1
	10^{-2}	4/4	100,0	16,9	10^{-2}	12/12	100,0	18,3
	10^{-3}	8/9	88,9	17,4	10^{-3}	13/13	100,0	17,8
2	10^{0}	7/7	100,0	14,4	10^{0}	6/6	100,0	15,6
	10^{-1}	8/8	100,0	14,0	10^{-1}	9/9	100,0	16,9
	10^{-2}	11/12	91,6	16,8	10^{-2}	15/15	100,0	18,8
	10^{-3}	22/26	84,6	21,7	10^{-3}	12/12	100,0	18,2

e) Variabilität der Viruspräparationen, Aktivierung des Virus durch Tierpassagen. Die Aktivität der einzelnen Viruspräparationen variiert in wesentlich geringerem Ausmaß als bei der Gross-Leukämie. Die extrahierbare Virusmenge ist in erster Linie abhängig von der Art der Extraktion. Filtration führt zur Verringerung der Aktivität infolge Adsorption von Virusmaterial im Filter. Moloney hat, ebenso wie Gross, bei seiner Leukämie versucht, das Virus durch fortlaufende Tierpassagen anzureichern und zu aktivieren (*selektive Viruspassage*). Dazu wurde zunächst S 37-Material mit Verfahren B (Schema) extrahiert und angereichert. In den Passagen 1 bis 8 wurde mit gleicher Methodik Material aus leukämischen Organen extrahiert, wobei jeweils nur solche Mäuse als Spendertiere für das Material dienten, die zuerst palpable Lymphknoten und Milz zeigten. Dabei kam es zu einer Verkürzung der Latenzzeit innerhalb von 10 Passagen auf BALB/c-Mäusen von 6,4 auf 1,7 bis 2,0 Monate für 50% der Tiere und auf 2,5 Monate für 100% der Tiere (Tab. 42).

Tabelle 42. *Selektive Viruspassage induzierter Leukämien* (nach Moloney [*1*])

	Leukämien [%]	Latenzzeit[1] [Monate]
Sarkom 37	100,0	6,4
↓ Passage 1 →	100,0	4,9
↓ Passage 2 →	50,0	1,7 bis 2,0
↓ Passage 10 →	100,0	2,5

[1] Latenzzeit = mittlere Zeit von Inoculation bis Auftreten palpabler Lymphknoten und Milzen.

Auf diese Weise konnte ein relativ aktiver Virusstamm geschaffen werden, der auch bei Ratten (Tab. 41) in gleicher Weise wirksam ist. Er entspricht seiner Genese nach dem Passage A-Virus von Gross (S. 404).

f) Tiermaterial.

α) *Stämme.* Als Standardmaterial werden von Moloney [*1* u. *1a*] Mäuse des BALB/c-Stammes verwendet. Das Virus ist jedoch nicht stammspezifisch, sondern läßt sich auch auf verschiedene andere Inzuchtstämme und Hybriden aus diesen übertragen. Die induzierte Leukämiehäufigkeit ist bei allen getesteten Stämmen etwa gleich hoch, außer dem C57 Black-Stamm, der eine gewisse Resistenz gegen das Virus aufweist (Tab. 43 und 44). Getestet wurden folgende Stämme: BALB/c (Vergleichsstamm), C3H, C3Hf, I, A/LN, DBA/2, R III, C57 Black und nicht streng ingezüchtete Swiss-Mäuse. Die getesteten Hybriden sind aus Tab. 43 zu ersehen.

Tabelle 43. *Ansprechbarkeit von F_1-Hybriden verschiedener Stämme auf das Moloney-Virus, inoculiert im Alter von weniger als 18 Stunden. C3H-Tiere mit Milchfaktor, sonst alle Tiere ohne diesen* (nach MOLONEY [*1*])

Hybriden	Zahl der Positiven / Zahl der Inoculierten	Leukämien [%]	Mittlere Latenzzeit [Monate]
BALB/c	8/8	100	3,0
(BALB/c × C3H)F_1 . .	15/15	100	3,1
(BALB/c × RIII)F_1 . .	21/21	100	2,7
(BALB/c × J)F_1	18/18	100	3,2
(BALB/c × C57Bl)F_1 . .	24/24	100	3,8
(BALB/c × DBA/2)F_1 .	17/17	100	3,8

Tabelle 44. *Ansprechbarkeit verschiedener Mäusestämme auf das Moloney-Virus* (nach MOLONEY [*1*]) (+ oder — hinter der Stammbezeichnung mit/ohne Milchfaktor)

Stamm	Alter bei Inoculation [Tage]	Zahl der Positiven / Zahl der Inoculierten	Leukämien [%]	Mittlere Latenzzeit [Monate]
BALB/c — .	1	17/17	100,0	3,6
	4	7/7	100,0	4,6
	6	7/7	100,0	6,3
C3H + . .	1	21/22	95,5	5,0
	4	6/6	100,0	5,8
C3H — . .	1	27/27	100,0	3,9
	4	8/8	100,0	7,6
A/LN. . . .	1	4/4	100,0	3,5
Swiss . . .	1	9/9	100,0	4,6
DBA/2 — .	4	21/21	100,0	5,2
RIII — . . .	4	20/21	95,2	3,9
J —	6	6/9	66,6	5,9
C57Bl — . .	6	2/7	28,6	4,5

β) *Alter der Tiere.* Am besten eignen sich neugeborene Tiere zur zellfreien passagenweisen Übertragung. Sie entwickeln zu 100% nach $2^1/_2$ oder 3 Monaten Leukämien. Auch ältere Tiere reagieren fast 100%ig mit Leukämie, jedoch verlängert sich mit steigendem Alter die Latenzzeit.

Die Altersabhängigkeit der Reaktion auf das Virus ergibt sich aus Tab. 44 und 45. Die jüngeren Tiere (weniger als 30 Tage) der Tab. 45 erhielten 0,1 ml s.c., die älteren 0,2 ml Viruskonzentrat i.p. injiziert.

Tabelle 45. *Altersabhängigkeit der Viruswirkung bei BALB/c-Mäusen* (nach MOLONEY [*1a*])

Experiment Nr.	Virus aus	Alter bei Inoculation [Tage]	Zahl der Positiven / Zahl der Inoculierten	Leukämien [%]	Mittlere Latenzzeit [Monate]
1	Sarkom 37	1 bis 16	88/88	100	8,4
2	Leukämische Gewebe	31	5/5	100	4,5
3	Leukämische Gewebe	42 bis 67	65/69	94,2	4,4
4	Leukämische Gewebe	121 bis 246	114/120	95,0	6,2

g) Bedeutung zusätzlicher Faktoren für die Entwicklung induzierter Leukämien.

α) *Thymektomie.* Aus Studien über die Pathogenese der Moloney-Leukämie ergab sich eine besondere Rolle des Thymus bei der Ausbildung des Krankheitsbildes.

Bei Inoculation von Virusmaterial 48 Stunden nach der Thymektomie bei erwachsenen Mäusen (BALB/c) entstehen in erster Linie Retikulumzellsarkome (Typ B von DUNN [*3*]). Gegenüber normalen Tieren ist die Latenzzeit verlängert (MOLONEY [*2*]).

β) *Splenektomie.* Lymphocytäre Neoplasmen, Retikulumzellsarkome (Typ B) und Chloroleukämien werden durch das Moloney-Virus bei Tieren des BALB/c-Stammes erzeugt, die vorher splenektomiert wurden.

Die Chloroleukämien (myeloische) sind passagenweise zellulär auf BALB/c-Mäuse übertragbar. Sie haben im Laboratorium von MOLONEY [*2*] ihren Chloroleukämiecharakter über 23 Generationen beibehalten. In der üblichen Weise hergestellte Extrakte aus Chloroleukämien induzieren bei unbehandelten Mäusen wieder lymphatische Leukämien.

h) Vertikale Übertragung des Leukämieagens (Epidemiologie). Eine horizontale Übertragung von Tier zu Tier konnte, wie schon erwähnt, nicht beobachtet werden, wenn leukämische und unbehandelte BALB/c-Mäuse zusammen in einer Box über 12 Monate gehalten wurden.

Von LAW und MOLONEY (1962, zit. nach [*2*]) wurde dagegen eine vertikale Übertragung des Moloney-Virus von den leukämischen Eltern auf die unbehandelten Nachkommen nachgewiesen.

C3H/Gs-Mütter übertrugen das Virus über 4 Generationen, innerhalb derer 73% der Tiere nach einer mittleren Latenzzeit von 5 Monaten an Leukämien starben.

Allerdings war die Fähigkeit der vertikalen Übertragung relativ unterschiedlich bei verschiedenen Stämmen und Sublinien. Die höchste Übertragungsrate zeigten C3H/Lw-Mäuse und weiter mit fallender Übertragungsquote C3H-Mäuse der Figge-Sublinie und schließlich Tiere des RFM-Stammes, in dem die vertikale Übertragung völlig fehlte.

In Experimenten mit Ammenaufzucht (*foster nursing*) erwies sich, daß das aktive Virus mit der Milch übertragbar ist, was im Gegensatz zu Befunden von GROSS et al. steht. Bis zu 100% der von virusinduzierten Müttern gesäugten Tiere entwickelten Leukämien nach einer Latenzzeit von 1,5 bis 7,0 Monaten.

In Zusammenarbeit mit IDA konnte MOLONEY [*2*] den Nachweis führen, daß das Virus seiner lymphatischen Leukämie über die extraembryonalen Hüllen auf den Embryo übertragen wird. Trächtige A/Ln-Mäuse wurden i.v. mit Virusmaterial inoculiert, und zwar vom 1. bis 13. Tag der Schwangerschaft, gerechnet vom Nachweis des Vaginalpfropfes. Dabei wurde eine interessante Versuchsanordnung zur Verhinderung des Säugens sofort nach der Geburt der Jungen ausgearbeitet: Die Mütter wurden kurz vor dem Werfen auf ein Maschengewebe aus hartem Material gesetzt, das in die Boxen eingelegt wurde. Die Jungen fielen dann bei der Geburt durch die Maschen, das Amnion wurde entfernt und die Neugeborenen zu unbehandelten BALB/c-Ammen gegeben. Die Tiere wurden 60 Wochen gehalten.

Aus Tab. 46 ergibt sich, daß das Virus den Embryo vor der Ausbildung der Plazenta infiziert. Zusätzlich überwindet das Virus die Plazentaschranke und infiziert dann ebenfalls den Foetus. Allerdings wird auf Grund der Leukämiehäufigkeit und der Latenzzeiten auf einen Verlust an Virusaktivität gegenüber der injizierten Dosis geschlossen, der bei Neugeborenen, die von ihren eigenen Müttern gesäugt wurden, nicht beobachtet werden konnte, was ebenfalls für eine Übertragung durch die Milch spricht.

Interessant ist weiterhin, daß einige Mütter keine Leukämie entwickelten, während ihre Nachkommen an Leukämie starben.

Es soll festgehalten werden: Das Moloney-Virus ist auf folgenden Wegen vertikal übertragbar: Milch der infizierten Mütter, Embryo vor der Plazentabildung und über die Plazentaschranke mit nachträglicher Infektion des Foetus.

Tabelle 46. *Ergebnisse* (nach MOLONEY [*2*]) *bei Studien über die pränatale Übertragung des Leukämievirus*

Zeitpunkt der Inoculation	Dauer der Schwangerschaft [Tage]	Leukämie der Mutter	Leukämie bei Nachkommen	
			Häufigkeit der Würfe [%]	mittlere Latenzzeit [Wochen]
Praeplazentar	1	—	50,0	59,4
	1	+	16,6	59,4
	4	+	100,0	52,2
Postplazentar	9	+	33,3	58,3
	9	+	25,5	56,6
	11	+	20,0	58,4
	11	—	25,5	31,6
	11	—	40,0	41,5
	13	+	20,0	41,0
	13	—	25,0	34,1

i) Heterologe Übertragung. Nach Verfahren A (S. 422) hergestellte Extrakte aus leukämischen Organen von Mäusen wurden neugeborenen Ratten (weniger als 36 Stunden alt) des Sprague-Dawley- und des Osborne-Mendel-Stammes intracerebral, i.p. und s.c. injiziert und waren auch dort wirksam (MOLONEY [*1a*]). Selektive Passage bei Ratten wurde ebenfalls durchgeführt; die gewonnenen Werte wurden bereits in Tab. 41 aufgezeigt.

Es geht daraus hervor, daß das Virus auch bei Ratten in ziemlich hohem Prozentsatz und nach relativ kurzer Latenzzeit das gleiche Krankheitsbild erzeugt wie bei Mäusen.

Extrakte aus Rattenleukämien sind auch bei Mäusen in der üblichen Weise wirksam und ebenso innerhalb der Species Ratte passagenweise übertragbar, wie aus Tab. 41 hervorgeht.

Die Rattenleukämie ist außerdem auf Ratten frei transplantabel, und die Zellsuspensionen erzeugen bei s.c. Inoculation in erwachsene Ratten lokalisierte Leukämien oder Lymphosarkome am Implantationsort.

Applikation des Virusmaterials aus Mäusegewebe an neugeborene Goldhamster (weniger als 24 Stunden alt) bewirkt 12 bis 14 Monate nach der Inoculation das Auftreten von Retikulumzellsarkomen bei 12,5 bis 33% der Tiere. Die Tumoren sind auf Goldhamster frei transplantabel. Zellfreie Übertragbarkeit wird z. Z. getestet (MOLONEY [*2*]).

II. Krankheitsbild

1. Makroskopisch

Die mit dem Virus von MOLONEY induzierten Neoplasmen weisen das typische Bild einer generalisierten lymphatischen Leukämie auf: Die Tiere zeigen vergrößerte Milzen und gesprenkelte, vergrößerte Lebern. Periphere und mesenteriale Lymphknoten sind ebenfalls leukämisch infiltriert und vergrößert. Bei 90 bis 95% der Leukämietiere ist der Thymus ebenfalls z. T. stark vergrößert (Abb. 75).

Auch bei Ratten zeigt sich in verschiedenen Fällen dieses Bild einer generalisierten lymphatischen Leukämie. Bei einem hohen Prozentsatz der inoculierten Tiere ist jedoch nur der Thymus stark vergrößert und erreicht ein durchschnittliches Gewicht von 7,0 g gegenüber 0,5 g im Normaltier (Abb. 76). Abb. 77 zeigt das bei Hamstern induzierte Krankheitsbild: auch hier vergrößerte Milz, Thymus und Halslymphknoten.

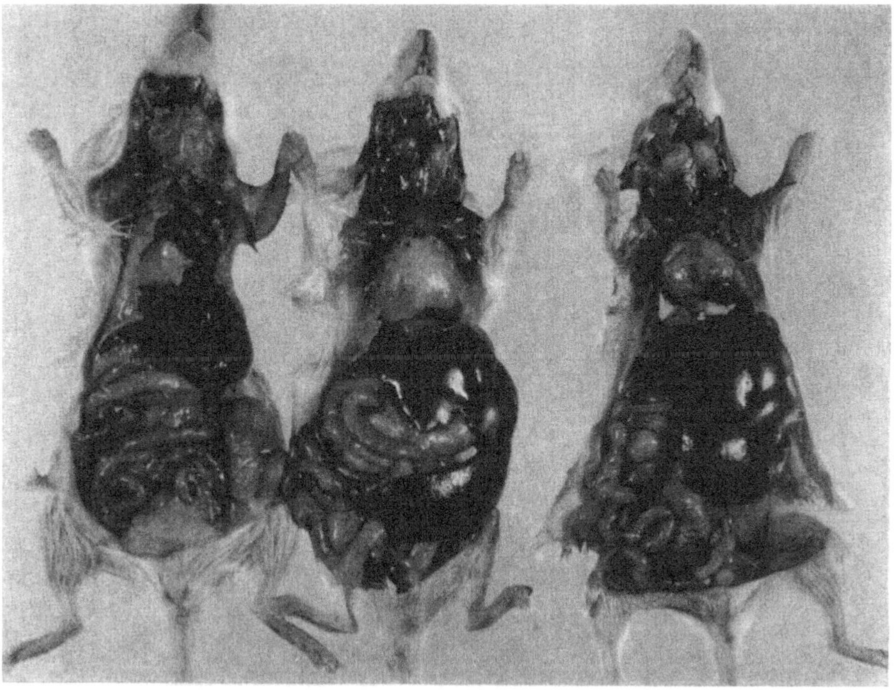

Abb. 75. BALB/c-Mäuse. Links: Normale, nicht inoculierte Maus. Mitte: Im Alter von 64 Tagen mit 0,1 ml Virus subcutan behandelt. Rechts: Im Alter von 48 Tagen mit Virus behandelt. Stark vergrößerter Thymus und vergrößerte Milz bei den leukämischen Tieren (Original von MOLONEY)

2. Mikroskopisch

Die von DUNN durchgeführte histologische Untersuchung der lymphatischen Leukämie von MOLONEY ergab, daß es sich um ein lymphocytäres Neoplasma handelt, das sich auf zahlreiche Organe und Gewebe der erkrankten Tiere erstreckt. Das Bild ist relativ gleichförmig und zeigt keine signifikante Variation.

Der Kern der neoplastischen Zelle ist rund oder leicht eingeschnitten und wird von einem schmalen Saum basophilen Cytoplasmas umgeben (Abb. 79). Mitosen sind häufig, oft liegen zwischen den neoplastischen Zellen große Phagocyten. In den Lymphknoten und Thymen ist infolge der starken Ansiedlung neoplastischer Zellen die normale Struktur meist nicht mehr zu erkennen, und die neoplastischen Zellen liegen bis dicht unter die Kapsel und infiltrieren z. T. auch das umgebende Gewebe (Abb. 78). Die Milzknötchen sind zwar vergrößert, sind aber noch gut zu erkennen; in der roten Pulpa liegen Megakaryocyten und kernhaltige Zellen (wahrscheinlich kernhaltige rote Zellen). In der Leber sind die neoplastischen Zellen perivasculär angeordnet.

Im fortgeschrittenen Stadium der Erkrankung finden sich auch in den Speicheldrüsen, den Nieren, den Lungen (Abb. 80) und in den Meningen neoplastische Infiltrate (Beschreibung nach MOLONEY [*1*]).

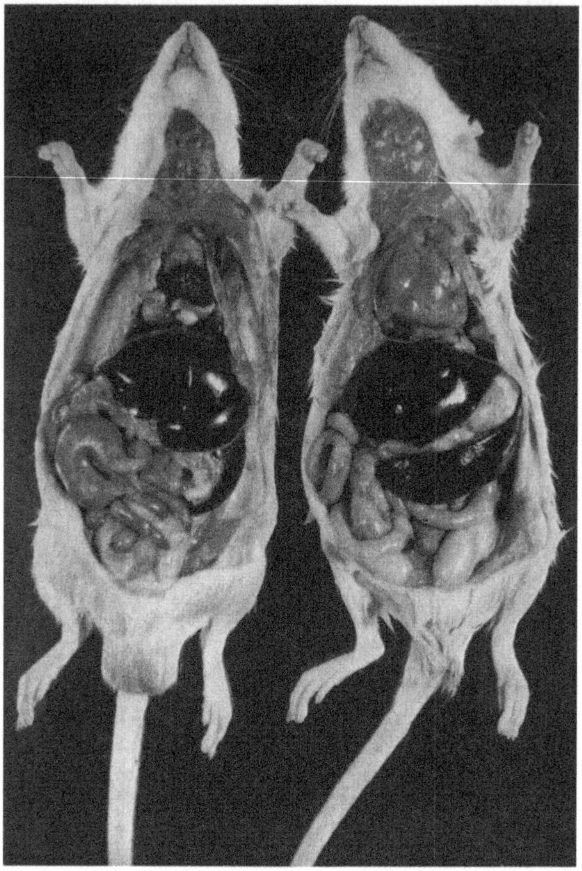

Abb. 76. Sprague-Dawley-Ratten. Links: Kontrolle. Rechts: Leukämisches Tier mit Vergrößerung von Thymus und Milz nach Inoculation von 0,1 ml Virus aus Mäuseleukämie (Original von MOLONEY)

Bei Hamstern handelt es sich, wie schon erwähnt, um ein Retikulumzellsarkom (MOLONEY [*2*]). Die Manifestation der Leukämie im Blut ergibt sich aus Tab. 47.

Tabelle 47. *Blutwerte* (*Herzblut von BALB/c-Mäusen*) (nach MOLONEY [*1a*])

	Leukocyten [pro ml]	Erythrocyten [pro ml]	Hämatokrit [%]	Hämoglobin [g/100 ml Blut]
normal[1] . .	$8{,}7 \cdot 10^3$	$10{,}1 \cdot 10^6$	46,5	14,5
leukämisch .	$29{,}1 \cdot 10^3$	$7{,}0 \cdot 10^6$	34,6	10,3

[1] Nach Angaben von RUSSEL et al. [*4*].

Es zeigt sich ein Anstieg der Leukocytenwerte und ein Abfall der Erythrocyten- und Hämoglobinwerte (Anämie).

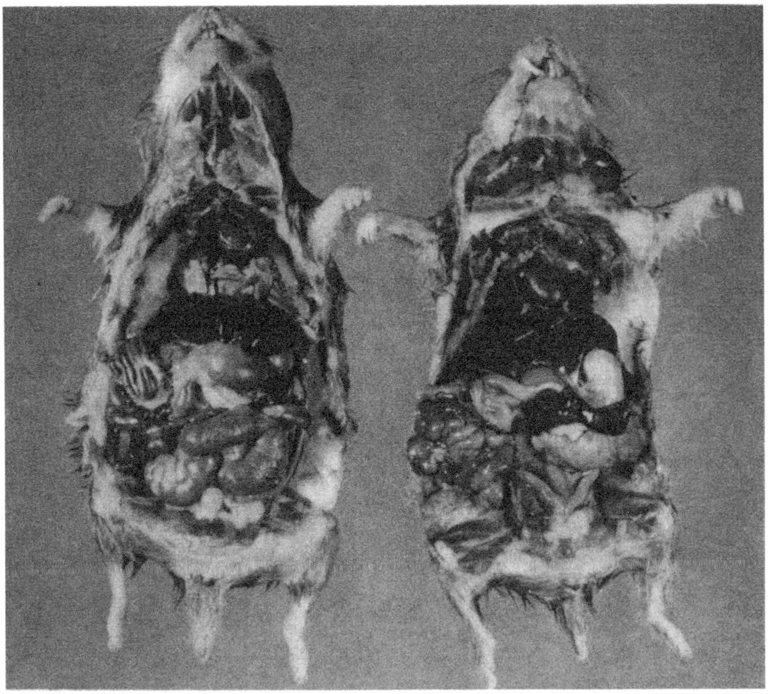

Abb. 77. Goldhamster. Links: Kontrolle. Rechts: Inoculiert mit 0,2 ml Virus aus Mäuseleukämie. Starke Vergrößerung von Milz, Thymus und peripheren Lymphknoten. Histologisch = Retikulum-Zell-Sarkom (Original von MOLONEY)

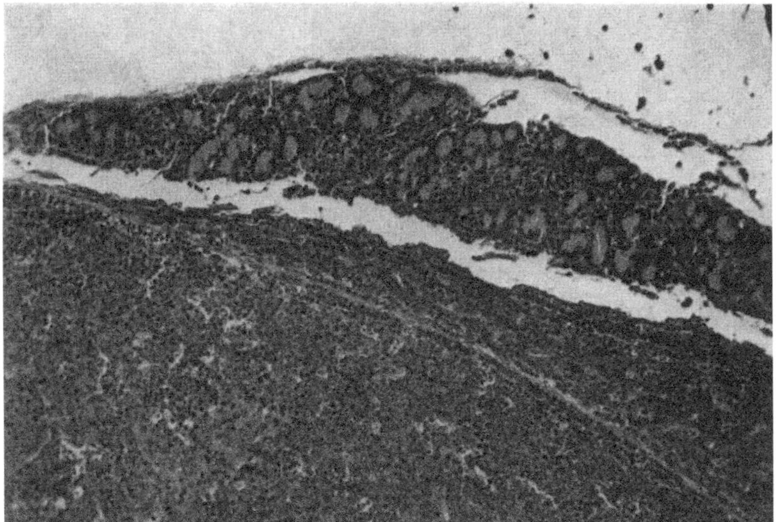

Abb. 78. Pankreaslymphknoten einer leukämischen Ratte. Infiltration neoplastischer Zellen, die das anliegende Pankreasgewebe ebenfalls erfaßt. H. E., 150 × (Original von MOLONEY)

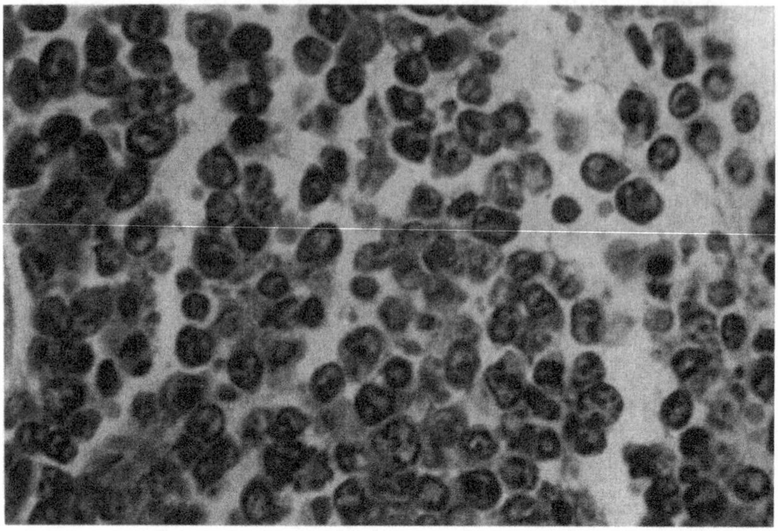

Abb. 79. Tracheobronchialer Lymphknoten einer Ratte. Neoplastische Zellen mit basophilen Kernen und schmalem Plasmasaum. H. E., 780 × (Original von MOLONEY)

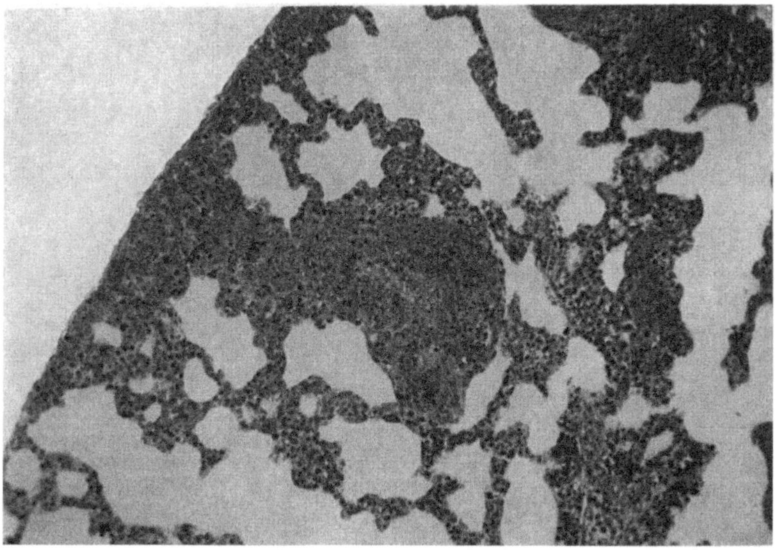

Abb. 80. Lungengewebe einer leukämischen Ratte. Neoplastische Infiltration an den Gefäßen und im Alveolargewebe. H.E., 150 × (Original von MOLONEY)

3. Pathogenese

Die Pathogenese der Moloney-Leukämie wurde von DUNN, MOLONEY, GREEN und ARNOLD [5] beschrieben.

6 Wochen alte BALB/c-Mäuse wurden mit 0,2 ml einer 10^{-1}-Verdünnung von Viruskonzentrat i.p. inoculiert und in bestimmten Zeitabständen für die histologischen Untersuchungen getötet.

Bis zu einem Alter von 8 Wochen nach der Inoculation des Virusmaterials konnten keine signifikanten Veränderungen gegenüber Kontrolltieren nachgewiesen werden.

Die als leukämische oder neoplastische Reaktion anzusprechenden Veränderungen traten erst 8 Wochen nach der Inoculation auf und wurden in den darauffolgenden Wochen deutlicher und ausgeprägter bis zur vollen Entwicklung einer typischen lymphatischen Leukämie.

Die eindeutigsten Differenzen zwischen Inoculierten und Kontrolltieren waren im Retikulo-Endothelialen System zu beobachten: Knochenmark, Lymphknoten, Milz und Thymus wurden besonders untersucht.

Knochenmark: Im Sternalmark zeigten sich 8 Wochen nach der Inoculation Megakaryocyten, die einen oder mehrere Granulocyten im Cytoplasma enthielten. Allerdings finden sich derartige Zellen nicht allzu häufig, und von den Autoren wird ausdrücklich hervorgehoben, daß diese Tatsache nicht unbedingt als ein Kriterium für die beginnende Leukämieentwicklung anzusehen ist, denn diese Granulocyteneinschlüsse finden sich — wenn auch in geringerer Zahl — auch bei den Kontrolltieren.

Lymphknoten: Nur bei sehr wenigen Tieren konnten eindeutige Veränderungen in den Lymphknoten gefunden werden, da auch bei normalen Mäusen in sehr wechselndem Ausmaß Retikulumzellhyperplasien auftreten. Falls Veränderungen auftraten, bestanden sie in nestförmigen Ansammlungen von hyperplastischen Retikulumzellen zwischen normalen Lymphocyten. Die spätere leukämische Infiltration der Lymphknoten wechselte ebenfalls ziemlich stark.

Thymus: Die frühesten und deutlichsten Reaktionen zeichneten sich in diesem Organ ab, auch wenn die übrigen Organe frei von Veränderungen blieben.

Die Autoren unterscheiden 3 Typen von Veränderungen: nichtneoplastische, frühe neoplastische und echte vollständig neoplastische.

Die einfachste nichtneoplastische Reaktion bestand in einer unterschiedlich starken Abnahme der Thymocyten, wodurch die Medulla relativ deutlich hervortrat, die in abgegrenzten Bezirken den Cortex ersetzte und bis an die Kapsel reichte.

Die frühesten neoplastischen Veränderungen zeigten sich etwa 11 Wochen nach der Inoculation. In umschriebenen Bezirken lagen leukämische Zellen zwischen Makrophagen. Im Laufe der weiteren Entwicklung kam es dann zu einer stärkeren Infiltration mit Leukämiezellen und zur Vergrößerung des Thymus. Häufig war allerdings nur ein Lappen des Thymus von diesen Veränderungen betroffen, die in ihrem Endstadium als eindeutig neoplastisch anzusprechen waren.

Milz: 13 Wochen nach der Inoculation vergrößerten sich die Milzen der behandelten Tiere progressiv, bis sie in der 20. bis 21. Woche das 3- bis 4fache Normalgewicht erreichten. Bei ausgebildeten Leukämien betrug das Milzgewicht schließlich das 10fache des Normalen.

Histologisch zeigte die hypertrophierte, präleukämische Milz Hyperplasie sämtlicher Zellelemente, wobei jedoch die normale Struktur erhalten blieb. Allerdings kam es zu einer deutlichen Vermehrung der Megakaryocyten, die in einigen Fällen auch hier Granulocyten enthielten.

Diese Veränderungen in der Milz waren sehr signifikant und konnten als eindeutiges Unterscheidungsmerkmal gegenüber den Kontrollen dienen.

III. Züchtung in vitro

Die Kultivierung des Moloney-Leukämievirus wurde erstmalig von MANAKER, STROTHER, MILLER und PICZAK [*6*] erfolgreich durchgeführt. Leukämisches Gewebe (Milz, Thymus, Lymphknoten) ließ sich über einige Wochen unter gleichzeitiger Virusproduktion kultivieren, die Kulturen gingen jedoch nach einigen Wochen zugrunde. Mit den abgenommenen Nährlösungen ließen sich bei Mäusen eindeutige Leukämien erzeugen.

Kulturen normaler Milz wurden mit Virusfiltrat beimpft; sie produzierten aktives Virus, das sich passagenweise mit der Nährlösung auf neue, normale Kulturen übertragen ließ. Wurden die Subkulturen in Abständen von 7 Tagen angelegt, so war eine Kultivierung über längere Zeit nicht gewährleistet, während bei einem Rhythmus von 14 Tagen die Passagierung ohne Schwierigkeiten möglich war und die Kulturen über die Zeit ihrer Haltung laufend Virus produzierten. Allerdings war die Virusproduktion bei Kulturen leukämischen Gewebes konstanter und hielt über mehr Passagen an als bei Kulturen, die mit Virusfiltrat beimpft wurden.

Ein cytopathogener Effekt wurde nicht beobachtet.

Die von MANAKER et al. [*6*] angewendete Methode besteht in der Herstellung von Monolayer-Kulturen durch Trypsinierung des leukämischen Organs (Milz, Thymus, Lymphknoten) oder normaler Milz. Letztere wurden dann mit 0,1 ml eines 1:10 verdünnten Leukämiegewebsextraktes beimpft.

Die Nährlösung bestand aus Hanks-Lösung (ohne Bikarbonat und Glukose) +0,1% Difco Hefeextrakt (*yeastolate*), 0,25% Glukose und 0,001% Phenolrot. Diese Lösung wurde im Verhältnis 7:3 mit menschlichem Serum gemischt (pH 7,4).

Die Kultivierung erfolgte in 16 × 125 mm-Röhrchen zunächst über 4 Tage bei 37 °C (100- bis 150fache Verdünnung des Zellvolumens mit Nährlösung beim Ansatz). Danach wurde das Nährmedium gewechselt und bei progressivem Wachstum der Kulturen eine 1,4%ige Natriumbikarbonatlösung zugesetzt, um das pH auf 7,4 zu halten.

Eine bezüglich Virusproduktion ergiebigere Methode wurde von GINSBURG und SACHS erst kürzlich beschrieben [7]. Hier wurde allerdings nicht die Beimpfung normaler Zellkulturen mit Virusextrakt angewendet, sondern nur die Kultivierung von Leukämiezellen aus Organen leukämischer Tiere. Die leukämischen Organe von C57BL/6-, SWR-, DBA/2- und Swiss-Mäusen wurden steril entnommen und in phosphatgepufferter Salzlösung 3mal gewaschen. In Nährlösung wurden die Organe mit Pinzetten fein zerkleinert, um die Zellen in dem Medium aufzuschwemmen. Die Zellsuspension wurde gesammelt, einige Minuten stehengelassen, um größere Stücke zu sedimentieren und der Überstand auf die entsprechende Zellkonzentration ($1 \cdot 10^7$ bis $2{,}5 \cdot 10^7$ Zellen pro 4 bis 5 ml Medium) verdünnt und in Petrischalen ausgesät. Letztere werden bei 36 ± 0,5 °C in einem Brutschrank mit feuchter Atmosphäre und konstanter Durchströmung mit 10% CO_2 in Luft inkubiert.

Als Nährmedium diente Eagle-Medium mit 4facher Konzentration von Aminosäuren und Vitaminen +20% Pferdeserum. Bei Kulturen mit hoher Zellzahl wurde das Medium jeden 2. Tag gewechselt, sonst 2mal wöchentlich. Da die Leukämiezellen sich nicht am Boden des Kulturgefäßes anheften, konnten sie mit Medium abgenommen werden. 1 bis 3 Tropfen blieben zurück und wurden, mit neuem Medium verdünnt, zum Ausgangspunkt für die weitere Zellvermehrung im selben Gefäß. Außerdem war so auch die Anlage von Subkulturen möglich, indem 0,5 bis 1 ml Zellsuspension mit $2{,}5 \cdot 10^6$ Zellen in eine neue Petrischale übergeführt werden konnten, ohne daß Trypsinierung angewendet werden mußte.

Wichtig für diese Art der Kultivierung ist allerdings die Herstellung von sog. *feeder layers*, die vor dem Aussäen der Leukämiezellen in den Petrischalen angesetzt werden. Dazu wurden von den Autoren aus normalen Milzen erwachsener C57BL/6-Mäuse Zellsuspensionen in gleicher Weise hergestellt wie die Leukämiezellsuspensionen aus leukämischen Organen (s. oben). 2 bis $3 \cdot 10^7$ Zellen wurden mit 4 ml Medium in 50 mm-Petrischalen angelegt. Nach 5 bis 10 Tagen hatten sich genügend Zellen auf der Glasfläche ausgebreitet. Die restlichen, in Suspension verbliebenen Zellen wurden mit dem Medium entfernt und die Kultur nach einmaligem Waschen mit neuem Medium versehen. Auf diese *feeder layers* wurde dann die Leukämiezellsuspension gegeben. Die leukämischen Zellen heften sich lose an die feeder-layer-Zellen an und lassen sich durch leichtes Schütteln ohne Trypsinierung wieder ablösen. Die normalen Milzzellen wachsen ganz ähnlich wie Fibroblasten auf der Glasfläche, während die Leukämiezellen als Rundzellen ihnen aufgelagert sind.

Versuche zur Schaffung von Kulturen, die über längere Zeit gehalten werden können, wurden mit unterschiedlichen Initialmedien (wechselnde Menge Serum, Zusatz von Folsäure und Pepton) vorgenommen, um dann später auf das oben beschriebene Standardmedium überzugehen. In nahezu allen Kulturen starben zunächst ein großer Teil der Zellen ab, und von einzelnen Foci ging dann die Vermehrung der Leukämiezellen aus. Die Zellzahl pro Kultur ist ausschlaggebend für die Langzeitkultivierung, da bei zu hoher Zellzahl die Absterberate wesentlich höher war als bei niedriger. So geben GINSBURG und SACHS 1 bis $1{,}5 \cdot 10^7$ Zellen pro Petrischale als geeignet für eine Kultivierung über 2 bis 3 Monate an.

An Ausstrichpräparaten konnte nachgewiesen werden, daß es sich bei den kultivierten Zellen um Leukämiezellen handelt. Bei der Transplantation von Zellen aus mehreren Kulturlinien auf erwachsene Mäuse entstanden nach relativ kurzer Zeit (27 bis 46 Tage) generalisierte lymphatische Leukämien.

Die Virusproduktion wurde durch Inoculation von filtriertem Nährmedium nach 57, 53 bzw. 30 Tagen bei 3 verschiedenen Kulturlinien an Mäusen getestet. Bei Verdünnung der Nährlösung auf 10^{-4} entstanden nach 3 Monaten die ersten Leukämien (GINSBURG u. SACHS [*8*]).

Die Infektion von Normalzellen mit dem Moloney-Virus in vitro gelang GINSBURG und SACHS [*8*] mit normalen Mäuseembryonalkulturen und Mäusenierenkulturen (beides Monolayer, hergestellt durch Trypsinierung der entsprechenden Ausgangsgewebe, Technik s. auch unter *Rous-Virus*) in einem Medium aus 0,5% Lactalbuminhydrolysat in Earle-Salzlösung + 20% Pferdeserum. Die Beimpfung erfolgte zunächst mit zellulärem Leukämiematerial ($1 \cdot 10^7$ Zellen von leukämischer Milz, gewonnen nach oben beschriebener Methode), das jedoch degenerierte. Von diesen Kulturen wurden Subkulturen hergestellt, von denen dann zentrifugierte Nährlösungen auf frische Embryonal- und Nierenkulturen überimpft wurden (0,5 ml, 30 Minuten Adsorptionszeit). 39 Tage nach der zellulären Beimpfung der ersten Kulturen ließ sich eine Virusproduktion im Tierversuch nachweisen (bei Embryonal- und Nierenkulturen). Ähnliche Ergebnisse ließen sich durch Infektion der Kulturen mit lyophilisiertem Leukämiematerial erzielen.

In keiner der Kulturen trat ein cytopathogener Effekt auf. SALAMAN [*9*] hat bei seinen Versuchen zur Kultivierung des Moloney-Virus ebenfalls eine Infektion normaler Zellen mit dem Virus und dessen fortlaufende Produktion in diesen Kulturen nachweisen können.

IV. Immunologie der Moloney-Leukämie

Vorläufige Ergebnisse von immunologischen Studien an der lymphatischen Leukämie von MOLONEY [*1a* u. *2*] haben ergeben, daß das Virus antigene Eigenschaften besitzt.

Inoculation von zellfreien Viruskonzentraten in Kaninchen führt zur Bildung heterologer Antikörper, die die leukämogene Wirkung des Virus neutralisieren. Ein gewisser Grad von Neutralisation kann auch mit Kaninchenantiserum gegen normales Mäusegewebe (Extrakt aus normaler Mäusemilz) erzielt werden.

Homologes Antiserum, das bei Mäusen mit formalininaktiviertem Virus induziert wurde, hatte ebenfalls neutralisierende Wirkung, während normale heterologe und homologe Seren wirkungslos blieben. Die Ergebnisse sind zusammenfassend in Tab. 48 dargestellt.

Tabelle 48. *Neutralisation des Leukämievirus in vitro durch heterologe und homologe Antiseren* (aus MOLONEY [*2*])

Serum	Zahl der Positiven / Zahl der Inoculierten	Leukämien [%]	Latenzzeit [Wochen]
Kaninchen			
Normalserum	21/23	91,3	28,9
Anti-Normalmilzserum .	11/16	68,7	27,7
Anti-Virusserum	0/19	0,0	
Maus			
Normalserum	36/39	92,3	24,8
Anti-Normalmilzserum .	15/16	93,8	29,0
Anti-Virusserum	2/18	11,1	39,8

V. Chemische und physikalische Eigenschaften des Moloney-Leukämievirus[1]

1. Resistenz des Virus

Das Moloney-Virus läßt sich bei — 71 °C über Trockeneis sowie durch Lyophilisation über längere Zeit (bis 6 Monate) konservieren. Erwärmen von Viruspräparationen in 0,05 M Na-Citrat, pH 6,8, für 90 Minuten auf 37 °C führt zu keinem nennenswerten Aktivitätsverlust, das Virus wird jedoch durch Erwärmen für 30 Minuten auf 56 °C zerstört. Gegenüber einer Ätherbehandlung (10%ig bei 0 bis 4 °C für 19 Stunden) ist das Moloney-Virus stabil, es wird jedoch durch Einwirkung von Formalin (1:400) inaktiviert.

2. Chemischer Aufbau

In Virusanreicherungen aus leukämischen Geweben konnte mit Hilfe der Diphenylaminreaktion DNS nicht nachgewiesen werden, dagegen konnte mit Orcinreagenz RNS bestimmt werden (s. Tab. 49).

Tabelle 49. *Chemische Analysen von Moloney-Virus-anreicherungen*

	mg/ml
Gesamt-N . .	0,462
Gesamt-P . .	0,076
RNS	0,274
DNS	0,0

[1] MOLONEY [*1, 2, 10*].

VI. Elektronenmikroskopische Darstellung des Moloney-Virus

Die elektronenmikroskopische Untersuchung der lymphatischen Leukämie von MOLONEY durch DALTON, LAW, MOLONEY und MANAKER [*10*] erbrachte, ebenso wie bei verschiedenen anderen leukämischen Erkrankungen der Maus, den Nachweis eindeutiger Viruspartikel.

Es handelt sich um Partikel von durchschnittlich 100 mμ Durchmesser mit einem zentralen, meist elektronendichten Nucleoid von etwa 60 mμ Durchmesser (Typ C nach BERNHARD [*11*]). Bei weniger dichtem Nucleoid ist dessen Peripherie stark elektronenabsorbierend und läßt sich intensiv mit Bleisalzen kontrastieren, wodurch eine ringförmige Struktur darstellbar ist. Auf das Nucleoid

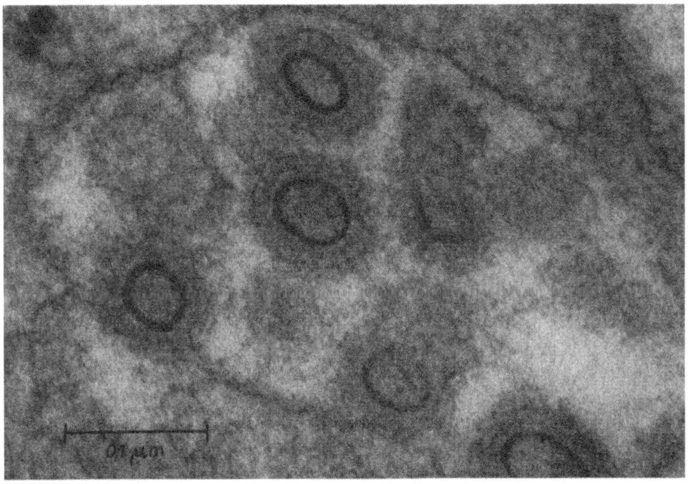

Abb. 81. Teil des Cytoplasmas eines Megakaryocyten aus der Milz einer leukämischen Maus im Ultradünnschnitt. Viruspartikel in einer cytoplasmatischen Vakuole. PbO_2-Kontrastierung, 190000 × (Original von MOLONEY)

folgt ein weniger dichter Spalt, der nach außen hin von einer begrenzenden Membran umgeben ist. Häufig liegt zwischen Nucleoid und äußerer Membran noch eine zweite innere Lamelle (Abb. 81). Die Partikel mit dem dichten Nucleoid werden von den Autoren als reife Virusformen, die mit dem ringförmigen, helleren Nucleoid dagegen als unreife angesprochen.

Im Cytoplasma maligner Lymphoblasten findet sich mitunter ein etwas kleinerer Partikeltyp von 85 mμ, der kein Nucleoid enthält und nur aus zwei konzentrischen Ringen besteht (Typ A nach BERNHARD), Eine direkte Beziehung der beiden Typen zueinander konnte nicht nachgewiesen werden.

Diese Viruspartikel konnten in Ultradünnschnitten von Lymphknoten, Thymus und Milz nachgewiesen werden, wo sie in den beiden ersteren in den Interzellularspalten liegen (vorwiegend reife Formen), der Zellmembran von Lymphoblasten angelagert sind, oder auch im Cytoplasma dieser Zellen auftreten. Sie finden sich weiterhin in großer Zahl in Kanälchen und Spalten von Megakaryocyten des Knochenmarks und der Milz (reife und unreife nebeneinander) sowie in 20% der Blutplättchen von leukämischen Ratten, wo sie in cytoplasmatischen Vacuolen lokalisiert sind.

Die Bildung der Viruspartikel an der Zellmembran von malignen Lymphoblasten konnte ebenfalls nachgewiesen werden. Es kommt zu einer lokalen Verdickung der Membran, unter der sich elektronendichteres Material ansammelt.

Die Verdickung stülpt sich weiter vor und wird schließlich abgeschnürt (s. auch Abschnitt Elektronenmikroskopie des Friend-Virus und des Virus der myeloischen Leukämie, S. 467, 480).

In den Kanälchen und Spalten der Megakaryocyten geht häufig die äußere Membran der Viruspartikel in die Wandung der Kanälchen über, was zu Bildern führt, die ebenfalls an eine Abschnürung denken lassen. Auch in Viruskonzen-

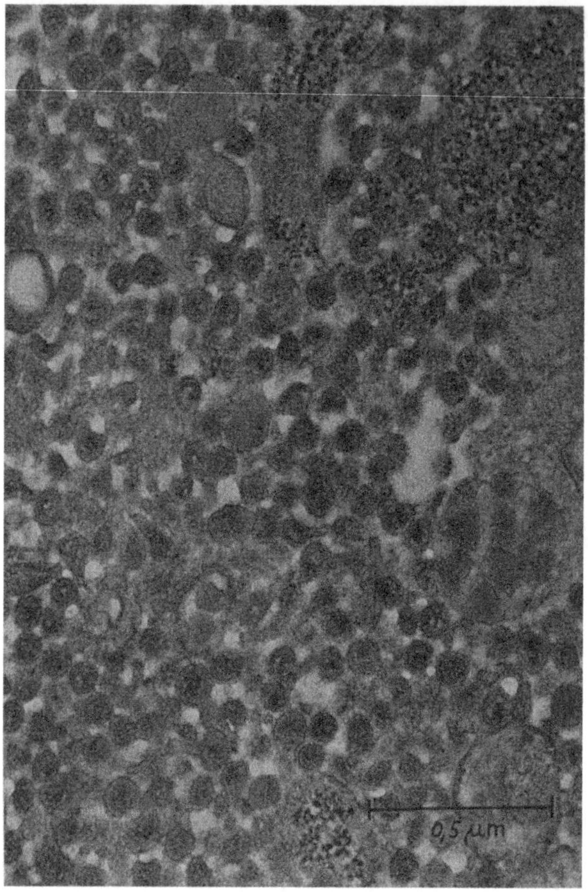

Abb. 82. Sedimentierte Viruspartikel aus dem Blut einer leukämischen Ratte. Ultradünnschnitt des Sedimentes, Chrom-Osmium-Fixierung; Bleihydroxyd-Kontrastierung, 50000 × (Original von MOLONEY)

traten (Sedimente) konnten diese Partikel im Ultradünnschnitt nachgewiesen werden und zeigen die gleiche charakteristische Struktur. Es treten hier in erster Linie reife Partikel mit dichtem Nucleoid auf (Abb. 82).

Diese charakteristischen Viruspartikel konnten sowohl bei leukämischen Mäusen als auch bei leukämischen Ratten nachgewiesen werden; sie fehlen jedoch bei normalen Tieren beider Species.

Literatur

[1] MOLONEY, J. B.: J. nat. Cancer Inst. 24, 933 (1960).

[1a] MOLONEY, J. B.: J. nat. Cancer Inst., Monograph Nr. 4 (1960), Symposion on Phenomena of the Tumor Virus, New York.

[2] MOLONEY, J. B.: Fed. Proc. 21, 19 (1962).
[3] DUNN, T. B.: J. nat. Cancer Inst. 14, 1281 (1954).
[4] RUSSEL, E. S., E. F. NEUFELD and C. T. HIGGINS: Proc. Soc. exp. Biol. Med. 78, 761 (1951).
[5] DUNN, T. B., J. B. MOLONEY, A. W. GREEN and B. ARNOLD: J. nat. Cancer Inst. 26, 189 (1961).
[6] MANAKER, R. A., P. C. STROTHER, A. A. MILLER and C. V. PICZAK: J. nat. Cancer Inst. 25, 1411 (1960).
[7] GINSBURG, H., and L. SACHS: J. nat. Cancer Inst. 27, 1153 (1961).
[8] GINSBURG, H., and L. SACHS: Virology 13, 380 (1961).
[9] SALAMAN, H. M.: Ciba Found. Sympos. of Tumor Viruses of Murine Origin, Ld., Churchill (1961).
[10] DALTON, J. A., L. W. LAW, J. B. MOLONEY and R. A. MANAKER: J. nat. Cancer Inst. 27, 747 (1961).
[11] BERNHARD, W.: Cancer Res. 18, 461 (1958).

VIII. Lymphatische Leukämie von Breyere und Moloney

Dieses Leukämievirus wurde aus einem undifferenzierten Plasmazelltumor bei C3H-Mäusen isoliert. Dieser Tumor wurde von DUNN [1] als Plasmazelltumor 70429 beschrieben. Er entstand ursprünglich in der ileocoecalen Region einer erwachsenen C3H-Maus, die im Alter von 15 Tagen mit Methylcholanthren behandelt worden war. Dieser Tumor wurde von BARRETT im National Cancer Institut passagenweise auf C3H-Mäusen transplantiert. Homogenate aus Tumorgewebe erzeugten in einzelnen Fällen neben dem Tumor auch Neoplasmen in mesenterialen und peripheren Lymphknoten. Eine zellfreie Übertragung und Isolierung eines Leukämieagens war bis dahin nicht möglich.

BREYERE transplantierte den Tumor auf BALB/c-Weibchen, die mit C3H-Männchen häufig gepaart waren und Toleranz gegenüber C3H-Geweben zeigten (BREYERE u. BARRETT [2]).

Zellfreie Extrakte, gewonnen durch stufenweise Zentrifugation nach MOLONEY [3], (s. auch unter *Moloney-Leukämie*, S. 422), induzierten bei 2,2% der als Neugeborene inoculierten BALB/c-Mäuse generalisierte lymphatische Leukämien nach 17,1 Wochen Latenzzeit (MOLONEY [2]).

Nach mehreren zellulären Transplantationen auf BALB/c-Mäusen mit 100%-igem Angang wurden dann abermals fraktioniert zentrifugierte Extrakte an neugeborene oder saugende BALB/c-Mäuse verspritzt. So wurde passagenweise verfahren, wobei immer die Tiere als Spendertiere für leukämisches Material verwendet wurden, bei denen die Leukämie zuerst auftrat (Verkürzung der Latenzzeit von Passage zu Passage). Damit wurde eine Aktivierung des leukämogenen Agens erzielt.

Als Applikationsweg hat sich die i.v. Injektion als am besten geeignet erwiesen.

Das Virus ließ sich auch auf C3H-Mäuse übertragen und erzeugte auch bei Osborne-Mendel-Ratten leukämische Infiltration des Thymus nach 13 Wochen.

Histologisch ist das bei Mäusen induzierte Neoplasma als lymphatische Leukämie charakterisiert.

Elektronenmikroskopisch konnten von DALTON (zitiert nach [4]) in den leukämischen Geweben und in Megakaryocyten von BALB/c-Mäusen Viruspartikel von etwa 100 mμ nachgewiesen werden, und zwar in erster Linie Typ A-Partikel in cytoplasmatischen Vacuolen von malignen Lymphoblasten.

Die von MOLONEY [4] berichteten vorläufigen Befunde wurden hier kurz wiedergegeben, da sie zeigen, wie aus einem Tumor ein Virus isoliert werden kann, das zunächst keine leukämogene Wirkung zeigt, dann aber zu 100% Leukämien induziert.

Literatur

[1] DUNN, T. B.: J. nat. Cancer Inst. **19**, 371 (1957).
[2] BREYERE, E. J., and M. K. BARRETT: J. nat. Canc. Inst. **27**, 409 (1961).
[3] MOLONEY, J. B.: J. nat. Cancer Inst. **24**, 933 (1960.
[4] MOLONEY, J. B.: Fed. Proc. **21**, 19 (1962).

IX. Myeloische Leukämie

Der Nachweis der viralen Ursache myeloischer Leukämien bei der Maus, bei denen es sich z. T. um Chloroleukämien handelt, ergab sich aus Untersuchungen, die mit der breiteren Zielsetzung begonnen wurden, für verschiedene Impftumoren der Maus und Ratte durch Versuche zellfreier Übertragung die Virusbedingtheit dieser Geschwülste zu testen. Bereits in den ersten Versuchen konnten einige Retikulosen und Leukämien bei Mäusen beobachtet werden, die mit zentrifugierten, zellfreien Homogenisaten vom Ehrlich-Ascitescarcinom der Maus behandelt worden waren. In etwas späteren Untersuchungen wurden durch mittels Schottschen G 4-Filtern hergestellte zellfreie Filtrate aus dem Mäusetumor S 37 und einem transplantierten Mäuse-DMBA-Sarkom unter Verwendung neugeborener Tiere des Agnes Bluhm-Stammes sowohl generalisierte Leukämien, als auch solide mesenchymale Tumoren, speziell s.c. Fibrome und Sarkome und vereinzelte Knochentumoren in auffälliger, über das spontane Vorkommen dieser Geschwülste hinausgehender Häufigkeit, induziert. Signifikante Resultate im Hinblick auf das Auftreten von myeloischen Leukämien mit einem sehr hohen Prozentsatz an Chloroleukämien wurden von uns jedoch erst 1954 mit G 4-Filtraten der Tumoren Sa I und Sa II von LANDSCHÜTZ und dem Ehrlich-Carcinom der Maus erzielt. Zur gleichen Zeit wurde von SCHMIDT über das Vorkommen von lymphoiden und lymphatischen Tumoren nach Applikation zellfreier Erlich-Carcinomfiltrate berichtet. In der Folgezeit wurden von unserer Arbeitsgruppe umfangreiche Untersuchungen zur näheren biologischen, biochemischen, immunologischen und elektronenmikroskopischen Charakterisierung des filtrierbaren leukämogenen Agens durchgeführt und dieses als ein echtes Virus erkannt. Gleichzeitig wurde die Hämatologie und Histopathologie der myeloischen Leukämien, die durch dieses Virus hervorgerufen wurden und das in der späteren Folge sich auch bei der Ratte als wirksam erwies, untersucht und beschrieben. In bezug auf verschiedene Eigenschaften des Virus sowie das allgemein pathologische und hämatologisch-cytopathologische Bild der ausgelösten Erkrankungen wurden unsere Ergebnisse durch Untersuchungen von SCHMIDT und GEORGII rgänzt und erweitert.

I. Experimentelle Erzeugung des Krankheitsbildes

1. Zelluläre Übertragung

Die durch Viruseinwirkung entstandenen generalisierten Leukämien lassen sich zellulär in Form von Zellsuspensionen aus den leukämischen Lymphknoten oder von Stückchen des leukämischen Thymus mit gutem Erfolg übertragen, wenn sowohl Spender- als auch Empfängertiere dem gleichen reinen Inzuchtstamm angehören. Wir selbst erhielten gute Resultate mit Leukämien, die auf CBA-Mäusen induziert wurden, wenn mit den üblichen Impfverfahren Stückchen oder Zellsuspensionen i.m. oder s.c. verimpft wurden. Es kommt dann zur Bildung solider leukotischer Geschwülste am Injektionsort nach einer Latenzzeit von etwa 3 bis 5 Wochen. Diese Tumoren lassen sich dann mit nahezu 100%igem Impferfolg auf Tieren des gleichen Stammes passagenweise weiter transplantieren, wobei meist eine Verkürzung der Angehzeit beobachtet werden kann, die dann im Mittel 10 bis 20 Tage beträgt. Auch die i.v. Injektion von Zellsuspensionen liefert gute Resultate; es kommt zur Ausbildung generalisierter Leukämien, die denen nach Virusapplikation weitgehend gleich sind, jedoch nach kürzerer Latenzzeit auftreten.

Bei Verwendung nicht streng ingezüchteter Tiere ist der Erfolg einer zellulären Leukämieübertragung wesentlich schlechter. In unseren Versuchen mit dem nicht streng ingezüchteten Agnes Bluhm-Stamm konnten wir nur in 3 von 21 Versuchen einer zellulären Übertragung virusinduzierter Leukämien positive Resultate erzielen. Von insgesamt 259 mit Zellsuspensionen geimpften Tieren waren in den drei erfolgreichen Versuchen 25 Tiere positiv im Sinne einer erfolgreichen zellulären Impfung. Nur in 4 Fällen war davon ausgehend eine weitere zelluläre Transplantation möglich. Von einem dieser Fälle, einer hauptsächlich intrathorakal lokalisierten, d. h. den Thymus befallenden Leukose nach Applikation von Filtraten aus dem Tumor Sa I, leitet sich unsere transplantable Leukose SOV 16 ab, die sowohl i.m und s.c. als solider Tumor, als auch i.p. in Ascitesform wächst und serienweise mit nahezu 100%igem Impferfolg weiter transplantiert werden kann. In neueren Versuchen mit Mäuseinzuchttieren (Stämme CBA, 17 und C57) bereitet die zelluläre Verimpfung keine Schwierigkeiten mehr und gelingt regelmäßig; z. Z. werden in unserem Institut neben der Leukose SOV 16 drei verschiedene Leukämielinien, darunter eine Chloroleukämie, eine Paramyeloblasten- und eine Myeloblastenleukämie auf reinen Inzuchtstämmen zellulär mit praktisch 100%iger Angangsquote weitergeführt. Dabei entstehen sowohl lokale tumorartige Impfleukosen, als auch generalisierte Formen, je nachdem, ob s.c. oder i.v. verimpft wird.

Wie bei allen Geschwulsttransplantationen bieten neben der genetischen Homogenität vor allem junge Tiere eine weitere Garantie für einen positiven Übertragungserfolg mit ganzen Zellen. Experimentell kann der Impferfolg weiter gesteigert werden, wenn die Empfängertiere mit Cortison vorbehandelt oder röntgenganzkörperbestrahlt werden.

2. Zellfreie Übertragung

a) Ausgangsgewebe [*1* bis *8*]. In den ersten Versuchen wurde eine Vielzahl verschiedener Geschwülste der Maus für die Filtratbereitung verwendet. Nach der unterschiedlichen Wirksamkeit der verschiedenen Tumorfiltrate im Hinblick auf die damit erzielten Befunde lassen sich die verwendeten Tumoren in zwei verschiedene Gruppen aufteilen (s. Tab. 50 und 51). Wenig oder praktisch nicht leukämogen wirksame Extrakte wurden aus folgenden Geschwülsten hergestellt: S 37, M 594 (Spindel- bis Rundzellensarkome einer Maus, die sich von einem s.c. Tumor ableiten, der sich nach 15monatiger Latenzzeit im Anschluß an die Injektion eines zellfreien Filtrates vom Tumor S 37 entwickelte (GRAFFI u. SCHMIDT [2])), DMBA-Sarkom (ein aus unseren früheren Versuchen mit 9,10-Dimethyl-1,2-benzanthrazen entstandenes Spindelzellsarkom), Plasmocytom von LANDSCHÜTZ, Carcinom 450 (Plattenepithelcarcinom der Haut, entstanden nach Tropfung mit 9.10-Dimethyl-1,2-benzanthrazen). Die mit Filtraten aus diesen Geschwülsten erzeugten Leukämien schwanken zwischen > 1 bis 10% (s. Tab. 50).

Tabelle 50. *Leukämien nach Injektion zellfreier Filtrate aus verschiedenen Transplantationstumoren der Maus* [4]

Tumor	Tierzahl nach 8 Monaten	Zahl der Leukämien	Leukämien [%]
S 37	124	12	~10
M 594[1]	216	17	~ 8
DMBA-Sarkom[2] . . .	115	11	~10
Plasmocytom	177	7	~ 4
Hautcarcinom 450 . .	13	0	< 1

[1] Mit Filtraten dieses Tumors wurden jedoch stark gehäuft Parotiscarcinome und Sarkome sowie mesenchymale Tumoren der Haut bei Mäusen induziert (GRAFFI et al. [1]).
[2] Zellfreie Filtrate ergaben nach Applikation an neugeborene Mäuse ~20% Tumoren, vor allem Fibrome und Sarkome der Haut, Knochensarkome — wahrscheinlich durch vorhandenes Polyomavirus.

Stark leukämogen wirksame Geschwulstfiltrate wurden in den ersten Versuchen aus den Tumoren Sa I und Sa II von LANDSCHÜTZ (polymorphzellige Sarkome, die 1952 von LANDSCHÜTZ bei einer Inzuchtmaus des SWR-Stammes von LYNCH beobachtet und s.c. weitertransplantiert wurden) und dem Ehrlich-carcinom der Maus (sowohl in solider als auch in Ascitesform) erhalten.

Mit den Filtraten aus den Tumoren Sa I und Sa II konnten nach einer durchschnittlichen Latenzzeit von 8 Monaten bei etwa 50% der behandelten Tiere Leukämien erzielt werden, wobei in hohem Prozentsatz Chloroleukämien auftraten. Mit Extrakten aus dem Ehrlich-Carcinom wurden bei 50 bis 60% der Tiere Leukämien erhalten (s. Tab. 51).

Tabelle 51. *Leukämien bei der Maus nach Injektion von zellfreien Filtraten aus verschiedenen Transplantationstumoren* [4]

Tumor	Tierzahl z. Z. der mittleren Latenzzeit	Zahl der Leukämien	Leukämien [%]	Davon Chloroleukämien [%]	mittlere Latenzzeit [Monate]
Sa I	1227	621	51	64	8
Sa II	33	15	45	67	8
Ehrlich-Ca (Ascites)	71	42	59	67	8
Ehrlich-Ca (solid) .	66	33	50	55	10
SOV 16	156	93	60	24	5
Leukämisches Gewebe	1268	821	65	24	4

In der Folgezeit wurde für die Filtratbereitung bevorzugt der Tumor SOV 16 verwendet, der stark leukämogen wirksame Extrakte liefert, die insofern auch besonders aktiv sind, als die damit injizierten Leukämien bereits nach einer mittleren Latenzzeit von 5 Monaten auftreten. Bei diesem Tumor SOV 16 handelt es sich um eine transplantable myeloische Leukose der Maus, die sich von einer im Anschluß an die Injektion von zellfreiem Sa I-Filtrat aufgetretenen Leukämie ableitet, indem davon der leukämische Thymus s.c. verimpft wurde. Mit Filtraten aus diesen Tumoren wurden bei 60% der Tiere Leukämien erzeugt, darunter 24% Chloroleukämien.

Besonders vorteilhaft eignen sich für die Herstellung leukämogener Extrakte die nach Filtratinjektion aufgetretenen Leukämien selbst, und zwar in erster Linie die stark vergrößerten leukämischen Lymphknoten aus dem Bereich des Halses, der Axilla, der Leisten und des Mesenteriums sowie der leukämische Thymus. Auch die Milzen der leukämischen Tiere liefern wirksame Filtrate (s. Tab. 59).

b) Extraktbereitung [*1* bis *6* u. *9*].

α) Suspensionsmedien zur Filtratherstellung. Anfangs präparierten wir unsere Filtrate in 0,154 M NaCl-Lösung und Ringer-Lösung, die mit $NaHCO_3$ auf pH 7,1 bis 7,2 eingestellt waren, sowie in einigen Fällen auch in 0,88 M Rohrzuckerlösung. In einigen Versuchen setzten wir diesen Lösungen während der Filtrataufarbeitung noch ATP und Cystein zu. Vom ATP-Zusatz und der Aufarbeitung in Rohrzuckerlösung versprachen wir uns eine Stabilisierung des wirksamen Agens, vom Cystein einen Schutz gegen Sauerstoffinaktivierung, da viele onkogene Viren eine beträchtliche Sauerstofflabilität aufweisen. In den späteren Versuchen wurde als Suspensionsmedium für die Filtratherstellung Krebs-Ringer-Phosphatlösung, pH 7,2, benutzt, da diese Lösung dem intrazellulären, agenshaltigen Milieu adäquater ist als eine einfache isotone NaCl-Lösung und so sicher zur erhöhten Aktivitätserhaltung des Virus während der Präparation beiträgt. Für die Versuche, in denen die Filtrate mit Fermenten behandelt wurden, erfolgte die Präparation der Gewebsextrakte in verschiedenen nichttoxischen, isotonischen Pufferlösungen, deren Wahl und pH-Wert sich nach den Aktivitätsoptima der jeweiligen Fermente richtete (Phosphatpuffer, Glycylglycinpuffer).

β) Filter zur Gewinnung zellfreier Extrakte. Zur Filtration der Gewebshomogenisate wurden SCHOTTsche Glasfilternutschen mit planer Filterplatte aus porösem Sinterglas mit einem mittleren Porendurchmesser von 5 bis 15 μ verwendet. Für den Filtertyp 11 G 4 z. B. beträgt die Durchlaufzeit bei 720 mm Vacuum für Wasser von 20 °C ohne Filtrationsgut bei 30 mm Flüssigkeitssäule 9 bis 15 Sekunden.

Je nach den zu filtrierenden Homogenisatmengen wurden die Filtertypen 11 G 4 (70 ml Inhalt, Durchmesser der Filterplatte 40 mm) und 17 G 4 (160 ml Inhalt, Durchmesser der Filterplatte 65 mm) verwendet.

Die Filter erwiesen sich in unseren Versuchen für die Zellen der benutzten Gewebe als zelldicht, wie zahlreiche Filtrations- und Modellversuche ergaben [*10*]. Desgleichen waren die Filter für Hefezellsuspensionen der Gattung Saccharomyces cerevisiae undurchlässig.

γ) Präparationen zellfreier, virushaltiger Filtrate. Sofort nach Tötung der Leukämie- bzw. tumortragenden Tiere durch cervicale Dislocation werden die leukämischen Gewebe bzw. der solide Tumor unter aseptischen Bedingungen entnommen, in eine sterile eisgekühlte Petrischale gebracht und das Gewebe gewichtsmäßig erfaßt. Nach grober Zerkleinerung des Gewebes mit einer Schere wird der Gewebsbrei im Verhältnis 1:5 (Gewicht:Volumen) in Krebs-Ringer-Phosphat- bzw. Pufferlösung suspendiert und unter N_2-Atmosphäre (Zuleitung von Rein-N_2 in das Homogenisationsgefäß) in einem Waring-Blendor gründlich homogenisiert (etwa 10000 U/min, 5 Minuten). Das Homogenisat wird danach mit dem gleichen Suspensionsmedium noch auf ein End-Gewicht-/Volumen-Verhältnis von 1:10 bis 1:50 nachverdünnt und dann zur Abtrennung noch nicht zerstörter und aufgeschlossener Gewebskomplexe und ganzer Zellen für 10 bis 20 Minuten bei 3500 U/min = 1400 · g zentrifugiert. Der bereits weitestgehend zellfreie Zentrifugatüberstand wird anschließend mit Hilfe einer Wasserstrahlpumpe durch ein SCHOTTsches G 4-Filter (je nach Homogenisatvolumen 11 G 4 oder 17 G 4) filtriert. Diese Filtrate werden sofort zur Injektion verwendet oder zunächst verschiedenen Zusatzbehandlungen unterworfen und danach injiziert. Die Präparation der Filtrate erfolgt unter aseptischen Bedingungen in einem Kältelabor bei 0 bis 2 °C; Dauer einer Filtratherstellung insgesamt etwa 30 Minuten.

Man kann jedoch auch mit einfacher hergestellten Filtraten, z. B. ohne Verwendung von N_2 während der Präparation und selbst bei rascher Aufarbeitung bei Zimmertemperatur, ausreichend gute, wirksame Filtrate herstellen. Außerdem läßt sich die der Homogenisation folgende Zentrifugation ohne Gefahr eines Virusverlustes weiter steigern (20 bis 30 Minuten bei 5000 bis 6000 U/min), wodurch die größeren zelleigenen Partikel (Mitochondrien usw.) eliminiert werden. Eine Sedimentation des Virus erfolgt ab 10000 · g.

c) Applikationsweise und Dosis [*11, 8, 12*]. Das Virus der myeloischen Leukämie ist vor allem nach parenteraler Applikation wirksam, indem s.c. 0,1 bis 0,3 ml, i.p. 0,05 ml und intracerebral 0,02 ml Filtrat appliziert werden. Alle genannten Applikationsweisen sind in gleichem Maße wirksam (s. Tab. 52). Applikation per os und rectal sind gleichfalls wirksam; wenn auch die damit erzielten Leukämiequoten geringer sind als nach parenteraler Injektion (s. Tab. 52). Die Wirksamkeit der letzteren Applikationsweisen zeigt, daß das Virus bei neugeborenen Tieren auch intakte Schleimhäute passieren kann und erklärt die Leukämieübertragung mit der Muttermilch von der Mutter oder Amme auf die Neugeborenen.

Tabelle 52. *Leukämien bei der Maus nach verschiedenartigen Applikationsweisen* [*11*]

Applikationsweise	Tierzahl nach 3 Monaten	Zahl der Leukämien	Leukämien [%]	Latenzzeit [Tage]
subcutan	55	38	65	130
intraperitoneal . .	74	50	68	128
intrathorakal . . .	91	57	63	111
intracerebral . . .	31	20	65	107
per os	83	17	20	168
rectal	104	34	33	150

d) Tiermaterial.

α) *Tierstämme* [*6, 12, 13, 14, 15* u. *16*]. Das Virus der myeloischen Leukämie ist bei Mäusen aller von uns bisher untersuchten Stämme sowie auch bei gewöhnlichen Händlertieren wirksam (s. Tab. 53).

β) *Alter der Tiere* [*4, 6, 14, 15, 17* u. *18*]. Wie aus den in Tab. 54 dargestellten Ergebnissen über die Frage der Abhängigkeit der Viruswirkung vom Alter der Tiere hervorgeht, sprechen besonders neugeborene bis wenige Tage alte Mäuse auf das Virus an. Ältere, d. h. mehrere Wochen bis Monate alte Tiere sind weniger empfindlich; die Leukämiequoten sind stark vermindert.

γ) *Geschlecht der Tiere* [*4, 10, 15* u. *16*]. Eine ausgesprochene Abhängigkeit der Viruswirkung vom Geschlecht der behandelten Tiere besteht nicht; männliche und weibliche Tiere reagieren in etwa gleichem Ausmaß auf das Virus mit Leukämieentstehung (s. Tab. 55).

Tabelle 53. *Abhängigkeit der Viruswirkung von der genetischen Konstitution der Tiere* [*16*]

Stamm	Zahl der überlebenden Tiere	Zahl der Leukämien	Leukämien [%]	Mittlere Latenzzeit [Tage]
1. db	54	24	44	228
2. sg	39	29	74	208
3. AB	172	135	78	129
4. CBA	45	27	60	145
5. C57	80	64	80	120
6. XVII	16	8	~50	120
7. A	7	1	~15	130
8. Händlertiere . .	69	43	62	—

Tabelle 54. *Abhängigkeit der Leukämieentstehung vom Alter der Tiere zum Zeitpunkt der Filtratinjektion* [*14* u. *15*]

Alter der Tiere zum Zeitpunkt der Injektion	Tierzahl	Zahl der Leukämien	Leukämien [%]
1 bis 3 Tage vor der Geburt (intrauterin)	15	5	~33
0 bis 12 Stunden nach der Geburt . .	42	17	40
12 bis 24 Stunden nach der Geburt . .	40	21	50
2 bis 5 Tage nach der Geburt	66	28	42
6 bis 11 Tage nach der Geburt	23	10	~43
3 bis 4 Monate nach der Geburt . . .	101	22	22

Tabelle 55. *Geschlechtsabhängigkeit der Wirkung des Virus der myeloischen Mäuseleukämie* [*16*]

Inzuchtstamm		Zahl der überlebenden Tiere	Zahl der Leukämien	Leukämien [%]	Mittlere Latenzzeit [Tage]
C57	♂	41	35	85	126
	♀	35	29	83	105
CBA	♂	18	9	50	160
	♀	27	18	66	117
Stamm XVII . .	♂	10	3	~30	125
	♀	6	5	~83	117
Agnes Bluhm . .	♂	58	48	83	111
	♀	73	63	86	118
Stamm sg	♂	19	13	68	247
	♀	22	18	82	240
Stamm db . . .	♂	22	12	54	219
	♀	29	9	31	279

e) **Heterologe Übertragung des Leukämievirus** [*19*, *20*, *24*, *22*, *21*, *25*, *12*, *14* u. *23*]. Im Rahmen der epidemiologischen Untersuchungen und der biologischen Faktoren für die Viruswirkung ergab sich die Frage der Speciesspezifität der Wirkung des Mäuseleukämievirus. Es wurden daher zunächst Versuche zur heterologen Virusübertragung auf Ratten durchgeführt, indem 1:10-Filtrate aus leukämischen Lymphknoten und Thymus von Mäusen neugeborenen Ratten intracerebral (0,05 ml) oder s.c. und i.p. (0,2 bis 0,5 ml) injiziert wurden. Die Versuchsresultate sprechen eindeutig für eine heterologe Übertragungsmöglichkeit. Von 281 behandelten Ratten entwickelten 28 Leukämien nach einer mittleren Latenzzeit von 3 bis 8 Monaten. Die Leukämiequote ist mit 10% zwar nicht sehr hoch, jedoch eindeutig und signifikant, indem bei den überwiegend verwendeten Wistar-Ratten bisher spontane Leukämien nicht beobachtet werden konnten. Es handelt sich teils um intrathorakal lokalisierte, tumorartige Leukosen, die vom Thymus ausgehen und teils um generalisierte Leukämien (s. Abb. 83). Bei den generalisierten Formen sind, wie bei Mäusen, außer dem Thymus die meisten Lymphknoten und oft auch Milz und Leber befallen. Veränderungen im Blut treten seltener auf. Cytologisch handelt es sich um differente Formen; neben myeloischen Leukämien treten lymphatische und retikulozelluläre Leukosen sowie vereinzelt auch Retothelsarkome im Bereich des Thymus auf.

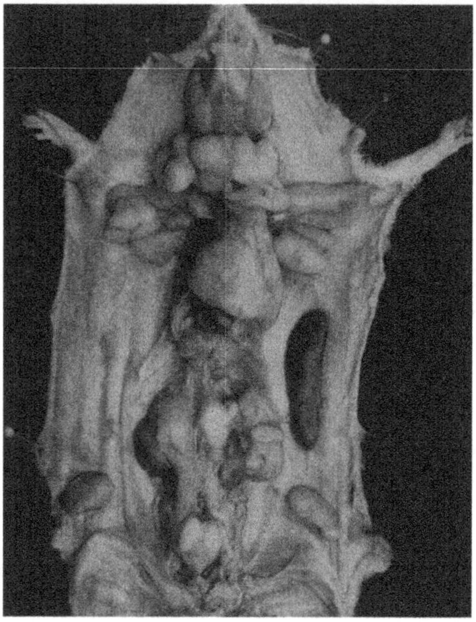

Abb. 83. Generalisierte Leukämie der Ratte nach Applikation von Filtrat aus Mäuseleukämiegewebe. Starke Vergrößerung von Lymphknoten, Thymus und Milz

Die bei Ratten aufgetretenen Leukosen sind relativ gut zellulär weiter transplantabel, z. B. durch s.c. Impfung von Stückchen der leukotischen Gewebe. Auf diese Art konnten bei uns verschiedene, sowohl lymphatische als auch myeloische transplantable Rattenleukosen erhalten werden. Einige dieser transplantablen Leukosen befinden sich z. Z. bereits in der 45. Impfpassage. Während der Impfpassage tritt eine Verkürzung der Angangszeit und eine Erhöhung der Angangsraten ein.

Filtratversuche mit Rattenleukosen:

α) *Homolog.* Aus primär virusinduzierten und aus den oben erwähnten transplantablen Rattenleukosen wurden auf die übliche Art und Weise zellfreie Filtrate hergestellt und diese neugeborenen Ratten s.c. (0,8 ml), i.p. (0,5 ml), intrathorakal (0,5 ml) oder intracerebral (0,05 ml) injiziert. Sowohl mit Filtraten aus den primär virusinduzierten als auch mit Filtraten aus der 1. Generation zellulärer Impftumoren konnten signifikant positive Befunde im Sinne einer Leukämieinduktion erzielt werden. Mit Filtraten aus den virusinduzierten Leukosen traten noch bei 29% der damit behandelten Tiere myeloische und lymphatische Leukämien nach durchschnittlich 9 Monaten auf, während Filtrate aus den folgenden Transplantationspassagen dieser myeloischen Leukose unwirksam waren. Bei einer transplantablen lymphatischen Rattenleukose lieferte die 2. Impfpassage noch wirksame Filtrate, indem noch bei 71% der damit behandelten Ratten nach einer mittleren Latenzzeit von etwa 5 Monaten lymphatische Leukämien auftraten. Weitere Versuche mit der 6. Impfpassage und folgenden Impfpassagen dieser lymphatischen Rattenleukose lieferten dann keine leukämogen wirksamen Filtrate mehr. Als Ursache dieser Erscheinung kann der Abfall der Virusreproduktion im Zuge der Transplantation in Erwägung gezogen werden, wodurch die Aktivität der Filtrate aus diesen Geschwülsten für die weniger empfindliche Ratte bereits unterschwellig wird. Filtrate aus den primär virusinduzierten Rattenleukämien sind in jedem Falle bei Ratten stärker leukämogen wirksam (etwa 50% Leukämien) als Filtrate aus Mäuseleukämien ($\sim$10% Leukämien).

Bei den mit Rattenleukämiefiltraten homolog induzierten Leukämien handelt es sich cytologisch um myeloische, lymphatische und retikulozelluläre Formen. Makroskopisch traten bevorzugt intrathorakal lokalisierte Leukosen auf. Interessant ist weiterhin der Befund, daß in bezug auf den cytologischen Status dieser Rattenleukämien eine Aufsplitterung der Viruswirkung eintritt, indem z. B. nach Injektion von Filtraten aus retikulozellulären Leukämien myeloische Leukämien auftreten und auch umgekehrt.

β) Heterolog (Rückverimpfung auf Mäuse). Die Rückverimpfung von zellfreien Filtraten aus Rattenleukämien, die ursprünglich durch Mäuseleukämiefiltrate induziert worden waren, auf Mäuse führt bei diesen zur Ausbildung von Leukämien, wenn sie im neugeborenen Zustand mit den Extrakten s.c. oder intracerebral behandelt werden. Die Versuche mit Filtraten aus primär virusinduzierten Rattenleukämien ergaben bei etwa 60% der behandelten Mäuse Leukämien nach einer Latenzzeit von 3 bis 4 Monaten. Auch Filtrate aus transplantablen Leukosen der Ratte waren nach Injektion in Mäuse stark leukämogen wirksam. Im Gegensatz zu den Experimenten homologer Übertragung (s. oben) waren auch Filtrate aus höheren Impfpassagen lymphatischer und myeloischer Leukosen der Ratte auf die Maus, also heterolog, noch stark leukämogen wirksam. So wurden z. B. mit Filtraten aus der 12. Impfgeneration einer transplantablen myeloischen Leukose der Ratte bei Mäusen noch 62% myeloische, lymphatische und retikulozelluläre Leukämien induziert. Filtrate z. B. der 9. Impfgeneration einer lymphatischen Leukose der Ratte ergaben nach Injektion in neugeborene Mäuse noch bei 89% der behandelten Tiere Leukämien, und zwar ebenfalls myeloische, lymphatische und retikulozelluläre Formen. Die Leukämien treten bei der Maus nach etwa 4 bis 5 Monaten auf. In den Rattenleukämien ist selbst nach zahlreichen Impfpassagen das Virus noch in einer bei der Maus wirksamen Form und Konzentration vorhanden, während für die Ratte wirksame Extrakte nicht mehr erhalten werden konnten. Die heterologe Passage des Virus beeinflußt also dessen Virulenz nicht, jedoch ergab sich eindeutig eine Aufsplitterung seiner Wirkung in qualitativer Hinsicht. Während im homologen Versuch das Virus der myeloischen Leukämie der Maus im Versuch an Mäusen praktisch nur myeloische Leukämien induziert, können nach heterologer Passage auch andere Leukämietypen beobachtet werden, nämlich neben myeloischen noch lymphatische und retikulozelluläre sowie in einigen Fällen nichtklassifizierbare Leukämieformen. Die heterologe Passage bedingt demnach eine Auflockerung der bei der Maus zunächst eng begrenzten Histospezifität.

Tabelle 56. *Ergebnisse heterologer Übertragung des Virus der myeloischen Leukämie*

Filtrat aus	Appliziert an	Tierzahl	Leukämien [%]
Mäuseleukämie	neugeborene Ratten	281	28 = 10
Rattenleukämie, primär	neugeborene Mäuse	16	10 = 60
Rattenleukämie, transplantabel	neugeborene Mäuse	127	86 = 68
Rattenleukämie, primär	neugeborene Ratten	16	8 = 50
Rattenleukämie, transplantabel	neugeborene Ratten	31	7 = 22

Versuche zur heterologen Übertragung des Virus der myeloischen Leukämie der Maus auf Goldhamster, Meerschweinchen, Kaninchen und Hühner sind negativ verlaufen.

f) Bedeutung zusätzlicher Faktoren für die Entwicklung induzierter Leukämien.

α) Bedeutung der Milz für die Leukämieentstehung [*26, 27, 14, 8, 24, 12, 28* u. *23*]. Aus Versuchen über die Histogenese der nach Filtratapplikation auftretenden

Leukämien konnte eine zentrale Stellung der Milz für die Leukämogenese festgestellt werden [*29, 30*]. In weiteren Experimenten mit splenektomierten Tieren konnte eine unmittelbare Beziehung zwischen Milz und Leukämieentstehung nachgewiesen werden. Werden nämlich Leukämiefiltrate neugeborenen Mäusen, denen 3 Tage vor oder 1 bis 5 Tage danach die Milz exstirpiert wurde, appliziert, so ist bei diesen der Prozentsatz entstehender Leukämien um ein mehrfaches geringer als bei Kontrolltieren mit Milz. Erfolgt dagegen die Splenektomie erst 1 bis 2 Monate nach der Filtratapplikation, so wird die Leukämieentstehung nicht mehr signifikant beeinflußt (s. Tab. 57).

Tabelle 57. *Der Einfluß der Splenektomie auf die leukämogene Wirksamkeit der Filtrate*

Behandlung der Tiere	Tierzahl / Leukämien	Leukämien [%]
Leukämiefiltrat an neugeborene Mäuse (Kontrollen)	60/43	72
Leukämiefiltrat und Splenektomie im neugeborenen Zustand	63/7	11
Leukämiefiltrat im neugeborenen Zustand und Splenektomie nach 1 bis 2 Monaten	26/14	54
Leukämiefiltrat im neugeborenen Zustand und s. c. Reimplantation der Milz	31/20	64
Leukämiefiltrat und Splenektomie im neugeborenen Zustand und Kaninchenmilzsuspension	24/11	46

Um diese signifikante und interessante Funktion der Milz für den Prozeß der Entstehung myeloischer Leukämien — die an die Bedeutung des Thymus für die Genese lymphatischer Leukämien erinnert — weiter zu klären, wurden autologe Milztransplantationen sowie heterologe Übertragungen von Milzsuspensionen vorgenommen. Wie aus den in Tab. 57 dargestellten Ergebnissen dieser Experimente hervorgeht, treten die Leukämien in gleichem Ausmaß wie bei den Kontrolltieren auf, wenn die Milz nach ihrer Exstirpation sofort beim gleichen Tier s.c. reimplantiert und anschließend das Leukämiefiltrat außerhalb des Transplantationsortes appliziert wird. Es ergab sich weiterhin, daß das transplantierte Milzgewebe in allen Fällen geschwulstmäßig gewuchert und durch starke leukämische Infiltrate oft chloroleukämisch verfärbt war. Applikation von Milzhomogenaten junger Kaninchen an splenektomierte Tiere hebt die Wirkung der Splenektomie auf die Leukämogenese nahezu auf. Die noch zellhaltigen heterologen 1 : 10-Milzhomogenate wurden im Anschluß an die Filtratapplikation 6mal an aufeinanderfolgenden Tagen zu je 0,1 ml injiziert (s. Tab. 57). Diese Ergebnisse sprechen dafür, daß es sich bei dem die Leukämogenese fördernden Agens wahrscheinlich um einen humoralen Faktor handelt.

Ausführung der Splenektomie: Die Splenektomie an neugeborenen Mäusen und an 1 und 2 Monate alten Tieren wurde in folgender Weise durchgeführt: Bei den Neugeborenen wurde der linke Oberbauchraum durch einen dorso-lateralen Einschnitt eröffnet und die Milz durch einen Scherenschnitt ohne Unterbindung der versorgenden Gefäße abgetrennt. Der Wundverschluß wurde durch eine einfache Hautnaht bewirkt. Die Mortalität lag um 20%. Bei den älteren Tieren erfolgte die Milzexstirpation durch ventrale Eröffnung des Bauches mit Unterbindung der Milzgefäße und zusätzlicher Peritonealnaht.

β) Beeinflussung durch Röntgenstrahlen [*7, 31, 6* u. *15*]. Wenn erwachsene Mäuse mit Filtraten aus dem Tumor S 37 (schwach leukämogen wirksam) behandelt werden (0,1 ml intratestikulär), so entstehen nach den bisherigen Untersuchungen keine Leukämien. Werden jedoch die Tiere zusätzlich unmittelbar vor oder nach der Filtratapplikation mit 4mal 210 R innerhalb von 5 Tagen ganzkörperbestrahlt (105 kV, 8,0 mA, 3 mm Al-Filter, 40 cm Abstand, 30 R/min), so entwickelten sich bei etwa 30% der Tiere myeloische Leukämien, während die Röntgenbestrahlung allein keine Leukämien induzierte.

Röntgenbestrahlung hat demnach fördernde Wirkung auf die Leukämogenese nach Virusapplikation.

γ) Beeinflussung durch cancerogene Kohlenwasserstoffe [*6, 15* u. *7*]. In ähnlicher Weise wie Röntgenstrahlen scheinen nach bisherigen Untersuchungen auch carcinogene Kohlenwasserstoffe (9,10-Dimethyl-1,2-benzanthracen, Benzpyren, 20-Methylcholanthren) eine accelerierende Wirkung auf die Leukämogenese nach S 37-Filtratapplikation zu besitzen. Wenn die Kohlenwasserstoffe gleichzeitig mit den Filtraten appliziert werden, entwickeln sich bei 25% der so behandelten Tiere Leukämien, während die Filtratapplikation allein bei nur 7%, Kohlenwasserstoffapplikation allein bei nur 3% der Tiere zu Leukämien führt.

δ) Beeinflussung durch Hormone. Untersucht wurde bisher die Wirkung von männlichem und weiblichem Sexualhormon sowie von Cortison auf die Leukämogenese nach Virusinjektion [*15* u. *16*]. Eine Beeinflussung der Leukämieentstehung durch die genannten Hormone wurde nicht beobachtet, wenn die Hormone den Tieren nach der Filtratapplikation mehrmalig injiziert wurden.

ε) Beeinflussung durch Ernährungsfaktoren. In weiteren Versuchen wurde die Abhängigkeit der Leukämogenese von verschiedenen Fütterungsbedingungen untersucht. Die Tiere erhielten zu diesem Zweck in drei getrennten Serien Hafer allein, Hafer und Hühnerei sowie Nährkonzentratwürfel [*32*]. Unter allen Fütterungsbedingungen waren die Leukämieausbeuten mit Prozentsätzen zwischen 62 bis 73% nicht signifikant verschieden. Zusätzliche Behandlung der Tiere mit Vitamin B_{12} war ohne signifikanten Einfluß auf die Leukämogenese [*16*].

g) Epidemiologie des Leukämievirus.

α) Vorkommen des Leukämievirus in Organen und Exkreten nach künstlicher Infektion [*33, 34, 35* u. *36*]. Bereits wenige Stunden bis Tage nach s.c. Virusapplikation ist das Virus im Organismus weit verbreitet. Aus Tab. 58 ist ersichtlich, daß bereits 4 Stunden nach Injektion von Leukämievirus aus verschiedenen Organen dieser Tiere leukämogen wirksame Extrakte gewonnen werden können. Die den Extrakten aus leukämischen Geweben selbst entsprechenden hohen Virusaktivitäten werden etwa 10 Tage nach der Virusinjektion mit Filtraten aus Organen der behandelten Tiere erhalten.

Tabelle 58. *Virusgehalt des Mäuseorganismus zu verschiedenen Zeiten nach der Applikation eines zellfreien Filtrates an neugeborene Tiere*

Zeiten (nach Applikation)	Tierzahl / Leukämien	Leukämien [%]	Anzahl der Chloroleukämien	Mittlere Latenzzeit [Tage]
4 Stunden .	27/4	~15	0	330
24 Stunden .	22/4	~ 9	0	415
18 Stunden .	41/18	44	9	280
4 Tage . . .	55/16	29	7	240
10 Tage . . .	14/12	86	2	180
20 Tage . . .	15/11	73	2	110
40 Tage . . .	48/47	98	6	130

In leukämieerkrankten Tieren selbst findet sich das Leukämievirus nicht nur, wie bereits erwähnt, in den leukämischen Lymphknoten und im Thymus, sondern auch in Leber, Milz, Niere, Gehirn und Hoden. Auch mit Extrakten von Embryonen an Leukämie erkrankter weiblicher Mäuse konnten in niedrigem Prozentsatz Leukämien induziert werden (Tab. 59)

Tabelle 59. *Die leukämogene Wirkung zellfreier Filtrate aus verschiedenen Organen leukämieerkrankter Tiere nach Injektion an neugeborene Mäuse*

Organ	Tierzahl / Leukämien	Leukämien [%]	Anzahl der Chloroleukämien	Mittlere Latenzzeit [Tage]
Leber. . . .	25/18	72	0	125
Milz	52/45	86	8	115
Niere . . .	34/23	68	6	140
Gehirn . . .	70/50	71	10	125
Hoden . . .	13/10	77	3	110
Lymphknoten	182/177	97	22	117
Embryonen .	21/3	14	0	90

Untersuchungen mit Kot, Urin und Speichel, die in Form von Sterilfiltraten neugeborenen Mäusen in der üblichen Weise injiziert wurden, ergaben völlig negative Befunde mit Speichelproben. Mit Urin- und Kotfiltraten wurden nur in geringem Maße Leukämien erzeugt (11 bzw 7%).

β) Zur Frage der horizontalen Virusübertragung [*33*, *34*, u. *36*]. Zur Klärung dieser Frage im Sinne einer direkten Kontagiosität wurden Tiere eines Wurfes zur Hälfte mit Leukämiefiltraten behandelt, zur anderen Hälfte unbehandelt gelassen. Die Tiere wuchsen dann gemeinsam in einem Käfig auf. Die mit Filtraten behandelten Tiere entwickelten zu 80% Leukämien, während die unbehandelten Tiere nur zu 6% Leukämien bekamen. Danach liegt eine Kontagiosität und somit eine horizontale Übertragung des Virus nicht vor.

γ) Zur Frage der vertikalen Virusübertragung [*34*, *37*, *8*, *12*, *36* u. *38*]. Werden geschlechtsreife Tiere, die als Neugeborene mit Leukämiefiltraten behandelt wurden, miteinander gepaart und die unbehandelten Nachkommen und die weiteren Filialgenerationen im Hinblick auf Leukämievorkommen untersucht, so ergibt sich in den ersten 3 Generationen ein gehäuftes Auftreten von Leukämien (s. Tab. 60).

Tabelle 60. *Vertikale Übertragung des Virus der myeloischen Leukämie der Maus. Leukämievorkommen bei den unbehandelten Filialgenerationen der mit Leukämiefiltrat behandelten Mäusepärchen*

Generation		Tierzahl / Leukämien	Leukämien [%]	Mittlere Latenzzeit [Tage]
mit Virus künstlich infizierte Mütter von F_1		78/27	35	240
unbehandelte Generationen	F_1	433/97	22	372
	F_2	970/83	9	437
	F_3	638/63	10	451
	F_4	377/13	4	462
spontane Leukämiequote der AB-Mäuse		383	<1	365

Besonders in der 1. Generation liegt die Leukämiehäufigkeit mit 22% um das 10fache über der Spontanleukämiequote. In der 2. und 3. Generation ist bereits ein Abfall der Leukämiequote deutlich, und in der 4. Generation wird die spontane Leukämiehäufigkeit praktisch bereits wieder erreicht. Im Verlauf der Generationsfolge findet also eine *Virusverdünnung* statt, die eventuell auf eine Eliminierung des Virus oder aber auf eine Inaktivierung durch immunologische Reaktionen zurückzuführen ist. Eine genauere Analyse ergab weiterhin, daß eine vertikale Übertragung des Virus vor allem durch die Muttertiere erfolgt, die nach ihrer experimentellen Infektion später auch an Leukämie erkranken. Bei der F_1 solcher Muttertiere traten zu 55% Leukämien auf. Bei solchen Muttertieren, die zwar auch mit Leukämiefiltrat behandelt worden waren, jedoch keine Leukämie bekamen, betrug die Leukämiequote bei den unbehandelten Nachkommen der 1. Filialgeneration nur 8,5%. Weiterhin zeigte sich bei Leukämiepositiven Muttertieren noch eine Beziehung zwischen der Latenzzeit der Leukämogenese und dem Auftreten von Leukämien bei den Nachkommen. F_1-Tiere von Müttern, die ihre Leukämie in weniger als 150 Tagen nach der Infektion entwickelten, bekamen zu 38% Leukämien. Dagegen traten bei F_1-Tieren, deren Mütter ihre Leukämie erst nach einer Latenzzeit von mehr als 150 Tagen bekamen, nur zu 16% Leukämien auf.

Bezüglich der Frage des Weges und des Mechanismus der vertikalen Virusübertragung kommen 2 Möglichkeiten in Betracht: 1. Eine intrauterine Übertragung über die Placenta; 2. eine Infektion der Neugeborenen durch die Muttermilch. Entsprechend durchgeführte Experimente ergaben eindeutige Hinweise für eine Übertragung mit der Milch (s. Tab. 61).

Tabelle 61. *Übertragung des Virus der myeloischen Leukämie der Maus über die Muttermilch*

Versuchsanordnung	Tierzahl / Leukämien	Leukämien [%]	Anzahl der Chloroleukämien	Mittlere Latenzzeit [Tage]	Würfe mit Leukämiebefall [%]
F_1 von virusinfizierten Müttern, von unbehandelten Müttern gesäugt . . .	107/4	4	1	142	5
F_1 von unbehandelten Müttern, von virusinfizierten Müttern gesäugt . . .	56/30	54	7	145	74

Werden neugeborene Mäuse von leukämiebelasteten Muttertieren sofort nach der Geburt nichtinfizierten Muttertieren zum Säugen übergeben (Ammenernährung entsprechend den Experimenten von BITTNER mit dem Milchfaktor), so entwickeln diese Tiere im späteren Leben nur etwa 4% Leukämien. Werden dagegen F_1-Tiere von unbehandelten Mäusen virusinfizierten Müttern zum Säugen übertragen, so treten bei 54% dieser Tiere Leukämien auf.

II. Krankheitsbild

1. Makroskopisch [*1*, *4*, *5* u. *39*]

Die makroskopischen Befunde bei der Sektion an Leukämie gestorbener Tiere sind grundsätzlich sehr ähnlich und zeigen nur gewisse quantitative Unterschiede bei verschiedenen Tieren. Es handelt sich um eine mäßige bis sehr starke Vergrößerung der Lymphknoten, der Milz und des Thymus (s. Abb. 84). Die stärkste Vergrößerung zeigen meist die Hals-, axillären und Leistenlymphknoten, die bereits im lebenden Zustand durch Palpation feststellbar sind (s. Abb. 84).

Sehr stark vergrößert sind in vielen Fällen auch die Lymphknoten aus dem Bereich des Mesenteriums. Dagegen ist der Thymus nicht in allen Fällen leukämisch verändert, kann jedoch andererseits so stark vergrößert sein, daß die Tiere durch Kompression der Lunge deutlich Atem-

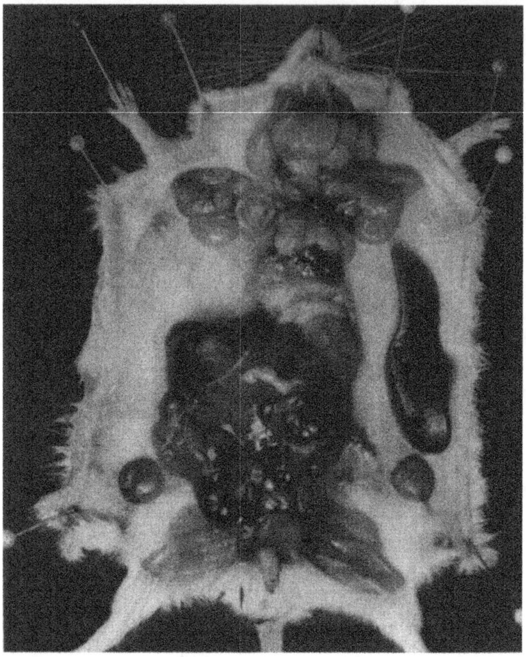

Abb. 84. Myeloische Leukämie mit Vergrößerung der Lymphknoten, des Thymus, der Leber und der Milz nach Applikation zellfreien Filtrates

beschwerden aufweisen. Die Milz weist sehr starke Größenvariationen auf. Die Milz normaler Mäuse wiegt etwa 0,1 g, die Milzen leukämischer Tiere zeigen ein durchschnittliches Gewicht von 0,4 bis 0,7 g, es wurden jedoch Maximalgewichte von 2,5 g registriert. Der Thymus weist Vergrößerungen um das 2-, maximal 40fache auf. Bei den genannten Lymphknoten treten Vergrößerungen um das 3-, maximal 150fache auf (s. Tab. 62). Neben den genannten Lymphknoten, dem Thymus und der Milz sind oft auch die pararenalen Lymphknoten sowie die im Bereich des kleinen Beckens vergrößert, in verschiedenen Fällen auch die Leber. Im Falle starker leukämischer Infiltrationen sind oft auch die Nieren geschwulstmäßig vergrößert. Wie bereits erwähnt, zeigen in vielen Fällen die leukämischen Lymphknoten eine geringe bis starke grüne Färbung und stellen

Tabelle 62. *Durchschnitts- und Maximalgewichte der lymphatischen Organe in g [4]*

	Lymphknoten					Milz	Durchschnittliches Gesamtgewicht der lymphatischen Organe außer Milz
	Hals	Axilla	Leiste	Mesenterium	intrathorakal einschl. Thymus		
normale Maus	~0,02	~0,015	~0,015	~0,02	~0,03	~0,1	~0,1
Leukämien nach Injektion von:							
Sa I-Filtraten	0,27 (1,50)	0,15 (1,00)	0,07 (0,60)	0,46 (3,30)	0,15 (0,90)	0,43 (2,54)	1,1
Sa II-Filtraten	0,25 (0,51)	0,16 (0,40)	0,07 (0,16)	0,52 (1,60)	0,08 (0,15)	0,73 (1,03)	1,1
SOV 16-Filtraten . . .	0,19 (0,60)	0,14 (0,36)	0,06 (0,28)	0,55 (1,51)	0,41 (1,14)	0,59 (1,37)	1,35
Ascites-Ca-Filtraten . .	0,28 (1,15)	0,09 (0,27)	0,06 (0,23)	0,33 (1,46)	0,13 (0,50	0,52 (1,80)	0,89

(Bei den in den Klammern angegebenen Werten handelt es sich um die Maximalgewichte.)

somit Chloroleukämien dar. Der Prozentsatz an Chloroleukämien ist z. T. abhängig vom Ausgangsgewebe, aus dem die leukämogen wirksamen Filtrate gewonnen werden, z. T. von der individuellen Reaktion der benutzten Mäuse.

Bei den nach Applikation von Sa I und Sa II sowie Ehrlich-Carcinomfiltraten aufgetretenen Leukämien waren über 70% Chloroleukämien, während nach Injektion von Extrakten aus der Leukose SOV 16 sowie aus leukämischen Lymphknoten selbst nur etwa 20 bis 25% der Leukämien als Chloroleukämien auftreten.

2. Mikroskopisch (Mäuseleukämien) [*30, 40, 41, 42, 39*]

a) Blutbild. Die Leukocytenwerte des peripheren Blutes der normalen Maus liegen bei etwa 9000, wogegen die der Leukämietiere ganz erheblich erhöht sind. Dabei konnte allerdings keine Korrelation zwischen Ansteigen der Leukocytenwerte und Organvergrößerungen gefunden werden:

Tabelle 63

Leukämietyp	Durchschnittswert			
	Blutleukämie	Reifungsgrad[1]	Lymphknoten Thymus [g]	Milz [g]
Chloroleukämie	73500	70	1,320	0,530
Leukämie mit gelblicher Verfärbung	64500	50	0,640	0,390
Leukämie ohne Verfärbung	52500	48	2,080	0,500
intrathorakal lokalisierte Leukose .	76500	70	2,400	0,640

[1] Prozentualer Anteil der unreifen Granulocyten (Myeloblasten bis Jugendliche I).

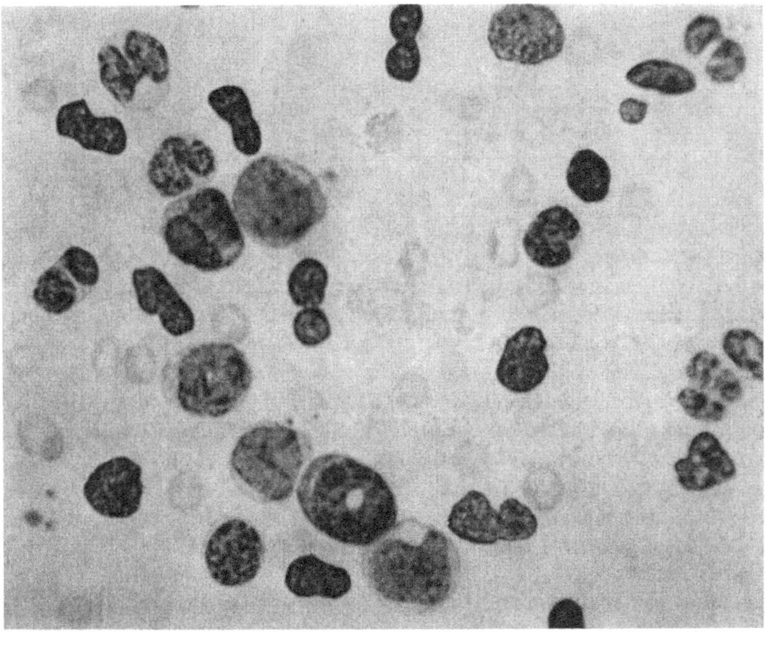

Abb. 85. Blutausstrich einer Maus mit unreifzelliger myeloischer Leukämie. Vermehrtes Auftreten von Parapromyelocyten und jugendlichen Neutrophilen. Giemsa-Färbung

Aus der Tabelle geht weiterhin hervor, daß der Anstieg der Leukocytenwerte bei den 4 Leukämietypen relativ gleich stark ist.

Das Differentialblutbild zeigt jedoch Unterschiede im Reifungsgrad der vermehrt auftretenden Leukocyten, obwohl in erster Linie fast ausschließlich Zellen aus der neutrophilen Leukocytenreihe auftreten (Abb. 85), wobei der Grad der Linksverschiebung von Tier zu Tier etwas unterschiedlich ist. Den höchsten Grad an Unreife weisen die Chloroleukämien mit im Durchschnitt nur 3% reifen Zellen (Neutrophile) auf. Die Werte der übrigen Leukämietypen sind für diese Zellform folgende: Intrathorakal lokalisierte Leukosen: 11%,

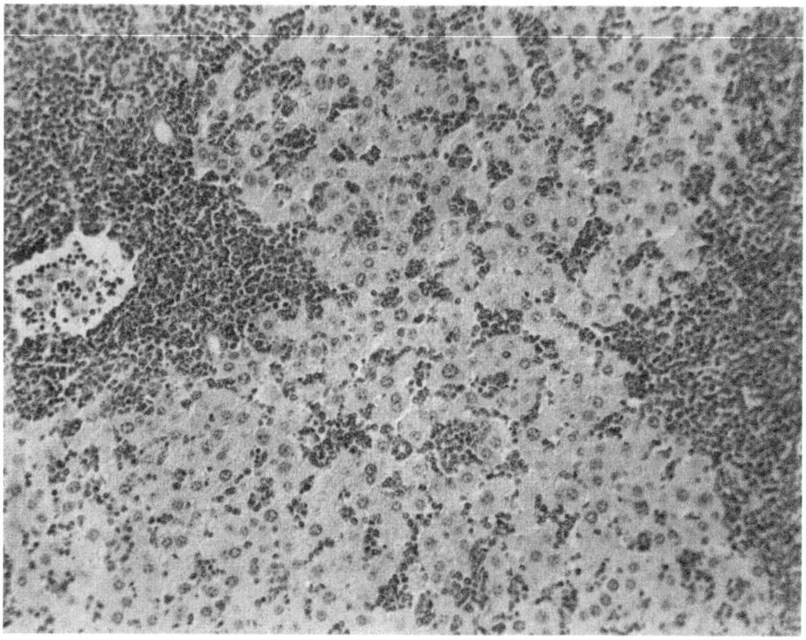

Abb. 86. Perivasculäre und intralobuläre Infiltration der Leber mit myeloischen Zellen

gelblich verfärbte Leukämien 22% (etwa Normalwert) und Leukämien ohne Verfärbung 30%.

Als häufigste Zellformen treten bei den Chloroleukämien die neutrophilen Promyelocyten, Myelocyten und Jugendlichen I auf (letztere etwa im gleichen Mengenverhältnis). Ganz ähnlich verhalten sich die intrathorakal lokalisierten Leukosen, wohingegen bei gelblich verfärbten Leukämien die Jugendlichen I um das Doppelte, bei denen ohne Verfärbung um das 3- bis 4fache gegenüber den Promyelocyten überwiegen. Relativ selten sind bei allen Leukämieformen die eosinophilen Granulocyten und die Monocyten (etwa 1%). Während im normalen Blutbild etwa 70% Lymphocyten auftreten, gehen diese im leukämischen Blut stark zurück, und zwar bei den Chloroleukämien auf 18%, bei gelblich verfärbten auf 14%, bei weißen Leukämien und intrathorakal lokalisierten Leukosen auf je 12%. Der absolute Lymphocytenwert dagegen ist nur bei weißen Leukämien unter den Normalwert abgefallen.

b) Knochenmark. Im Knochenmark läßt sich bei den Leukämien ebenfalls eine starke Linksverschiebung beobachten. Meist liegt ein stark unreifes hyperplastisches Mark vor, in einigen Fällen jedoch findet sich ein völlig aplastisches Knochenmark. Der höchste Grad an Unreife konnte den Chloroleukämien und den intrathorakal lokalisierten Leukosen zugeordnet werden, wo praktisch keine reifen Leukocyten im Mark nachweisbar sind. Dagegen liegen die Werte bei den übrigen beiden Leukämietypen bei 3 bis 6% reifer Granulocyten gegenüber 32% im Normalfall.

Es ergibt sich somit zusammenfassend das Bild einer unreifzelligen (Paramyeloblasten-) bzw. reifzelligen myeloischen Leukämie.

c) Histologie der Organe.

α) *Milz.* In der Milz läßt sich stets — wenn auch in ihrer Stärke etwas variierend — eine Infiltration mit unreifen myeloischen Zellen vorwiegend in der

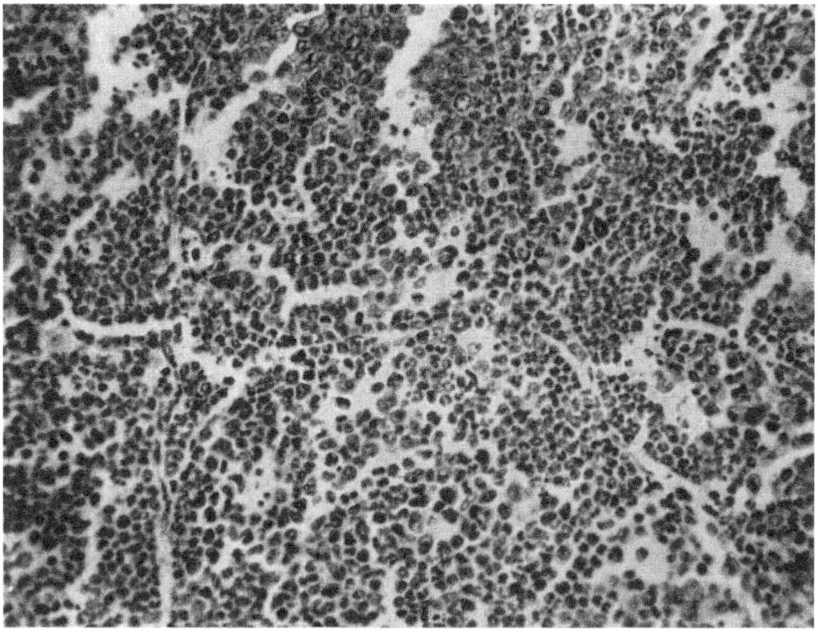

Abb. 87. Histologisches Bild der Milz bei myeloischer Leukämie

roten Pulpa feststellen. Dabei wird die normale Milzarchitektur zerstört, und die erythroblastischen Zentren und Megakaryocyten treten stark zurück oder fehlen meist völlig. Die Milzfollikel sind durch die Infiltrationen teils atrophiert, teils stark zurückgedrängt, lymphatische Keimzentren sind nur sehr selten nachzuweisen.

Die Infiltration kann diffus erfolgen, oder es kann zu herdförmigen Ansammlungen von Myeloblasten, Promyelocyten und Myelocyten kommen, unter denen dann äußerst starke Mitosehäufigkeit zu beachten ist. In einzelnen Fällen kann es auch zur Infiltration der Milzkapsel kommen (Abb. 87).

β) *Lymphknoten.* Die Lymphknoten sind infolge der starken myeloischen Infiltration völlig alteriert, und eine Lymphopoese läßt sich nur in den seltensten Fällen noch nachweisen. Auch hier ist die Umwandlung bei den Chloroleukämien und den intrathorakal lokalisierten Leukosen am stärksten ausgeprägt. Bei den Chloroleukämien handelt es sich bei den infiltrierenden Zellen in erster Linie um Promyelocyten, Myelocyten und Jugendliche, bei den Leukosen treten die unreifen Granulocyten gegenüber den Jugendlichen in den Vordergrund. Bei den beiden anderen Leukämietypen ist die Infiltration etwas schwächer (Abb. 88).

γ) *Leber.* Die Leberinfiltrationen variieren in den einzelnen Leukämieformen relativ stark; Unterschiede in der Art der Infiltration bestehen jedoch nicht. Es lassen sich 3 Arten von Infiltraten feststellen:

1. Fast ausschließlich perivasculäre, das umgebende Bindegewebe der kleineren und größeren Lebergefäße betreffende Infiltrate;
2. rein intra- und interlobuläre Infiltrate;
3. beide vorgenannten Arten kombiniert.

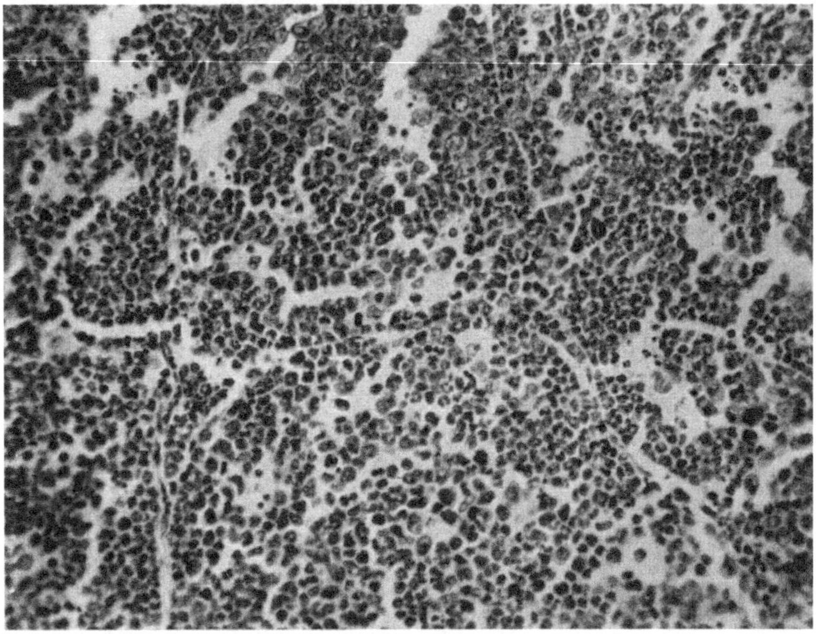

Abb. 88. Myeloische Infiltration des Lymphknotens

Bei der intralobulären Infiltration sind die Leberkapillaren durch Ansammlungen unreifer Zellen erweitert; es kommt z. T. zur Infiltration der Leberbälkchen selbst. Die KUPFERschen Sternzellen sind vermehrt, und in ihrer Nähe finden sich ebenfalls Ansammlungen von Zellen (Abb. 86).

δ) *Lunge.* Die Lungeninfiltrationen gehen meist von perivasculären oder peribronchialen Zentren aus. Die vasogenen Infiltrate bestehen aus unreifen Zellen, die umgebenden Gewebsinfiltrate aus jugendlichen Granulocyten und seltener aus reifen Zellen. Das respiratorische Gewebe ist verstärkt, und die Alveolen kollabieren. Die Lungeninfiltrate sind am stärksten bei den Chloroleukämien und intrathorakalen Leukosen, weniger stark bei den gelblichen und schwach bei den weißen Leukämien ausgeprägt.

ε) *Niere.* Hier finden sich die Infiltrationen teils in der Rinde teils perivasculär und auch diffus im Parenchym. In typischen Fällen wird nur das interstitielle Gewebe der Tubuli contorti infiltriert; bei den intrathorakalen Leukosen findet sich in erster Linie eine flächige Infiltration über ganze Organbezirke, bei der dann auch die Tubuli contorti selbst betroffen sind. Die Glomeruli sind sehr selten leukämisch infiltriert. Bei den lokalisierten Leukosen liegt die stärkste Infiltration und Alteration der Niere vor. Bei den gelblich verfärbten ist die perivasculäre Infiltration ziemlich stark ausgeprägt, während sie bei den übrigen Typen schwächer ist (Abb. 89).

ζ) *Thymus*. Bei den intrathorakal lokalisierten Leukosen findet eine beträchtliche Infiltration und myeloische Umwandlung des stark vergrößerten Thymus und der intrathorakalen Lymphknoten statt, während sie bei den anderen 3 Leukämietypen entweder sehr gering ist oder völlig fehlt. Am häufigsten finden sich unter den infiltrierenden Zellen unreife Granulocyten, die den Myeloblastosen, Promyelocyten und Myelocyten im Erscheinungsbild entsprechen.

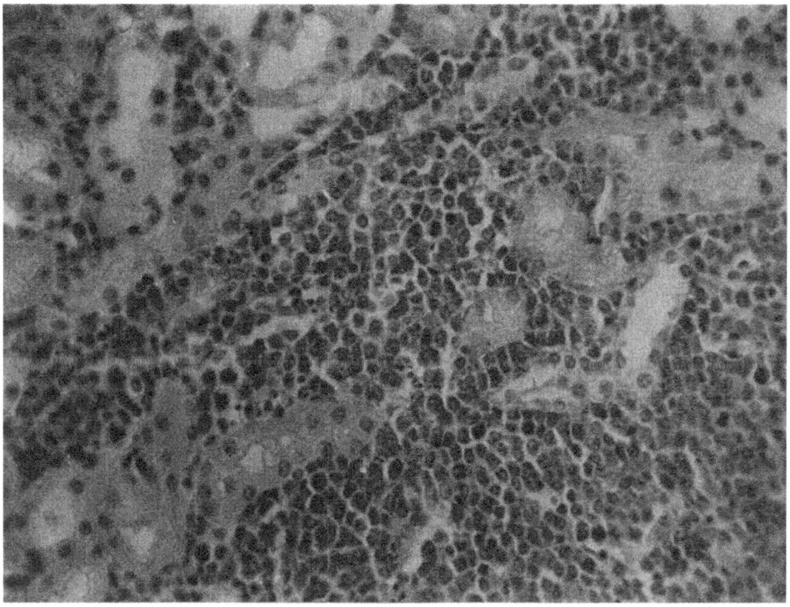

Abb. 89. Infiltration der Niere mit myeloischen Zellen

Die zentralen Bezirke zeigen zahlreiche Mitosen und nekrotische Bezirke. Häufig kommt es auch zur myeloischen Infiltration der Intercostalmuskulatur.

Die intrathorakalen Leukosen haben makroskopisch häufig das Aussehen eines Lymphosarkoms, was sich aber durch den positiven Ausfall der Peroxydasereaktion an den Leukosezellen in den meisten Fällen ausschließen läßt. Es handelt sich demnach um sehr maligne, vorwiegend intrathorakal auftretende, unreifzellige myeloische Leukosen, die mitunter auch aleukämisch verlaufen können (keine Ausschwemmung ins periphere Blut und fehlende Lymphknotenvergrößerung).

Mit der Hämocytologie der myeloischen Leukämien befaßte sich auch Georgii [*43*]. Die von ihm virusinduzierten Leukämien gehören dem Typ echter myeloischer Leukämien mit charakteristischem Blutbild und typischen mikroskopischen Befunden sowie Myelosarkomatosen mit uncharakteristischem Blutbild und besonderen mikroskopischen Veränderungen an. Letztere unterscheiden sich einwandfrei von myeloischen oder lymphatisch abzugrenzenden Retikulumzellen durch hohen Mitoseindex und negative Oxydase-Peroxydase-Reaktion von den echten Leukämien. Die Wucherungen betreffen Retikulumzellen des blutbildenden Parenchyms und des RHS in einer der echten Leukämie ähnlichen Form.

3. Mikroskopisch (Rattenleukämien)

Wie schon erwähnt, ist das Virus der myeloischen Leukämie der Maus auch heterolog bei Ratten wirksam und führt dort nach 3 bis 8 Monaten bei einem gewissen Prozentsatz der Tiere (bis 50%) zu intrathorakal lokalisierten Leukosen oder zu generalisierten Leukämien.

Allerdings zeigt sich dabei eine Aufsplitterung der Leukämietypen, denn es erscheinen neben reinen myeloischen Leukosen und Leukämien auch lymphatische und retikulozelluläre Formen sowie Retothelsarkome.

Histologisch entsprechen die myeloischen Rattenleukämien und Leukosen denen der Maus (Paramyeloblastenleukämien), während bei den ebenfalls auftretenden lymphatischen und retikulozellulären Formen in erster Linie unreife lymphatische Zellen bzw. Retikulumzellen überwiegen. Von den intrathorakalen Leukosen ließen sich transplantable Leukosen ableiten (myeloische Leukose R 204 und lymphatische Leukose R 469), die ihren cytologischen Charakter beibehalten, jedoch bei Filtratherstellung und Applikation an Ratten bzw. Mäuse wieder aufsplittern in myeloische, lymphatische und retikulozelluläre Formen, wobei die Filtrate bei Ratten schon nach wenigen Impfgenerationen unwirksam werden. Zu bemerken wäre noch, daß bei Ratten Filtrate aus der lymphatischen Leukose R 249 stets wieder zu lymphatischen Leukosen führten, während sie bei Mäusen das gesamte Spektrum mit leichtem Überwiegen der myeloischen Formen ergaben.

Werden Filtrate direkt aus Rattenleukämiegewebe hergestellt und neugeborenen Mäusen appliziert, so ergibt sich ebenfalls die Aufsplitterung in die Leukämieformen [*41*]. Dabei entsprechen die myeloischen Leukämien den weiter oben beschriebenen aus den homologen Versuchsansätzen. Bei den lymphatischen Typen treten in erster Linie unreife Lymphocyten im Blut und in den Organinfiltraten auf. Häufig sind bei diesen lymphatischen Formen auch retikulozelluläre Elemente anzutreffen. Die Retikulumzelleukämien zeichnen sich durch das Auftreten von Retikulumzellen im Blut und in den Organinfiltraten aus. Die Zellen besitzen einen großen runden Kern mit großem, rundem, der Kernmembran anliegendem Nucleolus oder mehreren kleinen Nucleoli, die basophil sind. Sie zeigen außerdem stark basophiles, in Organinfiltraten unscharf begrenztes Cytoplasma. In den Organinfiltraten sind die retikulären Zellen häufig mit Herden myeloischer Metaplasie oder mit Lymphocyten vergesellschaftet.

In letzter Zeit hat sich auch in homologen Versuchsansätzen zur zellfreien Übertragung der myeloischen Leukämie von Maus zu Maus die Aufsplitterung in myeloische, lymphatische und retikulozelluläre Leukämien ergeben. Diese Tatsache wird als eine Änderung des Histotropismus des Virus infolge Selektion im Laufe der Passagen gedeutet, da stets nur die Leukämien mit der kürzesten Latenzzeit zur Filtratherstellung verwendet wurden. Hinzu kommt wahrscheinlich auch der Einfluß der heterologen Passagen über die Ratte. Schon in ersten Versuchen erscheinen allerdings retikulozelluläre Komponenten im Blut, die durch Passagen über die Gewebekultur gesteigert werden.

4. Histopathogenese [*30*]

Durch kontinuierliche Blutuntersuchungen an Mäusen nach der Applikation von zellfreiem Sa I-Filtrat konnte der Verlauf der Reaktion des hämatopoetischen Systems auf das Leukämievirus erfaßt und die Pathogenese geklärt werden. Die Abb. 90 zeigt die Befunde an 3 Mäusen, wobei in jedem Falle eine deutliche Initialreaktion festzustellen ist, die im Ansteigen unreifer Zellelemente auf

28 bis 30% am 5. Tag nach der Injektion besteht. Diese fallen zu Ende der Initialphase hin wieder (bis etwa 1 Monat nach der Injektion) bis auf 4 bis 10% ab. Dabei erreichen die reifen Granulocyten wieder etwa den Normalwert, während die Lymphocyten mit 25% stark unter dem Normalwert von 64% im entsprechenden Altersstadium bleiben. Innerhalb von 1 bis 2 bzw. 3 Monaten nach der Infektion hat das Blutbild den Normalwert wieder nahezu erreicht. Nach 3 bis 5 Monaten jedoch steigt die Zahl der unreifen Granulocyten im Blutbild kontinuierlich an, die Lymphocyten fallen gleichzeitig ab. Die so verlaufende Intermediärphase wird durch die Terminalphase abgelöst, die durch das plötzliche starke Ansteigen der Werte der unreifen Granulocyten charakterisiert ist.

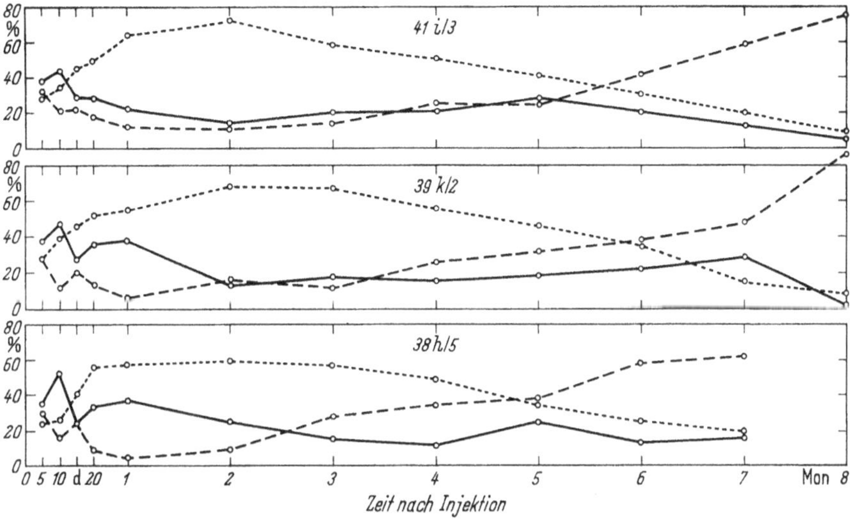

Abb. 90. Blutbefund an 3 Mäusen nach Injektion von zellfreiem Sa I-Filtrat (s. Text) (aus FEY [30]) – – – unreife Granulocyten; ——— reife Granulocyten; - - - - - Lymphocyten

In der Intermediärphase zeigt sich 3 bis 5 Monate nach der Infektion im Knochenmark eine deutliche Linksverschiebung im Reifegrad der Granulocyten. Die Milz ist vergrößert, in den Follikeln finden sich noch funktionierende Keimzentren, wie auch die Pulpa alle Granulocytenstadien in normalen Werten zeigt. In der Leber läßt sich in einigen Fällen bereits eine perivasculäre Infiltration erkennen. Lymphknoten zeigen verstärkte Gefäßversorgung, fortschreitende Atrophie der lymphatischen Keimzentren und Einwanderung von vorwiegend unreifen Granulocyten mit primär perivasculärer Infiltration. Die Lymphknoten sind 4 bis 5 Monate nach der Infektion palpabel und können zur Diagnose von Leukämien am lebenden Tier herangezogen werden. Es ist zu vermerken, daß der Virusgehalt der Organe einen anderen zeitlichen Verlauf aufweist (s. S. 449), indem schon 2 bis 3 Wochen nach der Infektion fast maximale Werte erreicht werden, also zu einer Zeit, da hämatologisch und cytologisch noch keine sicheren Anzeichen einer Leukämie vorhanden sind.

III. Züchtung des Virus der myeloischen Leukämie der Maus in der Gewebekultur

Die Züchtbarkeit des Virus der myeloischen Leukämie der Maus wurde in einer Vielzahl von Versuchen seit 1955 in folgenden speziellen Versuchsansätzen in Angriff genommen.

1. Untersuchung der Virusvermehrung durch in vitro kultiviertes Leukämiegewebe der Maus

Die Methodik war folgende: Die zerkleinerten leukämischen Gewebe wurden in Rollerröhrchen in einem Plasmaclot (Hühnerplasma + Embryonalextrakt) und einer flüssigen Phase (6 Teile Tyrode, 2 Teile Pferdeserum, 2 Teile Hühnerembryonalextrakt) kultiviert. Die Nährlösung wurde zellfrei filtriert und an neugeborene Mäuse appliziert, die nach unterschiedlicher Latenzzeit (erste Leukämien bereits nach $1^1/_2$ bis 2 Monaten) Leukämien entwickelten (s. Tab. 63). Es muß sich um eine Vermehrung des Virus in den leukämischen Geweben handeln, da durch Temperaturresistenzprüfungen ein Mitschleppen des Virus über längere Zeit ausgeschlossen werden konnte. Außerdem fällt mit der Degeneration der Kultur die leukämogene Wirkung der Nährlösung praktisch auf Null ab.

Tabelle 63. *Befunde an Mäusen nach Injektion zellfreier Nährlösung von Kulturen leukämischen Gewebes* [*44* u. *45*]

Kultivierungs-dauer [Tage]	Überlebende Tierzahl nach 2 Monaten	Leukämien gesamt	Leukämien			
			Chloro-leukämien	farblos	intrathorakale Leukosen	gesamt [%]
4	22	15	4	10	1	68
6	9	8	1	7	—	89
11	12	8	—	6	2	67
13	8	5	—	5	—	63
15	12	4	1	2	1	33
18	44	19	8	10	1	43
22	28	12	4	6	2	43
25	19	6	2	3	1	32
29	21	—	—	—	—	0

2. Züchtungsversuche in Maitland-Kulturen von Embryonalgewebe, Gehirn und Milz der Maus

Die Maitland-Kulturen wurden mit zellfreiem G 4-Filtrat aus virushaltigem Gewebe, speziell aus Sa I-Tumoren beimpft und nach verschiedener Inkubationszeit Nährlösungen an neugeborene Agnes Bluhm-Mäuse appliziert. Die Versuche verliefen negativ.

3. Züchtungsversuche in Plasmakulturen aus Mäuseembryonalgewebe, Mäusemilz und Gehirn

Die im Hühnerplasma-Embryonalextrakt angelegten Kulturen wurden mit zellfreien Filtraten aus Sa I-Tumoren beimpft und die Nährlösungen sowie z. T. auch das gesamte Homogenisat der Kulturen nach mehrtägiger Züchtungsdauer an neugeborene Mäuse verimpft. Auch diese Versuche verliefen ausnahmslos negativ.

4. Züchtung des Virus auf trypsinierten Monolayer-Kulturen von Mäuseembryonalgewebe, Rattenembryonalgewebe und Kälberniere

Diese Kulturen wurden in kleinen Vierkantflaschen in einer Nährlösung aus Lactalbuminhydrolysat (0,5%), EARLscher Salzlösung und Glukose (0,2%) angelegt und nach 3- bis 6tägiger Vorzüchtung mit G 4-Filtrat aus einer myeloischen Mäuseleukämie beimpft. In vereinzelten Fällen wurde die Beimpfung mit durch hochtourige Zentrifugation (20000 · g) aus dem G 4-Filtrat angereichertem Virusmaterial vorgenommen. Nach unterschiedlicher Bebrütungszeit von mindestens 6 Tagen bis zu 25 Tagen, wobei alle 3 Tage ein Wechsel der Nährlösung erfolgte, wurde Nährlösung der beimpften Kulturen an neugeborene Mäuse der reinen Inzuchtstämme XVII, CBA, C57 und Agnes Bluhm verimpft. Meistens wurde dabei durch hochtourige Zentrifugation gewonnenes resuspendiertes Sediment der Nährlösung für die Verimpfung an die Mäuse verwendet. In einigen Fällen wurden die Passagen mit Material der primär mit Virusfiltrat beimpften Kulturen angelegt und deren Nährlösungen in gleicher Weise an neugeborene Mäuse appliziert. Diese Versuche einer Viruszüchtung auf Monolayer-Kulturen sind eindeutig positiv ausgefallen und führten selbst nach vielfachem Wechsel der Nährlösung und einer mehrwöchigen Kultivierungsdauer vom Zeitpunkt des Beimpfens aus gerechnet zu signifikantem Leukämieauftreten bei Mäusen. Dabei zeigten die Kulturen, die im Tierversuch zur Leukämiebildung führten, keinerlei Schädigung der Zellen im Sinne eines CPE (cytopathogenen Effektes). Auch die Versuche, die mit den Passagen durchgeführt wurden, verliefen positiv, womit also die Züchtbarkeit des Virus in der Gewebekultur mit völliger Eindeutigkeit nachgewiesen wurde (Tab. 64).

Tabelle 64. *Leukämogene Wirkung der zellfreien Nährlösung (resuspendiertes hochtouriges Sediment) von mit zellfreiem Leukämiefiltrat beimpften Mäuseembryokulturen* [45]

Kultivierungsdauer ab Beimpfung	Tierzahl / Leukämien	Latenzzeit [Tage]	Hämatologische Form der Leukämien
4 Tage . .	4/4	127 135 150 170	4 myeloisch (1 Chloroleukämie)
7 Tage . .	3/3	116 207 217	1 myeloisch (Chloroleukämie) 1 retikulozellulär 1 unbestimmbar
11 Tage . .	3/2	161 180	2 myeloisch (2 Chloroleukämien)
21 Tage . .	4/1	151	1 retikulozellulär
	14/10 = ~70%		

Bei den auftretenden Leukämien handelt es sich überwiegend um myeloische Leukämien, z. T. auch um retikulozelluläre Formen.

In einigen Versuchen, bei denen trypsinierte Monolayer-Kulturen vom Mäuseembryo in Hühnerembryonalextrakt und Kälberserum als Nährmedium mit Filtraten aus myeloischen Leukämien aus AB-Mäusen beimpft wurden, trat nach 3 bis 8 Tagen ein typischer CPE auf, der auf die Wirkung von Polyomavirus zurückzuführen war (Stämme T_2 und T_3), das im Leukämiegewebe als Begleitvirus anwesend war. Nährlösungen dieser Kulturen zeigten bei Maus, Ratte, Hamster, Kaninchen und Meerschweinchen starke onkogene Wirkung, wobei vor allem gut- und bösartige mesenchymale Geschwülste auftraten. Die auf diese Weise isolierten Polyomastämme ließen sich in der Kultur leicht weiter passagieren.

5. Züchtungsversuche auf der Chorioallantois des bebrüteten Hühnereis

Ungefähr am 11. Tage wurde durch ein künstlich geschaffenes Fenster, das anschließend mit sterilem Deckglas und Paraffin wieder verschlossen wurde, die Chorioallantois mit zellfreiem Leukämiefiltrat beimpft und 4 bis 6 Tage später die Chorioallantois sowie auch Anteile des Embryos homogenisiert und der Zentrifugationsüberstand teils an neugeborene Agnes Bluhm-Mäuse verimpft, teils zum Anlegen neuer Subpassagen auf Hühnereiern benutzt. In einigen dieser Versuche wurde mit relativ späten Passagen (9. bis 11.) eine auffallende Häufung an Leukämien bei den behandelten Tieren beobachtet. Die Versuche zeigten jedoch eine ungenügende Reproduzierbarkeit.

IV. Immunologie des Leukämievirus [*6, 8, 23 bis 53*]

Das Virus der myeloischen Leukämie der Maus besitzt spezifische Antigeneigenschaften. In heterologen Versuchen können bei Kaninchen durch Injektion von virulenten Viruspräparationen neutralisierende, komplementbindende Antikörper erzeugt werden, die zu einer Inaktivierung des Virus führen.

Zu diesem Zweck werden 2mal wöchentlich für 3 Wochen Injektionen mit 1:10-Filtraten aus leukämischen Lymphknoten bei erwachsenen Kaninchen vorgenommen, wobei jeweilig 2 ml s.c., 2 ml i.m. und 2 ml i.v. injiziert werden. Eine Woche nach der letzten Injektion werden die Tiere entblutet, das Serum gewonnen, durch Erwärmen auf 56 °C für 30 Minuten inaktiviert und steril filtriert. Für den Virusinaktivierungstest werden 4 Teile Antiserum + 1 Teil Leukämiefiltrat (1:10 bis 1:20) 1 Stunde bei 37 °C inkubiert und das Gemisch anschließend neugeborenen Mäusen injiziert (0,1 bis 0,2 ml pro Tier).

Werden derartig inkubierte Antiserum-Leukämievirus-Gemische injiziert, so entstehen mit maximal 6% signifikant weniger Leukämien als nach Injektion unbehandelter oder mit normalem Kaninchenserum inkubierter Leukämiefiltrate (60 bis 95% Leukämien) (s. Tab. 65). Die spezifisch antigene Wirkung des Virus ergibt sich aus 2 verschiedenen Versuchsanordnungen: 1. konnte nachgewiesen werden, daß heterologe Antiseren gegen normales Mäusegewebe (z. B. Knochenmark) die leukämogene Wirkung des Virus der myeloischen Leukämie nicht beinflussen (s. Tab. 65); 2. konnte in Absättigungsversuchen mit Leukämiegeweben und Normalgewebe nachgewiesen werden, daß Absättigung heterologer

Tabelle 65. *Immunologische Charakterisierung des Virus: Absättigungsversuche und homologe Immunisierung*

Versuchsanordnung	Tierzahl	Leukämien	
		Zahl	[%]
1. Kaninchenantiserum gegen Mäuseleukämiefiltrat, *nicht* abgesättigt und Mäuseleukämiefiltrat	12	0	0
2. Kaninchenantiserum gegen Mäuseleukämiefiltrat, abgesättigt mit Mäusenormalgewebe und Mäuseleukämiefiltrat	12	0	0
3. Kaninchenantiserum gegen Mäuseleukämiefiltrat, abgesättigt mit Mäuseleukämiegewebe und Mäuseleukämiefiltrat	23	11	48
4. Kaninchennormalserum und Mäuseleukämiefiltrat	35	34	97
5. Kaninchenantiserum gegen Mäuseknochenmark und leukämogenes Tumorfiltrat (Maus)	65	51	78
6. Serum von hyperimmunisierten Mäusen und leukämogenes Tumorfiltrat (Maus)	58	25	43
7. Ringer-Lösung und leukämogenes Tumorfiltrat (Maus) (Kontrolle zu 6)	56	35	62

Antiseren gegen Leukämiegewebe mit Normalgewebsextrakten die virusneutralisierende Wirkung dieser Seren nicht aufhebt, wohl aber eine Absättigung mit Leukämiegewebsfiltraten (s. Tab. 65). Daraus ergibt sich, daß Antigene von normalem Mäusegewebe am Aufbau des Leukämievirus keinen wesentlichen Anteil haben. Auch Absättigung mit FORSSMAN-Antigen beeinflußt die virusinaktivierende Wirkung der Antiseren gegen Leukämiefiltrate nicht. Diese Befunde sprechen für die exogene Natur des Leukämievirus.

Im Gegensatz zum heterologen Versuchansatz lassen sich homolog, d. h. bei der Maus selbst, nach den bisherigen Versuchen Antikörper und damit eine aktive Immunisierung nicht erzielen (s. Tab. 65).

Serum von hyperimmunisierten Mäusen besaß keine signifikante Inaktivierungswirkung auf das Mäuseleukämievirus. Zu diesem Zwecke wurden erwachsene Mäuse mit einer Emulsion aus Leukämiefiltrat mit FREUNDschem Adjuvant (1:2) 3mal in wöchentlichem Abstand s.c. injiziert. Das 2 bis 3 Wochen nach der letzten Injektion entnommene Serum wurde mit frischem Leukämiefiltrat 1:4 gemischt und neugeborenen Mäusen injiziert.

Auch eine aktive Immunisierung von Mäusen im Sinne einer Vaccination ist nach bisherigen Experimenten nicht möglich. So lassen sich Mäuse, die im neugeborenen Zustand mit virulentem Virus behandelt worden waren, durch eine Nachbehandlung mit abgeschwächtem Virus (durch Formalinbehandlung) nicht immunisieren (Tab. 66).

Neben den Versuchen über eine aktive Immunisierung wurden Experimente zur passiven Immunisierung mit Antileukämiefiltratseren von Kaninchen durchgeführt. Behandlung mit derartigen Antiseren 1 bis 6 Monate nach der Injektion virulenter Leukämiefiltrate in neugeborene Mäuse üben keinerlei hemmende Wirkung auf die Leukämogenese aus (s. Tab. 66).

Tabelle 66. *Immunologische Charakterisierung des Leukämievirus: Vaccination und Therapieversuch mit heterologen Antiseren*

Behandlung der Tiere	Tierzahl	Leukämien	
		Zahl	[%]
1. Vaccination der Tiere mit abgeschwächtem Leukämievirus 5 Wochen nach Injektion von virulentem Leukämiefiltrat	73	37	50
2. Kontrolle zu 1 (ohne Vaccination)	75	36	48
3. Kaninchenantiseren gegen leukämogenes Filtrat 1 bis 6 Monate nach Injektion virulenten Filtrates (Therapieversuch)	165	78	47
4. Kontrolle zu 3 (virulentes Filtrat ohne Serumbehandlung)	172	91	53

Weitere immunologische Experimente wurden mit den primär bei Mäusen und auch nach heterologer Übertragung auf Ratten erzeugten Leukämieviren durchgeführt. Es ergab sich, daß Kaninchenantisera gegen Rattenleukämievirus sowohl die leukämogene Wirkung von Rattenleukämievirus als auch von Mäuseleukämievirus inaktivieren (s. Tab. 67). Zwischen dem Mäuseleukämievirus und dem Rattenleukämievirus besteht also immunologisch kein Unterschied, d. h., der biologische und chemische Charakter des Leukämievirus der Maus erleidet — soweit mit immunologischen Methoden erfaßbar — keine wesentlichen Abänderungen. Eine besondere Frage, die noch im Rahmen unserer immunologischen Unter-

Tabelle 67. *Immunologische Charakterisierung des Virus: Cross-Reaktionen mit Mäuse- und Rattenvirus*

	Tierzahl	Leukämien	
		Zahl	[%]
1. Kaninchenantiserum gegen Rattenleukämie und Rattenleukämiefiltrat	129	1	1
2. Kaninchennormalserum und Rattenleukämiefiltrat	79	21	27
3. Kaninchenantiserum gegen Rattenleukämie und Mäuseleukämiefiltrat	43	1	2
4. Kaninchennormalserum und Mäuseleukämiefiltrat	29	20	69

Tabelle 68. *Leukämiequoten und Latenzzeit nach Behandlung von Mäusen mit aktivem und seruminaktiviertem Chloroleukämiefiltrat*

	Anzahl der Tiere mit Leukämien / Gesamtzahl der Tiere	Mittlere Latenzzeit [Tage]
1. Chloroleukämiefiltrat und Antiserum gegen lymphatische Leukämie	0/15	—
2. Chloroleukämiefiltrat und Antiserum gegen myeloische Leukämie	0/20	—
3. Chloroleukämiefiltrat und physiologische Kochsalzlösung	12/14	182

suchungen geprüft wurde, ist die der immunochemischen Verwandtschaft unseres Leukämievirus mit dem der lymphatischen Leukämie von GROSS des AKR-Stammes. Entsprechende Versuche mit Antiseren ergaben, daß das myeloische Leukämievirus sowohl durch Antiserum gegen lymphatische als auch myeloische Leukämie inaktiviert wird (s. Tab. 68).

V. Eigenschaften des Virus der myeloischen Leukämie

1. Antigeneigenschaften

Das Virus der myeloischen Leukämie der Maus besitzt spezifische Antigenwirkung; darüber wurde ausführlich im Rahmen der Immunologie der Leukämie berichtet (S. 462), weshalb hier auf diesen Abschnitt verwiesen wird.

2. Chemische Zusammensetzung

Über den chemischen Aufbau des Leukämievirus können genaue, insbesondere quantitative Aussagen noch nicht gemacht werden. Das Virus konnte bisher noch nicht in einem angereicherten oder gar reinen Zustand erhalten werden, weswegen genaue chemische Analysen noch nicht durchgeführt werden konnten. Aus den Inaktivierungsversuchen mit verschiedenen physikalischen und chemischen Behandlungen, die auf definierbare Weise mit chemischen Substanzen reagieren und den Versuchen mit isolierten Nucleinsäuren kann jedoch der Schluß gezogen werden, daß es sich um ein Lipo-Ribonucleoproteid handelt [*9*, *54*, *55*, *56* u. *57*].

3. Leukämogene Nucleinsäuren aus Leukämieextrakten

Zur Frage der Beteiligung von Nucleinsäuren am Aufbau und an der Wirkung des Virus der myeloischen Leukämie wurden umfangreiche Experimente mit Nucleinsäuren durchgeführt, die aus leukämischen Geweben (Lymphknoten, Thymus, Milz, Tumor SOV 16) nach verschiedenen Verfahren isoliert und neugeborenen Mäusen injiziert wurden.

Auf die verschiedenen Präparationsverfahren der RNS und DNS kann hier im einzelnen nicht eingegangen werden, weswegen auf die Originalarbeiten verwiesen sei [*56* u. *57*]. Die Nucleinsäurepräparationen wurden neugeborenen Mäusen des Stammes Agnes Bluhm ein- bis mehrmals s.c. (0,1 bis 0,3 ml), i.p. (0,1 ml) oder intracerebral (0,02 ml) injiziert. Die DNS-Präparate enthalten pro ml 1500 bis 3000 μg DNS, die RNS-Präparate 400 bis 2000 μg/ml.

Eindeutig positive Ergebnisse wurden erhalten mit den RNS-Präparationen, mit denen bei 19% der behandelten Tiere ein signifikantes Ausmaß an Leukämien induziert werden konnte. Wurden die RNS-Präparate vor ihrer Injektion mit RNase behandelt, so traten keine Leukämien auf.

Ebenfalls negative Resultate wurden erhalten mit proteinfreien DNS-Präparaten. Die in diesen Versuchen in geringem Ausmaß auftretenden Leukämien sind nicht signifikant gegenüber der Leukämiequote, die nach Injektion von Filtraten aus verschiedenen Normalgeweben, heterologen Tumoren und Kaninchenserum (= Kontrollen) beobachtet wurden. Die beobachteten Leukämien können außerdem evtl. auf die in den DNS-Präparationen noch in geringem Maße enthaltenen RNS-Beimengungen zurückgeführt werden.

Nach diesen Untersuchungen ist also RNS die Nucleinsäurekomponente des Virus der myeloischen Leukämie, die gleichzeitig die eigentliche pathogene Komponente des Virus sein dürfte. Daraus ergibt sich gleichzeitig und weiterhin die Möglichkeit einer Übertragung der myeloischen Leukämie mit der aus den virusinduzierten leukämischen Geweben isolierten RNS.

4. Resistenz des Virus [*6, 7, 8, 9, 12, 24, 54, 55, 56, 58, 59, 60, 61, 62* u. *63*]

a) Verhalten gegenüber Erwärmen und tiefen Temperaturen. Das Virus der myeloischen Leukämie ist gegenüber tiefen Temperaturen sehr stabil, wobei die Resistenz desselben im Tumorgewebe stärker ausgeprägt ist als im zellfreien Gewebsextrakt. So bleibt das Virus im Tumor sowohl bei —16 °C als auch bei —78 °C über einen Zeitraum von 4 Wochen voll aktiv. In Filtraten dagegen, die bei —16 °C und —78 °C aufbewahrt wurden, ist ein progressiver Abfall der Aktivität mit der Zeit eindeutig; nach 4 Wochen Aufbewahrung bei —78 °C ist das Virus vollständig inaktiviert. Erwärmen der Filtrate für 30 Minuten auf 56 °C und 65 °C führt zu einer völligen Inaktivierung des Leukämievirus. Im Gegensatz zu einer recht beträchtlichen Kältestabilität, deren Ausmaß vom Milieu abhängig ist, in dem das Virus der Kältebehandlung ausgesetzt ist, ist das Virus der myeloischen Leukämie der Maus, gleich vielen anderen Viren, also äußerst wärmelabil.

b) Verhalten gegenüber Trocknung und Gefriertrocknung. Eine Hochvakuumtrocknung zellfreier Leukämiefiltrate führt zu einer starken Aktivitätsverminderung des Leukämievirus. Auch durch Gefriertrocknung tritt ein starker Aktivitätsverlust des Leukämievirus ein. Trocknung und Gefriertrocknung eignen sich daher nach den bisherigen Untersuchungen nicht für die Konservierung des Virus.

c) Verhalten gegenüber Glycerin. Werden leukämische Lymphknoten bei 0 °C in 50%igem Glycerin aufbewahrt, so bleibt das Leukämievirus unter diesen Bedingungen weitgehend in aktiver Form erhalten. Noch nach 4 Wochen können aus so konservierten Geweben leukämogen wirksame Extrakte hergestellt werden.

5. Verhalten des Virus gegenüber chemischen Agenzien und Fermenten

a) Tryptische Fermente. Sowohl Trypsin (0,1%) als auch Papain (0,05 bis 0,1%) führen in den angegebenen Konzentrationen zu einer signifikanten, wenn auch nicht vollständigen Aktivitätsverminderung des Leukämievirus, wenn leukämische Filtrate mit diesen Enzymen vor der Applikation inkubiert werden; in geringeren Konzentrationen sind die tryptischen Enzyme weniger oder gar nicht mehr im Sinne einer Virusinaktivierung wirksam.

b) Nucleasen. Weder RNase noch DNase noch eine kombinierte Behandlung von Leukämiefiltraten mit beiden Enzymen führen zu einer Inaktivierung des Leukämiefiltrates.

c) Lipolytische Agenzien. Untersucht wurde der Einfluß von Desoxycholat, Saponin, Äther und Aceton auf die Aktivität des Leukämievirus. Alle diese genannten, in erster Linie auf Lipoide wirksamen Stoffe führen zu einer sehr starken bis völligen Inaktivierung des Leukämievirus. Daraus ergibt sich der Hinweis, daß am Aufbau des Leukämievirus Lipoide beteiligt sind, die zumindest indirekt an der leukämogenen Wirkung des Virus mitbeteiligt sind.

d) Sauerstoff. Über die O_2-Empfindlichkeit des Virus der myeloischen Leukämie liegen bisher unterschiedliche Mitteilungen vor. Nach LOHMANN und SCHMIDT [*64* u. *65*] wird das Virus durch Schütteln von Filtraten in O_2-Atmosphäre inaktiviert. Eine Reaktivierung O_2-inaktivierter Filtrate durch Cystein oder Kobaltsulfat gelang nicht. In Versuchen mit p-Chlormercuribenzoat konnte gezeigt werden, daß die Inaktivierung durch Sauerstoff nicht an SH-Gruppen angreift; selbst vollständige Blockade der SH-Gruppen beeinträchtigt die leukämogene Wirkung nicht signifikant (SCHMIDT u. LOHMANN [*66*]). GEORGII [*68*] hält auf Grund seiner Experimente das Virus der myeloischen Leukämie nicht für besonders O_2-empfindlich.

e) Wasserstoffionenkonzentration. Das Virus der myeloischen Leukämie ist nach Versuchen von LOHMANN und SCHMIDT [*67* u. *65*] sowie eigenen Experimenten im pH-Bereich 4,6 bis 9,5 stabil. Bei pH 4,6 findet weitgehende Präzipitation des Virus ohne Aktivitätsverlust statt; solche Präzipitate können bei pH 9,5 wieder gelöst werden und zeigen nach Injektion sehr starke leukämogene Wirkung. Bei pH 4,9 bis 6,1 verteilt sich die Virusaktivität in etwa gleichem Maße auf die isoelektrischen Präzipitate und verbleibende Überstände, bei pH 3,7 wird das Virus inaktiviert.

f) Verschiedene chemische Substanzen. Das myeloische Leukämievirus wird inaktiviert durch Formalin (0,1 bis 2 M), seine Wirkung durch Triäthyleniminotriazin ($4 \cdot 20^{-2}$ M) und $NaNO_2$ (2 bis 3 M) reduziert, dagegen nicht beeinflußt durch Behandlung mit $FeSO_4$ (10^{-5} bis 10^{-6}M) und Harnstoff (4 M).

6. Beziehungen zwischen pathogener und antigener Wirkung des Virus [*73*, *74*]

Behandlung von Extrakten aus leukämischen Lymphknoten mit Trypsin, Äther, Desoxycholat und Saponin sowie Erwärmen der Extrakte führt zu einer Inaktivierung der onkogenen wie auch antigenen Wirkung des Virus hinsichtlich seiner leukämieauslösenden wie auch antikörperauslösenden Wirkung. Formalinbehandlung führt dagegen nur zu einer Inaktivierung der pathogenen Wirkung, während die antigene Wirksamkeit nicht beeinflußt wird. Beide Wirkungsqualitäten des Virus sind demnach chemisch-strukturell different. Als die pathogene Viruskomponente wird die Ribonucleinsäure angesehen, als die antigene das Lipoproteid, welches gleichzeitig für die Wirkungserhaltung der Nucleinsäure im intakten Virus verantwortlich ist.

VI. Elektronenmikroskopische Darstellung des Virus der myeloischen Leukämie [*69, 70, 71* u. *72*]

Der elektronenmikroskopische Nachweis des Virus gelang in Ultradünnschnitten leukämischen Gewebes bei etwa $^1/_3$ der untersuchten Tiere. Dabei zeigte sich,

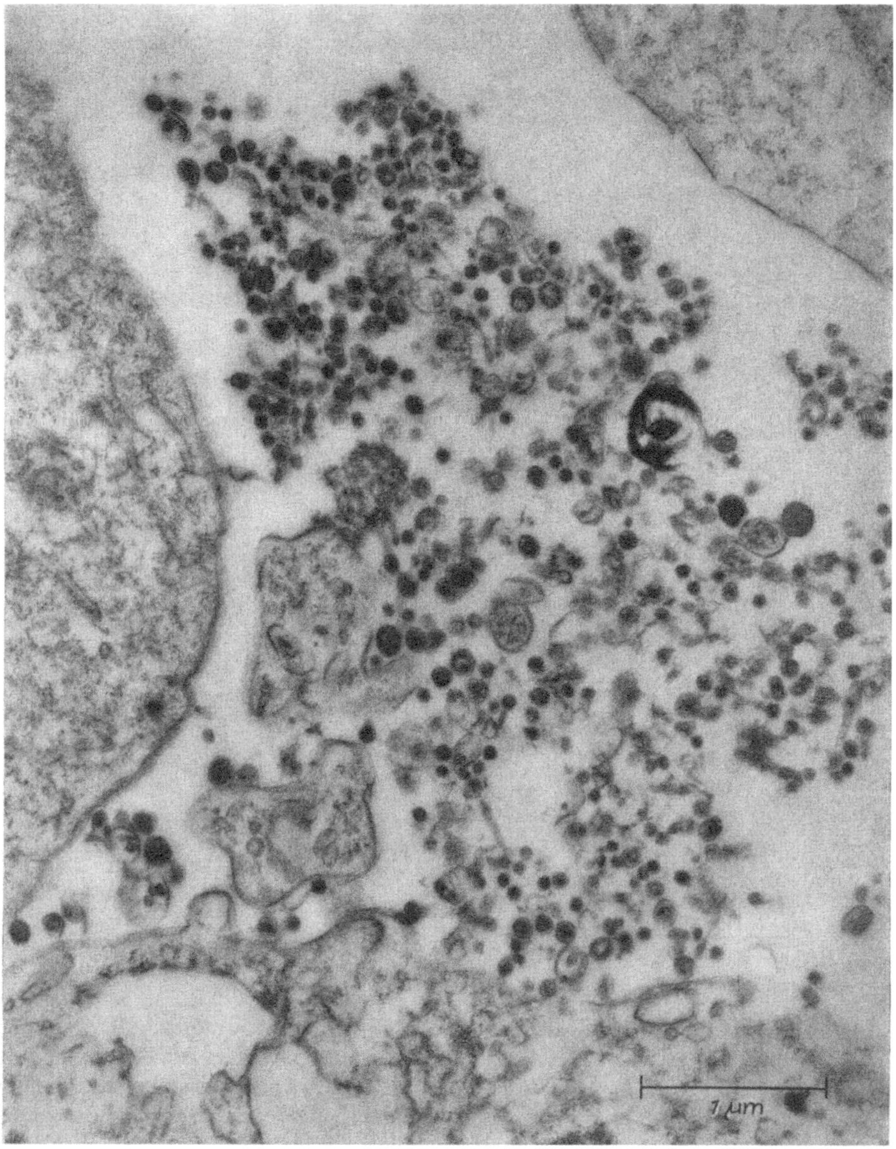

Abb. 91. Extrazelluläre Ansammlung von Viruspartikeln. Ultradünnschnitt eines Lymphknotens. 26000 ×

daß die Leukämien besonders reich an Virus waren, die mit Filtraten aus der transplantablen Leukose SOV 16 oder mit Nährlösung aus der Gewebskultur leukämischen Gewebes induziert wurden.

30*

Das Virus findet sich in relativ großen Ansammlungen im extrazellulären Raum meist in der Nachbarschaft von degenerierenden oder degenerierten Zellen (Abb. 91). Intrazellulär läßt es sich nur sehr selten nachweisen.

Die Ultrastruktur der Partikel hat zu einer Gruppierung in 4 Typen geführt:

Typ I: (Entspricht Typ A von BERNHARD) mit 60 bis 80 mμ Durchmesser, einfache osmiophile Ringe mit mehr oder weniger großem, hellem Zentrum.

Typ II: (Entspricht Typ B von BERNHARD) mit starker Größenschwankung (etwa 80 bis 100 mμ) und zentralem, dichtem Nucleoid, das meist exzentrisch liegt und von einer helleren Zone sowie außen von 1 bis 2 Membranen umgeben wird.

Typ III: (Entspricht Typ C von BERNHARD) mit relativ gleichförmiger Größenordnung von etwa 100 mμ im Durchschnitt. Diese Partikel zeigen 1 bis 2 Außenmembranen und ein großes, im Zentrum aufgehelltes Nucleoid. Letzteres zeigt eine relativ dichte, osmiophile Außenzone.

Typ IV: Innerhalb einer gemeinsamen Membran finden sich zwei distinkte Partikel vom Typ III.

Der Typ IV scheint dadurch zu entstehen, daß 2 Partikel bei der Bildung an der Zellmembran (s. unten) in einer gemeinsamen Umhüllung verbleiben, was sich auch in Studien über die Bildung des Virus nachweisen läßt [*72*].

Die Bildung des Virus erfolgt, ebenso wie die der übrigen Leukämieviren der Maus und der Viren von Myeloblastose, Erythroblastose und Rous-Sarkom an

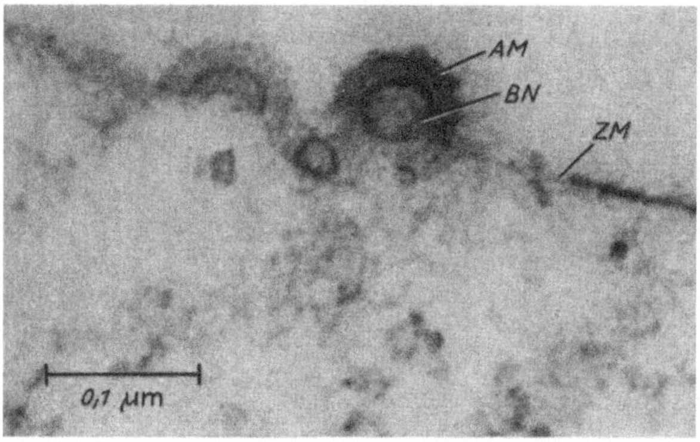

Abb. 92. Bildung des Virus an der Zellmembran. Zwei benachbarte Stadien des Virusbildungsprozesses *AM* Äußere Virusmembran; *BN* Begrenzung des Nukleoids; *ZM* Zellmembran. 180000 ×

der Zellmembran. Zunächst bildet sich eine Verdickung unterhalb der Zellmembran leukämischer Zellen, die stark osmiophil bzw. mit Bleihydroxyd kontrastierbar ist und sich allmählich nach außen vorwölbt. Dabei wird sie zur Außenzone des späteren Nucleoids des Typs III. Darüber liegt als Begrenzung zum extrazellulären Raum hin die eigentliche Außenmembran des Virus, die z. T. doppelt erscheint [*45*] (Abb. 92). Es handelt sich demnach nicht um eine Ausschleusung eines innerhalb der Zelle vorgebildeten Partikels, sondern um den direkten Aufbau des Virus an der Zellmembran aus einfacheren Bausteinen. Das so aufgebaute und später abgeschnürte Virus stellt den Typ III dar; wie es zu den extrazellulären Partikeln der Typen I und II kommt, ist nicht geklärt.

Literatur

[1] GRAFFI, A., H. BIELKA, F. FEY, F. SCHARSACH u. R. WEISS: Naturwiss. **41**, 503 (1954).
[2] GRAFFI, A., u. F. SCHMIDT: Dtsch. Gesundheitswesen **9**, 1309 (1954).
[3] BIELKA, H., A. GRAFFI u. F. FEY: Naturwiss. **42**, 399 (1955).
[4] GRAFFI, A., H. BIELKA u. F. FEY: Acta Haematologica **15**, 145 (1956).
[5] GRAFFI, A., F. FEY u. H. BIELKA: Klin. Wschr. **34**, 15 (1956).
[6] GRAFFI, A.: Ann. New York Acad. Sci. **68**, 540 (1957).
[7] GRAFFI, A., u. H. BIELKA: Probleme der experimentellen Krebsforschung. Leipzig: Akad. Verlagsges. Geest & Portig K.G. 1959.
[8] GRAFFI, A.: in: Progreß in Experimental Tumor Research. Basel: S. Karger 1960, Bd. I, S. 1122.
[9] BIELKA, H., u. A. GRAFFI: Acta biol. med. german. **9**, 386 (1962).
[10] FEY, F., H. BIELKA u. A. GRAFFI: Naturwiss. **42**, 160 (1955).
[11] KRISCHKE, W., u. A. GRAFFI: Naturwiss. **46**, 497 (1959).
[12] GRAFFI, A.: Acta Un. int. Cancr. **17**, 181 (1961).
[13] KRISCHKE, W., A. GRAFFI u. E. HEYER: Naturwiss. **43**, 332 (1956).
[14] GRAFFI, A.: Acta morphol. Acad. Sci. hung. **9**, 115 (1959).
[15] KRISCHKE, W.: Sonderbd. 37 zur Strahlentherapie: Krebsforschung und Krebsbekämpfung, Bd. II, 116 (1957).
[16] KRISCHKE, W., u. A. GRAFFI: Arch. Geschwulstforsch. **20**, 22 (1962).
[17] BIELKA, H., F. FEY, W. KRISCHKE u. A. GRAFFI: Naturwiss. **42**, 563 (1955).
[18] GIMMY, J., W. KRISCHKE u. A. GRAFFI: Naturwiss. **43**, 305 (1956).
[19] GRAFFI, A., u. J. GIMMY: Naturwiss **44**, 518 (1957).
[20] GRAFFI, A., u. J. GIMMY: Z. ges. inn. Med. Grenzgebiete **13**, 881 (1958).
[21] GIMMY, J., u. A. GRAFFI: Naturwiss. **46**, 210 (1959).
[22] GRAFFI, A., u. J. GIMMY: Z. Naturforsch. **14b**, 747 (1959).
[23] GRAFFI, A.: Abh. Dtsch. Akad. Wiss. Bln., Kl. f. Med. 1960, Nr. 3. Berlin: Akademie-Verlag, S. 268.
[24] GRAFFI, A.: Langenbecks Arch. Dtsch. Z. Chirurgie **295**, 40 (1960).
[25] GRAFFI, A., J. GIMMY, F. FEY: Acta biol. med. german. **9**, 280 (1962).
[26] FEY, F., u. A. GRAFFI: Naturwiss. **45**, 471 (1958).
[27] FEY, F., u. A. GRAFFI: Naturwiss. **46**, 497 (1959).
[28] FEY, F.: Proc. 7th Congr. Europ. Soc. Haematol. London, **1959 II**, 293 (1960).
[29] FEY, F.: Naturwiss. **44**, 541 (1957).
[30] FEY, F.: Acta biol. med. german. **1**, 1 (1958).
[31] GRAFFI, A., u. W. KRISCHKE: Naturwiss **43**, 333 (1956).
[32] HORN, K. H.: Pharmazie **14**, 274 (1959).
[33] KRISCHKE, W., u. A. GRAFFI: Acta biol. med. german. **5**, 413 (1960).
[34] GRAFFI, A., u. W. KRISCHKE: Biol. Zbl. **81**, 277 (1962).
[35] KRISCHKE, W., u. A. GRAFFI: Acta biol. med. german. **5**, 409 (1960).
[36] KRISCHKE, W.: Acta Un. int. Cancr. **18**, 143 (1962).
[37] KRISCHKE, W., u. A. GRAFFI: Arch. Geschwulstforsch. **17**, 217 (1961).
[38] KRISCHKE, W., u. A. GRAFFI: Acta Un. int. Cancr. **19**, 360 (1963).
[39] GRAFFI, A., H. BIELKA, F. FEY, F. SCHARSACH u. R. WEISS: Wiener Med. Wschr. **105**, 61 (1955).
[40] FEY, F.: Acta biol. med. german. **1**, 15 (1958).
[41] FEY, F., J. GIMMY u. A. GRAFFI: Acta biol. med. german. **3**, 598 (1959).
[42] GIMMY, J., F. FEY u. A. GRAFFI: Arch. Geschwulstforsch. **16**, 118 (1960).
[43] GEORGII, A.: Naturwiss. **45**, 444 (1958).
[44] BAUMBACH, L.: Dissertation, Humboldt-Universität, Math. nat. Fak., Berlin 1961.
[45] GRAFFI, A., L. BAUMBACH, T. SCHRAMM u. D. BIERWOLF: Z. Krebsforsch. **65**, 385 (1963).
[46] GRAFFI, A., u. F. FEY: Naturwiss. **42**, 652 (1955).
[47] GRAFFI, A., F. FEY, F. HOFFMANN u. W. KRISCHKE: Klin. Wschr. **35**, 465 (1957).
[48] FEY, F.: Sonderbd. 37 zur Strahlentherapie: Krebsforschung und Krebsbekämpfung, Bd. II, 118 (1957).
[49] GRAFFI, A., F. FEY u. F. HOFFMANN: Naturwiss. **45**, 471 (1958).
[50] PASTERNAK, G., u. A. GRAFFI: Z. Naturforsch. **16b**, 73 (1961).
[51] PASTERNAK, G., u. F. FEY: Acta biol. med. german. **7**, 306 (1961).
[52] PASTERNAK, G.: Acta Un. int. Cancr. **18**, 148 (1962).
[53] GRAFFI, A., J. GIMMY u. F. HOFFMANN: Z. Naturforsch. **14b**, 821 (1959).
[54] GRAFFI, A., u. H. BIELKA: Acta biol. med. german. **3**, 511 (1959).
[55] GRAFFI, A., u. H. BIELKA: Acta biol. med. german. **3**, 513 (1959).
[56] BIELKA, H., u. A. GRAFFI: Acta biol. med. german. **3**, 515 (1959).
[57] BIELKA, H., A. GRAFFI u. CHANG YÜ YEN: Acta biol. med. german. **10**, 63 (1963).

[58] GRAFFI, A., F. FEY, H. BIELKA, U. HEINE u. F. HOFFMANN: Naturwiss. **43**, 63 (1956).
[59] BIELKA, H., A. GRAFFI u. W. KRISCHKE: Naturwiss. **44**, 381 (1957).
[60] BIELKA, H.: Sonderbd. 37 zur Strahlentherapie: Krebsforschung und Krebsbekämpfung, Bd II, 111 (1957).
[61] BIELKA, H., u. A. GRAFFI: Naturwiss. **46**, 404 (1959).
[62] GRAFFI, A., u. W. KRISCHKE: Acta biol. med. german **3**, 402 (1959).
[63] BIELKA, H.: Abh. Dtsch. Akad. Wiss. Bln., Kl. f. Med. 1960, Nr. 3. Berlin: Akademie-Verlag, S. 272.
[64] LOHMANN, K., u. F. SCHMIDT: Naturwiss. **43**, 20 (1956).
[65] LOHMANN, K., u. F. SCHMIDT: Z. Krebsforsch. **61**, 520 (1957).
[66] SCHMIDT, F., u. K. LOHMANN: Naturwiss. **45**, 137 (1958).
[67] LOHMANN, K., u. F. SCHMIDT: Naturwiss. **45**, 255 (1956).
[68] GEORGII, A.: Naturwiss. **45**, 342 (1958).
[69] HEINE, U., A. GRAFFI, J. G. HELMCKE u. A. RANDT: Naturwiss. **44**, 449 (1957).
[70] HEINE, U., A. GRAFFI, D. BIERWOLF, J. G. HELMCKE u. A. RANDT: Acta biol. med. german **3**, 608 (1959).
[71] GRAFFI, A., U. HEINE, J. G. HELMCKE, D. BIERWOLF u. A. RANDT: Klin Wschr. **38**, 254 (1960).
[72] BIERWOLF, D., u. A. GRAFFI: Proc. III. Europ. Reg. Conf. Electr. Microscopy, Prag 1964, Bd. 1, S. 375.
[73] BIELKA, H., CHANG YÜ YEN u. F. HOFFMANN: Acta biol. med. german. **10**, 584 (1963).
[74] BIELKA, H., CHANG YÜ YEN u. F. HOFFMANN: Acta Un. int. Cancr. **19**, 390 (1963).

X. Friend-Leukämie

Wie MOLONEY ging auch CHARLOTTE FRIEND [*1* u. *2*] nicht von spontanen Leukämien, sondern von einem transplantablen Tumor der Maus aus, und zwar von dem Ehrlich-Ascitescarcinom. Es sollte versucht werden, dieses Ascitescarcinom mit zellfreien Filtraten innerhalb des Swiss-Stammes zu übertragen. Dabei kam es zur Herausbildung eines neuen Krankheitsbildes: einer Leukämieform mit vergrößerter Leber und Milz (Hepatosplenomegalie) ohne Einbeziehung der Lymphknoten. Diese Leukämieform wurde bis dahin nicht spontan bei Mäusen beobachtet.

I. Experimentelle Erzeugung des Krankheitsbildes

1. Zelluläre Übertragung

Zur zellulären Übertragung wird aus der stark vergrößerten Milz erkrankter Tiere eine 10%ige Suspension fein zerkleinerten Gewebes in Locke-Ringer-Lösung hergestellt. Diese Suspension wird niedertourig zentrifugiert, um größere Zellaggregate abzutrennen. 0,2 ml des Überstandes werden dann i.p. an 2 Monate alte Mäuse (16 bis 20 g) appliziert. Als optimale Zellzahl wird 1 Million angegeben. Bei s.c. Injektion der Zellsuspension entsteht kein lokaler Tumor an der Injektionsstelle, wie es bei der spontanen und induzierten lymphatischen Leukämie von GROSS der Fall ist.

2 bis 3 Wochen nach Injektion des Zellmaterials (bei s.c. Injektion etwas später) kommt es zu einer starken Vergrößerung der Milz, die deutlich am lebenden Tier palpabel ist. Die Tiere zeigen keine Krankheitssymptome, bis sie einige Tage vor dem Tode stark verfallen und inaktiv werden. Die Angangsrate der Zellsuspension liegt bei 85%, der Tod tritt etwa nach 77 Tagen ein. Der Verlauf

der Erkrankung und die Latenzzeit bis zum Tode sind bei filtratinoculierten Tieren nahezu gleich (Abb. 93) (FRIEND [2]).

Eine weitere Übertragungsweise mit zellulärem Material besteht in der Transplantation von Leber- und Milzfragmenten auf gesunde oder vorbestrahlte Tiere. Dazu werden kleine Fragmente (2 bis 3 mm³) aus der vergrößerten Leber oder Milz entnommen, einige Male in Salzlösung gewaschen und dann mittels Trokar oder durch Inzision s.c. in die Axilla oder i.m. in die Beinmuskulatur implantiert. An der Implantationsstelle entwickelt sich nach relativ kurzer Zeit ein solides Retikulumzellsarkom und bei einem Teil der Tiere außerdem eine typische Friend-Leukämie. Die Angangsrate der lokalen Tumoren und die Ausbildung der generalisierten Erkrankung ist prozentual höher bei röntgenbestrahlten Tieren als bei nicht vorbehandelten. Die Tumoren können passagenweise von Tier zu Tier weitertransplantiert werden, wobei sie den Charakter eines Retikulumzellsarkoms beibehalten (BUFFETT und FURTH [3]).

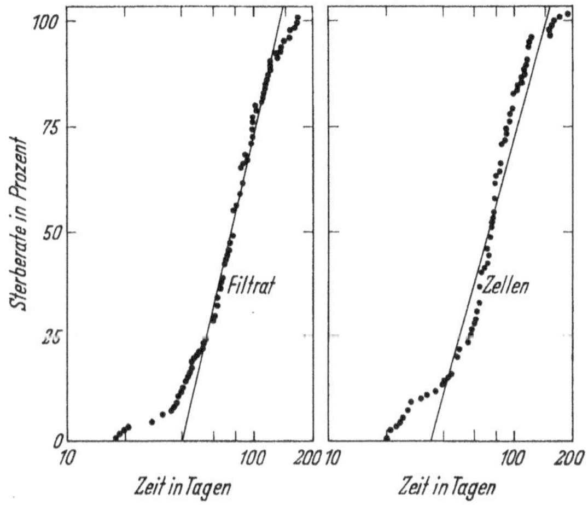

Abb. 93. Überlebenszeit nach Inoculation mit Filtrat oder Zellsuspension (aus FRIEND [8])

Ganz ähnliche Ergebnisse erzielten FRIEND und HADDAD [4 u. 5].

Bei der s.c. Transplantation von Gewebefragmenten aus vergrößerter Leber und Milz erkrankter Tiere auf normale DBA/2-Mäuse entstehen zu 100% lokale Tumoren an der Implantationsstelle, die zunächst noch die Struktur der Leber und Milz (infiltriert mit Leukämiezellen) zeigen, nach einigen Transplantationsgenerationen jedoch ihren Ursprung nicht mehr erkennen lassen und sich völlig gleichen. Außerdem entwickelt sich bei nahezu allen Tieren eine generalisierte Friend-Leukämie. Die Transplantation erfolgt mit Gewebsfragmenten von etwa 2 mm³ mit einem Trokar bilateral s.c. an den Flanken.

Der Verlauf der Krankheit ist bei Implantation von Tumorgewebe oder Milz und Leber erkrankter Tiere wesentlich protrahiert gegenüber dem nach Injektion von Zellsuspension oder Filtrat (s. unten); der Tod tritt bereits nach 35 Tagen ein, während die Tiere sonst erst etwa 70 Tage nach der Inoculation sterben.

Die Tumoren sind gut transplantabel auf DBA/2-Mäusen, während sie auf Swiss-Mäusen schlecht angehen und nur zu generalisierten Leukämien führen. Die soliden Tumoren sowie die Leber und Milz der Tumorträger enthalten das Virus in etwa der gleichen Menge wie die Organe bei primär virusinduzierter Friend-Leukämie.

2. Zellfreie Übertragung

a) Ausgangsgewebe. Als primäres Ausgangsgewebe diente zur Erzeugung des Krankheitsbildes der Friend-Leukämie das Ehrlich-Ascitescarcinom (FRIEND [2]). Dieser Tumor wurde passagenweise auf Swiss-Mäusen gehalten, indem jeweils in 14tägigem Rhythmus neue Tiere mit etwa 1000000 Zellen in Ascitesflüssigkeit inoculiert wurden.

Aus diesem Tumor wurde ein zellfreies Filtrat hergestellt und neugeborenen Swiss-Mäusen appliziert. Die Herstellung des Filtrats wurde wie folgt vorgenommen:

Die aus der Ascitesflüssigkeit abzentrifugierten (500 bis 1000 U/min, 10 Minuten) Zellen wurden in einem Mörser zerrieben und mit Locke-Ringer-Lösung suspendiert. Diese Suspension wurde bei 40000 U/min für 2 Stunden zentrifugiert, um intakte Zellen zu entfernen; aus dem Überstand wurde das obere $^1/_3$ abpipettiert. Je 0,1 ml dieses Überstandes wurde neugeborenen Swiss-Mäusen s.c. injiziert. Nach 14 Monaten wurden die Tiere getötet und 6 von 30 zeigten trotz äußerlich fehlender Krankheitssymptome stark vergrößerte Lebern und Milzen. Aus diesen wurden abermals Zellsuspensionen hergestellt und dann als Ausgangspunkt der Friend-Leukämie benutzt. Neben dem ursprünglich verwendeten Ehrlich-Ascitescarcinom wird für die Herstellung zellfreier Extrakte und Filtrate in erster Linie die vergrößerte und leukämisch infiltrierte Milz verwendet. Weiterhin eignen sich die oben unter 1. beschriebenen transplantablen soliden Retikulumzellsarkome.

Von Friend [2] wurden außerdem Überstände von zentrifugierten Homogenaten aus folgenden Organen getestet: Niere, Lymphknoten, Lunge, Leber, Herz, Gehirn, Haut sowie unbehandeltes Gesamtblut. Die Ergebnisse zeigen, daß auch aus diesen Organen Virus extrahiert werden kann, und zwar aus Gesamtblut und Niere in gleicher Quantität, aus den übrigen etwas weniger als aus der Milz, weshalb am vorteilhaftesten dieses Organ als Ausgangsgewebe verwendet werden soll.

b) Herstellung der zellfreien Extrakte und Filtrate. Die Milz wird in einem Mörser zerrieben und mit Locke-Ringer-Lösung zu einer 10%igen Suspension verdünnt. Nach niedertouriger Zentrifugation (10 Minuten bei 3000 U/min) wird der resultierende Überstand durch Selas 03- oder Berkefeld N-Filterkerzen filtriert. Zur Prüfung der Zellfreiheit kann dem Überstand vorher eine Kultur von Escherichia coli zugesetzt und das Filtrat dann bakteriologisch geprüft werden. Die Filtration kann auch durch Gradocolmembranen (Porenweite 220 mμ) erfolgen.

c) Applikationsweise und Dosis. Die Extrakte und Filtrate werden vorwiegend i.p. injiziert. Es eignen sich jedoch auch die s.c., intracerebralen und i.m. Injektionsweisen. Letztere bewirken gleich hohen Angang und gleichen Verlauf der Erkrankung, doch ist die Latenzzeit etwas verlängert gegenüber der i.p. Applikation.

Die injizierte Dosis beträgt 0,2 ml Filtrat oder Überstand hochtourig zentrifugierter Homogenate.

d) Dosis-Wirkungs-Beziehungen. Mit unverdünnten Filtraten werden 85 bis 100% positive Angänge erzielt; allerdings zeigte sich diese hohe Angangsquote erst in den späteren Passagen des Virus (Tab. 69). Die Latenzzeit bis zum Eintritt des Todes beträgt 2 bis 3 Wochen.

Aus Versuchen mit Verdünnungsreihen von Viruspräparationen aus der leukämischen Milz ergab sich eine direkte Beziehung zwischen Virusdosis und Zahl der positiven Angänge. Für Homogenatüberstand wurde eine DL_{50} von

Tabelle 69. *Serienmäßige Übertragung der Friend-Leukämie mit Zellsuspensionen und Filtraten aus leukämischer Milz* (nach Friend [2])

Material aus:	Zellsuspension			Zellfreies Filtrat		
	Tierzahl	Zahl der Positiven	[%]	Tierzahl	Zahl der Positiven	[%]
Passagen 1 bis 10 . . .	129	72	55,8	94	63	67,0
Passagen 11 bis 20 . . .	119	99	83,1	125	106	84,8
Passagen 21 bis 26 . . .	70	63	90,0	59	53	89,8

$10^{-3,6}$, für Filtrate dieses Überstandes dagegen von $10^{-3,2}$ ermittelt. Mit steigender Verdünnung (fallender Dosis) nimmt die Zahl der positiven Angänge ab. Angaben über eine Verlängerung der Latenzzeit mit fallender Dosis werden nicht gemacht (Tab. 70).

Tabelle 70. *Abhängigkeit der Leukämiezahl von der Virusdosis* (nach FRIEND [*2*])

Verdünnung	Überstand vom Zellhomogenat		Filtrat vom Überstand	
	Tierzahl	Zahl der Positiven	Tierzahl	Zahl der Positiven
10^{-1}	5	4	5	5
10^{-2}	5	3	5	5
10^{-3}	5	4	5	3
10^{-4}	5	2	5	0
10^{-5}	5	2	5	0
LD_{50}	$10^{-3,6}$		$10^{-3,2}$	

Auffällig gegenüber anderen Leukämien der Maus ist die Tatsache, daß Zellsuspensionen und Filtrate die gleiche Wirkung haben. Sowohl die Angangsrate als auch die Latenzzeit und der Verlauf der Erkrankung sind bei beiden Injektionsmaterialien gleich (Abb. 93, Tab. 70).

Von ROWE und BRODSKY [*6*] wird das Friend-Virus mit Hilfe des Gewichts der vergrößerten Milz titriert. Die Autoren finden eine S-förmige Kurve, wenn sie das Milzgewicht gegen die Virusdosis auftragen; d. h. die Milzvergrößerung ist direkt proportional der Virusdosis.

e) Tiermaterial.

α) *Stämme.* Als Standardmaterial dienen zur Übertragung der Friend-Leukämie Swiss-Mäuse, bei denen 85 bis 100% positive Angänge erzielt werden. Als wesentlich einheitlicher in der Reaktion auf das Virus haben sich Tiere des DBA/2-Stammes erwiesen, die praktisch 100% positive Angänge aufweisen.

Weiterhin wurden getestet C3H-, A-, C57 Black-, PRI und F_1 (C58 × BALB)-Mäuse. Sie erwiesen sich als Erwachsene resistent gegen das Virus; Neugeborene dagegen sollen eine gewisse Ansprechbarkeit zeigen.

β) *Alter.* Neugeborene und erwachsene Swiss- und DBA/2-Mäuse erwiesen sich als gleichermaßen geeignet für die Induktion der Leukämien.

γ) *Geschlecht.* Das Geschlecht hat keinen Einfluß auf die Ansprechbarkeit der Tiere gegenüber dem Virus.

f) Bedeutung zusätzlicher Faktoren bei der Induktion der Friend-Leukämie. Thymektomie zeigt keinen Einfluß auf die Entwicklung der Leukämie. Splenektomie dagegen führt zu einer Verlängerung der Latenzzeit bis zum Auftreten der Erkrankung, hat jedoch keinen Einfluß auf die Zahl der positiven Angänge und auf das Bild der Erkrankung (METCALF, FURTH u. BUFFETT [*7*]).

II. Krankheitsbild

1. Makroskopisch

Das charakteristische makroskopische Bild der Friend-Leukämie besteht in einer sehr erheblichen Vergrößerung von Leber und Milz (Hepatosplenomegalie). Letztere erreicht Gewichte von 2 bis 8 g; das Normalgewicht liegt bei 0,2 g oder weniger (Abb. 94). Sie hat ein gesprenkeltes Aussehen.

Bei etwa $^1/_3$ der untersuchten Tiere finden sich massive peritoneale Hämorrhagien; etwa die Hälfte der Tiere zeigt gleichzeitig Milzruptur.

Mitunter sind die Lymphknoten 2- bis 3fach vergrößert und haben feste Konsistenz. Die übrigen Organe erscheinen äußerlich normal. Im fortgeschrittenen Stadium der Erkrankung finden sich hämorrhagische Infarkte in den Lungen. Die Leber ist im Gewicht auf 12 bis 14 g angewachsen und zeigt an ihrer Oberfläche Mikrotumoren aus Retikulumzellen (nach FRIEND [*2* u. *8*]; METCALF, FURTH u. BUFFETT [*7*]).

Der makroskopische Verlauf der Erkrankung ist dadurch gekennzeichnet, daß 7 bis 10 Tage nach der Infektion mit Filtrat bei den meisten Tieren eine

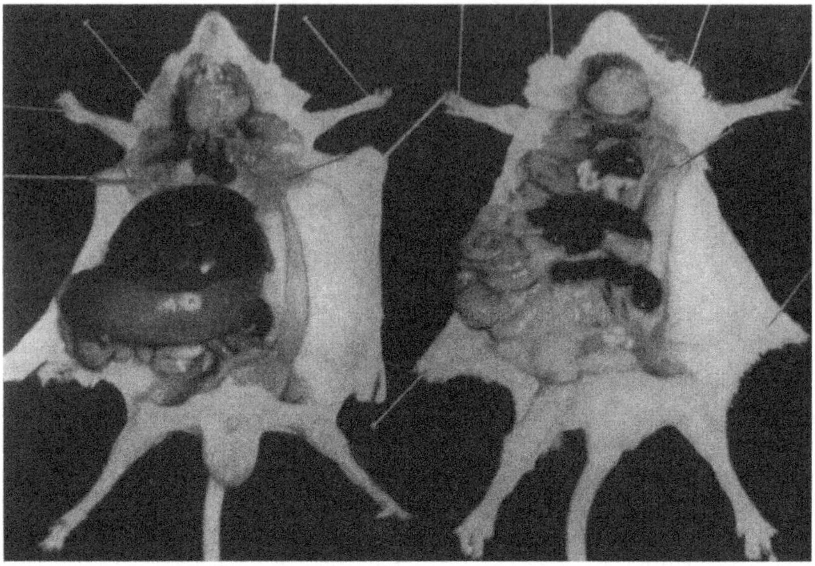

Abb. 94. Starke Vergrößerung von Leber und Milz bei Friend-Leukämie (links); rechts: Kontrolltier (aus FRIEND [*8*])

deutliche Splenomegalie palpabel ist. Nach etwa 3 Monaten sind 90% der Tiere der Erkrankung erlegen. Dabei lassen sich 2 Höhepunkte in der Absterbekurve verzeichnen: bei 10 bis 30 Tagen, der auf Tod durch Milzruptur zurückgeht, und bei 50 bis 80 Tagen infolge der generalisierten Leukämie (METCALF, FURTH u. BUFFETT [*7*]).

2. Mikroskopisch

α) *Hämatologisch.* Die Leukocytenwerte liegen in den ersten Wochen nach der Inoculation unter 50000/ml, steigen dann aber im Verlauf der 5. bis 7. Woche an und erreichen endlich Werte bis zu 300000/ml (vorwiegend Lymphocyten). Gleichzeitig fallen in diesem Stadium die Erythrocytenzahlen ab (Anämie), und es treten im peripheren Blut große mononucleäre Zellen mit einem rundlichen, gelappten oder hufeisenförmigen Kern auf (*Friend-Zellen*, Abb. 95). Sie variieren etwas in der Größe, sind im Mittel etwa den großen Lymphocyten oder Monocyten gleich; es können aber auch größere Formen auftreten. Sie weisen sehr wenig sich blaufärbendes (GIEMSA) Cytoplasma auf, das *foamy* (= schaumig) und frei von Granula erscheint. Häufig finden sich in ihnen Mitosefiguren. Zusätzlich kommt es zum Auftreten von kernhaltigen Zellen der erythrocytären Reihe, den Erythroblasten, wobei Werte von 1 bis 10 pro weiße Zelle erreicht werden (Erythroblastose, s. a. unter Pathogenese).

Die Herkunft und genaue hämatologische Einordnung der *Friend-Zellen* steht noch aus, weshalb auch die eindeutige Benennung der Friend-Leukämie

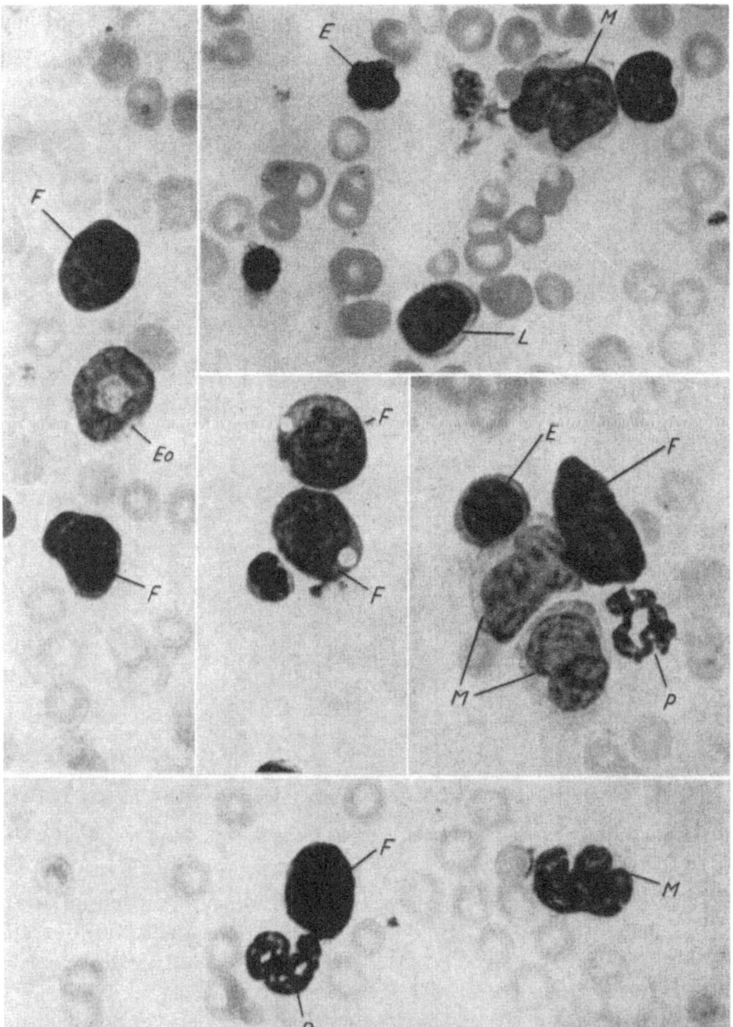

Abb. 95. Zelltypen im Blutbild an Friend-Leukämie erkrankter Mäuse. Färbung: Wright-Giemsa (aus METCALF, FURTH u. BUFFETT [7])

F Friend-Zellen; *L* kleine Lymphocyten; *M* große mononucleäre Zellen; *E* Erythroblast; *P* Polymorphkerniger Leukocyt; *Eo* Eosinophiler

noch nicht erfolgen konnte. Von den meisten Autoren werden die Friend-Zellen als Retikulumzellen angesprochen und die Friend-Leukämie als Retikulumzellleukämie oder Retikulumzellsarkom mit Ausprägung im peripheren Blutbild (METCALF, FURTH u. BUFFETT [7]). In welchem Zusammenhang das vermehrte

Auftreten von Lymphocyten und Erythroblasten im peripheren Blut mit dem der *Friend-Zellen* steht, ist noch ungeklärt.

β) *Histopathologie* (s. a. unter Pathogenese). Deutliche mikroskopische Veränderungen zeigen sich in erster Linie im Knochenmark, in der Milz und in der Leber.

Im Knochenmark zeigen sich zunächst fokale Ansammlungen von *Friend-Zellen* umgeben von normalen Knochenmarkelementen. Diese Zellen nehmen später den größten Teil des Knochenmarks ein.

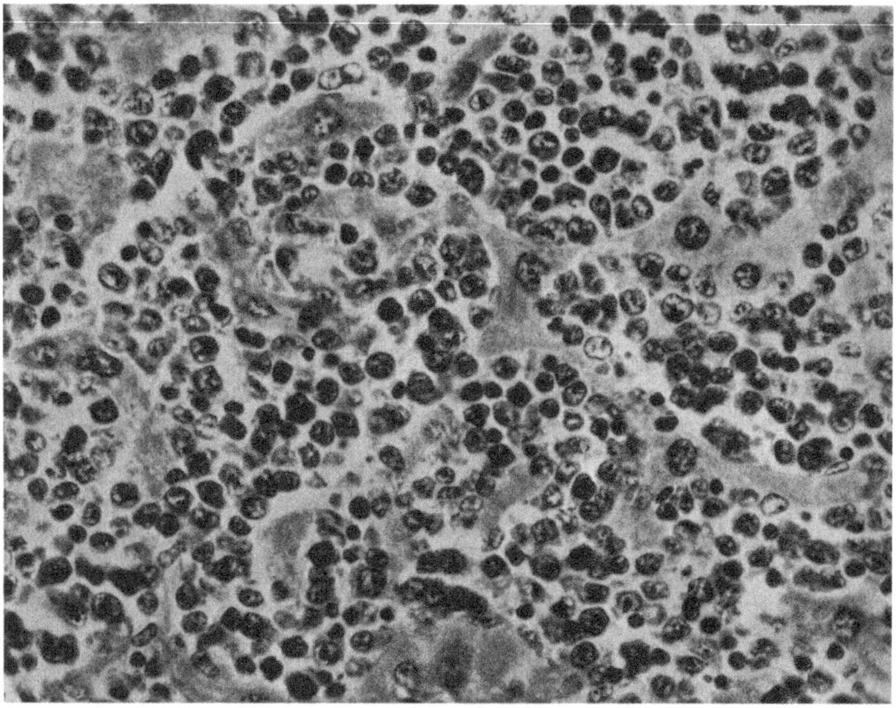

Abb. 96. Infiltration der Leber mit Friend-Zellen und *erythrogenen* Zellen (aus METCALF et al. [7])

In der Milz finden sich die neoplastischen Zellen sowohl in den Follikeln als auch in der roten Pulpa. In den meisten Fällen geht die Begrenzung der Follikel und der Pulpa völlig verloren, und das gesamte Milzgewebe ist dann durch die *Friend-Zellen* ersetzt.

In der Leber ist das Bild ganz ähnlich (Abb. 96): Die Sinusoide sind durch Ansammlungen großer Mengen von *Friend-Zellen* stark erweitert, und es kommt zur Atrophie der Leberbälkchen. Häufig wird keinerlei Lebergewebe mehr angetroffen.

Bei einigen Tieren finden sich auch im Cortex der Niere lokale Infiltrationen.

In der Lunge wird eine weitverbreitete massive Infiltration der Alveolenwandungen mit neoplastischen Zellen beobachtet, so daß die Alveolarspalten eingeengt sind.

In den Lymphknoten kommt es in weit geringerem Ausmaß zu Infiltrationen mit Tumorzellen, weshalb sie auch weniger häufig vergrößert sind (nach FRIEND [*2* u. *8*]).

3. Pathogenese

Die Veränderungen im peripheren Blutbild während der Pathogenese der Friend-Leukämie sind in Abb. 97 dargestellt. Die Hämatokrit-Werte liegen in den ersten 4 Wochen der Erkrankung bei 40 bis 45%. Nach 1 Monat sinken sie auf 30 bis 40%, um in einzelnen Fällen nach 2 Monaten zwischen 25 und 30% zu liegen (Anämie).

Erythroblasten: 1 bis 2 Tage nach der Infektion der Tiere kommt es zu einer deutlichen Erythroblastose, worauf die Erythroblasten wieder auf normale Werte absinken, um dann erneut nach 7 Tagen steil anzusteigen. Die meisten Erythroblasten sind reife Normoblasten, während erythrocytäre Zellen mit höherem Reifegrad nur in niedrigeren Zahlen angetroffen werden.

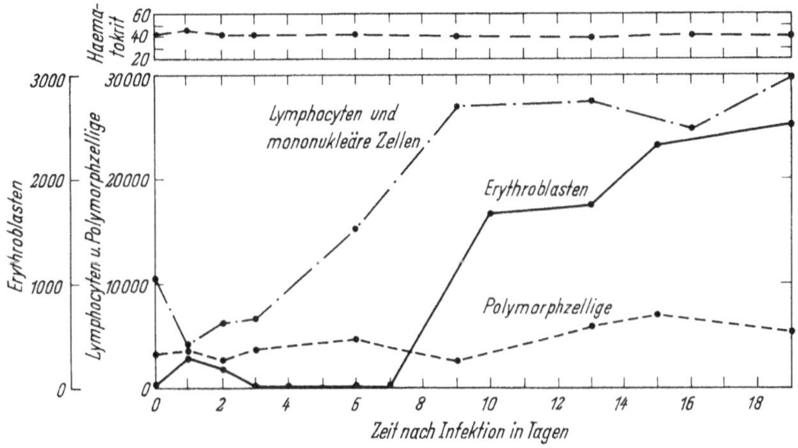

Abb. 97. Veränderungen im peripheren Blutbild von Swiss-Mäusen nach intravenöser Injektion von Friend-Virus (aus METCALF et al. [8])

Eine deutliche *Lymphopenie* zeigt sich 1 Tag nach der Infektion. Schon am 2. Tag nach der Infektion tritt eine progressive Lymphocytose auf, die Werte von 15000 bis 30000 Zellen/ml innerhalb der ersten 7 bis 14 Tage erreicht. Danach variieren die Werte von Tier zu Tier relativ stark. Allerdings lassen sich die Lymphocyten häufig recht schwer von Erythroblasten und Monocyten unterscheiden. Bei Ansteigen der Leukocytenwerte auf 100000 und mehr sind etwa 10 bis 20% als *Friend-Zellen* anzusprechen (nach METCALF, FURTH u. BUFFETT [7]).

Die *Histopathogenese* stellt sich wie folgt dar (METCALF et al. [7]): Die ersten histologischen Veränderungen treten 4 Tage nach der Infektion in der subcapsularen Region, an den Trabekeln und in den Spalten der Pulpa zwischen den lymphatischen Follikeln in Erscheinung. Sie bestehen in der Vergrößerung von Herden aus Retikulumzellen. Diese Herde sind auch bei normalen Swiss-Mäusen in der Milz verstreut vorhanden. Ihre Vergrößerung erfolgt multizentrisch gleichzeitig in der gesamten Milz.

Parallel zu diesem Prozeß der Proliferation von Retikulumzellen kommt es um die Herde aus diesen Zellen zu einer auffälligen Ansammlung von Erythroblasten in den verschiedensten Reifestadien.

In der Leber erscheinen erst gegen Ende der ersten Woche nach der Infektion Herde von Retikulumzellen. Sie sind in den Sinusoiden lokalisiert.

In den Lymphknoten tritt eine leichte unspezifische Hyperplasie der Sinusendothelien auf. Im Thymus vergrößert sich die Medullarregion, was entweder eine echte Hyperplasie oder einen Verlust an Lymphocyten bedeutet. Das

Knochenmark weist Hyperplasie der myeloischen und erythrocytären Elemente, jedoch zunächst keine anormalen Retikulumzellen auf. Letztere treten erst gegen Ende der 1. Woche in Erscheinung.

Während der 2. und 3. Woche nach der Infektion vergrößert sich die Milz progressiv. Sie zeigt Hämorrhagien, und häufig kommt es zur Milzruptur und zum Erguß von Blut in die Bauchhöhle, was zum Tode eines Teiles der Versuchstiere in dieser Periode der Pathogenese führt.

Die Leber erscheint bis auf eine leichte Vergrößerung und Gewichtszunahme (30%) Ende der 2. Woche normal. Der Thymus ist bei den meisten Tieren leicht vergrößert.

In der Milz haben sich in diesem Zeitabschnitt die Retikulumzellherde ganz erheblich vergrößert und nehmen praktisch das gesamte Milzvolumen ein. In sie eingelagert sind Foci von Erythroblasten. Die Lymphfollikel werden atrophisch.

In der Leber sind die Sinusoide infolge Einlagerung von Retikulumzellen stark erweitert. Im Knochenmark hat sich das Bild insofern geändert, als jetzt auch Retikulumzellen in Erscheinung getreten sind.

In den Lungen sind die Alveolarsepten verdickt; hin und wieder finden sich Nester von Retikulumzellen.

Im Laufe des 1. bis 3. Monats der Erkrankung vergrößert sich die Milz weiter und erreicht 1,5 bis 5 g. Sie wird weich, zeigt abgerundete Enden und ein gesprenkeltes Aussehen. Nach dem 2. Monat bleibt das Milzgewicht konstant, teilweise kommt es wieder zu leichtem Gewichtsverlust. Dagegen vergrößert sich die Leber in diesem Stadium fortlaufend weiter. Die Oberfläche dieses Organs zeigt ein feingranuläres, graues Bild.

Der Thymus ist bei allen Tieren in der Größe normal, beim Tode teilweise sogar atrophisch. Die Lungen zeigen häufig hämorrhagische Infarkte infolge Gefäßverschlusses durch Retikulumzellen.

Histologisch sind in dieser Periode der Erkrankung die in den früheren Stadien aufgetretenen Veränderungen noch ausgeprägter. Es zeigt sich eine monomorphe Infiltration mit großen Retikulumzellen in Milz und Leber. Die Erythroblasten nehmen in den Geweben an Zahl deutlich ab, obwohl sie im peripheren Blutbild in gleicher Menge vorhanden sind.

Bei Tieren, die 3 Monate oder länger überleben, ändert sich das Bild nur noch wenig.

Mirand und Grace [*9*] konnten mit ^{59}Fe einen vermehrten selektiven Einbau dieses Isotops in die Milz im Laufe der Pathogenese feststellen. 7 Tage nach der Infektion liegt dieser 5fach höher als bei Kontrolltieren. Mit deutlicher Ausprägung der Hepatosplenomegalie nimmt der vermehrte Einbau wieder ab, da es zum Verlust der hämatopoetischen Elemente und zum Anstieg der Retikulumzellinfiltration kommt. Das Knochenmark dagegen zeigt keine erhöhte Aufnahme von ^{59}Fe, was darauf hinweist, daß die Vermehrung der peripheren Blutelemente allein in der Milz lokalisiert ist.

III. Züchtung in vitro

Moore und Friend [*10*] haben leukämisches Milzgewebe allein oder auf Mäuseembryonalkulturen kultiviert. Das Virus wurde fortlaufend in beiden Kulturtypen ohne cytopathogenen Effekt produziert und war bei mit Nährlösung inoculierten Tieren in hohem Prozentsatz wirksam. Auf Mäuseembryonalkulturen war die Virusproduktion höher als bei allein kultiviertem Milzgewebe, was darauf hindeutet, daß die Normalzellen infiziert wurden.

In einer Arbeit neueren Datums konnte jedoch von MOORE [*10a*] gezeigt werden, daß eine Züchtung über mehrere Passagen mit ansteigendem Virustiter nur sehr selten erzielt werden kann. Bei Infektion von Mäuseembryonalkulturen mit Virusfiltraten wurde weniger Virus produziert als bei Beimpfung mit leukämischen Zellen. Es wird angenommen, daß kontinuierlich eine gewisse Virusmenge produziert wird, deren Titer jedoch in den meisten Fällen nicht ausreicht, um Tiere und neue Normalkulturen zu infizieren. Zahlreiche Variationen in der Kultivierungstechnik führten ebenfalls nicht oder nur in Einzelfällen zum Ansteigen des Virustiters. Das Friend-Virus läßt sich demnach nur sehr schlecht in der Gewebekultur vermehren.

LATARJET, CHAMORRO, DUPLAN, VIGIER und ZAJDELA [*11*] konnten dagegen das Virus in Mäuseembryonalkulturen züchten und mit der Nährlösung in hohem Prozentsatz und nach kurzer Zeit Friend-Leukämien bei inoculierten Tieren erzeugen.

IV. Immunologie der Friend-Leukämie

Bei den ersten Versuchen zur Filtratübertragung der Friend Leukämie waren 20% der Tiere nicht erkrankt. Wurden diese Tiere nach längerer Zeit erneut mit Virusdosen inoculiert, die bei den Kontrolltieren in hohem Prozentsatz zu Leukämien führten, so bildete sich auch nach dieser zweiten Injektion keine Leukämie heraus (FRIEND [*12*]).

Daraus konnte der Schluß gezogen werden, daß die Inoculation von zellfreiem Virusmaterial zur Bildung von antiviralen Immunkörpern führt, die eine Inaktivierung des erneut injizierten Virus bewirken.

Neutralisationstests und Immunisierung mit formalininaktiviertem Virus bestätigten diese Annahme: Kaninchen werden 4mal im Abstand von 3 Tagen mit je 5 ml eines 20%igen Filtrats (in üblicher Weise hergestellt) i.p. inoculiert. 14 und 21 Tage nach der letzten Injektion werden Seren gewonnen.

Swiss-Mäuse erhalten im Abstand von 2 Wochen je 0,2 ml Filtrat i.p. und werden 30 bis 60 Tage nach der letzten Injektion entblutet.

Zur Ausführung der Neutralisationstests werden die Seren inaktiviert (30 Minuten bei 56 °C) und unverdünnt mit gleichen Mengen frisch hergestellter Zellsuspension oder mit Filtrat aus leukämischer Milz gemischt. Nach 90 Minuten Inkubation bei 37 °C werden jeweils 0,2 ml der Mischung i.p. an Versuchstiere appliziert.

Die Vaccinierung der Mäuse erfolgt mit Formalin-Filtratgemisch (1:500, bei 4 °C 21 Tage inkubiert) durch 3 i.p. Injektionen im Abstand von einer Woche.

Die Ergebnisse der Neutralisationstests sind in den Tab. 71 und 72 dargestellt.

Tabelle 71. *Neutralisation des Virus durch homologes Antivirusserum* (nach FRIEND [*12*])

	Normalserum		Antiserum	
	Zahl der Positiven / Zahl der Inoculierten	Überlebende [%]	Zahl der Positiven / Zahl der Inoculierten	Überlebende [%]
Filtrat . . .	20/24	16,7	3/30	90
Zellen . . .	24/25	4,0	10/25	60

Tabelle 72. *Neutralisation des Virus durch Kaninchenantiserum gegen leukämische Zellen und gegen Filtrat* (nach FRIEND [*12*])

Serum gemischt mit:	Normalserum		Antiserum			
			gegen Zellen		gegen Filtrat	
	Zahl der Positiven / Zahl der Inoculierten	Überlebende [%]	Zahl der Positiven / Zahl der Inoculierten	Überlebende [%]	Zahl der Positiven / Zahl der Inoculierten	Überlebende [%]
Zellen . .	56/63	11	16/79	80	18/62	70
Filtrat . .	118/136	13	0/48	100	8/209	96

Es ergibt sich, daß Mäuseantiserum und Kaninchenantiserum einen eindeutigen Neutralisationseffekt auf das Virus ausüben. Dabei ist es gleichgültig, ob das Antiserum mit Zellsuspension oder mit Filtrat erzeugt wurde. Die inaktivierende Wirkung auf Filtrat ist stärker als die auf Zellen.

In den Vaccinierungsversuchen läßt sich eine deutliche Resistenz der vaccinierten Tiere gegen Reinoculation feststellen; 80% Tiere aus der Versuchsgruppe überleben, während bei den Kontrolltieren nur 14% frei von Leukämie bleiben.

Aus diesen Experimenten ergibt sich, daß das Friend-Virus eindeutige antigene Eigenschaften besitzt, die bei Mäusen und Kaninchen zur Bildung von antiviralen Immunkörpern führen.

V. Physikalische und chemische Eigenschaften des Friend-Virus

Die Eigenschaften des Virus, speziell seine Resistenz gegen einige physikalische und chemische Einflüsse, ergeben sich aus Tab. 73.

Tabelle 73. *Stabilität des Agens gegen verschiedene Agentien* (nach FRIEND [*8*])

Behandlung	Material	Zahl der Inoculierten	Zahl der Positiven	Positive [%]
Röntgenstrahlen (50000 R)	Gesamtmilz	20	17	85
Lyophilisation (3 Monate)	Filtrat	10	10	100
4 °C (11 Tage)	Filtrat	10	7	70
−70 °C (6 Monate)	Filtrat	10	6	60
−70 °C (1 Jahr)	Filtrat	10	8	80
56 °C (30 Minuten)	Filtrat	10	0	0
Äther (über Nacht, 4 °C)	Filtrat	15	0	0
Formalin (1 : 200)	Filtrat	20	0	0

Wie die meisten onkogenen Viren ist auch das Friend-Leukämievirus stabil gegenüber tiefen Temperaturen; es läßt sich über lange Zeiträume bei −70 °C über Trockeneis und durch Lyophilisation konservieren. Andererseits wird das Friend-Virus durch Erwärmen auf 56 °C für 30 Minuten inaktiviert, ebenso durch Behandlung mit Äther und Formalin.

VI. Elektronenmikroskopische Darstellung des Friend-Virus

Elektronenmikroskopische Untersuchungen an Ultradünnschnitten von leukämischen Organen erbrachten den Nachweis charakteristischer Viruspartikel bei 48% der untersuchten Fälle (DE HARVEN u. FRIEND [*13* bis *16*]; DALTON, LAW,

MOLONEY u. MANAKER [*17*]). Untersucht wurden Schnitte von leukämischer Milz, Leber, Knochenmark, Lymphknoten und den soliden transplantablen Retikulumzellsarkomen.

Die Viruspartikel sind in den Interzellularspalten, an der Oberfläche der Zellen, wo sie gebildet und in den Interzellularraum abgegeben werden und in den Vakuolen von Megakaryocyten lokalisiert.

Die Bildung des Virus erfolgt an der Zellmembran der leukämischen Zellen, wo sich zunächst eine elektronendichte Verdickung bildet. Etwa 300 Å unter

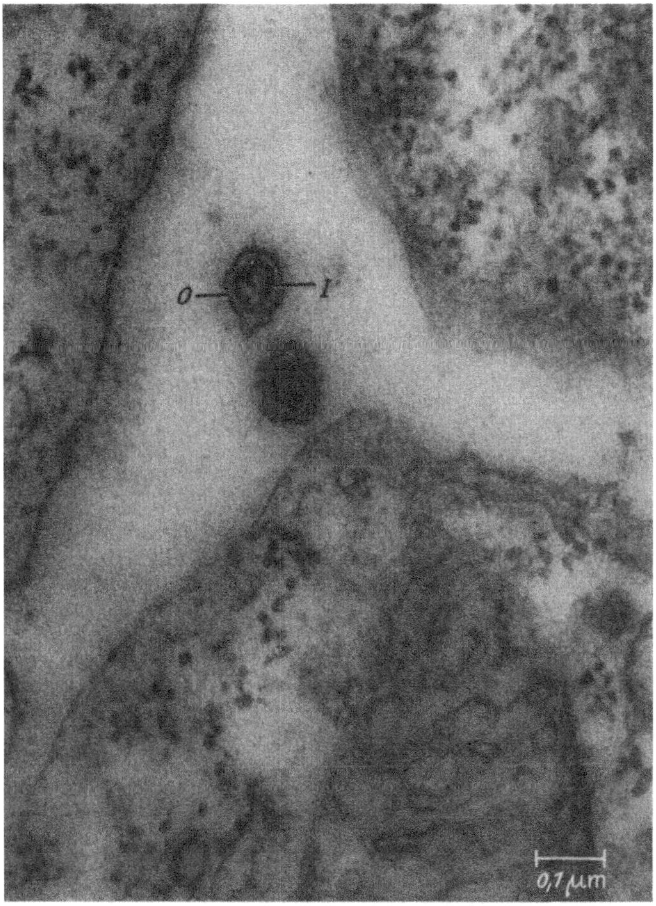

Abb. 98. Milz einer Swiss-Maus bei Friend-Leukämie. Zwei Viruspartikel in extrazellulärem Spalt. Ihre irreguläre äußere Membran (*o*) und das hellere Nukleoid sind charakteristisch für die C-Partikel. Durch Bleihydroxyd-Kontrastierung Verstärkung des Kontrastes der inneren Virusmembran (*I*). 92000 ×
(Original von DE HARVEN)

dieser äußeren Membran bildet sich eine zweite, noch dichtere Membran, und es kommt zur weiteren Vorstülpung in den extrazellulären Raum. Im nächsten Schritt komplettiert sich die innere Membran zu einem vollen Ring, während die äußere noch geöffnet bleibt und mit einem kurzen Pedicel an der Zelle haftet. Dieses Füßchen wird schließlich abgeschnürt und damit der äußere Ring ebenfalls geschlossen. Das Virus liegt dann frei im extrazellulären Spalt und stellt sich als dichter Ring (Typ A nach BERNHARD [*18*]) dar (Abb. 98 und 99). Außerdem finden sich extrazellulär neben den A-Partikeln auch solche mit zentraler Verdichtung, die dem Typ C von BERNHARD entsprechen. Der Durchmesser der Partikel liegt im Mittel bei 87 mμ für beide aufgefundenen Typen.

In den Megakaryocyten liegen die Viruspartikel innerhalb cytoplasmatischer Vakuolen, von deren begrenzenden Membranen sie in ähnlicher Weise abgeschnürt zu werden scheinen, wie an der Zellmembran der leukämischen Zellen.

In welcher Beziehung die Megakaryocyten zur Virusproduktion und zum leukämischen Geschehen selbst stehen ist noch nicht geklärt. Ähnliche Bilder finden sich jedoch auch bei verschiedenen anderen Leukämien (DALTON et al. [*17*]).

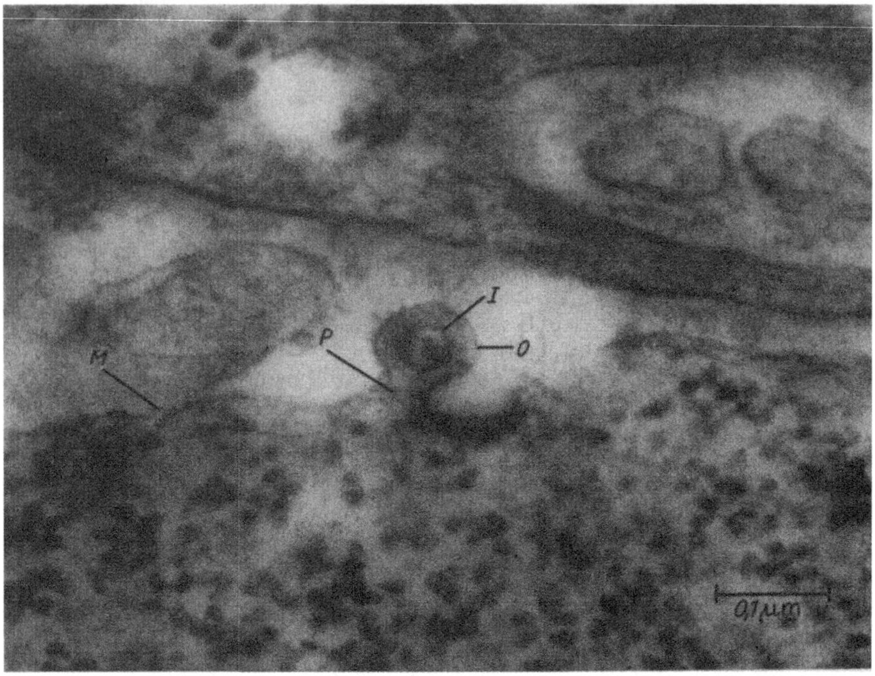

Abb. 99. An der Zellmembran (*M*) einer leukämischen Zelle wird ein Viruspartikel vom Typ *A* abgeschnürt. Es ist noch mit einem kleinen Füßchen (*P*) angeheftet. Die innere Virusmembran (*I*) ist schon voll ausgebildet, während die äußere Membran (*o*) noch mit der Zellmembran in Verbindung steht. Bleihydroxyd-Kontrastierung. 152000 × (Original von DE HARVEN)

Literatur

[*1*] FRIEND, CH.: Proc. Amer. Assoc. Cancer Res. 2, 106 (1956).
[*2*] FRIEND, CH.: J. exp. Med. **105**, 307 (1957).
[*3*] BUFFETT, R. F., and J. FURTH: Cancer Res. **19**, 52 (1959).
[*4*] FRIEND, CH., and J. R. HADDAD: Proc. Amer. Assoc. Cancer Res. **3**, 21 (1959).
[*5*] FRIEND, CH., and J. R. HADDAD: J. nat. Cancer Inst. **25**, 1279 (1960).
[*6*] ROWE, W. O., and I. BRODSKY: J. nat. Cancer Inst. **23**, 1239 (1959).
[*7*] METCALF, D., J. FURTH and R. F. BUFFETT: Cancer Res. **19**, 52 (1959).
[*8*] FRIEND, CH.: Ann. New York Acad. Sci. **68**, 522 (1957).
[*9*] MIRAND, E. A., and J. T. GRACE: Proc. Amer. Assoc. Cancer Res. **3**, 252 (1961).
[*10*] MOORE, A. E., and CH. FRIEND: Proc. Amer. Assoc. Cancer Res. **2**, 328 (1958).
[*10a*] MOORE, A. E.: J. nat. Cancer Inst. **30**, 885 (1963).
[*11*] LATARJET, R., A. CHAMORRO, J. F. DUPLAN, P. VIGIER and F. ZAJDELA: Ciba Found Sympos. on Tumor Viruses of Murine Origin, Ld., Churchill (1961).
[*12*] FRIEND, CH.: J. exp. Med. **109**, 217 (1959).

[13] HARVEN, E. DE, and CH. FRIEND: J. nat. Cancer Inst., Monograph No. 4, Symposion on Phenomena of the Tumor Viruses, New York (1960).
[14] HARVEN, E. DE, and CH. FRIEND: J. Biophys. Biochem. Cytol. 7, 747 (1960).
[15] HARVEN, E. DE, and CH. FRIEND: Proc. Eur. Reg. Conf. on Electron Microscopy, Delft Vol. 2, 990 (1960).
[16] HARVEN, E. DE, and CH. FRIEND: Rev. Belge Path. 28, 4 (1961).
[17] DALTON, A. J., L. W. LAW, J. B. MOLONEY and R. A. MANAKER: J. nat. Cancer Inst. 27, 747 (1961).
[18] BERNHARD, W.: Cancer Res. 18, 461 (1958).

XI. Weitere Leukämien mit Virusätiologie

Zusätzlich zu den ausführlich besprochenen Leukämien der Maus soll nur kurz auf einige weitere leukämische Erkrankungen hingewiesen werden, bei denen ebenfalls ein Virus als wahrscheinlich causales Agens nachgewiesen werden konnte. Für diese Leukämien kann im wesentlichen die gleiche Methodik zur zellfreien Übertragung angewendet werden wie bei den ausführlich abgehandelten Leukämien.

Im Kapitel über die lymphatische Leukämie von GROSS (S. 405) wurde bereits auf die lymphatische Leukämie von SCHWARTZ, SCHOOLMAN et al. hingewiesen (SCHOOLMAN, SPURRIER, SCHWARTZ u. SZANTO [1]). Das Virus wurde ursprünglich aus dem Gehirn einer leukämischen Swiss-Maus isoliert und induzierte innerhalb 3 Wochen bei erwachsenen Mäusen lymphatische Leukämien. Eine Reisolierung gelang jedoch nicht aus leukämischen Organen, sondern nur aus Gehirn- und Nervengewebe. Die Tiere zeigen nur Hepatosplenomegalien, ganz selten dagegen Vergrößerung der peripheren Lymphknoten. Die Mesenteriallymphknoten und das Urogenitalsystem dagegen sind von leukämischen Veränderungen befallen. Die Passage wird mit Extrakten und Filtraten aus Gehirn durchgeführt.

Ebenfalls aus dem Gehirn einer spontan leukämischen C3HeB-Maus konnten SCHWARTZ, SCHOOLMAN und SPURRIER [2] ein Virus isolieren, das bei erwachsenen Tieren verschiedener C3H-Sublinien in hohem Prozentsatz nach 7 Wochen lymphatische Leukämien induziert.

Nur kurz soll darauf hingewiesen werden, daß beim C57Bl-Stamm der Maus mit Röntgenstrahlen lymphatische Leukämien erzeugt werden konnten, die sich ebenso wie die Spontanleukämien zellfrei übertragen ließen und in ihrer Pathologie diesen auch weitgehend entsprechen (KAPLAN [3 u. 4]; LIEBERMANN u. KAPLAN [5]). Auch GROSS konnte strahleninduzierte Leukämien des AK-Stammes zellfrei übertragen und ihre Virusätiologie belegen (GROSS [6]).

Die Übertragung der strahleninduzierten Leukämien erfolgt in gleicher Weise wie bei den aus Spontanfällen isolierten Leukämien.

Neben den zellfrei übertragenen Leukämien der Maus wurde außerdem aus dem BS-Carcinom der Ratte ein leukämogenes, filtrierbares Agens isoliert, das bei Ratten zu 25% Leukämien mit Hepatosplenomegalien, Thymus- und Lymphknotenvergrößerung induziert (THURZO, SVEC, HLAVAYOVA u. KOSSEY [7]).

Bei Übertragung des Schwartz-Schoolman-Virus von Swiss- auf BALB/c-Mäuse konnte RAUSCHER [8] ein Leukämievirus isolieren, daß nach seinen vorläufigen Untersuchungen nicht mit dem Schwartz-Schoolman-Virus antigen verwandt sein soll. Das Virus induziert bei 90 bis 100% der Tiere verschiedener Stämme (auch Ratten) eine starke Proliferation erythrocytärer und leukocytärer

Elemente schon 7 Tage nach parenteraler Injektion. 50% der Tiere mit stark vergrößerten Milzen (30- bis 50fach gegenüber normal) sterben nach 25 bis 35 Tagen. Bei den überlebenden Tieren kommt es danach zu einer lymphocytären Leukämie, die 30 bis 45 Tage nach der Inoculation einsetzt (Abhängigkeit von Virusdosis und Tierstamm). Aus den leukämischen Organen läßt sich sehr aktives Virus isolieren, das noch in Filtratverdünnungen von 10^{-7} bei 50% der behandelten Tiere innerhalb von 95 Tagen zur Erkrankung führt. Viruspartikel konnten in Lymphoblasten und in Sedimenten von Zentrifugaten nachgewiesen werden. Sie entsprechen mit einem Durchmesser von 100 mμ und in der Feinstruktur denen der übrigen Mäuseleukämien.

Literatur

[1] Schoolman, H. M., W. Spurrier, S. O. Schwartz and P. B. Azanto: Blood 12, 694 (1957).
[2] Schwartz, S. O., H. M. Schoolman and W. Spurrier: J. Lab. Cin. Med. 53, 233 (1959).
[3] Kaplan, H. S.: J. nat. Cancer Inst. 11, 83 (1950).
[4] Kaplan, H. S.: J. nat. Cancer Inst. Monograph. 4, 141 (1960).
[5] Liebermann, M., and H. S. Kaplan: Science 130, 387 (1959).
[6] Gross, L.: Proc. Soc. exp. Biol. Med. 100, 102 (1959).
[7] Thurzo, V., F. Svec, E. Hlavayova u. B. Kossey: Čsl. Onkol. 3, 267 (1956).
[8] Rauscher, F. J.: J. nat. Cancer Inst. 29, 515 (1962).

Beziehungen der verschiedenen Leukämieviren untereinander

Ähnlich wie bei Hühnerleukosen scheint es sich bei den leukämogenen Viren der Maus um eine Virusfamilie zu handeln, die gewisse gemeinsame Eigenschaften besitzt (Morphologie der Viruspartikel), deren Vertreter jedoch vorwiegend dadurch unterschieden sind, daß sie unterschiedliche Krankheitsbilder auslösen. Letzteres scheint seine Ursache in der Infektion der verschiedenen Zelltypen, die dann maligne entarten, zu haben. Über den eigentlichen Wirkungsmechanismus der Leukämieviren liegen heute noch keine eindeutigen Ergebnisse vor.

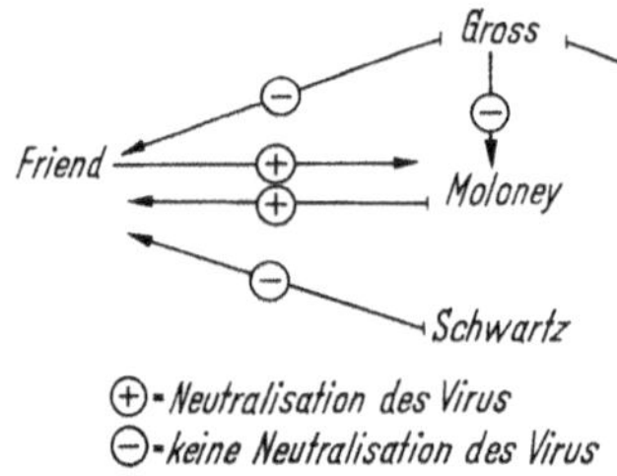

Abb. 100. Immunologische Beziehungen zwischen den Mäuse-Leukämie-Viren (aus Moloney [3])

Aus immunologischen Cross-Reaktionen mit Antiseren gegen die verschiedenen Viren hat sich das Schema der Abb. 100 ergeben, aus dem sich gewisse verwandtschaftliche Beziehungen ableiten lassen. Auffällig ist auch die von Dalton, Law, Moloney und Manaker [1] in vergleichenden elektronenmikroskopischen Studien für die meisten Leukämieviren (außer myeloischer Leukämie von Graffi und strahleninduzierter Leukämie von Kaplan) der Maus nachgewiesene Lokalisation in den cytoplasmatischen Vakuolen von Megakaryocyten.

Es kann nicht Aufgabe dieser auf die Methodik ausgerichteten Darstellung sein, auf theoretische Erwägungen näher einzugehen, weshalb auf die Übersichtsreferate der Literatur verwiesen wird (Gross [2]).

Literatur

[1] DALTON, A. J., L. W. LAW, J. B. MOLONEY and R. A. MANAKER: J. nat. Cancer Inst. 27, 747 (1961).
[2] GROSS, L.: „Oncogenic Viruses". Pergamon Press (1961).
[3] MOLONEY, J. B.: Fed. Proc. 21, 19 (1962).

XII. Polyomaviren

Im Jahre 1953 berichtete GROSS [1], daß nach Injektion von zellfreien Filtraten aus AK-Leukämien bei C3H-Mäusen neben Leukämien auch Parotistumoren auftreten. Im gleichen Jahr beschrieb STEWART [2] ebenfalls einen Parotistumor bei einer Maus des C3H/He-Stammes nach Injektion mit zellfreiem Extrakt aus einer Spontanleukämie des AKR-Stammes. Das Parotistumorvirus weist andere Eigenschaften auf als das in den gleichen Extrakten vorhandene Leukämieagens, womit gezeigt werden konnte, daß die Parotis- und andersartigen Tumoren nicht durch das gleiche Virus induziert werden wie die lymphatischen Leukämien. So ließen sich beide Viren z. B. durch Ultrazentrifugation trennen, indem das Polyomavirus im Überstand verbleibt, während das Leukämievirus sedimentiert wird. Behandlung zellfreier Extrakte mit Äther oder Erwärmen auf etwa 65 °C für 30 Minuten führt zu einer Inaktivierung der leukämogenen Komponente, während das Polyomavirus aktiv bleibt. In der Folgezeit konnten dann von vielen Forschern in verschiedenen Ländern diese Befunde nach Applikation zellfreier leukämischer Extrakte bestätigt und erweitert werden. Neben Parotistumoren wurden nach in vitro-Passagen des Virus viele verschiedene Typen primärer Tumoren bei Mäusen, Ratten, Hamstern, Meerschweinchen und Kaninchen beobachtet.

Besonders eindrucksvolle Befunde in dieser Richtung wurden erhalten im Rahmen von Versuchen zur Züchtung von Mäuseleukämieviren in vitro (STEWART, EDDY, GOCHENOUR, BORGESE u. GRUBS [3]; EDDY, STEWART, YOUNG u. MIDER [4]; STEWART, EDDY u. BORGESE [5]). Es konnte gezeigt werden, daß es in vitro in Mäusegeweben zu einer starken Vermehrung eines in leukämischen Geweben und Extrakten enthaltenen onkogenen Agens kommt, welches zu cytopathischen Effekten in den Kulturen führt.

Filtrierte Kulturmedien derartiger infizierter Kulturen führen nach Injektion bei Ratten (EDDY, STEWART, STANTON u. MARCOTTE [6]), Mäusen (STEWART, EDDY u. BORGESE [5]), Hamstern (EDDY, STEWART, YOUNG u. MIDER [4]) und Kaninchen (EDDY, STEWART, KIRCHSTEIN u. YOUNG [7]) zu verschiedenartigen Tumoren, z. B. der Knochen, des Knorpels, des Bindegewebes, des Fettgewebes, der Nieren und der Lungen. Aus diesem Grunde erhielt dieses onkogene Agens den Namen Polyomavirus (EDDY, STEWART u. BERKELY [8]). Die besonders große Bedeutung von in vitro-Passagen des Polyomavirus, die zu einer sehr starken Vermehrung desselben in homologen und heterologen Geweben führt, geht z. B. daraus hervor, daß durch Direktapplikation von zellfreien Extrakten aus Parotistumoren in neugeborene C3H/He-Mäuse oder (C3H $\times$ AKR)F_1-Hybride keine Tumoren erzeugt werden konnten. Wenn andererseits zunächst

Affennierengewebe in vitro mit Parotistumorextrakten beimpft und Kulturmedium nach mehreren Passagen verimpft wurde, so entwickelten 34% der (C3H × AKR)F_1-Hybriden Tumoren. Außer dem von GROSS und STEWART und EDDY beschriebenen Polyomavirus konnten inzwischen in vielen Laboratorien der Welt weitere Polyomavirusstämme mit z. T. unterschiedlichen Eigenschaften isoliert und beschrieben werden, so z. B. von LAW, DUNN und BOYLE [*9*]; WOLLEY [*10* u. *11*]; DULANEY et al. [*12* bis *14*]; ROGEL und RUDALI [*15*]; HAYS und BECK [*16*], LATARJET et al. [*17* u. *18*]; BUFFETT et al. [*19*]; GRAFFI et al. [*20* bis *22*]; KASSEL et al. [*23*]; SALAMAN [*24*] und SACHS et al. [*25* bis *27*].

Weiterhin ist es gelungen, verschiedene Eigenschaften des Virus aufzuklären, wie z. B. seine antigene Wirkung (STEWART et al. [*28*]), seine cytopathische Wirkung (EDDY et al. [*8*]) und sein Vermögen zur Hämagglutination von Erythrocyten (EDDY et al. [*29*]). Außerdem wurden umfangreiche Untersuchungen über das chemische Verhalten und die Resistenz des Virus, die Histogenese und Histologie der Polyomatumoren und die Immunologie des Virus durchgeführt. Elektronenmikroskopische Studien führten zu einer genaueren morphologischen Beschreibung des Virus sowie dessen Entstehung und Lokalisation in der Zelle.

I. Zellfreie Direktübertragung in vivo

Eine nennenswerte direkte Übertragung von Polyomatumoren mit zellfreien, virushaltigen Geschwulstextrakten von Tier zu Tier ist nur mit dem Polyomavirus aus AKR-Leukämiegewebeextrakten möglich (GROSS [*30*]). Dagegen lassen sich andere Polyomatumoren nur in seltenen Fällen übertragen, wahrscheinlich infolge Fehlens von infektiösem Virus. Darauf wird näher im nächsten Kapitel eingegangen. Nachfolgend soll die Methodik der Direktübertragung beschrieben werden.

a) Als **Ausgangsgewebe** für die Gewinnung virushaltiger, wirksamer Extrakte eignen sich in erster Linie virusinduzierte und transplantable lymphatische AK-Leukämien (GROSS [*30*]; STEWART et al. [*31* u. *32*]; DULANEY et al. [*13*]) sowie Leukämien des C58-Stammes. Mit etwas geringerer Ausbeute sind Parotistumoren des AK-Stammes selbst geeignet (DULANEY [*106*]), s. Tab. 74.

Tabelle 74. *Auftreten von Neoplasmen bei neugeborenen C3H-Mäusen nach Injektion zellfreier Extrakte aus Leukämien und Parotistumoren* (nach GROSS [*33*])

Extrakte aus:	Induzierte Tumoren		
	Leukämien	Parotistumoren	s.c. Sarkome
C3H-Leukämien . . .	105/25 = 24%	105/12 = 11%	105/7 = 7%
Parotistumoren	296/24 = 8%	196/21 = 7%	296/15 = 5%

Die nach Applikation von Extrakten aus AK-Leukämien in einigen Fällen auftretenden s.c. Sarkome sind nur in geringem Maße als Ausgangsgewebe für die Gewinnung wirksamer zellfreier Extrakte geeignet. Im Gegensatz zu den auf AK-Mäusen induzierten Parotistumoren eignen sich nach STEWART et al. [*3*] auf C3H/Hen und (C3Hf/Ne × AKR)F_1-Mäusen entstandene Parotistumoren nicht zur Gewinnung wirksamer Extrakte. Neben den Geschwülsten (Leukämien und Parotistumoren) eignen sich auch Normalorgane gesunder Tiere der leukämiebelasteten Stämme Ak und C57 sowie auch der nichtleukämiebelasteten Stämme C3H und C57 Brown für die Herstellung wirksamer, virushaltiger Extrakte (GROSS [*33*]). In einigen Fällen konnten onkogen wirksame, zellfreie Extrakte auch aus polyomavirusinduzierten Geschwülsten gewonnen werden, so z. B. aus Hamstertumoren (GRAFFI [*89*]). ROWE (zit. nach GROSS [*30*]) stellte 3 bis 7 Tage nach Applikation von in vitro kultiviertem Polyomavirus an Hamster aus Herz, Leber, Niere und Lunge dieser Tiere zellfreie Extrakte her, die weiter direkt übertragen wurden. Nach 10 bis 17 solchen Passagen konnten aus diesen Organen zellfreie Extrakte hergestellt werden, mit denen bei Hamstern Tumoren induziert werden konnten.

b) Extraktbereitung. Die Herstellung wirksamer zellfreier Extrakte geschieht nach dem üblichen Aufarbeitungsschema. Nach aseptischer Entnahme wird das Gewebe homogenisiert; es werden 1 : 10- bis 1 : 100-Homogenisate in physiologischer Salzlösung hergestellt. Diese werden nach GROSS zunächst für 15 Minuten bei 3000 U/min, der resultierende Überstand bei 9000 U/min für 5 bis 10 Minuten zentrifugiert. Der Überstand wird entweder direkt zur Applikation verwendet oder aber zur weiteren Sicherung der Zellfreiheit filtriert, und zwar durch Berkefeld-N-, Selas-0,2- oder -0,3-Filter oder auch SCHOTTsche G4-Filter. Mit physiologischen Salzlösungen kann eine weitere Verdünnung der Filtrate vorgenommen werden.

c) Tiermaterial. Für die Erzielung positiver Resultate sind bei Versuchen zur Direktübertragung besondere Mäusestämme erforderlich; geeignet sind Tiere folgender Stämme: C3H, AK, AKR, (C3H $\times$ AKR)F_1, C3H/Hef, C3H/Bi und C3H/Bif (GROSS [*1*]; STEWART [*31*]; LAW et al. [*9*]; ROGEL u. RUDALI [*15*]; LATARJET et al. [*18*]; DULANEY et al. [*13* u. *14*].

Einer der wichtigsten Faktoren für die Induktion von Neoplasmen ist das *Alter der Tiere*. Für die Erzielung von Parotistumoren ist darauf zu achten, daß die Tiere der oben genannten Stämme zum Zeitpunkt der Injektion möglichst nicht älter als 16 Stunden sind. Werden ältere Tiere verwendet, etwa 1 bis 5 Tage alt, so treten die Parotistumoren in sehr starkem Maße zurück, während die Leukämiehäufigkeit, bedingt durch das in den gleichen Extrakten vorhandene Leukämievirus, kaum beeinflußt wird (GROSS [*34*]).

Zur Injektion gelangen einmalig pro Tier etwa 0,1 ml, die Applikation erfolgt s.c. unter die Rückenhaut.

Eine Trennung der leukämogenen und der parotistumorerzeugenden Wirkung der Filtrate kann bei Verwendung von AKR-Leukämien als Ausgangsmaterial auf zweierlei Weise erreicht werden. Verwendet man, wie oben bereits erwähnt, ältere als einen Tag alte Tiere für die Injektion, so treten praktisch nur noch Leukämien auf, kaum dagegen noch Parotistumoren. Der zweite Weg der Trennung beider wirksamen Komponenten geht von der unterschiedlichen Empfindlichkeit beider Viren aus. Durch eine Behandlung mit Äther oder durch Erwärmen für 30 Minuten auf 63 bis 64 °C wird das Leukämievirus zerstört, nicht dagegen das Parotistumorvirus. Applikation derartig behandelter Filtrate führt daher nur noch zur Bildung von Speicheldrüsentumoren. Auf Grund der unterschiedlichen Größe ist eine Trennung beider Viren auch durch Ultrazentrifugation möglich. Bei 144000 · g wird das leukämogene Agens sedimentiert, während das Parotistumorvirus zum großen Teil im Überstand verbleibt.

Erwähnt soll kurz noch werden, daß durch die Kultivierung des Parotistumorvirus in vitro (s. nächsten Abschnitt) eine starke Virulenzsteigerung des Virus zum Polyomavirus nach GROSS, STEWART-EDDY, HOWATSON, NEGRONI, GRAFFI, SACHS u. a. stattfindet, die sich in einem verbreiterten Gewebs-, Stammes- und Speciesbefall äußert.

II. Zellfreie Übertragung über in vitro-Passagen

Wie vorausgehend beschrieben, gelingt eine Direktübertragung des Polyomavirus mit Hilfe zellfreier Gewebsextrakte nur im Falle des Parotistumor-Polyomavirus bei bestimmten Mäusestämmen, sonst nur in Ausnahmefällen.

Eine Virusübertragung und somit der Virusnachweis gelingt jedoch mit großer Regelmäßigkeit und hohen Tumorausbeuten, wenn das Virus in vitro passagiert wird. Es kommt dabei zu einer sehr starken Virusvermehrung in der Kultur; mit den Kulturflüssigkeiten können nach Injektion in verschiedene Tierspecies in hohen Prozentsätzen verschiedenartige Geschwülste induziert werden.

1. In vitro-Kulturen

Die Züchtung der Polyomaviren in vitro ist in verschiedenen Geweben unter nachfolgend aufgeführten Bedingungen möglich:

a) Gewebe. Am besten eignen sich für die Kultivierung des Polyomavirus Mäusegewebekulturen (Stewart et al. [*5*]; Eddy et al. [*29*, *8*, *4* u. *7*]; Mirand et al. [*35*], Eddy et al. [*8* u. *6*]; Stewart et al. [*3*]; Sachs et al. [*36*]; Graffi et al. [*20*]; Dmochowski et al. [*37*]; Negroni et al. [*38*]), und zwar in erster Linie trypsinierte Gesamtembryonalgewebe, Nieren- und Herzgewebe sowie Knochenmark. Auch verschiedene Mäusetumoren eignen sich als Gewebe für die Züchtung von Polyomaviren, so z. B. nach Rabson et al. [*39*] ein Lymphom (Stamm P388 D_1), nach Howatson et al. [*40*] sowie Winocour und Sachs [*41*] Mammacarcinomgewebe und nach Sanford et al. [*42*] sowie Winocour und Sachs [*41*] auch Parotistumorgewebe. Bindegewebszellen von erwachsenen Mäusen sind dagegen nach Sanford et al. [*42*] für die in vitro-Kultivierung des Polyomavirus unbrauchbar. Weniger gut als Mäusegewebekulturen sind für die Züchtung der Polyomaviren Gewebe von Hamstern, Ratten und Kaninchen sowie Affennieren geeignet. Eine Kultivierung des Polyomavirus ist weiterhin möglich auf der Chorioallantois des Hühnchens (Stewart et al. [*3*]) sowie Hühnchenembryonalzellen und menschlichen Geweben (Graffi et al., unveröffentlicht).

b) Methodik der Gewebekultivierung. Für die Züchtung der Gewebe in vitro werden folgende *Medien* vorteilhaft verwendet:

1. Nährmedium 199, dem zum Anlegen der Kulturen 2% inaktiviertes Serum, zur Fortführung derselben 1% Serum zugesetzt werden (Eddy et al. [*7* u. *29*]; Stewart et al. [*3*]; Eddy et al. [*4*, *8*, *5* u. *6*]).

2. Eagles Medium + 10% inaktiviertes menschliches Serum nach Eddy et al. [*29*] bzw. +2% Serum nach Dmochowski et al. [*37*] nach Anwachsen der Kulturen, vorher 20% inaktiviertes Pferdeserum.

3. 0,5%iges Lactalbuminhydrolysat in Hanks Lösung oder Earles Lösung + Serum, und zwar zum Auswachsen der Kulturen zunächst 2%, danach 1% Serum (Stewart et al. [*3*]; Negroni et al. [*38*]). Winocour und Sachs [*41*] verwendeten mit Erfolg 0,5%iges Lactalbuminhydrolysat + 20% Pferdeserum in Earles Salzlösung.

Weiterhin eignen sich Lepinsches Nährmedium mit Pferde- oder Kälberserum sowie auch Hühnerembryonalextrakte unter Zusatz von Pferde- oder Kälberserum mit Tyrodelösung oder anderer physiologischer Salzlösung.

Für das *Anlegen der Kulturen* werden die dazu geeigneten Gewebe (s. unter 1 a), in erster Linie also Mäuseorgane bzw. Mäuseembryonalgewebe, nach aseptischer Entnahme zunächst mechanisch in kleinste Stücke geschnitten und mit 0,25% Trypsin-Lösung, z. B. in Eagles Medium, für etwa 20 Minuten bei Zimmertemperatur behandelt. Die Trypsinbehandlung der Gewebe wird abgebrochen durch schonendes Auszentrifugieren und Waschen der Zellen in BBS, die Einzelzellen werden dann in dem zur Kultivierung verwendeten Medium (s. oben) resuspendiert und in die Kulturflaschen eingebracht, wo sie als Monolayer wachsen. Diese *Einschicht-Kulturen* sind nach etwa 2- bis 3tägiger Bebrütung bei 36 bis 37 °C ausgewachsen und können dann beimpft werden.

c) Beimpfung der Kulturen mit Virusmaterial. Für die Beimpfung der Gewebekulturen zur Züchtung des Polyomavirus eignen sich nach STEWART et al. [*5*] folgende Verfahren:

1. Zusatz von fein zerschnittenem virushaltigem Gewebe zu den Kulturen mit Hilfe einer Platinöse.
2. Zusatz von etwa 1 ml Überstand (10 Minuten 3000 U/min) eines 10- bis 20%igen Homogenisates virushaltiger Gewebe in Nährmedium.
3. Zusatz zellfreier Extrakte aus virushaltigen Geweben.
4. Zusatz von (evtl. filtriertem) Nährmedium von beimpften Kulturen, etwa 10 bis 14 Tage nach Beimpfung (in vitro-Passagen). Es werden etwa 2 ml Nährmedium zu 8 ml der neuen Kultur gegeben.

2. Ausgangsgewebe für die Gewinnung virushaltiger Präparationen zur Beimpfung von Kulturen

Für die Züchtung des Polyomavirus in vitro eignen sich zur Herstellung entsprechender virushaltiger Präparationen — Zellsuspensionen, Homogenisate, zellfreie Extrakte — folgende Gewebe.

In erster Linie werden leukämische Gewebe von Mäusen des AKR-Stammes mit spontaner lymphatischer Leukämie verwendet (STEWART et al. [*31, 32, 6* u. *43*]). Mit etwa gleich gutem Erfolg können auch Präparationen aus Parotistumoren des AKR-Stammes (DULANEY [*12*]) oder aus F_1-Hybriden von C3Hf/He × AKR und Mäusen des Stammes C3H/Hen verwendet werden (STEWART et al. [*3*]; LAW et al. [*9*]). Auch zellulär transplantierte lymphatische Leukämien des AKR-Stammes eignen sich zur Gewinnung virushaltiger Präparationen zur Beimpfung von Gewebekulturen (STEWART et al. [*31* u. *32*]). Die aus diesen Geweben durch in vitro-Züchtung isolierten Polyoma-Stämme sind die, mit denen vor allem die amerikanischen Autoren STEWART, EDDY, LAW, DULANEY, DMOCHOWSKI et al. sowie SACHS et al. arbeiten. Dieser Polyomastamm entspricht dem GROSSschen Polyoma- (Parotistumor-) Virusstamm.

GRAFFI et al. [*20*] isolierten den Polyomastamm BB/T2 aus leukämischen Geweben von virusinduzierten myeloischen Leukämien (Chloroleukämien) des Agnes Bluhm-Stammes, indem Mäuseembryonalkulturen mit Zellbrei aus Lymphknoten und Thymus leukämischer Mäuse beimpft wurden.

Ein dritter, primär isolierter Polyomavirusstamm wurde aus einem spontanen Mammacarcinom einer C3H-Maus von MCCULLOCH, HOWATSON et al. [*44, 40 45* u. *98*] isoliert und hat die Bezeichnung *Toronto*-Stamm erhalten.

NEGRONI et al. [*38*] verwendeten als Ausgangsgewebe die Milz einer AKR-Maus mit lymphatischer Leukämie und isolierten den mit *Mill Hill* bezeichneten Polyomavirusstamm.

Neben diesen, primär zur Gewinnung von Polyomaviren geeigneten, vorausgehend beschriebenen Geweben sind weiterhin verschiedene in vitro kultivierte, primär durch Polyomavirus induzierte Geschwülste als Ausgangsgewebe zur Neubeimpfung von Gewebekulturen verwendbar. Neben den bereits erwähnten Parotistumoren eignen sich virusinduzierte Hamstertumoren (EDDY et al. [*4*]; GRAFFI et al. [*89*]) sowie Rattennierensarkome (EDDY et al. [*6*]; GRAFFI et al. [*89*]). Dabei ist zu erwähnen, daß junge Tumoren besser geeignet sind als ältere. Im Gegensatz zu den primär virusinduzierten Geschwülsten eignen sich transplantierte Polyomatumoren schlechter oder in verschiedenen Fällen nicht mehr zur Gewinnung von Virus durch in vitro-Züchtung (Tab. 75).

Tabelle 75. *Reisolierung des BB/T_2-Virus aus BB/T_2-Tumoren mit Hilfe der Gewebekultur (CPE auf Mäuseembryogewebe;* aus GRAFFI et al. [*89*])

Herkunft des Tumors	Gesamtzahl der Tumoren / davon positiv bei Reisolierung	Zahl der Primärtumoren / davon positiv bei Reisolierung	Zahl der transplantierten Tumoren / davon positiv bei Reisolierung
Hamster	23/5	8/1	15/4 (1, 8, 15, 15)[1]
Ratte	29/15	26/14	3/1
Maus	4/4	alle primär	—
Kaninchen . . .	3/2	alle primär	—
Meerschweinchen	1/1	alle primär	—
Summe aller Tumoren .	60/27 = 45%	42/22 = 52%	18/5 = ~28%

[1] Transplantationsgeneration.

Weiterhin konnte eine deutliche Abhängigkeit des Virusgehaltes von der Tierspecies bezüglich der Tumorherkunft sowie eine gewisse Abhängigkeit von der histologischen Struktur des Tumors gezeigt werden, indem gutartige Tumoren im allgemeinen eine bessere Virusausbeute ergaben als bösartige.

Weiterhin eignen sich natürlich auch Kulturen und Nährmedien mit Polyomavirus infizierter Gewebe zur Gewinnung hochaktiver Viruspräparationen zur Weiterverimpfung auf Kulturen bzw. auf Tiere. Besonders geeignet sind dazu Kulturmaterialien im Zustand des cytopathischen Effektes der Kulturen, d. h. des Zeitpunktes maximalen Virusgehaltes in den Zellen. Dieser Zustand tritt etwa 4 bis 8 bis 10 Tage nach Beimpfung der Kulturen mit wirksamen Viruspräparationen auf.

3. Cytopathogener Effekt

a) Beschreibung. Der cytopathische Effekt an den beimpften Kulturen als Ausdruck sehr starker Virusvermehrung des cytopathogen wirksamen Polyomavirus tritt oft nicht in den primär beimpften Gewebekulturen, sondern erst nach einigen Kulturpassagen auf. Die entsprechenden Veränderungen an den Geweben sind etwa 4 bis 7 Tage nach Beimpfung sichtbar. Der cytopathische Effekt äußert sich zunächst im Auftreten von kleineren, dunkler erscheinenden Arealen, die von pyknotischen Zellen gebildet werden. Diese Veränderungen schreiten mit der Zeit fort, bis letzthin nahezu alle Zellen entsprechend degeneriert sind und sich mit dem Zelltod von der Glaswand der Kulturgefäße ablösen. Cytologisch-lichtmikroskopisch betrachtet äußern sich diese Veränderungen im Auftreten von multiplen, runden Granula mit starker Lichtbrechung im Cytoplasma, die mit Sudanschwarz nicht anfärbbar und in Lipoidlösungsmitteln unlöslich sind. Außerdem lassen sich im Cytoplasma noch Feulgen-positive Bezirke nachweisen, mit oft unregelmäßigen Begrenzungen und diffuser Form.

Die elektronenmikroskopischen Befunde an beimpften Gewebekulturen im Zustand des cytopathischen Effektes werden im Kapitel *Elektronenmikroskopie* dargestellt.

b) Plaquetest. Das Auftreten cytopathischer Veränderungen an beimpften Kulturen ermöglicht im Plaqueverfahren nach DULBECCO und VOGT [*46*] eine quantitative Analyse der Zellvirusbeziehungen sowie die Erzeugung reiner Viruslinien (Klone).

Das Plaqueverfahren wurde für Polyomaviren vor allem von SACHS et al. [*36, 25, 26, 41* u. *47*]; STEWART et al. [*48*]; VOGT et al. [*49*] und DULBECCO et al. [*50*] angewandt.

Die wichtigsten methodischen Bedingungen sowie die mit diesem Verfahren erhaltenen Resultate sollen nachfolgend beschrieben werden.

α) *Methodik* (nach WINOCOUR u. SACHS [*41*]). In 50 mm-Petrischalen werden etwa $3 \cdot 10^6$ trypsinierte Mäuseembryonalzellen in einem Wachstumsmedium (z. B. 0,5% Lactalbuminhydrolysat + 20% Serum in EARLES Medium) eingesät. Nach Inkubation für 3 Tage bei 37 °C haben sich Monolayerkulturen gebildet. Das überstehende Nährmedium wird abgenommen, die Kulturen mit phosphatgepufferter Salzlösung gewaschen. Danach werden 0,1 bis 0,2 ml Virussuspension in Medium + 1% Pferdeserum auf die Oberfläche der Kulturen gegeben. Zur Virusadsorption werden die Kulturen anschließend 2 bis 3 Stunden bei 37 °C bebrütet und dann mit einer Agarschicht (4 ml pro Platte) überzogen. Dazu wird ein Agar-Medium-Gemisch verwendet, welches in Earles Salzlösung 0,9% Difco-Agar, 0,5% Lactalbuminhydrolysat und 20% Pferdeserum enthält. Am 3. und 6. Tag werden den Kulturen pro Platte 2 ml frisches Agarmedium zugegeben. Das Agarmedium, mit dem am 6. Tag gefüttert wird, enthält außerdem noch Neutralrot in einer Endkonzentration von 1:40000 pro Platte.

Die Plaques werden am 7. Tag sichtbar und erreichen am 9. Tag einen maximalen Durchmesser von etwa 3 mm. Mikroskopisch betrachtet bestehen die Plaques aus degenerierten Zellen. Die Isolierung einzelner Plaques, die von je einer plaquebildenden Einheit ausgehen, führen zu reinen Viruslinien. Die Plaques zeigen sich als blasse Bezirke auf rotem Grund. EDDY und STEWART [*51* u. *48*] variieren das Verfahren insofern, als sie nach 2stündiger Virusadsorption die Kulturen und somit nichtadsorbiertes Virus mit Nährmedium abwaschen. Für die Züchtung der Kulturen verwenden sie Medium 199 ebenso wie für die Herstellung der Agarlösung mit Zusatz von 15% Pferdeserum. Die Plaques treten bei dieser Methodik zwischen dem 16. bis 21. Tag auf, können isoliert, in Medium 199 suspendiert und erneut kultiviert werden.

β) *Ergebnisse.* Nachfolgend sollen die wichtigsten der mit der Plaquemethode erhaltenen Resultate kurz beschrieben werden (SACHS et al. [*36, 25, 26, 41* u. *47*]; STEWART et al. [*48*]:

Das Virus wird in den Gewebekulturen vermehrt und wird über einen längeren Zeitraum von den Zellen freigesetzt. Eine signifikante Virusmenge bleibt jedoch mit den Zellen assoziiert und wird nur nach und nach in das Medium freigegeben. Eine nähere Analyse ergab (SACHS et al. [*25* u. *47*]), daß während der ersten 24 Stunden keine oder nur wenige Viruspartikel gebildet werden; die höchsten Titerwerte, gemessen am Hämagglutinationstiter, wurden zwischen dem 1. und 3. Tag erhalten. Gleiche Resultate wurden bei Anwendung fluoreszierender Antikörper erhalten (WINOCOUR et al. [*47*]). Bis zum 5. Tag gehen dann die Titerwerte zurück, was auf den cytopathogenen Effekt zurückzuführen ist. Pro Zelle werden etwa 800 bis 1000 plaquebildende Einheiten gebildet. Weiterhin konnte gezeigt werden, daß die Menge an freigesetztem Virus geringer ist als die Gesamtvirusmenge, woraus sich ergibt, wie bereits erwähnt, daß eine bestimmte Virusmenge an die Zellen gebunden bleibt. Experimente von STEWART et al. [*48*] ergaben, daß die Vielzahl der Polyomatumoren des STEWART-EDDYschen Stammes durch ein und dasselbe Virus hervorgerufen werden: Sechs einzeln isolierte Plaques wurden erneut kultiviert und Medien dieser Kulturen neugeborenen Mäusen injiziert; in allen Fällen wurden gleiche Tumortypen erhalten.

Weitere Untersuchungen von SACHS und WINOCOUR [*26*] über die Virusbildung und Virusfreisetzung verschiedener Polyomatumoren in vitro zeigten, daß viele Polyomageschwülste der Maus in der Gewebekultur Virus bilden, wenn auch in unterschiedlichem Ausmaß und nach verschiedenen *lag*-Perioden, was auf einen unterschiedlichen Gehalt dieser Geschwülste an virusproduzierenden Zellen zurückgeführt wird. Im Gegensatz zu den untersuchten Mäusepolyomatumoren konnte in verschiedenen Polyomageschwülsten von Hamster, Ratte und Kaninchen eine Virusproduktion in vitro, gemessen am Hämagglutinationstiter, in signifikantem Ausmaß nicht festgestellt werden.

4. Übertragung von Virusmaterial aus Gewebekulturen auf Tiere

a) Viruspräparationen. Für die Erzeugung von Tumoren im Tierexperiment eignen sich die Kulturmedien der beimpften Gewebe. Zu diesem Zweck wird überstehende Kulturflüssigkeit im Zustand des cytopathischen Effektes (also etwa 5 bis 14 Tage nach Beimpfung) abgenommen. Im einfachsten Fall kann diese Nährlösung durch Dekantieren abgenommen und zur Injektion verwendet werden. Zur sicheren Abscheidung ganzer Zellen können die Nährmedien zentrifugiert oder filtriert werden. Bei Versuchen heterologer Übertragung ist eine absolute Zellfreiheit der Extrakte nicht unbedingt erforderlich, wohl aber bei Experimenten mit Mäusen, um so eine evtl. Transformation in vitro und Transplantation in vivo sicher ausschließen zu können. Für die Abtrennung von Zellen durch Zentrifugation werden die Medien etwa 15 bis 20 Minuten bei 3000 bis 4000 U/min zentrifugiert (Eddy et al. [*6*]; Stewart et al. [*5*]). Für die Filtration werden bakteriendichte Filter (Dmochowski et al. [*37*]), z. B. Selas 0,03 (Stewart et al. [*5*]), verwendet. Dabei muß darauf geachtet werden, daß eine bestimmte Porengröße nicht unterschritten wird, da sonst durch Adsorption ein zu starker Virusverlust eintritt. Eddy et al. [*8*] verwendeten Seitz-Filter unterschiedlicher Porendurchmesser. Mit Filterplatten mit einer Porenweite von 220 und 120 mμ wurden mit den dadurch erhaltenen Filtraten sowohl bei Neubeimpfung von Kulturen als auch nach Injektion in Tiere positive Resultate erhalten (cytopathogener Effekt bzw. Geschwülste). Wurden Filter mit einer Porenweite von nur 77 und 43 mμ angewandt, so konnten keine positiven Befunde erhalten werden. Graffi et al. [*20*] verwendeten Schottsche G4-Glasfilternutschen mit Sinterglasfilterplatten.

Die erhaltenen virushaltigen Kulturmedien können entweder sofort zur Neubeimpfung von Kulturen oder Impfung von Tieren verwendet werden oder aber bei 4 °C über 1 bis 10 Tage aufbewahrt werden (Stewart et al. [*3* u. *5*]; Stanton et al. [*52*]; Dmochowski et al. [*37*]) verwendeten lyophylisierte Kulturmedien. Auch Einfrieren des Impfmaterials (Nährlösung + Zellen) bei −80 °C oder −20 °C ist zweckmäßig.

b) Tierspecies, Alter der Tiere, Applikationsweise, Dosis. Prinzipiell eignen sich für die Induktion von Geschwülsten durch Polyomaviren Mäuse, Ratten, Hamster, Meerschweinchen und Kaninchen. Die verschiedenen Polyomavirusstämme weisen z. T. Unterschiede in den bevorzugt befallenen Tierspecies auf. So ist z. B. der Torontostamm von McCulloch und Howatson besonders onkogen wirksam für Ratten und Hamster, weniger für Mäuse; der BB/T2-Stamm insbesondere für Ratten und Kaninchen.

Mäuse. Zur Erzeugung von Geschwülsten durch Polyomaviruspräparationen eignen sich Tiere verschiedener Inzuchtstämme, so z. B. C3Hf/Hen, Swiss, AKR, (C3Hf × AKR)F_1, Af/Dm, C3Hf/An, C3Hf/Gr, C57Black, DBA/1, Swiss/ICR-Ha, AKR/Snell, (AKR × Swiss)F_1 (Stewart et al. [*5*]; Dmochowski et al. [*53* u. *37*]). Für Versuche mit dem BB/T2-Polyomastamm sind vor allem Mäuse des Agnes Bluhm- und CBA-Stammes geeignet.

Die Injektion in Mäuse erfolgt s.c. unter die Rückenhaut; es gelangen 0,1 ml Virussuspension zur Anwendung. Zur Erzielung hoher Tumorausbeuten müssen neugeborene Tiere, möglichst weniger als 24 Stunden alt, verwendet werden. Die Bedeutung des Alters der Tiere für den Erfolg im Hinblick auf die Induktion von Tumoren geht insbesondere aus Experimenten von SACHS et al. [*36*] und STANTON et al. [*52*] hervor. SACHS et al. konnten nachweisen, daß zum Zeitpunkt der Injektion 14 Tage alte Swiss-Mäuse nicht mehr mit Tumorbildung reagieren, 7 Tage alte Mäuse nur noch in geringem Ausmaß mit erhöhten Latenzzeiten der Tumorgenese, während 24 Stunden alte Tiere sehr gut ansprechen. STANTON et al. fanden, daß die Injektion von Mäuseembryonen in utero (0,03 ml) noch wirksamer ist als die s.c. Behandlung neugeborener Mäuse.

Ratten: Geeignet sind Tiere der Stämme Wistar und Sprague-Dawley. Die Tiere sollen möglichst weniger als 24 Stunden alt sein und erhalten eine Impfdosis von 0,1 bis 0,5 ml s.c. unter die Rückenhaut.

Hamster: Verwendet werden braune oder weiße Tiere der Gattung Cricetus auratus. Das Alter dieser Tiere soll zum Zeitpunkt der Injektion 14 Tage nicht überschreiten; injiziert werden 0,1 bis 0,2 ml Kulturmedium s.c. unter die Rückenhaut.

Kaninchen: Weniger als einen Tag alten Hauskaninchen werden 1 bis 5 ml Kulturflüssigkeit s.c. unter die Rückenhaut injiziert.

III. Zelluläre Transplantation von Polyomatumoren

Für die zelluläre Übertragung wird die übliche Trocartechnik angewendet, indem kleine, mit der Schere oder einem Lanzett hergestellte Stückchen eines Tumors s.c. unter die Rückenhaut, i.m. in einen der beiden hinteren Oberschenkel oder aber i.p. geimpft werden.

Nachfolgend soll über die bei Mäusen, Hamstern und Ratten gemachten Befunde zur Transplantation virusinduzierter Polyomatumoren berichtet werden.

1. Mäusetumoren

Die durch direkte Virusübertragung induzierten Parotistumoren des C3H-Stammes sind nach GROSS [*1*] sowie DULANEY et al. [*13*] auf Tiere des C3H-Stammes in Form einer s.c. Impfung zellulär zu etwa 20 bis 25% übertragbar. Die Latenzzeit der Tumorentstehung beträgt nach Erstimpfung einige Wochen bis 3 Monate. Der Impferfolg wird mit weiteren Transplantationspassagen besser, die Latenzzeiten werden kürzer. Eine Übertragung auf andere Stämme, z. B. AK, gelingt nur in geringem Ausmaß, wenn neugeborene Tiere verwendet werden. Auch bei Verwendung von Tieren des gleichen Stammes, also C3H, ist der Impferfolg bei Anwendung neugeborener Tiere besser als bei erwachsenen. Auch die durch Applikation von Polyomaviren nach in vitro-Passage bei Mäusen auftretenden Geschwülste sind weiter zellulär übertragbar, vor allem, wenn Tiere des gleichen Stammes angewendet werden (MIRAND et al. [*54*]; GRAFFI u. GIMMY [*55*]). Bei Mäusen beträgt der Impferfolg etwa 20% der untersuchten Geschwülste, in späteren Impfgenerationen waren die Tumorausbeuten höher, die mittlere Latenzzeit betrug etwa 85 Tage (GIMMY u. GRAFFI [*55*]).

2. Hamstertumoren

HABEL und ATANASIU [*56*] konnten mit Erfolg virusinduzierte Fibrosarkome bei Goldhamstern zellulär auf Hamstersäuglinge übertragen und weiter zellulär von Tier zu Tier passagieren. Tumoren der 3. Passage wurden weiter auf Hamster sowie heterolog auf Ratten, Meerschweinchen, Mäuse und Affen übertragen. Nur bei Hamstern konnten Tumoren erhalten werden, nicht jedoch auf heterologen Tierspecies. AXELRAD et al. [*45*] und auch NEGRONI et al. [*38*] gelang es, polyomavirusinduzierte Nierensarkome bei Hamstern zellulär mit Erfolg zu übertragen, wobei auch erwachsene Tiere gut geeignet waren. GIMMY und GRAFFI [*55*] fanden im Rahmen ihrer umfangreichen Transplantationsexperimente, daß insbesondere s.c. Sarkome beim Goldhamster gut transplantabel sind, weniger gut andersartige Geschwülste (z. B. Sarkome des Thymus, Hämangiome).

3. Rattentumoren

Durch Polyomavirus induzierte Rattentumoren erwiesen sich in den Versuchen von GIMMY und GRAFFI [*55*] im allgemeinen als recht gut zellulär transplantierbar; insgesamt konnten in 33% der untersuchten Fällen positive Resultate bei der Erstimpfung erhalten werden. In weiteren Impfpassagen stieg der Prozentsatz positiver Angänge auf etwa 45, gleichzeitig kam es zu einer Verkürzung der mittleren Latenzzeit von anfangs etwa 139 Tagen auf 55. Gerade die Untersuchungen an Rattentumoren ergaben in recht eindeutiger Weise eine Abhängigkeit der Transplantabilität von der histologischen Struktur der primär virusinduzierten Tumoren. So waren insbesondere die Liposarkome mit etwa 50% und einer mittleren Latenzzeit von nur 20 bis 22 Tagen gut transplantabel, während die s.c. Sarkome und Nierensarkome primär schlechter, Osteome und Lipome gar nicht zellulär transplantabel waren. Erst mit weiteren Impfpassagen stieg die Transplantabilität auch der Nierensarkome und Osteosarkome auf 30 bis 60% an, bei gleichzeitiger Verkürzung der Latenzzeit (s. Tab. 76). Die Untersuchungen von GIMMY und GRAFFI [*55*] ergaben weiter, daß die histologische Struktur der primär virusinduzierten Geschwülste bei der zellulären Überimpfung und im Verlauf der Impfgenerationen im wesentlichen erhalten bleibt.

Ebenfalls erfolgreiche Impferfolge mit virusinduzierten Polyomatumoren der Ratte erhielt MIRAND [*57*].

Tabelle 76. *Transplantabilität verschiedener Polyomatumoren der Ratte* (nach GIMMY u. GRAFFI [*55*])

	Von untersuchten Fällen waren in der 1. Impfgeneration positiv [%]	Angangsquote bei positiven Ansätzen [%]		Latenzzeit [Tage]	
		1. Impfgeneration	spätere Impfgeneration	1. Impfgeneration	spätere Impfgeneration
Liposarkome aus der Subcutis	50	50	60	22	20
Fibro-und Spindelzellsarkome aus der Subcutis	50	25	35	313	75
Nierensarkome	37	30	40	183	68
Osteosarkome	12	50	60	267	105
Osteome, Lipome	0	—	—	—	—

IV. Eigenschaften des Polyomavirus

1. Verhalten gegenüber tiefen Temperaturen und Erwärmen

Das Polyomavirus ist gegenüber Einfrieren sowie Aufbewahrung bei niederen Temperaturen sehr stabil (GROSS [*58*]; EDDY et al. [*59* u. *60*]; MCCULLOCH et al. [*44*]; STEWART et al. [*61*]; BRODSKY et al. [*62*]). Bei —70 °C über Trockeneis bleibt das Polyomavirus über ein Jahr stabil, bei —20 °C konnte es über 329 Tage, bei —10 °C über 3 Monate und bei +4 °C über 169 Tage in aktiver Form ohne wesentlichen Aktivitätsverlust aufbewahrt werden. Inkubation virushaltiger Extrakte oder Kulturmedien für 3 Stunden bei 30 °C sowie Erwärmen für 30 bis 60 Minuten auf 57 bis 60 °C wird ebenfalls von dem Virus vertragen, wenn auch ein gewisser Rückgang der Titerwerte oder eine verlängerte Latenzzeit der Tumorentstehung zu verzeichnen ist. Ein starker bis völliger Aktivitätsverlust des Virus tritt beim Erwärmen auf 70 bis 80 °C ein.

Unter Äther kann das Virus bei 22 °C über 14 Tage in aktiver Form erhalten werden. Wiederholtes Einfrieren und Auftauen sowie Trocknung wird ohne wesentlichen Aktivitätsverlust ertragen. Auch durch Lyophilisation ist eine Konservierung des Virus über ein Jahr sehr gut möglich (Eddy et al. [*59* u. *60*]; Brodsky et al. [*62*]), wenn das gefriergetrocknete Material bei etwa +4 °C aufbewahrt wird. Eine weitere Möglichkeit, das Virus zu konservieren, besteht in der Aufbewahrung entsprechender Extrakte in 50%igem Glycerin (Gross [*63*]); das Virus bleibt so über 2 bis 15 Monate stabil.

2. Verhalten gegenüber Enzymen, chemischen Agenzien und Desinfektionsmitteln

Das Polyomavirus ist gegenüber einer *Trypsin*behandlung resistent, indem es seine Aktivität selbst bei 18stündiger Inkubation mit diesem Enzym bei 36 °C nicht verliert (Eddy et al. [*59* u. *60*]). Auch die Behandlung mit *Papain* sowie mit *RNase* und *DNase* inaktiviert das Virus nicht (Graffi u. Fritz [*64*]; di Mayorca et al. [*65*]). Eine Behandlung polyomavirushaltiger Extrakte oder Kulturmedien mit *Äthyläther* wird von dem Virus ebenfalls ohne Aktivitätsverlust vertragen (Gross [*63*]; Eddy et al. [*60*]; Graffi u. Fritz [*64*]) gleichfalls eine Behandlung mit *Desoxycholsäure* (Graffi u. Fritz [*64*]).

Das Polyomavirus ist ferner in vitro resistent gegenüber einer 2%igen *Phenollösung* sowie 50%igem *Äthylalkohol*, wird jedoch durch absoluten Alkohol zerstört (Brodsky et al. [*62*]). Auch *Formalin* hat eine starke inaktivierende Wirkung (Graffi u. Fritz [*64*]).

3. Verhalten gegenüber UV-Licht

Bestrahlung virushaltiger infektiöser Kulturflüssigkeiten mit UV-Licht für 30 Minuten ist nach den Untersuchungen von Brodsky et al. [*62*] ohne Einfluß auf den Hämagglutinin- und Infektionstiter des Polyomavirus, 2stündige Bestrahlung führt dagegen zu einer Abnahme der Infektiösität um 10 Einheiten.

4. Infektiöse Nucleinsäure aus Polyomavirus

Di Mayorca et al. [*65*] sowie Graffi u. Fritz [*64*] gelang es, aus Gewebekulturen, die mit Polyomavirus infiziert waren, mittels Phenol bzw. Na-p-Aminosalicylat plus Phenol eine Nucleinsäurepräparation darzustellen, die sich als infektiös erwies, RNase-resistent, jedoch DNase-sensitiv ist. Mit Hilfe dieser infektiösen DNS gelingt es, in Gewebekulturen einen cytopathischen Effekt hervorzurufen, und es kommt zur Bildung des komplexen Virus im Zellkern. Injektion von Kulturmedien derart infizierter Kulturen führt zur Tumorbildung bei Hamstern und Ratten. Diese Versuche zeigen, daß DNS die Nucleinsäurekomponente des Polyomavirus ist. Ein weiterer Beweis dafür konnte von Smith, Freeman, Vogt und Dulbecco [*66*] erbracht werden. Diese Autoren konnten aus gereinigtem ^{32}P-markiertem Polyomavirus ^{32}P-Desoxyribonucleotide isolieren und konnten weiter zeigen, daß die Vermehrung des Virus durch Aminopterin und 5-Bromdesoxyuridin, die beide die DNS-Synthese beeinflussen, gehemmt werden kann.

5. Chemische Zusammensetzung des Polyomavirus

Die unter 2. und 4. angeführten Versuchsresultate ergeben, daß es sich beim Polyomavirus um ein Desoxyribonucleoproteid handelt. Genauere chemische Analysen, insbesondere über die Chemie der Virusproteine und der DNS, sowie deren quantitative Relationen liegen noch nicht vor. Die Mitbeteiligung von Lipoiden am Virusaufbau kann mit großer Wahrscheinlichkeit ausgeschlossen werden, da das Virus gegenüber lipolytischen Agenzien (Äther, Desoxycholsäure) stabil ist.

Das Polyomavirus weist somit sowohl hinsichtlich seiner Resistenz (insbesondere gegenüber Erwärmen), der chemischen Zusammensetzung als auch der infektiösen Nucleinsäurekomponente gleiche Eigenschaften wie das Shope-Papillomvirus auf. Dies wird auch morphologisch, in bezug auf die Größe beider Viren und ihre intranucleäre Entstehung belegt.

6. Antigene Wirkung

Das Polyomavirus besitzt in starkem Maße antigene Wirksamkeit, indem es homolog als auch heterolog (Meerschweinchen, Kaninchen, Hamster) zur Bildung spezifischer Antikörper führt (STEWART u. EDDY [*67* u. *68*]; EDDY u. STEWART [*51*]). Die Serumantikörper können nachgewiesen werden 1. durch Hemmung der Tumorbildung durch Virusneutralisierung in vitro; 2. durch Hemmung der Tumorbildung bei aktiv oder passiv immunisierten Tieren; 3. durch Hemmung der Hämagglutination in vitro sowie Hemmung der cytopathogenen Wirkung. Die Bildung von Antikörpern kann heterolog bei Meerschweinchen und Kaninchen durch Injektion von Freund-Adjuvans, gemischt mit Viruspräparation mit nachfolgender 2- bis 3maliger Injektion von Virusmaterial ohne Adjuvans hervorgerufen werden. Aktive Antiseren können auch bei jungen erwachsenen Mäusen durch eine einmalige i.p. Injektion mit Viruspräparationen aus Kulturmedien gewonnen werden (ROWE et al. [*69*]). Zur Bildung von Antikörpern im Serum von Mäusen und Hamstern kommt es bei diesen Tieren auch im Verlauf der Tumorbildung nach Injektion von Virusmaterial.

Weitere immunologische Eigenschaften des Polyomavirus werden im Abschnitt *Immunologie* beschrieben. Untersuchungen von STEWART et al. [*70*] ergaben mit Hilfe des Neutralisationstests mit spezifischen Antiseren, daß Polyomaviren verschiedener Unterstämme antigen verwandt sind. Dagegen konnten keine antigenen Beziehungen zum Shope-Fibromvirus, dem FRIENDschen Leukämievirus, dem Virus der lymphocytären Choriomeningitis und dem Virus der Rinderpapillomatose gefunden werden.

7. Hämagglutinierende Wirkung

Viele Polyomavirusstämme besitzen hämagglutinierende Eigenschaften (EDDY et al. [*29*]). Mit Hilfe der Hämagglutination ist somit bei solchen Stämmen eine Virustitration sowie auch der Nachweis von Antikörpern und deren Titration an Hand der Hämagglutinationshemmung möglich. Für den Nachweis der hämagglutinierenden Wirkung eignen sich die Erythrocyten folgender Species: Hamster, Meerschweinchen, Menschen (Gruppe 0), Mäuse, Hühner, Rhesusaffen, Frösche (Hyla arborea). Weniger gut geeignet sind die Erythrocyten von Schafen, Katzen, Kücken und Hunden und resistent die Erythrocyten von Pferd, Rind, Taube und Ziege (HARTLEY et al. [*71*]). Nach SACHS et al. [*25* u. *36*] eignen sich besonders Erythrocyten folgender Species: Meerschweinchen, Maus, Hund, Affe, Schaf, Hühnchen (1 Tag alt), Truthahn, Frosch (Hyla arborea); weniger oder gar nicht geeignet sind die roten Blutzellen von Ratten, Hamstern, Pferd, Kuh, Ziege, Katze, Taube und Gans.

Ausführung der Hämagglutination

Nach ROWE et al. [*72* u. *69*] und HARTLEY et al. [*71*] eignen sich Meerschweinchenerythrocyten am besten für die Durchführung der Hämagglutination. Dazu werden 0,2 bis 0,5 ml Virussuspension (Kulturflüssigkeit) mit dem gleichen Volumen einer 0,4%igen, frisch präparierten Suspension gewaschener Erythrocyten bei pH 7,2 in isotonem Phosphatpuffer gemischt und bei +4 °C belassen. Die Hämagglutination findet zwischen pH 5,4 bis 8,4 statt (FOGEL u. SACHS [*73*]). Es können Virustiter von 1:160 bis 1:2560 nachgewiesen werden (DMOCHOWSKI et al. [37]). Der Hämagglutinationstiter steigt oft bei in vitro-Passagierung mit steigender Passagezahl (SACHS et al. [*36*]). Wenn der Ansatz nach der Hämagglutination bei 37 °C oder bei bei Zimmertemperatur inkubiert wird, kommt es zur Resuspendierung der Erythrocyten, da der Erythrocytenviruskomplex gelöst wird.

Eine hämagglutinierende Wirkung entsprechender Virusstämme kann nur mit Viruspräparationen aus der Gewebekultur, nicht dagegen mit zellfreien Extrakten aus Parotistumoren nachgewiesen werden.

Zwischen Hämagglutinationstiter und cytopathogenem und tumorinduzierendem Effekt bestehen gewisse quantitative Beziehungen (EDDY et al. [*29* u. *51*]; ROWE et al. [*72* u. *69*]; SACHS et al. [*36*]). Die hämagglutinierende Wirkung bei schwach wirksamen Stämmen kann durch Erwärmen der Viruspräparationen für 30 Minuten auf 37 oder 56 °C erhöht werden (HARTLEY u. ROWE [*74*]). Die Demaskierung der Hämagglutinine kann auch durch Behandlung mit Vibrio-Cholerae-receptor-destroying-Enzym erfolgen (HARTLEY u. ROWE [*74*]; EDDY et al. [*29*]).

Mit Hilfe der Hämagglutination ist eine Differenzierung verschiedener Stämme des Polyomavirus möglich. So gelang es, in unserem Institut einen Polyomavirusstamm BB/T2 zu isolieren, der keine hämagglutinierenden Eigenschaften besitzt und so z. B. vom STEWART-EDDYschen Virusstamm unterschiedlich ist (PASTERNAK, GRAFFI u. BAUMBACH [*75*]).

Versuche von FOGEL und SACHS [*73*] ergaben weiterhin, daß gegenüber einer UV-Bestrahlung die infektiöse Wirkung des Virus empfindlicher ist als die hämagglutinierende, während sich gegenüber Erwärmen beide Komponenten etwa gleich verhalten.

V. Verteilung des Virus im Organismus

Der Nachweis des Polyomavirus in verschiedenen Organen und Geweben nach Injektion oder auch bezüglich des spontanen Vorkommens ist mit serologischen Methoden sowie mit Hilfe zellfreier Extrakte nach Beimpfung von Gewebekulturen oder Direktübertragung möglich.

Bezüglich des natürlichen Vorkommens ist festzustellen, daß Mäuse des AKR-Stammes wohl in stärkstem Maße Träger des Polyomavirus sind und sich das Virus bei diesen Tieren in fast allen Geweben findet, vor allem in Parotistumoren und leukämischen Geweben. Aus diesem Grunde eignen sich homogenisierte Embryonen und Parotistumoren sowie Leukämien auch als Ausgangsgewebe für die Gewinnung des Virus am besten.

Nach experimenteller Applikation an neugeborene Mäuse findet sich das Virus ebenfalls in vielen Organen, vor allem in den Speicheldrüsen und den Nieren; der Virustiter erreicht etwa 1 bis 2 Wochen nach Applikation seinen Höchstwert. Das Virus kann aus diesen Geweben noch 4 bis 5 Monate nach der Applikation isoliert werden. Auch in Hamsterorganen ist das Virus etwa 4 bis 6 Tage nach der Applikation nachweisbar; der Virustiter geht jedoch danach schnell zurück. 3 bis 4 Wochen nach der Virusinjektion enthalten die Organe in mit zellfreien Extrakten nachweisbarer Form kein Virus mehr.

Auch aus polyomavirusinduzierten Geschwülsten kann das Virus gewonnen werden, wenn zellfreie Extrakte zu in vitro-Kulturen gegeben werden. Virusnachweis in den Tumoren durch Direktübertragung mit zellfreien Filtraten ist dagegen praktisch nur mit Extrakten aus Parotistumoren beim AKR- und C3H-Stamm möglich, aus anderen Geschwülsten dagegen nur in Ausnahmefällen. Auch aus Hamstertumoren konnte in frühen Stadien in vielen Fällen Polyomavirus isoliert werden, indem zellfreie Extrakte aus solchen Geschwülsten cytopathogene Wirkung besitzen (EDDY et al. [*4*]; NEGRONI et al. [*38*]). Aus transplantablen Polyomatumoren von Hamstern läßt sich dagegen das Virus nicht mehr gewinnen. EDDY et al. gelang es, auch aus virusinduzierten Nierentumoren der Ratte das Virus zu isolieren; auch hier konnte mit zellfreien Extrakten cytopathischer Effekt hervorgerufen werden, und die nach der 4. und 12. in vitro-Passage abgenommenen Kulturmedien waren onkogen wirksam.

Bei Mäusen läßt sich nach Virusapplikation mit immunologischen Methoden, z. T. auch direkt, das Virus auch im Urin, im Speichel, in den Faeces und der Muttermilch nachweisen (SACHS u. HELLER [*76*]).

VI. Verteilung und Entwicklung des Virus in der Zelle

Auf die mit dem Elektronenmikroskop erhaltenen Befunde über die Neubildung und die Lokalisation von Polyomaviren innerhalb der Zelle wird im Abschnitt *Elektronenmikroskopie des Polyomavirus* eingegangen; es sei deshalb auch auf dieses Kapitel verwiesen.

Nachfolgend sollen die mit Hilfe der Methode fluoreszierender Antikörper nach COONS [*77*] zu dieser Frage von HENLE et al. [*78*], SACHS und FOGEL [*79*] sowie MALMGREN et al. [*80*] durchgeführten Experimente beschrieben werden. Mit dieser Methodik läßt sich mit spezifischen, markierten Antikörpern das Virusantigen innerhalb der Zelle, seine Entstehung und Lokalisation nachweisen.

Bei Zusatz markierten Polyomavirus-Antiserums zu virusinfizierten Kulturen tritt nach 48 Stunden spezifische Fluoreszenz in den Zellkernen einiger Zellen auf; bis zur etwa 72. bis 96. Stunde nimmt die Fluoreszenz in den Zellen weiter zu, gleichzeitig zeigen auch weitere Zellen Fluoreszenz im Zellkern. Die Fluoreszenz als Nachweis für Virusantigen tritt in Granula unterschiedlicher Größenordnungen im Kern auf, wobei es oft zu einer Anhäufung an der inneren Kernmembran kommt. Die Anzahl fluoreszierender, d. h. virusbildender Zellen ist von Kultur zu Kultur unterschiedlich, auch in starkem Maße abhängig von der Art der Gewebe, der applizierten Virusdosis usw. 96 Stunden nach der Infektion tritt granuläre Fluoreszenz auch im Cytoplasma mit einer weiteren Zunahme bis zur 1. Woche post infectionem auf. In gleichem Maße geht im Zellkern die Affinität für virusspezifische Antikörper verloren. Es findet demnach ein Übergang des Virus bzw. Virusantigens vom Zellkern in das Cytoplasma statt. Während der Zelldegeneration tritt mit dem einsetzenden Zelltod Virusmaterial in das Medium über.

Nichtinfizierte Gewebekulturen zeigen keine Fluoreszenz. Werden infizierte Zellen zunächst mit nichtmarkiertem Antiserum behandelt und erst anschließend mit markiertem Antiserum, so bleibt eine durch Fluoreszenz nachweisbare Reaktion aus, da das Virusantigen bereits mit nichtmarkierten Antikörpern abgebunden ist. Diese Kontrollversuche sprechen für die Spezifität dieses Nachweisverfahrens.

Allerdings müssen die mit der Methode von COONS erhaltenen Befunde eine gewisse Einschränkung erfahren, da mit diesem Verfahren nur Virusantigen nachgewiesen werden kann, was nicht unbedingt mit dem kompletten Virus identifiziert werden kann. Dies geht insbesondere u. a. auch aus den Experimenten von SACHS und FOGEL hervor. Diese Autoren konnten in vitro in Geweben von Parotistumoren in etwa 89% der Zellen Fluoreszenz im Zellkern nachweisen, jedoch konnte Virus direkt nicht isoliert werden.

Die mit Hilfe von fluoresceinmarkierten Antikörper erhaltenen Ergebnisse stehen in sehr guter Übereinstimmung mit entsprechenden cytochemischen und elektronenmikroskopischen Befunden.

VII. Morphogenese und Histologie der Polyomatumoren

Polyomaviren erzeugen bei Mäusen, Ratten, Hamstern, Kaninchen und Meerschweinchen eine Vielzahl verschiedenartiger Tumortypen in verschiedenen Organen und Geweben. Demzufolge ist eine große Vielzahl histologisch unterschiedlichster Geschwulstgewebe registriert worden, und es ist daher nicht möglich, alle diese genauer zu beschreiben. Es werden daher nachfolgend die bei den ansprechenden Tierspecies beobachteten wichtigsten Tumortypen im Hinblick auf ihren allgemeinen geweblichen Aufbau aufgeführt, belegt durch zahlreiche Abbildungen.

1. Mäusegeschwülste

Bei Mäusen treten nach Injektion von Polyomaviren folgende Tumortypen auf: pleomorphe Tumoren der Parotis-, submaxillaren, sublingualen und HARDERschen Drüsen, epitheliale Thymome, Mammaadenocarcinome, Haarfollikelcarcinome, epidermoide Carcinome, Schilddrüsencarcinome, Nierensarkome, osteogene Sarkome, s.c. Fibrosarkome und Fibrome, s.c. Hämangioendotheliome, Leberhämangiome, Pleuramesotheliome, Nebennierentumoren, primäre Lungentumoren (Abb. 103, 104, 105, 106).

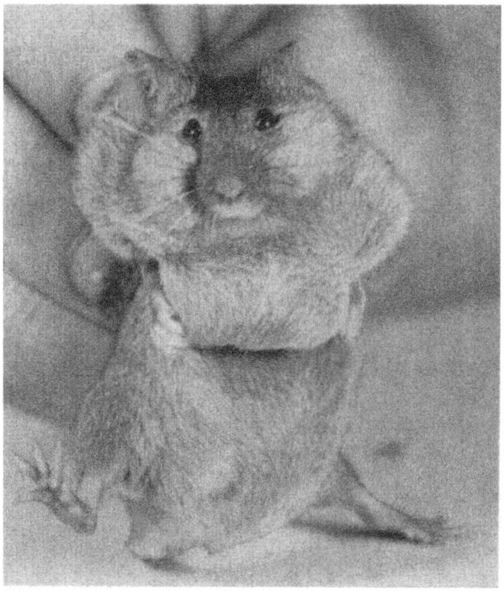
Abb. 101. Parotistumor der Maus (Original von STEWART)

Die zuerst beobachteten und direkt übertragbaren *Parotistumoren* von GROSS, die meist bilateral etwa 3 bis 8 Monate nach Virusapplikation auftreten, entstehen meist multizentrisch, und es kommt zur Bildung getrennter Tumorknoten unterschiedlicher Größe. Die Parotistumoren treten frühestens nach etwa 2 Monaten auf. Sie sind zunächst als Schwellungen am Hals durch Palpieren feststellbar. Diese frühen Stadien wachsen z. T. sehr schnell weiter und bilden große, massive Tumoren (s. Abb. 101). Morphologisch handelt es sich um gelblichweiße, glänzende, feste

Knötchen, die beim Anschneiden Flüssigkeit oder schleimige Substanzen entleeren. Histologisch handelt es sich um anaplastische Carcinome, die Bilder weisen oft adenocarcinomatöse Aspekte auf, in späteren Stadien der Entwicklung zeigen sich oft sarkomatöse Bezirke. Von LAW et al. [*9*] wurden daher die Parotistumoren als *pleomorphe Neoplasmen* bezeichnet. Die zellulären Anordnungen zeigen z. T. dicht gepackte oder strangförmig verlaufende Zellanhäufungen. Andererseits treten oft tubuläre und acinöse Anordnung der Epithelzellen auf, häufig getrennt durch spindelförmige Zellen oder hyaline Substanzeinlagerungen zwischen den

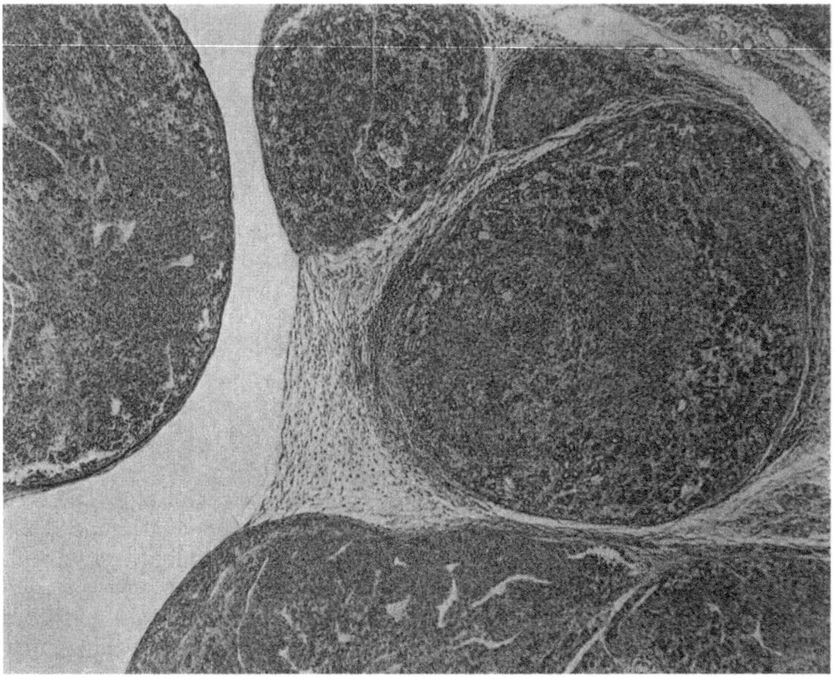

Abb. 102. Mikroskopisches Bild eines Parotistumors der Maus (Original von STEWART)

Epithelzellen. Im Zentrum zeigen sich oft Cysten. Die Ephitelzellen zeigen blasses Cytoplasma und mäßig hyperchromatische, bläschenförmige Kerne (Abb. 102).

Elektronenmikroskopische Untersuchungen (DMOCHOWSKI et al. [*81*]) ergaben insgesamt nur wenig veränderte Ultrastrukturen. Die Größe der Zellkerne schwankt, sie zeigen mehrere Nucleoli. Entlang der Kernmembran zeigen sich Chromatinansammlungen, das Cytoplasma ist dicht feingranulär, das endoplasmatische Retikulum zeigt eine rauhe Oberfläche.

Eine genauere histologische Beschreibung der anderen, bereits erwähnten verschiedenen histologischen Tumortypen bei Mäusen erfolgte durch STANTON, STEWART und EDDY [*52*].

2. Rattengeschwülste

a) Subcutane Sarkome. Nach EDDY et al. [*6*] zeigen die nach Applikation von Polyomavirus auftretenden s.c. Sarkome stromale und glanduläre Anteile und werden als Fibroadenome charakterisiert, andere erwiesen sich als Fibrosarkome.

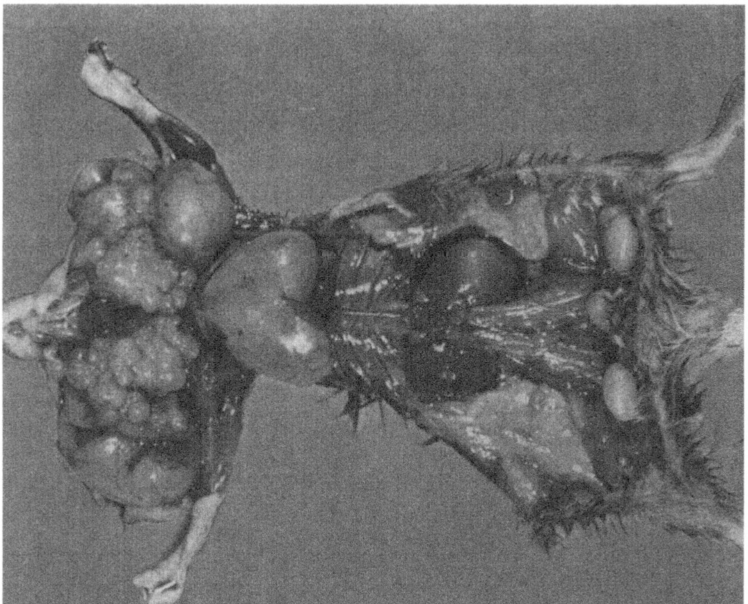

Abb. 103. Makroskopisches Bild einer Maus mit Speicheldrüsentumoren, Thymomen und Nierensarkomen (Original von STEWART)

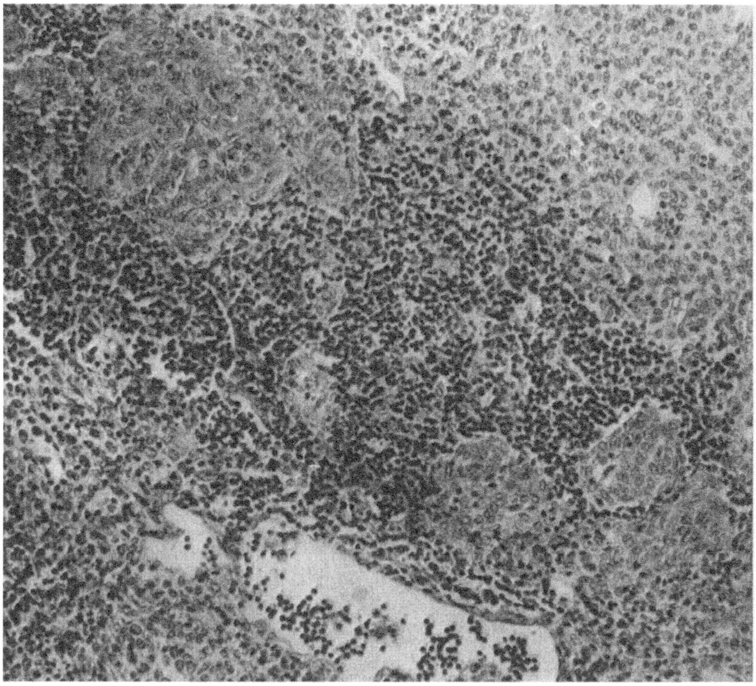

Abb. 104. Mikroskopisches Bild eines Thymoms (Original von STEWART)

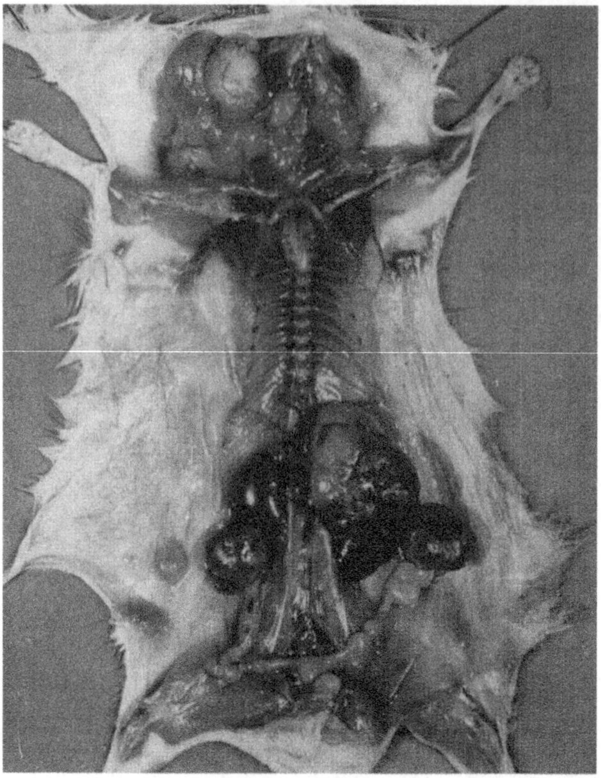

Abb. 105. Nebennierenmarktumor mit Metastasen in den Ovarien (Original von STEWART)

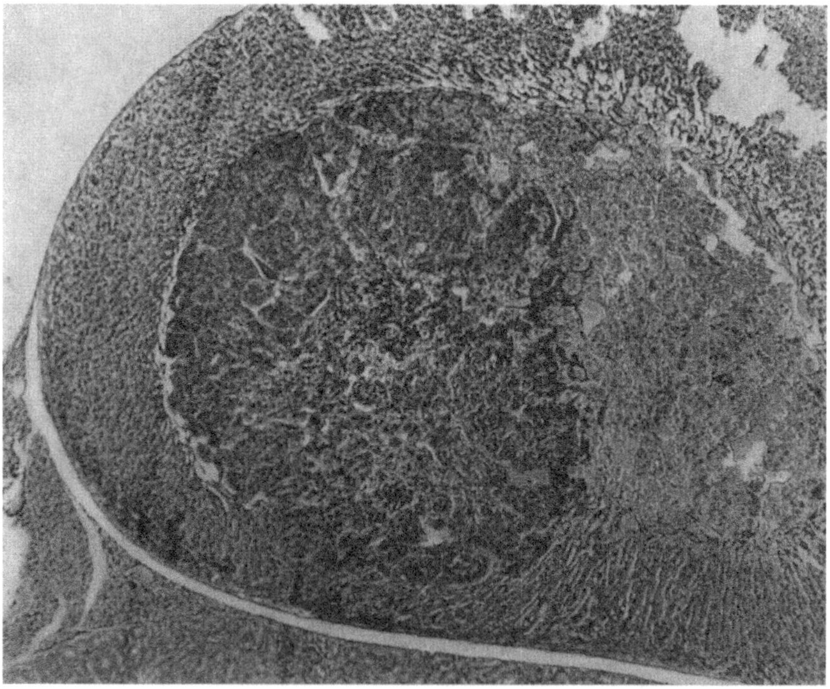

Abb. 106. Nebennierenmarktumor, mikroskopisches Bild (Original von STEWART)

b) Nierentumoren. (Abb. 107). Die Nierengeschwülste bestehen aus soliden Zellarealen sowie Kavernen, die mit Blut gefüllt sind und durch Geschwulstzellen begrenzt werden. Zudem treten fibromartige Zellelemente auf. Die Geschwulstareale weisen verschiedene Zelltypen mit bizarren, z. T. vielkernigen Riesenzellen auf. In anderen Geschwulstanteilen sind Myofibrillen feststellbar, es kommen Spindelzellen mit zigarrenförmigen Kernen in palisadenförmiger Anordnung vor, z. T. durch Collagenbündel getrennt. Häufig treten im gleichen Tumor große Bezirke dicht gepackter polymorpher Zellen mit großen Kernen, deutlichen Nucleoli und nur geringem Cytoplasmaanteil auf. Solche Geschwulstareale enthalten oft blutgefüllte Spalten. Andere Tumoren wiederum zeigen Bezirke schnell wachsender Zellen, welche von einer eosinophilen, knochenartigen Substanz umgeben sind. Insgesamt werden diese Nierentumoren als Angiosarkome bezeichnet. Verschiedene dieser Geschwülste zeigen knochenartige Bildungen und Mineralisierungen in Form von Calcifizierungen. Keiner der Tumoren enthielt eindeutig identifizierbare epitheliale Zellelemente und hatte Ähnlichkeit mit den Adenosarkomen von Kindern. Das BB/T2-Polyomavirus von GRAFFI et al. induziert bei Ratten in erster Linie Nierensarkome (Abb. 111 u. 114), Osteosarkome (Abb. 111, 112, 113), Lipome (Abb. 115) und Hämangiome [*21*, *55*, *55a*].

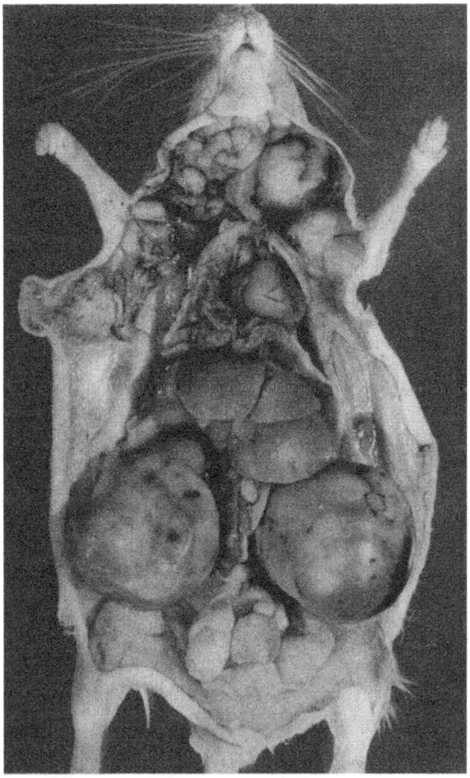

Abb. 107. Bilaterale Nierentumoren der Ratte (Original von STEWART)

3. Hamstergeschwülste

Bei Hamstern treten nach Applikation von Polyomavirus ausschließlich mesenchymale Tumoren im s.c. Gewebe, im Herz, in den Nieren und in der Lunge auf. Mit der Histologie der Hamstertumoren beschäftigten sich vor allem EDDY et al. [*4*] sowie GIMMY und GRAFFI [*55a*].

Von GIMMY und GRAFFI konnten bei etwa 63% der behandelten Tiere nach einer mittleren Latenzzeit von 97 Tagen Geschwülste beobachtet werden, wobei pro Tier im Durchschnitt 4 bis 5 Tumoren auftraten. In erster Linie treten s.c. Geschwülste unter der Rücken- und Flankenregion auf. Weiter wurden Tumoren im Mediastinum, dem Thymus, im Herzen, im Diaphragma und in den Nieren festgestellt. Die Tumoren wachsen ziemlich schnell und führen im Laufe weniger Wochen zum Tod der Tiere, s.c. wachsende Geschwülste brechen oft unter Exulceration nach außen durch. Die Tumoren erreichen im Durchschnitt Linsen- bis Pflaumengröße (Abb. 108, 109, 110).

Histologisch handelt es sich, wie bereits erwähnt, um mesenchymale Geschwülste mit allen Formen und Abstufungen der Differenzierung und Bösartig-

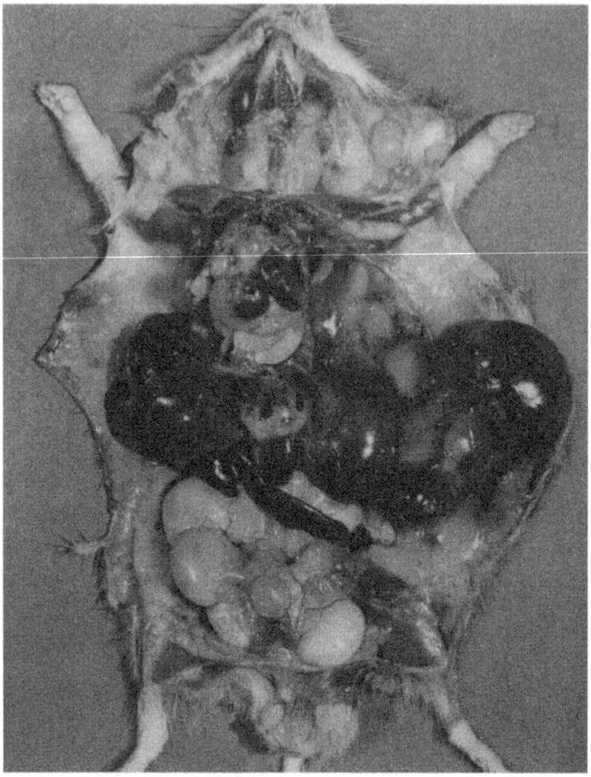

Abb. 108. Hamster mit Sarkomen am Herz und an den großen Gefäßen, mit Haemangiomen und Sarkomen der Leber und subcutanen Sarkomen (Original von STEWART)

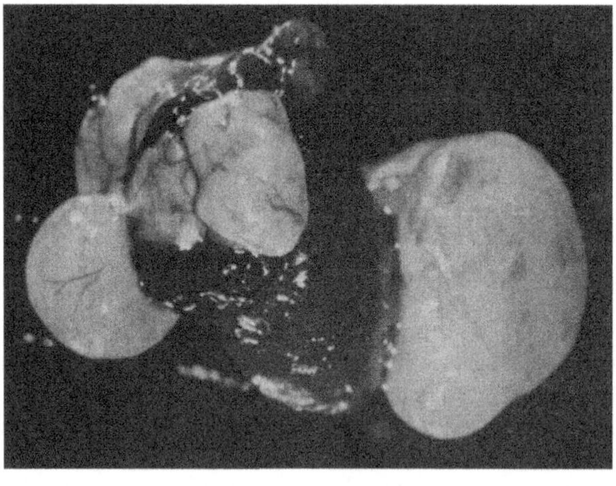

Abb. 109. Multiple Sarkome am Herz eines Hamsters (Original von STEWART)

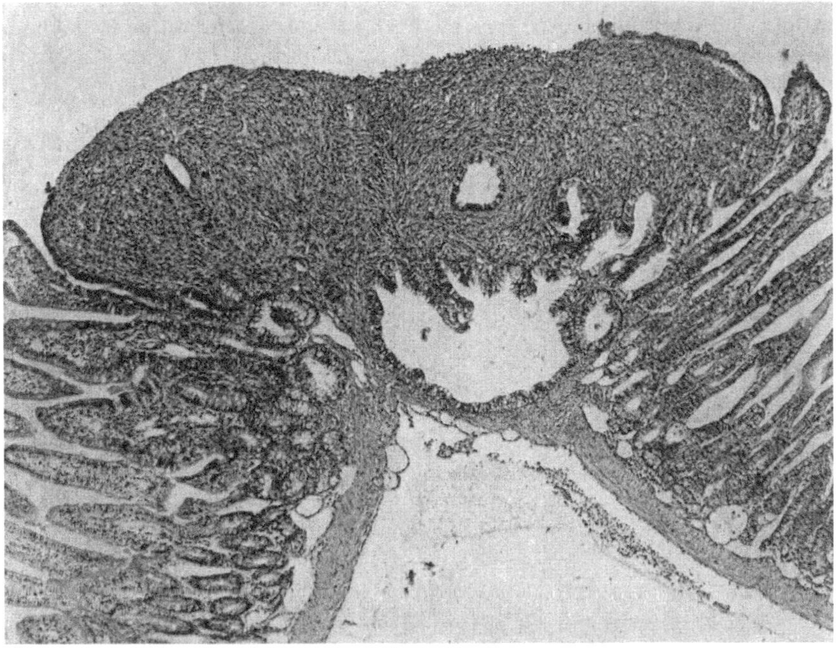

Abb. 110. Sarkom am Darm eines Hamsters (Original von STEWART)

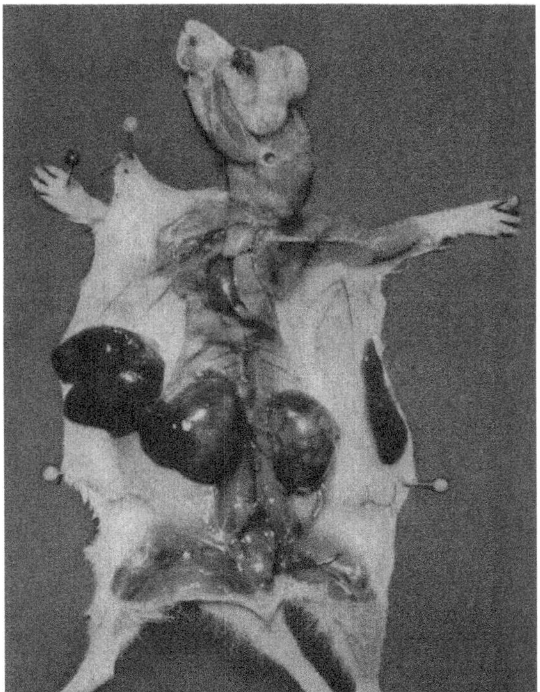

Abb. 111. Bilaterale Nierensarkome und Osteosarkome am Schädeldach einer Ratte nach Injektion von BB/T2-Polyoma-Virus

keit. Es ließ sich, z. T. bei verschiedenen Tumoren desselben Tieres, eine Reihe vom langsam wachsenden, zellarmen Fibrom bis zum sehr unreifen polymorphzelligen Sarkom feststellen. Im ganzen betrachtet überwiegen Fibrosarkome und Spindelzellsarkome, daneben wurden beobachtet Rundzellsarkome, Fibrome,

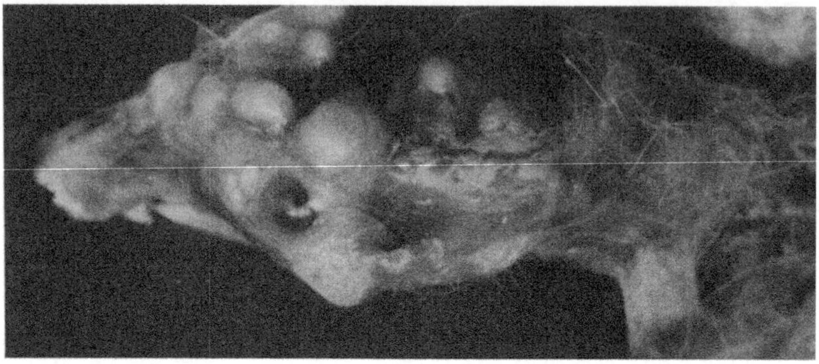

Abb. 112. Osteosarkome am Schädeldach einer Ratte nach Injektion von BB/T2-Polyoma-Virus

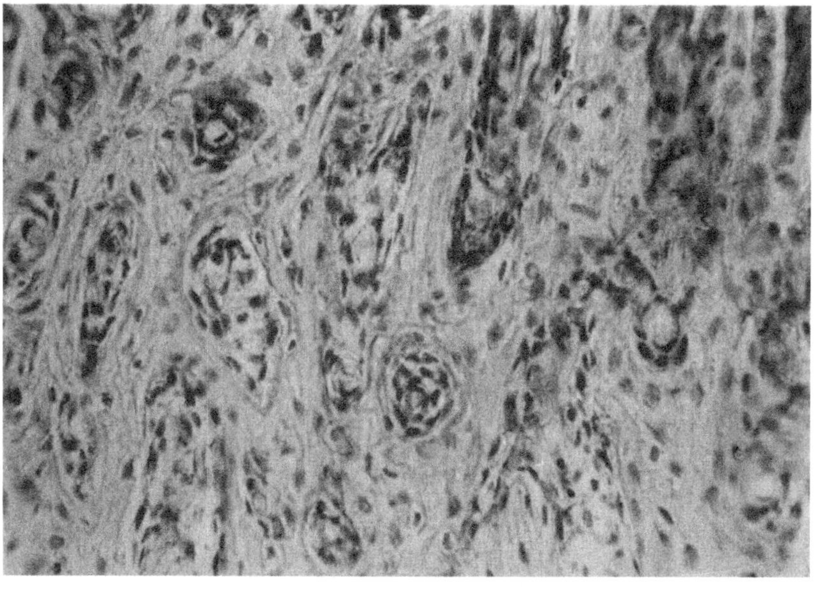

Abb. 113
Knochenbildendes Sarkom am Schädeldach einer Ratte nach Injektion von BB/T2-Polyoma-Virus

Sarkome mit Verknöcherungszentren, polymorphzellige Sarkome. Bei den vom Herz und dem Zwerchfell ausgehenden Geschwülsten handelt es sich um Fibrome und Fibrosarkome; Thymus- und Nierentumoren sind Spindel- bis Rundzellsarkome. Im Bereich des Thymus oder auch der Subcutis auftretende Geschwülste zeigten z. T. hämangiomartige Bezirke, die z. T. prall mit Blut gefüllt waren. Bei den Lebertumoren handelt es sich in erster Linie um Hämangiome.

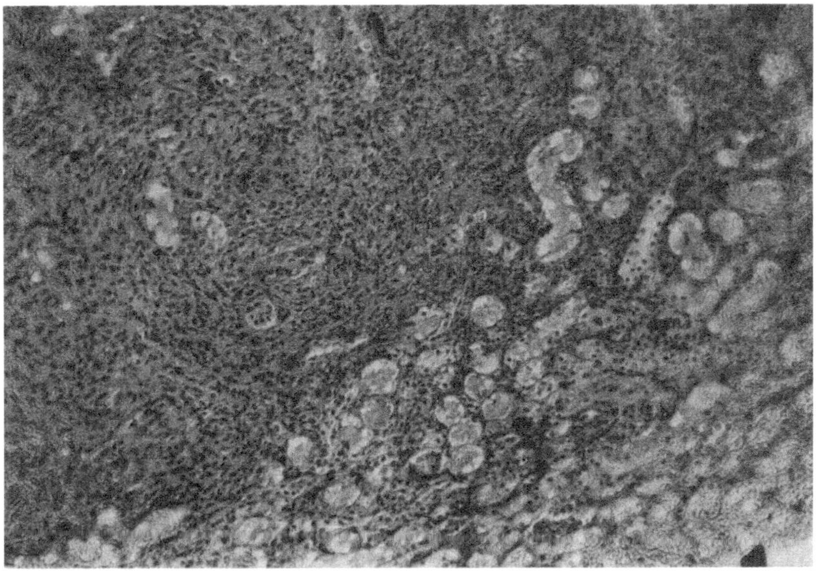

Abb. 114. Sarkomatöse Infiltration der Niere einer Ratte, induziert durch BB/T2-Polyoma-Virus

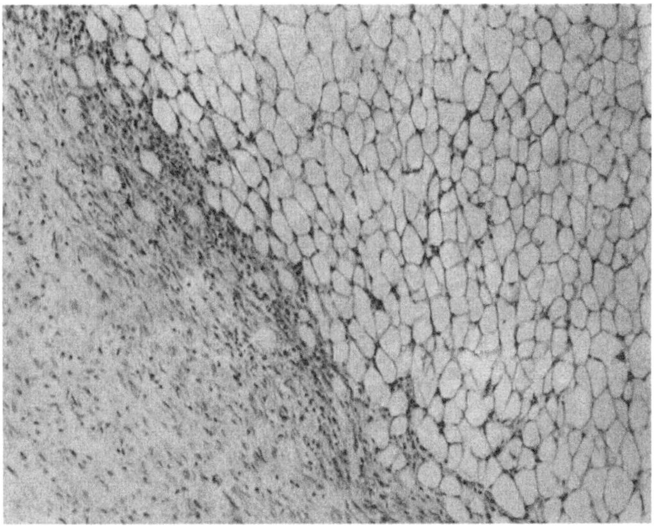

Abb. 115. Grenze zwischen Fibrom und Lipom eines Polyomatumors der Ratte nach Applikation von BB/T2-Polyoma-Virus

4. Kaninchengeschwülste

In den umfangreichen Experimenten von GRAFFI et al. [82] entwickelten sich bei etwa 30% der positiven Versuchsansätze (etwa 60% aller Ansätze) Geschwülste, die nach einer mittleren Latenzzeit von etwa 120 Tagen auftraten (Abb. 116, 117, 118, 119, 120, 121).

Die Geschwülste erscheinen meist multipel; in den oben zitierten Untersuchungen konnten etwa 53 Tumoren pro Tier festgestellt werden. Die Geschwulst-

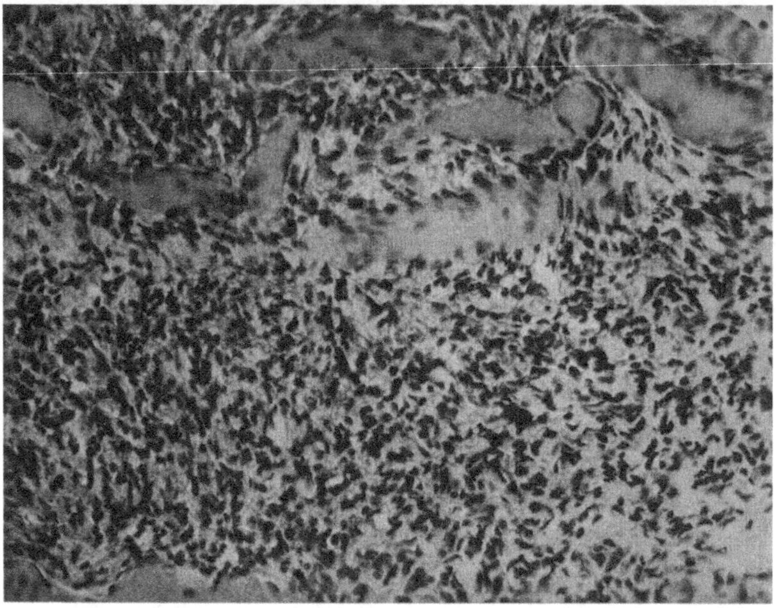

Abb. 116. Sarkom in der Muskulatur eines Kaninchens nach Injektion von BB/T2-Polyoma-Virus

bildungen sind im Extrem senfkorn- bis gänseeigroß und treten in enger Beziehung zum Applikationsort des Virusmaterials lokalisiert auf, d. h. s.c. unter der Rückenhaut, können aber auch in der Intercostalmuskulatur, in der Lunge oder im Zwerchfell lokalisiert sein. Letztere müssen als Metastasen angesehen werden. In Übereinstimmung mit den histologischen Daten ergaben auch die makroskopischen Beobachtungen Hinweise für sehr unterschiedliche Malignitätsstufen der Geschwülste. In vielen Fällen konnte ein sehr massives Wachstum der Tumoren festgestellt werden, während in anderen Fällen das Wachstum sehr gering war, oft zeitlich und räumlich begrenzt; in verschiedenen Fällen kam es sogar zur Regression der Geschwulstknoten. Während die gutartigen Geschwülste meist klein, gegen die Umgebung abgegrenzt und verschiebbar sind, erreichten die bösartigen, oft mit höckriger Oberfläche, sehr große Ausmaße und sind infolge infiltrativen Wachstums nicht abgrenzbar gegen das umliegende Gewebe.

Die mikroskopische Analyse der Kaninchentumoren ergab bezüglich der histologischen Struktur eine große Vielfalt von Geschwülsten mit allen Abstufungen der Malignität vom zellarmen Fibrom und Lipom bis zum zellreichen polymorphzelligen Sarkom. Diese kontinuierliche Reihe von Geschwülsten findet sich meist bei verschiedenen Tumoren desselben Tieres. Insgesamt gesehen lassen sich folgende 2 Reihen histologischer Geschwulsttypen heraus-

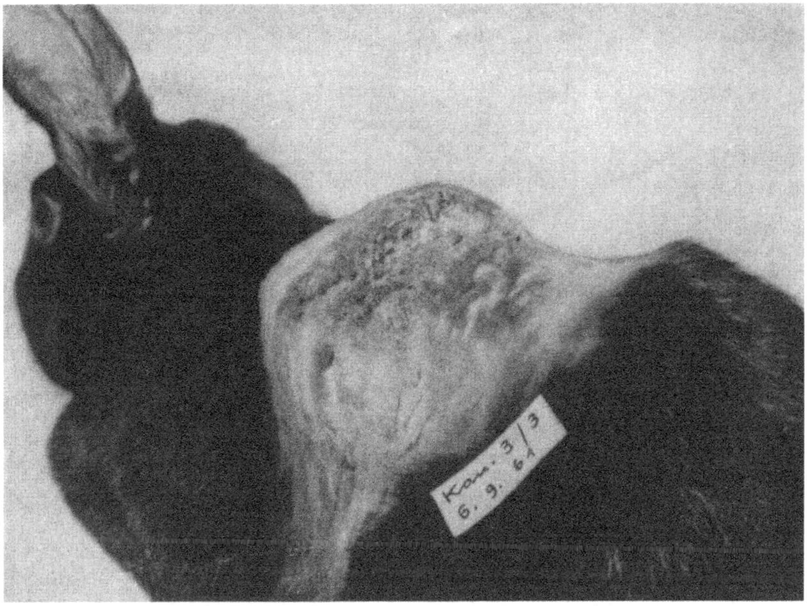

Abb. 117. Tumor am Rücken eines Kaninchens nach Applikation von BB/T2-Polyoma-Virus

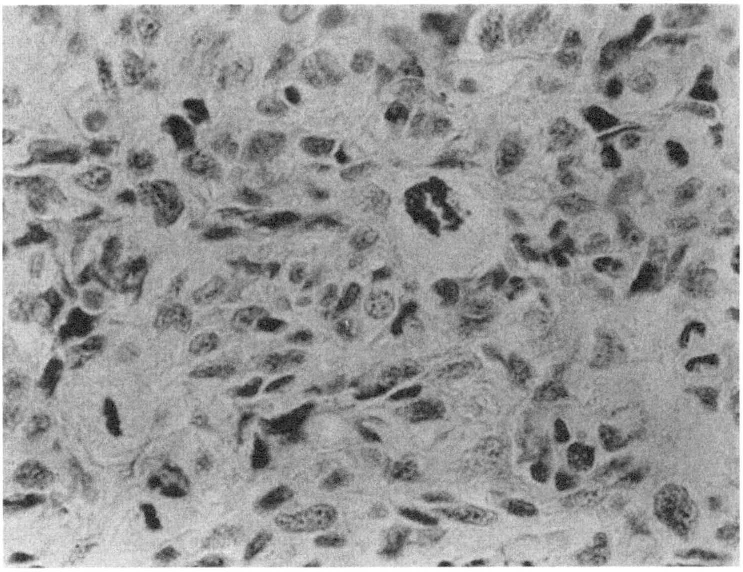

Abb. 118. Polymorphzelliges Sarkom. Tumor der Abb. 117

stellen: 1. zellarmes Fibrom, zellreiches Fibrom, Fibrosarkom, Spindelzellsarkom, Rundzellsarkom, polymorphzelliges Sarkom; 2. zellarmes, ausdifferenziertes, großtropfiges Lipom, von Fibromanteilen durchsetztes Lipom, kleintropfiges, zellreiches Lipom, Liposarkom. Die beobachteten verschiedenen Geschwülste

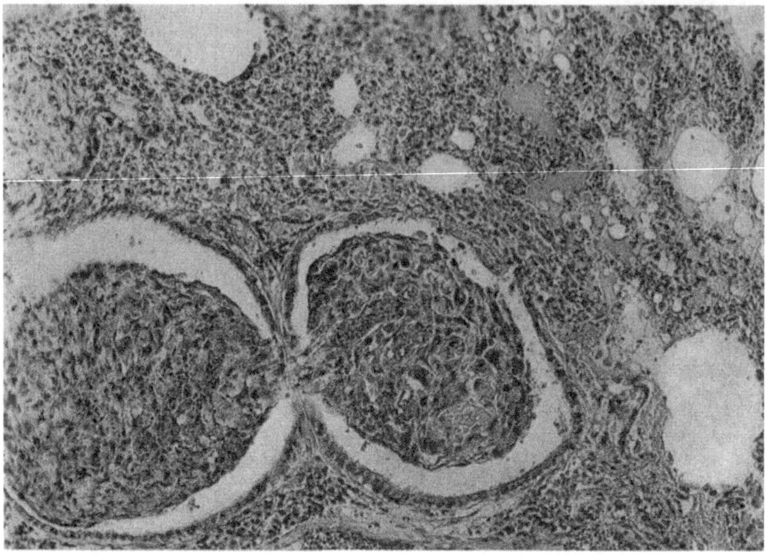

Abb. 119. Lungenmetastasen des Tumors der Abb. 117 innerhalb eines kleinen Bronchus

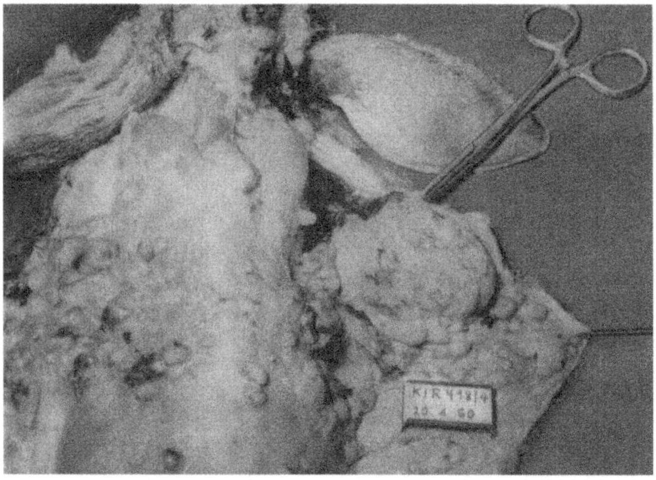

Abb. 120
Subcutane Sarkome und großes Lipom beim Kaninchen nach Injektion von BB/T2-Polyoma-Virus

gliederten sich etwa wie folgt auf: 55% Fibrome, 10% Lipome, 30% Sarkome, 5% Liposarkome, $<1\%$ sonstige Geschwülste.

Eine Beschreibung der Histologie polyomavirusinduzierter Geschwülste beim Kaninchen erfolgte auch von Eddy et al. [7], die jedoch ausschließlich gutartige mesenchymale Tumoren beobachteten.

5. Meerschweinchengeschwülste

Der Beschreibung der Geschwülste beim Meerschweinchen (Abb. 122) sollen ebenfalls die Untersuchungen von GRAFFI et al. [*82*] zugrunde gelegt werden;

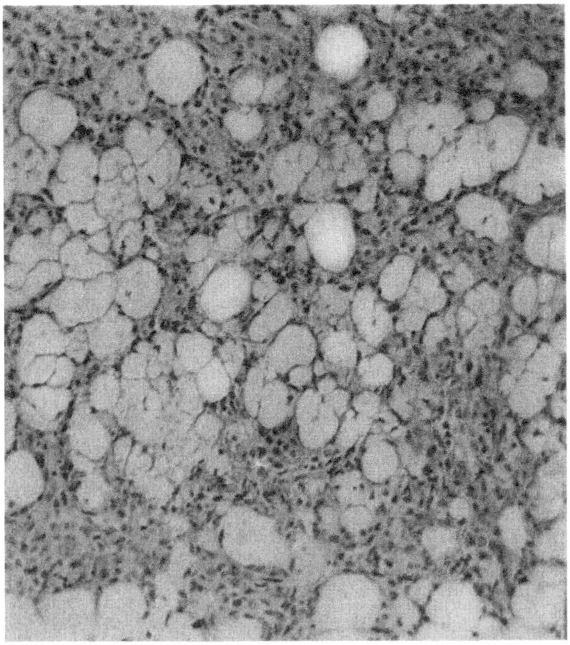

Abb. 121. Mikroskopisches Bild des Lipoms der Abb. 120

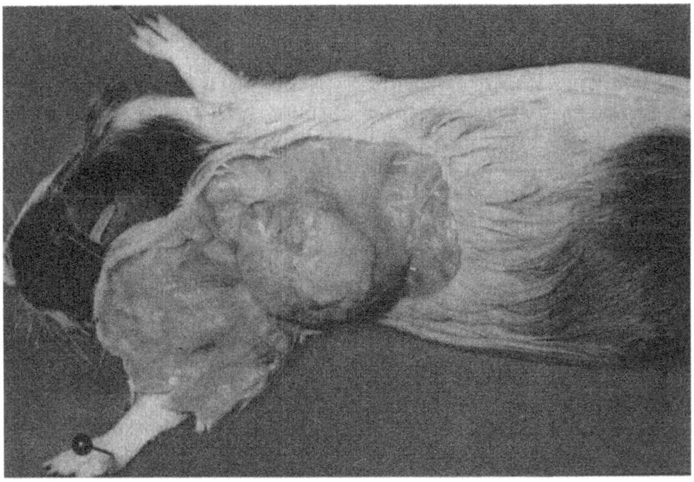

Abb. 122. Sarkom bei einem Meerschweinchen nach Applikation von BB/T2-Polyoma-Virus

mit Polyomavirus induzierte Sarkome wurden erstmalig von EDDY et al. bei dieser Species beschrieben.

Von insgesamt 45 Versuchsansätzen verliefen nur 6 (~13%) positiv im Sinne von Geschwulstbildungen bei Tieren dieser Ansätze. Von 17 dieser Tiere, die

3 Monate überlebten, entwickelten sich bei 6 Tieren 6 Geschwülste nach einer mittleren Latenzzeit von etwa 450 Tagen. Die am Applikationsort, d. h. im s.c. Gewebe der Rückenhaut entstandenen Tumoren waren taubenei- bis apfelgroß. Von den sechs beobachteten Tumoren waren drei s.c. Sarkome, für die ein Zusammenhang mit der Viruswirkung sicher ist. Es handelt sich dabei um zellarme, faserreiche, polymorphzellige Sarkome, Die anderen 3 Geschwülste waren ziemlich ausdifferenzierte Drüsencarcinome der Lungen, die vom Bronchialepithel ausgingen und in die Lunge infiltrierten. Die Möglichkeit, daß es sich dabei um Spontantumoren handelt, kann nicht ausgeschlossen werden.

VIII. Immunologie und Epidemiologie der Polyomaviren und Polyomatumoren

Wie im Abschnitt *Eigenschaften des Polyomavirus* beschrieben, besitzt das Virus antigene Eigenschaften. Es ist daher möglich, sowohl homolog als auch heterolog mit Virusmaterial Antikörperbildung auszulösen. Auch in polyomatumortragenden Tieren lassen sich Antikörper nachweisen, so z. B. bei Mäusen, Kaninchen und Hamstern. Auf Grund des spontanen Vorkommens von Polyomaviren bei Mäusen lassen sich bei dieser Species auch Serumantikörper nachweisen, ohne daß diese Tiere mit Virusmaterial geimpft wurden. So ließ sich feststellen, daß nur etwa 10% der Tiere, die Virusträger waren, keine Antikörper besaßen; andererseits konnte bei 50% der Tiere, die hämagglutinierende Serumantikörper besaßen, auch das Virus nachgewiesen werden. Spontanes Virusvorkommen und Auftreten von Antikörpern läßt sich vor allem bei älteren Tieren verschiedener Stämme nachweisen, während jüngere Tiere meist negativ sind (Rowe et al. [*72* u. *69*]; Sachs et al. [*36*]). Die Serumantikörper werden mit der Muttermilch auf die Säuglinge übertragen. Daher lassen sich in neugeborenen Mäusen häufig Antikörper nachweisen, verlieren diese jedoch meist wieder nach Absetzen von der Mutter. Eine weitere Möglichkeit der Ausbildung von Antikörpern ist gegeben durch Kontaktübertragung des Virus zwischen Tieren innerhalb eines Käfigs oder auch eines Raumes, wie die Experimente von Stewart et al. [*83* u. *68*], Sachs et al. [*76*] und Rowe et al. [*84* u. *85*] ergaben. Neben dem durch das spontane Vorkommen von Polyomaviren in Mäusen bedingten Vorhandensein lassen sich Antikörper auch durch i.p. Injektion von Virusmaterial provozieren. Es kommt zur Bildung spezifischer Antikörper innerhalb von 10 Tagen, deren Titer nach etwa 4 Wochen einen Maximalwert erreicht. Die Antikörper bleiben über einen Zeitraum von 9 bis 12 Monaten nach Infektion der Tiere erhalten (Rowe et al. [*69*]).

Das natürliche oder experimentell hervorgerufene Vorkommen von Antikörpern bedingt auch die unterschiedliche Ansprechbarkeit von Mäusen auf das Polyomavirus im Hinblick auf eine spätere Tumorbildung. So sind Tiere eines Wurfes von einer Mutter mit hämagglutinierenden Serumantikörpern resistent gegen Tumorbildung nach Virusapplikation, während andererseits Nachkommen von antikörperfreien Müttern empfänglich sind (Law et al. [*86*]). Das geringe spontane Vorkommen von Polyomatumoren, insbesondere von Parotistumoren bei Mäusen, ist somit auf das Vorhandensein von Antikörpern bei diesen Tieren zurückzuführen, die entweder mit der Muttermilch übertragen werden oder aber nach Kontaktinfektion mit Virus ausgebildet werden.

Eine passive Immunisierung durch Injektion von Immunseren ist auch bei Hamstern möglich, wenn die Immunseren vor der Virusapplikation injiziert werden (Stewart et al. [*68*]). Die Nachkommen von weiblichen Hamstern, die mit formalinpräparierter Polyomavirusvaccine behandelt worden waren, waren gleichfalls weniger empfänglich gegen das Polyomavirus als Kontrolltiere, indem diese nur in geringerem Prozentsatz und nach längerer Latenzzeit Tumoren entwickelten (EDDY, STEWART u. TOUCHETTE [*87*]).

Auf Grund der antigenen Wirksamkeit des Polyomavirus lassen sich Antikörper nicht nur bei Mäusen, sondern auch heterolog bei Kaninchen und Meerschweinchen hervorrufen, insbesondere durch Zufügen von Freunds Adjuvans (STEWART et al. [*68*]) zu Viruspräparationen.

Natürlich vorkommende wie auch experimentell induzierte Antikörper lassen sich nachweisen:

1. durch ihre virusneutralisierende Wirkung, wobei Hamster oder Mäuse als Versuchstiere verwendet werden;
2. durch Hemmung der hämagglutinierenden Wirkung;
3. durch Hemmung des zytopathogenen Effektes und
4. durch Komplementbindung (ROWE et al. [*88*]).

Mit der Epidemiologie des Polyomavirus haben sich vor allem SACHS und HELLER [*76*] befaßt. Es konnte gezeigt werden, daß das Virus von Tier zu Tier innerhalb eines Käfigs oder auch in verschiedenen Käfigen im gleichen Raum übertragen werden kann. Das Virus wird ausgeschieden mit dem Urin, mit Speichel und Faeces. Während der Schwangerschaft kann eine diaplazentare Virusübertragung stattfinden.

IX. Elektronenmikroskopische Darstellung des Polyomavirus

Der morphologische Nachweis von Viruspartikeln in Nährlösung mit dem Virus infizierter Gewebekulturen wurde erstmalig von KAHLER et al. [*90*] erbracht. In schräg bedampften Präparaten wiesen sie sphärische Partikel von 44 mμ Durchmesser nach.

Die Lokalisation und Feinstruktur des Polyomavirus in der infizierten Gewebekultur- und Tumorzelle ergibt sich aus zahlreichen Untersuchungen der letzten Jahre (BERNHARD et al. [*91*]; BANFIELD et al. [*92*]; DOURMASHKIN u. NEGRONI [*93* u. *94*]; EDWARDS, BUFFETT u. FURTH [*95*]; HOWATSON u. ALMEIDA [*96* u. *97*]; HOWATSON et al. [*98*]; DMOCHOWSKI u. MAGEE [*37*]; DMOCHOWSKI [*99*]; DMOCHOWSKI et al. [*100*]; GRAFFI [*101*]; BIERWOLF et al. [*102* u. *103*]).

In morphologischer Hinsicht ergeben sich praktisch keine Unterschiede zwischen den einzelnen Polyomastämmen, weshalb hier die Ergebnisse der oben genannten Arbeiten zusammenfassend dargestellt werden sollen.

Das Virus findet sich in erster Linie im Zellkern degenerierender oder bereits degenerierter Zellen, welcher wohl den bedeutendsten Bildungsort darstellt. Das Chromatingerüst ist mehr oder weniger zerfallen oder pyknotisch, im letzteren Falle zeigt es eine deutliche Tendenz zur Anlagerung an die Kernmembran. Häufig ist der Kernraum völlig mit einer großen Anzahl von Viruspartikeln angefüllt (Abb. 123 u. 124).

Die meisten der im Kern lokalisierten Viren sind sphärische Partikel von 28 bis 40 mμ Durchmesser; in einzelnen Kernen liegen jedoch zwischen diesen filamentöse Elemente (meist an pyknotischem Chromatin) gleichen Durchmessers und wechselnder Länge. BERNHARD et al. [*91*] beobachteten außerdem stark elektronendichtes, kondensiertes Material im Nucleolus. Die Kernmembran ist bei stärker degenerierten Zellen an zahlreichen Stellen aufgebrochen, und es können Partikel beobachtet werden, die aus dem Kern in das Cytoplasma auswandern.

Im Cytoplasma der infizierten Zellen finden sich lichtoptisch stark Feulgen-positive Einschlüsse, die sich im elektronenmikroskopischen Bild als Aggregate

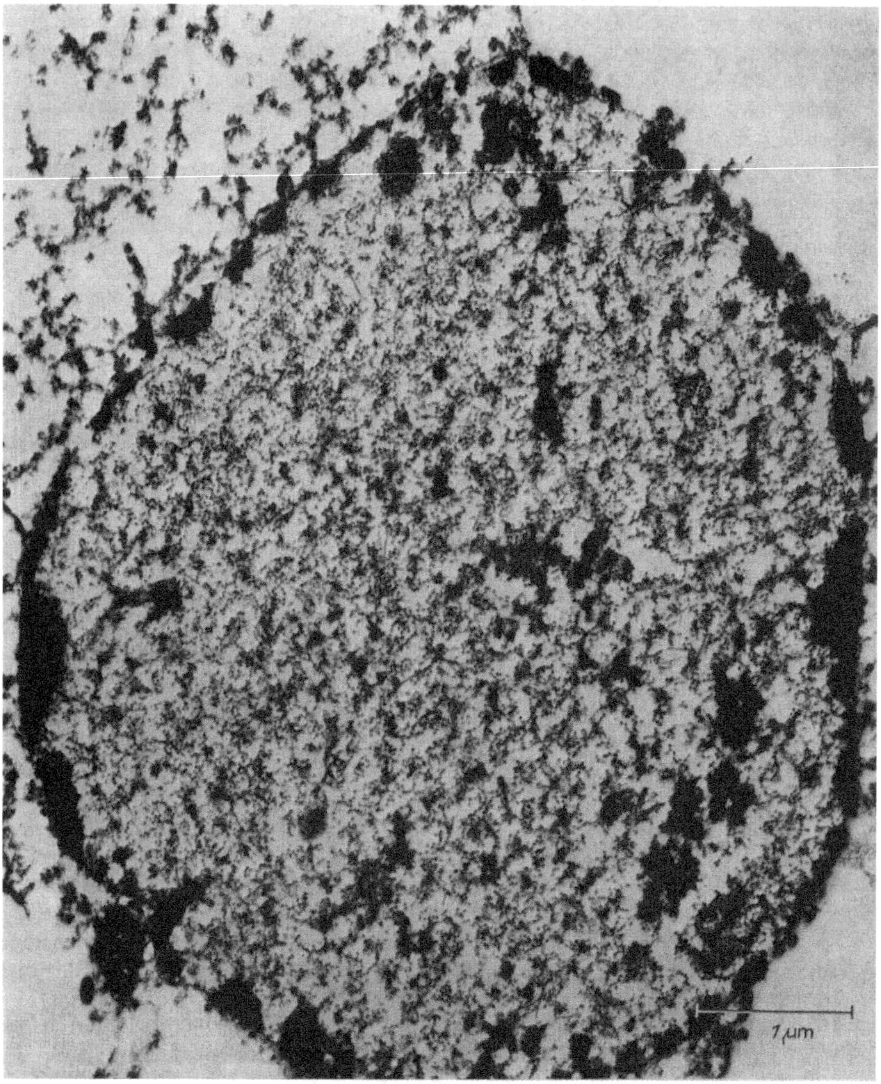

Abb. 123. Stark degenerierter, mit Virus angefüllter Zellkern aus einer mit BB/T2-Virus infizierten Gewebekultur. 21000 ×

von Viruspartikeln mit teilweise kristalliner Anordnung darstellen. Außerdem können Viruspartikel im Cytoplasma verstreut in wechselnder Menge angetroffen werden. Häufig sind jedoch auch vacuolenartige Bezirke des Cytoplasmas mit Virus angefüllt, oder es finden sich scharf begrenzte, mit Virus in regulärer Anordnung gefüllte Einschlüsse, die ebenfalls von einer Membran umgeben sind.

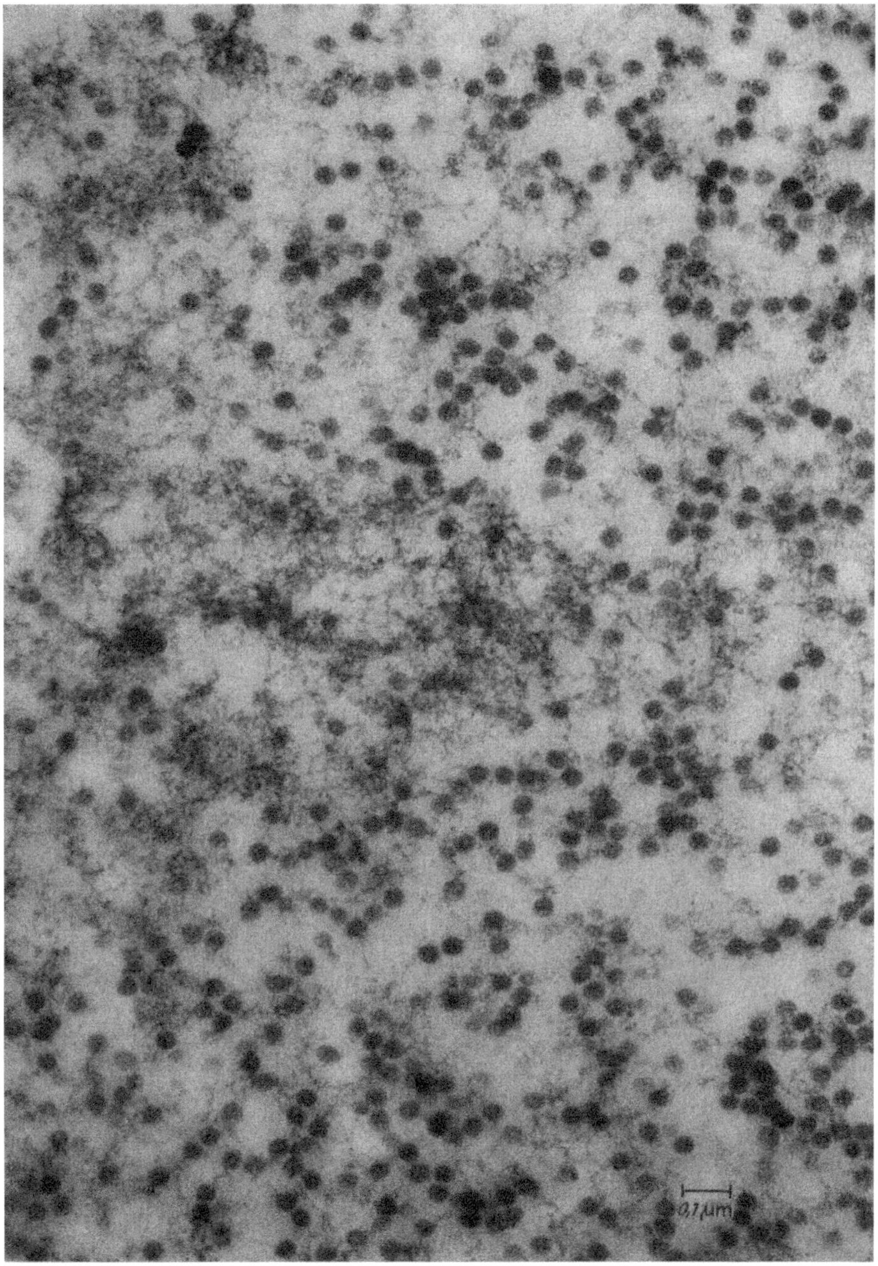

Abb. 124. Polyomavirus im Innern eines Zellkerns aus einer Mäusefibroblastenkultur, 5. Tag nach Infektion. Bleikontrastierung, 65000 × (Original von BERNHARD)

Im extrazellulären Raum wird das Virus in kleineren oder größeren Aggregaten oder verstreut angetroffen und zeigt hier die gleiche Struktur wie im Innern der Zelle.

Neben den kleineren Partikeln werden in Gewebekultur- und Tumorzellen (besonders in Parotistumoren, DMOCHOWSKI, GREY u. GROSS [*81*]) größere

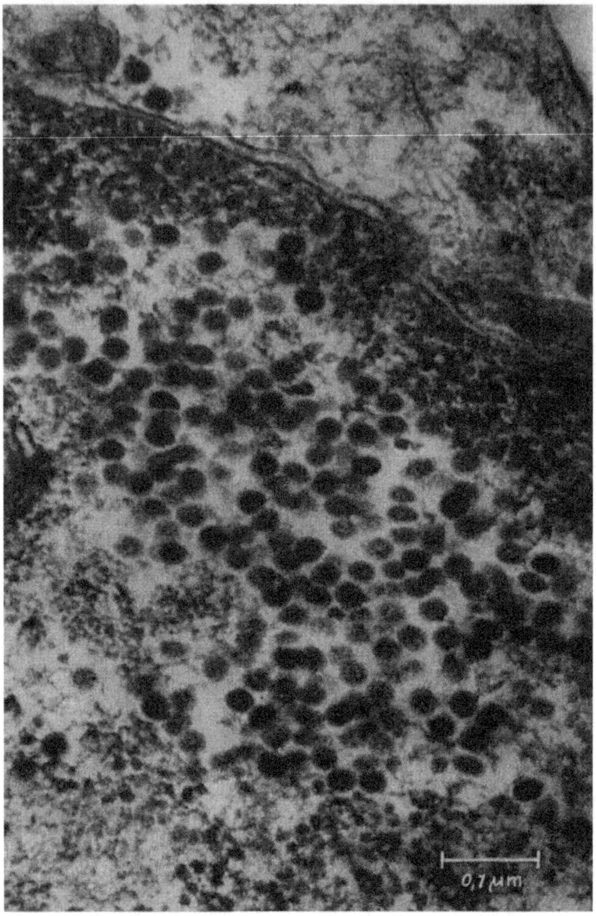

Abb. 125. Polyomavirus in einer mesenchymalen Zelle aus der Niere eines 6 Tage alten Hamsters, der kurz nach der Geburt mit 0,2 ml eines Lysates von polyomainfizierten Mäuseembryozellen aus der Gewebekultur infiziert wurde. 130000 × (Original von HOWATSON u. ALMEIDA)

Partikel von 50 bis 60 mµ Durchmesser beobachtet. In den Parotistumoren sind sie wahrscheinlich als Leukämievirus anzusprechen, während DOURMASHKIN und NEGRONI [*93*] annehmen, daß es sich bei diesen größeren Formen mit Außenmembran und Nucleoid um phagocytierte Partikel handelt, die im Verlauf der Phagocytose eine sekundäre Membran erhalten haben.

Die Bildung und Entwicklung des Virus muß in erster Linie im Zellkern erfolgen, denn die Partikel treten im Cytoplasma zeitlich erst später auf (DOURMASHKIN u. NEGRONI [*93*]). Allerdings geht aus anderen Befunden hervor, daß wahrscheinlich auch im Cytoplasma Virus gebildet werden kann.

In den durch Polyomavirus induzierten Nierentumoren des Hamsters kann das Virus nur kurze Zeit nachgewiesen werden, und zwar während der degenerativen Phase in den Stromazellen (Abb. 125). In den voll entwickelten Tumoren (ab 10. Tag nach der Infektion) läßt sich kein oder nur sehr wenig Virus nachweisen (HOWATSON u. ALMEIDA [*96* u. *97*]). Dagegen können DOURMASHKIN und NEGRONI [*93*]; DMOCHOWSKI [*99*] u. a. auch in den Speicheldrüsentumoren und in den Nierentumoren von Maus, Ratte und Hamster die charakteristischen Partikel finden, während unsere eigenen Untersuchungen ebenfalls keinen eindeutigen Nachweis des Virus in den mit BB/T2-Virus erzeugten Tumoren erbringen konnten. Es scheint hier in erster Linie der Polyomastamm ausschlaggebend zu sein.

Die Ultrastruktur der Viruspartikel kann an Schnittpräparaten nur schwer nachgewiesen werden. An einigen Partikeln läßt sich ein helleres Zentrum erkennen (Abb. 124). Erst mit der *negative staining*-Methode konnten WILDY, STOKER, MCPHERSON und HORNE [*104*] die Feinstruktur des Virus aufklären. In Phosphorwolframsäure suspendierte Viruspartikel werden auf die Trägerfolie gesprüht. Nach dem Eintrocknen erscheinen sie im Elektronenmikroskop als helle Partikel auf kontrastreichem dunklem Untergrund. Dabei läßt sich erkennen, daß sie aus einer äußeren Kapsel und einem zentralen Raum bestehen. Die Kapsel baut sich aus 42 Untereinheiten, den sog. Capsomeren auf, die längliche Pentaeder und Hexaeder darstellen und als Proteinuntereinheiten des Polyomavirus anzusehen sind. Durch eine radiäre Anordnung dieser Capsomeren auf festgelegten Symmetrieachsen ergibt sich die sphärische Gestalt des Virus, dessen zentraler Raum von der Nucleinsäure (DNS) eingenommen wird. Auch für die filamentösen Formen konnten diese Capsomeren nachgewiesen werden, was auf eine direkte Beziehung dieser Elemente zum sphärischen Partikel hinweist (HORNE u. WILDY [*105*]).

Literatur

[*1*] GROSS, L.: Proc. Soc. exp. Biol. Med. **83**, 414 (1953).
[*2*] STEWART, S. E.: Anat. Res. **117**, 532 (1953).
[*3*] STEWART, S. E., B. E. EDDY, A. M. GOCHENOUR, N. G. BORGESE and G. E. GRUBBS: Virology **3**, 380 (1957).
[*4*] EDDY, B. E., S. E. STEWART, R. YOUNG and G. B. MIDER: J. nat. Cancer Inst. **20**, 747 (1958).
[*5*] STEWART, S. E., B. E. EDDY and N. G. BORGESE: J. nat. Cancer Inst. **20**, 1223 (1958).
[*6*] EDDY, B. E., S. E. STEWART, M. F. STANTON and M. J. MARCOTTE: J. nat. Cancer Inst. **22**, 161 (1959).
[*7*] EDDY, B. E., S. E. STEWART, R. L. KIRCHSTEIN and R. D. YOUNG: Nature **183**, 766 (1959).
[*8*] EDDY, B. E., S. E. STEWART and W. BERKELEY: Proc. Soc. exp. Biol. Med. **98**, 848 (1958).
[*9*] LAW, L. W., T. B. DUNN and P. J. BOYLE: J. nat. Cancer Inst. **16**, 495 (1955).
[*10*] WOLLEY, G. W.: Proc. Amer. Assoc. Cancer Res. **1**, 53 (1954).
[*11*] WOLLEY, G. W.: Proc. Amer. Assoc. Cancer Res. **2**, 158 (1956).
[*12*] DULANEY, A. D.: Cancer Res. **16**, 877 (1956).
[*13*] DULANEY, A. D., M. MAXEY, M. G. SCHILLIG and M. F. GOSS: Cancer Res. **17**, 809 (1957).
[*14*] DULANEY, A. D., and M. F. GOSS: Cancer Res. **20**, 887 (1960).
[*15*] ROGEL, R., et G. RUDALI: Bull. cancer **44**, 483 (1957).
[*16*] HAYS, E. F., and W. S. BECK: Cancer Res. **18**, 676 (1958).
[*17*] LATARJET, R., N. REBEYROTTE et E. MOUSTACCHI: C. R. Acad. Sci. [Paris] **246**, 853 (1958).
[*18*] LATARJET, R., et M. DE JACO: C. R. Acad. Sci. [Paris] **246**, 499 (1958).
[*19*] BUFFETT, R. F., S. L. COMMERFORD, J. FURTH and M. J. HUNTER: Proc. Soc. exp. Biol. Med. **99**, 401 (1958).
[*20*] GRAFFI, A., J. GIMMY u. L. KRAUSE: Naturwiss. **46**, 330 (1959).
[*21*] GIMMY, J., A. GRAFFI u. L. KRAUSE: Acta biol. med. german **3**, 509 (1959).
[*22*] GRAFFI, A., in F. HOMBURGER: Progress in Exper. Tumor Res. **1**, 112 (1960).
[*23*] KASSEL, R., L. BURTON and A. R. FRIEDMAN: Proc. Soc. exp. Biol. Med. **101**, 201 (1959).

[24] SALAMAN, M. H.: Brit. J. Cancer **13**, 76 (1959).
[25] SACHS, L., and E. WINOCOUR: Nature **183**, 663 (1959).
[26] SACHS, L., and E. WINOCOUR: Nature **184**, 1702 (1959).
[27] SACHS, L., and D. MEDINA: Nature **187**, 715 (1960).
[28] STEWART, S. E., B. E. EDDY and M. F. STANTON: Proc. 3. Canad. Cancer Conf. 284 (1959).
[29] EDDY, B. E., W. P. ROWE, J. W. HARTLEY, S. E. STEWART and R. J. HUEBNER: Virology **6**, 290 (1958).
[30] GROSS, L.: Oncogenic Viruses. Pergamon Press, New York (1961).
[31] STEWART, S. E.: J. nat. Cancer Inst. **15**, 1391 (1955).
[32] STEWART, S. E.: J. nat. Cancer Inst. **16**, 41 (1955).
[33] GROSS, L.: Proc. Soc. exp. Biol. Med. **88**, 362 (1955).
[34] GROSS, L.: Proc. Soc. exp. Biol. Med. **97**, 300 (1958).
[35] MIRAND, E. A.: Proc. Soc. exp. Biol. Med. **99**, 1 (1958).
[36] SACHS, L., M. FOGEL, E. WINOCOUR, E. HELLER, D. MEDINA and M. KRIM: Brit. J. Cancer **13**, 251 (1959).
[37] DMOCHOWSKI, L., C. E. GREY and L. A. MAGEE: Proc. Soc. exp. Biol. Med. **102**, 575 (1959).
[38] NEGRONI, G., R. DOURMASHKIN and F. C. CHESTERMAN: Brit. Med. J. **13**, 1359 (1959).
[39] RABSON, A. S., and F. Y. LAGALLAIS: Proc. Soc. exp. Biol. Med. **100**, 229 (1959).
[40] HAM, A. W., E. A. MCCULLOCH, E. A. AXELRAD, L. SIMINOVITCH and A. F. HOWATSON: J. nat. Cancer Inst. **24**, 1113 (1960).
[41] WINOCOUR, E., and L. SACHS: Virology **8**, 397 (1959).
[42] SANFORD, K. K., T. B. DUNN, A. B. COVALEVSKY, L. T. DUPREE and W. R. EARLE: J. nat. Cancer Inst. **26**, 331 (1961).
[43] STEWART, S. E.: Proc. Soc. exp. Biol. Med. **98**, 848 (1958).
[44] MCCULLOCH, E. A., A. F. HOWATSON, L. SIMINOVITCH, A. A. AXELRAD and A. W. HAM: Nature **183**, 1535 (1959).
[45] AXELRAD, A. A., E. A. MCCULLOCH, A. F. HOWATSON, A. W. HAM and L. SIMINOVITCH: J. nat. Cancer Inst. **24**, 1095 (1960).
[46] DULBECCO, R., and M. VOGT: J. exp. Med. **99**, 167 (1954).
[47] WINOCOUR, E., and L. SACHS: Virology **11**, 699 (1960).
[48] STEWART, S. E., B. E. EDDY, M. F. STANTON and S. L. LEE: Proc. Amer. Assoc. Cancer Res. **3**, 67 (1959).
[49] VOGT, M., and R. DULBECCO: Proc. Nat. Acad. Sci. **46**, 365 (1960).
[50] DULBECCO, R., and G. FREEMAN: Virology **8**, 396 (1959).
[51] EDDY, B. E.: Proc. 3. Canad. Cancer Conf. 207 (1959).
[52] STANTON, M. F., S. E. STEWART and B. E. EDDY: J. nat. Cancer Inst. **23**, 1441 (1959).
[53] DMOCHOWSKI, L.: Proc. Soc. exp. Biol. Med. **99**, 1 (1958).
[54] MIRAND, E. A., D. T. MOUNT, G. E. MOORE, J. T. GRACE and J. E. SOKAL: Proc. Soc. exp. Biol. Med. **99**, 1 (1958).
[55] GIMMY, J., u. A. GRAFFI: Arch. Geschwulstforsch. **20**, 1 (1962).
[55a] GRAFFI, A., u. J. GIMMY: Arch. Geschwulstforsch. **18**, 37 (1961).
[56] HABEL, L., and P. ATANASIU: Proc. Soc. exp. Biol. Med. **102**, 99 (1959).
[57] MIRAND, E.A.: Arch. Internat. Med. **105**, 469 (1960).
[58] GROSS, L.: Ann. New York Acad. Sci. **68**, 501 (1957).
[59] EDDY, B. E., S. E. STEWART and G. E. GRUBBS: Proc. Soc. exp. Biol. Med. **99**, 289 (1958).
[60] EDDY, B. E., and S. E. STEWART: Amer. J. Publ. Health **49**, 1486 (1959).
[61] STEWART, S. E., B. E. EDDY and M. F. STANTON: Proc. 3. Canad. Cancer Conf. 287 (1959).
[62] BRODSKI, J., W. P. ROWE, J. W. HARTLEY and W. T. LANE: J. Exp. Med. **109**, 439 (1959).
[63] GROSS, L.: Acta Haematol. **15**, 273 (1956).
[64] GRAFFI, A., et D. FRITZ: Rev. franç. Etudes din. biol. **5**, 388 (1960).
[65] DI MAYORCA, G. A., B. E. EDDY, S. E. STEWART, W. HUNTER, C. FRIEND and A. BENDICH: Proc. Nat. Acad. Sci. **45**, 1805 (1959).
[66] SMITH, J. D., G. FREEMAN, M. VOGT and R. DULBECCO: Virology **12**, 185 (1960).
[67] STEWART, S. E., B. E. EDDY, M. IRWIN and S. LEE: Nature **186**, 615 (1960).
[68] STEWART, S. E., and B. E. EDDY: Amer. J. Publ. Health **49**, 1493 (1959).
[69] ROWE, W. P., J. W. HARTLEY, L. W. LAW and R. HUEBNER: J. exp. Med. **109**, 449 (1959).
[70] STEWART, S. E.: Prospectives in Virology 245 (1959). Viley, London.
[71] HARTLEY, J. W., W. P. ROWE, R. M. CHANOCK and B. E. ANDREWS: J. exp. Med. **110**, 81 (1959).
[72] ROWE, W. P., J. W. HARTLEY, J. D. ESTES and R. J. HUEBNER: J. exp. Med. **109**, 379 (1959).

[73] FOGEL, M., and L. SACHS: Brit. J. Cancer **13**, 266 (1959).
[74] HARTLEY, J. W., and W. P. ROWE: Virology **7**, 249 (1959).
[75] PASTERNAK, G., A. GRAFFI u. L. BAUMBACH: Acta biol. med. german **6**, 254 (1961).
[76] SACHS, L., and E. HELLER: Brit. J. Cancer **13**, 452 (1959).
[77] COONS, J.: J. exp. Med. **91**, 31 (1950).
[78] HENLE, C., F. DEINHARDT and J. RODRIGUEZ: Virology **8**, 388 (1959).
[79] SACHS, L., and M. FOGEL: Virology **11**, 722 (1960).
[80] MALMGREN, R. A., R. A. RABOTTI and A. S. RABSON: J. nat. Cancer Inst. **24**, 581 (1960).
[81] DMOCHOWSKI, L., E. GREY and L. GROSS: Acta Un. Intern. Cancr. **15**, 791 (1959).
[82] GRAFFI, A., J. GIMMY, L. BAUMBACH u. F. SCHNEIDERS: Acta biol. med. german **9**, 167 (1962).
[83] STEWART, S. E.: Proc. Amer. Assoc. Cancer Res. **2**, 348 (1958).
[84] ROWE, W. P., J. W. HARTLEY, L. W. LAW, J. BRODSKI and R. J. HUEBNER: Nature **182**, 1617 (1958).
[85] ROWE, W. P., J. W. HARTLEY, L. W. LAW and J. HUEBNER: J. exp. Med. **109** 449 (1959).
[86] LAW, L. W., and C. J. DAWE: Nature **184**, 1429 (1959).
[87] EDDY, B. E., S. E. STEWART and R. H. TOUCHETTE: Fed. Proc. **18**, 565 (1959).
[88] ROWE, W. P., J. W. HARTLEY, J. BRODSKI and R. R. HUEBNER: Science **128**, 1339 (1958).
[89] GRAFFI, A., J. GIMMY u. W. KRISCHKE: Arch. Geschwulstforsch. **20**, 103 (1963).
[90] KAHLER, H., W. P. ROWE, B. J. LLOYD and J. W. HARTLEY: J. nat. Cancer Inst. **22**, 647 (1959).
[91] BERNHARD, W., H. L. FEBVRE et R. CRAMER: C. R. Acad. Sci. [Paris] **249**, 483 (1959).
[92] BANFIELD, W. G., C. DAWE and D. C. BRINDLEY: J. nat. Cancer Inst. **23**, 1123 (1959).
[93] DOURMASHKIN, R. R., and G. NEGRONI: Exper. Cell. Res. **18**, 573 (1959).
[94] DOURMASHKIN, R. R., and G. NEGRONI: Proc. Europ. Reg. Conf. on Electron Microscopy. Delft 1960, Vol. II.
[95] EDWARDS, G. A., R. F. BUFFETT and J. FURTH: J. nat. Cancer Inst. **25**, 25 (1960).
[96] HOWATSON, A. F., and J. D. ALMEIDA: J. Biochem. Cytol. **7**, 753 (1960).
[97] HOWATSON, A. F., and J. D. ALMEIDA: Proc. Europ. Reg. Conf. on Electron Microscopy. Delft 1960, Vol. II.
[98] HOWATSON, A. F., E. A. MCCULLOCH, J. D. ALMEIDA, L. SIMINOVITCH, A. A. AXELRAD and A. W. HAM: J. nat. Cancer Inst. **24**, 1131 (1960).
[99] DMOCHOWSKI, L.: Cancer Res. **20**, 977 (1960).
[100] DMOCHOWSKI, L., C. E. GREY, E. BERECZKI and J. BLICHARSKI: Nature **190**, 610 (1961).
[101] GRAFFI, A.: Berliner Symposion über Fragen der Cancerogenese, Abh. Dtsch. Akad. Wiss., Kl. Med. **3**, 323 (1960).
[102] BIERWOLF, D., A. GRAFFI and L. KRAUSE: Proc. Europ. Reg. Conf. on Electron Microscopy. Delft 1960, Vol II, p. 982.
[103] BIERWOLF, D., A. GRAFFI u. L. BAUMBACH: Acta morphol. Hung. **10**, 357 (1961).
[104] WILDY, P., M. G. P. STOKER, J. A. MCPHERSON and R. W. HORNE: Virology **11**, 444 (1960).
[105] HORNE, R. W., and P. WILDY: Virology **15**, 348 (1961).
[106] DULANEY, A. D.: Cancer Res. **16**, 877 (1956).

XIII. Onkogene Wirkung von SV 40- und Adeno-Viren

Im folgenden Abschnitt sollen noch zwei Viren besprochen werden, die erst in den letzten Jahren Bedeutung in der experimentellen Krebsforschung erlangt haben. Dabei sollen nur die wichtigsten, bisher bekannten Tatsachen dargestellt werden, ohne auf die experimentelle Durchführung der Arbeit mit diesen Viren so ausführlich einzugehen, wie das bei den bisher besprochenen onkogenen Viren geschehen ist. Dazu wird auf die zitierte Originalliteratur verwiesen. Die Darstellung erfolgt in etwa chronologischer Reihenfolge. Eine systematische Gliederung — wie in den übrigen Kapiteln — ist hier noch nicht angezeigt, da die experimentellen Befunde noch nicht umfangreich genug sind.

SV 40-Virus

In der Literatur erscheint dieses Virus auch unter der Bezeichnung *vacuolating agent*. SV40 bedeutet *Simian Virus 40*. Es zählt zu der Gruppe der Papovaviren, das sind Polyoma-, Papillom-, Warzen- und SV40-Virus (Melnick [*1*]).

Im Jahre 1960 isolierten Sweet und Hilleman [*2*] aus Gewebekulturen von Affennierenzellen der Species Macaca mulatta (Rhesus) und Macaca irus (Cynomolgus), bei denen es als latentes Virus vorkommt, das SV40-Virus. Es verursachte in den Nierenkulturen dieser Arten keinen cytopathogenen Effekt (CPE). Die von den Autoren angegebenen wichtigsten Daten sollen hier wiedergegeben werden:

1. Weitverbreitetes, nicht in Erscheinung tretendes Virus in normalen Rhesus- und Cynomolgus-Zellkulturen. Es kann auch als sichtbar werdende (CPE) „Verunreinigung" in Grivet-Affennierenkulturen auftreten.
2. Es ist cytopathogen für die Nierenzellen von Grivet-, Vervet-, Patas-Affen und für Testikelzellen von Rhesusaffen. Es produziert aber keinen CPE in zahlreichen anderen Zellkulturen.
3. Es verursacht keine manifesten Erkrankungen oder Tod bei neugeborenen Mäusen oder bebrüteten Hühnereiern.
4. Die bekannten Virusstämme gehören einem serologischen Typ an.
5. Es ist filtrierbar durch Seitz S_1- und Selas 03-Filter.
6. Infizierte Kulturen oder Nährlösungen zeigen keine Hämadsorption, und sie hämagglutinieren nicht die Erythrocyten von Meerschweinchen, Hühnern und Menschen der Gruppe 0.
7. Das Virus ist resistent gegen 18stündige Behandlung mit Diäthyläther.
8. Die Infektiosität geht verloren durch Behandlung mit Formalin 1:4000 bei 37 °C.
9. Es ist relativ hitzebeständig. Bei Behandlung für 1 Stunde bei 56 °C wird die Infektiosität um das 30fache reduziert
10. Es behält seine Infektiosität bei Aufbewahrung bei —20 bis —70 °C.
11. Es induziert neutralisierende Antikörper bei Kaninchen.
12. Es ist empfindlich gegenüber photodynamischer Inaktivierung durch sichtbares Licht in Gegenwart verschiedener Farbstoffe.

Den ursprünglich von Sweet und Hilleman [*1*] veröffentlichten Daten sollen noch einige hinzugefügt werden, die 1963 von Mayor et al. [*3*] beschrieben wurden: Die Dichte im Cäsiumchloridgradienten beträgt 1,30, das Gesamtviruspartikel hat ein Molekulargewicht von $4{,}4 \times 10^7$, wovon 9% auf doppelsträngige DNS entfallen.

Affen können mit SV40-Virus experimentell latent infiziert werden. Das Virus läßt sich dann in Nieren und im Urin nachweisen (Ashkenazi u. Melnick [*27*]).

Das Virus wurde nach der Veröffentlichung durch Sweet und Hilleman [*1*] auch von anderen Arbeitsgruppen isoliert und seine Wirkung auf die verschiedensten Zellen in der Gewebekultur eingehend untersucht. 1961 beschrieben Hsiung und Gaylord [*4*] die Wirkung eines Stammes, den sie aus Kulturen von Erythrocebus patas-Nieren isoliert hatten. Laut ihrer Veröffentlichung produziert das Virus distinkte cytopathogene Veränderungen in Patas-Nierenzellen. Das Cytoplasma erscheint ab etwa 7. Tag nach der Infektion stark vacuolisiert (daher *vacuolating agent*), einige Zellen lösen sich vom Glase. Bei Überschichtung mit Agar konnten allerdings keine Plaques erzeugt werden. Die um das vielfache ihres Volumens geschwollenen Zellen zeigen vergrößerte Kerne, die eosinophile, Feulgen-positive Einschlüsse enthalten. Die Bildung der Einschlüsse geht der Vacuolisierung des Cytoplasmas voraus, anschließend schrumpfen die Zellen (GAYLORD und HSIUNG [5]). Elektronenmikroskopisch wurden in den Einschlüssen große Mengen von Viruspartikeln nachgewiesen (s. auch unten). Das Zellspektrum, das in den Versuchen auf CPE durch das Virus getestet wurde, zeigte, daß Nichtprimatenzellen (Kaninchen, Hund, Schwein, Rind, Entenniere, Hühnerembryonalzellen) nicht ansprechen, ebenso zeigen Rhesus- und Menschennierenzellen keinen CPE. Im Gegensatz zu den Angaben von SWEET und HILLEMAN [1] fanden HSIUNG und GAYLORD [4] Hämagglutination von Meerschweinchenzellen bei 4 bis 22 °C bis zu einer Verdünnung der Nährlösung von 1:5. Die Größenbestimmung ergab bei Filtration durch Gradocolmembranen etwa 31 mμ.

Für die experimentelle Tumorforschung erlangte das SV40 Bedeutung, als 1961 EDDY et al. [6] mit Extrakten aus Nierenzellenkulturen von Rhesusaffen, wie sie z. B. zur Herstellung von Poliovaccine verwendet werden, bei Hamstern Tumoren erzeugen konnten. Bei 109 von 154 Hamstern, die als Neugeborene mit den Extrakten behandelt worden waren, entstanden nach einigen Monaten Tumoren am Ort der Injektion. Die Tumoren waren transplantabel und entwickelten sich sehr schnell (6 bis 48 Tage) bei Stückchenverimpfung. EDDY et al. [7] konnten dann zeigen, daß es sich bei der onkogenen Wirkung der Extrakte tatsächlich um das SV40-Virus handelte. Aus Hamstertumoren konnten sie SV40 isolieren, das bei Verimpfung auf neugeborene Hamster erneut Tumoren induzierte. Wurden die Tumorextrakte vorher mit Kaninchenantiserum gegen SV40 behandelt, so blieb die onkogene Wirkung aus. Die Tumorextrakte induzierten außerdem einen CPE auf Nierenkulturen von Cercopithecus aethiops. Ein Direktansatz von SV40 mit bekanntem Titer induzierte ebenfalls bei 11 von 13 Hamstern s.c. Geschwülste und in einigen Fällen Lungen- und Nierentumoren. Es handelte sich vorwiegend um undifferenzierte Sarkome mit Bezirken fibrosarkomatösen Charakters. Ebenfalls 1962 konnte dann die Arbeitsgruppe um SWEET (GIRARDI et al. [8]) die Befunde von EDDY et al. [7] bestätigen und mit SV40 aus Rhesus- und Cynomolguskulturen bei Hamstern Tumoren erzeugen. Nach intracerebraler und s.c. Injektion an neugeborene Hamster entstanden nach $3^1/_2$ bis 8 Monaten einfache oder multiple Fibrosarkome am Injektionsort mit unterschiedlichem Grad an Malignität. Die Tumoren waren leicht transplantabel; es ließ sich SV40 isolieren und das Virusantigen fluoreszenzmikroskopisch nachweisen.

RABSON et al. [9] und KIRSCHSTEIN und GERBER [10] induzierten mit SV40 nach s.c. und intracerebraler Injektion Ependymome bei Rattus natalensis (Mastomys) und bei Hamstern.

Zahlreiche Arbeitsgruppen befaßten sich mit der Wirkung des SV40 auf Zellen in der Gewebekultur, um die onkogene Wirkung zu erfassen. KOPROWSKI et al. [11] konnten zeigen, daß Organkulturen von menschlichem Biopsiematerial 18 bis 14 Wochen nach Infektion mit SV40 eine Transformation von Fibroblastenzellen zu epithelartigen Zellen erkennen ließen, die eine erhöhte Wachstumsquote und abnormale Chromosomenbilder aufwiesen.

Gleiche oder ähnliche Ergebnisse erzielten SHEIN et al. [12 u. 13] an menschlichen Nierenkulturen, die mit SV40 infiziert wurden. Auch hier wurden die Fibroblasten zu Epithelzellen mit höherer Wachstumsrate und Chromosomenabweichungen (Aneuploidie) transformiert. Aus den Kulturen konnte über einen Zeitraum von 9 bis 16 Wochen Virus isoliert werden.

RABSON und KIRSCHSTEIN [13a] züchteten Nierengewebe von infizierten neugeborenen Hamstern in vitro und konnten gegenüber Kontrollkulturen schnell wachsende, polygonale, kuboide und gestreckte Zellen in vermehrtem Maße nachweisen. Die Zellen führten nach Transplantation auf Hamster zu Tumoren und lieferten in der Kultur SV40-Virus.

SHEIN et al. [*13b*] konnten analog ihrem Versuchsansatz mit menschlichen Nierenzellen auch Hamsternierenzellen in vitro mit SV40 transformieren zu epitheloid, syncytial und fibroblastoid wachsenden Zellen mit gesteigerter Wachstumsrate. Die Kulturen zeigten keinen CPE. Aus Subkulturen ließ sich kein Virus isolieren.

BLACK und ROWE [*14* bis *16*] konnten eine Transformation von Hamsterzellen in vitro erzielen und den Verlauf erfassen. Danach treten in den Nierenkulturen am 18. bis 20. Tag nach der Infektion einige vielkernige Zellen auf, die die 2- bis 4fache Größe der Normalzellen haben. Es bilden sich syncytiale Bezirke von 10facher Ausdehnung einer Zelle, in deren Zentrum 10 bis 30 Kerne liegen können. Ab 34. Tag erfolgt eine starke Proliferation von epithelialen Zellen und Fibroblasten, woraus sich eine mehrschichtige Zellfläche entwickelt. Nach einer nekrotischen Phase mit Retraktion der Zellfläche kommt es zur erneuten Proliferation, die zu reinen Epithel- und Fibroblastenkolonien führt. Die letzteren sind häufig polygonal und überkreuzen sich gegenseitig. Aus derartig veränderten Kulturen konnte eine Zellinie isoliert werden, deren Hauptzellelement der atypische Fibroblast war. Aus der Nährlösung ließ sich Virus isolieren, das einen typischen SV40-CPE auf entsprechenden Affennierenzellen verursachte. Allerdings war die aus den transformierten Kulturen isolierte Virusmenge nur sehr gering, und der Titer fiel mit steigender Kultivierungsdauer. Die Zellen aus den transformierten Kulturen dagegen führten stets bei s.c. Transplantation auf Hamster nach 4 bis 6 Wochen zu Mischtumoren (Carcinosarkome), aus denen sich teilweise wieder Virus isolieren ließ.

Versuche zur Reisolierung von SV40 aus Hamstertumoren unternahmen auch SABIN und KOCH [*17*]. Nach ihren Befunden ließen sich Viren nur in sehr kleinen Mengen und auch nur unregelmäßig aus den Transplantattumoren von erwachsenen Hamstern isolieren. Dabei konnte über 31 Transplantationsgenerationen verfolgt werden, daß Tumoren mit positivem Virusbefund zu solchen ohne isolierbares Virus führten und umgekehrt. Kulturen aus solchen Transplantattumoren lieferten entweder gar kein Virus oder nur kleine Mengen innerhalb kurzer, nicht regelmäßig auftretender Zeitphasen. Auch Virusantigen konnte fluoreszenzmikroskopisch nicht nachgewiesen werden. Längere Kultivierung solcher Tumorzellen führte bei ursprünglich freien Kulturen zur Freisetzung kleinerer Mengen Virus. Wurden solchen Kulturen größere Dosen SV40 appliziert, so wurde ebenfalls keine Virusproduktion beobachtet. Aus der Tatsache, daß 9 von 12 Tumoren bei erwachsenen Hamstern mit nur zwei Zellen induziert werden konnten und diese Tumoren kleinere Mengen Virus lieferten, wird geschlossen, daß wahrscheinlich alle Tumorzellen das Virusgenom enthalten.

Ganz ähnliche Befunde bezüglich Virusausbeute aus Tumoren machten ASHKENAZI und MELNICK [*18*] und MELNICK und ASHKENAZI [*19*]. Mit SV40 immunisierte erwachsene Hamster reagierten nicht mit Tumorbildung, wenn ihnen nachträglich SV40-virusinduzierte Tumorzellen appliziert wurden. Die Autoren konnten ebenfalls mit SV40 menschliche Fibroblastenkulturen aus Embryonallungen zu epitheloid wachsenden Zellen tranformieren. Vor der Transformation lieferten die Fibroblastenkulturen noch Virus, jedoch ging die Virusausbeute mit dem Übergang zum epitheloiden Wachstum zurück. Die transformierten menschlichen Lungenzellen führten bei Transplantation auf Hamster nicht zu Tumoren. Dagegen konnten mit in vitro transformierten Hamsterzellen Tumoren erzeugt werden, die auch Metastasen bildeten. Sie unterschieden sich von den primär virusinduzierten Tumoren durch ihren geringeren Zellgehalt; beide stellten jedoch pleomorphe, undifferenzierte Sarkome dar.

Elektronenmikroskopische Untersuchungen haben ergeben, daß das SV40-Virus dem Polyomavirus morphologisch sehr ähnlich ist und auch in seiner Entwicklung in der Zelle mit diesem recht gut übereinstimmt (TOURNIER et al. [*20*]; GAYLORD u. HSIUNG [*5*]; GRANBOULAN et al. [*21*]; MAYOR et al. [*3*]). Das Virus entwickelt sich im Zellkern in engem Kontakt zum Chromatin. Etwa 24 bis 48 Stunden nach der Infektion, teilweise schon nach einigen Stunden, treten die ersten Viruspartikel auf. Mit der Virusvermehrung gehen Verdichtungen im Nu-

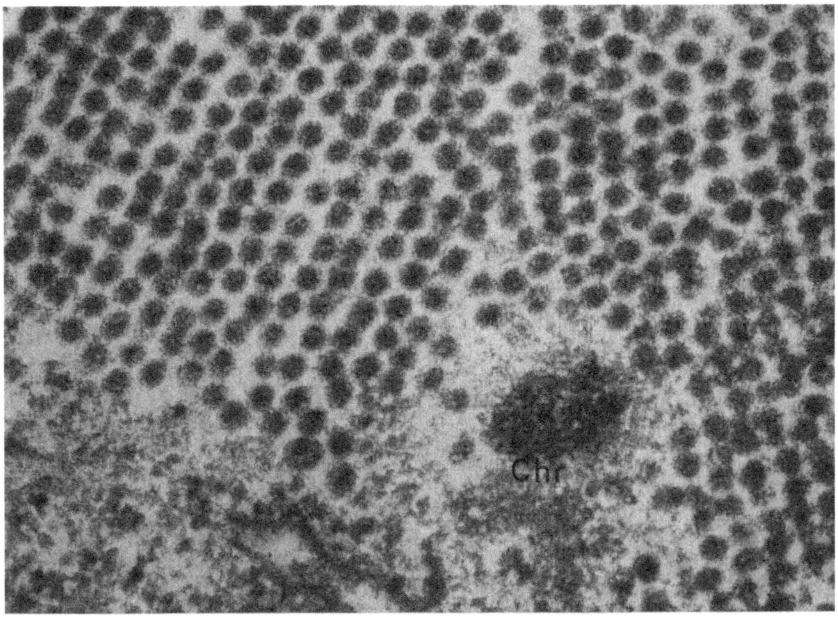

Abb. 126. Cercopithecus-Nierenzelle, 10 Tage nach Infektion mit SV 40-Virus. Viruspartikel im Zellkern. Dichtes Nucleoid und hellere Kapsel. CHR = Chromatin (nach GRANBOULAN et al. [*21*])

cleolus einher, wie sie auch bei anderen Virusinfektionen beobachtet wurden. Die Viruspartikel sind dichte, runde Körperchen ohne äußere Membran; ihr Durchmesser beträgt 33 mμ (Abb. 126). Sie zeigen, ebenso wie das Polyomavirus, im Negativkontrastverfahren eine kubische Symmetrie (5:3:2) und haben die Form eines Icosaheders. Die Kapsel besteht aus 42 Proteinuntereinheiten, den Capsomeren, die das DNS-Nucleoid umschließen.

DNS-Präparationen aus SV40-Virus sind infektiös, wie GERBER [*22*] zeigen konnte.

Das SV40-Virus stellt demnach neben den Adeno-Viren Typen 12 und 18 (s. unten) das erste Primatenvirus dar, für das eine eindeutige onkogene Wirkung im heterologen Versuchsansatz nachgewiesen werden konnte, abgesehen von dem Molluscum contagiosum-Virus und dem Warzenvirus des Menschen, die bekanntlich nur zu benignen Neoplasien führen. Besonders hervorgehoben werden müssen noch folgende Tatsachen, die die Bedeutung des SV40-Virus für die Tumorforschung und für die Virologie verdeutlichen: Das Virus kann auch in Affennierenkulturen auftreten, die zur Herstellung von Virusvaccinen dienen (z. B. Polio- und Adenovaccine), wie dies auch schon beobachtet wurde

(GERBER et al. [*23*]; MELNICK u. STINEBAUCH [*24*]). Es kann in diesen Kulturen auch in kleineren Mengen nachgewiesen werden, wenn Nährlösung auf Affennierenzellen verimpft wird, die mit CPE reagieren (Cercopithecus aethiops u. a.) oder indem es fluoreszenzmikroskopisch nachgewiesen wird (SHEIN u. LEVINTHAL [*25*]; MAYOR et al. [*26*]).

Literatur

[*1*] MELNICK, J. L.: Science **135**, 1128 (1962).
[*2*] SWEET, B. H., and M. R. HILLEMAN: Proc. Soc. Exp. Biol. Med. **105**, 420 (1960).
[*3*] MAYOR, H. D., R. M. JAMISON and L. E. JORDAN: Virology **19**, 359 (1963).
[*4*] HSIUNG, G. D., and W. H. GAYLORD: J. exp. Med. **114**, 975 (1961).
[*5*] GAYLORD, W. H., and G. D. HSIUNG: J. exp. Med. **114**, 987 (1961).
[*6*] EDDY, B. E., G. S. BORMAN, W. H. BERKELEY and R. D. YOUNG: Proc. Soc. exp. Biol. Med. **107**, 191 (1961).
[*7*] EDDY, B. E., G. S. BORMAN, G. E. GRUBBS and R. D. YOUNG: Virology **17**, 65 (1962).
[*8*] GIRARDI, A. J., B. H. SWEET, V. B. SLOTNIK and M. R. HILLEMAN: Proc. Soc. exp. Biol. Med. **109**, 649 (1962).
[*9*] RABSON, A. S., G. T. O'CONOR, R. L. KIRSCHSTEIN and W. J. BRANIGAN: J. nat. Cancer Inst. **29**, 765 (1962).
[*10*] KIRSCHSTEIN, R. L., and P. GERBER: Nature **195**, 299 (1962).
[*11*] KOPROWSKI, H., J. A. PONTEN, F. JENSEN, R. G. RAVDIN, P. MOORHEAD and E. SAKSELA: J. cell. comp. Physiol. **59**, 281 (1962).
[*12*] SHEIN, H. M., and J. F. ENDERS: Proc. Nat. Acad. Sci. **48**, 1164 (1962).
[*13*] SHEIN, H. M., J. F. ENDERS and J. D. LEVINTHAL: Proc. Nat. Acad. Sci. **48**, 1350 (1962).
[*13a*] RABSON, A. S., and R. L. KIRSCHSTEIN: Proc. Soc. exp. Med. **111**, 323 (1962).
[*13b*] SHEIN, H. M., J. F. ENDERS, J. D. LEVINTHAL and A. E. BURKET: Proc. Nat. Acad. Sci. **49**, 28 (1963).
[*14*] BLACK, P. H., and W. P. ROWE: Proc. Nat. Acad. Sci **50**, 605 (1963).
[*15*] BLACK, P. H., and W. P. ROWE: Proc. Nat. Acad. Sci. **50**, 847 (1963).
[*16*] BLACK, P. H., and W. P. ROWE: Virology **19**, 107 (1963).
[*17*] SABIN, A. B., and M. A. KOCH: Proc. Nat. Acad. Sci. **49**, 304 (1963).
[*18*] ASHKENAZI, A., and J. L. MELNICK: J. nat. Cancer Inst. **30**, 1227 (1963).
[*19*] MELNICK, J. L., and A. ASHKENAZI: Fed. Proc. **22**, 438 (1963).
[*20*] TOURNIER, P., N. GRANBOULAN et W. BERNHARD: C. R. Acad. Sci. **253**, 2283 (1961).
[*21*] GRANBOULAN, N., P. TOURNIER, R. WICKER and W. BERNHARD: J. Cell Biology **17**, 423 (1963).
[*22*] GERBER, P.: Virology **16**, 96 (1962).
[*23*] GERBER, P., G. A. HOTTLE and R. E. GRUBBS: Proc. Soc. exp. Biol. Med. **108**, 205 (1961).
[*24*] MELNICK, J. L., and S. E. STINEBAUCH: Proc. Soc. exp. Biol. Med. **109**, 965 (1962).
[*25*] SHEIN, H. M., and J. D. LEVINTHAL: Virology **17**, 595 (1962).
[*26*] MAYOR, H. D., S. E. STINEBAUCH, R. M. JAMISON, L. E. JORDAN and J. L. MELNICK: Exp. Mol. Path. **1**, 397 (1962).
[*27*] ASHKENAZI, A., and J. L. MELNICK: Proc. Soc. exp. Biol. Med. **111**, 367 (1962).

Adeno-Viren Typ 12 und Typ 18

Im Jahre 1962 berichteten TRENTIN, YABE und TAYLOR [*1*] über Versuche, die für die Frage nach der Virusätiologie der Tumoren, speziell der menschlichen, von größter Bedeutung sind. Sie züchteten verschiedene Stämme von menschlichem Adeno-Virus (Typen 2, 3, 7, 7a, 9, 10, 11, 12 u. 14) in Kulturen von Amnion

(Stamm Fl), primären Lungenkulturen von menschlichen Embryonen und HeLa. Nach Eintritt des cytopathogenen Effektes (etwa 2 Tage) wurde die Nährlösung gesammelt, bei 1500 bis 2000 U/min zentrifugiert und anschließend durch Selas 02-Kerzen filtriert. Das Filtrat wurde neugeborenen Hamstern (weniger als 24 Stunden alt) i.p., intracerebral und intrapulmonal injiziert. Nur bei den Ansätzen mit Adeno-Virus Typ 12 traten bei 8 von 10 intrapulmonal injizierten Hamstern nach 33 bis 90 Tagen Tumoren auf, und zwar im Mediastinum und im Diaphragma. Bei einigen Tieren zeigten sich Metastasen in den Mediastinallymphknoten. Bei diesem Ansatz waren die Tumoren demnach nur im Thoraxraum lokalisiert. Bei einem 2. Ansatz mit Adeno-Virus Typ 12 aus HeLa-Kulturen traten zusätzlich auch Tumoren in den Lungen und im Herzen auf, außerdem multiple inthrathorakale Tumoren. Bei 4 von 26 Tieren mit Tumoren fanden sich nach Behandlung mit Nährlösung aus der 3. Passage drei große Tumoren in der Leber zusätzlich zu denen im Thorax (Abb. 127 u. 128).

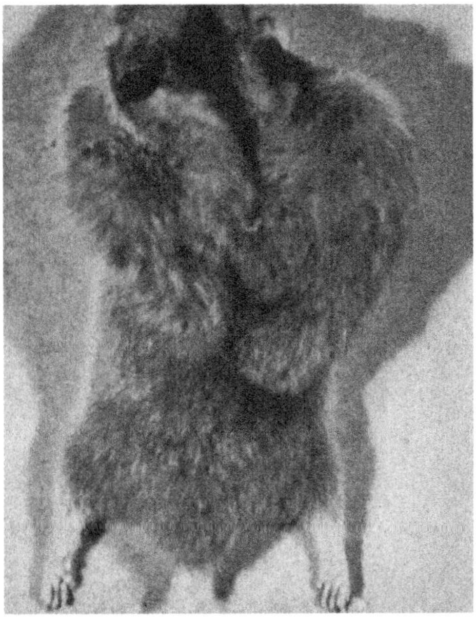

Abb. 127. Subcutaner Tumor am Injektionsort nach Applikation von Adeno-Virus Typ 12 (nach HUEBNER et al. [*2*])

Die Tumoren waren weißlich mit hämorrhagischen Bezirken. Sie waren auf 1 bis 182 Tage alte Hamster i.p. und s.c. gut transplantabel, wuchsen gut und töteten einen hohen Prozentsatz der Tiere innerhalb von 13 bis 139 Tagen.

Histologisch handelte es sich um undifferenzierte Sarkome (Abb. 129). Adeno-Virus 12-Antiserum neutralisierte die onkogene Wirkung.

Die Ergebnisse von TRENTIN et al. [*1*] konnten noch im gleichen Jahr von HUEBNER, ROWE und LANE [*2*] bestätigt und erweitert werden. Neben dem Prototyp des Adeno-Virus 12 waren auch drei weitere Stämme onkogen wirksam, die aus Patienten isoliert worden waren. HUEBNER et al. [*2*] konnten wie TRENTIN et al. [*1*] aus den Tumoren kein Virus reisolieren, jedoch gelang ihnen der Nachweis komplementbindender Antikörper.

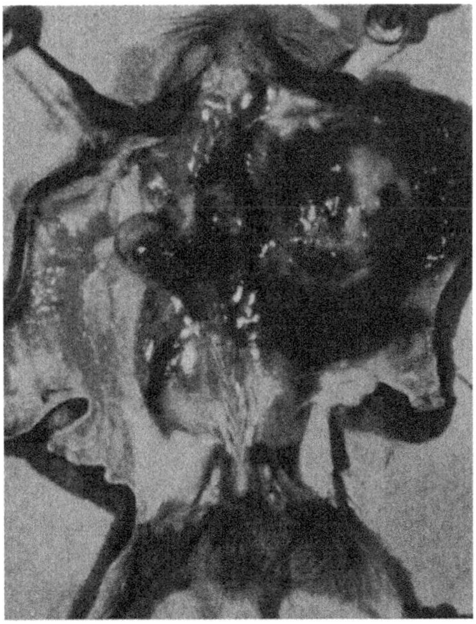

Abb. 128. Multiple s.c. Tumoren mit hämorrhagischen Bezirken (nach HUEBNER et al. [*2*])

Dabei war der Titer in tumortragenden Tieren höher als in solchen, die zwar Virus injiziert erhalten hatten, aber keine Tumoren entwickelten. Die Tumoren waren auch hier gut transplantabel; die Tumorträger entwickelten ebenfalls komplementbindende Antikörper gegen das Adeno-Virus Typ 12-Antigen aber nicht gegen das gewöhnliche Adeno-Virusantigen (HUEBNER et al. [*3*]).

Neben den Versuchen mit Adeno-Virus Typ 12 führten die Autoren gleichartige Experimente mit Adeno-Virus Typ 18 durch. Sie konnten bei 4 von 14 Hamstern s.c. Tumoren nach 60 bis 121 Tagen erzeugen, die den mit Typ 12 induzierten ähnlich waren.

Es handelte sich bei den mit beiden Adeno-Virustypen erzeugten Geschwülsten um weißliche Tumoren mit häufig auftretenden zentralen Nekrosen und Hämor-

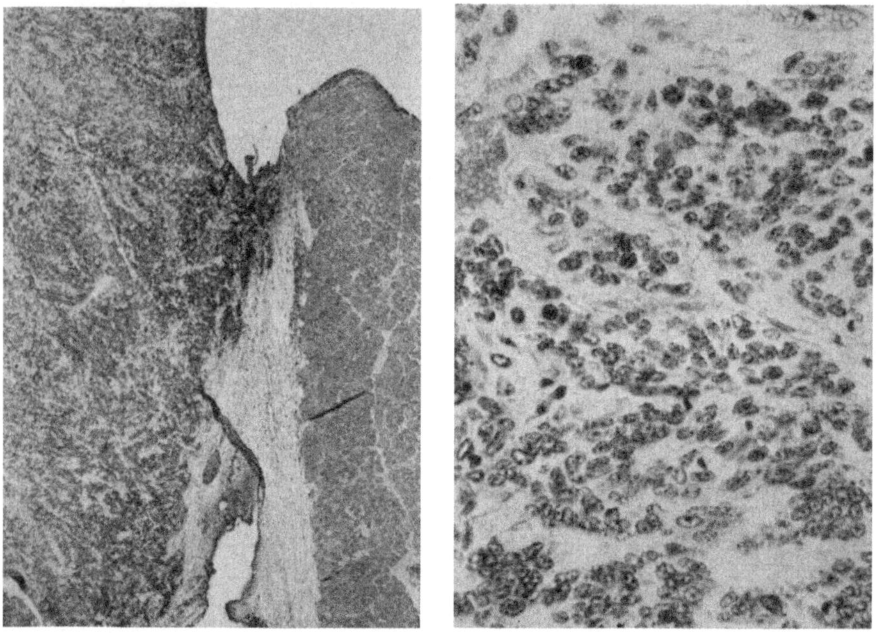

Abb. 129. Mikroskopisches Bild eines Hamstersarkoms (aus TRENTIN et al. [*1*])

rhagien (Abb. 127 u. 128). Die s.c. Tumoren waren nicht an die darüberliegende Haut angeheftet, sie wuchsen sehr schnell am Ort der Injektion. Die Tumoren überschritten mitunter das Gewicht des Hamsters selbst und führten dann zum Tode. Die i.p. Tumoren waren im Aussehen den s.c. Geschwülsten gleich und fanden sich angeheftet an die Oberfläche des Peritoneums, des Diaphragmas und der Viscera. Häufig traten spontane Hämorrhagien auf, die zum Tode der Tiere führten. Bei 2 Hamstern entstanden nach intracranialer Injektion nach 35 bis 40 Tagen intracraniale Tumoren, die von den Meningen ausgingen und nicht invasiv in das Gehirn einwuchsen. Die Mehrzahl der Tiere starb jedoch bei intracerebraler Injektion sehr bald an hydrocephalen Syndromen. Die intrathorakalen Tumoren entsprachen völlig denen von TRENTIN. Histologisch handelte es sich um Tumoren, die aus polygonalen Zellen zusammengesetzt waren, deren Plasma sich nur schwach markierte. Die Zellen zeigten irreguläre oder ovale, vesiculäre Kerne mit pyknotischem Chromatin. Die Nucleoli traten deutlich hervor, mitunter zeigten sich kleine intranucleäre Einschlüsse. Mitosen waren häufig; es traten Riesenzellen auf.

Green, Pina und Polasa [4] konnten mit nur 0,2 μg gereinigten Typ 12-Adeno-Virus ebenfalls Tumoren erzeugen. Ein Vergleich chemischer und physikalischer Eigenschaften hochgereinigter onkogener Typ 12-Präparationen mit nicht onkogenen Typ 2-Präparaten erbrachte Übereinstimmung in der Dichte, im DNS-Gehalt und in der Aminosäurezusammensetzung. Jedoch ergaben sich deutliche Unterschiede der Eigenschaften der DNS beider Virustypen bezüglich Schmelzpunkt und Dichte im Cäsiumchloridgradienten. Vor allem unterschieden sie sich in ihrer Basenzusammensetzung. Green und Pina [5] konnten außerdem zeigen, daß die Basenzusammensetzung der DNS der beiden onkogenen Adenovirustypen mehr der anderer onkogener Viren ähnlich war (Polyoma und Papillom) als der anderer Adeno-Viren ohne onkogene Wirkung.

Literatur

[1] Trentin, J. J., Y. Yabe and G. Taylor: Science **137**, 835 (1962).
[2] Huebner, R. J., W. P. Rowe and W. T. Lane: Proc. Nat. Acad. Sci. **48**, 2051 (1962).
[3] Huebner, R. J., W. T. Lane, J. Reynolds and H. C. Turner: Fed. Proc. **22**, 438 (1963).
[4] Green, M., M. Pina and H. Polasa: Fed. Proc. **22**, 645 (1963).
[5] Green, M., and M. Pina: Proc. Nat. Acad. Sci. **50**, 44 (1963).

Namenverzeichnis

Kursive Seitenzahlen beziehen sich auf die Literatur

Sachverzeichnis

Kursive Seitenzahlen weisen auf die ausführliche Besprechung des betreffenden Stichwortes hin

721/5/65 — III/18/203

GPSR Compliance

The European Union's (EU) General Product Safety Regulation (GPSR) is a set of rules that requires consumer products to be safe and our obligations to ensure this.

If you have any concerns about our products, you can contact us on ProductSafety@springernature.com

In case Publisher is established outside the EU, the EU authorized representative is:

Springer Nature Customer Service Center GmbH
Europaplatz 3
69115 Heidelberg, Germany

Batch number: 10723355

Printed by Printforce, the Netherlands